# Médecine, santé et sciences humaines

## Manuel

# Médecine, santé et sciences humaines

## Manuel

**Ouvrage du Collège des enseignants de sciences humaines et sociales en médecine et santé sous la direction de :**

Christian Bonah, professeur d'histoire des sciences, faculté de médecine de Strasbourg

Claudie Haxaire, maître de conférences d'anthropologie, faculté de médecine de Brest

Jean-Marc Mouillie, maître de conférences de philosophie, faculté de médecine d'Angers

Anne-Laurence Penchaud, maître de conférences de sociologie, faculté de médecine d'Angers

Laurent Visier, professeur de sociologie, faculté de médecine de Montpellier

Préface
de
Tzvetan Todorov

Cet ouvrage a bénéficié de la relecture des étudiants de médecine d'Angers :
Estelle Allard, Claire Fessard, Élisabeth Gaye, Tudi Gozé, Clément Guineberteau, Coralie Mallebranche et Quentin Vieille.

*Cinquième tirage*

**LES BELLES LETTRES**

**2019**

Ressources documentaires :
www.lesbelleslettres.com/manuel-medecine-SHS

Contact : college.shs@unistra.fr

© 2019, Société d'édition Les Belles Lettres,
95, boulevard Raspail, 75006 Paris

Premier tirage 2011

ISBN : 978-2-251-43026-3

# Préface

## *Médecine et sciences humaines*

Les sciences humaines peuvent-elles aider les futurs médecins dans l'exercice de leur métier ?

Nous sommes habitués à diviser l'être humain en corps et esprit, le premier participant du monde physique et chimique, le second se manifestant sur les plans psychique et social. Nous savons pourtant aussi que cet être est tout un, que corps et esprit agissent l'un sur l'autre, parfois de manière tyrannique. L'une de ces intrusions, l'action physique-chimique sur les propriétés de l'esprit, a trouvé depuis fort longtemps sa place légitime à l'intérieur de la médecine : on soulage la détresse des patients angoissés et déprimés en leur administrant des médicaments, on circonscrit manies et folies en faisant absorber aux malades comprimés et gouttes. L'autre forme d'intervention, celle qui part de la connaissance de l'esprit pour atteindre la santé du corps, n'est pas moins répandue dans la pratique mais elle n'a pas encore acquis ses lettres de noblesse ; et c'est à elle qu'est consacré le présent ouvrage.

Le médecin profitera de sa connaissance du monde humain en toutes sortes de circonstances. Prenons le cas de base, celui où il cherche à guérir un malade. Pour commencer, il doit établir un diagnostic, identifier le mal dont souffre le patient. Agira-t-il à la manière d'un vétérinaire soignant un cheval ou une vache, s'en tenant donc à la seule observation des symptômes apparents ? Il est vrai qu'à la différence des médecins de l'Antiquité, les praticiens d'aujourd'hui disposent d'instruments performants, qu'ils peuvent faire pratiquer des analyses des tissus, du sang ou des urines, regarder à l'intérieur du corps grâce à la radiographie et à l'échographie. Pourtant, les instruments les plus évolués ne suffiront jamais pour produire mécaniquement le jugement du médecin, et pour cause : il a affaire à la fois à des maladies génériques, comme le chercheur en laboratoire, et à des individus malades, tous différents les uns des autres. Il n'y a donc aucune raison de se priver de cette autre source irremplaçable d'informations sur l'individu : la parole et les gestes du malade.

Celui-ci a une expérience unique de sa souffrance et il cherche à la communiquer ; pourtant, il ne maîtrise probablement pas le vocabulaire technique. De plus, il est des douleurs qu'on préfère cacher, d'autres qu'on atténue ou qu'on exagère, ou qu'on n'exprime que par une image. Les mots révèlent parfois plus par ce qu'ils taisent que par ce qu'ils disent. Le soignant ne peut donc se contenter de *comprendre* les paroles du soigné, il doit les *interpréter*. Or l'interprétation des discours, à son tour, exige une connaissance approfondie et nuancée du monde humain, des mobiles déclarés ou inavouables des actes, des mécanismes de la honte et de la peur, de l'appartenance sociale et du contexte du moment. Le médecin doit comprendre l'être entier, et non pas seulement les symptômes qu'il a sous les yeux.

Une fois le mal identifié, on cherche à le vaincre. De nouveau, médicaments et instruments viennent en aide au médecin, mais sans suffire ; la coopération du patient est, elle aussi, nécessaire. Le traitement sera d'autant plus efficace que le malade croira en sa force et qu'il voudra se soigner ; or cette croyance et cette volonté dépendent de l'attitude du médecin, qui peut aller de l'indifférence et la condescendance à la chaleur communicative et à l'optimisme contagieux. Les mots aident à guérir aussi : autrement que ne le font les comprimés, mais incontestablement. Le médecin doit se faire, ici, auteur et acteur. Le traitement une fois décidé et lancé, le médecin l'accompagne en continuant d'interpréter les discours et les attitudes du patient pour s'assurer que les deux partenaires ne font pas fausse route. Pourtant, l'attention au malade ne remplace pas la compétence sur la maladie. Pour être un bon médecin, il ne suffit pas d'être prévenant ou de paraître sympathique ; les sentiments que l'on éprouve ne doivent pas empêcher la lucidité du regard. L'exigence adressée au médecin est bien double, telle est la difficulté, mais aussi la richesse de cette profession.

La situation fondamentale, celle de la prise en charge du malade, exige déjà une solide préparation psychique et morale. D'autres situations rendent cette exigence plus forte encore. Un enfant handicapé ne sera peut-être jamais « guéri », mais il peut être soigné et aidé avec plus ou moins de compréhension, pour lui comme pour sa famille qui en assume la charge quotidienne. L'effet de ce « plus ou moins » est immense. Les vieilles personnes, si nombreuses dans notre société, ne peuvent pas non plus être « guéries » de leurs handicaps, et pourtant elles demandent à leur tour l'aide du médecin. Celui-ci se trouve confronté à des problèmes particulièrement redoutables en proximité de la mort. Comment accompagner le malade (et sa famille) quand on le sait incurable ? Que dire à l'un et aux autres ? Quels soins choisir ? Lesquels écarter ? Faut-il pratiquer ou non l'euthanasie ? Le progrès des techniques de réanimation fait naître des dilemmes nouveaux : faut-il maintenir en vie une personne en état de mort cérébrale ? Pendant combien de temps ? De préférence à quel autre patient qui aurait besoin du même lit ? Faut-il ou non imposer le prélèvement d'organes ?

Le médecin est également sollicité par la société dont il fait partie pour donner son opinion sur toute une série de questions qui débordent le champ de la guérison et qui lui imposent de faire des choix politiques et éthiques. Il se fait expert auprès des tribunaux, intervient comme médecin du travail dans l'entreprise, assiste en témoin à la vie des prisonniers. Il est des pays où il se fait auxiliaire de la police : au camp américain de Guantanamo, installé à Cuba, il participa aux interrogatoires pour garantir que la torture à laquelle sont soumis les prisonniers ne menace pas leur vie. Conseiller du gouvernement, il organise des campagnes de prévention, impose un cadre hygiénique, contribue à la médicalisation systématique de la vie, conseille ou fait interdire les manipulations génétiques, s'avance plus ou moins loin dans la voie de l'eugénisme. Les comités d'éthique, qui émettent des avis autorisés sur les questions de société, comportent toujours aussi des membres médicaux.

Des difficultés supplémentaires naissent des différences culturelles entre populations. Comment réagir au refus d'une femme musulmane d'être examinée par un médecin homme ? De nos jours, la médecine se fait internationale, or les différentes cultures ne construisent pas la même image du corps, n'attribuent pas la même signification à ses différents membres, ne favorisent pas les mêmes groupes au sein de la population. Un ami anthropologue revenu d'Afrique du Sud racontait les obstacles imprévus auxquels se heurtaient les efforts pour endiguer le sida : on donnait les médicaments à un malade, mais lui, obéissant à la règle de partage en vigueur dans sa société, se voyait obligé de les répartir également entre tous les membres malades de sa famille élargie ; du coup, les médicaments perdaient toute efficacité. L'on sait aussi que les interventions humanitaires médicales auprès de certaines populations entraînent des conséquences politiques graves que l'on n'a pas le droit d'ignorer.

Dans toutes ces situations, et dans d'innombrables autres, la compréhension de l'individu comme de la collectivité est indispensable au médecin pour lui permettre de trouver la réaction appropriée. Il est trop risqué de lui demander de compter sur sa seule intuition. Il a tout intérêt à profiter de l'immense savoir accumulé au cours des siècles, portant sur la vie psychique et sociale des êtres humains, sur les principes qui président aux actions de connaissance et de jugement.

Dans le passé plus lointain, ce savoir était contenu dans les ouvrages de philosophie et de morale, d'histoire et de politique ; ceux-ci restent toujours une source vive de lumière. Une place particulière doit être réservée ici aux arts et à la littérature : les images et, plus encore, les œuvres littéraires constituent la première science humaine. Leur mode d'exposition est différent : la poésie et le roman ne formulent pas des thèses que l'on peut réfuter ou confirmer, ils agissent par le récit, l'exemple, le symbole, la suggestion indirecte ; néanmoins, ils ouvrent une voie royale pour la connaissance des passions et des actions des hommes et des femmes, de leurs besoins comme de leurs pulsions. La littérature a traité abondamment des maladies, de Molière à Hervé Guibert, en passant par Tolstoï et Thomas Mann ; mais elle a surtout représenté l'être humain dans sa globalité.

Sans renoncer à ces sources anciennes de savoir sur les conduites humaines, le médecin de demain trouve aussi à sa disposition un discours constitué depuis deux siècles, celui des sciences humaines et sociales. Tout en continuant de lire poèmes et romans, de regarder tableaux et films, il peut aussi étudier les écrits de ceux qui ont voulu analyser le psychisme humain et les structures de la société, qu'ils soient des spécialistes en psychologie ou en psychanalyse, en sociologie ou en ethnologie, en droit ou en sciences politiques, en philosophie ou en morale, en théorie de l'image ou du langage. Le savoir qu'il y trouvera ne sera pas immédiatement convertible en recettes pour l'action, mais il transformera de l'intérieur son être ; or, en médecine, la frontière n'est pas étanche qui sépare être et faire.

Dans notre monde où certains rêvent de transformer les spécialistes de la santé en « ingénieurs du corps », comme dit Rony Brauman, il est indispensable de toujours garder présente à l'esprit cette double vocation du médecin, de maintenir son intérêt pour le monde *et* pour les hommes.

Tzvetan Todorov

# Introduction

## *Soin et sens*

### Une double identité

Le médecin pourrait bien avoir deux têtes comme le suggère Michel Serres : l'une d'intelligence scientifique soucieuse de compétence, focalisée sur un problème technique à résoudre (le diagnostic, la thérapie, la compréhension d'un mécanisme biologique, telle interprétation de données, *etc.*), et l'autre préoccupée de sollicitude et de responsabilité, attentive à la finalité de la médecine, au contexte de son travail, à la situation singulière du patient : « l'une reste dans la science, l'autre plonge dans le paysage »[1]. Et en effet, ces deux orientations de la pensée, qui ont leur ordre et leur rigueur propres, sont chacune indispensable à la médecine, qui exige leur complémentarité ou leur union. Pour que cette dualité devienne source non de tension, de déchirement, mais de justification, il faut que la médecine pense son originalité et se garde notamment de ne vouloir se dévisager que dans le miroir de la science. La science médicale, source d'efficacité, vise à terme le soin d'une personne malade, souffrante, dans une relation qui met en jeu et configure le lien social. Elle s'associe nécessairement à une réflexion sur ce qu'il convient de faire ou de ne pas faire, à une compréhension des enjeux et des limites de l'agir médical, à une présence respectueuse et bénéfique auprès d'autrui et à la conscience d'une responsabilité envers la société.

La vie humaine est essentiellement ouverture au sens. C'est bien pourquoi troubles, maladies et blessures nous inquiètent, appellent une « prise en charge »[2] lorsqu'ils surviennent. La médecine est d'abord une réponse : une réponse à la souffrance et à l'angoisse du sujet se sachant en danger, fragile et mortel, menacé de solitude, d'abandon, appelant solidarité et soulagement. Au delà d'une réponse individualisée, lorsque notamment elle s'aventure dans les « bonnes intentions » de la prévention, elle court le risque de substituer au soin de personnes singulières un objectif idéologique collectif : « la santé », au prix d'une normalisation des conduites, d'une médicalisation de l'existence servant des intérêts corporatistes, industriels, ou encore d'un assujettissement de la vie privée à la cause dite publique, et au risque d'entretenir un imaginaire de maîtrise et d'immortalité. La distinction se brouille alors parfois entre la responsabilité médicale ayant à promouvoir une culture de la prévention fondée

---

1. « L'éducation médicale vue par un philosophe », *Pédagogie médicale*, 7, 2006, p. 135-141.
2. Cette expression, pour usuelle qu'elle demeure, porte la marque d'une médecine qui fait du patient son fardeau. Entre le patient ou son représentant légal et le médecin, il faudrait bien plutôt parler de projet thérapeutique partagé.

sur l'information, respectueuse des choix individuels, et la mise en œuvre d'une idéologie préventive reconduisant, sous les avatars du néo-hygiénisme et du moralisme contemporains, aux figures totalitaires de l'État sanitaire. Si la médecine est un devoir avant d'être un savoir et un pouvoir, dessiner les limites légitimes de ce devoir est devenu un problème éthique, social, politique. Au vrai, la double tête évoquée par M. Serres – ce corps somme toute monstrueux condamné à penser son unité à partir d'une division – doit n'en faire qu'une : la rationalité instrumentale et technicienne se justifie de s'inscrire dans l'horizon d'une pensée plus large qui fait droit à une compréhension de l'existence humaine orientée par le respect de toute personne en sa dignité, en ses droits, en son histoire singulière. La signification humaine, éthique, de la médecine est essentielle. Toute orientation unilatérale qui la perd de vue, cas d'une médecine scientiste, objectiviste, productiviste, est dès lors violence, aveuglement, contresens, et entraîne à terme la désaffection des sujets, soignants comme patients, à son égard.

L'existence d'une médecine authentiquement soignante malgré son impuissance thérapeutique a d'ailleurs précédé de manière immémoriale notre médecine. Alors que cette dernière est celle qui a contribué à rendre depuis moins d'un siècle la santé plus normale que la maladie, du moins dans les pays économiquement favorisés, la figure et le rôle du médecin sont des institutions sociales très anciennes. Or, cette médecine présente au cœur des sociétés humaines depuis la nuit des temps culturels n'est pas que l'ancêtre désuet et la figure embryonnaire de la médecine moderne. Elle révèle la fonction symbolique essentielle du médecin et suggère que toute médecine répond à des exigences qui sont pour partie non scientifiques. La médecine qui pense son efficacité à partir des savoirs techno-scientifiques modernes, dite parfois « biomédecine », doit ainsi encore faire la preuve quotidienne, auprès des patients, de sa pertinence : du sens positif qu'elle possède pour ces derniers. Si la médecine contemporaine est un exemple rebattu du progrès scientifique, il n'est pas dit que le progrès scientifique signifie toujours une meilleure médecine, accordée aux désirs et aux besoins des sujets. Dans l'histoire des cultures, de nombreuses médecines ont, du fait de leur existence même, et de leur fonction sociale, donné satisfaction sans disposer de l'arsenal technique qui enrichit de manière spectaculaire et précieuse la nôtre. Il y a là comme la mise à nu d'une fonction essentielle de la médecine : porter secours sous forme d'une présence active et solidaire – affirmation du lien social – et délivrer un discours reconnaissant le mal d'autrui – affiliation de l'événement de ce mal à la sphère d'existence sociale et culturelle – constituent le fondement du soin. Sans doute cette fonction est-elle intacte. Mais l'évidence du sens s'est fragilisée face à l'empire des techniques.

La quête d'efficacité qui a permis à la médecine de sortir de sa longue nuit d'impuissance thérapeutique, mais l'a aussi exposée à des demandes de rentabilité, de productivité, ne l'a-t-elle pas fait plonger dans une autre obscurité, celle d'une absence d'attention suffisante aux personnes au-delà de ses seules performances ? La question est de savoir si la médecine peut se pratiquer indépendamment d'une réflexion dont la nature n'est pas scientifique. La poser, c'est y répondre : réduire la médecine à un travail scientifique, à une prestation technique, c'est réduire l'autre à un objet manipulé, l'occulter en tant que sujet, ignorer la signification possible de ses troubles et de sa demande, oublier que la pratique médicale s'accomplit dans un milieu social qui a des attentes envers elle, nier le caractère normatif de ses choix, la limiter à l'action curative où le corps d'autrui risque de n'être plus qu'un moyen au service des objectifs médicaux. Si la médecine utilise les sciences, et si l'efficacité qu'elle y puise possède une signification éthique *versus* le charlatanisme et l'impuissance, ou l'inaction, c'est précisément parce que la volonté de soigner qui la gouverne en droit relève de devoirs envers autrui pour ne pas le laisser souffrir et ne pas lui nuire. La compétence scientifique appartient à la responsabilité médicale, mais cette responsabilité exige du soin qu'il soit justifié auprès d'autrui sous peine d'en compromettre la pertinence. Clinique, expérimentale ou de santé publique, la médecine doit construire sa légitimité face à autrui et face à la collectivité – ou mieux : avec eux.

## Les sciences humaines et l'idée de pluridisciplinarité

La médecine contemporaine – complexe, riche de possibilités techniques, engagée sur la voie de la maîtrise croissante des processus du corps, multipliant les offres thérapeutiques, coûteuse, assignée à des choix qui engagent des valeurs – exige donc aujourd'hui d'être accompagnée d'une réflexion sur ses orientations, ses finalités et ses responsabilités. Cette exigence de pensée, les sciences humaines n'en sont aucunement les dépositaires exclusives. Il y a une pensée affective, il y a une pensée spirituelle, il y a une pensée esthétique, il y a une pensée quotidienne (alimentée par le questionnement individuel, les conversations, les débats, les médias, *etc.*). D'autres encore. Et il y a une réflexion des professionnels sur les modalités éthiques, scientifiques et sociales d'exercice de leur métier en général, de leur spécialité en particulier. Chacune est source possible d'éclairement. Mais la pratique médicale contemporaine ne peut ignorer les savoirs particuliers que désignent les sciences humaines sans manquer pour partie une compréhension de l'activité médicale elle-même, sans se couper du monde culturel où elle évolue, où ces savoirs s'adressent à elle, sans risquer de réduire la médecine à une prestation technique qui en trahit le sens essentiel, et sans s'exposer à rester prisonnière de l'arbitraire des opinions et des présuppositions non interrogées, en particulier lorsqu'il s'agit de s'orienter moralement. Au-delà d'une rhétorique recommandant l'ouverture d'esprit, voire un simple bagage de culture générale, il s'agit à leur contact d'interroger le cœur de la médecine, de renouveler une compréhension de l'art médical que les premiers médecins rationnels (les médecins hippocratiques) avaient saisie, éclairant leur discipline de philosophie et mettant au centre de leur pratique l'homme en tant qu'individu. Au fond, la médecine elle-même est une discipline humaine et sociale[3]. Déterminer le sens de cette responsabilité appelle une réflexion éthique et épistémologique nourrie des savoirs et questions spécifiques de ces disciplines de sciences humaines et sociales.

Cette réflexion ne s'improvise pas. Une culture spécifique est nécessaire, dont le lieu privilégié sont les savoirs constitutifs des « humanités » classiques et des sciences humaines et sociales modernes au sens large : philosophie, sociologie, anthropologie, psychologie, histoire, droit, linguistique, auxquels se joignent les regards de l'économie, de la politique, de la psychanalyse, avec une attention particulière aux arts, lieu de manifestation d'une pensée sensible où, comme dit Proust, la vérité subjective se rend accessible[4]. La littérature donne en particulier à voir une irremplaçable variation du vécu de la maladie, de la souffrance, du handicap, du vieillissement, des positions de soignant et de soigné, et plus avant c'est toute l'expérience littéraire qui est la source privilégiée d'une sensibilité au « dire » et aux vécus, indissociable de l'attention éthique à l'autre et à l'existence. « Pour atteindre le singulier, l'apprentissage de la médecine doit s'appuyer aussi sur la culture, telle qu'y contribuent par exemple les grands écrivains et que l'on retrouve dans les textes de portée universelle, car ces auteurs explorent et décrivent des expériences individuelles telles que les rencontrera le médecin et qu'assurément il manquera si, limité à la raison brute, il reste un instruit inculte »[5]. Les lumières de la bibliothèque, de la salle de cinéma, ou encore de la scène et du musée doivent éclairer les lieux de l'apprentissage et de l'exercice médical.

C'est l'évolution même des sciences du vivant et des biotechnologies d'une part, des mœurs, des idées et du cadre politique d'autre part, qui a conduit les savoirs biologiques et médicaux à solliciter les sciences humaines. De plus en plus de questions se posent au citoyen, à son représentant, au soignant, au soigné. De quel droit le médecin décide-t-il ce qui concerne la vie d'autrui ? Qui évalue la légitimité de telle technique, de telle demande d'un patient, de telle décision médicale, de telle politique de santé ? Sur quels critères ? Et ce fut réciproquement œuvre des sciences humaines de montrer que le problème scientifique est aussi un problème social, que l'acte de soin engage une considération du statut des personnes,

---

3. Le psychiatre Henri Ey disait pour sa part qu'elle n'était « ni science exacte ni science humaine ». Il en faisait lui aussi une discipline à « deux voix » : science naturelle vivante, soumise à la flèche du temps biologique, évoluant dans la culture comme dans un milieu, tandis que « le fond du problème de la Médecine » reste l'irréductibilité de la maladie à une forme naturelle : « ce que le Médecin perçoit n'est pas quelque chose mais quelqu'un », la maladie est une objectivité « immergée dans les rapports d'intersubjectivité », *Naissance de la médecine*, Paris, Masson, 1981, p. 11-20.

4. Voir *À l'ombre des jeunes filles en fleurs* et *Le temps retrouvé*.

5. M. Serres, *op. cit.*, p. 135.

et que toute pratique se structure de significations symboliques, de représentations et de normativités qui demandent à être interrogées. Il y a un enjeu : que le souci de performance, le souci de réflexion et le souci de justification se conjuguent.

À bien des égards, la distinction entre des sciences dites « humaines et sociales » (ce qui est une redondance : tout ce qui est humain est social) et des sciences dites « dures » ou exactes » (ce qui est projeter un idéal d'objectivité et de certitude en grande partie imaginaire : ces savoirs construisent leurs propres normes d'exactitude et ne font que viser le réel) est contestable. Il y a de la scientificité et une quête d'objectivité dans les premières tandis que les secondes sont pour une part des discours, des pratiques sociales et des comportements qui parlent de l'homme. Certes, objets et méthodes diffèrent, mais c'est de manière générale chaque science qui traite de son objet relativement à sa manière de le constituer : le physicien étudie son objet en termes de relations mathématiques, le philosophe en termes conceptuels, *etc.* La science ne scrute pas directement une réalité neutre déjà là, mais des phénomènes qu'elle constitue. Les notions même d'esprit et de matière sont, du point de vue des sciences, des constructions (« nous ne connaîtrons jamais ni l'esprit ni la matière » reconnaissait C. Bernard[6]). Il est trop simple d'opposer sciences humaines et sciences exactes en disant que les unes sont « subjectives », structurées par une attitude de compréhension et d'interprétation, tandis que les autres sont objectives, produisant des preuves et des explications. Plus avant, c'est le concept de « science », ainsi clivé, qu'il faudrait interroger : tout savoir est une modalité de l'esprit humain dans son rapport au monde, de sorte que le concept de science s'éclaire d'une réflexion sur la pensée elle-même.

C'est donc une rencontre qu'il s'agit de favoriser, rencontre entre le champ des sciences biomédicales qui, dans la représentation spontanée, s'occupent de faits matériels, quantifiables, manipulables, et celui de disciplines dont les « faits » étudiés sont pour l'essentiel des actions humaines, des conceptions et des valeurs. Pour schématique qu'il soit, on l'a dit, ce partage des champs indique l'essentiel : la médecine, en ce qu'elle est rencontre d'autrui, confrontation à des histoires et des situations irréductibles à toute norme, prise de décisions qui interviennent dans la vie des personnes et pratique sociale ne saurait se penser seulement du côté technique et scientifique ni opposer son désir d'efficacité à des questions interrogeant la légitimité des valeurs que ses choix engagent. La relation entre médecin et patient a fait naître l'éthique médicale, et la floraison des biotechnologies la réflexion bioéthique. Le médecin ne peut pas les ignorer. Il n'y a pas de soin hors du sens. Or, ce sens, la science ne le fournit pas.

---

6. *Introduction à l'étude de la médecine expérimentale* (1865), Partie II, ch. I, § IV.

Une entreprise de sensibilisation au questionnement et aux enjeux multiples de la médecine ne peut être que pluridisciplinaire. Les sciences humaines et sociales ne sont pas une « matière » ni une discipline, mais un champ de savoirs qui ont chacun leur histoire et leur spécificité. L'abord des problèmes exige le dépassement de la division universitaire qui compartimente la pensée en disciplines, disciplines dont la nécessaire spécificité ne doit pas se traduire en illusion d'autonomie et de suffisance. Un manuel résolument pluridisciplinaire cherche ainsi à donner à voir des « passages » entre les problèmes, les enjeux, les facettes du réel, les discours, les regards, comme autant de mises en mouvement de la pensée. Il invite à se déplacer entre les multiples champs d'études concernés : philosophie de la médecine, épistémologie des pratiques médicales, philosophies morales, philosophies de l'existence, éthique médicale, bioéthique, psychologie médicale, ethnopsychiatrie, anthropologie de la santé, sociologie du soin, histoire de la pensée médicale et des pratiques sanitaires, économie de la santé, techniques d'expression et de communication, récits et témoignages autour de la médecine, *etc*.

La pluridisciplinarité n'est pas une aventure extérieure aux savoirs. Aucun savoir n'est absolument clos sur lui-même. Aucun ne peut effacer les autres. Les modifications qui naissent de leur rencontre affectent chaque champ disciplinaire non pas de l'extérieur, mais plutôt comme un mouvement où la spécialisation croissante des objets et des méthodes s'articule à une circulation accrue des idées, des outils, des connaissances. Les contours de la pluridisciplinarité ne peuvent d'ailleurs pas être rigoureusement délimités. Elle commence au cœur de chaque discipline et renvoie, avant de désigner une entreprise explicite de confrontation, à une migration et à un métissage constants des éléments d'un champ d'étude à un autre, participant du mouvement de constitution de chacun d'entre eux. Le « décloisonnement » des savoirs n'est ainsi qu'une façon de les approfondir. C'est en scrutant ce qu'elle est, ce qu'elle fait, ce qu'elle veut, que la médecine s'ouvre aux autres savoirs.

Tel est le mouvement même de constitution de la médecine moderne. Elle s'est en effet d'abord constituée en lien avec la philosophie au moment où a émergé la conscience de soi de la médecine (médecine rationnelle hippocratique), revendiquant et conquérant sa spécificité contre les pratiques magiques, puis s'est pluralisée (surtout à partir du XIXe siècle) en une multitude de disciplines, dites « spécialités », au fur et à mesure de son devenir-science. Cependant, de se tourner vers les sciences, la médecine avoue paradoxalement qu'elle n'y est pas réductible, et de se détourner d'un passé littéraire et philosophique (qu'elle-même avait figé et qui ne présentait plus rien de fécond), elle s'est isolée des moyens de se penser. Nul qui a fait l'épreuve de la maladie, sur lui-même ou sur l'un de ses proches, ne remettra en cause le bien-fondé de cette quête scientifique. Il n'en demeure pas moins que le médecin n'est proprement ni biologiste, ni chimiste, ni physicien.

L'opposition entre les humanités et les sciences humaines d'un côté et les sciences dures ou « exactes » de l'autre ne décrit donc pas assez bien les pôles entre lesquels la médecine se situe au cours de son histoire. S'il est vrai que la médecine s'est débarrassée à bon droit d'une référence « scolastique » stérilisante et de spéculations imaginaires pour devenir efficace à partir du travail des sciences (à tel point que les prix Nobel de médecine sont décernés à des biologistes), elle ne se laisse pas réduire à cette référence scientifique qui est pour elle un outil indispensable mais non suffisant. En d'autres termes, le point de non retour que détermine l'usage des sciences pour développer l'efficacité universelle[7] de la médecine ne signifie pas que l'essentiel de la médecine s'y accomplit. La médecine est moins une science qu'un usage des sciences : l'objectivité scientifique n'est en elle qu'un moyen, la finalité étant l'individu, sujet unique, avec son histoire et sa situation. Elle est, dit G. Canguilhem, « une technique ou un art au carrefour de plusieurs sciences plutôt [qu'une] science proprement dite »[8] et selon la célèbre phrase de C. Bernard « le médecin n'est point le médecin des êtres vivants en général, pas même le médecin du genre humain, mais bien le médecin de l'individu humain »[9].

## Une réflexion épistémologique et éthique

C'est donc une réflexion sur l'unité, en médecine, d'une exigence de science et d'un souci éthique que les sciences humaines cherchent à conduire lorsqu'elles interrogent la pratique médicale. Elles invitent d'abord la médecine à interroger ses présupposés, ses modes de pensée, ses représentations, son histoire, et montrent que ses objets (ce qu'on appelle « santé », « maladie », « médicament », *etc.*) et ses méthodes (ce qu'on appelle « examiner », « diagnostiquer », « prescrire », « expérimenter », *etc.*) sont des constructions culturelles et normatives. Le travail scientifique n'est pas un simple décryptage des phénomènes naturels. Il est une production de connaissances et de conduites dans un contexte social, psychologique, idéologique, matériel et technique donné. Il s'incarne dans des énoncés, des outils, des gestes, des institutions et divers « collectifs de pensée » (selon l'expression d'un pionnier de l'épistémologie médicale, le médecin L. Fleck[10]) qui sont autant de choix, plus ou moins conscients. Même en s'identifiant à l'idéal scientifique, le « médical » est resté une construction collective en mouvement impliquant valeurs et normes. De plus en plus confrontée à une demande de justification, à une élucidation rationnelle et argumentée de ses orientations pour que la société et les individus les acceptent, la médecine contemporaine articule désormais cette réflexion épistémologique à une réflexion éthique portant sur la légitimité des valeurs que son travail

---

7. Non dépendante d'un contexte culturel par contraste avec la médecine traditionnelle, ce qu'exprime en un sens le nom d'associations comme « Médecins du monde » ou « Médecins sans frontières ». (Mais ces ONG ont elles-mêmes une culture.)

8. *Le normal et le pathologique* (1943), Paris, PUF, 1998, p. 7.

9. *Op. cit.*, IIe partie, ch. II, § 1.

10. *Genèse et développement d'un fait scientifique* (1935), Paris, Les Belles Lettres, 2005.

implique ou rencontre, sur leur partage possible, tout en intégrant les choix individuels, les vécus, les affects, les déterminants culturels.

La rencontre d'autrui et les moments cruciaux de l'existence humaine : naissance, maladies, blessures, souffrances, handicaps, mort, sont au cœur de l'exercice médical. Le soignant est à l'épreuve de l'inquiétude du sujet, de sa solitude, de sa vulnérabilité, de son affectivité, de ses souffrances, de son angoisse. Et ce sont aussi les siennes propres qui surgissent selon les situations rencontrées. Que la relation médicale soit non une relation de pouvoir, mais une véritable relation de soin, respectueuse de toutes les personnes impliquées, est donc à la fois la visée éthique de la formation médicale et l'expression du sens fondamental du métier de soigner. Dans cette perspective, les sciences humaines sont moins un enseignement de l'éthique que l'exposition du caractère éthique de la médecine. Les sciences humaines suggèrent ici l'existence d'un double enveloppement où d'une part la médecine intériorise de nouvelles exigences sociales (respect, consentement, équité, solidarité, responsabilité, *etc.*) et où d'autre part elle est le lieu même où ces exigences peuvent trouver une forme de concrétisation inspiratrice pour d'autres aspects de la vie sociale. Le lien médical serait sous cet angle un miroir grossissant du lien social.

Sans doute s'agit-il donc à terme, en ouvrant l'angle, de penser certains traits de notre époque. Même si nous ne pouvons par principe réfléchir à notre situation autrement que de l'intérieur, sans jamais pouvoir prendre sur elle un point de vue de surplomb, cette limite épistémologique est la condition de possibilité d'une éthique : cette situation est la nôtre, et la penser c'est y intervenir, la changer. Davantage nous en prendrons la mesure, davantage nous pourrons y investir nos choix et nos exigences pour en infléchir de manière responsable certains des aspects. Pour que la médecine garde, ou prenne, un visage humain[11].

Tout ceci problématise l'exigence éthique de la médecine. L'éthique n'est pas spontanée. Elle n'existe qu'à proportion d'une volonté. Et elle ne peut s'improviser, s'opposant à l'arbitraire. Elle ne s'enseigne pas non plus comme doctrine, recettes ou mots d'ordre : réflexion sur les valeurs, elle s'exerce en situation, sur le fond de concepts et d'analyses qui lui servent de repères et appellent, eux, une formation. Le praticien pose des actes quotidiennement, souvent dans un contexte où le temps est compté. C'est donc en amont, dans une formation poursuivie tout au long du cursus et du métier, que résident les conditions de possibilité de ce souci éthique qui fournit leur sens profond à toutes les analyses de sciences humaines en médecine.

## L'enseignement

Lorsque les sciences humaines ont été introduites dans la formation médicale française (1994), avec un rôle fort dans le concours d'entrée en

---

11. Voir P. Skrabanek, *La fin de la médecine à visage humain* (1994), Paris, Odile Jacob, 1995.

médecine, suivant une orientation internationale[12], le but déclaré était de favoriser l'appropriation par chacun des multiples et complexes enjeux du métier médical[13]. Le présent ouvrage se veut un compagnon de formation en ce sens même. Son ambition est d'encourager la réflexion interrogative, d'éveiller l'esprit critique, de susciter le goût de la curiosité, si fondamentaux aussi bien dans les sciences. Plus qu'une transmission de connaissances, il s'agit d'introduire aux problèmes, de donner des repères (historiques, juridiques, conceptuels, *etc.*) et de sensibiliser au questionnement. La référence à des données factuelles (connaissances scientifiques, éléments de santé publique, dispositions légales, *etc.*), a en ce sens moins compté que la saisie de logiques et de problématiques privilégiant les questions de sens et de compréhension impliquées en médecine.

L'ambition de ce « Manuel » de sciences humaines pour les études médicales ne peut être que modeste : la moindre des questions qui s'y trouve abordée nécessiterait d'amples développements pour recevoir son déploiement. Il renonce aussi à une illusoire exhaustivité et ne prétend pas à l'autonomie, contradictoire avec l'esprit d'ouverture qu'il veut sien. Enfin, il fait de la pluridisciplinarité moins son évidence que son problème. On ne plaide pas ici la cause des sciences humaines et sociales vis-à-vis d'un monde scientifique qui serait dénué de pensée et d'interrogations. Les médecins réfléchissent à leur art au moins depuis la médecine rationnelle hippocratique, et le lien de celle-ci avec la philosophie fut premier. Les enseignants de sciences humaines issus de ces disciplines doivent pour leur part apprendre continûment des acteurs de la médecine pour la saisir au lieu même de son effectivité, c'est-à-dire dans la pratique, à l'épreuve des situations cliniques ou de recherche. Mais la relation est réciproque : la médecine a besoin de regards extérieurs et de savoirs autres que médicaux et scientifiques pour se penser. Les exigences de réflexion impliquées aujourd'hui par la pratique médicale ne permettent plus de s'en tenir à un vague humanisme censé rappeler au technicien et au savant que la médecine est geste que l'homme fait à l'homme. Encore moins à un sens moral supposé commun.

---

12. De nombreux pays européens ont intégré des enseignements de cet ordre dans leur cursus ; les « *medical humanities* » sont également présentes dans les *cursus* américains. L'Association Médicale Mondiale « invite instamment les écoles de médecine du monde entier à inclure l'éthique médicale et les droits de l'homme dans le programme de leurs cours obligatoires » (1999), et la fédération mondiale pour l'enseignement de la médecine renchérit en posant que l'éthique médicale relève des compétences médicales auxquelles doit former l'enseignement. Voir www.sund.ku.dk/wfme/ et pour l'enseignement de l'éthique médicale selon l'AMM : www.wma.net/ethicsunit/education.htm.

13. Un premier arrêté (18 mars 1992) introduisit un module de « culture générale », devenu module de « sciences humaines et sociales » par l'arrêté du 21 avril 1994 qui précise que l'épreuve correspondant à cet enseignement dans le concours d'entrée en médecine doit permettre d'apprécier « les capacités d'analyse et de réflexion des étudiants ». Selon un autre arrêté (1995), le but de cet enseignement, qui « doit être assuré avec le concours d'universitaires des disciplines concernées », est « de développer chez les étudiants une approche pluridisciplinaire des problèmes de la société et de susciter leur réflexion sur la place de leur future pratique dans un contexte élargi ».

# Introduction

La double reconnaissance du respect dû à tout autre et de la nécessité pour chacun de réfléchir d'une autre manière qu'isolément, avec ses seuls repères personnels, est la présupposition nécessaire de la démarche de responsabilité qui est au cœur de la médecine. Le soignant est un citoyen que son métier confronte d'abord à d'autres sujets, porteurs de demandes multiples et doués de leur propre jugement, au sein d'un rapport de solidarité à l'ensemble du corps social. Il importe qu'il ait à l'esprit des repères précis et rigoureux pour penser sa place et ses responsabilités.

Comment devient-on médecin, soignant, et quel rôle les sciences humaines jouent-elles dans cet apprentissage ? Cette double question interroge l'identité de notre médecine.

Les textes qui suivent sont les éléments d'un dialogue à partager et à poursuivre. Ils ont fait l'objet de lectures croisées entre auteurs de disciplines différentes, et ont été lus par un collectif d'étudiants. Ce livre est le fruit d'un travail collégial auquel ont pris part autant des médecins et des scientifiques que des enseignants et des chercheurs en sciences humaines dont bon nombre ont la responsabilité de cette formation en faculté de médecine. Il n'a pas recherché l'homogénéité et appelle plusieurs lectures selon l'avancement du lecteur dans ses études, son chemin de pensée, ses préoccupations. La pluridisciplinarité n'est pas convertible en un discours lissé qui fusionnerait des disciplines de style, de culture, de références, de méthodes et d'objets différents. Il y a donc, d'une étude à l'autre, des changements d'ambiance, de « coordonnées », de regards, en écho à la pluralité des savoirs qui s'exprime. Les sciences humaines et sociales doivent garder leur pluriel.

Enfin, surtout, elles se trahiraient de penser donner des leçons. Leur seule fonction est de proposer des éléments de réflexion et d'ouvrir des questions. Ainsi peuvent-elles espérer être utiles. Une médecine lucide sur ses moyens et ses limites, éclairée sur ses devoirs et ses risques, consciente de toucher à des aspects de l'existence humaine, individuelle et sociale, qui ne se laissent pas saisir avec la seule raison instrumentale et technicienne, ouverte donc à une raison soucieuse du sens, d'autrui, mettant à distance sa pulsion de maîtrise pour privilégier le lien, le respect et la compréhension, acceptant l'incertitude solidaire de la prudence, ainsi qu'un « non savoir » et un « laisser être » respectueux de l'être intime des sujets et de leurs droits, une médecine se préoccupant de sa pertinence, au service des personnes et refusant toute discrimination évitable est la seule médecine qui puisse éthiquement et démocratiquement s'envisager.

Nous aimerions que les lecteurs ne considèrent pas ces études comme des connaissances à apprendre, mais y voient des incitations à réfléchir et à s'instruire par eux-mêmes. Ces questions appartiennent à tous.

(*Jean-Marc Mouillie*)

# Études

# Nature de la médecine

## 1. Médecine magique, médecine rationnelle

La première question pourrait être de savoir ce qu'est la médecine. L'objectif est d'identifier une fonction sociale, de caractériser une activité, de circonscrire un territoire disciplinaire, de savoir en somme où commence et où finit le proprement médical. Le point d'appui possible d'une telle enquête est le moment où émerge la conscience de soi de la médecine : la médecine grecque rationnelle hippocratique (VIe-IVe siècle av. J.-C.[1]). Ce moment fait césure.

### Y a-t-il une médecine ou des médecines ?

La médecine est d'abord une réponse humaine, culturelle, à l'appel de celui qui souffre. Le médecin cherche à secourir l'homme qui souffre dans son corps. Ce geste immémorial, transculturel, manifeste une réassurance du lien social et une sollicitude envers autrui. L'homme enterre ses morts ; il soigne aussi son semblable blessé, malade, souffrant. « Rien ne nous permet d'isoler un «instinct de guérir» qui serait naturel »[2]. Il y a plutôt dans le rôle thérapeutique une institution symbolique dont la présence a pris les formes les plus variées selon les cultures et les époques. On a pu rapprocher cette présence universelle d'une fonction biologique visant à soulager l'individu de situations et de vécus insupportables ou difficiles à vivre (B. Malinowski, célèbre anthropologue de la première moitié du XXe siècle[3]). Mais l'interprétation « biologisante », qui ferait de la médecine un « instinct », nierait la spécificité des pratiques humaines. Peut-être l'institution symbolique de la médecine traduit-elle plutôt une logique d'humanisation, le thérapeute intégrant le corps à l'ordre humain au lieu de l'abandonner à

---

1. Hippocrate lui-même naît en 460 av. J.-C. dans l'île de Cos. Pour une présentation de cette médecine, nous renvoyons à Hippocrate, *L'art de la médecine*, Paris, G.F., 1979, recueil de textes hippocratiques avec une présentation de Jacques Jouanna et Caroline Magdelaine, et *Hippocrate* de Jacques Jouanna, Paris, Fayard, 1992.

2. J. Clavreul, *L'ordre médical*, Seuil, 1978, p. 48. Cela signifie aussi qu'il n'y a pas de médecine animale à proprement parler : si des animaux manifestent bien des comportements évoquant une thérapie (comme se lécher une blessure, l'enduire de boue, chez certains mammifères) et l'acte de porter secours (tel le chien qui réagit face au malaise de son maître), il ne s'agit pas d'un savoir institué dans et par une culture.

3. *Magic, Science and Religion*, Glencoe, Free Press, 1948.

son destin naturel ou surnaturel[4]. Pour s'en tenir à l'évidence rappelée par Canguilhem, c'est parce que des hommes se sentent malades qu'il y a des médecins. « Ce n'est que secondairement que les hommes, parce qu'il y a une médecine, savent en quoi ils sont malades »[5]. À l'origine de la médecine, il y a l'expérience humaine de la souffrance, de la vulnérabilité et de la mort. La raison d'être du médecin est le corps en peine et les peines qui passent par le corps. Et si la révolte contre « l'injustice de la nature » relève sans doute d'une sensibilité moderne (la « nature » fut longtemps assimilée à un ordre justifié), le sentiment, même obscur, d'une solidarité nécessaire face à notre fragilité, à nos déficiences et détresses physiques, et face au risque de mourir, s'impose de manière ancestrale. La médecine plonge ses racines dans l'existence même de l'humanité.

L'ethnologie et l'histoire nous instruisent de l'existence de multiples figures culturelles du thérapeute, désignées d'un abondant lexique qui parle de sorciers, d'homme-médecine, de chamans, de guérisseurs, de marabouts, de prêtres-exorcistes, *etc*[6]. Que devons-nous appeler au juste « médecine » ? Y a-t-il une médecine ou des médecines ? Il ne s'agit pas d'un simple problème de définition. La question touche l'interprétation de la nature d'une activité. Comment expliquer que des médecines non scientifiques puissent avoir existé et continuent d'exister ? Que penser des médecines traditionnelles et des médecines parallèles ? La médecine hospitalo-universitaire est-elle la seule véritable médecine, voisinant avec des pratiques qui usurpent le titre de « médecine », ou est-elle une médecine parmi d'autres, de logiques différentes mais qui peuvent à bon droit en revendiquer le titre ? Le « médecin » chinois d'il y a 3000 ans s'occupait-il du même corps que celui dont s'occupe la médecine occidentale d'aujourd'hui ? L'ethnologie nous dit que toutes les sociétés ne voient pas les mêmes maladies, les mêmes symptômes, à supposer que les notions mêmes de « symptôme » ou de « maladie » soient élaborées. Il se peut que, d'une culture à une autre, le thérapeute ne tienne pas le même discours, n'évolue pas dans le même environnement social, théorique et instrumental, que son contexte mental soit autre, et que le malade ne vive pas ce qui lui arrive de la même façon, les affections, les demandes et les vécus différant. À l'encontre du préjugé qui tend à en faire une catégorie universelle, la douleur, ou plutôt les douleurs, ne s'énoncent pas de la même façon dans toutes les cultures et ne se ressentent pas à l'identique selon les modes d'existence[7]. Le Dr Itard, lorsqu'il observe Victor, « l'enfant sauvage » de l'Aveyron, au début du XIXe siècle, y voit la confirmation de l'idée que « la sensibilité est en raison de la

---

4. Voir J. Attali, *L'Ordre cannibale*, Paris, Grasset, 1979, qui distingue 4 étapes d'un processus de consommation thérapeutique et d'assimilation sociale des corps : le thérapeute comme intercesseur religieux, comme policier, comme ingénieur, et enfin comme prothèse dans un processus de marchandisation des corps.

5. *Le normal et le pathologique* (1966), Paris, PUF, 1998, p. 153 et 156.

6. Voir étude 2.

7. Voir R. Rey, *Histoire de la douleur*, Paris, La Découverte, 1993.

civilisation » : « il lui arrivait journellement quand il était auprès du feu et que les charbons ardents venaient à rouler hors de l'âtre, de les saisir avec les doigts et de les replacer sans trop de précipitation sur des tisons enflammés. On l'a surpris plus d'une fois à la cuisine, enlevant de la même manière des pommes de terre qui cuisaient dans l'eau bouillante ; et je puis assurer qu'il avait même en ce temps-là un épiderme fin et velouté »[8].

Plus avant, à une conception focalisée sur la différence des pratiques d'une culture à une autre, décrivant « en extériorité », de manière quasi-folklorique, les rites, les pharmacopées, les usages du corps liés aux médecines dites traditionnelles par contraste avec le modèle bio-médical occidental s'est peu à peu substituée ou articulée une approche attentive aux logiques symboliques, aux normes constitutives d'une société, pour rendre compte de tout processus thérapeutique et des pratiques médicales. Ce passage peut être décrit comme celui de l'ethno-médecine et de son enracinement culturaliste à l'anthropologie de la maladie qui fait de la maladie un objet solidaire d'un certain ordre social. Il y a des maladies « universelles », biologiques (cancer, peste, *etc.*), et ce fut même la source de l'idée d'une égalité de tous face à la maladie, idée battue en brèche depuis par les sociologues, les spécialistes de la santé publique et la science médicale elle-même (l'immunologie ou la génétique révèlent des inégalités de vulnérabilité entre les individus). Mais sur le socle relativement commun des données anatomiques, physiologiques, biologiques, l'expérience de la maladie apparaît comme une construction sociale : elle n'a pas la même expression ni la même signification à toutes les époques et dans toutes les cultures. Les processus d'appropriation cognitive et pratique de la maladie et les itinéraires thérapeutiques relèvent d'une logique culturelle, par ailleurs souvent complexe et plurielle. En outre, la maladie est toujours configurée de manière individuelle comme maladie *du* malade. Nous pouvons donc prolonger l'affirmation liminaire de Canguilhem : il y a *des* médecines et *des* médecins parce qu'il y a *des* malades. La médecine scientifique va précisément se construire en rupture avec ce pluriel. Il faudra pour cela qu'elle vise un corps supposé commun : le corps naturel.

Soulager la souffrance ne suffit pas à définir l'objet de la pratique médicale. Soulager la souffrance peut être l'objectif des croyances religieuses, de la spiritualité, de l'action politique, économique, de la méditation et de la sagesse, des sentiments, de l'art, de certains loisirs, *etc.* Pour que la souffrance appelle la médecine, il faut qu'elle touche ou prenne pour lieu un aspect du corps[9]. Lorsque la souffrance n'a pas de correspondant organique bien assignable, la réponse médicale, si elle existe, se fera plus générale,

---

8. *Mémoire sur les premiers développements de Victor de l'Aveyron*, 1801, début du ch. « Les progrès d'un jeune sauvage » (texte en ligne).

9. Cette affirmation pose le problème du statut de la psychiatrie, discipline « éloignée » du corps, qu'elle ne touche pas, tout en s'y adressant par la médicamentation et qui, de ce fait, possède un statut original dans le champ médical.

subjective, hypothétique ou errante. Pourtant, guérir n'étant pas toujours possible, c'est donner des soins au malade qui définit sans doute le plus largement l'activité médicale. Si l'action curative est le but de la médecine, guérir reste un aspect du soin, qui en a d'autres et est pour ainsi dire « l'âme » de la médecine. L'exigence de soin demeure lorsque le diagnostic n'évoque pas ou plus de réponse curative disponible et cette demande se fait jour chez les sujets indépendamment de l'offre « technique » de la médecine.

C'est dans ce contexte que peut s'éclairer l'existence contemporaine de « médecines parallèles ». On doit les distinguer des médecines traditionnelles dans la mesure où celles-ci sont des éléments de cultures, ethniques et nationales[10], les médecines dites « parallèles », « alternatives », « douces » ou encore « complémentaires » se concevant davantage, comme leurs adjectifs cherchent à l'indiquer, en contrepoint de la médecine hospitalo-universitaire « officielle ». Ainsi Samuel Hahnemann conçoit-il l'homéopathie (reprenant un principe thérapeutique évoqué dans l'Antiquité) comme nouvelle méthode thérapeutique à la fin du XVIIIe à partir d'une réflexion sur la pharmacopée traditionnelle (les « simples ») en réaction au modèle allopathique dominant. Selon cette distinction, l'acupuncture, par exemple, peut être aujourd'hui soit une médecine parallèle, soit (dans une certaine communauté culturelle) une médecine traditionnelle selon la façon dont le praticien l'exerce et la conçoit, selon les propres attentes des patients, et pouvant s'associer à la détermination bio-médicale d'une maladie telle que le sida en Chine aujourd'hui, exemple de pluralisme médical constitutif d'une médecine hybride ou « néo-traditionnelle »[11]. Face à une médecine scientifique qui se pense à partir d'une objectivation de la maladie, les médecines parallèles offrent aux yeux de beaucoup (on estime que 3 millions de personnes y ont régulièrement recours en France) des réponses qui paraissent plus appropriées à telle expression de mal-être ou d'espoir, à telle demande d'écoute et de soin. À l'époque du pluralisme médical, la médecine dite traditionnelle perd son autonomie, ne peut plus guère se penser en système auto-suffisant, et s'articule à la bio-médecine qui, en retour, s'inscrit dans un horizon de pratiques et d'itinéraires thérapeutiques empruntant à des logiques non scientifiques.

Il est vrai que la médecine hospitalo-universitaire prend pour objet privilégié la dimension naturelle du corps. Elle est l'héritière d'une histoire qui

---

10. L'O.M.S. a proposé une définition de la médecine traditionnelle (Brazzaville, 1976) : « l'ensemble de toutes les connaissances et de toutes les pratiques, explicables ou non, utilisées pour diagnostiquer, prévenir ou éliminer un déséquilibre physique, mental ou social, en s'appuyant sur l'expérience vécue et l'observation transmise de génération en génération, oralement ou par écrit ».

11. Voir É. Micollier, « Facettes de la recherche médicale et de la gestion du VIH-sida dans le système de santé chinois : un autre exemple d'adaptation locale de la biomédecine », *Sciences Sociales et Santé,* vol. 25, n° 3, 2007 ; J. Benoist (dir.), *Soigner au pluriel. Essais sur le pluralisme médical*, Paris, Karthala, 1996.

se fonde sur la constitution d'un objet à double face : la santé et la maladie. C. Bernard écrivait en 1865 : « Conserver la santé et guérir les maladies : tel est le problème que la médecine a posé dès son origine et dont elle poursuit encore la solution scientifique ». Cette citation, célèbre ouverture de l'*Introduction à l'étude de la médecine expérimentale*, ne serait plus valable aujourd'hui car elle met en avant une double fonction, conservatrice de la santé et réparatrice de la maladie, devenue insuffisante pour définir notre médecine (qui fait droit à d'autres visées ou désirs[12]). Mais elle marque l'idée que la médecine rationnelle puise « son origine » moins dans une fonction ou un rôle symbolique que dans un « problème » : elle est une étude. Son histoire est celle d'une activité spécialisée qui vise à comprendre sans cesse davantage les mécanismes du corps humain pour toujours mieux le protéger. C'est ainsi que de réponse à l'appel de celui qui souffre (médecine traditionnelle), la médecine s'est lentement transformée en une pratique à caractère scientifique, perfectible, valable pour tous les hommes en tant qu'ils ont un même corps, c'est-à-dire le corps interprété dans le discours « médical ». Cette conversion du regard, qui isole le corps comme objet passible d'étude, s'opère, d'après les documents qui nous sont parvenus, avec Hippocrate et ses contemporains. Mais l'histoire de la pensée médicale ainsi amorcée est une ligne de crête qui ne saurait faire disparaître les plans d'épaisseur et de profondeur qui la soutiennent continûment : la pensée symbolique, l'imaginaire, l'empreinte culturelle, la vie subjective, les liens de l'humanité et l'intime des existences.

Il faut dès lors envisager un paradoxe : sans doute la « vraie » médecine commence-t-elle avec les médecins hippocratiques, c'est-à-dire avec une étude qui discute des conditions du véritable savoir, qui s'attache à des objets, les choses de la nature, qui ne sont plus fonction des esprits et de puissances « surnaturelles », et qui met la démarche thérapeutique sur le chemin fructueux de l'investigation scientifique, mais en même temps la médecine est irréductible à la bio-médecine, c'est-à-dire à la biologie et plus largement à une science normée par un idéal de maîtrise et d'exactitude. Comme on l'a déjà suggéré, il convient davantage de la définir par l'idée de soin prodigué à autrui que par ses seules actions sur le corps naturel. La médecine doit être pensée à la lumière de l'homme. Or, il n'y a pas d'Homme en général, mais toujours et seulement des hommes singuliers, chacun ayant son histoire et une vie subjective propre. C. Bernard lui-même ne peut développer sa réflexion sur la nature de l'activité médicale sans le reconnaître : « le médecin n'est point le médecin des êtres vivants en général, pas même le médecin du genre humain, mais bien le médecin de l'individu humain »[13]. L'origine de « la » médecine est donc aussi la constitution

---

12. C'est souvent la problématique de l'assistance médicale à la procréation qui est évoquée comme exemple. Voir notamment à ce sujet M. Tort, *Le désir froid*, Paris, La Découverte, 1992. La chirurgie esthétique, l'expertise médico-légale ou la médecine visant à l'amélioration de performances en sont quelques autres mais puisent leurs racines dans l'Antiquité.

13. *Introduction à l'étude de la médecine expérimentale*, 1865, IIe partie, ch. II, § 1.

d'un problème constant : celui de l'*autre*, autre rencontré, écouté, examiné, étudié, soigné. Et C. Bernard d'insister : la médecine scientifique elle-même ne saurait oublier le sujet : perdre de vue le malade, c'est défigurer la maladie[14]. La médecine ne s'est tournée vers la science que pour mieux soigner le malade. La « vraie » médecine est moins née du souci scientifique que le souci scientifique n'est venu accomplir le vœu médical. C'est ainsi que « le premier pas de la médecine scientifique [fut] accompli par Hippocrate »[15]. Comment comprendre ce moment fondateur ?

### La médecine entre imaginaire et rationalisation

Si l'on parle souvent d'une médecine égyptienne, hindoue, tibétaine, chinoise, *etc.* qui aurait précédé la médecine grecque hippocratique, il faut se garder d'une illusion rétrospective nous faisant interpréter, à partir de la médecine rationnelle, comme témoins d'un « paléodiagnostic »[16] ou d'une proto-médecine des documents qui mêlent représentations symboliques et aperçus de connaissances objectives. Les traités antiques sauvegardés, parfois très anciens (des textes « médicaux » védiques, chinois ou égyptiens remontent aux deuxième et troisième millénaires avant J.-C.), manifestent des préoccupations thérapeutiques, exposent des pharmacopées, voire des techniques chirurgicales (cas de l'Ayurveda), mais le corps humain n'y est pas un objet autonome d'étude comme il va l'être chez Alcméon de Crotone (VIe-Ve siècle avant J.-C.), médecin grec qui semble avoir le premier attribué au cerveau un rôle central pour la compréhension de nos perceptions. Alors que le terme même de « *soma* », qui renvoie à l'unité du corps, n'apparaissait pas dans le vocabulaire homérique, on voit émerger presque soudainement (ce qui signifie surtout que la germination nous en reste en grande partie invisible) à partir d'Alcméon un art clinique raisonné, argumenté, qui rompt *dans son principe* tout à la fois avec la magie, la spéculation et l'empirisme (cependant, dans les faits, la médecine hippocratique reste pour partie analogique, articulée à la religion, spéculative, métissée d'empirisme). Alors que dans l'ensemble des sociétés traditionnelles semble se retrouver la double constante d'une interprétation des événements du corps à partir d'un ordre que nous disons aujourd'hui surnaturel (puisque notre concept de « nature » est exclusif de tout processus non calculable ou non expérimentable) et de la présence d'un personnage thérapeute qui tient plus de la fonction symbolique que d'un métier qui s'apprend et se perfectionne au sein d'une communauté de chercheurs, dans l'Asie mineure de langue grecque, les pays de Thalès et d'Anaximandre (premiers savants identifiés étudiant la nature des choses, VIIe-VIe siècles avant notre ère), naît une science de la nature (*physis*), une *physiologie* au sens étymologique, dont le corps humain va constituer un domaine particulier.

---

14. *Op. cit.*, II, ch. IV, § 1.
15. *Op. cit.*, II, ch. IV, § 3.
16. Expression utilisée par H. Ey.

La pensée médicale se fait jour avec l'arrachement de la maladie à l'ordre moral de la faute, du péché, du mal. Ou plus exactement, avec la constitution de la notion de « maladie » substituée à celle du maléfice. Aux yeux du médecin hippocratique, la maladie naît d'un dérèglement de l'ordre des choses, non plus d'un mal subi ou commis, d'un mal intérieur ou d'un sort jeté. La maladie n'est plus punition (telle la lèpre qui frappe Myriam dans la Bible), mais événement dont la causalité peut être connue par l'étude. Pour bien comprendre cette rupture, on peut comparer sommairement l'action médicale rationnelle avec la cure chamanique.

Le chaman (qui est souvent une chamane), désignation classique du tradi-thérapeute d'après son nom tongouse (Sibérie), est un personnage central de la société traditionnelle. Intermédiaire entre le monde des esprits et celui des hommes, son action thaumaturgique, exorciste, curative, s'accomplit dans une cérémonie à laquelle le malade et les autres membres de la société participent. Le récit chamanique (souvent un chant) a pour principale fonction de manifester une solidarité du groupe humain et de donner intelligibilité à l'événement mystérieux qui frappe le corps d'un de ses membres, en le référant à une dette, à une faute. Le chant propose une description vivante du mal ressenti et le réinscrit dans un système cohérent de significations. Il fournit un langage (qui ne se restreint pas aux paroles, mais inclut des gestes, des attitudes : transe, danse, manipulations, *etc.*) et donne un sens à l'événement sensible affectant le sujet. Le chaman plaide auprès des esprits une action réparatrice. C'est souvent un ancien malade : il est initié à la maladie, ce qui le sépare fortement du médecin « rationnel » qui considère la maladie en extériorité, la néglige comme expérience didactique personnelle, s'isolant ainsi du vécu de ses patients (la thématique du médecin malade est sous cet angle particulièrement intéressante).

Il ne faut pas exagérer « l'efficacité » de la cure chamanique, mais remarquer qu'elle produit des effets sur le corps de l'individu soigné et permet le cas échéant une « expérience affective corrective »[17] et une relative guérison organique obtenue par des « représentations psychologiques déterminées »[18]. Il ne s'agit même pas d'un effet de « croyance » au sens où il y a totale communauté de repères entre le malade, le chaman et le groupe. Le malade « croit » à l'action thérapeutique du chaman parce que toute la société y « croit »[19]. C'est une structure sociale qui rend raison de l'effet

---

17. Voir l'étude de 1956 « Normal et anormal » de l'ethnopsychiatre G. Devereux, *Essais d'ethnopsychiatrie générale*, Paris, Gallimard, 1970, p. 1-83.

18. Voir C. Lévi-Strauss, « L'efficacité symbolique », *Anthropologie structurale* (1954), Paris, Plon, 1985, p. 219.

19. Voir C. Lévi-Strauss, *op. cit.*, p. 226, et les deux premiers chapitres de B. J. Good, *Medicine, rationality and experience*, Cambridge University Press, 1994 (tr. *Comment faire de l'anthropologie médicale ? Médecine, rationalité et vécu*, Le Plessis Robinson, Institut Synthélabo, 1998). Voir aussi E. R. Dodds, *Les Grecs et l'irrationnel* (1959), Paris, Flammarion, 1977, qui récuse également le terme de « croyance » (p. 140) pour souligner que ce processus met en jeu des affects.

produit sur l'individu, ce que Lévi-Strauss appelle « efficacité symbolique ». La guérison devient possible par une contribution subjective moins interne à la vie psychologique du malade ou moins relative à la suggestion induite par la personne du thérapeute que passant par la logique d'ensemble d'un rapport au monde partagé par toute la communauté. La « pensée magique » désigne la configuration de cet ensemble, mise en ordre des phénomènes à l'intérieur d'un monde cohérent, rationalisé à sa façon, où ces phénomènes prennent sens[20]. L'efficacité, en cela d'ordre « symbolique », vient de ce que le malade vit le mythe récité par le chaman et ainsi modifie son expérience au sein de la rationalité sociale et du monde qui lui est lié. Pour éclairer l'efficacité thérapeutique chamanique, Lévi-Strauss dit que « c'est le passage à cette expression verbale [qui] provoque le déblocage du processus physiologique, c'est-à-dire la réorganisation, dans un sens favorable » du vécu de la maladie. Cure par la parole, par la suggestion et par des gestes (attouchements, préparation et administration de breuvages, incision, brûlures, *etc.*), « la cure chamanique se place à moitié chemin entre notre médecine organique et des thérapeutiques psychologiques comme la psychanalyse »[21]. Le rapprochement avec la psychanalyse prend son sens de ce que le rituel chamanique met comme à nu la double puissance de la parole et du phénomène de suggestion. Il introduit l'hypothèse que la transformation induite sur le malade vient d'une réorganisation structurale de différents ordres en correspondance (« processus organique, psychisme inconscient, pensée réfléchie »). Il s'affaiblit si l'on considère que la guérison évoquée s'opère « socialement » et sans que le récit et la compréhension viennent de celui qui souffre.

Il y a donc moins traitement d'une maladie que lutte contre un mal de caractère magique. Notre notion de maladie comme pathologie naturelle est absente. Le passage d'une médecine magique (qui repose notamment sur le « raisonnement » analogique entre les aspects sensibles des choses et les vertus qu'on leur prête[22], la transmission ésotérique du savoir, l'invocation des esprits et des dieux) à une médecine rationnelle, au sens d'une rationalité critique de la première, a été ressenti en Grèce ancienne comme un progrès nécessaire. Cette idée d'un « progrès », qui est elle-même le fruit de cette nouvelle attitude de pensée, ne doit cependant pas entraîner le préjugé évolutionniste tendant à faire de la pensée magique une rationalité infirme et primitive, ou le préjugé psychologiste masquant la structuration sociale des phénomènes auxquels elle renvoie. Ce double préjugé ne

---

20. L'expression « pensée magique » a fait l'objet de nombreux débats en anthropologie et continue d'être discutée, certains auteurs jugeant préférable de ne pas y recourir pour éviter les préjugés que nous signalons au paragraphe suivant. Nous l'utilisons dans un sens très général, par contraste avec la pensée rationnelle critique qui émerge sous le nom de « *logos* » en Grèce ancienne. Voir étude 2.

21. *Op. cit.*, p. 226-227.

22. Par exemple, le caractère désagréable d'une potion (telle l'huile de foie de morue) suggèrera son efficacité.

permet de comprendre ni l'efficacité symbolique ni la permanence, dans un univers où la pensée critique et scientifique a émergé, d'imaginaires qui ont leurs logiques propres. C'est dans l'horizon des pratiques sociales et des croyances que la médecine se théorise comme un raisonnement fondé sur l'observation scientifique du corps et du malade. Mais il revient aux penseurs hippocratiques d'avoir posé l'idée que ce sont la nature et la raison qui peuvent soigner l'homme. Cicéron dira que c'est plus à Hippocrate qu'à Esculape que nombre de malades doivent d'avoir recouvré la santé[23].

### Critique et permanence de l'imaginaire

L'essentiel de la rupture semble donc bien une naturalisation de l'art de guérir, c'est-à-dire la métamorphose d'un chamanisme (en lien avec le monde des esprits et des forces surnaturelles qui régentent le devenir des hommes) en savoir-faire rationaliste. La mutation de la scène mythologique en science de l'homme par le dévoilement d'un monde dont les lois se prêtent à l'étude, au *logos*, et par la conversion de la façon de penser (privilégiant la démonstration) engage l'esprit humain dans la compréhension rationnelle des choses. Cette évolution est moins celle d'une histoire claire et progressive qui se dégagerait de documents explicites qu'une généalogie soulignant le contraste entre une vision « magique » transversale aux cultures traditionnelles et, à un moment donné de l'histoire écrite, l'apparition d'une nouvelle logique qui passe par une conscience de soi de la raison[24]. Le rationalisme se détourne de la conception archaïque de la maladie comme maléfice. Le mal naturel se substitue au malheur : le malade n'est plus coupable de sa maladie. La médecine semble même promouvoir l'espérance d'un sort adouci pour les hommes, qui rompt avec le mythe d'une histoire décadente[25]. La science médicale n'efface certes pas la problématique imaginaire du mal, ni toute dimension chamanique (le médecin reste un personnage symbolique qui rassure, inquiète, et dont la présence même est remède[26]), mais son objet et son étiologie sont exclusifs de cette référence.

Le savoir médical (*technè iatrikè*) s'appuie sur une rupture fondatrice vis-à-vis du sens sacré de la maladie et du savoir magique. Cette rupture est

---

23. *De la nature des Dieux*, III, 91.

24. Henri Ey parle d'une conversion « transcendantale » qui rompt avec le rêve mythique de l'humanité, en profitant de conditions favorables (*Naissance de la médecine*, Paris, Masson, 1981, p. 93), d'une atmosphère propice (p. 113), dans la Grèce du Ve siècle, au moment où apparaissent les philosophes et savants grecs, dont les médecins hippocratiques. Jean-Pierre Vernant parle de révolution intellectuelle (*Les Origines de la pensée grecque*, 1962, Paris, PUF, 10e éd. 2007). Ce qui n'exclut pas, dans le détail, des formes de transition lente, des cheminements rendant possible la fracture et le passage au nouveau regard.

25. Voir J. Jouanna et C. Magdelaine, *op. cit.*, p. 39-42.

26. Il faut ici mentionner la célèbre analyse de M. Balint qui dit que le médecin est remède, qu'il commence par se prescrire lui-même (voir *Le médecin, son malade et la maladie*, Paris, Payot, 1960). On peut aussi noter que l'un des anciens noms du sorcier grec guérisseur est *pharmakeùs* (voir A. Bernand, *Les sorciers grecs*, Paris, Fayard, 1991, p. 47-48).

une émancipation continue puisque les imaginaires structurent la pensée humaine de manière constante, y compris dans les représentations mêmes de la rationalité (à commencer par le mythe d'une raison uniquement scientifique, domaine de vérités intangibles) et de la médecine (il y a par exemple un imaginaire de la guérison comme retour à l'état initial et quasi-virginal d'une santé antérieure). La médecine scientifique n'empêche nullement les médecines traditionnelles, les médecines parallèles, les croyances en des « miracles »[27], etc. Si, d'un côté, la raison se dégage de la pensée magique et mythique, de l'autre, elle doit comprendre que cette dernière reste son contrepoint permanent. La lutte acharnée du médecin « officiel » contre le charlatan, qui lui prend sa clientèle et parfois le dénigre, est aussi une lutte contre son double ou un faux frère qui l'irrite non seulement à titre d'imposteur possible (ce qui justifie éthiquement ce combat), mais aussi de rappel d'une dimension subjective et suggestive du soin que son modèle scientifique de maîtrise et de rationalité, lorsqu'il est trop simplement conçu, peine à reconnaître – d'où les rapports souvent conflictuels de la biomédecine avec toute pratique fondée sur une contribution subjective (l'hypnose par exemple). L'imaginaire (de l'acte charlatan du faux médecin, du « corps charlatan » du dit « faux malade », des maladies imaginaires, jusqu'à la reconnaissance de l'imaginaire qui soigne et de l'imaginaire morbide) hante l'histoire et la pratique médicales. Le médecin, qui revendique un art de guérir rationnel, n'entend pas être confondu avec un *guérisseur*. L'auteur du traité hippocratique *Sur la maladie sacrée* rejette ainsi « les mages les expiateurs, les charlatans, les imposteurs » qui disent de telle maladie (il s'agit en l'occurrence de l'épilepsie) qu'elle est sacrée pour cacher leur ignorance et leur impuissance. L'étiologie sacrée est une fable. Le « vrai » médecin n'utilise ni charmes ni procédés magiques[28] : il argumente, peut donner ses raisons lorsqu'il prescrit, quitte à échouer, et ne se satisfait pas du « ça marche », tandis que le guérisseur met en avant les effets et tire son statut de ses résultats (ou de ce qui est interprété comme tel par ses patients). Dans cette dualité (à la fois vraie et insuffisante, voire naïve), les patients qui guérissent par effets de suggestion le font aux yeux du médecin « rationnel » pour de « mauvaises raisons »[29]. Comme le dira C. Bernard, « ce n'est point le fait lui-même qui donne la preuve, mais seulement le rapport rationnel qu'il établit entre le phénomène et sa cause »[30].

---

27. Voir les pèlerinages de Lourdes. Dodds remarque que la demande de guérison magique ne décroît pas à partir d'Hippocrate et connaît même une reviviscence lors de la peste d'Athènes de 430 av. J.-C., vraisemblablement du fait de l'impuissance de la médecine comme de la religion devant ce fléau (*op. cit.*, p. 193).

28. Voir A. Bernand, *op. cit.*, p. 229-230.

29. Voir T. Nathan et I. Stengers, *Médecins et sorciers* (1995), Paris, Les empêcheurs de penser en rond, 2004, en particulier les p. 124-177.

30. *Op. cit.* I, ch. II, § VII.

La médecine grecque va accéder à une conscience de soi rationnelle avec la recherche argumentée de causes rationnelles, l'établissement de démonstrations vérifiables, la constitution d'un savoir partageable et enseignable à tous, qui rompt dans son esprit avec une médecine fondée sur le principe d'autorité et la transmission d'une tradition occulte dont les explications ne sont jamais discutées. Précisons qu'elle reste néanmoins liée à un monde spirituel. Le médecin hippocratique accuse la médecine magique d'impiété lorsqu'elle convoque *ad hoc* le divin pour masquer ses ignorances, et il ne s'en prend guère à la médecine religieuse (qui consiste à prescrire l'incubation, c'est-à-dire le séjour du malade dans un temple pour que ce malade, s'il en a la chance, reçoive en songe du dieu la prescription qui lui convient sous forme d'images et de paroles que le prêtre saura déchiffrer si nécessaire). Le monde où intervient le médecin est un agencement ordonné, harmonieux : le *Cosmos* (d'où dérive « cosmétique ») ou la « nature » (*physis*). Le geste médical rétablit un ordre troublé[31]. Le médecin grec respecte la nature : il s'en conçoit comme l'auxiliaire, le serviteur. Prise entre la volonté d'un geste de secours qui s'impose et le refus d'un geste d'effraction qui profane, la *technè* médicale grecque porte cette ambiguïté : combat contre la maladie (ce que traduit une conception allopathique du traitement[32]) comprise comme phénomène naturel, désacralisé, elle prend appui sur la « nature » du patient et des choses[33]. Il faudra un long et lent déplacement de la norme légitimant l'agir médical pour que la médecine pense sa justification à partir non plus d'une nature « souveraine », mais à partir de ses propres pouvoirs et valeurs, faisant du corps humain une « machine » réparable, voire perfectible.

Cependant, penser la médecine du côté d'une rationalité caricaturée et appauvrie par son exclusion du sensible et de l'imagination, c'est se condamner à ne pas rencontrer l'homme réel et à lui substituer une fiction. Il y a ainsi un paradoxe. L'entrelacement des dimensions du corps et du sens dans la vie humaine qu'il rencontre dans sa pratique reconduit constamment le médecin vers une réalité d'où tendent à l'éloigner une science objectiviste

---

31. Il nous faut mettre « nature » entre des guillemets pour souligner l'écart de notre conception de la nature avec la *physis* des Grecs, tout à la fois processus spontané producteur des êtres vivants et de leur croissance, régularité finalisée, ordre normé et mécanisme accessible à la raison. La médecine hippocratique, tout en tenant la nature pour une puissance qu'il faut souvent laisser agir (ce qui entraîne une médecine attentiste, « expectante »), fait de la maladie un processus « naturel » en tant qu'il est connaissable par la raison.

32. Malgré quelques principes homéopathiques, visant à soigner le semblable par le semblable, la logique dominante consiste à restaurer un équilibre rompu, cause de la maladie, en s'opposant par le traitement au déséquilibre, le modèle le plus simple étant l'évacuation (par saignée notamment) de l'humeur jugée excessive. D'où ce paradoxe que la médecine hippocratique qui se veut douce, prévenante, est symbolisée dans les représentations populaires par l'incision et la brûlure (on cautérisait des parties du corps pour répartir les humeurs).

33. Chaque individu a sa « complexion humorale » propre, ses « dispositions » en termes de santé et de maladie, ce qui annonce les théories modernes attentives à l'individualité du corps organique et à l'auto-normativité du vivant.

du corps et l'idée d'une pharmacopée purement rationnelle. La seule mention de l'effet placebo/nocebo, inhérent à toute prescription, suffit pourtant à récuser l'idée d'une médicamentation « mécanique » et d'un soin transparent dans toutes ses opérations aux yeux de la raison. Descartes l'avait dit au seuil même de son traité *De l'homme*, rédigé dans les années 1630-1632, qui instaure à bien des égards l'interprétation mécaniste de la vie : le corps humain, réduit à un objet idéalement démontable et recomposable, est une fiction méthodologique, le seul vrai corps humain est celui de « l'union substantielle » âme / corps. Le « mécanisme » est un stratagème (c'est l'étymologie du mot *méchanè*) nécessaire : il constitue le corps en un objet susceptible d'étude scientifique, en grande partie adéquat à l'être réel. La science médicale s'adosse ainsi à un savoir objectif, rationnel, cumulatif, fructueux, mais construit, pour comprendre une « logique du vivant » qui a ceci de spécifique, et d'irréductible aux sciences exactes, qu'elle traite d'individus dont l'unité est première, voire irréductible dans l'ordre de la connaissance[34], et qui, s'agissant de l'homme, sont des sujets qui *sont* leurs corps.

En effet, il y a deux expériences fondamentales du corps humain selon que je l'appréhende en extériorité, en objet qui a telle et telle caractéristique et auquel des événements surviennent (tels yeux sont bleus, c'est une grippe, *etc.*), ou comme mon « vivre » même, qui engage ce que je suis et coïncide avec mes vécus (être un homme ou une femme[35], souffrir ou se sentir bien portant, *etc.*). Ces dimensions sont souvent confondues. Mais si je subis pour partie le destin que m'octroie le corps, source potentielle de tourments, réalité vulnérable condamnée à se dégrader et à mourir, le corps est aussi plus que mien : il est moi. Ce corps subjectif, que je suis, ne correspond pas nécessairement au corps objectif, que j'ai. Descartes évoque le phénomène du membre fantôme, bien connu en médecine : la personne amputée d'un bras continue d'éprouver une main douloureuse[36]. Dans un autre trouble, le malade ignore de manière spectaculaire l'état « objectif » de son corps, tel le paralysé du côté gauche qui ne voit pas sa déficience (anosognosie, consécutive à une lésion particulière du cerveau dans l'hémisphère droit[37]). Le « corps objet », étudié par la science, se distingue du « corps sujet » (appelé aussi « corps propre » ou corps « pour soi ») comme corps vécu, ressenti, éprouvé en première personne. S'il y a bien des mala-

34. Sur ce thème, voir F. Jacob, *La logique du vivant*, Paris, Gallimard, 1970, K. Goldstein, *La structure de l'organisme*, (1934), Paris, Gallimard, 1983, et G. Canguilhem, *La connaissance de la vie*, Paris, Vrin, 1985.

35. On distingue ici le sexe anatomique et le « genre », la construction psychosociale, historique et culturelle des identités « masculine » et « féminine ».

36. Voir *Méditations métaphysiques* VI. L'imagerie médicale a récemment permis de visualiser « l'amputation » cérébrale correspondante, montrant la restriction des territoires moteurs et sensitifs qui continuent un temps d'envoyer des « messages » musculaires à une main manquante.

37. Voir pour l'exemple et l'explication, A. Damasio, *Le sentiment même de soi*, Paris, Odile Jacob, 1999, p. 213.

dies, des blessures, des accidents et des processus matériels qui surviennent au corps, ils s'insèrent et se reconfigurent dans le vécu. Le patient inquiet qui se surprend à ne plus souffrir des dents dans la salle d'attente du dentiste le sait bien. Le vrai corps humain n'est pas le corps strictement organique, mais un corps individuel, structuré par les affects, indissociable d'une histoire subjective, un corps tout à la fois intime et social.

Il faut donc se méfier des partages trop simples entre corps et esprit, entre médecine rationnelle et médecine magique, entre raison et imagination.

La médecine moderne française a d'ailleurs emprunté son emblème, le « caducée », à la médecine magique. Le caducée médical est en vérité le fruit d'une confusion entre le caducée d'Hermès (Mercure en latin), symbole du commerce, où sont entrelacés deux serpents, et le bâton d'Asclépios (Esculape en latin), symbole de la médecine, autour duquel ne s'en enroule qu'un seul[38]. Le choix de l'insigne (en 1956 au 10e congrès des professions médicales) s'appuie sur une longue tradition faisant figurer le serpent guérisseur du temple d'Épidaure sur les enseignes médiévales des apothicaires (lesquels deviennent des pharmaciens en 1777 ; l'emblème officiel de la pharmacie française, qui associe la coupe d'Hygie, fille d'Asclépios, et le serpent au venin bienfaiteur, a été choisi en 1942). La symbolique de l'emblème médical est révélatrice. Le serpent d'Épidaure (lieu du culte d'Asclépios), symbole de vigilance, de sagesse, et réincarnation d'Asclépios selon les légendes, s'enroule autour d'un bâton qui symbolise l'arbre de vie, surmonté du miroir, symbole de la prudence. L'insigne adopté par l'Ordre des Médecins s'inscrit donc dans une symbolique religieuse et mythologique tout en suggérant les qualités de discernement indispensables à l'art médical. L'évocation du « caducée » associe également magie et commerce (Hermès est le dieu des marchands avant de devenir, par interprétation tardive, le symbole de l'alchimie et de l'hermétisme).

Or, c'est précisément de cette médecine magique que s'affranchissent les médecins hippocratiques , praticiens d'une médecine laïque et rationnelle. Même si la mythologie grecque fait du « divin Hippocrate » le descendant lointain d'Asclépios, la rupture est indéniable. D'ailleurs, Asclépios est une figure de l'excès, de l'infraction, de la limite, aux confins de la vie et de la mort : fils d'Apollon, il naît du cadavre de Coronis, par une césarienne *post-mortem*, reçoit du sang magique (celui de Méduse) et acquiert le pouvoir de ressusciter les morts, ce qui provoquera sa disgrâce auprès de Zeus, qui le foudroie. Asclépios, qui viole l'ordre des choses, ne saurait être l'inspirateur de la nouvelle médecine. D'autres médecins mythiques (tel Mélampous) s'effacent derrière le nom d'Hippocrate. À bien des égards, la médecine ne naît pas de la mythologie mais à ses antipodes, en convertissant le Mal en

---

38. La confusion semble venir d'une décision ministérielle du 14 juin 1979. Voir P. Delaveau, *La mémoire des mots en médecine, pharmacie et sciences*, Paris, Louis Pariente, 1992, p. 294 et 298.

maladie, objet de savoir dont l'étude fonde la *technè* médicale. Ce changement de regard n'efface pas les filiations avec la médecine traditionnelle (notamment égyptienne pour la médecine hippocratique), mais si celle-ci peut faire état d'indéniables connaissances (la circulation sanguine apparaît dans le papyrus Ebers, daté de 1600 av. J.-C.), et bien que des raisonnements rationnels s'y fassent jour, le contexte demeure sacerdotal, magique, et les connaissances anatomiques sont précaires.

On l'a dit, il serait naïf de ne faire de l'imaginaire et du « merveilleux » que les attributs de pratiques primitives et « dépassées » : croyances et miracles continuent d'inspirer la rhétorique et les comportements associés à la médecine contemporaine. La science elle-même peut faire figure de mythe, et la médecine ne cesse de se confronter à l'imaginaire, qu'il s'agisse du sien (illusions de maîtrise, de toute puissance, de certitude, *etc.*) ou de celui des patients (sujets désirants dont les affects sont repérables dans la relation de transfert, l'effet placebo, les demandes « irrationnelles », *etc.*). Mais Platon, par exemple, lorsqu'il associe Hippocrate à la juste raison (*aléthès logos*, *Phèdre* 270 c), fait entendre que la médecine grecque, entre les VIe et IVe siècle av. J.-C., tourne la page de la mythologie. Peut-être Hippocrate doit-il sa réputation de fondateur de la médecine au hasard de la transmission des textes, dont la majorité s'est perdue[39]. Nous savons que ce « précurseur » descend lui-même d'une dynastie de médecins. Mais il incarne un « esprit » nouveau.

### *Naissance de la « maladie »*

L'ensemble des écrits constituant le *Corpus hippocratique* (une soixantaine de traités) n'est pas homogène. C'est bien une « collection » (on parle de la Collection hippocratique), qui n'en témoigne peut-être que mieux de l'esprit qu'elle représente au-delà des divergences doctrinales qui s'y expriment : la médecine devient un savoir autonome, ou du moins spécifique[40], qui s'écrit, se théorise, dont on débat dans une communauté spécialisée, et qui prend pour principe le caractère « naturel » de la maladie et l'objectivité de ses signes : « la nature du corps est le commencement du raisonnement en médecine » (*Les lieux dans l'homme*). Ce savoir fait émerger la médecine de la logique interprétative qui réfère le désordre du corps à des forces spirituelles.

Il propose notamment un modèle cohérent, mécanique, individué et dynamique (préfigurant de loin l'étiologie moderne[41]) pour rendre compte de la santé et de la maladie. En schématisant : la santé résulte de

---

39. Voir J. Jouanna et C. Magdelaine, « Introduction au recueil de textes hippocratiques », *op. cit.*

40. Il ne faut pas confondre la constitution de la médecine comme savoir propre, émancipée de la tutelle religieuse, distinguée de la philosophie et des pratiques magiques, avec l'idée, illusoire, de son autosuffisance : l'histoire montrera que la médecine a besoin des sciences.

41. Voir F. Dubas, *La médecine et la question du sujet*, Paris, Les Belles Lettres, 2004, p. 50.

l'équilibre ou du mélange bien proportionné des différentes « humeurs » du corps, et la maladie de leur déséquilibre. Les humeurs variant selon les saisons, les lieux, les manières de vivre et la nature propre des individus, le médecin hippocratique prend en vue l'environnement et la manière d'être (habituelle et inhabituelle) du patient pour éclairer la nature de la maladie. Cette médecine est donc sensible au polymorphisme et au dynamisme des maladies. La maladie naît d'une rupture, d'une dysharmonie, qui est fonction de l'histoire et de la situation du malade. Elle n'est pas tant la présence d'une affection spécifique qu'un processus indissociable du vivant, lequel peut posséder lui-même, dans sa « nature », des ressources pour remédier à sa maladie. Objectiver la maladie n'est donc pas la réduire à un objet physique ni l'assimiler à une abstraction. Les hippocratiques, notamment ceux de la dite « école de Cos » (celle d'Hippocrate, par contraste avec « l'école de Cnide », celle d'Alcméon de Crotone, plus attentive à la constitution d'une nosologie faisant des maladies des entités indépendantes[42]), ont approché une conception de la maladie liée au devenir de l'individu. Les médecins grecs soignent avant tout *l'anthropos* compris comme tel sujet singulier[43]. Ainsi rédigent-ils les premières fiches de malades, notant avec précision des informations sur le patient, leurs observations cliniques, le cours de la maladie. La médecine comme art, *technè*, s'appuie sur une attention à l'individu. Mais certains des traités hippocratiques (ceux où se rencontre le terme plus rare d'*épistémé*) privilégient une conception « solidiste » des pathologies, qui leur confère une autonomie, annonçant de la sorte une science des maladies. Celles-ci sont alors des espèces différenciées, indépendantes des contextes historiques, culturels, biographiques et comportementaux, et non plus les effets polymorphes et individués d'un principe pathologique général[44]. À l'horizon de cette alternative se dessinent d'une part l'appréhension globale de la maladie comme affection naturelle, vécu individuel et configuration sociale, d'autre part le problème des rapports entre clinique et étiologie, déterminant pour l'histoire du modèle bio-médical[45].

La maladie hippocratique est donc saisie sous son « visage » anthropologique individué et dans son contexte physiologique universalisé. Sa constitution épistémologique fait apparaître le caractère essentiel du raisonnement : si ce dernier, en médecine, commence avec la nature du corps (voir la citation plus haut du traité *Les lieux dans l'homme*), il est aussi affirmé que « ce qui n'apparaît pas aux yeux apparaît à la raison » (*Vents*, ch. III). Aveu possible de limites culturelles (ainsi, sauf exception, les Grecs ne dissèquent pas

---

42. On ne trouve cependant pas de tableau des espèces pathologiques dans le *Corpus hippocratique*, uniquement quelques typologies.

43. Voir J. Jouanna, *op. cit.*, p. 179.

44. Cette inflexion « cnidienne » va s'imposer de l'âge classique, où Thomas Sydenham (1624-1686) forge l'idée de spécificité morbide, jusqu'au siècle de Pasteur. Broussais et Bernard rappelleront que la maladie est celle du malade.

45. Voir F. Dubas, *op. cit.*, partie I.

le corps humain, s'en tenant à une connaissance du squelette attestée par leur savoir-faire chirurgical), porte ouverte aux spéculations aventureuses, ou au contraire reconnaissance du travail propre de la pensée scientifique, cette affirmation remarquable renvoie surtout à ce qu'on a appelé l'esprit hippocratique : l'acuité d'observation associée à l'esprit qui raisonne, qui s'enquiert d'une causalité rationnelle, qui remonte de l'apparent à l'ordre explicatif sous-jacent[46]. Le *Corpus hippocratique* signe ainsi l'acte de naissance de la clinique[47].

Dans cette clinique, observation et interprétation fonctionnent en boucle. Le corps naturel fonde le savoir médical, lequel, en retour, constitue sans cesse davantage ce corps comme objet de science. Le médecin oriente son intervention d'après la lecture du signe clinique, mais sait ce que le signe signifie à partir de l'étude du corps. On ne saurait encore parler d'une méthode hypothético-déductive et expérimentale au sens bernardien (où l'expérimentation, observation provoquée pour vérifier une hypothèse et faire naître une nouvelle idée, établit un fait relatif au dispositif instrumental mobilisé sous le contrôle de la raison, fondé sur la mesure du phénomène, s'opposant ainsi à l'expérience ordinaire, qui, elle, ne fait rien comprendre)[48]. Mais il y a une collaboration constante entre les sens et la raison : si les sens nous donnent accès à la présence du phénomène morbide (le médecin fait témoigner le malade sur sa maladie, ausculte le corps, recueille tous les signes possibles en mobilisant ses sens), la raison interprète ce qu'ils font connaître. Le médecin « voit » le tableau clinique que son esprit compose à travers les manifestations du corps et les paroles du patient. La maladie est aussi bien un objet intelligible à la lumière du savoir médical qu'une élaboration clinique lue sur le corps. L'expérience déchiffre ce que le savoir chiffre ; « dans la Médecine l'esprit du médecin et l'objet de son savoir s'engendrent réciproquement »[49].

Ainsi naît l'objet « maladie », objet de savoir que le médecin identifie dans son diagnostic à partir d'un trouble manifesté par le malade. Cette situation sera longtemps la seule, jusqu'à ce qu'apparaisse la possibilité de diagnostiquer des maladies asymptomatiques ou à survenue différée

---

46. Laennec définit l'esprit hippocratique comme un empirisme « éclairé par l'observation de l'homme vivant et mort, le rapprochement des faits et un emploi très réservé de la méthode d'induction » (*Réponse à l'Examen de Broussais*), cité par J. Jouanna, *op. cit.*, p. 422.

47. Ainsi Henry Ey (*op. cit.*, p. 210-213) s'oppose-t-il à Michel Foucault qui (parlant au juste d'une clinique moderne, en lien avec des dispositifs institutionnels, notamment l'hôpital) situe cette naissance dans un processus allant de la fin des Lumières au XIXe siècle. Voir *Naissance de la clinique*, Paris, 1963.

48. Voir C. Bernard, *op. cit.*, notamment la première partie. Le grand historien de la médecine Mirko Grmek distingue 12 stades dans la constitution historique de la démarche expérimentale et situe les médecins hippocratiques à mi-chemin de ce parcours de pensée, faute notamment de quantification des phénomènes observés. La médecine d'Hippocrate reste qualitative (voir *Le chaudron de Médée. L'expérimentation sur le vivant dans l'Antiquité*, Le Plessis Robinson, Institut Synthélabo, 1997, p. 21-25).

49. H. Ey, *op. cit.*, p. 199-213.

(ce qui suscitera des perplexités : à partir de quand y a-t-il maladie ? La personne « porteuse » d'une maladie qui se déclenchera plus tard dans la vie, telle la chorée de Huntington, est-elle malade ? *etc.*). Ne rien sentir d'anormal ne signifie pas que tout « aille bien » (ces énoncés étant par ailleurs des jugements de valeur relatifs à des normes). Mais sentir ne suffit pas non plus à savoir. Kant récuse ainsi la valeur diagnostique d'une médecine de soi-même[50] : « On peut *se sentir* bien portant [...] mais on ne peut jamais savoir que l'on est bien portant »[51]. Le médecin est ce spécialiste qui sait en principe mieux que tout un chacun qui est en bonne santé et qui ne l'est pas, et ce qu'il faut prescrire dans ce dernier cas. Si ce que manifeste le corps est une énigme difficile à déchiffrer, de l'intérieur (en son corps) comme de l'extérieur (sur le corps objet), le médecin est celui qui « sait lire la maladie dans le texte de la vie », qui est capable de décrypter le « hiéroglyphe morbide » et de l'intégrer dans le texte médical[52].

Celui qui se sent malade va désormais consulter l'homme de l'art pour son savoir, et pas seulement pour son pouvoir. Et pour le médecin, la consultation est l'exercice d'une sagacité qui cherche à attester l'objectivité du mal en faisant la part de l'expérience sensible du patient et de ce qui relève du savoir objectif de la maladie. Diagnostiquer est faire preuve de discernement (*diagnôstikos*). Le diagnostic valide la compétence médicale : ce patient est-il malade ? Et il la met à l'épreuve : de quoi est-il malade ? Comment le guérir ? Dégager l'objectivité de la maladie est à la fois l'effort dont témoigne l'histoire de la médecine et l'exercice diagnostique même dans la consultation. La « maladie » est dès lors un objet qui contraste avec l'appréhension existentielle ou sociale. La scène de la consultation aussi change ; avec la médecine hippocratique elle se fait moins théâtrale et plus intellectualisée : signes de maîtrise et de prudence, les mots et gestes du médecin rationnel doivent être utiles et mesurés, son ton est descriptif et posé, ses affects contenus[53], par contraste avec l'inspiration, la transe et l'incantation du chaman. L'épistémologie se lie à une déontologie : le médecin doit faire montre de *tenue* (dans son apparence et sa conduite) vis-à-vis de son art et du patient.

Le *thérapôn* est donc un serviteur : du patient, de son art, de la nature. Les Grecs discutent en ce sens de la part qui revient à l'art médical dans la guérison : dans quelle mesure est-ce le médecin et non la nature qui soigne le patient ? Comment prouver que le patient ne guérit pas de lui-même mais grâce à l'intervention médicale ? Que l'art médical ne fasse

---

50. La puissante tradition du médecin de soi-même, qui pose que l'individu est lui-même le mieux placé pour prendre soin de sa santé, découvrir le régime qui lui convient, se prescrire et s'administrer lui-même le meilleure remède, remonte à l'Antiquité.
51. *Le conflit des facultés*, 1794, Paris, Gallimard, Pléiade, III, p. 910.
52. H. Ey, *op. cit.*, p. 21
53. Pour ne citer qu'un texte, on renverra au portrait du médecin dans *Bienséance,* qui évoque « la possession de soi devant les perturbations qui surviennent ». Voir étude 15.

rien qui favorise le retour à la santé du malade, sinon par hasard, voire entrave son rétablissement, et provoque même le cas échéant sa mort fut le soupçon entretenu par une longue tradition populaire de défiance vis-à-vis du médecin. On suspecte la médecine qui se dit savante de ne pas savoir et d'être le premier mal dont il convient de se protéger. L'histoire de la médecine fournit à l'envi des arguments étayant cette suspicion tant les connaissances stagnèrent faute d'expérimentation et d'esprit critique, et tant des remèdes affirmés dogmatiquement par les médecins se sont révélés nocifs. Ainsi, pour prendre des exemples célèbres, de la saignée[54], qui épuisa les malades pendant plus d'un millénaire, de l'extraction de la pierre de folie, extraction d'une partie du cerveau censée guérir les fous au Moyen Âge, ou du refus de se laver les mains en passant d'une dissection à un accouchement malgré l'hécatombe qui s'ensuit et les protestations de Semmelweis au milieu du XIXe siècle. Il n'a pas heurté médecins et patients de composer et boire pendant des siècles la thériaque, mixture censée tout guérir et composée différemment d'un praticien à l'autre (mélangeant parfois plus de 70 composants), dont le jeune C. Bernard s'effrayait. À l'âge classique, certains médecins, découragés par l'absence d'un véritable savoir médical, se détourneront de l'exercice de leur art par honnêteté ou œuvreront, tel Harvey, à sa révision fondamentale[55]. Mais l'efficacité qui va enfin être réelle avec la vaccination (en 1796, Jenner prend le risque d'inoculer la variole humaine à un enfant pour vérifier, avec succès, l'immunisation de ce dernier), les antibiotiques (années 1950) ou encore les essais cliniques protocolisés (l'essai sur la streptomycine, première étude clinique pharmacologique fondée sur les statistiques, en 1948), s'est accompagnée d'une médecine vécue comme « déshumanisée », caractérisée par l'exclusion du sujet.

La double question hippocratique resurgit donc : où est la vraie médecine ? Qu'est-ce qu'un bon médecin ? Mais la médecine rationnelle est elle-même la matrice de ce questionnement. Et, nous l'avons vu, le souci de l'autre, le sens de sa demande, la justification de la réponse médicale, la présence du désir et de l'imaginaire, les questions existentielles enfin, ne sont pas opposables à la démarche de soin qui définit le caractère essentiel de la médecine. La construction du discours médical scientifique est-elle alors simplement exclusion de la question du sujet ou, paradoxalement, constitution de cette question par cette exclusion même ? La médecine rationnelle ne s'est-elle pas égarée en réduisant parfois la rationalité à une seule forme de raison, instrumentale, calculante, et n'a-t-elle pas projeté une représentation mythique de la science comme domaine de certitude et d'unique vérité ? Comprendre l'insuffisance de l'identification entre

---

54. Magendie rapproche la saignée d'une pratique magique dans ses *Leçons* de 1836, à une époque où certains, exaspérés de subir de douloureuses incisions ou sangsues, ne voulaient plus des « saigneurs » (voir J. Léonard, « À propos de l'histoire de la saignée (1600-1900) », *Médecins, malades et société*, Paris, Sciences en situation, 1998, p. 109-127).

55. Voir M. Grmek, *La première révolution biologique*, Paris, Payot, 1990.

médecine et science permet de montrer que cette réduction est un obstacle épistémologique majeur autant pour penser la nature de la science que celle de la médecine. La science est une recherche qui construit ses objets et ses méthodes. La médecine utilise les sciences mais ne s'y réduit pas, rencontrant des personnes et devant faire œuvre de soin. Ses actes sont toujours à la couture d'un sens. Son discours s'entrecroise avec les paroles et les vécus des patients. La médecine rationnelle hippocratique montre, en l'initiant, le mouvement d'une raison qui se tourne à la fois vers elle-même et vers l'homme, le sujet. Elle ne justifie en effet son intervention que par l'utilité qu'elle représente pour autrui, dans la limite de ses pouvoirs. Le traité *Épidémies* (I, 5) formule ici la règle d'or, plus fondamentale que le *Serment* (dont l'importance et les préceptes varient selon les époques) : « être utile ou du moins ne pas nuire ».

Toute l'éthique médicale est un souci, une méditation et un commentaire de cette exigence.

*(Jean-Marc Mouillie)*

## 2. Acteurs professionnels, traditionnels ou alternatifs, et populaires ou profanes du système de soins de santé

Si l'on admet que la biomédecine est issue de la série de ruptures épistémologiques qui se sont produites en Occident depuis le Ve siècle avant J.-C. dans le monde grec, il faut bien reconnaître la spécificité de nos médecins. Pour aller très vite, la tradition hippocratique a séparé la médecine de la religion. Puis une tradition, se réclamant du dualisme corps/âme, s'est focalisée sur la seule réalité biologique, avant que Claude Bernard ne pose les bases de la médecine expérimentale. Ces ruptures ne s'étant pas produites dans toutes les traditions, on comprend qu'un médecin et psychiatre comme Rivers se soit trouvé bien en peine d'identifier un strict homologue dans les terres lointaines qu'il visitait en Mélanésie. Certes on s'occupait des malades mais Rivers ne rencontrait pas véritablement de « médecin » comme lui, c'est-à-dire de praticien qui restreigne son champ d'action aux seules maladies du corps ; traitant le continuum maladie, infortunes et malheur, ils étaient tous, dans le même temps, juge ou prêtre . C'est ce constat qui a fondé l'anthropologie médicale[1].

---

1. W. H. R. Rivers, *Medicine, Magic and Religion*, Kegan Paul, 1924.

*Logiques symboliques*

En effet, lorsque par exemple le monde, la société et le corps humain sont pensés selon la même logique (idéo-logique selon Augé, 1984)[2], une transgression sociale (une rupture d'interdit : amener un danger au village) peut avoir des conséquences atmosphériques (une sécheresse) ou engendrer des maladies (la stérilité). Ces correspondances que F. Héritier (1996) a pu mettre au jour, tant chez les Samo du Burkina Fasso que dans des textes grecs ou latins, se construisent selon une logique du semblable ou du différent et dans des combinaisons variables, mais en nombre limité, de qualités symboliques : par exemple, alors que la terre est pensée chaude chez les Samo et qu'il convient d'y ensevelir un cadavre froid (mettre ensemble les contraires), la terre est pensée froide dans notre culture latine et l'on y dépose un corps froid (mettre ensemble le semblable, froid sur froid, est alors positif)[3]. Lorsque, comme chez les Gouro de Côte d'Ivoire, une femme en aménorrhée, pensée chaude, accepte d'avoir des relations sexuelles avec son mari dont le sperme est « chaud », ce cumul de semblable provoque une maladie qui peut entraîner la mort, par consomption en quelque sorte. Toute autre transgression de l'ordre social, un adultère par exemple, qui la mettrait en état de danger, de chaleur, précipiterait encore cette issue fatale. Ces logiques se lisent aisément dans les traités de médecines anciennes à tradition écrite : les traités hippocratiques, les traités de médecine chinoise ou de médecine ayurvédique de l'Inde. Mais elles sont la plupart du temps non explicitées, données par prétérition, dans les médecines à tradition orale où seules des bribes en sont perceptibles. Alors que la médecine galénique domine en Europe jusqu'au XVIIIe siècle, ne nous étonnons pas de retrouver les logiques des humeurs sous-tendre le raisonnement de nos malades. On les retrouve par exemple dans les récits de l'expérience du « rhume » par les patients de nos médecins généralistes (Trébaol et *al.*, 2011)[4] ainsi que dans ceux qui ont été recueillis en Angleterre quelques années auparavant (Helman, 1978)[5]. Par ailleurs, dans ces discours, les « rhumes », dus à des « coups de froid » et qui « tombent sur la poitrine » en « angine » puis « grippe » au sens populaire, manifestent une rupture d'équilibre entre l'homme et son milieu : entre l'environnement physique qui soumet l'organisme à des variations thermiques chaud/froid et la résistance de l'organisme (sa « force ») entretenue par les règles de vie mises à mal par la pollution ou

---

2. M. Augé, « Ordre biologique, ordre social : la maladie, forme élémentaire de l'événement », M. Augé et C Herzlich, *Le sens du mal*, Paris, Édition des Archives contemporaines, 1984, p. 35-91.

3. F. Héritier, *Masculin/Féminin*, Odile Jacob, 1996.

4. E. Trébaol, C. Haxaire et P. Bail, « Conceptions profanes de l'usage des antibiotiques et réception de la campagne de santé publique 'les antibiotiques, c'est pas automatique'», *Sociologie et Santé*, 33, 2011, p.127-148

5. C. G. Helman, « 'Feed a cold, Starve a fever' – Folk models of infection in an English suburban community, and their relation to medical treatment », *Culture Medicine and Psychiatry*, 2, 1978, p. 107-137.

les modes de vie plus ou moins délétères imposés par la société. La thérapeutique, dont l'antibiotique (« qui n'est pas automatique »), n'apparaît légitime qu'en cohérence avec ce qui précède : l'antibiotique peut apparaître comme une « force » introduite dans l'organisme et qui modifie la « résistance » du corps (d'où la confusion possible avec la résistance des antibiotiques au sens médical). On voit que des analyses forgées à partir de modèles à première vue anciens ou exotiques permettent d'éclairer un des problèmes de santé publique majeurs du XXIe siècle. Mais dans sa pratique quotidienne également, lorsque le médecin est attentif à la signification des symptômes et aux modèles explicatifs que se construisent les malades, comme ce fut le cas de l'interne en médecine générale d'Harvard dont B. Good[6] nous restitue l'entretien clinique, on voit se déployer tout un ensemble d'oppositions symboliques qui mettent en relation fluides matériels, interdits religieux, désordres de la vie familiale ; ce qui fait qu'aux yeux de la patiente, la guérison résulte tout autant d'une conversion religieuse que des soins médicaux.

### Continuum maladie malheur infortune et leurs causes

Les médecines anciennes de tradition écrite que nous venons de citer sont loin de limiter leur champ d'action aux seules maladies telles que la biomédecine les entend. L'ayurvéda comme le traité hippocratique « du régime » qui inspire tant certains praticiens des « médecines douces » incluent dans la série de troubles que traitent certaines préparations ou certaines pratiques des éléments que nous dirions aujourd'hui relever de la morale (un *ghee*, forme de remède à base de beurre fondu, traite « possession, folie, dyspnée, épilepsie, pêché, anémie, dermatose, poison, phtisie »[7]). Le spécialiste de la médecine hippocratique pense accroître l'intelligence par le régime. On connaît le célèbre petit grain d'Ellébore qui, en Grèce ancienne, débarrasse des humeurs noires de la mélancolie, tandis que la « folie » est de la compétence du philosophe. Ces médecines savantes relèveraient de systèmes que, dans la typologie des « ethnomédecines » élaborée par Foster (1976)[8] l'on qualifiait de « naturalistes » (s'attachant d'abord à comprendre le quoi et le comment des troubles) pour les opposer aux systèmes dits « personnalistes » où maladie comme malheur seraient dus à l'intervention d'entités extérieures qui vont des esprits des ancêtres aux êtres mauvais, tels les « sorciers mangeurs d'âmes » *witch* (s'attachant, eux, au qui et au pourquoi). À cette dernière catégorie appartiendraient les systèmes africains, or nous venons de montrer avec les exemples Gouro et Samo que ces systèmes ne sont pas sans penser

---

6. B. Good, *Comment faire de l'anthropologie médicale ? Médecine, rationalité et vécu*, Les empêcheurs de penser en rond, 1998.

7. F. Zimmermann, *Le discours des remèdes au pays des épices, Enquête sur la médecine Indoue*, Paris, Payot, 1989.

8. G. Foster, « Disease étiologies in non western medical systems », *Am. Anthrop*, 78, 1976, p. 773-82.

aussi le comment et le quoi de la maladie selon des rationalités certes moins systématisées que dans les traditions écrites dites « naturalistes » mais qu'une étude peut dégager. À l'inverse, deux siècles après Claude Bernard, il est toujours possible, dans nos campagnes comme dans nos villes, de consulter divers spécialistes (*mediums*, voyants) du diagnostic que l'on dirait ailleurs « personnaliste ».

Aussi est-il plus pertinent, en suivant Zempleni (1985)[9], de s'interroger sur le type de causes que privilégie tel ou tel système sans effacer d'autres types d'interrogations. Selon cet auteur, face à l'altération de l'état de santé se posent plusieurs questions. Quatre opérations peuvent ainsi être individualisées : « 1. la reconnaissance du symptôme ou de l'état de maladie et son éventuelle nomination : *de quel* symptôme ou de quelle maladie s'agit-il ? 2. La perception ou la représentation de sa *cause* instrumentale : *comment* est-elle survenue ? 3. L'identification éventuelle de l'*agent* qui en est responsable : *qui* ou *quoi* l'a produite ? (sa cause efficiente) 4. la reconstitution de son *origine* : *pourquoi* est-elle survenue en ce moment, sous cette forme et chez cet individu ? (sa cause ultime ou finale). Certains systèmes de pensée privilégient le *comment* et le *quoi* (les systèmes dits précédemment « naturalistes ») d'autres le *qui* (les systèmes « personnalistes »). Mais dans tous les cas, lorsque le trouble s'aggrave ou entre précisément dans une série de malheurs, la question du *pourquoi* taraude l'esprit des malades. Le pourquoi amène à interroger le désordre de sa vie qui laisse place au malheur, incarné ou non par des êtres malfaisants, désordre qu'il faut situer, puis réparer. Autour de la maladie, un banal mal d'oreille, d'une jeune fille de la banlieue parisienne, S. Fainzang (1989)[10] a pu montrer que cette recherche des causes se déploie en mise en accusation de l'autre proche (le père qui l'a giflé) comme de l'autre lointain (les jeunes du voyage présumés fournisseurs de drogue) ou de la société moderne (les conditions de vie et de travail qui énervent le père). Ailleurs, lorsque les ancêtres sont garants de l'ordre social qu'ils ont instauré (leurs lois), c'est en entrant en relation avec eux que l'on ira chercher la réponse, tâche des *medium* ou des devins lisant les oracles, il faudra calmer leur courroux, tâche des prêtres ; les cérémonies mises en place pour ce faire sont toujours une remise en ordre sociale nécessaire avant toute thérapie plus empirique qui sans cela serait sans effet. De même les psychothérapies ont pu être données pour remise en ordre de ce type par les consommateurs de médicaments psychotropes[11].

---

9. A. Zempleni, « La maladie et ses causes », *L'ethnographie*, LXXXI, 96-97, 1985, p. 13-44.

10. S. Fainzang, *Pour une anthropologie de la maladie en France*, Paris, Les Cahiers de l'Homme, 1985.

11. C. Haxaire, P. Bodénez, E. Richard et K. Terrien, *Gestion différentielle des dépendances par les médecins généralistes (zones urbaines et rurales de Bretagne Occidentale)*, MILDT / INSERM / CNRS, 2003.

*Différentes fonctions incarnées (ou cumulées) par différents thérapeutes*

On voit que si maladie, infortune et malheur résultent de transgressions de l'ordre du monde dont le malade subit les conséquences, ceux qui seront à même de diagnostiquer et de rétablir cet ordre à différents niveaux seront, de ce fait, thérapeutes. On réalise alors à quel point est artificielle la distinction empirique/magico-religieux, due à la transposition des catégories de la biomédecine à toutes les pratiques de soins, y compris celles des traditions populaires occidentales. Toute pratique empirique doit prendre sens car, selon M. Augé, on peut dire des cultures païennes que, pour elles, « les acquis de l'expérience s'insèrent dans la logique symbolique et que la logique symbolique ne contredit jamais les acquis de l'expérience et même se fonde partiellement sur elle » (Augé, 1986). Il est dès lors vain de chercher à décrire la spécificité des diverses actualisations de ces thérapeutes (guérisseurs, rebouteux, *chaman*, *medium*, toucheurs, sorciers…) en les détachant de l'univers de pensée où ils trouvent place.

Donnons un exemple : les Gouro de Côte d'Ivoire déjà cités pensent le corps étroitement articulé à l'ombre invisible de la personne (son « âme »), elle-même sous la protection de ses ancêtres tutélaires[12]. L'ombre est la forme que prend le souffle vital, issu du principe créateur (« dieu »), donc support de puissance, de force vitale. Ce souffle est transmis à la naissance par les ancêtres tutélaires. Toute transgression de l'ordre des ancêtres « découvre » l'ombre invisible qui se trouve ainsi à la merci de puissances destructrices agissant dans le monde invisible ; l'ombre étant affaiblie, le corps ne tarde pas à tomber malade (la maladie signe donc la faute). Dès lors, plusieurs fonctions thérapeutiques sont nécessaires : à savoir trouver la nature de l'offense commise (fonction de *medium* ou de divination), identifier la puissance destructrice (fonction de clairvoyance), renforcer la force vitale de l'ombre (fonction de « féticheur » ou « *sorcerer* », magicien, pour les anglais), effectuer le sacrifice de réparation aux ancêtres (sacrificateur, prêtre), soigner le corps (fonction de guérisseur, de phytothérapeute). Ces fonctions bien distinctes peuvent, et parfois doivent, être cumulées, mais pas nécessairement. Une mère ou un père de famille seront guérisseurs, mais dès qu'un individu affronte un public plus important, il a intérêt à se protéger lui-même en acquérant des objets supports de force vitale (des « fétiches »), on le traitera alors de « féticheur ». De même un *medium* ou un devin, à l'écoute du monde des ancêtres, devra détenir suffisamment de force pour se risquer dans ce voyage : ce *chaman* sera qualifié également de féticheur dans le langage courant en Afrique. Mais il aura également intérêt à voir le danger approcher, donc à être clairvoyant, *etc.* Alors que la langue, donc la société Gouro, différencie les fonctions, le français local qualifiera tous ces praticiens de « féticheurs », la littérature scientifique parlera de guérisseurs ou, en accord avec les préconisations de l'OMS, de tradipraticiens, quant à la

---

12. C. Haxaire, « Âges de la vie et accomplissement individuel (Gouro, Côte d'Ivoire) », *L'Homme*, 167-168, 2003, p. 105-128.

littérature non spécialisée, ce sera le terme de « sorcier » qu'elle affectionnera. Or, depuis Evans-Prichard[13], les ethnologues différencient clairement les magiciens qui manipulent les objets (*sorcerer*) des sorciers mangeurs d'âmes (*witch*) qui opèrent dans le monde invisible, à l'insu de chacun et parfois d'eux-mêmes. Chez les Gouro, seuls les clairvoyants les distinguent. Les guérisseurs ne sont donc pas des sorciers en ce sens.

Une telle précision serait tout aussi nécessaire en France où J. Favret-Saada[14] a montré la pertinence des catégories décrites par Evans-Prichard. Dans le bocage normand, mais il en est de même dans d'autres de nos régions et dans nos villes, s'affrontent « sorciers » (*witch*) et contre sorciers (*sorcerer*), tandis que nos « toucheurs » rétablissent, par leur magnétisme, les effets sur la peau des affections des « nerfs », et par extension les « dépressions » que les *mediums*, spécialistes des problèmes de vie, sont plus légitimement à même de guérir que les bio-médecins dont les médicaments apparaissent plutôt traiter les symptômes aux yeux de certains malades.

### Différents secteurs d'un système de soin local, importance du secteur populaire

Ce qui importe alors est de reconnaître la coexistence de ces thérapeutes et de noter, à la suite de Kleinman (1980), que le système de soins de santé (*health care system*), c'est-à-dire l'ensemble des recours possibles en un lieu donné lorsqu'un individu est reconnu malade, comporte plusieurs secteurs qui se recouvrent partiellement. À côté du secteur professionnel (par exemple celui de la biomédecine en Occident, mais en Chine coexistent deux secteurs professionnels puisque la médecine chinoise savante y cohabite avec la biomédecine), nous avons toujours un ou des secteurs traditionnels (*folk sectors*), qui vont des phytothérapeutes aux *mediums* ou chamans, et le secteur populaire ou profane (famille, voisins, *etc.*), le plus important, qui oriente en général l'itinéraire diagnostique et thérapeutique du malade. Car c'est le malade qui se déplace entre ces univers.

Dans les sociétés industrielles, nous assistons à une recrudescence des traditions de phytothérapie et à l'émergence de nouvelles formes de thérapies, ce qui amène Massé (1995) à préférer le terme de « secteur alternatif » à celui de « secteur traditionnel ». Au Québec, cet auteur différencie les guérisseurs traditionnels des problèmes physiques (rebouteux, toucheurs, guérisseurs intervenant en posant des emplâtres), les thérapeutes des médecines douces, parallèles ou alternatives (chiropracteurs, acupuncteurs, homéopathes, sages-femmes, réflexothérapeutes, ostéopathes), et les psychothérapeutes d'obédiences multiples (venues des USA), ainsi que des thérapeutes spiritualistes opérant grâce à des prières. Ces praticiens « alternatifs » se prétendent

---

13. E. Evans-Prichard, *Witcraft, Oracles and Magics among the Azande*, Oxford University Press, 1937.

14. J. Favret-Saada, *Les mots, la mort, les sorts. Sorcellerie dans le bocage*, Paris, Gallimard, 1977.

souvent plus naturels et plus humains que la médecine officielle. Ils proposent une approche holistique qui vise à intégrer le mental et le physique en restituant un problème donné dans le contexte plus large du vécu de l'individu. Contrairement aux idées reçues, ces praticiens sont loin d'être le dernier recours et une écoute ouverte de patients de médecine générale en France[15] montre à quel point ces pratiques sont fréquentes. Selon Helman, en Angleterre, ce sont les personnes aux revenus élevés qui les consultent le plus, pour des problèmes chroniques (ostéo ou articulaires), des problèmes de santé mentale, des allergies, des problèmes digestifs et respiratoires[16]. En général, dans ces pays industrialisés, ce secteur est articulé au secteur professionnel : les utilisateurs de thérapies alternatives sont aussi de forts consommateurs de soins officiels. Les médecines alternatives sont perçues comme des ressources préventives qui concourent à maintenir santé et bien-être. On y recourt moins pour être guéri que pour se faire soigner et apprendre à se soigner soi-même. Ainsi, la santé publique serait bien avisée de tenir compte de ce secteur, comme tous les professionnels de la prévention.

Le secteur populaire, et plus spécifiquement les soins profanes à l'intérieur des familles, est longtemps demeuré invisible. Et pourtant, comme l'a bien montré G. Cresson (1998), mille et une attentions des mamans portant sur la diététique, l'organisation de la journée, l'habillement, l'administration de remèdes transmis dans les familles ou la décision d'aller voir le médecin se révèlent quand une maladie survient. L'augmentation de l'espérance de vie et donc la nécessité de penser l'accompagnement des personnes âgées devenues dépendantes demande également une analyse fine des soins prodigués dans les familles pour les soutenir et/ou les compléter par des aides médico-sociales. Interviennent dans l'orientation des soins les conseils donnés dans le réseau de connaissance, les informations glanées sur internet, dans les forums de discussion, l'aide des associations de malades, voire de diverses églises à vocation thérapeutiques. Ce secteur, très important dans l'orientation de l'itinéraire thérapeutique, est donc en constant remaniement.

### Pluralisme thérapeutique à l'heure de la globalisation
La coexistence de plusieurs types de soins et de thérapeutes de diverses obédiences prend des formes nouvelles à l'heure de la globalisation, quand tant les malades que les thérapeutes, leurs savoirs et leurs techniques, voyagent et se métissent. Le recours à ces médecines alternatives a particulièrement été étudié dans le cas de malades cancéreux ; on parle alors de médecines non conventionnelles (ou en anglais CAM *Complementary and Alternatives Médecines*). Les itinéraires thérapeutiques de ces malades se

15. A Sarradon-Eck, *S'expliquer la maladie : une ethnologie de l'interprétation de la maladie en situation de soins*, Villeneuve d'Asq, Presse Universitaire du Septentrion, 2002.
16. C. Helman, *Culture, Health and Illness*, Oxford University Press, 2007.

sont complexifiés et des programmes de recherche en anthropologie s'y intéressent. P. Cohen et I. Rossi donnent l'exemple suivant :

« Ainsi, il [le malade cancéreux] a établi une relation de confiance avec son propre médecin traitant ; il est au centre de prestations techniques et d'un suivi relationnel assuré par les oncologues et les professionnels d'un CHU ; il échange avec des psychologues et, parfois, des aumôniers engagés par l'hôpital ; il suit quelques séances de drainage lymphatique et prend des médicaments homéopathiques pour pallier les effets secondaires d'une chimiothérapie et renforcer son terrain corporel ; il sollicite des soins de réflexothérapie plantaire pour 'régénérer la circulation de l'énergie corporelle' et effectue des rencontres régulières avec un naturopathe pour garantir par les plantes 'un bien être préventif' ; il rencontre une socio-esthéticienne pour prendre soin de son apparence dans les moments les plus humiliants de la thérapie ; il bénéficie de séances d'acupuncture pour 'réactiver le fonctionnement des organes et renforcer ses défenses corporelles' ; il a recours à la méditation et au yoga pour se 'recentrer' ; il essaie des massages ayurvédiques pour promouvoir la relaxation et 'dénouer' les somatisations multiples induites par la maladie ; enfin, il reçoit un soin fondé sur le magnétisme chez un guérisseur 'pour retrouver un élan corporel' et il initie des rencontres régulières avec une praticienne de *reiki* pour 'renouveler l'apparat sensoriel'. Et dans chacun de ces dispositifs médicaux et soignants, thérapeutiques et techniques, qu'ils soient curatifs ou préventifs, à chaque interaction, [ce sont] des mots, des actes, des discours, des manières de faire et de se dire, de comprendre et de se construire »[17].

Il s'agit ici également autant de la quête pratique de techniques et de recours pour soulager que d'une quête de sens, de reconstruction et de remise en ordre de son monde opérés par le malade de façon sans doute plus autonome que dans les contextes précédents, mais parce qu'ainsi le prescrit notre culture à l'ère de l'individualisme contemporain et, en effet, certaines pratiques (visualisation[18], phytothérapies[19]) peuvent être analysées comme des autosoins.

Ainsi le médecin ne peut-il ignorer le monde dans lequel son malade évolue à la recherche de soins complémentaires vis-à-vis de ses prescriptions, sans pour autant rejeter ces dernières, dans la perspective de donner sens à son expérience, de reconstruire son propre monde bouleversé par la maladie.

*(Claudie Haxaire)*

---

17. P. Cohen et I. Rossi, « Le pluralisme thérapeutique en mouvement », *Anthropologie et Santé*, numéro spécial « Anthropologie des soins non conventionnels du cancer », 2, 2011.
18. C. Raineau, « La pratique de l'hypnose, de la visualisation ou de l'autohypnose par des personnes atteintes d'un cancer : une tranformation de soi ? », *Anthropologie et Santé, op. cit.*
19. C. Després, « Soigner par la nature à la réunion : l'usage des plantes médicinales comme recours thérapeutique dans la prise en charge du cancer », *Anthropologie et Santé, op. cit.*

**Références :**

M. Augé, « l'Anthropologie de la maladie », *L'Homme*, 97-98, 1986, XXVI, 1-2, p. 81-90.

G. Cresson, *Le travail domestique de santé*, Paris, L'Harmattan, 1998.

B. Good, *Comment faire de l'anthropologie médicale*, Le Plessis-Robinson, Synthelabo, Les empêcheurs de penser en rond, 1998.

A. Kleinman, *Patients and healers in the context of culture*, University of California Press, 1980.

R. Massé, *Culture et Santé Publique*, Montréal, Gaëtan-Morin, 1995.

## 3. La médecine est-elle un art ?

Platon faisait de la médecine le modèle de tous les arts ; c'est que, plus que toute autre, cette activité se définit par sa finalité, à savoir la santé. Or, ce qui définit la *techné* (que le latin traduira par *ars*), c'est précisément cette orientation vers une finalité en vue de laquelle est mise en œuvre une méthode. C'est à l'accomplissement de cette finalité que le praticien assujettit les moyens dont il peut disposer. Les écrits hippocratiques, dans lesquels on voit l'acte de naissance de la médecine rationnelle occidentale[1], consacrent des textes majeurs à l'art médical (*iatriké techné*) qui y est décrit comme la rupture avec le hasard (*tyché*)[2]. La méthode que cet art met en œuvre se veut un travail qui unifie divers savoirs pour éclairer l'expérience rencontrée. Cette compréhension globale qui fonde la médecine hippocratique inscrit l'homme dans le cosmos et l'appréhende dans un tout à partir de l'idée d'harmonie. Toute la culture grecque partage cette acception de la visée de la médecine, ce que vient attester le dieu qui lui est assigné : Apollon, père d'Asclepios, est d'abord le dieu de la forme et de l'harmonie, et il veille à la fois sur la médecine et les arts.

À distance de la magie, à distance du savoir théorique sur la nature de l'homme, à distance enfin de l'empirisme et de la pure application de recettes, les médecins hippocratiques inaugurent une médecine fondée sur la mise en œuvre de principes dans la compréhension de chaque cas rencontré[3]. Comment entendre aujourd'hui ce que les médecins hippocratiques ont nommé l'art de guérir ? S'agit-il simplement de fonder l'action médicale sur la recherche des moyens adéquats à un objectif ? Dans cette hypothèse, le formidable développement des techniques, des moyens d'investigation et d'intervention à l'époque contemporaine a pu conduire à l'idée que la médecine serait devenue de part en part scientifique et ne devrait plus rien à

---

1. Hippocrate, *De l'art médical*, présenté par D. Gourevitch, M. Grmek et P. Pellegrin, Paris, 1994.

2. *De l'ancienne médecine* (texte attribué à Polybe), où la découverte du régime alimentaire est notamment décrite comme le premier pas vers la civilisation, *De l'art médical, op. cit.*

3. Hippocrate, « *La maladie sacrée* », *De l'art médical, op. cit.*, Voir également le traité intitulé *Airs, eaux, lieux*, traité de référence en matière d'étiologie hippocratique.

l'art. L'accroissement des moyens modifie-t-il la nature de l'activité médicale, et invalide-t-il sa dimension originelle d'art ? Ou doit-on plutôt se référer à la démarche mise en œuvre dans l'activité artistique pour penser l'activité médicale en vertu de ce que J. Hamburger appelait cette « création sans cesse renouvelée »[4] qui est attendue du médecin ? Le risque serait d'esthétiser la médecine, comme c'est d'ailleurs parfois le cas dans la médiatisation de « belles réussites médicales », en prêtant au médecin un rôle de « démiurge », comme s'il façonnait son objet, l'homme, à la manière dont le sculpteur façonne sa statue. Ou bien encore, l'idée d'un art médical correspond-elle à la réalité quotidienne de l'activité médicale, ce mélange de réflexion sur l'idée de santé à reprendre pour chaque patient et ce « bricolage » de tous les jours ? La plupart du temps reconduit à un mélange d'expérience et d'humanisme qui caractériserait la bonne pratique, l'art médical peut-il être abordé de façon plus précise et rigoureuse ?

### Technique, pratique et création

L'abord de la médecine comme art médical implique une réflexion sur le type d'activité qu'elle met en œuvre. La notion antique de *technè* renvoie à une activité qui se distingue des sciences dans la mesure où elle est tournée vers la possibilité d'application, et de la nature, en tant qu'elle ne relève pas de la spontanéité. À ce titre, si elle se définit en premier lieu par le choix rationnel des moyens adéquats à la réalisation d'un objectif, c'est bien son orientation qui la caractérise dans sa réalisation. En dehors de la notion de *technè*, Aristote distingue encore deux façons d'agir qui peuvent nous éclairer sur cette finalité : la *poiesis*, qui vise la production de quelque chose, et la *praxis*, qui ne produit aucune œuvre distincte de l'agent, qui s'exerce dans la relation à l'autre et qui constitue à elle-même sa propre fin.[5]

Comme l'indique P. Ricœur, cette distinction nous sensibilise au fait que le modèle moyen-fin ne recouvre pas tout le champ de l'action[6]. Cette distinction nous permet aussi de penser l'écart entre une action seulement fondée sur un savoir, fût-il scientifique, et l'action visant un accomplissement. Or, c'est bien au nom de cette distinction que les médecins hippocratiques prennent leurs distances à l'égard de la médecine philosophique : ce qui est premier, ce n'est pas la connaissance de la nature de l'homme, mais sa rencontre dans la clinique. À la recherche des causes privilégiée par les philosophes, et que traduit la notion d'étiologie (*aitia* : cause ; *logos* : science), la tradition hippocratique préfère la pathogénèse, c'est-à-dire la recherche de ce qui s'est déroulé dans l'histoire individuelle du sujet à soigner (*pathos* : souffrance ; *genesis* : naissance, origine)[7].

---

4. J. Hamburger, *La Puissance et la fragilité. Essai sur les métamorphoses de la médecine et de l'homme*, Paris, Flammarion, 1972.
5. Voir Aristote, *Éthique à Nicomaque*, I, VI, 5, 1140b6.
6. Voir P. Ricœur, *Soi-même comme un autre*, Paris, Seuil, 1990, p. 204.
7. *De l'art médical, op. cit.*, p. 35.

L'activité médicale en appelle à la technique et à la réflexion, elle s'exerce dans la relation à l'autre (dans une *praxis*) et doit être chaque fois créatrice (ce que dit la *poiesis*). Si la référence à Hippocrate ressurgit de façon récurrente dans la réflexion médicale, c'est qu'insister sur la part de l'art dans l'activité médicale, c'est mettre en avant l'importance de la clinique, qui ne saurait, comme y a insisté G. Canguilhem, devenir l'auxiliaire des outils techniques, mais au contraire en dicte l'usage. Réfléchir sur l'art médical, c'est interroger l'exercice du jugement à l'œuvre dans la pratique quotidienne, qui est non seulement un jugement de connaissance concernant l'action technique, mais encore une élaboration avec le patient de la finalité de l'action dans chaque situation singulière.

### Comment penser l'art médical ?

P. Ricœur emploie, dans la préface du *Code de déontologie*, la notion de prudence pour caractériser le niveau auquel s'exerce l'activité médicale. Empruntée au monde grec, et notamment à la philosophie d'Aristote où elle est largement présente, la notion de prudence (*phronesis*) désigne la vertu requise pour des décisions prises dans des situations singulières. C'est la nature toujours unique de la situation médicale qui motive la prudence ou encore interdit une attitude systématique. C'est une attention à la singularité de la souffrance rencontrée dans la pratique qu'on peut ressaisir dans l'idée d'humanisme attachée à l'activité médicale, qui met l'accent sur sa dimension de *praxis*. D'autre part, toute réalité clinique est toujours conditionnée : ainsi, le regard médical ne tient-il pas seulement une comptabilité des signes observables, il doit aussi estimer leurs poids relatifs. Et la diversité des conditions physiologiques, psychologiques et existentielles présentées par chacun conduit toujours à adapter, à partir de l'accumulation et de la comparaison des expériences antérieures, la règle à l'individu. C'est dans cette mesure que la pratique médicale comporte toujours une part d'empirisme, quelles que soient les bases scientifiques des outils auxquels elle recourt, ainsi qu'une confrontation constante à la nouveauté de la singularité.

En d'autres termes, l'idée hippocratique suivant laquelle il y a au fond autant de maladies que de malades demeure, quelle que soit la précision des connaissances sur laquelle s'appuie la pratique. C'est ce constat qui fait de la pratique médicale une activité « poietique ». En quoi consiste ce travail de création qui fait du médecin davantage qu'un technicien hautement spécialisé ? La théorie offre un outil pour concevoir la réalité, mais ne saurait être un miroir de celle-ci[8].

Le jugement médical ne met pas seulement en jeu un travail d'identification reposant sur l'inscription d'un cas dans des cadres préétablis, mais aussi sur ce qu'E. Kant appelle un jugement réfléchissant, orienté

---

8. E. Kant, *Sur l'expression courante : il se peut que ce soit juste en théorie, mais en pratique, cela ne vaut rien* (1793), Paris, Vrin, 1992.

vers la recherche de la règle à inventer devant un cas singulier, irréductible à des règles données d'avance[9]. C'est dans le domaine de l'art et du jugement de goût que Kant inscrit l'exercice de ce jugement : l'appréciation d'une œuvre passe par le jugement du sujet qui rencontre dans la singularité de l'œuvre une idée universelle ; c'est du côté de ce regard « artiste » que requiert l'œuvre pour être reconnue comme telle, plutôt que dans un « faire », que peut être recherché un éclairage sur l'exercice du jugement mis en œuvre dans la pratique médicale. Le jugement médical n'est pas seulement un jugement d'identification, mais aussi un jugement d'évaluation ; il ne repose pas seulement sur des données scientifiques d'ordre biologique, mais passe par la recherche de la logique qui fait de chaque cas un cas problématique. Là où le jugement de connaissance (ce que Kant appelle le jugement déterminant) concerne ce qui est généralisable, le jugement réfléchissant est requis dans l'appréciation de la singularité, qui ne peut être reconduite à des règles données d'avance ; il met en œuvre une démarche créatrice, qui consiste à se mettre en quête d'une règle en présence d'un cas singulier inclassable.

Cette dimension du jugement est impliquée dans l'action thérapeutique, non seulement par la variabilité empirique des individus, mais aussi parce que la maladie n'est pas seulement un fait objectif, parce que la signification quantitative de la normalité est scientifiquement construite, parce que la maladie est une expérience humaine qui se manifeste comme une atteinte à l'intégrité dont le médecin se fait l'interprète. Nous voudrions avancer cette idée que la confrontation à l'individu souffrant, dans son absolue singularité, donne à penser l'idée de santé dans sa réalisation à chaque fois singulière. C'est cette modalité du jugement qui nous paraît à l'œuvre dans ce qu'on appelle l'art médical : c'est à dire non seulement le calcul des moyens adéquats de la réalisation d'un objectif, mais encore, réglant l'usage même de la recherche d'une « stratégie thérapeutique », la détermination de la finalité de l'action construite avec le patient à chaque nouvelle rencontre clinique[10]. Si la pratique médicale relève de l'art, ce serait alors en vertu de cet incontournable travail d'interprétation du praticien, quelle que soit la performance des outils dont il dispose.

(*Catherine Draperi*)

---

9. E. Kant, *Critique de la faculté de juger*, Paris, Vrin, 1974, p. 19.
10. C. Draperi, *La médecine réfléchie au miroir des sciences humaines*, Paris, Ellipses, 2010.

## 4. La médecine est-elle une science ?

« Puisque Hippocrate le dit, il faut le faire ». Ainsi Molière dénonce-t-il chez le docile patient Géronte ce qui tint lieu de preuve médicale pendant des siècles : l'autorité[1]. Mais à défaut d'autorité sur laquelle fonder ses dires, sur quoi Hippocrate lui-même les a-t-il fondés ? Depuis la Renaissance, c'est un lieu commun que de distinguer la démarche d'Hippocrate et de Galien, fondateurs de la médecine véritablement rationnelle et expérimentale, de la démarche de certains disciples qui, changeant les théories de leurs maîtres en dogmes indiscutables, réduisaient toute preuve à une interprétation exacte du sens de leurs écrits. Adopter une démarche expérimentale *pour* retrouver l'esprit d'Hippocrate et de Galien : n'est-ce pas là encore, plus subtil certes, un argument d'autorité ?

Sans doute faut-il pourtant souligner que ces derniers furent plus attentifs à consigner par écrit leurs résultats qu'à éclairer la méthode qu'ils avaient suivie pour les établir et les preuves sur lesquelles ils les pensaient fondés. Lorsque Hippocrate écrit, par exemple, que ceux qui boivent de l'eau d'étang « ont toujours la rate volumineuse et dure, le ventre resserré, émacié et chaud, les épaules et les clavicules décharnées », parce que « les chairs se fondent au profit de la rate », sur quoi cette dernière proposition est-elle établie ?[2] Au contraire, depuis la démonstration de la circulation du sang par le traité *De motu cordis* de Harvey (1628), ou encore, dans les démonstrations de l'inanité de la saignée par Louis (1828), l'accent est au moins autant mis sur la méthode d'établissement des faits que sur le résultat lui-même. C'est en effet la méthode qui fait qu'une preuve est une preuve, et non la seule vérité du résultat. Un simple constat d'Hippocrate, même vrai, ne peut être tenu pour une preuve ni prouver quoi que ce soit, ni parce qu'il est d'Hippocrate, ni parce que c'est un constat.

### Pratique, technique, science médicales

La méthode de la médecine prétend désormais être scientifique. Pour donner un sens précis à cette affirmation, il est utile de distinguer, comme le faisait déjà Platon dans le *Phèdre*, la simple pratique médicale empirique, le savoir-faire technique mis en œuvre par la médecine et le savoir scientifique.

Une *pratique*, c'est un ensemble de « recettes » que l'on sait utiliser sans savoir pourquoi ni comment cela « marche ». La cuisine est une « pratique » et la médecine est longtemps restée dans ce statut, qui exclut tout caractère véritablement scientifique. On s'accorde généralement à penser que la médecine est aujourd'hui sortie de son état dit « empirique » en se hissant jusqu'au statut de *science expérimentale*. Ainsi, Claude Bernard écrit-il

---

1. Molière, *Le médecin malgré lui*, acte II, sc. II.
2. Hippocrate, « Des airs, des eaux et des lieux », *De l'art médical*, tr. É. Littré, Paris, 1994, p. 103.

au début de son *Introduction à l'étude de la médecine expérimentale*, véritable manifeste en faveur d'une médecine scientifique que, contrairement à ce qui se passait « pendant la période empirique de la médecine, qui sans doute devra se prolonger encore longtemps », désormais « la médecine scientifique [...] peut se constituer, ainsi que les autres sciences, [...] par voie expérimentale, c'est-à-dire par l'application immédiate et rigoureuse du raisonnement aux faits que l'observation et l'expérimentation nous fournissent[3]. » Les remèdes connus et utilisés au hasard, les observations éparses non systématiques des maladies, doivent désormais céder de plus en plus de terrain à une pratique raisonnée et fondée : cela ne signifie pas qu'ils ont disparu de la médecine contemporaine.

La *technique médicale* assimile le médecin à un ingénieur. Par sa connaissance des sciences biologiques fondamentales, il serait en mesure d'agir efficacement sur l'humain, de même que, par sa connaissance de la mécanique et des lois de l'astrophysique, l'ingénieur peut calculer avec précision la trajectoire de la sonde qu'il envoie dans l'espace. L'ingénieur n'est pas physicien, car son but n'est pas d'établir les lois de la physique, mais de les utiliser. De même, peut-être, on dira que le médecin n'est pas biologiste, et que son but n'est pas d'établir les lois de la physiologie, mais de les reconnaître et de les utiliser pour agir efficacement dans le sens du but que l'on s'est fixé. Lorsque Claude Bernard écrit de la médecine scientifique que « sa base doit être la physiologie », il faut entendre que la physiologie est la science sur laquelle la technique médicale s'appuie.

Le *savoir scientifique*, rationnel, systématisé, cohérent, fournit la connaissance des phénomènes observables, leurs régularités, leurs explications, des prévisions sur leur cours futur. La science médicale constitue le fondement du savoir-faire technique que les médecins mettent en œuvre dans le soin. Les titres de créance scientifiques de la médecine garantissent aujourd'hui bien davantage que la satisfaction intellectuelle liée à la connaissance des phénomènes qui nous entourent. La médecine *doit* être scientifique pour garantir aux patients les meilleurs soins disponibles : c'est une obligation à la fois éthique et juridique. Cette exigence est également cruciale du point de vue sociologique : c'est le fondement de la carrière des médecins, de leur reconnaissance académique et sociale, de la légitimité d'une pratique thérapeutique nouvelle aux effets toujours incertains à long terme ; c'est aussi le fondement de la démarcation des médecines officielles, des médecines alternatives et du charlatanisme.

### Une science objective de phénomènes relatifs

La science médicale peut être définie comme la science de la santé et de la maladie humaines. Les énoncés qui la définissent à première vue sont toujours *prescriptifs* plutôt que *descriptifs*. Un exemple simplifié d'un tel énoncé

---

3. C. Bernard, *Introduction à l'étude de la médecine expérimentale*, Paris, Flammarion, 1984.

serait le suivant : « la nécrose des tissus dans le diabète avancé recommande l'amputation ». Cet énoncé médical, et non simplement biologique, se caractérise par la notion de ce qui serait « recommandé », c'est-à-dire de ce qui vaut ou ne vaut pas d'être tenté. Par opposition à la biologie, science neutre par excellence, la médecine se constitue ainsi comme un savoir original par l'intervention de *valeurs*.

Ce caractère prescriptif des énoncés médicaux ne corrompt nullement leur nature scientifique. C'est là précisément une originalité forte de la science médicale. Ce qui rend difficile de préciser son statut, et qui constitue « l'immense problème » de la « philosophie médicale », c'est le problème « de la structure du pathologique mariant l'objectivité et la subjectivité », souligne Claude Debru[4]. Canguilhem, de son côté, écrit à propos de la médecine : « on peut pratiquer objectivement, c'est-à-dire impartialement, une recherche dont l'objet ne peut être conçu et construit sans rapport à une qualification positive et négative, dont l'objet n'est donc pas tant un fait qu'une valeur. »[5].

En effet, tout énoncé prescriptif peut être décomposé en un énoncé *descriptif* portant sur les faits, un énoncé *optatif* portant sur l'état qu'il est souhaitable d'atteindre et un énoncé *impératif* dont le contenu est une injonction à agir. L'énoncé descriptif ci-dessus comporte des observations sur ce qu'est, et comment reconnaître, la nécrose des tissus et le diabète, mais aussi l'issue la plus fréquente d'un tel phénomène (la mort du patient des suites de l'infection sauf s'il est amputé). L'énoncé optatif affirme qu'il est préférable d'être amputé que mort. L'énoncé impératif enjoint le médecin à mettre en œuvre les moyens de réaliser ce qui est préférable en l'occurrence.

### La construction des énoncés scientifiques

Dans la mesure où technique et pratique médicale requièrent un savoir, le fondement n'en peut être que l'énoncé descriptif qui construit la science médicale. Qu'est-ce qu'un énoncé scientifique ? Les énoncés scientifiques peuvent se présenter sous deux formes. Singuliers, ils portent sur un unique état de fait observable ou observé. Ils rendent compte alors de faits contingents – c'est-à-dire qui pourraient aussi bien ne pas être ainsi. Universels, ils portent au contraire sur des séries indéterminées de faits observés et observables, et ils expriment ce que l'on appelle des *lois*, caractérisées en outre par une certaine nécessité – les lois expriment ce qui ne pourrait pas ne pas être. La construction des énoncés singuliers et la construction des énoncés universels constituent deux questions différentes.

---

4. C. Debru, *Georges Canguilhem, Science et Non-science*, Paris, Presses de l'École Normale Supérieure, 2004, p. 25-26.
5. G. Canguilhem, *Le Normal et le Pathologique* (1966), Paris, P.U.F., 1996, p. 157.

*Les énoncés singuliers de la science et les observations*

Ce que l'on appelle généralement les « observations » constituent des énoncés singuliers. Ainsi, « Monsieur X présente un ictère », « il souffre d'un œdème pulmonaire », « il a une pression artérielle diastolique de *n* », sont des énoncés singuliers. L'énoncé scientifique d'un fait singulier doit être fidèle, exhaustif et impartial. Il se peut qu'il soit *ensuite* interprété, mais il faut *d'abord* que des compte rendus « purs » de l'expérience soient construits. En philosophie des sciences, on appelle ces comptes rendus purs des *énoncés protocolaires* (Carnap). Les énoncés protocolaires seraient donc indépendants de toute théorie scientifique, ils exprimeraient l'expérience originaire brute, à partir de laquelle les énoncés scientifiques proprement dits seraient construits.

Cependant, on peut se demander si de tels énoncés protocolaires ne sont pas purement fictifs. En réalité, l'énoncé singulier n'est jamais le compte rendu fidèle et exhaustif de l'expérience d'observation qui le fonde : il est toujours une manière spécifique de « lire » une expérience donnée. Constater par exemple « le patient est vivant » suppose une certaine interprétation de ce que signifie « être vivant ». Dire immédiatement, intégralement et impartialement « les choses telles qu'elles sont » n'a pas de sens : comme Feyerabend l'a montré, l'observation n'est pas séparable des « interprétations naturelles » par lesquelles l'énoncé qui en rend compte se construit[6]. Ces interprétations sont des imprégnations culturelles, des présupposés de la communauté scientifique, des présomptions quant à ce qui importe et ce qui n'importe pas dans une expérimentation. Ainsi, comme le raconte Claude Bernard, Pourfour du Petit, cherchant à examiner l'effet sur la dilatation de la pupille de la section de la portion cervicale du grand sympathique, n'avait tout simplement pas relevé les effets de cette intervention sur la circulation et l'activité motrice du côté correspondant de la tête.

Popper[7] a proposé de remplacer le concept d'énoncés protocolaires par celui d'*énoncés de base*. Les énoncés de base sont des énoncés singuliers construits dans le contexte d'une théorie scientifique admise, et non des observations neutres et impartiales à la validité universelle. Les psychiatres en particulier sont sensibles à cette variabilité théorique des observations cliniques : certaines observations « scientifiques » datant un peu sont aujourd'hui devenues inutilisables pour le diagnostic *a posteriori*. Mais ce n'est pas une exclusivité de la psychiatrie. Ce ne sont donc pas seulement les théories, mais aussi les observations scientifiques en réalité fondées sur elles, qui pâtissent de la péremption du savoir scientifique, inévitable dès lors qu'il progresse.

---

6. P. Feyerabend, *Contre la méthode. Esquisse d'une théorie anarchiste de la connaissance*, tr. B. Jurdant et A. Schlumberger, Paris, Seuil, 1979, p. 71-84.
7. K. Popper, *La logique de la découverte scientifique*, tr. N. Thyssen-Rutten et P. Devaux, Paris, 1973.

*Les énoncés universels de la science et les lois*

Les énoncés universels sont, on le voit, le fondement d'une science. On fait souvent la différence entre des énoncés *généraux* (qui portent sur toutes les observations *faites*) et des énoncés *universels* (qui portent sur toutes les observations *faisables*). Ainsi, il ne revient pas au même de dire : « on n'a jamais observé un être humain dont la pression artérielle systolique soit inférieure à la pression artérielle diastolique », et de dire : « la pression artérielle systolique d'un être humain est toujours supérieure à sa pression artérielle diastolique ». Dans le premier cas on se trouve devant une simple *observation*, alors que, dans le second cas, on se trouve devant une *loi*. Il est évident que ce sont de tels énoncés universels que la science recherche comme un idéal de nécessité et de certitude.

Les énoncés universels ne peuvent qu'être construits, parce qu'ils portent aussi sur ce qui n'a pas été observé. Ils constituent donc un genre particulier de construction par extrapolation de l'observé. Cette construction particulière a été appréhendée comme une *induction*, c'est-à-dire l'universalisation d'une proposition générale qui résume une série de propositions singulières. Une telle induction est logiquement invalide : ce n'est pas *parce que* tous les A observés sont *x* que tous les A qu'on observera dans l'avenir le seront nécessairement aussi.

Un énoncé scientifique universel bien construit est donc un énoncé qui exprime adéquatement « la bonne régularité », c'est-à-dire, celle qui ne se démentira pas. On sait que la proposition : « les patients dont la glycémie moyenne à jeun est supérieure à 1,10 g/L ont un risque cardio-vasculaire significativement plus élevé que les autres » n'est pas parfaitement bien construite, et que la proposition « les patients dont le pourcentage d'hémoglobine glyquée par rapport à l'hémoglobine totale est supérieur à 8 % ont un risque cardio-vasculaire significativement plus élevé que les autres » est mieux construite, ce qui signifie qu'elle se démentira moins probablement que la première. La construction des énoncés universels de la science est un enjeu crucial pour la fondation de leur certitude.

Qu'est-ce qui garantit l'induction à partir de laquelle on construit les énoncés universels de la science médicale ? Deux types de démarche doivent être distingués ici. D'un côté, les énoncés de la science sont fondés sur des études statistiques, cliniques ou épidémiologiques. De l'autre, ils sont fondés sur des études biologiques.

*Le fondement statistique de la science médicale*

Le mot « statistiques » viendrait de l'italien où il désignait un ensemble de connaissances utiles au gouvernement de l'*État* : ensemble de chiffres qui résument la situation d'un pays, « les » statistiques doivent être (en toute rigueur) distinguées de « la » statistique, discipline scientifique dont la spécificité est de déterminer les caractéristiques (qualitatives ou quantitatives) *représentatives* d'un groupe composé d'un ensemble d'individus *variés*. Chaque individu est différent des autres justement par ce qui le caractérise en propre, lui et personne d'autre. Mais en même temps, il partage certaines caractéristiques avec d'autres et entre ainsi dans des groupes homogènes. Malgré cette variété interindividuelle, il est légitime de parler d'un groupe comme tel et de lui attribuer des caractéristiques, et il est souhaitable d'agir à ce niveau collectif en fonction de ces caractéristiques communes. La statistique a pour fonction de déterminer rigoureusement ces caractéristiques représentatives, et de construire ainsi des énoncés universels scientifiques. Comment établit-on, par exemple, que les patients diabétiques atteints d'une nécrose meurent généralement sauf s'ils sont amputés de la partie nécrosée ?

*Variabilité*

Ce qui rend nécessaire l'approche statistique, c'est qu'un individu n'est pas représentatif de tous les autres : qu'un patient diabétique meurt des suites d'une nécrose n'implique pas que tous en mourront. En d'autres termes, lorsque l'on passe de l'examen des caractéristiques d'un individu à l'examen des caractéristiques d'un autre, on constate de fait une variation. Érigée en principe, c'est-à-dire lorsque l'on considère toujours possible une variation interindividuelle, cette variation (dans l'examen) est appelée *variabilité*. La variabilité rend donc nécessaire l'approche statistique. Il convient de ne pas la confondre avec le principe de l'*indéterminisme*. Ce sont deux choses différentes, en effet, que dire qu'on ne sait pas quelle sera la caractéristique du prochain individu que l'on examinera (ou les proportions des différentes caractéristiques possibles dans un échantillon tiré au sort), et dire que cette caractéristique n'a pas été déterminée de manière nécessaire et échappe à toute loi de la nature. Dire qu'une caractéristique est indéterminée est ambigu, car cela peut signifier soit qu'on ne la connaît pas, soit qu'elle est survenue au hasard (et non en fonction de causes nécessaires). Dire qu'on ne sait pas quelle boule sera tirée d'une urne est tout à fait compatible avec le fait de dire que, en fonction des positions des différentes boules et des lois de la nature, il ne peut en être tirée qu'une et une seule, et que ce sera nécessairement celle-là.

Si l'on essaie d'établir des lois statistiques, ce n'est donc pas parce que l'on croit que le monde est gouverné par le hasard : c'est seulement à cause des défaillances de notre connaissance et faute de mieux. En médecine, le vitalisme, qui soutenait parfois l'indéterminisme des phénomènes organiques, a justement constitué un obstacle à l'avènement des « méthodes numériques » en insistant sur l'individualité de chaque être vivant. Plus encore, ce ne sont pas des lois statistiques que le biologiste cherche, mais des lois naturelles par des moyens statistiques. La statistique en effet est le plus souvent une manière d'approcher les lois naturelles les plus cachées sous la complexité du vivant, mais ces lois naturelles n'en sont pas moins nécessaires que les autres. La statistique présuppose donc l'existence de telles lois, puisqu'elle les cherche, plutôt qu'elle ne commence par prendre acte de leur absence.

*Corrélation et causalité*

Certaines méthodes statistiques, universellement utilisées dans la recherche médicale, visent à établir la probabilité d'une liaison entre deux caractéristiques, par exemple, entre le fait de fumer et le fait de développer un cancer bronchique. S'il y a chez les individus qui fument un nombre significativement plus élevé d'individus qui développent un cancer bronchique que chez les individus qui ne fument pas, on considérera établie une liaison entre ces deux caractéristiques. Cela ne signifie pas pour autant que l'un est *la cause* de l'autre ; en revanche, cela suggère qu'il existerait, entre l'un et l'autre, une corrélation, ce qui signifie que la cause peut aussi bien être l'une que l'autre, ou bien encore qu'elles sont toutes les deux des effets d'une cause commune. *Les* statistiques comme *la* statistique ne suffisent donc jamais à établir une causalité entre deux phénomènes observés, même fortement corrélés. En revanche, elles peuvent (et doivent) servir à la fois de fil conducteur de la recherche, à la manière d'un générateur d'hypothèses pertinentes, et de test auquel toute hypothèse scientifique doit être soumise. À ce titre, on les retrouve dans tous les domaines de la santé, depuis les assurances jusqu'à l'établissement des entités nosologiques, depuis l'essai des médicaments jusqu'aux politiques de prévention.

*Individualité et moyenne*

Cependant, il ne faut pas oublier que la statistique vise à établir une caractéristique représentative d'une population (par exemple la valeur numérique de la glycémie à jeun des personnes non-diabétiques de cinquante ans). Or, la caractéristique représentative d'une population a en général relativement peu de chances d'être la caractéristique exacte de la majorité des individus de cette population. Par exemple, lorsque dans un service, l'âge moyen des patients est de 47 ans, il se peut qu'aucun patient du service n'ait cet âge. Or le médecin, qui dispose comme valeurs repères de caractéristiques représentatives d'une population donnée, à la fois pour établir son diagnostic et décider d'un traitement, n'a jamais affaire qu'à un patient individuel, dont il présume justement la spécificité en fonction du principe de variabilité. De fait, il apparaît donc toujours possible, voire fortement probable, que le traitement et le diagnostic ne soient pas (exactement) adaptés pour lui. « Vous pourrez bien dire à votre malade, écrit Claude Bernard, que sur cent maladies de la nature de celle qu'il a, il en guérit quatre-vingts, que sur cent traitements ou opérations semblables à celui qu'on lui a fait subir il y a soixante guérisons, mais cela le touchera fort peu ; ce qu'il voudra, c'est savoir s'il sera du nombre de ceux qui guérissent. »[8]

*« EBM » : les principes de la preuve statistique*

La « médecine fondée sur les preuves » (*Evidence-Based Medicine* ou *EBM*) est un projet médical dont l'objectif est d'appuyer la pratique thérapeutique

---

8. C. Bernard, *Principes de médecine expérimentale*, Paris, P.U.F., 1947, p. 67.

et préventive sur les preuves les plus solides possibles, et le moins possible sur l'autorité, le constat, les préjugés, les habitudes des médecins. « La médecine fondée sur les preuves est l'usage consciencieux, explicite et judicieux de la meilleure preuve actuelle dans la prise de décision concernant le soin de patients individuels »[9]. Un des principaux apports de l'*EBM* consiste en une manière de déterminer que la preuve de l'efficacité d'un traitement est bonne ou moins bonne : la hiérarchisation des « niveaux de preuve », c'est-à-dire le classement du meilleur au moins bon des types de preuves de l'efficacité d'un traitement. Au sommet se trouvent tous les types d'études basés sur l'application (plus ou moins rigoureuse) de la méthodologie des « essais cliniques randomisés » ; à la base se trouvent l'opinion d'un expert sans approche critique ainsi que les preuves issues de la recherche fondamentale.

Les essais cliniques randomisés sont des études consistant à : 1/ déterminer au hasard deux groupes dans une population homogène ayant une caractéristique commune (généralement, une maladie) ; 2/ traiter l'un des deux groupes par le médicament testé et, dans l'idéal, l'autre groupe par un médicament placebo, à l'insu à la fois des observateurs-prescripteurs et des patients ; 3/ déterminer par des méthodes statistiques si la comparaison des résultats respectifs dans les deux groupes permet de conclure à une différence significative, en faveur ou en défaveur du traitement. Sans entrer dans le détail de son application rigoureuse, on se bornera ici à constater que ce type de recherche est inspiré à la fois des méthodes de l'épidémiologie clinique et des méthodes expérimentales de comparaison cas-témoin.

### Critiques de la méthode de médecine fondée sur les preuves

Plusieurs critiques ont été adressées à la conception assez étroite de la « preuve » sur laquelle est fondée l'*EBM*. En premier lieu, en fondant la preuve sur des études de cohorte, on pose que le résultat moyen qui concerne un *groupe* indique toujours le meilleur traitement pour un patient *individuel*. Sackett a répondu à cette objection en faisant fonds sur l'expertise clinique du praticien et sur son souci du meilleur traitement pour l'individu : mais il ne suffit pas de pouvoir déterminer de quelle catégorie universelle le patient se rapproche *le plus*, et le meilleur traitement *pour l'individu* est justement ce que l'EBM prétend rechercher *scientifiquement*. En second lieu, la hiérarchie des niveaux des preuves sur lesquelles se fonde le choix d'un traitement ne correspond pas au niveau probant de preuves dans toute situation en général. En effet, lorsqu'il s'agit de montrer, par exemple, que la consommation de tabac est un facteur de risque du cancer bronchique, une preuve simplement statistique ne suffit pas si elle ne s'appuie pas sur des éléments de preuve tirés des techniques de la biochimie, de la biologie cellulaire, de la biologie moléculaire, de la génétique, *etc.* Les niveaux de preuve les plus élevés dans le choix d'un traitement s'appuient généralement de manière

9. D. L. Sackett et *al.*, « Evidence Based Medicine : what it is and what it isn't », *British Medical Journal*, 302, 1996, p. 71-72.

implicite sur des preuves moins élevées. En troisième lieu, enfin, l'*EBM* semble souvent tenir pour évident ce que l'on peut appeler « guérir » ou « améliorer » un état. Or, cela est-il déterminable en général ? Le « meilleur » traitement ou celui qui s'avère « efficace » ne dépend-il pas d'abord de ce que l'on entend par « efficacité » ? Y a-t-il une efficacité constatable sur le seul plan clinique, ou bien ne faut-il pas tenir compte aussi de l'efficacité biologique ou de l'efficacité psychologique et sociale ?

### Le fondement biologique de la science médicale

Toutes les connaissances médicales scientifiquement établies ne le sont pas sur la base d'études cliniques ou épidémiologiques, obtenues au lit du patient ou par des études de populations. Beaucoup d'entre elles, souvent considérées comme plus « fondamentales », sont établies au sein de laboratoires par des expérimentations *in vitro* ou *in vivo*, ou encore par des dissections, des prélèvements, des techniques d'imagerie, *etc.* Ces connaissances médicales sont bien plus proches des connaissances biologiques au point qu'on peut considérer leur distinction comme arbitraire. Elles sont également bien plus théoriques que les connaissances obtenues par des moyens statistiques. Elles décrivent le comportement modélisé de mécanismes normaux ou pathologiques, généralement au niveau cellulaire ou infracellulaire. Peu de ces modèles sont censés avoir une portée universelle. Leur connaissance est généralement obtenue au moyen de « modèles animaux », en particulier de modèles animaux des mécanismes pathologiques.

### Les modèles de mécanismes biologiques

Les étudiants en médecine acquièrent souvent les « connaissances fondamentales » avant d'acquérir les « connaissances appliquées ». Les premières consistent souvent en modèles théoriques d'un processus biologique normal ou pathologique : la mitose et la méiose, le cycle de Krebs, le circuit de la sérotonine dans le système nerveux central, la carcinogenèse, le fonctionnement du néphron, *etc.* Toutes ces connaissances ne sont assurément pas obtenues par des études cliniques ou épidémiologiques, qu'on appelle parfois « appliquées » en sous-entendant par là qu'elles sont l'application à la pratique médicale des premières, alors qu'elles peuvent en être distinctes en nature.

Ces mécanismes théoriques impliquent des entités biologiques à différentes échelles, depuis les molécules jusqu'aux systèmes en passant par les organites, les cellules, les tissus et les organes. Le modèle assigne un rôle causal à chacune de ces entités. Ils ont la caractéristique d'être franchement causaux (par opposition aux corrélations statistiques) : phosphorylation, oxydation, potentialisation, réduction, stimulation, inhibition, recapture, *etc.*, constituent différents exemples de tels processus causaux. Ils décrivent l'organisation spatiale et temporelle de phénomènes censés se produire de manière sous-jacente à des phénomènes observables, et sont censés les expliquer.

*Les théories de moyenne portée*

Les modèles de mécanismes biologiques décrivent en fait des phénomènes élémentaires tenus pour exemplaires. Certains d'entre eux sont tenus pour si fondamentaux qu'ils sont réputés refléter ce qui se passe chez tout individu humain et même au-delà, chez les mammifères ou plus largement encore. D'autres, plus spécifiques, décrivent par exemple comment se forment les plaques d'athérome chez l'humain ou comment survient la dépression. Ils sont alors de portée beaucoup plus limitée, ne pouvant prétendre décrire tous les mécanismes d'apparition de ces phénomènes pathologiques chez tous les humains qui en souffrent. Cette caractéristique des théories biologiques, de ne pas porter sur tous les êtres vivants, mais d'être restreintes à un sous-ensemble plus ou moins vaste, les a faites qualifier de « théories de moyenne portée »[10].

*Les modèles animaux des pathologies*

En cherchant à acquérir des connaissances scientifiques sur les mécanismes des maladies, le savant doit procéder à un choix stratégique complexe. D'un côté, il est autorisé à expérimenter plus librement sur l'animal que sur l'humain, et certains animaux offrent des possibilités expérimentales plus vastes que les humains à cause de caractéristiques telles que la vitesse de reproduction (souris), la simplicité biologique (le système nerveux de l'aplysie) ou la simplicité génétique (bactérie, vers *C. Elegans*, drosophile). De l'autre côté, les connaissances qui intéressent le savant sont celles qui s'appliqueront à l'humain, donc la description de mécanismes transversaux communs à l'animal et à l'humain. Plus le modèle animal est éloigné de l'homme, plus le point commun est simple et universel ; plus il s'en rapproche, plus le mécanisme est particulier et, généralement, complexe et susceptible d'être perturbé par différents facteurs.

Lorsqu'il modélise une maladie afin d'établir des connaissances biologiques sur ses mécanismes, le savant s'appuie à la fois sur la confiance que l'homologie (la présence de traits hérités d'un ancêtre commun) garantit la similitude des mécanismes chez l'homme et chez l'animal, et sur la confiance qu'il a d'avoir recréé artificiellement chez l'animal expérimental les mécanismes qu'il suppose à l'œuvre chez l'humain (par exemple, dans les organismes animaux génétiquement manipulés, ou chez les souris nourries de suppléments alimentaires).

Résumons les résultats de cette brève analyse du caractère scientifique de la médecine. En premier lieu, il faut distinguer la pratique, la technique et la science médicale : il apparaît que les deux premières sont partiellement fondées sur la troisième. Que son objet, c'est-à-dire la maladie, soit grevé de valeurs n'invalide en rien une démarche scientifique. Celle-ci

---

10. K. Schaffner, *Discovery and Explanation in Biology and Medicine*, Oxford University Press, 1993.

consiste à établir des énoncés d'observation singuliers, énoncés irrémédiablement chargés de connaissances théoriques ; en médecine, on n'observe que les effets des mécanismes que l'on suppose à l'œuvre. À leur tour, les énoncés universels de la science médicale sont fondés sur l'induction, ce qui leur confère une fragilité particulière. Les deux grands procédés sur lesquels cette induction repose sont les généralisations statistiques sur la base d'étude d'échantillon, auxquelles recourent les études cliniques et épidémiologiques, et les généralisations biologiques, sur la base de l'étude de modèles animaux analogiques ou homologiques.

Ainsi, même si l'argument d'autorité est encore pratiqué de nos jours en médecine, le développement, la sophistication méthodologique et surtout les résultats de la recherche rendent impossible, ou du moins très biaisée, l'affirmation qu'il n'existe pas de science médicale.

(*Maël Lemoine*)

**Références :**

A. Barberousse et *al.*, *La philosophie des sciences au XX<sup>e</sup> siècle*, Paris, Flammarion, 2000 (chapitres I, II, IV).

F. Fourrier, « Evidence-based Medicine », D. Lecourt (dir.), *Dictionnaire de la pensée médicale*, Paris, P.U.F., 2004, p. 462-466.

J. Gayon, « Epistémologie de la médecine », D. Lecourt (dir.), *Dictionnaire de la pensée médicale*, Paris, P.U.F., 2004, p. 430-439.

K. Schaffner, *Discovery and Explanation in Biology and Medicine*, Oxford University Press, 1993.

D. Schwartz, *Le jeu de la science et du hasard, la statistique et le vivant*, Flammarion, 1999.

# *Profession*

## 5. Histoire de l'hôpital en France

Les récits historiques qui ont pris l'hôpital pour objet ont mis l'accent sur différents facteurs déterminants. L'histoire classique de la médecine a fait du développement hospitalier contemporain la conséquence inexorable de l'avancement des connaissances médicales, de la compétence accrue d'une profession et de la complexification des techniques de soin, lesquelles exigeaient des lieux et des moyens. La croissance et la modernisation de l'hôpital semblaient inscrites dans cette vision qui fait du progrès scientifique le moteur du changement. Une autre grille de lecture, prenant en compte la longue durée, a mis la focale sur la notion de « médicalisation ». Cette représentation insiste sur le processus de professionnalisation par lequel les médecins ont imposé leur intervention sur la société, en s'emparant de la gestion des corps : les questions biologiques deviennent ainsi des questions sociales sur lesquelles peut s'exercer le pouvoir médical. Au sein de l'hôpital, la médicalisation témoigne d'une évolution historique dont les enjeux sont sociaux, politiques, économiques, assignant aux professionnels de santé la fonction de prise en charge des malades, confiée au corps médical qui investit l'espace hospitalier et l'adapte à sa mesure. Plus récemment, une autre lecture encore tente de replacer l'hôpital dans une histoire englobante des liens entre médecine, santé et société. Ces approches inspirées des études des « sciences, technologies et médecine » font de l'hôpital le fruit d'un univers socio-technique composé d'éléments technologiques et organisationnels, d'acteurs collectifs et individuels, en interaction avec une culture environnante, où entrent en jeu la formation scientifique, les transformations économiques de l'industrialisation ou les inégalités sociales.

Dans le panorama de temps long proposé dans cet article, on mettra l'accent sur les modalités par lesquelles l'hôpital a partie liée avec le sort que chaque société réserve à l'assistance, sous les différentes formes historiques que celle-ci a pu prendre : charité, bienfaisance, philanthropie, humanité ou solidarité[1]. « Les hôpitaux sont en quelque sorte la mesure de la civilisation d'un peuple » affirmait à la veille de la Révolution française Jacques Tenon, chirurgien chargé par le pouvoir royal d'un mémoire sur les hôpitaux de Paris en vue de la reconstruction de l'Hôtel-Dieu détruit par un incendie[2]. Établir une relation entre hôpital et degré de civilisation (que la notion polysémique de civilisation renvoie au progrès, à l'humanisation ou à l'adoucissement des mœurs), c'est souligner que l'histoire de l'hôpital engage, au-delà d'une institution, les valeurs sur lesquelles elle est fondée, les utopies et les projets politiques qu'elle a véhiculés, les représentations qu'une société se fait de la souffrance, et les façons dont la collectivité pense le lien social et l'exclusion. L'hôpital est ainsi lieu de soin et de prise en charge, où interviennent les pouvoirs et où sont mis en jeu les rapports sociaux.

### L'hôpital comme dispositif social : de l'œuvre de charité à l'assistance hospitalière

L'établissement hospitalier et sa vocation à l'hospitalité (contenue dans le terme latin *hospes*) apparaissent en Occident à l'orée du Moyen Âge. Les historiens attribuent comme origine à cette institution le « code de l'empereur Justinien », à Constantinople, au début du VIe siècle, première compilation juridique d'administration hospitalière. En 542, la fondation de l'hôpital de Lyon inaugure cette histoire sur le territoire français. Durant les dix siècles de la période médiévale, la fonction hospitalière est essentiellement

---

1. Voir F. Hildesheimer et C. Gut, *L'assistance hospitalière en France*, Paris, Publisud, 1992.

2. J. R. Tenon, *Mémoire sur les hôpitaux de Paris*, 1788 (accessible dans la bibliothèque numérique Gallica, Bibliothèque nationale de France).

animée par une finalité religieuse et, dans le monde chrétien, elle obéit aux préceptes qu'édicte l'Église : l'accueil dû aux disciples du Christ, la miséricorde envers les humbles et les affligés. La notion religieuse de charité est associée à l'idéal de pauvreté, condition du salut et exigence d'aide au prochain. Une relation est tissée entre soins du corps donnés à l'hospitalisé et soins de l'âme. L'assisté est identifié au pénitent et sa souffrance, soulagée par la compassion, est un vecteur de rédemption. L'hôpital relève du périmètre religieux : *locus religiosus*, il appartient au patrimoine ecclésiastique et est placé sous l'autorité de l'évêque. Les ressources de l'hôpital proviennent de la charité individuelle. L'hôpital est une maison destinée à recevoir pauvres et pèlerins de passage, autant que malheureux touchés par l'âge (enfants abandonnés ou vieillards indigents), et affectés par la maladie ou les infirmités. S'il existe alors des maisons hospitalières dans presque tous les bourgs de France et sur les chemins parcourus par les pèlerins, le développement urbain du bas Moyen Âge nécessite la création de nouveaux établissements dans les villes : les hôtels-Dieu. La vision théologique qui fonde l'hospitalité médiévale façonne des pratiques. Celles-ci se traduisent par un ordonnancement des lieux dont rend compte une architecture qui souvent rapproche l'hôpital de l'église, par des fonctions et par des « personnels ». Ceux-ci composent des communautés aux règles strictes dont le service rendu aux malades est d'abord d'ordre spirituel. Au XIIᵉ siècle, de nouveaux modes d'assistance sont adaptés au renouveau urbain et à l'accroissement démographique. Des ordres religieux spécialisés, comme ceux du Saint-Esprit ou de Saint-Jean de Jérusalem, se consacrent aux tâches hospitalières, qui deviennent une des formes d'exercice de la spiritualité, laïque et cléricale.

Le Moyen Âge voit se développer les grandes épidémies, dont les plus caractéristiques sont la lèpre et la peste qui connaît un pic avec la terrible épidémie du milieu du XIVᵉ siècle. Interprétées comme des fléaux envoyés par Dieu sur la terre, ces maladies s'imposent aussi comme fait social. L'hôpital est inadapté à leur caractère transmissible qui nécessite des formes de protection nouvelles. Cette sauvegarde collective obéit à la fois à un ordre religieux et culturel (par exemple, le rejet hors de la communauté paroissiale de l'impureté des « ladres » touchés par la souillure de la lèpre) et à un ordre sanitaire, qui commande l'isolement des bien portants et l'évitement des malades. Ces pratiques se généralisent avec des formes institutionnelles données à l'exclusion des malades, séparés de la collectivité. À la notion de charité s'ajoute ainsi celle de police sanitaire. Les malades sont isolés dans des léproseries ou maladreries, dans le cas de la lèpre, ou surveillés dans des lazarets qui contrôlent le trafic maritime et organisent des quarantaines, dans le cas de la peste.

À l'époque moderne, en particulier au XVIIᵉ siècle, le réseau hospitalier se restructure. Les hôtels-Dieu gardent leur fonction d'accueil des passants, mais leur mission essentielle tend à devenir l'hébergement temporaire des pauvres malades curables, tandis qu'incurables, contagieux, aveugles, peuvent être réunis dans des maisons spécifiques. Les communautés hospitalières de religieuses se multiplient, à l'instar des Filles de la Charité, créées par Saint Vincent de Paul, dont les tâches d'assistance prennent de nombreuses formes. L'activité des religieuses marque une première étape vers la médicalisation, que traduit l'émergence d'un souci de l'hygiène et du service hospitalier.

La pauvreté est saisie en de nouveaux termes sociaux : auparavant de nature essentiellement théologique, elle s'impose progressivement comme un thème politique. Face à la croissance de la mendicité, les institutions sociales, tel l'hôpital, se trouvent confrontées à deux exigences, celles du maintien de l'ordre et du devoir de charité. L'émergence au milieu du XVIIᵉ siècle d'une nouvelle forme hospitalière, l'hôpital général, a suscité des débats qui font écho à ces enjeux. Dans le sillage des travaux de Michel Foucault, certains historiens ont interprété la création en 1656 par le pouvoir royal de ce nouveau type d'établissement comme la quête d'une solution administrative au désordre social suscité par la pauvreté. L'objectif politique est de généraliser l'installation d'hôpitaux généraux dans toutes les villes importantes du royaume afin que « les pauvres mendiants valides et invalides de l'un et l'autre sexe soient enfermés dans un Hôpital pour être employés aux ouvrages, manufactures et autres travaux, selon leur pouvoir »[3]. Il s'agit de les tirer de leur « oisiveté » en les formant à des métiers autant qu'« à la piété et Religion chrétienne ». La théorie du « grand renfermement » des pauvres du Royaume qui fait de l'hôpital général une institution totale emblématique de l'absolutisme visant, non pas à la médicalisation, mais à la moralisation, à la christianisation et à la mise au travail forcé des réprouvés semble toutefois relever d'une utopie politique dont l'application est restée, de fait, des plus limitées, ne serait-ce que faute de moyens pour la mettre en œuvre.

À la fin de l'Ancien Régime, les hôpitaux ont une réputation sanitaire détestable, et les médecins des Lumières leur adressent au XVIIIᵉ siècle de virulentes critiques. Celles-ci s'en prennent à la promiscuité qui met au contact tous les malades et fait de l'hôpital un lieu vilipendé d'aggravation de l'état de ceux qui y entrent. En outre, les abus et désordres financiers des établissements hospitaliers sous administration religieuse sont chroniquement dénoncés et suscitent l'intervention laïque. Cette double critique adressée aux hôpitaux, jugés pathogènes dès avant l'ère des maladies nosocomiales, et mal gérés, est ainsi l'une de leurs caractéristiques les plus durables. La Révolution française sanctionne cette évolution et l'Église perd la gestion de l'assistance publique qui se laïcise : le cadre juridique de l'hôpital en est transformé. Mais les pouvoirs publics ne disposent pas des

---

3. « Edit du roi portant établissement de l'hôpital général pour le renfermement des pauvres mendiants de la ville et faubourgs de Paris, avril 1656 », *Code de l'Hôpital-général de Paris*, Paris, Vve Thiboust, 1786 (accessible dans la bibliothèque numérique Gallica, Bibliothèque nationale de France).

financements que nécessitent les hôpitaux, et la tutelle en revient en 1796 à l'administration municipale, nouant des liens étroits, et eux aussi destinés à durer, entre l'hôpital et la commune.

### L'hôpital comme dispositif médical : savoirs de la clinique et médicalisation

Nombre de récits ont focalisé l'histoire de l'hôpital sur le processus de médicalisation, ce qui leur a fait mettre en exergue la transformation d'une institution centrée sur l'assistance, à vocation sociale, en institution médico-scientifique, à vocation thérapeutique. Cette histoire s'est attachée à la naissance de l'hôpital moderne, qui place désormais le médical au cœur de sa démarche. Elle a mis en lumière un moment de rupture qui prend place en Europe entre le dernier tiers du XVIIIe et la première moitié du XIXe siècle. Selon cette lecture, une reconfiguration historique de la médecine (engageant les savoirs, les institutions, les professions) va de pair avec une modification essentielle de la fonction hospitalière[4] : l'asile du pauvre se transforme progressivement en établissement centré sur le malade que l'on soigne en espérant le guérir. L'historien Erwin H. Ackerknecht a notamment associé ce tournant aux refontes institutionnelles de l'exercice de la médecine parisienne d'après la Révolution : la création d'un enseignement supérieur national, centralisé, professionnel, réunifiant la médecine et la chirurgie et disposant au sein de l'hôpital des malades qui, sans ressources et bénéficiaires de soins gratuits, offrent leur corps à l'investigation médicale[5]. Le philosophe Michel Foucault, dans son célèbre ouvrage *Naissance de la clinique*, a quant à lui insisté sur la transformation du regard porté sur les corps malades et la nouveauté des formes de savoir qui en rendent compte. Il a montré comment les corps ont été constitués en objets de connaissance, à la faveur de l'avènement de la démarche anatomo-clinique[6]. Cette réorganisation des savoirs réside dans l'association systématique de la clinique et de l'anatomie. La conception symptomatologique de la maladie disparaît progressivement au profit de la recherche des signes qui révèlent une lésion localisée et disent la maladie. Après le décès, l'anatomie pathologique peut mettre en relation des lésions décelables *post mortem* avec des symptômes relevés au lit du patient. Pour Xavier Bichat (1771-1802), médecin qui fonde son exercice sur « l'ouverture des cadavres » qu'il pratique à l'Hôtel-Dieu de Paris, ce sont l'analyse et la mise en relation des signes de la maladie qui constituent le moment essentiel du raisonnement anatomo-clinique. En confrontant symptômes cliniques et lésions organiques, les médecins sont à même de mettre en relation un désordre tissulaire avec un trouble fonctionnel. La clinique devient un mode de connaissance fondé sur une forme d'expérience, une méthode d'analyse et un type d'enseignement.

---

4. Voir P. Pinell, « Hôpital », D. Lecourt (dir.), *Dictionnaire de la pensée médicale*, Paris, PUF, 2004, p. 582-587.
5. E. H. Ackerknecht, *La médecine hospitalière à Paris (1794-1848)*, Paris, Payot, 1986.
6. M. Foucault, *Naissance de la clinique*, Paris, PUF, 1963. Voir aussi M. Foucault et *al.*, *Les machines à guérir. Aux origines de l'hôpital moderne*, Bruxelles, Pierre Mardaga, 1979.

Le savoir objectif du corps qui résulte de ce nouveau regard est ainsi ancré dans le cadre hospitalier, qui accueille la double vocation universitaire et humanitaire du projet clinique[7]. L'hôpital, quand il est voué à la clinique, est en effet, d'une part, un établissement relevant de l'université, qui a pour fonction d'améliorer la formation pratique des étudiants et l'efficacité thérapeutique des médecins. L'hôpital doit constituer, à côté de l'université, « le plus vaste système d'instruction médicale qui ait jamais existé » à en croire le chirurgien Dupuytren. Le primat de la pédagogie y est affirmé, valorisant l'enseignement pratique au chevet du malade : l'expérience se substitue aux leçons théoriques *ex cathedra*. La clinique est, d'autre part, une « machine à guérir », selon l'expression de Tenon, qui définit ainsi l'idéal hospitalier des médecins réformateurs. Elle caractérise la professionnalisation de la gestion de la santé, par laquelle un personnel hiérarchisé et qualifié se voit doté d'une nouvelle fonction thérapeutique. Au cours du XIXe siècle, la mise en place des concours qui ouvrent l'accès aux responsabilités opère une forte sélection constituant une élite professionnelle de cliniciens qualifiés. Le franchissement des étapes de la carrière hospitalière devient indispensable à la quête d'un poste universitaire. L'internat, institué en 1802, avec son recrutement par concours pour une formation pratique de quatre ans, est la voie royale de la formation médicale et chirurgicale. La hiérarchie des internes, médecins des hôpitaux et chefs de service, organisée en droit dans le cadre méritocratique du concours, forme en fait une corporation d'élite, dotée de privilèges et d'une large autonomie. Peu rétribuée pour leur activité menée à temps partiel à l'hôpital, ces médecins hospitaliers trouvent à l'extérieur, dans l'exercice libéral de la médecine de ville, les revenus confortables que leur assure leur clientèle aisée.

L'acte hospitalier est ainsi progressivement médicalisé et l'hôpital investi par la médecine qui façonne ses différents espaces : le lit du malade pour la clinique, la morgue pour l'anatomie pathologique, l'amphithéâtre pour la pédagogie, le laboratoire pour l'expérimentation. La clinique qui correspond à une démarche intellectuelle et scientifique est également dotée d'une réalité matérielle. Elle constitue une salle ou un espace entre les murs de l'hôpital – au départ seulement quelques lits au sein de la masse hospitalière, réservés à des malades choisis. La nouvelle organisation des savoirs anatomocliniques est enfin propice à l'individualisation du malade : enregistrement des entrées, des sorties et des trajectoires pathologiques, développement d'une bureaucratie faite de dossiers, de formulaires, de registres et de données statistiques. L'individu et l'histoire de sa maladie sont au fondement de collections de cas mis en relation avec des classifications de symptômes, qui

---

7. I. von Bueltzingsloewen, *Machines à instruire, machines à guérir : les hôpitaux universitaires et la médicalisation de la société allemande : 1730-1850*, Presses universitaires de Lyon, 1997.

forment des tableaux nosologiques. Au terme de cette évolution, l'hôpital est ainsi devenu le lieu privilégié d'élaboration des savoirs médicaux.

Une forte croissance hospitalière caractérise le XIXᵉ siècle, comme en témoigne la multiplication des créations parisiennes : parmi d'autres, le nouvel Hôtel-Dieu, Tenon et Laennec (1878), Bichat (1882), Broussais (1883), Boucicaut (1897), Pasteur (1900), Trousseau (1901), Bretonneau (1901). Un grand débat s'engage sur leur localisation : dans ou hors la ville ? La mobilisation hygiéniste, en quête d'espace ouvert et d'air pur, se heurte au souci de proximité et de secours immédiats qu'attendent les populations urbaines. Les nouveaux hôpitaux se libèrent des préoccupations religieuses qui avaient guidé leurs architectes pour mieux répondre à leur destination sanitaire. On lutte contre la contamination par l'espacement des constructions : c'est le système pavillonnaire. L'exemple type en est l'hôpital parisien Lariboisière, mis en service en 1854, voué « au bien-être et à la salubrité ». La spécialisation s'y développe qui permet d'identifier les services au sein d'un hôpital, mais aussi de spécifier les établissements, en relation avec l'autonomisation des chaires universitaires[8]. Sourds-muets, aveugles, enfants malades, femmes en couches obtiennent leurs établissements particuliers. Au cours de la première moitié du XIXᵉ siècle émerge une nouvelle institution hospitalière publique, l'asile d'aliénés spécialisé dans les maladies mentales et que la loi de 1838 généralise en obligeant chaque département à se pourvoir d'un tel établissement[9]. La dégradation au XXᵉ siècle de l'image de l'asile, comme lieu déshumanisant, de contrainte et de travail, ne doit pas faire oublier que cette forme hospitalière a posé une pierre fondatrice du droit aux soins et à l'assistance reconnus aux fous et idiots. Toutefois, l'hôpital, sous ses différents aspects, n'est pas au centre du programme d'assistance publique que développe la République. Le secours à domicile reste la voie privilégiée pour porter assistance aux individus et à leur famille, tandis que l'hospitalisation est le plus souvent perçue comme un pis-aller, y compris par les pouvoirs publics. Jusqu'au milieu du XXᵉ siècle, la plupart des affections médicales, hormis la tuberculose, sont soignées à domicile. L'obstétrique et la chirurgie sont pratiquées en clinique privée. L'hôpital, et ses satellites (l'hospice pour les incurables et l'asile pour les aliénés) demeurent de fait le lot des classes déshéritées, souvent suspectées d'être indûment à la charge de la collectivité. L'hôpital du XIXᵉ siècle est un repoussoir sanitaire autant que social.

### L'hôpital comme entreprise : d'une vocation sociale à une institution totale ?

Les interprétations de la médicalisation hospitalière au XXᵉ siècle puisent dans différents registres explicatifs. Envisageons successivement l'élargissement

---

8. *Actes de la recherche en sciences sociales*, numéro spécial « La spécialisation de la médecine, XIXᵉ-XXᵉ siècles », 156-157, mars 2005.
9. F. Gros, « Asile d'aliénés », D. Lecourt (dir.), *op. cit.*, p. 102-105.

du marché des soins, la professionnalisation des compétences et les innovations techniques, qui reconfigurent l'institution d'assistance en entreprise médicale.

L'assistance médicale gratuite (1893), l'afflux des blessés de la Grande Guerre, la loi sur les pensions de 1919 : autant d'étapes qui ponctuent la multiplication des bénéficiaires de soins gratuits à l'hôpital. Le système de santé n'est pas adapté à la croissance du recours des populations à la thérapeutique : tandis que les hôpitaux sont destinés aux personnes sans ressources, et que les couches favorisées ont accès à de dispendieux traitements en clinique privée, les catégories intermédiaires ne trouvent pas leur place[10]. Avec le développement de la mutualité, puis les assurances sociales de 1928 et 1930, elles entrent finalement à l'hôpital, malgré les réticences qu'elles éprouvent face à l'inconfort des salles communes et à la crainte de la promiscuité contaminante. Les malades ne cherchent plus tant une assistance à bon marché que des services dont l'hôpital a désormais l'exclusivité : des équipements coûteux appropriés aux techniques diagnostiques (examens de laboratoire, radiologie) et thérapeutiques suscitées par les traitements lourds ou de pointe, comme ceux que développent la cancérologie et plus tard la chirurgie cardiaque ou la médecine néo-natale. La loi de réforme hospitalière de 1941, validée par ordonnance en 1945, sanctionne la fin de l'ancien système d'assistance. Elle pose le principe de l'accès aux soins hospitaliers de tous les citoyens, et non plus des seuls indigents, et réaffirme le caractère d'établissement public de l'hôpital. L'hôpital du second XXe siècle sera ainsi fondé sur le contrôle et la régulation de l'institution par la puissance publique et sur le principe de l'ouverture à tous les citoyens : la notion de droit aux soins s'impose, confirmée par l'extension progressive du système de sécurité sociale.

L'hôpital participe à la lutte contre les maladies que l'on associe à l'environnement social (comme la tuberculose) et qui en tant qu'enjeu sanitaire majeur du long XXe siècle contribuent à dessiner le paysage de l'offre de soins : les sanatoria, les dispensaires, les centres de vénéréologie, les services de puériculture, plus tard de protection maternelle et infantile, les établissements psychiatriques, s'imposent comme des structures collectives qui s'insèrent dans le tissu hospitalier. Services spécifiques au sein des hôpitaux, ou bien établissements propres, ils secondent une médecine libérale qui n'a pas les moyens d'encadrer les populations dans le cadre d'une politique de santé publique misant sur la prévention. Avec la mission de « service public hospitalier », en 1970, le principe de la séparation des secteurs sanitaire et social est posé, en rupture avec l'histoire de temps long qui les avait toujours réunis. L'hôpital se voit désormais imputer la seule responsabilité du sanitaire, et centrer sur son rôle diagnostique et thérapeutique, tandis que la protection contre les « risques sociaux » incombe à un réseau

10. S. Samson, « Une usine à guérir. L'hôpital Beaujon à Clichy », *Recherches contemporaines*, 4, 1997, p. 75-99.

parallèle à l'hôpital, composé de maisons de retraite, de maisons maternelles ou de foyers d'aide sociale.

Les changements d'échelle des missions de l'hôpital modifient les enjeux de la médicalisation, lisibles dans la professionnalisation des soins hospitaliers. L'émergence dès la fin du XIXe siècle d'une profession infirmière s'édifie sur une compétence technique et scientifique, et sur une qualification par le diplôme, couplée à une laïcisation qui fait prendre aux infirmières la relève du personnel religieux (avec une durable coexistence toutefois). La relation entre médicalisation et professionnalisation est également manifeste dans l'implantation progressive du corps médical dans l'hôpital, et dans ce qui peut être interprété comme la conquête par les médecins du pouvoir hospitalier. Ces évolutions se concrétisent avec l'ordonnance de 1958, appliquant une vaste réforme des études médicales due au médecin pédiatre Robert Debré. La « réforme Debré » crée, dans les villes sièges de facultés, les centres hospitaliers universitaires (CHU) qui consacrent l'interdépendance de l'hôpital et de l'université. Les grands hôpitaux doivent désormais ajouter à leur mission de soins l'enseignement médical et la recherche fondamentale et appliquée. À partir de 1960, le corps médical des CHU est à double appartenance médicale et enseignante, avec l'obligation d'exercer à temps plein conjointement dans l'hôpital et la faculté, en vouant la totalité de son activité professionnelle aux fonctions hospitalières, enseignantes et de recherche.

La professionnalisation accompagne le déploiement de l'hôpital en entreprise, qui dessine les contours d'un système à la fois économique et hautement technique, réunissant des objets, des instruments et des machines, des produits, des gestes et des pratiques codifiés dans des manuels et des formations, ou encore des savoirs tacites. La médicalisation serait, selon cette lecture, le fruit d'un processus d'innovation où, comme le souligne Pierre-Yves Donzé, « l'apparition d'une nouvelle technique, comme l'anesthésie au milieu du XIXe siècle, la radiologie dans les années 1890 ou les antibiotiques dans les années 1940, viendrait alors rompre l'équilibre du système technique médical, obligeant ce dernier à une réadaptation »[11]. Ce complexe médical trouve des correspondances dans les transformations de l'architecture hospitalière. En témoigne la rupture avec le pavillonnaire au profit de la concentration des services en un seul bâtiment vertical traduisant la rationalisation des fonctions et des coûts, dont l'hôpital Beaujon, à Clichy, est un des pionniers en 1935. Dans les années 1960, la création des unités de soins « clés en main », répétitives et standardisées, doit compenser le retard de l'équipement hospitalier.

Cette entreprise connaît une extension sans précédent : les soins hospitaliers constituent à partir des années 1970 environ la moitié de la consommation médicale totale des ménages, tandis que le personnel croît de façon

---

11. P.-Y. Donzé, « Les systèmes hospitaliers contemporains, entre histoire sociale des techniques et business history », *Gesnerus*, 62, 2005, p. 276.

spectaculaire (on estime que le personnel médical des hôpitaux publics est multiplié par 7 entre 1939 et 1981, pendant que le personnel non médical fait plus que décupler). L'hôpital devient un employeur d'importance, en général le premier de la commune où il est situé. En corollaire de sa croissance, l'institution entend, après des siècles de réputation délétère, mettre la focale sur sa nécessaire « humanisation ». Celle-ci passe d'abord par la qualité de l'accueil. La disparition des salles communes est le premier emblème de cette mobilisation, avant l'aménagement des visites des familles, des horaires, ou l'amélioration des repas. Si l'attention est portée au patient, à qui l'on consacre des droits dans la « Charte du malade hospitalisé » (1974), c'est un patient qui est de plus en plus perçu comme un « usager », au sens de personne qui utilise un service public. À partir des années 1970, la logique économique tend en effet à s'imposer comme un élément déterminant des politiques sanitaires, et tandis qu'une part croissante du produit national est consacrée aux dépenses de santé l'hospitalisation est la première concernée par leur maîtrise. Le contrôle de l'offre par la carte sanitaire pour équilibrer les créations d'équipement, ainsi que la régulation, voire le rationnement, des budgets hospitaliers publics ralentissent la croissance des dépenses et limitent les ambitions. Ces logiques ne sont pas sans conséquence sur la notion de médicalisation. Les évolutions récentes, dans la première décennie du XXIe siècle, entérinent un nouveau basculement dans les rapports de force de l'exercice du pouvoir au sein de l'hôpital, dont témoigne la loi « Hôpital Patients Santé Territoires » de 2009 qui entend réorganiser globalement le système de soins. Au détriment du pouvoir médical, promu depuis deux siècles, le pouvoir administratif s'affirme. La « gouvernance » hospitalière (du ministère de la Santé jusqu'au directeur d'hôpital, doté de pouvoirs élargis en matière de décision et de nominations, en passant par les directeurs des agences régionales de santé) acquiert une légitimité nouvelle fondée sur le primat de l'économique. Les hôpitaux sont soumis à des objectifs de « performance » qui insistent sur la quantification des actes médicaux, la comptabilité d'une activité tarifée, l'externalisation des soins, autant d'éléments concourant aux visées de réduction des dépenses impliquées par la politique de santé publique.

Depuis plusieurs décennies, la notion de médicalisation a été porteuse d'une contestation de l'institution hospitalière. Cette critique a mis en cause les dispositifs normatifs d'encadrement des individus qu'elle produit, le « modèle technico-médical de la guérison et de la normalisation » qu'elle suscite, selon les mots de Foucault, voire la menace pour la santé que l'entreprise médicale constitue, ainsi que le formule la critique d'Ivan Illich dans *Némésis médicale* (1975). L'hôpital fait ainsi partie des lieux de la contestation sociale et culturelle des années 1970[12]. Les motifs de la critique se sont renouvelés depuis, notamment dans la réflexion contemporaine qui réunit des professionnels du soin déplorant la dégradation de leurs conditions

---

12. C. Chevandier, *L'hôpital dans la France du XXe siècle*, Paris, Perrin, 2009.

de travail, des usagers dénonçant la déshumanisation techniciste des pratiques médicales, des économistes mettant en valeur l'inégalité croissante de l'accès aux soins, ou encore des acteurs du monde sanitaire interrogeant l'hospitalo-centrisme français privilégiant l'étude des cas complexes au détriment des problèmes de santé quotidiens. Ce sont cependant la notion d'« hôpital entreprise » et son impératif de rentabilité qui sont au centre des critiques récentes, soulignant que le primat des logiques économistes n'est pas seulement une menace pour la qualité des soins, mais met en cause les valeurs placées au cœur de l'hôpital moderne, centrées sur le soin donné à un patient singulier, objet de respect dans le cadre de l'éthique contemporaine[13].

Pour appréhender ces problèmes contemporains, il est important d'apprécier l'empreinte d'une histoire qui a profondément marqué l'identité culturelle de l'institution hospitalière. Celle-ci, tout en devenant le lieu d'exercice par excellence de la médecine moderne et la clé de voûte du système sanitaire, a été déterminée par les enjeux de pouvoir – médical et économique – qui s'y sont joués à chaque époque, autant que par sa vocation charitable puis d'assistance, qui a étroitement lié l'hôpital à l'histoire sociale de l'exclusion.

*(Anne Rasmussen)*

**Références :**

O. Faure, *Genèse de l'hôpital moderne : les hospices civils de Lyon de 1802 à 1845*, Lyon, Presses universitaires de Lyon, 1981.

J.P. Gaudillière, *La médecine et les sciences XIXe-XXe siècles*, Paris, La Découverte, 2006.

J. Howell, *Technology in the Hospital. Transforming patient care in the early twentieth century*, Baltimore, Johns Hopkins University Press, 1995.

J. Imbert (dir.), *Histoire des hôpitaux en France*, Toulouse, Privat, 1982.

O. Keel, *L'avènement de la médecine clinique moderne en Europe, 1750–1815*, Genève, Georg, 2001.

## 6. Le développement de la pensée infirmière

*L'œuvre de Florence Nightingale : la naissance d'une pensée infirmière*
Florence Nightingale (1820-1910) fut la première infirmière à montrer la contribution essentielle des soins infirmiers à la santé des populations et à proposer une orientation pour la clinique, la recherche, la gestion et l'enseignement des soins infirmiers. Lors de la guerre de Crimée (1853-1856), F. Nightingale souligne que la mortalité des soldats anglais est due à plusieurs

---

13. Voir étude 29.

causes : temps de transport trop long entre le champ de bataille et le lieu de soins, entassement des blessés dans des conditions déplorables, manque de ventilation, de drainages, de propreté des locaux et de confort. De par sa formation avancée en mathématiques, elle quantifie chaque problème et les met en lien. Par exemple, elle compare les temps requis des transports des malades au Canada et ceux effectués en luge du champ de bataille à l'hôpital de Scutari. De la même façon, pour mesurer l'entassement des blessés, elle prend les références des espaces entre patients dans les hôpitaux londoniens et ceux de l'hôpital militaire de Scutari où ils sont trois fois moins importants. À partir de ses observations, elle fait mettre une distance convenable entre les blessés, ouvrir les fenêtres pour favoriser l'aération, les drains sont lavés à l'extérieur, le nettoyage des chambres est entrepris et une nourriture suffisante dispensée aux blessés. En outre, elle aide les soldats blessés à écrire à leur famille, ce qui avait un impact non négligeable sur le maintien de leur moral. Le taux de mortalité de 42 % en février 1855 pour tous les soldats admis est réduit à 2,2 % en juin 1855. F. Nightingale montre un lien causal entre les réformes sanitaires qu'elle a entreprises et la chute de la mortalité. Son efficacité sur le terrain lui vaut l'admiration des chirurgiens. Le rapport qu'elle remet au ministère de la Santé lui permet d'acquérir une renommée nationale, puis internationale. Au delà de cette notoriété acquise par la mise en place de règles d'hygiène, sa contribution repose aussi sur sa proposition de conceptualisation des soins infirmiers, de définition de l'action de l'infirmière, sa plus-value et sa spécificité[1].

Selon F. Nightingale, les soins infirmiers sont fondés non seulement sur la compassion mais également sur l'observation, l'expérience, les données statistiques, la connaissance en hygiène publique et en nutrition, les compétences administratives. La préoccupation de l'infirmière, concernant autant les gens malades qu'en bonne santé, est de fournir le meilleur environnement possible pour que les « forces de la nature » permettent la guérison ou le maintien en santé. L'activité de l'infirmière est dirigée vers la personne et son environnement, et vise le maintien ou le recouvrement de la santé, la prévention des infections et des blessures, l'enseignement de modes de vie sains (on voit ici que l'éducation à la santé devient un des axes de la profession) et le maintien de bonnes conditions sanitaires. Les soins infirmiers s'adressent à tous, malades et gens bien portants, indépendamment des différences biologiques, des classes économiques, des croyances et des maladies. F. Nightingale considère la personne selon ses composantes physiques, intellectuelles, émotionnelles et spirituelles, ainsi que selon sa capacité à changer la situation dans laquelle elle se trouve. Elle montre que les facteurs environnementaux (l'air sain, la lumière, la chaleur, l'eau pure, le calme et une diététique adéquate) sont essentiels afin de guérir ou de conserver la santé. Elle formule « les lois de la santé et du soin infirmier », dénotant

---

1. F. Nightingale, *Notes on Nursing : What it is and what it is not,* (1859), New York, Dover Publications Inc., 1969.

une vision de la profession axée sur le concept de santé (vision « salutogénique ») plutôt que sur le concept de maladie (vision « pathogénique »). La santé n'est pas l'opposé de la maladie, elle peut signifier également une volonté de bien utiliser chacune de nos capacités et ce changement majeur de vision animera la réflexion de chacune des théoriciennes de la discipline infirmière. D'ailleurs, quelques années plus tard, deux verbes anglais caractériseront, de façon différente, les principes des soins infirmiers (*to care*) des soins médicaux (*to cure*), donnant ainsi naissance aux théories du *caring* et du *curing*, comme guides respectifs des enseignements et des pratiques des soins infirmiers et médicaux.

Ces idées poussent F. Nightingale à concevoir une formation infirmière spécifique et surtout autonome. Elle considère que seules les personnes qui ont reçu une formation d'infirmière peuvent gérer les soins infirmiers, ce qui n'est plus toujours le cas aujourd'hui en France. Dans un but d'efficacité et de réduction des coûts, elle croit fermement à la nécessité de ne pas utiliser le temps des infirmières pour des tâches qui les éloignent du soin aux malades, comme les tâches administratives (aujourd'hui par la mesure de la charge des soins, on sait que 50 % du temps de travail des infirmières est consacré à des activités autres que les soins infirmiers). Les premières écoles Nightingale voient le jour en Angleterre. Puis, en émigrant très tôt vers l'Australie, le Canada, l'Inde, la Finlande, l'Allemagne, la Suède et les États-Unis, les infirmières Nightingale influencent les différents systèmes de santé et de formation tout en contribuant de façon importante au développement d'une pensée infirmière autonome. Leur métier devient une profession respectable pour les femmes du monde entier, la lampe de Florence Nightingale en devient l'emblème, symbole tout autant d'espoir (celui donné aux blessés de la guerre de Crimée) que d'alphabétisation et d'apprentissage. Nonobstant l'influence certaine de la pensée Nightingale dans l'hexagone, la France demeure frileuse devant cette perspective de développer une pensée infirmière distincte de la pensée médicale. Ainsi, l'œuvre du docteur Bourneville dans les Hôpitaux de Paris, qui sera le modèle français de la formation infirmière, témoigne d'une volonté de promouvoir une infirmière laïque dont la pratique et la pensée sont assujetties aux savoirs et au pouvoir médical.

### *Le docteur Bourneville, le concepteur de l'infirmière laïque française*

Désiré Magloire Bourneville (1840-1909), élève brillant de Charcot, est à la fois un médecin qui s'intéresse aux aliénés, un journaliste engagé dans la laïcisation et un homme politique anticlérical. Homme d'envergure menant des combats avant-gardistes, il respecte cependant l'influence de ses maîtres et n'ose pas s'opposer à la pensée dominante médicale. Il inscrit la question des infirmières dans une démarche globale médico-sociale d'auxiliariat. En effet, la clinique médicale se développant de façon importante, elle nécessite un suivi continu de l'évolution des signes et des symptômes des patients, si bien qu'il devient urgent pour les médecins de créer une profession intermédiaire, la profession infirmière, au service de cette évolution.

La formation des infirmières selon le modèle de Bourneville s'applique dans un premier temps aux hôpitaux de Paris et se généralise par la force politique sur toute la France. En 1877, la création, dans les hôpitaux de Paris, d'écoles d'infirmiers et d'infirmières est effective. Elles seront situées à Bicêtre pour les hommes et à la Pitié-Salpêtrière pour les femmes. Compte tenu du niveau scolaire extrêmement faible des personnels en place auxquels s'adresse la formation, c'est d'abord un enseignement primaire qui est organisé dans ces deux écoles à partir de 1878. Tout au long de l'enseignement, la notion d'obéissance au médecin est rappelée. Il s'agit de s'adjoindre des « aides » suffisamment efficaces pour surveiller les malades et prévenir le médecin en cas d'aggravation du patient mais nécessairement soumises à l'autorité médicale afin d'éviter de prendre exemple sur le modèle d'indépendance de F. Nightingale. Cette approche persistera pendant de longues années et la notion d'auxiliariat médical ne cessera de dominer la pensée infirmière française. Les récentes réformes renforcent cette conception en nommant l'ensemble des acteurs du soin de façon dichotomique : le personnel médical et paramédical, ce qui a des conséquences majeures en termes de développement professionnel, de visibilité et de conception même de la profession infirmière.

C'est ainsi que Bourneville définit un enseignement pour les infirmières qui se standardisera vingt ans après sur l'ensemble du territoire français, malgré les efforts d'autres pionnières infirmières comme Léonie Chaptal ou Anna Hamilton pour développer des modèles proches de ceux de F. Nightingale. Ce modèle de formation, qui servit de base à la construction de l'identité de l'infirmière française, fut souvent critiqué du côté européen et anglo-saxon et est un des facteurs explicatifs des retards constatés de la pensée infirmière française. Même si des réformes successives des programmes ont eu lieu, la démarche demeure la même, inhibant l'autonomisation de cette profession et son *empowerment*[2] par sa soumission au savoir et à l'autorité médicale. Le passage en 2009 au LMD (Licence, Master, Doctorat) de la profession infirmière en France a cependant été vécu comme une volonté de reconnaissance universitaire de la profession infirmière.

D'autres facteurs ont eu une influence non négligeable sur cette « exception française » en termes de formation infirmière. En effet, il apparaît que le choix d'un système de formation centralisé et élitiste, comme celui de la France, a été un frein important au développement des sciences infir-

2. La notion d'*empowerment* est comprise ici dans ses dimensions interpersonnelles ou organisationnelles qui mettent l'accent sur les habiletés des individus (ici les infirmières), d'une organisation à pouvoir influencer les autres. Elle peut être étendue au politique qui met l'emphase sur l'action ou le changement social afin de transférer le pouvoir et le contrôle entre différents groupes communautaires ou professionnels dans le but de gagner un plus grand contrôle des ressources collectives et donc une répartition équitable de ces dernières.

mières et de la réflexion disciplinaire qui a pris corps grâce à des travaux d'infirmières américaines.

*Le développement des savoirs infirmiers : une histoire américaine et une question de politique de formation*

La construction des savoirs infirmiers demeure une histoire américaine. Aux États-Unis, les éléments clés sont apparus dès 1950 avec l'émergence d'une recherche spécifique. La création d'un système de subventions de recherche par *The Division of Nursing Research* signe les premiers pas de la recherche infirmière. La création du journal *Nursing Research* (juin 1952) renforce l'ancrage du développement disciplinaire. Les années 1960 et 1970 sont marquées par la création des réseaux régionaux de chercheurs, des conférences scientifiques et des périodiques de recherche. L'édifice est solidifié par la création du *National Center of Nursing Research* en 1986 qui promeut et finance la recherche en sciences infirmières. C'est aussi à cette période que l'on voit apparaître une réflexion approfondie sur les objets d'études de la discipline et plusieurs conceptions voient le jour, comme celles de Henderson sur les besoins fondamentaux, de Roy sur la notion d'adaptation, de Watson sur la théorie du *caring, etc.* Ces conceptions infirmières ont permis d'orienter la clinique infirmière mais aussi la recherche, la gestion des services de soin infirmier et l'enseignement, situant ainsi l'infirmière comme actrice dans le domaine de la santé avec une contribution spécifique. Dans les années 1980, des théoriciennes infirmières d'origine américaine tentent de poser les assises de ce champ d'étude. Fawcett[3] dégage quatre concepts communs : ceux de personne, de soin, d'environnement et de santé, comme unités essentielles dans la construction des sciences infirmières. La personne représente le bénéficiaire des soins, qu'il s'agisse d'un individu, d'un groupe, d'une famille ou d'une communauté ; l'environnement renvoie à l'entourage social et physique ainsi qu'aux lieux où sont prodigués les soins ; la santé caractérise l'état de bien-être de la personne, qui peut varier d'un bien-être complet jusqu'à la mort imminente ; le soin représente toutes les actions exécutées à la place de la personne par ou avec l'infirmière. Ces concepts clés ne sont pas spécifiques à la profession infirmière. Les médecins s'intéressent aussi à la personne, à la santé, à l'environnement et au soin. Fawcett suggère que la spécificité infirmière réside dans les liens entre ces quatre concepts centraux. Donaldson et Crowley[4] et Gortner[5] apportent un éclairage supplémentaire en faisant émerger quatre propositions reliant les concepts centraux, pour mieux spécifier la discipline infirmière. La première proposition lie les concepts de santé et de

---

3. J. Fawcett, *Theory Development, What, Why, How*, New-York, National League for Nursing, 1978.
4. S. K. Donaldson et D. M. Crowley, « The discipline of nursing », *Nursing Outlook*, 26, 2, 1978, p. 113-120.
5. S. R. Gortner, « Nursing Science in transition », *Nursing Research*, 29, 1980, p. 180-183.

personne en signalant que l'infirmière porte un intérêt pour les processus de la vie, du bien-être et du fonctionnement optimal des êtres humains, sains ou malades. La deuxième proposition souligne l'intérêt des interactions entre la personne et son environnement dans des situations normales et critiques de la vie humaine. La troisième proposition lie la santé et le soin en insistant sur les processus qui entraînent des changements positifs de santé. La quatrième proposition relie les concepts de personne, d'environnement et de santé en insistant sur la santé de la personne en interaction continue avec son environnement. Ainsi la façon dont les infirmières lient de façon unique ces quatre concepts signe leur spécificité, leur unicité et leur contribution visible à la santé des populations.

À l'heure actuelle, les États-Unis possèdent le plus grand nombre de Facultés des Sciences Infirmières. Mais le milieu francophone n'en est pas dépourvu. En effet, le Québec, le Liban, La Suisse, ont implanté récemment plusieurs facultés ou départements en Sciences infirmières. De même, avec la réforme LMD, plusieurs pays européens ont profité de cette opportunité pour doter la profession infirmière d'une filière autonome jusqu'au doctorat. C'est le cas de l'Espagne, du Portugal, de l'Italie et même de la Croatie.

### *La notion de pouvoir : un concept tabou pour les soins infirmiers*

La notion de pouvoir renvoie ici à la capacité de contrôle des institutions et de leurs ressources sociales, politiques et économiques. La répartition et l'utilisation des ressources sont associées aux valeurs de la société. Il apparaît que, dans les institutions de soin françaises, la répartition des pouvoirs se fait selon deux modes, le pouvoir administratif et le pouvoir médical, le pouvoir soignant qui représente 70 % de l'ensemble du personnel d'un hôpital n'ayant qu'un pouvoir consultatif. Dans ce contexte, on peut considérer les infirmières comme un groupe opprimé dans le système de santé[6], ce qui est délétère dans une profession dont l'un des objectifs est « de prendre soin » de l'autre.

L'histoire d'un siècle de soins infirmiers peut être analysée comme une longue tentative, avec un succès mitigé, de professionnalisation des soins. Pour les sociologues, cette quête de la professionnalisation est considérée comme une lutte pour se soustraire à la domination médicale ou pour se trouver une identité propre distincte de la médecine. Le critère le plus considéré pour définir une profession est celui de l'autonomie, à savoir la capacité de choisir les thématiques sur lesquelles on intervient en matière d'orientation, de définition des compétences, de formation et de statut, en fonction du savoir disciplinaire et de la capacité de choisir les moyens mis en œuvre pour intervenir face à ces problèmes[7]. Or, on peut remarquer qu'en France

---

6. S. J. Roberts, « Development of a positive professional identify : liberating oneself from the oppressor within », *Advances in Nursing Science*, 22, 4, 2000, p. 71-82.

7. O. Goulet, « La consolidation de la formation », O. Goulet et C. Dallaire (dir.), *Soins infirmiers et société*, Boucherville, Gaëtan Morin, 1999, p. 225-257.

l'autonomie professionnelle et la capacité de décider des infirmières sont extrêmement minces. De plus, les dernières réformes sur la formation des infirmières, sur la gestion des hôpitaux par la tarification à l'activité (T2A), sur les coopérations professionnelles, ne font que renforcer l'idée de « l'infirmière auxiliaire médical » au service de l'avancement de la médecine. Comme le soulignent Wilson et Laschinger[8], la profession infirmière a souvent été associée à une profession dépendante et passive, travaillant dans un environnement sur lequel elle a peu d'influence, ce qui entache grandement sa satisfaction au travail.

Dans ces circonstances, les infirmières se réduisent au silence et en arrivent à se retirer progressivement de la situation, y compris en étant malades. Le silence des infirmières a été constaté par plusieurs auteurs. Pour certains, les infirmières n'ont pas de « discours public » qui décrit leur contribution aux soins des patients. Pour d'autres, les infirmières se réduisent au silence afin de maintenir la culture d'un milieu de travail, celui du système de soins médicaux. La population reste convaincue que les infirmières doivent être soumises à la connaissance et à la prescription médicale. En somme, les soins infirmiers jouent un rôle secondaire aux yeux de la société qui leur confère un statut moins élevé, ce qui peut contribuer à générer certains comportements de la part des infirmières.

À ce sujet, Kanter[9], une sociologue américaine, décrit les comportements découlant de l'absence de pouvoir. Lorsqu'elles sont en désaccord avec une décision, les personnes éloignées du pouvoir ne protestent pas directement auprès des gestionnaires, mais « rouspètent » et diminuent leur rendement. Elles se comparent à leurs pairs plutôt qu'à leurs supérieurs, montrant ainsi leur absence d'ambition et une démoralisation. Elles critiquent leurs supérieurs professionnels à qui elles ne s'identifient pas. Elles préservent ainsi le *statu quo* du milieu de travail, assurent la sécurité et visent la réassurance dans une organisation complexe. Bref, les personnes qui ont peu de pouvoir organisationnel ont une vision à court terme, centrée sur le quotidien et contribuent à la démoralisation de leurs pairs. Ce comportement représente une adaptation à l'organisation qui réduit à l'impuissance plutôt qu'une caractéristique personnelle des employés. Le maintien des administrations hospitalières très hiérarchisées, avec une absence de pouvoir de la fonction soignante, génère frustration, abandon de la profession et problèmes de santé au travail. Les nombreux écrits sur l'épuisement professionnel montrent s'il en était encore besoin le malaise au travail qui caractérise la profession infirmière.

---

8. B. Wilson et H. K. S. Laschinger, « Staff nurse perception of job empowerment and organizational commitment: A test of Kanter's theory of structural power in organizations », *Journal of Nursing Administration,* 24, 45,1994, p. 39-47.
9. R. M. Kanter, *Men and Women of the corporation*, New York, Basic books, 1977.

*Le travail des infirmières : une atteinte à leur propre santé*

Le stress associé à la profession infirmière est bien documenté, montrant que la profession se caractérise par un fort roulement du personnel, un absentéisme et un épuisement professionnel important. Le contexte de travail infirmier, pourtant lieu privilégié de socialisation et d'appartenance à un groupe, apparaît comme pourvoyeur de nombreux stresseurs qui engendrent des répercussions sur la santé physique et psychologique. On identifie plusieurs sources de stress : les conflits avec les médecins, une préparation insuffisante à l'exercice professionnel, une non reconnaissance professionnelle, des problèmes avec les collègues, avec les cadres gestionnaires infirmiers, la discrimination, la surcharge de travail, l'incertitude face aux traitements, la mort et la morbidité, la prise en charge de patients difficiles et de leurs familles, et le manque d'autonomie. Les auteurs reconnaissent qu'il existe une certaine constance dans les facteurs de stress perçus par les infirmières : la surcharge de travail, les conflits professionnels et interprofessionnels, la relation avec le patient ou le travail émotionnel. Des études analysent certaines sources de stress en fonction des milieux d'exercice, comme par exemple la nécessité de faire face à la mort des patients dans les services de réanimation.

Ce constat n'est pas sans conséquence. La surcharge de travail perçue par les infirmières augmente de façon importante le taux de roulement des unités de soin. De même, un stress élevé induit une diminution importante de la qualité des soins infirmiers. De façon plus inquiétante, des études[10] mettent en lumière le fait qu'une surcharge importante de travail peut induire des conséquences sur la santé et la sécurité des patients et, dans certaines unités comme celles de réanimation, être un facteur explicatif de l'augmentation du pourcentage de mortalité des patients. De plus, il apparaît qu'un haut niveau de stress entraîne une diminution de la satisfaction au travail qui peut expliquer l'intention de quitter la profession. Dans le domaine de la santé mentale, l'intensification du stress produit une augmentation de l'épuisement professionnel. Il est délétère que des professionnels de l'aide, dont la mission est de prendre soin des autres, manifestent des problèmes de santé dus en majorité à des dysfonctionnements institutionnels.

La profession infirmière demeure peu visible en France où le poids du passé limite son évolution. Cette profession, comme toutes les professions d'aide, a un contrat social avec la population qui est de l'accompagner dans les différentes expériences de santé. On peut donc regretter aujourd'hui que la profession infirmière ne puisse pas jouer pleinement son rôle.

*(Philippe Delmas)*

---

10. W. O. Tarnow-Mordi, C. Hau, A. Warden, et A. J. Shearer, « Hospital mortality in relation to staff workload : a 4-year study in an adult intensive-care unit », *Lancet*, 356, 2000, p. 185-189.

**Références :**

P. Delmas et M. Mayrand Leclerc, *Sortir du management panique : Préserver la santé des cadres et promouvoir celle de son équipe.* Paris, Lamarre, 2006.

O. Goulet et C. Dallaire (dir.), *Soins infirmiers et société*, Boucherville, Gaëtan Morin, 1999.

Y. Knibielher, *Cornettes et blouses blanches*, Paris, Hachette, 1984.

M. Loriol, *Le temps de la fatigue. La gestion sociale du mal être au travail*, Paris, Anthropos, 2000.

J. Pepin, S. Kérouac et F. Ducharme, *La pensée infirmière*, Montréal, Chelenière Édition, 2010.

# 7. La profession médicale à travers l'histoire

Les représentations que nous nous faisons de notre passé contribuent à déterminer nos actes, que nous en ayons conscience ou non. Toute profession a tendance à idéaliser son passé. Beaucoup de fausses idées dans le milieu médical se nourrissent en fait d'une vision historique idéalisée. Partant de ces trois constats, cette contribution propose une rapide synthèse du développement historique de la profession médicale d'une part, et une réflexion sur les enjeux de la professionnalisation du métier médical d'autre part.

Depuis les temps anciens la tâche de celui qui soigne est identique, maintenir la santé par la prévention et le traitement de la maladie. Toute société a demandé à ses médecins une certaine connaissance et habileté, un dévouement particulier et souvent encore d'autres qualités. La position sociale, les champs d'intervention ainsi que le cadre réglementaire du médecin ont varié beaucoup de société en société. Ils étaient déterminés par la structure sociale et économique de la société d'une part, et par les moyens techniques et scientifiques qui étaient à sa disposition d'autre part. Le médecin pratiquait rarement tout seul, mais assisté par des aides et des compagnons. Le personnel soignant « paramédical » s'est multiplié avec le temps au point qu'actuellement une partie importante de la société travaille dans le secteur de la santé. Par ailleurs, les malades ont toujours pris en charge leurs souffrances par eux-mêmes ou avec l'aide de leur entourage proche. Beaucoup d'impuissances et de souffrances restent dans le domaine privé. Une grippe, un mal de tête ou de ventre sont pris en charge en première instance par le malade lui-même ou par sa famille. Cet « auto-maintien » peut prendre le chemin de la médecine traditionnelle (automédication) ou bien elle peut donner lieu à toutes sortes de médecines « traditionnelles », « parallèles », voire frauduleuses.

Dans une société donnée, le médecin est l'expert de la prise en charge de la maladie. Par sa formation il acquiert un savoir médical qu'il perfectionne par sa pratique. L'observation, l'expérience, l'expérimentation et la réflexion complètent sa connaissance. Les théories médicales qu'il développe servent à satisfaire sa quête d'une compréhension causale des maladies. En même temps, le médecin ne peut pas s'affranchir du cadre social, culturel, économique et politique de son temps et pour être respecté il doit être en phase avec la pensée de ses contemporains et en accord avec les contraintes d'une culture donnée. Ainsi, il convient de considérer que la théorie des quatre éléments de l'antiquité possédait en son temps le même degré de véracité pour les contemporains qu'ont pour nous les représentations actuelles physico-chimiques, microbiologiques, génétiques ou de biologie moléculaire.

### Le début de la formation médicale

On peut considérer la formation médicale comme un processus par lequel une personne acquiert un savoir et un savoir-faire qui la rendent apte et qui l'autorisent à s'occuper de personnes malades. Jusqu'à une période récente ces aspects prenaient en considération essentiellement la formation initiale et qualifiante, beaucoup moins la formation continue[1]. Selon Susan Lawrence[2] six traits caractéristiques de la formation médicale officielle apparaissent en Occident avant le XVIe siècle. Premièrement, la naissance d'institutions clairement circonscrites et particulières, vouées à cette entreprise pédagogique, telles que les hôpitaux, les écoles et les premières universités à partir du XIIe siècle. Deuxièmement, un corpus codifié et officiel de savoirs et de savoir-faire considérés comme doctes et officiels. Troisièmement, un système de légitimation et de reconnaissance par des examens et des diplômes (*venia legendi, venia practicandi*). Quatrièmement, ce système de légitimation instaure en même temps une hiérarchie dans le monde médical des praticiens et des enseignants. Cinquièmement, la mise en place d'une restriction à l'accès à cette formation par le biais d'un certain nombre de pré-requis obligatoires. Finalement, l'affirmation d'un lien matériel dans le rapport entre enseignants et élèves sous forme d'une rémunération.

Dans l'Antiquité la médecine était considérée comme un métier. Comme pour tout corps de métier le futur médecin suivait un apprentissage avec un maître qu'il payait. Il assistait aux opérations et aux préparations de la pharmacopée. Il apprenait à observer les symptômes de la maladie, à les évaluer de manière critique et à poser un pronostic. La médecine de l'Antiquité ne connaissait pas la certification qualifiante. Comment différencier un médecin d'un imposteur lorsque toute personne peut prétendre exercer

---

1. C. Bonah, *Instruire, guérir, servir. Formation, recherche et pratique médicales en France et en Allemagne pendant la deuxième moitié du XIXe siècle*, Strasbourg, Presses Universitaires de Strasbourg, 2000 ; T. N. Bonner, *Becoming a physician : medical education in Great Britain, France, Germany and the United States, 1750-1945*, New York, Oxford University Press, 1995.
2. S. Lawrence, « Medical Education », W.F. Bynum, R. Porter (dir.), *Companion to the History of Medicine*, tome 2, London - NewYork, Routledge, 1993, p. 1151-1179.

des soins ? Si certains médecins sont connus par leur domicile ou par leur réputation, beaucoup de praticiens sont jugés sur leurs actes. C'est ainsi qu'il faut entendre les prescriptions des textes du *Corpus hippocratique* qui au chapitre « pronostique » considèrent comme médecin celui qui, sans l'aide de son patient, reconnaît son état actuel, son passé et son avenir, et complète la description du malade : alors on peut penser qu'il connaît la maladie et se remettre à ses soins.

### L'institutionnalisation de la formation et les formes d'exercice

Pendant le Moyen Âge, la mise en place d'un enseignement mettant en rapport l'hôpital et une école ou une faculté fait irruption dans l'univers professionnel à partir de l'expérience de Salerne[3]. L'établissement d'une formation obligatoire et exclusive de ce type, d'un monopole, était en revanche encore lointain. La formation médicale s'organise d'abord autour de deux structures en plein essor à la fin du Moyen Âge : autour des universités naissantes et autour des corporations et des corps de métier créés dans les villes en pleine transformation. La mise en place des premières facultés de médecine à Montpellier, Bologne, Padoue ou Paris datent de cette époque. Les facultés de médecine font partie des trois facultés supérieures avec celles de droit canon et civil et de théologie. Dans cette configuration, elles s'orientent alors préférentiellement vers la médecine en abandonnant progressivement le champ de l'activité chirurgicale.

Pendant la Renaissance, le contenu de la formation change tout en restant dans des structures institutionnelles relativement stables. L'influence de la résurgence des textes anciens, en particulier avec l'essor de l'imprimerie, la diffusion des conceptions iatrochimistes (Paracelse 1493-1541) et iatromécanistes et le renouvellement de l'anatomie remettent profondément en cause le corpus de l'enseignement. Le renouveau et la revalorisation de l'approche pratique changent également la manière d'enseigner. L'enseignement au lit du malade fait de manière hésitante son entrée dans les pratiques éducatives usuelles à partir de Padoue et plus tard de Leyde (Boerhaave 1668-1738). Dans leur ensemble les universités et facultés s'adaptent peu à ce changement ce qui permet aux Académies (Académie des sciences, Académie de médecine, *etc.*) de s'établir et de devenir les centres de la recherche médicale et scientifique.

La réforme la plus radicale arrive avec les XVIIIe et XIXe siècles. La chirurgie rejoint la formation médicale universitaire et fait siens ses principes pédagogiques. Les facultés de médecine adoptent, sous cette pression, une approche de plus en plus pratique, empirique et appliquée. Le développement des théories et pratiques scientifiques redéfinit fondamentalement ce qu'un médecin doit savoir pour pouvoir exercer. Les voyages et l'extension des cartes géographiques enrichissent la pharmacopée traditionnelle. Les valeurs scientifiques fondamentales de l'observation et de l'expérimentation

---

3. C. Lichtenthaeler, *Histoire de la médecine*, Paris, Fayard, 1978, p. 255.

acquièrent leurs lettres de noblesse dans le domaine médical. Le regard médical se déplace de la maladie vers la morgue et l'autopsie[4] pour terminer dans les laboratoires des sciences médicales du XIX^e siècle. Par l'affirmation de la méthode anatomo-clinique la médecine réaffirme le côté pratique et concret de la formation médicale[5]. L'intérêt des États en conjonction avec la pression de la professionnalisation du corps médical introduit des critères et *curricula* de plus en plus définis et rigides pour la formation légale, officielle et reconnue, des médecins praticiens. L'État moderne et centralisé se charge progressivement de définir les besoins médicaux de la population en général.

Malgré la dichotomie heuristique entre savoir et savoir-faire, et malgré la préoccupation constante des facultés et écoles de médecine de répondre à leur vocation professionnelle, les deux ordres de savoirs, théorie et pratique empirique, ont toujours coexisté et se sont toujours confondus dans la formation et la pratique médicale. Cependant, dans le monde occidental, cette coexistence s'est transformée régulièrement en hiérarchie, en général de la première sur la seconde. De plus, la formation médicale et ses institutions ont toujours participé à différencier savoir et savoir-faire légaux et officiels d'une autre partie. La définition officielle rend *de facto* illégale ou marginale toute pratique soignante qui n'y figure pas. La formation créait ainsi une médecine officielle, légale, et une médecine parallèle, ou encore « alternative ». En ce sens la formation et ses institutions fonctionnent aussi comme un lieu d'identification professionnelle et d'établissement d'une autorité acquise par la formation qui confère une position sociale, économique et politique.

### L'exercice de la médecine

Dans l'Antiquité le nombre de médecins était relativement restreint. Si une ville souhaite recruter un médecin on lui propose un salaire annuel financé par une taxe des habitants. Toutefois la plupart des villes sont servies par des médecins ambulants. À Rome, les médecins sont pour la majorité des esclaves de grands propriétaires. L'armée romaine recherche des chirurgiens et des médecins et en 46 avant J.C. Jules César accorde la liberté et le droit de citoyenneté aux médecins grecs. L'Empereur Auguste leur accorde encore d'autres privilèges comme l'exemption du service militaire, l'exemption de taxes ou celle des tâches administratives. En retour, l'augmentation trop importante de leur nombre mène au premier siècle de notre ère à une restriction du nombre de médecins par ville signifiant de fait le début d'un contrôle étatique de l'exercice médical.

Au Moyen Âge le chirurgien-barbier qui travaille avec ses mains est un artisan laïc. Les médecins deviennent en majorité des clercs religieux. L'Église s'occupe de leurs besoins temporels et leur exercice est charité. À partir du

---

4. Voir la contribution « Le normal et le pathologique ».
5. Voir la contribution « Histoire de l'hôpital en France ».

XIᵉ siècle le nombre de médecins laïcs augmente. Devant subvenir eux-mêmes à leurs besoins ils cherchent à entrer dans les services des cours, de la noblesse ou de la grande bourgeoisie des villes naissantes. Leur exercice est étroitement surveillé par les nouvelles universités et facultés de médecine qui étendent leurs privilèges de la formation au contrôle de l'exercice de la médecine et de l'enseignement par le décernement de la *venia practicandi* et de la *venia legendi*.

Le XVIᵉ siècle annonce un nouvel ordre économique avec l'essor de l'individualisme, le libre commerce et l'esprit entrepreneur qui ravivent la concurrence entre soignants sur ce qui devient lentement un « marché médical ». Projeté dans un monde concurrentiel dont il connaît mal le fonctionnement, le médecin doit s'adapter au fait que son métier n'est plus vocation divine comme cela est le cas depuis le XIᵉ siècle, mais simplement un moyen pour gagner sa vie. Si l'on peut considérer que le médecin traitant libéral correspond à une forme démocratique du médecin personnel de la noblesse d'autrefois, il importe de souligner que les médecins, pendant longtemps, ignorent ou résistent à la situation économique nouvelle qui leur était faite[6].

Au début du XIXᵉ siècle en Europe les conséquences de l'industrialisation rapide font exister une population grandissante sans moyens de subsistance et en même temps les États-nations modernes se préoccupent de manière croissante de la gestion politique de la santé des populations. Dans ce mouvement l'hygiène devient hygiène publique et industrielle. Si « chacun sait très bien quand une chaussure lui fait mal, ou quand une robe livrée par le tailleur est trop petite, […] le profane est incapable de juger s'il est bien ou mal soigné par le médecin qu'il a choisi. Seule la communauté des initiés peut se prononcer, après un examen minutieux, sur l'aptitude du médecin à garantir en quelque sorte d'avance le bon traitement au malade qui cherche de l'aide »[7] ; deux chemins se dessinent pour régler la question de l'exercice de la médecine et la gestion étatique de la santé des citoyens.

Sous l'Ancien Régime, il y avait 18 facultés de médecine en France. La Révolution fait table rase de tout le système des corporations et de leurs privilèges, dans un premier temps, pour rétablir par la loi du 14 frimaire an III (04.12.1794), sous le nom d'écoles de santé, trois des anciennes facultés de médecine à Paris, Montpellier et Strasbourg. La suppression des corporations votée par l'Assemblée constituante et l'abolition des grades universitaires pour l'exercice de la médecine qui s'ensuit a, par là-même, soustrait le marché médical à tout contrôle professionnel. Face à la désorganisation des services de santé le régime consulaire adopte les lois du 19 ventôse an XI (10.03.1803) pour régler à nouveau, strictement, l'exercice

---

6. Voir la contribution « Histoire des honoraires médicaux ».

7. F. Recklinghausen, *Die historische Entwicklung des Medicinischen Unterrichts seine Vorbedingungen und seine Aufgabe*, Strasbourg, Schmidt, 1883, p. 5.

de la médecine et pour créer un ordre de praticiens supplémentaire, connu sous le nom d'officiers de santé. Cette réforme en profondeur de la profession, bien que souvent critiquée dans le courant du XIX<sup>e</sup> siècle, reste pour l'essentiel en vigueur jusqu'en 1892. Elle fonctionne par une délégation de pouvoir de l'État vers les facultés et la profession médicale. Les dispositions établissent un monopole professionnel en le réservant exclusivement aux docteurs et officiers de santé en échange de leur devoir de prendre en charge une partie des préoccupations croissantes d'hygiène et, à partir de 1902, de santé publique ainsi que de la régulation de l'exercice. Les docteurs possèdent la liberté de s'installer sur tout le territoire national. Le grade inférieur d'officier de santé peut être obtenu après trois ans d'études dans une école de santé où après cinq années de formation pratique dans un hôpital ou six années auprès d'un docteur en médecine. Le titre confère le droit d'exercer la médecine à l'exception des grandes opérations chirurgicales qui ne peuvent être conduites que sous surveillance d'un docteur en médecine. L'État et les grandes administrations privées se refusent de prendre leurs médecins « officiels » parmi ce corps médical secondaire. L'officier de santé n'est autorisé à pratiquer que dans la circonscription médicale et sous la surveillance directe de l'école qui l'avait reçu. Il ne possédait pas la possibilité de s'installer librement dans les autres départements. Les deux grades correspondent en définitive à deux clientèles différentes. Si le docteur en médecine fait en général partie de la bourgeoisie des moyennes et grandes villes, l'officier de santé est surtout destiné, du moins dans la conception politique à l'origine de ce titre, à mener une vie plus modeste et à apporter ses soins aux populations rurales. La création du titre est en quelque sorte une initiative politique pour lutter contre « les déserts médicaux » ruraux et préfigure les débats actuels sur la géographie et la liberté d'installation des médecins.

Une deuxième forme d'organisation plus étatique s'établit en Allemagne. Pendant la première moitié du XIX<sup>e</sup> siècle, les médecins y sont étroitement liés au fonctionnement étatique (santé publique) et possèdent à certains égards une situation proche du fonctionnariat. Ils sont soumis à une obligation de soins vis-à-vis de la population (*Kurierzwang*), doivent régulièrement fournir à l'État des rapports sur la santé de la population et sont soumis à un contrôle étatique. Pendant les années 1860 le corps médical allemand mène une campagne pour la libéralisation de sa situation. Celle-ci porte ses fruits puisqu'en 1869 les médecins sont inscrits, sur leur demande, dans le code de l'industrie et de l'artisanat prussien. Profession libérale, le médecin est aussi soumis au principe de la libre concurrence économique. Ce pas vers la libéralisation et l'indépendance de la profession vis-à-vis de l'État entraîne ainsi des inconvénients. Le code prévoit pour l'exercice de la médecine, comme pour toute l'industrie et l'artisanat, la liberté totale de l'exercice (*Gewerbefreiheit*). Pour la profession médicale elle comporte quatre volets : la liberté (géographique) d'installation (*Niederlassungsfreiheit*) ; la liberté d'exercice de la médecine (*Kurierfreiheit*), l'abrogation de l'obligation de soins (*Kurierzwang*) ; et enfin toutes les universités offrent désormais la possibilité de passer un examen de certification étatique. Ainsi, le prix de l'indépendance est surtout celui de la liberté d'exercice. L'exercice de la médecine n'est plus soumis à aucune restriction ; toute personne peut s'installer et pratiquer librement. Seul le titre de médecin est réservé aux personnes qui possèdent l'*approbation*, c'est-à-dire la qualification d'État. Cette situation correspond en fait à celle en France immédiatement après la Révolution. Cependant, si la Révolution a établi la liberté de l'exercice de la médecine, elle a aussi en même temps aboli toute formation réglée pour la pratique médicale. En Allemagne, depuis 1869 (et jusqu'à aujourd'hui), il existe la liberté d'exercice, mais la formation médicale universitaire persiste de manière inchangée. Les diplômes d'État de médecin-praticien restent valables et seuls les diplômés possèdent le droit de pratiquer sous ce titre. Ainsi, en Allemagne, cette période contradictoire se referme sur une profession médicale unifiée (un seul grade) et relativement indépendante, qui à sa propre demande se trouvait face à la dérégulation de l'exercice de la médecine.

En France, l'organisation instaure une division de la formation entre facultés et écoles de médecine qui épouse, en fait, celle du corps médical avec ses deux grades différents. Les écoles par leur complémentarité déchargent les facultés d'une partie de leur clientèle, ce qui permet à leur réseau restreint (trois facultés de médecine seulement à Paris, Montpellier et Strasbourg) de fonctionner sous cette forme jusqu'au début de la Troisième République. En même temps les trois facultés contrôlent les examens des écoles qui leur sont rattachées depuis 1820. Il existe une autre division de la formation, entre Paris et la province. Pendant la période s'étendant de 1810 à 1869, environ 49% des docteurs en médecine et 73% des pharmaciens de première classe sortent de la faculté de médecine de Paris et de son école supérieure de pharmacie. En revanche, Paris ne participe que faiblement à la formation des officiers de santé.

### Diversification et spécialisation : L'accès des femmes à la profession médicale et la spécialisation des praticiens

En France, immédiatement après la guerre de 1870-1871, les femmes ont acquis le droit d'accéder à la formation médicale universitaire[8]. Cette situation qui n'existe avant la Première Guerre mondiale nulle part hormis en Suisse, suscite progressivement un intérêt particulier des étudiantes étrangères pour les facultés médicales françaises. En 1894, 15% des étudiant(e)s étranger(e)s des facultés médicales en France sont des femmes, dont la majorité étudient à Paris : ainsi 161 étudiantes étrangères sont alors inscrites dans les facultés médicales françaises. Leur arrivée nombreuse promeut également la participation féminine française, peu

---

8. T. N. Bonner, *To the Ends of the Earth : Women's Search for Education in Medicine*, Cambridge MA, Harvard University Press, 1992.

importante initialement. Si cette situation n'explique que partiellement le nombre élevé d'étudiants étrangers en médecine en France, elle représente en tout cas une particularité et le signe d'un certain libéralisme des facultés de médecine françaises.

De manière générale dans le champ médical, la spécialisation peut faire référence à deux phénomènes distincts, la spécialisation professionnelle et la spécialisation scientifique[9]. La spécialisation professionnelle en médecine conduit à établir, pour certains praticiens, une désignation particulière, plus restreinte, concernant leur activité de soins. Elle établit des médecins-spécialistes qui tendent à se différencier du médecin-généraliste. Au début du XIXe siècle ces désignations traduisent plutôt une restriction d'activité d'un praticien qui ne possède pas toujours une formation médicale officielle. De ce fait, la spécialisation est dans un premier temps marquée d'une connotation négative aux yeux de la profession. L'émergence du deuxième type de spécialisation, la spécialisation scientifique, change les représentations. Ce deuxième type de spécialisation en médecine s'affirme à travers le XIXe siècle avec l'établissement de cours particuliers, de chaires d'enseignement spécialisées, de cliniques universitaires spécialisées et de journaux indépendants. Toutefois, concrètement, l'influence de cette spécialisation universitaire et scientifique sur le plan de la pratique médicale ne se fait sentir que progressivement. La spécialisation professionnelle, réglée de manière officielle par l'État et dépendante de la formation universitaire, n'intervient pour l'essentiel qu'après la Seconde Guerre mondiale.

Ce deuxième type de spécialisation peut être envisagé comme indicateur de la transformation pratique de la formation médicale et comme potentiel d'innovation. Cette spécialisation s'établit selon cinq axes différents. Les nouveaux domaines du savoir, de l'enseignement et de la pratique médicale peuvent être définis : premièrement, en fonction de certains types de patients (maladies de l'enfant, maladies de la femme) ; deuxièmement, en fonction de certaines structures anatomiques (maladies des yeux, maladies mentales et de l'encéphale, maladies des voies urinaires) ; troisièmement en fonction de certains traitements (traitement des hernies, hydrothérapie, électrothérapie) ; quatrièmement selon certains types de maladies (maladies vénériennes); et cinquièmement selon une fonction sociale particulière (médecine légale, médecine militaire, hygiène publique). De même, elle peut être soutenue par le développement d'un instrument particulier (ophtalmoscope, appareils en O.R.L.), par une pratique particulière comme la vaccination ou encore vers la fin du XIXe siècle la radiographie. Cependant, il est clair que la spécialisation ne dépend pas seulement des besoins internes du savoir médical. La dynamique sous-

---

9. G. Weisz, « The development of Medical Specialization in Nineteenth-Century Paris », A. La Berge et M. Feingold (dir.), *French Medical culture in the nineteenth century*, Amsterdam, Atlanta, Clio Medica, 25, 1994, p. 165.

jacente qui favorise cette évolution en médecine au XIXᵉ siècle est aussi souvent en rapport avec des motivations particulières, individuelles, sociales ou institutionnelles.

## La professionnalisation du médecin

Dans une perspective historique, la professionnalisation des médecins renvoie à quatre éléments essentiels. La pratique quotidienne de l'exercice du métier se transforme. La demande de soins médicaux au sein de la population s'étend et s'accroît. Les qualifications requises pour exercer un métier se standardisent et corrélativement d'autres personnes et métiers en concurrence pour le marché médical sont exclus progressivement. Finalement la profession affirme une certaine autonomie vis-à-vis de l'État[10].

En France, il y eut, dès la Restauration, une croissance nette de la compétition entre les différents médecins pour s'attacher une clientèle solvable. La corporation médicale ne cesse de combattre ce qui est ressenti comme un « encombrement » de la profession. Les associations de médecins se multiplient sous la Monarchie de Juillet. Le *congrès médical de France*, en 1845, peut être considéré comme la première manifestation de l'organisation de la profession médicale en France après la Révolution[11]. Le congrès exige l'abolition du grade d'officier de santé, la liberté pour chaque docteur en médecine de pouvoir enseigner et la mise en place d'une organisation professionnelle disciplinaire autonome. L'officiat constitue à partir des années 1840 la première cible du mécontentement de la profession médicale en voie de consolidation et en pleine ascension sociale. Créés pour remédier à la pénurie de docteurs, ouverts à une population « inférieure » par ses origines sociales, son éducation et son instruction professionnelle, et destinés aux campagnes rurales, les officiers de santé, souvent par un manque de moyens matériels, viennent en fait concurrencer l'activité des docteurs en médecine installés dans les villes. Rien d'étonnant que ceux-ci combattent âprement ces « médecins inférieurs » qui rivalisent avec eux dans la quête d'une clientèle solvable et risquent de donner une « mauvaise image de marque » à toute la profession. Les raisons scientifiques, commerciales et morales sont synergiques. L'établissement d'une représentation permanente des médecins n'est obtenu cependant qu'en 1858, avec la création de l'*Association générale des Médecins de France* (AGMF). La difficulté de mise en place de cette organisation professionnelle en France tranche avec la situation aux États-Unis, où en un an le congrès national procède rapidement à la création de l'*American Medical*

---

10. C. Huerkamp, *Der Aufstieg der Ärzte im 19. Jahrhundert Vom gelehrten Stand zum professionellen Experten : das Beispiel Preussens*, Kritische Studien zur Geschichtswissenschaft, H. Barding, J. Kocka, et Wehler (dir.), Göttingen, H.U., 1985.

11. L. Bourquelot, « Le congrès médical de France : défense d'une profession libérale sous la Monarchie de Juillet », *Annales de Bretagne et des pays de l'Ouest*, 86, 2, 1979, p. 301-312 ; G. Weisz, « The politics of medical professionalization in France, 1845-1848 », *Journal of Social History*, 12, 1978, p. 1-30.

*Association* (1846), et avec la situation en Angleterre où le *Medical Act* de 1858 mène après dix-huit ans de lutte à la structuration puissante de la profession. En Allemagne, cette première organisation intervient plus tardivement en 1873. En France, la création de l'AGMF en 1858 a pour suite le développement « clandestin » d'un syndicalisme médical français entre 1870 et 1890 et la reconnaissance officielle des syndicats des médecins en 1892.

La transformation la plus fondamentale de la sphère médicale du XX$^e$ siècle ne doit cependant rien aux initiatives de la profession. Celle-ci concerne la santé publique. Une administration centrale jette les bases d'une organisation plus rationnelle et homogène pour assurer la santé des citoyens. La mise en place de la législation sociale dans le domaine médical s'amorce d'abord en Allemagne en 1883, avec les législations sociales de Bismarck. La loi établit des caisses d'assurance-maladie indépendantes qui obligent le patronat à pourvoir aux deux tiers de leur financement et affirme l'obligation de prestation des caisses en cas de maladie. Cette législation est complétée ensuite par l'assurance contre les accidents du travail en 1884 (cotisation patronale), et finalement par l'assurance vieillesse et invalidité en 1889 (cotisation à part égale des salariés, de l'État et du patronat). La politique des caisses d'assurance-maladie suscite, vers 1900, un âpre conflit entre le corps médical et les caisses indépendantes en Allemagne. L'extension rapide des caisses et la situation de dépendance des médecins vis-à-vis de ces caisses mènent finalement, en septembre 1900, sous la direction de Hermann Hartmann, à la création du « *Verband der Ärzte Deutschlands zur Wahrnehmung ihrer wirtschaftlichen Interessen* » (l'association / syndicat des médecins d'Allemagne pour la défense de leurs intérêts économiques). Les médecins de l'époque ne voient pas que les caisses leur apportent aussi une clientèle nouvelle, qui leur avait échappé auparavant. En effet, la croissance des caisses-maladie après l'établissement de l'assurance obligatoire, en 1883, est rapide. Selon certaines estimations 40 % de la population allemande bénéficient des mesures sociales de Bismarck en 1911. Ce développement élargit, de manière insoupçonnée, le marché de l'activité médicale tout en apportant à une grande partie de la population ouvrière une sécurité d'existence et des soins médicaux inexistants auparavant.

En France, une évolution similaire s'amorce en 1893 avec la promulgation de la loi sur l'assistance médicale gratuite qui mène à la création de la première Société mutuelle d'assurance et de défense des médecins, un an après la reconnaissance officielle des syndicats des médecins. En 1898, la loi sur les accidents de travail peut être comprise comme fondatrice de la logique de l'État providence dans la mesure où elle marque le passage d'une problématique de responsabilité à une problématique de solidarité conduisant à des sociétés assurantielles. En 1920, après le retour des provinces de l'Est à la France, le président de la République Millerand envisage un projet sur les assurances sociales afin d'étendre à l'ensemble du pays le bénéfice de la protection sociale en vigueur dans les trois départements retrouvés. Dès lors, le corps médical français commence à manifester son opposition aux projets qui se succèdent jusqu'au vote des assurances sociales en 1928[12]. Il est accompagné par une transformation radicale du syndicalisme médical français (l'USMF laisse la place à la CSMF) qui bloque l'application de la loi, bataille pour sa modification en 1930 et conçoit son identité professionnelle sous la forme d'une charte de la médecine libérale d'inspiration conservatrice et corporatiste.

L'organisation des médecins sous forme d'une structure publiquement reconnue d'un ordre professionnel se concrétise dans une deuxième étape en 1940-41 sous le régime de Vichy. L'ordonnance sur les hôpitaux, d'une part, et la création de l'Ordre des médecins, d'autre part, s'accompagne de la dissolution de tous les syndicats, ce qui explique que l'Ordre est contesté dès sa création par ceux-là qui l'avaient réclamé depuis tant d'années. De 1945 à 1958, la Sécurité sociale se met progressivement en place et les syndicats recréés dans le cadre républicain adoptent une position de dialogue négociant le conventionnement et le tarif opposable. Dans les années 1950, le projet de réforme des hôpitaux et des études médicales devient le principal point d'opposition qui construit l'identité syndicale médicale mais, avec le retour de De Gaulle au pouvoir, la loi Debré est imposée en force en décembre 1958. L'année 1960 voit la scission du monde du syndicalisme médical et la construction d'une identité professionnelle libérale, qui trouve son terme dans la signature de la convention nationale en 1961. Une nouvelle collaboration entre praticiens et organismes de gestion sanitaire s'est imposée.

### Conclusion

Dans l'antiquité les médecins considèrent que le savoir médical est d'origine divine. En Égypte on l'attribue au Dieu Thot, en Grèce à Apollon et Asclépios. Par la suite, les médecins de l'antiquité grecque se revendiquaient de cette filiation en s'appelant les asclépiades. D'une certaine manière nous procédons de manière similaire. L'histoire de la médecine fait un inventaire légendaire, sentimental et romantique des images que la corporation médicale s'est faite et se fait toujours d'elle-même. Le médecin se veut depuis toujours un être intelligent et méritoire qui jouit auprès de ses contemporains d'une estime unanime justifiée par son dévouement auprès des souffrants. En quête d'un ancêtre et d'un symbole qui fonderaient cette autoreprésentation, l'histoire de la médecine a construit la légende « Hippocrate », un ancêtre médecin mythique[13], dont nous savons au fond peu de choses si

---

12. Voir la contribution « Théories de la justice et systèmes de santé ».

13. E. Hobsbawm et T. Ranger, *The Invention of Tradition*, Cambridge University Press, 1983.

ce n'est qu'il a vécu au Vᵉ siècle avant J.C.[14]. Le serment dit d'Hippocrate[15], que prêtent encore aujourd'hui en France les médecins au seuil de leur entrée dans la profession, est composé de deux parties : la première décrit les devoirs de l'élève envers son maître, la seconde établit quelques règles à observer dans l'exercice médical. Pour des siècles et des générations de médecins le serment qui date selon toute vraisemblance de la fin du IVᵉ siècle avant J.C.[16] (il est donc un siècle postérieur à Hippocrate) représente un vœu corporatif d'étiquette médicale pour codifier des attitudes professionnelles. Alors qu'on le considère habituellement comme de valeur universelle et intemporelle, le serment est rédigé d'abord comme le manifeste d'un groupe marginal et isolé de médecins pythagoriciens. Leur règle d'or pour la conduite professionnelle séduit progressivement la culture judéo-chrétienne, puis musulmane, les médecins du Moyen Âge et de la Renaissance, les savants des Lumières et des XIXᵉ et XXᵉ siècles. La ré-interprétation et la réinvention d'Hippocrate depuis plus de deux millénaires n'ont jamais cessé et ne connaissent guère de limites. Pour preuve, s'il en faut, on peut s'interroger sur le serment d'Hippocrate et la profession médicale allemande au temps du national-socialisme. En effet, lorsqu'un jour de 1943 la médecin prisonnière Ella Lingens Reiner montre à son médecin-chef SS du camp les cheminées des fours crématoires d'Auschwitz qui fument, en lui demandant comment il peut concilier cela avec le serment d'Hippocrate qu'il a prêté, le médecin SS Fritz Klein répond : « Bien sûr je suis un médecin et je veux préserver la vie. Par respect de la vie humaine j'enlèverai un appendice gangreneux d'un corps malade. Les juifs sont l'appendice gangréneux du corps de l'humanité »[17]. Au-delà de l'analogie choquante entre le peuple juif et une partie du corps corrompue, il est dérangeant de constater que, même dans l'antre d'Auschwitz, le serment d'Hippocrate pouvait être invoqué. Au lieu de remettre en question le serment et de se distancier de ce texte, remplaçant en quelque sorte Hippocrate par Hitler, le médecin SS Klein bien au contraire cherche à légitimer le génocide du peuple juif par son interprétation du serment d'Hippocrate. Non seulement cet exemple contredit l'interprétation courante selon laquelle la profession médicale, qui avait majoritairement adhéré au national-socialisme, fut dévoyée de son serment d'Hippocrate par la nécessité de jurer fidélité à Hitler (chez Klein, Hitler et Hippocrate se concilient parfaitement) mais il souligne aussi que les interprétations et usages du serment d'Hippocrate étaient très malléables. Si l'on souhaite qu'il ne s'agisse pas uniquement d'un rite de pas-

---

14. D. Cantor (dir.), *Reinventing Hippocrates*, Aldershot, Hampshire, Ashgate, 2002.

15. V. Nutton, « What's in an oath ? », *Journal of the Royal College of Physicians of London*, 29, 1995, p. 518-524.

16. L. Edelstein « The Hippocratic Oath : Text, Translation and Interpretation », O. Temkin, *Ancient Medicine*, Baltimore, Johns Hopkins Press, 1967, p. 3-64.

17. R. J. Lifton, *The Nazi Doctors : Medical Killing and the Psychology of Genocide*, New York, 1986, p. 16. ; T. Rütten, « Hitler with - or without - Hippocrates ? The Hippocratic Oath during the Third Reich », *Koroth*, 12, 1996-1997, p. 91-106.

sage mais d'un engagement envers soi et les autres, il convient peut-être de conclure avec L. Edelstein que celui ou celle qui prête encore aujourd'hui le serment pour entrer dans la profession devrait comprendre l'histoire de ce serment, et non pas le considérer comme un standard universel auquel il convient de jurer obédience de manière lointaine[18].

(*Christian Bonah*)

**Références :**

C. Bonah, *Instruire, guérir, servir. Formation, recherche et pratique médicales en France et en Allemagne pendant la deuxième moitié du XIXᵉ siècle*, Strasbourg, Presses Universitaires de Strasbourg, 2000.

T. N. Bonner, Becoming *a physician : medical education in Great Britain, France, Germany and the United States, 1750-1945*, New York, Oxford University Press, 1995.

D. Cantor (ed.), *Reinventing Hippocrates*, Aldershot, Hampshire, Ashgate, 2002.

J. Jouanna, *Hippocrate*, Paris, Fayard, 1992.

J. Léonard, *La médecine entre les pouvoirs et les savoirs : histoire intellectuelle et politique de la médecine française au XIXᵉ siècle*, Paris, Aubier-Montaigne, 1981.

## 8. Histoire des honoraires médicaux

« Il doit exister une proportion entre l'importance des services rendus par le médecin, et la mesure de la reconnaissance que ces services exigent »[1]. Cette citation montre qu'aux yeux des médecins l'honoraire ne réfère pas seulement à une rémunération financière d'un geste ou d'un conseil médical mais aussi à une récompense symbolique de l'investissement personnel qu'ils engagent dans l'exercice de leur profession.

La notion de récompense de l'acte médical, sous quelque forme que ce soit, traverse les millénaires et pose des questions auxquelles aucune réponse univoque ni définitive n'a été apportée. Elle est partiellement dépendante du contexte historique dans lequel s'exerce la pratique. Mais elle touche également à deux nécessités transhistoriques et essentielles du médecin : celle de sa survie économique, et celle du sentiment de reconnaissance qu'il revendique.

Les modalités concrètes de la rémunération médicale sont révélatrices du rôle et de la fonction du médecin au sein d'une collectivité, des jeux de symétrie entre les malades et les soignants, des liens intra et extraprofessionnels. Le comportement face aux honoraires révèle une volonté de distinctions entre médecins « éduqués » et soignants irréguliers ; les modalités

---

18. Voir étude 28.

1. D. M. Gilbert, « Le médecin », Veuve Agasse (dir.), *Encyclopédie méthodique, médecine, par une société de médecins*, Paris, CLF Panckoucke, 1816, p. 11.

de paiements signalent certains enjeux de la relation thérapeutique ; et les critères de facturation informent sur la conception que les médecins se font de leur profession.

Malgré les lacunes laissées par les archives, l'historien constate que les attitudes face aux honoraires dépendent de la catégorie de soignants (médecin, chirurgien, moine, soignant irrégulier) et de la structure corporatiste, du lieu de pratique (ville, campagne), des développements scientifiques et techniques de la médecine, du rôle joué par l'État, ou encore du contexte économique, médiatique et industriel d'une société.

La première partie de cette étude traite des liens entre la figure du médecin et l'honoraire ; la deuxième s'attache à une réflexion sur les critères de rémunération, et la troisième sur le montant des honoraires et le moment de la facture.

### L'honoraire : une ligne de démarcation corporatiste

Dans l'Antiquité, le terme de médecin recouvrait une réalité disparate de soignants pour lesquels aucune formation n'était clairement définie. Mais peu à peu, la figure du médecin grec, éduqué dans une compréhension rationnelle du corps fondée sur les écrits hippocratiques, prit de l'importance[2]. Un corps professionnel était en train de se former. L'une des lignes de démarcation entre médecins et charlatans est définie, selon les médecins, par une récompense juste et décente pour des soins prodigués par des praticiens qui n'abusaient pas de la crédulité des malades. Cette distinction perdura jusqu'au XIXe siècle, moment où le titre de médecin fut attribué uniquement aux praticiens ayant obtenu un diplôme académique. Le corps médical était cette fois clairement constitué. La ligne de démarcation devint institutionnelle et la question des honoraires abusifs devint une préoccupation déontologique. On ne pouvait plus taxer de charlatans les médecins diplômés mais cupides. On tenta alors de mettre fin aux « gains illicites » pratiqués à l'intérieur de la corporation : « c'est la morale de faits positifs et connus, et qui ne sont pas tous fournis par la tourbe vulgaire des charlatans »[3].

Durant le haut Moyen Âge les soins étaient souvent assurés par les moines et fondés sur la charité et la gratuité ; les couvents concentraient les livres médicaux, cultivaient des jardins de plantes médicinales, abritaient des malades. Mais la création des universités en Europe au cours du XIIe siècle permit aux nouvelles facultés de médecine d'esquisser les premiers contours du médecin académique. Le mouvement universitaire mena à des critères précis d'examinations, il conféra un titre officiel de docteur en médecine et initia des mécanismes de régulation corporatiste. Néanmoins beaucoup de

---

2. V. Nutton, *Ancient Medicine*, Londres et New York, Routledge, 2004, p. 87-102 ; 248-271.
3. A. Dechambre, « Déontologie », A. Dechambre (dir.), *Dictionnaire encyclopédique des sciences médicales*, vol. 27, 1882, p. 563.

médecins n'étaient pas issus des universités, et la formation par apprentissage ou au sein de la famille était encore répandue[4]. La société médiévale connaissait un éventail très large de soignants qui reposait aussi bien sur les différences de formation que sur les lieux de pratique. Pour cette période, les indices liés à la rémunération médicale sont rares. On sait seulement que suite aux épidémies du XIVe siècle, notamment celle de la peste, les collectivités nommèrent de plus en plus de médecins publics qui pouvaient compter sur un salaire pour vivre. De plus, l'élite médicale académique (soit une minorité de praticiens) gagnait mieux sa vie que l'ensemble des autres soignants, mais là encore la règle n'était pas absolue. Un soignant spécialisé dans une technique particulière pouvait également faire fortune par le biais des succès thérapeutiques qu'il avait obtenus[5]. Formation académique et résultats d'un traitement sont deux critères de natures différentes qui fondaient le principe d'une rémunération « juste » au Moyen Âge.

*De la valorisation du résultat à la rémunération des conseils et des gestes*

Durant le XVe et le XVIe siècles certains malades signaient des contrats de guérison avec leur soignant. Le contrat stipulait que le praticien promettait la guérison dans un laps de temps donné, tandis que le malade s'engageait à lui verser une somme convenue. Le critère principal de la récompense reposait alors sur le résultat. Pas d'amélioration, pas de rémunération.

Au fil du temps, les médecins diplômés s'écartèrent de cette négociation humiliante à leurs yeux pour établir leurs factures en fonction du nombre de visites, du déplacement, et parfois en fonction des gestes effectués sur le malade. Ce ne furent plus les résultats qui comptaient, mais les conseils et la difficulté de la cure. Ils proposaient un traitement, tandis que les « irréguliers » proposaient la guérison[6].

La distinction entre médecins officiels et « irréguliers »[7] devint de plus en plus nette à partir du XVIIe siècle. Les médecins, chirurgiens et apothicaires étaient des professionnels reconnus qu'il était normal de rétribuer. Les apothicaires étaient payés pour les médicaments qu'ils fournissaient, les chirurgiens pour les gestes qu'ils effectuaient. Les médecins n'avaient rien de concret à « vendre » et les discussions autour de leurs honoraires prirent de l'ampleur et devinrent explicites dans la littérature médicale de la deuxième moitié du XVIIIe siècle.

---

4. D. Jacquart, « Le médecin dans l'Occident médiéval », L. Caillebat (dir.), *Histoire du Médecin,* Paris, Flammarion, 1999, p. 61-72.

5. N. Siraisi, *Medieval and Early Renaissance Medicine*, Chicago et Londres, The University Press of Chicago, 1990, p. 17-47.

6. Sur les contrats de guérison, voir G. Pomata, *Contracting a Cure. Patients, Healers, and the Law in Early Modern Bologna*, Baltimore et Londres, The John Hopkins University Press, 1998.

7. Par « irréguliers » on entend les soignants qui n'ont ni diplôme ni droit de pratique et qui théoriquement peuvent être poursuivis pour exercice illégal de la médecine.

Le nombre de visites constituait le critère le plus répandu, le plus objectif et le plus facile à justifier. Le médecin devait présenter à son patient un décompte de ses visites et non des heures passées auprès du malade. Ce critère n'était pas sans poser un problème moral. La médecine répondait-elle à une vocation, un don de soi pour contribuer au bien-être de l'humanité, ou était-elle un moyen de subsistance comme un autre, lié aux principes du commerce ? Plusieurs médecins dénoncèrent avec virulence la commercialisation de la médecine et la vénalité de leurs confrères[8].

Pour limiter l'aspect mercantile de la médecine, des voix proposèrent un système d'abonnement annuel. Cadet de Gassicourt en relevait les avantages qui concernaient toutes les parties : « Les médecins payés par abonnement sont traités plus honorablement que ceux qui le sont par visite. Ce moyen ressemble moins à un salaire ; l'argent paraît s'ennoblir en augmentant de volume et on reçoit une somme un peu forte avec moins de vergogne qu'une petite. L'abonnement est donc plus décent »[9], et avantageux pour le malade qui pouvait appeler son médecin sans crainte. Le forfait encourageait une forme d'intimité et d'amitié que tous considéraient comme un élément important de la prise en charge médicale[10]. Il sous-tendait la confiance, la décence, la proximité. L'argument ici est moins d'ordre corporatiste que relationnel.

Le système d'abonnement permettait de répondre à une autre grande préoccupation des médecins du XVIIIe et du XIXe siècles, celui des factures impayées. Plusieurs motifs expliquaient ces impayés, le principal résidant dans le fait que les frais médicaux coûtaient cher pour une grande partie de la population[11]. En France, entre 7 et 20 % des honoraires restaient définitivement impayés[12]. Les possibilités de recours existaient mais étaient pratiquement impossibles à mettre en œuvre. En effet, les médecins avaient un an pour faire recours mais étaient aussi tenus de n'envoyer leur facture qu'une seule fois par année.

---

8. R. Porter, « "Plutus of Hygeia ?" Thomas Beddoes and the crisis of medical ethics in britain at the turn of the 19th century », R. Baker, D. Porter et R. Porter (dir.), *The Codification of Medical Morality,* Dordrecht, Kluwer Academic Publishers, 1993, p. 75.

9. C.-L.Cadet de Gassicourt, « Honoraire », CLF Panckoucke (dir.), *Dictionnaire des sciences médicales*, Paris, Panckoucke, vol. 21, 1817, p. 365-366. Voir aussi D. M. Gilbert, « Le médecin », *op. cit.*, p. 11, qui précise que ce genre d'abonnement peut être lié à toutes sortes de collectivités : université, maisons religieuses, familles *etc.*, et qui ajoute qu'ils sont largement répandus en Allemagne et rares en France.

10. Voir sur cette question M.-A. Petit, « De la reconnaissance envers les médecins », *Essais sur la médecine du cœur*, Lyon, Garnier, 1806, p. 38-56.

11. S. Tésio, « Exemples de relations praticiens-patients. Perche-Gouvernement de Québec : dettes pour frais médicaux, 1690-1740-1770 », *Bulletin Canadien d'Histoire de la Médecine*, 24, 2007, p. 166.

12. J. Léonard, *La vie quotidienne du médecin de province au XIXe siècle*, Paris, Hachette, 1977, p. 109.

*Le temps de la facture et le montant des honoraires*

Si le moment de la rémunération posait un problème concret vis-à-vis des procédures de recours, il avait en outre un réel impact sur des enjeux relationnels tels que la confiance et le sentiment d'ingratitude.

Selon Hippocrate, la récompense financière des médecins était légitime, mais il était préférable de demander ses honoraires en fin de traitement car, précisait-il, « si vous commencez par vous occuper de vos honoraires, vous susciterez chez le malade cette pensée que n'ayant pas de convention, vous partirez et le quitterez »[13]. À la Renaissance, il est un des enjeux autour du contrat de guérison établi entre un malade et son médecin. Le malade ne payait que s'il était guéri, mais le médecin réclamait son dû en cours de traitement. Sous l'Ancien Régime, l'usage était d'envoyer sa facture à la fin de chaque année, usage souvent remis en cause par les médecins. « Mal passé n'est que songe », écrivait Cadet de Gassicourt[14], qui constatait que la facture restait impayée quand elle arrivait trop longtemps après le rétablissement du malade. De nombreux praticiens se plaignaient de l'ingratitude des patients opulents, qui, selon eux, considéraient le médecin comme leur plus proche allié durant toute la maladie et l'oubliaient aussitôt guéris.

Un ajustement du montant réclamé selon les malades constitue une autre constante qui traverse les siècles. Comme ses successeurs jusqu'à la fin du XIXe siècle, Hippocrate recommandait la délicatesse : « Quant au salaire, on n'y songera qu'avec le désir qui va à la recherche de l'instruction. Je recommande de ne pas pousser trop loin l'âpreté, et d'avoir égard à la fortune et aux ressources [du malade] ». Cette recommandation a été réaffirmée dans les multiples débats de la fin du XVIIIe siècle qui portèrent sur les critères et les montants de la rémunération. Tous continuaient à penser qu'il fallait moduler les honoraires en fonction de l'aisance des malades et qu'il était indécent de faire payer les plus pauvres. Gratuité pour les pauvres, mais prix fort pour les riches. Il fallait non seulement compenser les pertes de gains occasionnées par les soins gratuits, mais aussi faire valoir ses compétences. Or, les malades accordaient plus de crédit aux soins d'un médecin conscient de sa valeur : « des humains en tout temps tel fut le caractère / ce qui leur coûte peu, leur paraît ordinaire »[15]. Plus les honoraires du médecin étaient élevés, plus celui-ci avait de crédibilité. Ce sentiment ne pouvait toutefois être inspiré que par des praticiens qui avaient

---

13. Hippocrate, « Préceptes », *Œuvres complètes d'Hippocrate*, tr. É. Littré, Amsterdam, A. M. Hakkert, 1982, vol. 9, p. 255. Il n'existe que deux traductions complètes des « Préceptes » et celle de Littré fait autorité auprès des hellénistes.

14. C.-L. Cadet de Gassicourt, « Honoraire », *op. cit.*, p. 360.

15. M.-A. Petit, *op. cit.*, p. 48. Il n'est pas le seul à penser de cette manière : « un paysan donc vous vient-il consulter avec 24 sols dans sa poche, ne manquez pas de les lui prendre ; sans quoi il prendra votre désintéressement pour une preuve d'insuffisance ; il ira chez un autre, même chez le premier manant qui, moins ennemi de ses intérêts que vous, prendra les 24 sols, et son ordonnance sera exécutée de préférence à la vôtre ». Dr Lavergne, cité par J.-P. Goubert, *Médecins d'hier, médecins d'aujourd'hui. Le cas du Dr Lavergne (1756-1831)*, Paris, Publisud, 1992, p. 45-46.

déjà acquis une réputation solide. Le jeune médecin se voyait donc dans le paradoxe de devoir rapidement se forger une bonne réputation pour pouvoir demander des honoraires conséquents tandis que la rémunération était un élément constitutif de la réputation.

### La corporation, l'État et les assurances sociales

Le débat se poursuivit durant le XIXe siècle. La réalité socio-économique des médecins ressemblait à celle de leurs prédécesseurs et certaines de leurs plaintes étaient identiques : factures impayées, sentiment de pléthore médicale et concurrence toujours plus grande des autres soignants (officiers de santé[16], masseurs, garde-malades, sages-femmes, nouvelles professions liées à l'industrialisation et la technicisation de la médecine, *etc.*).

À la fin du siècle, ils s'accordaient encore sur le fait que le nombre de visites continuât à être la base du calcul des honoraires, de même que le déplacement. À ces constantes s'ajoutaient le paiement à l'acte en raison des innovations telles que les analyses de laboratoire et les examens pratiqués à l'aide d'instruments particuliers[17].

Pour un grand nombre des médecins, la fluctuation de la clientèle et les honoraires impayés rendaient les charges salariées attrayantes. Les fonctions attachées à des hôpitaux, à des prisons, à des stations thermales et à des assurances (qui apparurent sous la forme de mutualités dans la seconde partie du XIXe siècle), pour lesquelles les publicités abondaient, étaient convoitées. Certains départements nommèrent des médecins cantonaux (équivalent du médecin public des siècles antérieurs) dont la tâche consistait à soigner les indigents, les filles publiques, à rédiger des constats de décès et quelques rapports administratifs[18]. La charge fut contestée lors du premier Congrès national de médecine de 1845, notamment en raison de l'intrusion de l'État qu'elle signifiait. La critique annonçait les tensions qui se multiplièrent un demi-siècle plus tard entre médecine libérale et prise en charge sociale de la maladie, entre État et corporation. Les assurances sociales avaient en ligne de mire le contrôle des coûts sanitaires en fixant notamment la tarification des honoraires[19]. La récompense n'était plus liée à un contrat individuel entre un soignant et un malade, ni même à une volonté corporatiste. La professionnalisation des soins et la médicalisation de la société l'ont désincarnée et uniformisée. La rémunération a quitté le registre relationnel pour devenir une question collective. C'est moins la

---

16. La charge d'officier de santé a été créée au moment de la réunion de la chirurgie et de la médecine. Elle consiste en une formation plus courte et permet aux officiers d'exercer la médecine dans les cas simples, les obligeant théoriquement à faire appel à un médecin en cas de situation compliquée. Leurs services coûtaient moins chers que ceux des médecins. Cette charge disparut en 1892.

17. J. Léonard, *op. cit.*, 1977, p. 118 et 122.

18. *Ibid.*, p. 135.

19. V. Barras, « Le médecin de 1880 à la fin du XXe siècle », L. Caillebat (dir.), *Histoire du Médecin*, Paris, Flammarion, 1999, p. 276.

personne du médecin que la figure médicale dans la société qui est en jeu, les honoraires étant devenus un enjeu entre une corporation et la collectivité, et non plus entre le médecin et le malade.

*(Micheline Louis-Courvoisier)*

**Référence :**
L. Caillebat (dir.), *Histoire du Médecin*, Paris, Flammarion, 1999.

## 9. Le médecin comme professionnel

L'affirmation selon laquelle le médecin est un professionnel mérite quelques explications. Le terme « professionnel » n'a pas le même sens dans la langue française et dans la langue anglaise. Si, en français, tout métier peut être considéré comme une profession, pour les Anglais et plus encore pour les Américains, le professionnel caractérise l'occupation de certains rôles particuliers, certains métiers, à l'exclusion de nombre d'autres. Tout métier n'est pas profession : médecins, hommes de droit et universitaires sont ainsi reconnus comme professionnels, ce qui n'est pas le cas des ouvriers ou des hommes d'affaires. L'étude des professions est si importante qu'elle constitue depuis les années 1930 aux États-Unis une branche de la sociologie. S'appuyant sur les analyses des fondateurs de cette discipline[1], elle s'est consacrée à l'analyse de ces activités spécifiques dont elle tente de caractériser les contours. Les professions sont définies à partir de critères tels que le savoir technique spécialisé acquis par une formation intellectuelle longue, l'existence d'une association professionnelle exerçant le contrôle de la compétence, la réalisation d'un service au profit de la communauté et le sens de la responsabilité à l'égard des pairs.

La médecine constitue, avec les domaines du droit et de l'enseignement, un des grands pôles de ce champ de recherche. Les questions de la profession médicale et de la définition de ses caractéristiques alimentent depuis les années 1950 un débat entre les deux grands courants de pensée de la sociologie américaine que sont le fonctionnalisme et l'interactionnisme symbolique[2]. Cependant, pour les uns comme pour les autres, le médecin doit être considéré comme un acteur social, c'est-à-dire comme partie prenante d'un système d'action qui le relie à d'autres acteurs.

1. Notamment Émile Durkheim sur la corporation comme base de l'organisation politique et Max Weber à propos de la vocation professionnelle
2. Le fonctionnalisme est une théorie sociologique (et anthropologique) qui décrit le système social comme un organisme dans lequel chaque élément assure des fonctions manifestes ou latentes. Il s'organise autour d'auteurs comme T. Parsons et R. Merton dans les années 1950-60. L'interactionnisme symbolique, issu de la tradition sociologique de l'école de Chicago au début du XXe siècle, se développe à partir des années 1950 autour de E.C. Hughes puis E. Goffman et H. Becker en faisant des interactions le cœur de l'analyse sociologique.

Talcott Parsons (1902-1979), figure dominante de la sociologie américaine du milieu du XXᵉ siècle, introduit la maladie et la médecine dans le champ de la sociologie à partir d'un texte[3] qui reste aujourd'hui encore une référence. L'analyse qui y est développée, inscrite dans le projet général du fonctionnalisme visant à établir une correspondance entre les normes du système social et les motivations des acteurs, décrit le « rôle de médecin » à partir de quatre orientations. Autour de celles-ci, c'est une analyse du médecin américain des années 1950 qui est proposée.

1) Le médecin moderne est d'abord caractérisé par son « universalisme ». Le savoir scientifique acquis par de longues études, la sélection des étudiants selon des critères de savoir et de performance font que le médecin est considéré comme garant d'une connaissance universelle. Il n'est pas seulement un individu avec des connaissances, il est le médecin au sens où, par son diplôme, il incarne l'ensemble des connaissances nécessaires à l'exercice de son activité.

2) Cet universalisme est toutefois circonscrit dans son champ d'action par la « spécificité fonctionnelle » qui limite la relation médecin-patient au domaine de la maladie. Le médecin ne doit pas profiter de la situation de domination que lui donne le critère d'universalisme au-delà de ce qui est nécessaire au traitement du malade. Le secret professionnel illustre cette limitation. De même, la prohibition de l'attirance sexuelle entre médecin et patient permet d'organiser fonctionnellement dans un cadre médical des postures, des gestes, des questions (vue des corps nus, toucher, récit intime, *etc.*) qui seraient dans un autre type de relation interprétés sur un mode très différent. Le médecin ne doit pas voir dans le corps nu du patient un corps érotisé.

3) La « neutralité affective » garantit que le monde des sentiments et des affects ne trouble pas la relation médecin-patient. Pour permettre des soins adéquats, le jugement du médecin doit être entièrement fondé sur son savoir universel et ne pas être troublé par des contingences externes. C'est en ce sens que l'on considère que le médecin n'est par exemple pas le mieux placé pour soigner ses proches.

4) Le critère de « l'orientation vers la collectivité », qui différencie les professionnels des hommes d'affaires, est enfin un facteur essentiel de confiance de la part du malade qui doit être protégé contre l'exploitation qui résulte de son impuissance, de son incompétence et de son irrationalité. Cette orientation est soutenue notamment par l'interdiction de la publicité des médecins ou l'impossibilité de négocier les honoraires médicaux.

Ces valeurs qui visent à décrire les règles de l'activité médicale moderne s'organisent autour des couples d'opposition universalisme/particularisme et rationnel/irrationnel. Le médecin exerce ainsi une forme de domination sur un patient qui doit à la fois se soumettre et être protégé. Ce modèle

---

3. « Structure sociale et processus dynamique : le cas de la pratique médicale moderne », *Éléments pour une sociologie de l'action*, Paris, Plon, 1955, p. 197-238.

théorique de définition des caractéristiques de la profession médicale n'est pas sans rappeler certaines des prescriptions contenues dans le serment d'Hippocrate : les rapports privilégiés entre pairs et le statut élevé accordé au médecin constituent ainsi l'autre face de l'impératif de préservation des intérêts du malade. Le modèle est d'ailleurs plus prescriptif que descriptif.

C'est par une réflexion sur la profession médicale que Parsons en vient à analyser la relation médecin-patient et le rôle social occupé par le médecin, définissant le type de relation qui va s'instaurer avec les malades. Le médecin, par son statut de professionnel, c'est-à-dire parce qu'il est à la fois savant et agissant au profit de l'intérêt général, exerce une autorité légitime qui n'est pas sans rappeler l'autorité paternelle. Alors que la maladie peut être comparée à une forme de dépendance infantile, l'autorité du médecin doit permettre de transformer la désocialisation occasionnée par la maladie en un mouvement de resocialisation. T. Parsons établit ainsi une correspondance entre les catégories du biologique et celles qui relèvent du social. La maladie n'est pas seulement un désordre biologique mais aussi un désordre social, c'est-à-dire une perturbation dans l'ordre social habituel qui se traduit par l'impossibilité du malade à occuper ses rôles sociaux habituels aussi bien dans le cadre du travail que dans celui de la famille.

Les auteurs du courant interactionniste, Howard Becker et Anselm Strauss notamment, reprochent à l'analyse fonctionnaliste une interprétation apologétique du rôle des professions en général et de la profession médicale en particulier. Leur approche banalise le travail médical en montrant qu'il est, comme toute autre activité humaine, soumis à des conflits, à une hiérarchisation et une segmentation à l'intérieur du groupe. Ainsi, les valeurs affichées par la profession traduisent une idéologie plus qu'un fonctionnement réel du travail. Les critères de définition de la profession médicale et notamment celui de l'orientation vers la collectivité (ou souci de l'intérêt général) sont soumis à une critique sévère qui les analyse comme un discours de légitimation émanant de la profession plutôt que comme des critères d'analyse.

Eliot Freidson (1923-2005), s'inscrivant dans ce courant de pensée, reconnaît à l'activité médicale son statut professionnel ; il considère même la médecine comme l'archétype des professions consultantes mais il réévalue les critères de définition de celles-ci. Dans son livre phare[4], il définit la notion d'autonomie comme le seul élément déterminant l'appartenance d'un métier au statut de profession. Si le médecin est bien un professionnel, et même le professionnel par excellence, c'est d'abord parce qu'il est autonome dans le contenu de son travail. Le seul contrôle dont il fait l'objet est celui de la profession (par l'intermédiaire de l'Ordre des médecins par exemple) et sa formation est entièrement dispensée par ses pairs. Même lorsque, dans une optique de réduction des coûts, certaines pratiques sont restreintes, réglementées voire interdites, on ne peut parler de

---

4. *La profession médicale*, New York (1970), Paris, Payot, 1984.

« déprofessionnalisation » car ce sont des médecins qui établissent les règles de la limitation de l'autonomie médicale.

Cette critique s'appuie sur les théories dites « de l'étiquetage »[5] selon lesquelles la maladie peut être considérée comme une forme particulière de déviance et, à ce titre, doit être comprise à partir de ceux qui la créent en édictant les règles et les normes relatives à la santé. La profession médicale est non seulement l'instance de contrôle social de la maladie, mais bien la créatrice de cette dernière, entendue dans sa définition sociale. Le diagnostic médical a ainsi ce pouvoir de faire exister la maladie par le seul fait de lui donner un nom, de la faire rentrer dans les catégories de la nosologie (une polyarthrite rhumatoïde ou une tuberculose n'existent qu'à partir du moment où le « regard médical » donne un nom à un ensemble de signes qui, désormais, prennent un sens spécifique au sein d'une figure organisée). On parle ainsi de construction sociale de la maladie pour signifier que, en tant que réalité sociale, la maladie n'existe pas en soi mais parce qu'elle fait l'objet d'un processus d'élaboration dans lequel le médecin occupe la place centrale. L'organisation sociale de la maladie est décrite comme une interaction entre la construction professionnelle et des représentations profanes du patient (définies de façon plus sociale qu'individuelle), sous-tendue par un conflit irrémédiable entre ces deux systèmes. Dans ce conflit, l'organisation professionnelle domine l'expérience de la maladie et ce d'autant plus qu'elle opère dans des institutions plus rigides, autrement dit plus encore à l'hôpital, où le malade ne joue plus que le rôle de patient, qu'en médecine de ville, où d'autres rôles peuvent continuer à être exercés.

Différents courants de la sociologie de la santé se sont accordés sur le thème de la domination du point de vue professionnel par rapport à celui du profane, mais diffèrent sur l'évaluation de cette relation. Pour les uns (Parsons), cette domination est nécessaire au traitement car la maladie engendre une fragilité non seulement biologique mais également psychologique et sociale. Seule la « prise en charge » (terme fréquemment usité dans le vocabulaire médical contemporain) par le médecin permet de réguler socialement ce désordre que constitue la maladie. Le rapport asymétrique entre médecin et malade est considéré comme fonctionnel car il définit les règles qui assoient la domination médicale tout en lui donnant des limites. Pour les interactionnistes, cette domination ne s'exerce pas tant du fait de la compétence scientifique du médecin que de sa place sociale qui lui permet d'imposer des définitions normatives relevant de la morale. Le médecin, comme « entrepreneur de morale », est alors l'objet d'une critique sociale qui met notamment en doute l'adaptation de cette domination aux idéaux contemporains de démocratie et donc de participation du malade à la gestion de sa maladie.

---

5. La théorie sociologique de l'étiquetage (*labelling*) stipule que ce n'est pas la nature propre d'un acte qui le définit comme déviant mais le fait qu'il soit considéré socialement comme tel.

Aujourd'hui, la critique d'un modèle professionnel caractérisé par une forte autonomie des médecins tend cependant à laisser la place à un courant qui analyse l'activité médicale comme faisant l'objet d'une tendance à la bureaucratisation ou à l'industrialisation. À l'hôpital comme en médecine de ville, le médecin n'est plus tant caractérisé par son autonomie que par un jeu de contraintes et de recommandations vis-à-vis duquel certains auteurs vont même jusqu'à parler de « déprofessionnalisation ».

(*Laurent Visier*)

**Références :**

H. S. Becker, B. Geer, E. C. Hughes, A. L. Strauss, *Boys in White*, University of Chicago Press, 1961.

C. Carricaburu, M. Ménoret, *Sociologie de la santé, Institutions, professions et maladies*, Paris, Armand Colin, 2004.

F. Champy, *La sociologie des professions*, Paris, Presses universitaires de France, coll. Quadrige, 2009.

E. Freidson, *La profession médicale*, New York (1970), Paris, Payot, 1984.

T. Parsons, « Structure sociale et processus dynamique : le cas de la pratique médicale moderne », *Éléments pour une sociologie de l'action*, Paris, Plon, 1955, p. 197-238.

## 10. La socialisation professionnelle en médecine

La formation médicale, comme toute autre formation professionnelle[1], remplit deux fonctions sociales. Une fonction d'apprentissage technique : former l'étudiant aux savoir-faire indispensables à toute pratique médicale, et une fonction d'apprentissage normatif : former les étudiants à la culture de leur future profession, aux conduites et aux exigences qui définissent le rôle social du médecin.

En sciences sociales, deux courants de pensée, le fonctionnalisme et l'interactionnisme symbolique, se sont attachés à comprendre comment la profession médicale, par l'intermédiaire des enseignants et des responsables de stage, socialise ses futurs membres[2]. Ces courants, qui s'opposent sur les caractéristiques de la profession médicale, ne partagent pas non plus le même point de vue sur l'efficacité de l'entreprise socialisatrice de la profession sur les étudiants.

---

1. Voir étude 9.
2. Sur la formation médicale, l'ouvrage de référence du courant fonctionnaliste est dirigé par R. Merton, G. Reader, P. Kendall, *The Student-Physician. Introductory studies in the sociology of medical education,* Harvard University Press, 1957. L'approche interactionniste est exposée dans H. S. Becker, B. Geer, E. C. Hughes, A. L. Strauss, *Boys in White*, University of Chicago Press, 1961.

*Formation et contrôle de la profession*

Talcott Parsons est le premier fonctionnaliste à définir le rôle social du médecin, composé de quatre orientations dont l'*universalisme* et la *neutralité affective*[3]. Il précise toutefois que ces orientations sont avant tout des idéaux : des modèles de conduite qui devraient guider les médecins, bien qu'ils ne puissent réellement s'y conformer. Dans le quotidien de leur pratique, ils sont soumis à de nombreuses tensions qui sont autant d'obstacles pour satisfaire ces modèles. Par exemple, le médecin, qui doit être idéalement universaliste, posséder la compétence technique pour soigner efficacement tout malade qui se présente à lui, ne peut réellement détenir l'exhaustivité du savoir médical qui progresse continuellement et qui, en l'état actuel, ne peut encore tout guérir. Ce médecin peut-il également parvenir à mettre à distance ses affects ? « Les médecins ne seraient pas des êtres humains s'ils ne prenaient pas en grippe certains de leurs malades », écrit Parsons. À l'inverse, le médecin peut difficilement rester insensible face à la détresse des patients, face à la mort, surtout quand elle est prématurée ou qu'elle touche un patient dont il s'occupe depuis longtemps.

Les orientations proposées par Parsons seront, quelques années après, retravaillées par la fonctionnaliste Renée Fox dans une optique descriptive. Elle s'intéresse à la manière dont les étudiants intègrent les conduites de leur futur rôle social. Dans la réalité, le médecin doit se caractériser par une *incertitude relative*, à défaut de pouvoir être universaliste. En médecine, la certitude, parce qu'elle peut mener à l'erreur médicale, peut être aussi néfaste qu'une trop grande incertitude qui empêche la décision. Le médecin doit donc faire preuve d'un équilibre entre « super-certitude » et « incertitude de base », et c'est cet équilibre que l'étudiant apprendra dans sa formation. En début du cursus, l'étudiant exposé à l'incertitude prend conscience de l'impossibilité de maîtriser le champ infini de la médecine. Au fil des années l'étudiant va contrôler cette incertitude, s'orienter vers un doute raisonnable, grâce à ses stages cliniques et à la rencontre avec les praticiens de terrain. À ces occasions, il observe ces médecins qui prennent des décisions médicales bien qu'ils soient souvent hésitants[4].

Pour Fox, le médecin doit aussi agir selon une *implication détachée*. Ce professionnel ne peut pas pleurer à l'annonce d'une maladie grave mais il ne peut pas non plus rester totalement indifférent. Ici aussi, le médecin doit trouver un équilibre entre objectivité et sentiment, que la formation médicale telle qu'elle est organisée va permettre à l'étudiant d'atteindre. Les premières années doivent former l'étudiant au détachement émotionnel et à l'objectivation du corps humain. Les cours de sciences fondamentales, d'anatomie et plus encore les travaux pratiques de dissection ne sont

---

3. T. Parsons, « Structure sociale et processus dynamique : le cas de la pratique médicale moderne », *Éléments pour une sociologie de l'action*, Paris, Plon, 1955, p. 197-238.

4. R. C. Fox, « Training for Uncertainty », R. Merton, G. Reader, P. Kendall, *The Student-Physician*, *op. cit.*, p. 207-241.

pas seulement des supports pédagogiques pour mieux connaître le corps. Ils ont aussi pour fonction de transformer le regard que le novice porte sur lui. Le corps-sujet, à qui on s'adresse « dans la vie de tous les jours », devient un corps dépersonnalisé, un corps-objet médical, qu'on peut observer, toucher, sans émotion particulière. Le médecin doit passer outre dégoût et désir pour exercer son métier. La construction mentale de ce nouveau corps s'opère également par le langage. Se former à la médecine, c'est apprendre un vocabulaire différent du langage commun pour nommer les organes ou les manifestations physiologiques[5].

Au début de leurs années cliniques, les étudiants vivent ce que Fox nomme une période d'« engourdissement émotionnel » caractérisée par une absence d'affects vis-à-vis des malades qu'ils rencontrent. Cette première phase est suivie d'une forte remise en question de leur propre détachement désormais perçu négativement. L'étudiant est alors soumis à une lutte intérieure entre détachement excessif et gestion du débordement émotionnel qui aboutira à un état d'équilibre entre indifférence et émotion.

### Formation et culture étudiante

Chez les interactionnistes, l'étudiant ne devient jamais un médecin comme la profession le désire. Il échappe en partie à l'action socialisatrice de la formation, parce qu'il ne se projette pas encore dans son futur métier et ne cherche donc pas à se conformer au rôle du médecin. L'étudiant en médecine, comme tout autre étudiant d'ailleurs, est avant tout un pragmatique, qui vise des objectifs de court terme : réussir ses examens pour obtenir le diplôme qui lui permettra d'exercer le métier convoité.

En revanche, cet étudiant en médecine doit, en début de cursus, apprendre une énorme quantité de connaissances pour passer en année supérieure. Bien que les enseignants exigent qu'il maîtrise tous les contenus de cours, l'étudiant élabore une stratégie qui consiste à sélectionner les matières qui lui garantissent la réussite aux examens. Cette sélection s'effectue de manière collective, les étudiants confrontant leurs opinions et s'échangeant des conseils sur les méthodes de travail. Généralement, ils conviennent du choix d'étudier les « faits médicaux de base » : ceux qui comptent pour la pratique et qui feront forcément l'objet de questions.

Pendant les années cliniques, la préoccupation des étudiants est de gérer une lourde charge de travail hospitalier, dévolue à un subalterne, tout en essayant d'obtenir un maximum d'expérience clinique et une compréhension de la responsabilité médicale qu'on ne leur confie pas encore. Ils s'organisent afin de tirer bénéfice de ces stages pour leur futur exercice professionnel tel qu'ils l'envisagent alors. Ils décident par exemple de se concentrer

---

5. Sur le thème de l'apprentissage du langage médical et de l'objectivation du corps, lire l'enquête ethnographique de B. Good, « Comment la médecine construit ses objets », *Comment faire de l'anthropologie médicale ? Médecine, rationalité et vécu*, Le Plessis Robinson, Les empêcheurs de penser en rond, 1998.

sur les patients qui ont des maladies que le médecin généraliste peut prendre en charge, pensant que la fonction de la faculté de médecine est de former aux cas que l'on rencontre fréquemment en médecine générale. Cette stratégie permet également de fournir des efforts modérés : quand ils doivent réaliser des comptes rendus qui requièrent une longue préparation, les étudiants s'accordent sur un nombre de comptes rendus toujours inférieur à celui demandé par les enseignants.

C'est bien l'action collective, la construction d'une culture étudiante, qui permet à ces novices d'imposer leurs points de vue et de conserver une certaine autonomie vis-à-vis des exigences de la formation. Certes, l'étudiant poursuit avant tout un objectif individuel, qui est sa propre réussite aux examens, mais il partage des intérêts communs avec les autres étudiants qui sont confrontés aux mêmes problèmes. Paradoxalement, la faculté de médecine offre des conditions particulièrement propices au maintien de cette culture étudiante : un emploi du temps assez chargé qui génère des interactions intensives et un isolement avec l'extérieur, renforcé par la difficulté à communiquer avec les étudiants des autres disciplines qui ne subissent pas les mêmes pressions[6].

*Le choix du métier : cynisme versus idéalisme*

L'opposition entre fonctionnalistes et interactionnistes se prolonge au sujet de la représentation des spécialités et des critères motivant les choix étudiants à la fin du cursus commun. Les fonctionnalistes observent que les étudiants déclarent vouloir s'orienter vers les spécialités au détriment de la médecine générale. Cette préférence pour l'exercice le plus prestigieux confirme que les étudiants sont pleinement socialisés aux normes de la profession. La spécialisation est également perçue comme une pratique plus objective, concentrée sur les organes, avec une relation au patient médiatisée par un appareillage technique : autant de caractéristiques auxquelles les étudiants ont été particulièrement formés et qui leur paraissent plus maîtrisables que la prise en compte de la psychologie du patient et l'interprétation de sa parole. Pourtant, les étudiants qui choisissent la spécialisation sont finalement moins nombreux que ceux qui désiraient l'exercer. Pour le fonctionnaliste Robert Merton, cet écart résulte du fait que la formation médicale ne se limite pas à former les étudiants à un socle commun de valeurs mais entreprend aussi de les orienter vers des exercices différents. La profession ayant pour objectif d'attirer les étudiants doués vers la pratique la plus prestigieuse, les enseignants découragent les moins bons à opter pour l'internat de spécialité.

Pour les interactionnistes, l'attrait des spécialités ne peut être expliqué ni par le conformisme des étudiants ni par le seul motif du prestige ; ce dernier

---

6. H. S. Becker, B. Geer, « Student Culture in Medical School », *Harvard Educational Review*, vol. 28, n°1, 1958, tr. J.-C. Forquin, *Les sociologues de l'éducation américains et britanniques*, Bruxelles, De Boeck Université, 1997, p. 271-293.

laissant penser que l'étudiant développe un certain cynisme sur son futur métier. En demandant aux étudiants pourquoi ils se projettent plus facilement dans l'exercice spécialisé, l'équipe de Howard S. Becker recueille des motivations liées à la qualité de la prise en charge. Craignant de ne pouvoir exercer efficacement la médecine générale qui couvre un champ trop large de connaissances, les étudiants pensent qu'il est plus raisonnable de choisir un exercice qui se concentre sur un nombre restreint de pathologies. Dans certaines spécialités, le médecin peut consulter sur rendez-vous, alors que le généraliste, qui peut difficilement contrôler sa patientèle, a une activité plus intense qui peut nuire à la qualité du service. Les étudiants qui préfèrent la médecine générale expliquent leur choix par ce même critère de qualité. Le point de vue du spécialiste étant limité à un organe, il ne peut s'intéresser au patient dans sa globalité : malgré son talent et sa qualification, il reste un simple technicien. L'intérêt des étudiants se porte également vers les spécialités vues comme les plus stimulantes intellectuellement, aux dépens de spécialités routinières même si celles-ci sont davantage rémunératrices et plus prestigieuses[7].

Les interactionnistes en déduisent que l'étudiant en médecine n'est pas un cynique mais plutôt un idéaliste. Exercer un métier qui prend soin d'autrui et « sauve des vies » constitue ainsi un motif d'entrée à la faculté, structurant un idéalisme qui perdure tout au long du cursus. Au fil des cours et de la confrontation avec le terrain, une représentation fondée sur la méconnaissance de la pratique médicale se transforme progressivement en un idéalisme pragmatique. L'étudiant évolue dans ses préférences de spécialité en faisant défiler les stages qui lui présentent le contenu concret des différents métiers. Il doit composer avec les exigences de la formation, et ainsi s'en tenir à un rôle de simple subalterne pendant l'externat, qui le contraint à mettre entre parenthèses un idéalisme qui sera réactivé lorsqu'il obtiendra le droit d'exercer.

(*Anne-Laurence Penchaud*)

**Références :**

I. Baszanger, « Socialisation professionnelle et contrôle social. Le cas des étudiants en médecine futurs généralistes », *Revue française de sociologie*, 22, 1981, p. 223-245.

E. C. Hughes, « La fabrication d'un médecin », *Les Sciences de l'éducation*, vol. 36, n°2, 2003, p. 57-69.

M. Ménoret, « L'apprentissage du métier de médecin à l'âge d'or de la sociologie médicale : *The Student Physician* et *Boys in White* », *Les Sciences de l'éducation*, vol. 36, n°2, 2003, p. 71-87.

---

7. « Student Views of Specialities », H. S. Becker, B. Geer, E. C. Hughes, A. L. Strauss, *Boys in White, op. cit.*, p 401-418.

### 11. Le soin est-il féminin ?

Dès l'Antiquité, la figure de la femme soignante, associée le plus souvent à celle de la mère, est très présente. Romains, Grecs, chrétiens, tous produisent des images féminines du soin. La mythologie va largement contribuer à la représenter dans la société grecque, notamment à travers la déesse et les nymphes. Ces figures seront particulièrement invoquées dans les événements liés à la santé reproductive. Par exemple, pour favoriser l'expulsion on fait appel à Elithyia ou Héra qui auraient un pouvoir sur l'accouchement. Ou encore, lors de la cérémonie des relevailles (rituel de purification qui a lieu 5 jours après la délivrance du placenta), c'est la déesse Artémis qui reçoit les linges souillés de l'accouchée. La place que les femmes occupent traditionnellement dans la production sanitaire profane est construite culturellement. Il apparaît donc comme « naturel » que les femmes du foyer (mère, grand-mère, fille, épouse, tante) prennent soin d'autrui (du petit enfant naissant ou malade, du patient chronique, du vieillard dépendant) au nom du don de soi, de la fonction de maternage incorporée.

De la même façon, l'histoire des professionnels du soin montre, au travers du personnage de la matrone pour le métier de sage-femme ou du premier ordre de femmes, les diaconesses, pour les infirmières, qu'au départ certains des rôles du soin sont exclusivement féminins. Cependant, elle révèle aussi que les savoirs que les femmes possèdent et développent sur le corps ne sont pas toujours reconnus et valorisés. Pour Francine Saillant[1], « il existe un principe récurrent : chaque fois que les ressources médicales ou socio-sanitaires furent rares ou peu accessibles, les femmes semblaient alors savantes », et inversement. Le doute sur leurs savoirs, voire l'infamie, s'installe dès lors que la connaissance scientifique s'impose comme la référence légitime pour penser et réaliser le soin et diffuse largement ses services.

Plusieurs questions se posent alors. Le soin fait-il appel plutôt à des compétences sexuées ? Est-ce parce que nous avons à faire dans notre société à une socialisation « genrée » que la fonction du soin, que ce soit du côté profane comme du côté expert, renvoie à des qualités de femmes ? Enfin, nous nous demanderons si c'est cette assignation de la production sanitaire plutôt à un sexe qui pose le problème de sa reconnaissance sociale. Il s'agit d'interroger, dans notre société, la naturalité du travail de soins réalisé et renvoyé aux femmes.

#### Le soin profane : un travail féminin « naturel » donc invisible

Tous les individus, même non soignants, sont amenés un jour à produire du soin. Il peut être réalisé selon plusieurs modes : de la façon la plus simple et/ou quotidienne (comme retenir sa respiration lors d'une radiographie,

---

1. F. Saillant, « Le mouvement des femmes, la transformation des systèmes de santé et l'enjeu des savoirs », F. Saillant et M. Boulianne (dir.), *Transformations sociales, genre et santé. Perspectives critiques et comparatives*, Les presses de l'Université de Laval, 2003, p. 263-281.

prendre rendez-vous avec un spécialiste pour un proche chez qui on a décelé des symptômes, ne pas oublier son traitement médicamenteux), à une forme plus complexe et semi-professionnalisée qui demande donc l'apprentissage technique d'un savoir-faire médical ou paramédical (comme changer une sonde, vérifier sa glycémie plusieurs fois par jour, surveiller un régime alimentaire chez un enfant).

Ce travail réalisé par le patient et/ou sa famille ne se limite pas au seul aspect pratique. G. Cresson[2] montre que les aidants familiaux jouent un rôle essentiel dans l'apport d'affects, dans le maintien d'un réseau relationnel indispensable au bien-être du petit enfant ou de la personne malade. Par ailleurs, c'est à la famille également que revient une partie de l'entretien des liens avec et entre les professionnels de santé qui interviennent auprès du patient et le plus souvent au domicile. Elle relaie les informations et participe directement à l'articulation et à l'organisation du travail médical.

*Le soin à domicile : une politique sexuée ?*

Les études réalisées sur le soin domestique montrent toutes la prépondérance des femmes[3] dans la fonction de l'aidante « naturelle ». Ce terme récent, apparu avec la mise en place d'une politique de l'ambulatoire, qui peut être analysé comme un désengagement de l'État face à certaines responsabilités qu'il assumait jusque-là pour les ramener vers le domicile[4] (notamment la prise en charge des personnes âgées), est particulièrement intéressant à interroger. Il renvoie bien à deux idées : la fonction de soignante est naturelle car il n'est pas pensable socialement qu'une fille ou qu'une épouse refuse de remplir ce rôle ; elle est naturelle car elle exige des compétences féminines de maternage, de *care*, qui seraient de l'ordre de l'inné.

Ici ce qui semble nouveau, à travers ce choix politique d'un retour du soin vers le privé, c'est qu'en s'adressant à la famille, la référence à la femme est de fait explicite. A-t-on alors affaire à une politique sexuée ?

Cependant cette orientation se heurte à plusieurs phénomènes sociaux majeurs. D'une part, les femmes sont entrées massivement sur le marché du travail et n'ont plus la même disponibilité pour occuper ce rôle de soignante. Plusieurs configurations sont alors possibles : l'aidante articule temps de travail professionnel et temps domestique, on parle de double journée de

---

2. G. Cresson, « Les soins profanes et la division du travail entre hommes et femmes », P. Aiach, D. Cèbe, G. Cresson et C. Philippe, *Femmes et hommes dans le champ de la santé. Approches sociologiques*, Rennes, Éditions ENSP, 2001, p. 303-328.

3. Par exemple, les enquêtes *Handicaps, incapacités, dépendances*, réalisées en 1999 et 2001, montrent que le soin auprès de personnes âgées est réalisé à 60 % par des femmes lorsqu'il s'agit de leur conjoint et à 70 % lorsqu'il s'agit d'un ascendant. Enquêtes citées par S. Pennec, « Les configurations de soins envers les parents âgés. Des différences selon le genre, les milieux sociaux et la part des services professionnels », G. Cresson et M. Mebtoul, *Famille et santé*, Rennes, Presses de l'EHESP, 2010, p. 31-62.

4. N. Thivierge et M. Tremblay, «Virage ambulatoire et transfert des soins à domicile : comment sortir les femmes aidantes de l'ombre ? », F. Saillant et M. Boulianne M. (dir.), *op. cit.*, p. 121-141.

la femme ; d'autres doivent sacrifier une carrière professionnelle ou choisissent de réduire leur temps de travail ; enfin, certaines font appel à des professionnels du service à la personne rémunérés. D'autre part, notre société connaît depuis la fin des années 1970 un bouleversement des modèles familiaux. De nouvelles configurations de famille (monoparentales, recomposées) permettent moins l'investissement du rôle d'aidant. De la même façon, la disparition des familles nombreuses et donc, de fait, la moindre disponibilité d'individus pouvant produire du soin profane, peut être un obstacle. On sait cependant que les solidarités familiales sont malgré tout toujours présentes, même si elles semblent jouer plutôt désormais des ascendants vers les jeunes générations. Enfin, nous assistons, parallèlement à ces transformations sociales, à une augmentation du nombre de personnes qui nécessitent des soins experts et profanes. L'espérance de vie s'allonge, certaines maladies qui étaient létales se chronicisent, provoquant en retour des situations de dépendance et de handicap qui jouent directement sur le besoin d'interventions d'aidants familiaux et/ou professionnels.

*Un travail de l'ombre*
Une des principales caractéristiques du travail sanitaire profane féminin est son invisibilité qui est de fait associé à sa gratuité. Plusieurs éléments permettent d'expliquer ce constat. Premièrement, le *care* renvoie à la fonction maternelle. C'est l'amour pour l'enfant, le don de soi oblatif, qui permet de ne pas questionner cette disponibilité « naturelle » pour le soin à l'autre. Comme le disent plusieurs aidantes, « ça va de soi », c'est une des facettes du rôle attendu d'une femme confrontée à un proche malade[5]. Socialement prescrit, il ne peut être perçu comme un travail (on ne le voit pas, on n'en parle pas). Il est donc conçu par les aidantes elles-mêmes sous le versant de l'affectif, de l'empathie ou encore de la « disposition personnelle »[6]. Deuxièmement, le soin réalisé par la femme se fait le plus souvent dans la sphère domestique, il ne peut donc être que féminin. La division du travail homme/femme dans le couple est encore inégalitaire. Même si les hommes participent plus aujourd'hui à certaines tâches domestiques, tout ce qui est de l'ordre du travail ménager et du soin à autrui revient à la femme. Cette inégale répartition a un effet protecteur pour les hommes. Non seulement lorsqu'il faut prendre soin d'un individu malade dépendant dans la famille on se tourne « naturellement » vers la femme, mais de plus on constate que lorsque l'homme est placé dans la situation d'aidant, il obtient plus facilement qu'une femme l'aide d'une professionnelle du *care*, car il est considéré comme culturellement incompétent pour cette fonction[7].

---

5. G. Cresson, 2001, *op. cit.*
6. N. Thivierge et M. Tremblay, *op. cit.*
7. G. Cresson, 2001, *op. cit.*

*Le* care *rémunéré*

Nous l'avons dit, aujourd'hui les femmes ont largement investi le marché du travail et sont donc moins disponibles pour occuper le rôle d'aidante. Elles font alors appel à des professionnels qui ont aussi la particularité d'être des femmes. Dans une enquête réalisée auprès de « nounous » et d'auxiliaires de vie étrangères qui ont migré principalement d'Amérique du Sud et du continent asiatique pour venir travailler aux États-Unis, Arlie Hochschild Russel[8] montre que nous assistons désormais à une mondialisation et une marchandisation du *care*. Tout se passe comme si les compétences en matière de soin à autrui se déplaçaient des pays pauvres du Sud vers les pays riches du Nord. Elle explique que ce transfert des soins est directement lié à la transformation des rôles familiaux dans nos sociétés modernes et à leur reproduction dans les sociétés du Tiers-monde. En effet, ces femmes qui quittent les pays du Sud (qui abandonnent pour la plupart leurs propres enfants, au mieux à leur famille, sinon dans un orphelinat) disposeraient encore de compétences maternelles, du sens du don de soi, nécessaires à une bonne prise en charge des enfants et des personnes malades, qui nous font défaut aujourd'hui. Cette étude ne fait que confirmer que le dévouement à l'autre est bien d'ordre culturel. Il a été acquis lors de la socialisation qui repose encore fortement sur une division traditionnelle des rôles dans les pays non-occidentalisés.

### Féminisation de la profession de médecin et hyperféminité du métier de sage-femme

*Le pouvoir de transformation des femmes médecins sur l'exercice de la profession*

Il faut rappeler que Madeleine Brès, la première femme inscrite à l'Académie de médecine en 1868, ne peut se présenter à l'externat qui s'ouvrira aux femmes qu'en 1881 (1886 pour l'internat). En 1900, seulement 77 femmes pratiquent la médecine en France. Aujourd'hui, le contraste est fort car elles sont désormais majoritaires parmi les étudiants en médecine (64 % en 2009). Les femmes médecins se distinguent des hommes tout d'abord par les domaines d'exercice. En effet, elles sont surtout présentes dans certaines spécialités : la gynécologie médicale (92,5 %), l'endocrinologie (71,2 %), la médecine du travail (71 %), la dermatologie (65,4 %), la pédiatrie (63,4 %), la santé publique et la médecine sociale (58,5 %)[9]. Cette surreprésentation peut être facilement expliquée à la fois par les qualités féminines attendues par certains secteurs (la gynécologie est une médecine pour les femmes, la pédiatrie appelle des compétences « maternelles », « relationnelles ») et aussi par le mode d'exercice de quelques spécialités plus

8. A. Hochschild Russel, « Le nouvel or du monde », *Nouvelles questions féministes. Famille et travail : Une perspective radicale*, vol. 23, n°3, 2004, p. 49-74.
9. Atlas de la démographie médicale en France, *Situation au 1er janvier 2010*, Conseil National de l'Ordre des Médecins.

compatibles avec la charge de la sphère familiale (comme l'endocrinologie, la médecine du travail, la dermatologie, la santé publique qui n'ont pas les contraintes de garde ou qui ont la particularité de présenter peu de cas d'urgence). On remarquera par ailleurs que la chirurgie, et plus particulièrement la chirurgie urologique, restent des bastions masculins (3,3 % de femmes). Certains domaines très technicisés et où les normes de cooptation restent encore strictes résistent à l'entrée des femmes. Celles qui s'y aventurent doivent respecter les règles de la pratique (« une disponibilité permanente »), souvent au prix du sacrifice d'une vie personnelle et avec la quasi certitude de se heurter à un « plafond de verre ».

La féminisation de la profession médicale, qui s'est surtout accentuée dans les années 60 (qui correspondent à l'accès plus important des filles à l'école et à l'arrivée des femmes sur le marché du travail), a dans un premier temps été plutôt mal accueillie par les médecins hommes. Les femmes, notamment par leur moindre disponibilité et par les valeurs « genrées » qu'elles véhiculent et qui sont peu compatibles avec l'exercice, sont accusées d'être la cause de la dévalorisation de la profession. N. Lapeyre et N. Le Feuvre[10], qui ont travaillé sur les effets de la féminisation sur la profession, montrent au contraire qu'on assiste aujourd'hui non pas à une déqualification mais plutôt à un « dépassement du genre ». En effet, elles constatent tout d'abord une homogénéisation progressive des façons de pratiquer. Même si nous venons de voir que certains domaines sont encore très féminins ou masculins, il semble que le mode d'exercice présente de moins en moins de particularité sexuée. Les deux auteurs insistent notamment sur un rapprochement des comportements dans la limitation et l'organisation du temps de travail. Des stratégies de conciliation entre vie professionnelle et vie familiale sont aussi visibles chez les hommes sous l'influence de plusieurs facteurs. D'une part, plusieurs sociologues ont montré que la valeur travail n'est plus aussi déterminante dans la socialisation des individus. D'autre part, l'entrée des femmes a apporté une nouvelle façon de penser la pratique (relationnel, temps de travail plus court, activité salariée) qui s'impose progressivement à tous. Enfin, fait nouveau, les femmes des médecins hommes[11] sont elles aussi entrées sur le marché du travail, obligeant ainsi leur conjoint à participer davantage aux tâches domestiques. En 2020, on estime que la parité homme-femme en médecine sera atteinte. Le mouvement de féminisation des pratiques devrait donc à terme pouvoir lever les derniers contreforts de résistance masculins à un changement des conditions d'exercice de la médecine.

---

10. N. Lapeyre et N. Le Feuvre, « Féminisation du corps médical et dynamiques professionnelles dans le champ de la santé », RFAS, n°1, 2005, p. 59-77.

11. En 1993, 63 % des épouses de médecins ne travaillent pas. N. Lapeyre et N. Le Feuvre, *ibid.*

*Être sage-femme, c'est pratiquer sa féminité*

Une des caractéristiques principales du métier de sage-femme est qu'il fait partie des activités les plus féminisées (98,2 % de femmes en 2010) avec les professions de puéricultrices et d'assistantes maternelles. D'ailleurs, jusqu'en 1982, l'accès à la formation était interdit aux hommes. Nous aurions pu nous attendre à ce que, comme pour les infirmiers, le métier de sage-femme (qui exclut par son énoncé même la présence de l'homme) connaisse un certain taux de masculinisation. Or, aujourd'hui, seulement 345 hommes (soit 1,8 % contre 13 % pour les infirmiers) ont intégré le métier.

Pour la loi du 17 mai 1943, sur laquelle repose encore l'organisation de l'exercice, la question du genre et des compétences liées au sexe ne se pose pas, elle est explicite. Le texte rappelle que les sages-femmes doivent posséder « une connaissance interne, profonde et personnelle de la féminité ». Il ne suffit donc pas d'avoir des connaissances médicales pour être sage-femme. On retrouve ici les représentations sociales traditionnellement attachées au sexe féminin : les femmes sont plus aptes à communiquer en ayant recours à l'émotionnel, à développer une dimension affective dans le rapport à autrui. La connaissance intime de la femme dont dispose la sage-femme intervient directement sur la mise en rapport des corps, sur la maîtrise professionnelle et personnelle de l'expérience de la future mère[12].

La masculinisation du métier est donc perçue comme dangereuse car elle introduirait des qualités et des compétences trop éloignées de la culture professionnelle qui amèneraient le métier à se techniciser et à perdre ses spécificités de genre. Le principe de neutralité sur lequel repose la définition des professions de soin est ici gommé au nom de la spécificité professionnelle. Être sage-femme, c'est avant tout être femme et savoir utiliser professionnellement les qualités socialement reconnues au sexe féminin.

Si être sage-femme, c'est être femme, c'est donc par extension être mère. L'expérience personnelle de la maternité constitue un des axes fondamentaux du métier. Les identités maternelle et professionnelle ne peuvent plus se distinguer, une fois vécue l'expérience intime de la naissance. Les futures mères semblent aussi accorder une place centrale à ce savoir personnel, lui reconnaître une valeur indiscutable, totalement liée au métier de sage-femme. Tout se passe comme si on attendait des sages-femmes qu'elles maîtrisent un savoir-faire technique, scientifique, mais pas seulement. L'expérience personnelle de la grossesse et de l'accouchement donne une expertise et donc une légitimité aux professionnelles plus forte, sinon égale aux connaissances acquises en formation. L'importance du vécu, de l'histoire personnelle est présentée « comme ce qui fait que ce métier ne sera jamais comme les autres ». Il en constitue le socle et renvoie à la part « gratuite » du métier, donnée en supplément. Ce côté non reconnu institutionnellement de l'exercice, non rémunéré, donne au métier sa spécificité.

---

12. B. Jacques, *Sociologie de l'accouchement*, Paris, PUF, 2007.

D'autres sages-femmes (le plus souvent non mères), plus jeunes, plus tournées vers la technique, sont plus critiques par rapport à la place que doit prendre l'expérience personnelle de la maternité dans la définition du métier. Ici, la sage-femme renvoie l'identité maternelle dans la sphère du privé et refuse cette image de professionnelle « câline », « maternante », dont les médecins usent aussi pour les renvoyer du coté du subjectif. La spécificité féminine du métier est aussi remise en cause parce qu'elle est vécue comme une assignation au rôle social traditionnel de la femme. Être renvoyée vers des qualités de femme et de mère, donc des qualités non professionnelles, non acquises en formation, amène à un sentiment de dévalorisation. L'idéologie techniciste de l'hôpital pousse naturellement la jeune génération à mettre en avant de plus en plus sa formation scientifique et à abandonner ce qui renvoie au profane, quitte à perdre la spécificité du métier.

Notre société repose encore sur une conception féminine du soin. Il est donc peu surprenant que la profession médicale restée longtemps masculine parvienne progressivement à une égalisation homme/femme parfaite. Cependant, nous avons montré que les compétences féminines demandées et attendues pour réaliser le travail de soin sont peu valorisées. Qu'elles soient pensées comme étant de l'ordre du sexe (innéité) et/ou du genre (socialisation), elles sont non scientifiques et donc sont peu reconnues et ce particulièrement à l'hôpital.

(*Béatrice Jacques*)

**Références :**

P. Aiach, D. Cèbe, G. Cresson et C. Philippe, *Femmes et hommes dans le champ de la santé. Approches sociologiques*, Rennes, Éditions ENSP, 2001.

B. Jacques, *Sociologie de l'accouchement*, Paris, PUF, 2007.

N. Lapeyre, *Les professions face aux enjeux de la féminisation*, Paris, Octares, 2006.

P. Paperman et S. Laugier, *Le souci des autres. Éthique et politique du care*, Paris, Raisons Pratiques, EHESS, 2011.

# Affects, apprentissage et métier

## 12. Cadavre et dissection

> « L'investigation scientifique du cadavre est [...]
> une procédure de réification du mort ».
> Louis-Vincent Thomas[1]

### Les comportements médicaux face à la mort et au cadavre

Les recherches en sciences humaines et sociales se sont beaucoup intéressées aux effets du silence sur la mort dans nos sociétés post-industrielles[2].

Jusqu'à récemment, dans les facultés de médecine, la mort n'avait pas sa place comme fait culturel nécessitant une verbalisation, une construction d'échanges symboliques et sociaux. Les affects mobilisés par la réalité du mourir étaient tus. Personne ne semblait penser la mort, ne savait ou n'osait en parler. Avant l'introduction de l'anthropologie, de la psychologie, de la psychanalyse, ou de la philosophie dans les études médicales, seule l'étude du cadavre était présente dans les programmes. Mais l'examen du cadavre n'est pas réflexion sur la mort. À la suite de Michel Foucault, David Le Breton remarque que « le savoir anatomique met le corps à plat et le prend à la lettre des matières qu'il met au jour sous le scalpel. La correspondance est rompue entre la chair de l'homme et la chair du monde. Le corps ne renvoie plus qu'à lui-même »[3].

Évoluant dans une représentation curative et victorieuse de la médecine, le médecin en formation ne rencontrait la mort que comme une épreuve, une limite, voire une erreur. Chez les anciens étudiants en médecine, les séances de rencontre du cadavre « demeurent remarquablement présentes dans leur mémoire, qui les associe toujours à une 'tradition', une 'coutume', à ce point nécessaire que ne pas s'y soumettre serait risquer de ne jamais devenir tout à fait médecin »[4].

### De la répulsion olfactive à l'objectivation du regard

La nécessité de se protéger de la dangereuse proximité du « macchabée » a suscité, autour de la table de dissection, un recours à l'obscénité, à la violence ou à la dérision. Ces conduites, apparemment déréglées, renvoient à la matérialité répulsive des corps morts à laquelle toutes les sociétés sont confrontées. Face à la cadavérisation, trois attitudes principales des groupes sociaux sont décrites par les anthropologues : l'accepter à

---

1. L.-.V Thomas, *Le cadavre*, Complexe, 1980, p. 104.
2. Voir, parmi bien d'autres, les travaux de M. Castra, D. le Breton, M.-F. Bacqué, M. Augé, J. Baudrillard, L.-V. Thomas.
3. D le Breton, *Anthropologie du corps et modernité*, Paris, PUF, 2000, p. 61.
4. E. Godeau, « Dans un amphithéâtre... La fréquentation des morts dans la formation des médecins », *Terrain*, 20, mars 1993, p. 83.

condition de la cacher (linceul, ensevelissement, immersion, *etc.*) ; l'empêcher (destruction par crémation ou conservation des restes par embaumement, *etc.*) ; la rechercher, soit par châtiment (abandon du corps, refus de sépulture), soit pour accélérer le stade de minéralisation (exposition, accélération de la putréfaction).

Ces attitudes sont en relation avec des croyances et des symboles concernant « l'après-mort » et la notion d'impureté du cadavre. Ceci « constitue la base de l'explication des interdits et des pratiques rituelles en la matière. On la retrouve au niveau linguistique : le mot *funestus* signifie 'souillé par la présence des morts' »[5]. Dans toutes les sociétés, l'impureté de la mort vient essentiellement de la violation des règles et du non respect de pratiques ritualisées.

Ainsi pendant la canicule de 2003, en France, la décomposition accélérée des corps, le bouleversement dans les traitements et les soins habituellement appliqués, le retard dans la réalisation des rites, l'accumulation des cadavres ont profondément marqué les professionnels et les familles[6]. L'état de décomposition des corps confrontait les acteurs de cet événement à la (re)découverte de la putréfaction, de la dégradation accélérée par la chaleur. La mémoire olfactive de la canicule est apparue d'autant plus prégnante dans les témoignages recueillis qu'elle concernait des salariées directement en contact avec les corps en décomposition trouvés notamment au domicile. Cette dimension très concrète des odeurs est bien évidemment essentielle dans ces métiers du funéraire. Elle impose ordinairement tout un ensemble de précautions : toilettes, soins de thanatopraxie, entretien du matériel, ventilation, aménagements, mesures d'hygiène toujours plus sophistiquées. Car l'hygiénisme est aussi un combat olfactif. Un combat très humain. Comme le dit très bien Alain Corbin, « le silence olfactif ne fait pas que désarmer le miasme, il nie l'écoulement de la vie et la succession des êtres ; il aide à supporter l'angoisse de la mort »[7].

Dans les amphithéâtres, comme dans l'imaginaire social, l'association des corps morts à la puanteur est omniprésente, et le combat olfactif à l'œuvre. Emmanuelle Godeau rapporte de ses observations ethnographiques auprès des étudiants combien « il importe en premier lieu de se préserver de leur odeur de 'moisi' et de 'décomposition', ce à quoi s'emploient les mouchoirs parfumés observés entre les mains de nos néophytes, leurs écharpes et leurs cols roulés »[8]. Comme l'indique Martine Courtois, « l'odeur est de toutes les manifestations de la mort celle qui suscite le plus de fantasmes, car si l'on

---

5. M.-L. Cadart, « La mort et son temps. Approche anthropologique », P. Ben Soussan (dir.), *Le cancer, approche psychodynamique chez l'adulte*, Érès, 2004, p. 297-298.

6. Voir C. Le Grand-Sébille et A. Véga, *Pour une autre mémoire de la canicule*, Vuibert, 2005.

7. A Corbin, *Le miasme et la jonquille. L'odorat et l'imaginaire social XVIII<sup>e</sup>-XIX<sup>e</sup> siècles*, Paris, Flammarion, 1986, p.106.

8. E. Godeau, *op. cit.*, p. 87.

peut ne pas regarder, on ne peut éviter de sentir »[9]. Les professionnels du funéraire l'attestent : « Quand on a senti ça une fois, on ne l'oublie jamais, on s'en souviendra toute sa vie ».

C'est aussi, lors des travaux pratiques, la vue qui est mise à l'épreuve tant la couleur des cadavres et leur aspect sont impressionnants. Beaucoup redoutent l'évanouissement, et craignent de ne pouvoir devenir médecins s'ils sont victimes d'une syncope. Certains chercheurs identifient l'enjeu initiatique d'un tel apprentissage : « Chaque étape franchie dans ce registre marque une progression parallèle des étudiants dans une autre hiérarchie, celle basée sur la connaissance et l'expérience acquises tout au long du cursus universitaire »[10]. Un tel point de vue qui semble légitimer la dimension heuristique de ces pratiques est contestable. Nous n'y trouvons aucun cheminement d'humilité, nulle dimension de respect qui renverrait à la prise de conscience pour l'étudiant de sa propre finitude.

*Respecter les cadavres pour respecter les vivants*

Dans aucune société humaine, rappelons-le, le cadavre n'est qu'un reste disponible à la curiosité et à la fantaisie des vivants. Partout, des lois le protègent de toute indiscrétion et violation, et les rites funéraires (qui traduisent les normes et les usages d'une société donnée) permettent d'accompagner le départ du corps.

À l'inverse, la médecine a pu, dans son histoire, transgresser cet ensemble de règles. Elle a marqué par là, les affects sociaux : David Le Breton a montré dans plusieurs de ses travaux que la médecine occidentale est passée outre la sacralité de la dépouille humaine, refusant « l'humanité du corps pour en faire un bois mort indifférent à sa forme d'homme, sinon pour le savoir scientifique. Elle voit le corps comme un déchet, une mue laissée par l'homme en proie à la mort. Pour les médecins nul outrage, nulle violation n'atteint plus cette chair à vif désertée de son souffle. La pratique de la dissection exige la distinction entre l'homme, d'une part, et son corps, de l'autre, simple véhicule de son rapport au monde, essentiel de son vivant, mais dénué de valeur après une mort qui le rend désormais inutile. La possibilité du démembrement du corps impose que l'homme soit écarté, que le cadavre soit un simple reste disponible à la recherche ou à l'enseignement anatomiques »[11].

Si la médecine moderne s'est construite à partir de l'investigation sur les cadavres, une nouvelle philosophie de la prise en charge du patient en fin de vie va générer au XXᵉ siècle un mouvement de contestation éma-

9. M. Courtois, *Les mots de la mort*, Paris, Belin, 1991, p. 131.
10. E. Godeau, *op. cit*, p. 86.
11. D. Le Breton, « Le cadavre ambigu : approche anthropologique », *Études sur la mort*, 1, 129, 2006, p. 86.

nant du terrain : les soins palliatifs[12]. Ce mouvement va participer du recul de la représentation du cadavre comme néant, comme « inutile défroque de chair désertée » pour reprendre l'expression de Le Breton. Le cadavre tend, dans ce courant de la médecine, à demeurer l'homme qu'il fut. Le corps mort laisse de moins en moins indifférents étudiants et enseignants. Les prélèvements d'organes ou les usages médicaux du corps (tels que les dissections ou les autopsies) soulèvent davantage de débats depuis une vingtaine d'années. Ainsi se mettent lentement en place des règles et des limites dans les salles de dissection. Elles se sont comme imposées devant chaque cadavre. Les réactions morales et émotionnelles n'admettent plus de suspendre l'humanité des corps à manipuler et de cautionner les diverses formes de transgression qui dépassent l'exigence coutumière et la légitimité pédagogique. Ces pratiques transgressives connues des carabins allaient, il y a encore quelques années, des batailles de « bidoche » aux membres humains dissimulés dans les poches, capuches et placards de ceux (et surtout celles) que l'on souhaitait surprendre et choquer[13].

En voie d'interdiction, elles restent à interroger. Le malaise éthique des étudiants confrontés à de telles épreuves, ainsi que celui des soignants qui en sont témoins, méritent d'être réfléchis. Le décalage entre les valeurs et certaines conduites nécessite de garder l'esprit en éveil, de ne plus taire les « bizutages » et la fascination que le cadavre provoque. Le futur médecin doit constamment apprendre à développer, au nom de la sollicitude qu'il souhaite traduire en pratique, une exigence autocritique devant ces comportements, même lorsqu'ils se réclament d'une « tradition », celle-ci apparaissant injustifiable.

Au plan éthique (certains diront dans une métaphysique du cadavre) respecter les dépouilles, c'est d'abord reconnaître en elles une irréductible humanité et c'est pour l'enseignant comme pour l'étudiant s'interroger sur sa propre identité participant d'une même nature et d'un même destin que les corps exposés et manipulés. Respecter les cadavres, c'est enfin exiger que même « donnés à la science », ils connaissent à l'issue des exercices qu'ils ont subis une inhumation ou une crémation dignes.

Seulement alors, et en retournant aux rites, l'appartenance humaine de ces corps morts sera réaffirmée.

*(Catherine Le Grand-Sébille)*

---

12. Voir M. Castra, « Les soins palliatifs et l'euthanasie volontaire : l'affirmation de nouveaux modèles du « bien mourir », S. Pennec (dir.), *Des vivants et des morts. Des constructions de la bonne mort »*, Brest, ARS-CRBC-UBO, p. 113-120.

13. La série télévisée de Lars Von Trier, 1994, *The Kingdom*, intitulée en français « L'hôpital et ses fantômes », met en scène certains de ces jeux macabres.

**Références :**

G. Clavandier, *Sociologie de la mort. Vivre et mourir dans la société contemporaine*, Paris, A. Colin, 2009.

D. Le Breton, « Le cadavre ambigu : approche anthropologique », *Études sur la mort*, 2006/1 - N° 129, p 79 à 90.

F. Lenoir et J.-P. De Tonnac (dir.) *La mort et l'immortalité. Encyclopédie des savoirs et des croyances*, Paris, Bayard, 2004.

R. Mendressi, *Le regard de l'anatomiste. Dissections et invention du corps en Occident*, Paris, Le Seuil, 2003.

L.-V. Thomas, *Le cadavre, De la biologie à l'anthropologie*, Bruxelles, Éditions Complexe, 1980.

## 13. Le dégoût

> *Le dégoût : « Une réaction très négative face à une substance, une situation, un être ou une classe d'êtres, se traduisant par un malaise pouvant aller jusqu'à la nausée et s'imposant comme un affect dont l'expression est indissociablement somatique et psychique, mais peut prendre une signification morale »*
> D. Memmi, G. Raveneau, E. Taïeb [1]

Le terme dégoût n'apparaît qu'au XVIe siècle (on disait aussi « dégoûtement »). Il se définit comme un sentiment de vive répulsion. Cette répulsion s'éprouve évidemment par le corps. Michel Guillou, sociologue, écrit que devant l'ordure, le déchet, la putréfaction, le dégoût est une impuissance, un vertige, et le signe d'une incapacité[2]. Pensons, par exemple, à l'irrésistible « haut-le-cœur ».

Mais le dégoût est aussi un fait de culture, même si on se réfère à une répulsion des plus archaïques chez une personne : les dégoûts liés à la nourriture. Ceux-ci sont en fait en lien direct avec les habitudes socio-culturelles acquises dès la petite enfance. Jean Baudrillard[3] écrivait très justement que la cuisine, ses textures, ses aspects, ses odeurs, est toujours un jeu de goûts et de dégoûts.

Anthropologues et sociologues pensent que ce n'est jamais une affaire seulement personnelle. Toute personne est en effet socialement façonnée et acquiert dans la prime enfance, et au-delà, des manières d'être qui deviennent comme « naturelles », quasi-instinctives, et qui lui permettent de s'intégrer à la société et au groupe social auxquels elle appartient. Là se dessinent des goûts et des dégoûts familiaux et sociaux. Norbert Elias ou encore Georges Vigarello ont développé cet aspect culturel en historicisant les modes d'incorporation des affects marqués par l'aversion et la répulsion. Car chacun

---

1. D. Memmi, G. Raveneau et E. Taïeb, *Ethnologie française*, numéro spécial « Anatomie du dégoût », XLI, 1, 2011, p. 6.
2. Voir *Traverses*, numéro spécial « Le dégoût », 37, avril 1986.
3. *Ibid.*

développe des sensibilités variables, mais elles sont toujours ancrées dans la culture, particulièrement quand elles concernent le corps et ses tabous : le sang menstruel, le corps abîmé par les plaies ou la vieillesse (odeurs et visions considérées comme insupportables), les déjections non contrôlées, non dissimulées (vomissements, urines, selles, crachats, *etc.*).

L'exigence hygiéniste, dans notre société, est un impératif social, comme le souligne Alain Corbin : « Désinfecter – et donc désodoriser –, participe […] d'un projet utopique : celui qui vise à sceller les témoignages du temps organique, à refouler tous les marqueurs irréfutables de la durée, ces prophéties de mort que sont l'excrément, le produit des menstrues, la pourriture de la charogne et la puanteur du cadavre »[4].

Le dégoût lié à la dégradation *post-mortem* est assurément le plus répandu, mais au delà des rapports avec le cadavre il existe pour les professions de santé bien d'autres répulsions. La rencontre soignant-soigné n'échappe pas à ces questions hélas peu abordées en formation initiale ou à l'hôpital, qui déterminent pourtant une reconfiguration des affects du soignant en renforçant ses goûts et dégoûts, voire en en faisant apparaître d'autres.

On peut ainsi évoquer les processus de mise à distance, les stratégies d'évitement à l'égard de certains patients, les délégations de certains soins : la manipulation des nourritures, du sang souillé, des excréments, la confrontation intime aux odeurs sont « réservées » dans l'ordre hiérarchique hospitalier aux moins formés et aux moins qualifiés. Ce sont eux qui sont au plus près des humeurs du corps.

Pour l'étudiant et le médecin débutant, ces affects sont souvent mobilisés et découverts en situation, en présence du patient, et peu portés à la réflexion du jeune praticien. Alors que ces attitudes contre-transférentielles (du professionnel vers le patient) restent souvent ininterrogées pendant les études médicales, il importe de comprendre ce qui relève souvent d'un dégoût social qui s'explique grandement par la découverte « d'autres mondes », en particulier lors des visites à domicile, étrangers à celui des études et de l'éducation reçue : habitudes alimentaires considérées « à risque », pratiques d'hygiène choquantes notamment dans les milieux défavorisés où l'entretien des lieux et des corps confronte le soignant à une altérité radicale.

Des références symboliques (valeurs, représentations, systèmes de signes et de sens) et des cadres moraux divers (systèmes de valeurs, modèles sociaux) sont donc à l'œuvre dans le dégoût, et nécessitent un éclairage et une compréhension spécifiques, en médecine plus encore, là où la confrontation à l'intolérable mérite d'être élaborée. S'interrogeant sur la possibilité de soigner sans prendre soin, Donatien Mallet rapporte qu'à « maintes reprises, en écoutant les patients, nous avons le récit d'actes de traitement, d'actes de soin qui sont effectués sans que les personnes malades aient l'impression

---

4. A. Corbin, *Le miasme et la jonquille. L'odorat et l'imaginaire social XVIIIᵉ-XIXᵉ siècles*, Paris, Flammarion, 1986, p. 106.

que l'on prenne soin d'elles ». Refusant de dénigrer la technique ou de dissocier une médecine technicienne d'une médecine humaniste, il ajoute : « À vrai dire, il n'est même pas nécessaire d'écouter les autres. Il suffit de se regarder exercer, même dans une pratique de soins palliatifs. Lorsque nous aspirons par une canule de trachéotomie un patient dont le visage est rendu monstrueux par un cancer ORL, dont l'agonie interminable se prolonge dans une puanteur envahissante, je ne suis pas sûr que nous prenions soin de ce patient. Dans notre fort intérieur, nous n'en pouvons plus et préférons réduire notre intervention à ce geste technique. Nous limitons le champ de notre intervention. À l'impossible, nul n'est tenu et la technique devient la seule modalité possible d'accompagnement »[5].

Ce constat lucide nous enseigne. En effet, quand l'intensité du dégoût doit être cachée par éthique professionnelle, le risque est grand de voir disparaître tout retour réflexif sur les conditions d'émergence de l'émotion répulsive. La tentation est alors de s'éloigner des espaces de souffrances, bien loin du corps, de ses malheurs et de ses ordures.

Ainsi, « penser » la question du dégoût lors des études médicales dans ces trois dimensions sociologique, culturelle et somatique paraît indispensable pour donner forme à l'irreprésentable. Il ne sert à rien de promouvoir un idéal du soin réalisé dans des lieux mythiques où les tensions inhérentes à la pratique soignante seraient abolies. De même, il est dangereux d'enseigner une neutralisation ou une insensibilisation de cet affect de répulsion, tant cela peut générer des violences symboliques délétères pour les patients comme pour les professionnels de santé eux-mêmes. Christiane Vollaire voit aussi dans le silence institutionnel sur le dégoût une attitude contraire à l'exigence de clarification qui fonde l'intention scientifique : « L'exercice d'une authentique rationalité médicale devrait donc […] pousser davantage à analyser l'émotion répulsive qu'à la nier, à la réfléchir plutôt qu'à la renvoyer à cette forme de sacralisation que constitue le tabou »[6].

*(Catherine Le Grand-Sébille)*

**Références :**

M. Douglas, *De la souillure. Essais sur les notions de pollution et de tabou* (1966), Paris, La Découverte, 2001.

N. Elias, *La Civilisation des mœurs* (1939), Paris, Calmann-Lévy, 2000.

*Ethnologie française*, Anatomie du dégoût, janvier 2011, n°1.

D. Fassin et D. Memmi, *Le Gouvernement des corps*, Paris, Éditions de l'EHESS, 2004.

G. Vigarello, *Le Propre et le sale : l'hygiène du corps depuis le Moyen Âge*, Paris, Le Seuil, 1985.

---

5. Communication à la conférence de consensus organisée par l'ANAES sur l'accompagnement des personnes en fin de vie et de leurs proches, Paris, 14 et 15 janvier 2004.
6. *Ethnologie française, op. cit.*, p. 96.

## 14. Les affects dans le soin

Aujourd'hui, la maladie, la souffrance, la fin de vie sont principalement prises en charge par les professionnels de santé. Dans notre société fortement médicalisée et sécularisée, ce ne sont plus les prêtres et les guérisseurs que l'on consulte pour soulager nos souffrances et nos douleurs, ou se rendre au chevet du mourant, mais le médecin. Au sein de l'institution hospitalière ou médicalisée (où actuellement 70 % des personnes décèdent), des professionnelles laïques, les infirmières, ont remplacé les religieuses, les fameuses cornettes, qui apaisaient la douleur et la peur du mourant par la prière.

Le travail de soin, qui confronte aux angoisses liées à la maladie, à la détresse morale des familles endeuillées, à l'abattement du patient lors de l'annonce d'une pathologie grave, à la solitude de la personne âgée, ne peut que susciter émotions et affects. D'autant plus que les épreuves subies par les patients qu'il rencontre peuvent renvoyer le professionnel à ses propres appréhensions et expériences, ayant accompagné lui-même un proche en fin de vie ou se posant la question de sa propre réaction si on lui annonçait la même maladie. En observant pendant plusieurs mois les soignants d'un service d'urgences, le sociologue Jean Peneff a constaté qu'ils s'attachaient davantage aux patients auxquels ils pouvaient s'identifier ou qu'ils étaient susceptibles de fréquenter. Les infirmières et les aides-soignantes sont particulièrement émues par les femmes battues ou qui ont fait une tentative de suicide du fait de problèmes familiaux ou par désespoir amoureux : elles prennent le temps d'écouter leur détresse, leur dispensent des aides pratiques, comme des adresses d'association. Elles sont également touchées par ces jeunes, qui pourraient être leurs enfants, qui sont dans des situations précaires et séparés de leurs familles, ou encore par ces personnes ordinaires qui traversent une mauvaise passe sur le plan psychologique[1].

Le travail des soignants ne se résume pas, au quotidien, au traitement de la maladie. Ils doivent bien souvent effectuer des tâches à contenu social, par exemple : aider dans les démarches administratives et expliciter les droits dont peuvent bénéficier les personnes en situation de précarité sociale qui constituent une catégorie importante de la patientèle des urgences. Dans les services en aval, la sortie hospitalière requiert de prendre en compte l'environnement de vie, de mesurer le soutien social et familial du patient pour mobiliser en conséquence les professionnels qui assureront la prise en charge post-hospitalière. Les soignants ne sont pas seulement les destinataires des souffrances physiques et psychiques des patients, ils connaissent les dimensions sociales de leur expérience, pénètrent même au cœur de leur lieu de vie, côtoient leur entourage, lorsqu'ils effectuent les visites à domicile.

---

1. J. Peneff, *L'hôpital en urgence*, Paris, Métailié, 1992.

Chez le patient, ses attentes vis-à-vis des soignants, la manière d'envisager sa relation au médecin à qui il ouvre son environnement de vie, parle de sa maladie et de ses peurs, montre son intimité corporelle, sont aujourd'hui bien connues. Le transfert, attribué initialement à la relation particulière que le patient, en cure analytique, désire entretenir avec son analyste se manifeste également dans le colloque singulier. En lui confiant ses affaires privées, le malade est enclin à entraîner le médecin dans un rôle qui outrepasse ses fonctions médicales : celui d'un partenaire affectif, d'un ami intime ou d'un confident qu'il va désirer impliquer dans sa vie personnelle. Selon le sociologue Talcott Parsons, « par le mécanisme de transfert, le malade, en général, sans très bien savoir ce qu'il fait, non seulement manifeste certaines résistances, mais s'efforce par projection d'assimiler son médecin à une certaine forme de relations particularistes chez lui »[2]. Le médecin n'en est que plus soumis à une « tension émotionnelle » qu'il devra contrôler pour ne pas céder aux « avances » de son patient.

Les professionnels de santé et les observateurs (chercheurs, psychologues) s'accordent sur le fait que le travail de soin doit s'accompagner d'une certaine prise de distance par rapport à ses affects. D'abord, parce que la maîtrise des affects garantit l'efficacité thérapeutique, qu'elle s'impose comme une condition de l'accomplissement de la fonction première du soignant qui est de traiter la maladie. C'est la thèse défendue par Parsons pour qui la compassion du médecin peut nuire à la mise en œuvre de sa compétence technique : les préférences, la sympathie du médecin vis-à-vis d'un patient peuvent s'exprimer par une moindre qualité des soins. Parsons raconte l'histoire d'un chirurgien qu'il a rencontré durant son enquête et qui lui faisait part de ses pensées tournées vers la difficile convalescence d'un enfant qu'il avait opéré. Ce chirurgien confiait qu'il pourrait hésiter à opérer l'enfant afin de lui éviter les souffrances post-opératoires alors même qu'il est convaincu de l'utilité de cette opération.

Un autre chirurgien témoigne de cette nécessité de contrôler ses affects en salle opératoire : « par besoin, les opérateurs doivent [...] se départir de la dimension humaine de leur malade : ce n'est pas un être humain qu'il leur faut opérer, ni même un corps humain, mais un morceau de chair. Penser à l'humain reviendrait à envisager l'acte chirurgical selon le malade : peur de la mort, de la douleur, de séquelles, de handicaps, de complications, angoisses, fantasmes, *etc.* Toutes pensées mal venues qu'il convient d'écarter sans quoi l'acte chirurgical deviendrait impossible. On ne peut pas agir et avoir simultanément conscience de toutes les dimensions et implications de l'acte. Une nécessité s'impose, quasi technique, d'évacuer la part humaine du corps du malade afin d'attribuer à l'acte chirurgical toute la concentration et tout le soin qu'il requiert ». Ce chirurgien relève la difficulté d'accomplir cette entreprise de conversion, le temps de l'opération, du corps-sujet

---

2. T. Parsons, « Structure sociale et processus dynamique : le cas de la pratique médicale moderne », *Éléments pour une sociologie de l'action*, Paris, Plon, 1955, p. 197-238.

à un morceau de chair, malgré les longues heures consacrées à l'apprentissage de l'anatomie, du « corps morceau par morceau », et la spécificité du champ opératoire, qui ne laisse à voir que la partie à opérer, et non le corps en entier. La formation et les « mises en scène », qui visent notamment à concentrer l'attention du chirurgien sur les seuls organes et tissus, ne suffisent pas toujours : certains chirurgiens préfèrent prendre congé de leurs malades la veille de l'opération et n'entrer en salle opératoire que lorsque le champ stérile est en place et que l'anesthésie a été effectuée[3].

Les « pièges » de l'investissement émotionnel sont d'ailleurs souvent évoqués par les médecins comme la raison pour laquelle ils refusent de soigner ou d'opérer leurs proches. Du côté des soignantes, la proximité affective rend pénible de prodiguer des soins douloureux ou d'appliquer des mesures telles que devoir supprimer les sorties, surveiller constamment ses déplacements ou confisquer ses effets personnels à un patient souffrant de conduites auto-destructrices. Ces exemples du travail en psychiatrie sont tirés des observations réalisées par Erving Goffman qui note que « quelle que soit la distance que le personnel essaie de mettre entre lui et ces [« matériaux humains »], ceux-ci peuvent faire naître des sentiments de camaraderie, voire d'amitié », qui se traduisent par la difficulté éprouvée par les infirmiers psychiatriques de rester maîtres de leurs sentiments : les mesures qu'ils prennent dans le souci d'empêcher les actes auto-destructeurs les font apparaître comme des personnes dures et intraitables[4].

Maintenir la distance affective semble également nécessaire à la préservation de l'intégrité psychique des professionnels du soin. Souffrir avec le patient, ne pouvoir plus contenir ses émotions dans le cadre de la sphère professionnelle, peuvent conduire à un épuisement professionnel, à ce que les psychologues ont récemment nommé le « burn-out ». Ce ressenti de fatigue envahissante, ce sentiment d'usure professionnelle, touchent particulièrement les infirmières et les aides-soignantes hospitalières qui passent le plus de temps au contact des patients et recueillent prioritairement leurs peurs et leurs angoisses. Ce sont ces soignantes qui sont également au plus proche du corps du patient, en effectuant les gestes techniques, la toilette et les autres soins de confort. Cet échange corporel est propice à l'établissement d'une relation privilégiée, intime, où les deux sujets révèlent leurs affects et leurs émotions par le discours verbal et la communication corporelle[5].

Le patient est directement affecté par le burn-out des soignants qui, pour se protéger, élaborent des stratégies d'évitement de la relation, refusent

---

3. C. Martigne, « Le chirurgien et son malade : un simple corps à corps ? », P.-H. Keller et J. Pierret (dir.), *Qu'est-ce que soigner ? Le soin, du professionnel à la personne*, Paris, Syros, 2000, p. 25-42.

4. E. Goffman, *Asiles. Études sur la condition sociale des malades mentaux*, Paris, Les Éditions de Minuit, 1968, p. 129-130.

5. A. Véga, « Un bouillon de culture : contagion et rapports sociaux à l'hôpital », *Ethnologie Française*, 29, 1999, p. 100-110.

de prendre le temps d'écouter les ressentis des patients, de recueillir leurs confidences. Dans les discours infirmiers, l'épuisement moral se traduit par la sensation de la fatigue physique (les piétinements, la position debout prolongée, les allées et venues incessantes entre les chambres), les plaintes concernant le manque de temps à consacrer aux patients, tant d'éléments qui peuvent être interprétés comme des moyens de défense pour ne plus s'investir auprès des patients et de prendre ses distances avec la souffrance[6]. Le patient est progressivement déshumanisé et réduit à une pathologie ou à un numéro de chambre, voire à des traits spécifiques de sa personnalité et de son physique. Les soignants témoignent également que l'épuisement s'exprime par un humour grinçant, des « blagues déplacées » ou des réflexions cyniques sur les patients.

Face à ces implications, le contrôle des affects paraît à la fois comme nécessaire au travail de soin et difficile à atteindre, d'autant plus que ces affects, la compassion, l'affection pour certaines personnes, ont pu motiver le choix d'exercer une profession de soin. Plus exactement, il s'agit de « trouver » la bonne distance entre un trop grand investissement émotionnel, un débordement de ses affects, et un détachement émotionnel complet qui empêcherait toute compréhension de la souffrance du patient que l'on doit soulager. Reconnaître le malade comme sujet, prendre en compte les spécificités individuelles du rapport à la maladie et les angoisses qu'elle génère, l'histoire de la maladie, l'appréhension du traitement, s'imposent comme des nécessités éthiques du travail de soin. « Il y a des moments où on ne peut plus regarder la personne confrontée à la douleur. Il faut pouvoir demander sa mutation quand on finit par ne regarder que des machines » dit une infirmière interrogée dans le cadre d'une enquête sur les professionnels travaillant sur autrui[7]. Pour que les effets du surinvestissement affectif ne deviennent souffrance pour le soignant, on peut penser qu'il est utile de reconnaître les affects comme constitutifs de son travail.

*(Anne-Laurence Penchaud)*

**Références :**

E.C. Hughes, « Pour étudier le travail des infirmières », *Le regard sociologique. Essais choisis*, Paris, Éditions de l'EHESS, 1996.

M. Loriol, *Le temps de la fatigue. La gestion sociale du mal-être au travail*, Anthropos, 2000.

P. Molinier, « Travail et compassion dans le monde hospitalier », *Cahiers du genre*, 28, 2000.

---

6. M. Loriol, *Le temps de la fatigue. La gestion sociale du mal-être au travail*, Paris, Anthropos, 2000, p. 123-124.

7. Enquête menée par F. Dubet. Les résultats sur la profession infirmière sont présentés en chap. 6 « Entre technique, relations et organisation : les infirmières », F. Dubet, *Le déclin de l'institution*, Paris, Seuil, 2002.

### 15. De la pudeur en médecine

La médecine est impudique par nécessité. Elle accède aux situations de vie et aux états du corps qui relèvent à l'ordinaire de l'intimité du sujet. Peut-être cette dimension d'intrusion et de « voyeurisme » éclaire-t-elle à la fois la séduction et la répulsion qui s'attachent de manière ambivalente à la médecine, métier de pouvoir, de privilèges, métier « invasif » ou « indiscret », qui s'oblige en retour à des devoirs scrupuleux. Le médecin hippocratique, par exemple, devait respecter la pudeur non seulement par l'engagement de confidentialité qu'il promet au patient, mais au sein même de la relation au patient. Sa prévenance est notamment mobilisée « quand il s'agit d'une partie qu'il faut cacher ou que la décence ne permet pas de montrer »[1]. Mais apprend-on à respecter la pudeur pendant les études de médecine, qui paraissent parfois la mettre à mal, ce que symbolise le folklore carabin, et qu'advient-elle dans l'*éthos* professionnel ? Comment la délimiter entre la transgression nécessaire pour bien soigner et la possible violence d'une clinique indifférente aux seuils de justification de cette transgression, entre la tolérance accordée par le patient et les propres intolérances du soignant face aux marges de la pudeur d'autrui ou face à ses propres pudeurs ?

De prime abord, le respect de la pudeur d'autrui dans la relation de soin devrait tomber sous le sens comme la politesse et la disponibilité. Il est de même implicite que le médecin doit être rassurant et respectueux dans cette situation exceptionnelle de la vie sociale qui est de se trouver habillé (et même paré d'une tenue blanche pure de docteur) face à un sujet dénudé, se sentant « diminué » ou « exposé », ou de recevoir le récit d'une histoire de vie blessée. À l'impudeur objective de la situation médicale doit répondre un sens médical de la pudeur.

Une observation clinique quotidienne révèle cependant comment le manque de pudeur de l'examen médical peut s'accompagner de l'absence de la prévenance même que cette observation devrait appeler. Elle concerne une femme de 38 ans (A. B.), de niveau d'éducation supérieur, mère de 3 enfants, sans profession, un médecin hospitalier de 50 ans et se déroule dans un CHU en 2006. La patiente présente une ischémie aiguë d'un membre qui fait poser un diagnostic (qu'on lui explique « rare chez les Asiatiques ») de syndrome de Takayashu. Le traitement est aussitôt mis en route. La patiente est impressionnée car le médecin (ou ses assistants) passe plusieurs fois par jour, y compris le dimanche. C'est l'été, la patiente est dans son lit, en culotte, lorsque la porte s'ouvre et laisse place au médecin et à une dizaine étudiants. A. B. avoua que si elle avait su leur visite « elle se serait lavée et habillée ». Le docteur s'avance vers elle, soulève les draps, l'exposant nue, et dit « c'est le Takayashu », puis ajoute « elle n'est pas gonflée » (A. B. comprit plus tard que la cortisone qu'elle recevait pouvait

1. *Officine du médecin* ch. 3, voir Hippocrate, *De l'art de la médecine*, Paris, Garnier Flammarion, 1999, p. 57.

entraîner de l'œdème). Comme le médecin répétait « c'est le Takayashu », elle réunit ses forces et dit « laissez tranquille ce monsieur japonais qui doit être mort depuis longtemps, je m'appelle madame A. B. ». Personne ne rit. Personne ne s'excusa. Au bout de quelques jours, seule avec le médecin, elle parla de cette « affreuse visite » et suggéra qu'au moins « on s'annonce et que l'on y mette plus de cœur ». Le lendemain, le médecin frappa, lui dit bonjour et s'assit sur son lit pour lui prendre la main et elle lui dit alors : « cette fois, c'est trop ! ».

Cette observation, intéressante à plus d'un titre, souligne une situation hospitalière fréquente d'un sujet qui a une maladie rare, propice à l'enseignement (on arrive à dix personnes dans la chambre, convertie en lieu de cours) et le fait que cet aspect de la situation ne gêne pas la patiente, admirative du savoir-faire qu'elle a constaté depuis son arrivée et qui comprend la nécessité de former les futurs médecins. En revanche, elle montre bien l'effacement des règles sociales élémentaires, règles de savoir-vivre, de politesse et d'égard envers son prochain : on ne s'annonce pas, on ne frappe pas, on ne demande pas la permission de soulever le drap, on ne s'excuse pas devant le corps nu, on ne veille pas à une attention réciproque et à une communication partagée. L'absence d'excuses devant la nudité, si elle suggère l'absence d'ambiguïté probable du regard du médecin, montre aussi un manque total d'empathie. Cette scène expose également au risque de voir le corps nu comme un corps vulnérable, à l'instar du corps du nouveau-né ou de celui d'une personne non consciente sans défense et sans vie relationnelle propre, infantilisant encore davantage le sujet que ne le fait déjà l'univers hiérarchisé et normalisé de l'hôpital. Les formules employées relèvent elles-mêmes de l'impudeur : le corps est « gonflé » et le sujet change de patronyme (la patiente devient « le Takayashu »). Et l'on voit que le médecin ne trouve pas la bonne distance, passant du manque le plus élémentaire de sensibilité à une proximité excessive et « fausse ».

Pour éviter ces maladresses offensantes, l'annonce, la salutation, la présentation des visiteurs sont et devraient être les préliminaires nécessaires à toute relation. Elles permettent de dépasser la relation asymétrique d'un sujet savant et habillé face à un sujet passif et déshabillé comme première expression d'une prévenance visant à éviter tout rapport d'humiliation à autrui. De la même façon, dans l'entretien, le médecin peut tout entendre (et ne pas le répéter, comme le lui commande le *Serment*) mais peut aussi interrompre le sujet pour lui laisser du temps, veiller à ce que l'émotion ne le rende pas impudique lui-même, ce qui entacherait toute relation suivante.

Ces dernières décennies, un double courant d'attention à la relation et d'exigence éthique s'est emparé de l'hôpital. On informe, on explique. On dit, et on veille de plus en plus à dire d'une façon respectueuse de ce que autrui accepte d'entendre. On ne cache plus par principe. On déclare par exemple devoir cesser de considérer les « personnes handicapées comme objets de charité… pour en venir aux personnes handicapées détentrices de droit » (*Déclaration de Madrid*, Congrès européen des personnes handicapées, 2002). Le patient a le droit de connaître les risques auxquels l'expose tel ou tel acte. Le médecin a l'obligation de l'informer et de le conseiller, jamais (sauf exceptions détaillées par la loi) de le contraindre[2]. L'anonymat est protégé à tel point que le nom tend à disparaître : plus de noms sur les tableaux dans les couloirs (d'ailleurs plus de tableaux), plus de nom au pied du lit. Le risque de ces scrupules excessifs vis-à-vis de toute personnalisation indue du soin est que le sujet devienne peu à peu un objet de santé face à un médecin technicien de santé, la relation entre les deux étant médiatisée par les données des techniques d'imagerie ou de la biologie et réduite aux moments d'investigation et de manipulation. On évite parfois aussi de recourir à des gestes médicaux intimes comme s'ils étaient dégradants pour la personne alors que l'on sait qu'ils peuvent permettre des diagnostics précoces. Les corps sont si souvent examinés à distance et visualisés de l'intérieur par des images si précises que certains malades peuvent mal admettre devoir subir encore une palpation des seins ou un toucher rectal. De plus, des médecins renoncent à ces pratiques « d'un autre temps ». Ceci a conduit par exemple récemment les proctologues, bien obligés d'examiner « encore » l'anus, à réfléchir à des positions plus décentes et moins humiliantes tant il est démontré que l'examen est utilement préventif vis-à-vis du cancer rectal : les patients consultent en effet trop tard, non pas seulement par peur du cancer, mais aussi par honte de l'examen. Ne doit-on pas dès lors savoir expliquer qu'un examen intime n'est pas dégradant lorsqu'il est un acte de soin, faute de quoi le médecin qui « touche », « palpe », « regarde » et même « écoute » deviendra suspect ? Parfois, pour gagner du temps, par désintérêt ou par volonté d'éloigner le corps, on ausculte sur la chemise ou l'on prend la tension sur le pull-over « en gonflant plus le brassard »… Il est des internes qui rédigent des observations sans aucun examen clinique par seule synthèse d'une masse d'examens que les patients apportent à leur entrée dans le service, se contentant d'aller les saluer et de se présenter. Malgré tout, on ne peut que se féliciter des progrès en matière de respect des personnes tant ils ont fait reculer la relation de pouvoir des médecins et une tradition d'absence d'égards, d'indifférence à la violence de certaines situations humiliantes. Qu'on pense aux présentations spectaculaires, pas si lointaines, où le sujet était examiné sans attention pour sa personne devant un groupe d'étudiants et chercheurs. La vidéo et la téléconférence viennent désormais à la rescousse sans être néanmoins exemptes de voyeurisme et d'impudeur. On peut aussi repérer quelques signes anciens d'un sens des scrupules et de la pudeur. Sans aller jusqu'à puiser dans le fonds des textes hippocratiques, l'iconographie de la Salpêtrière montre qu'au début du XXᵉ siècle il n'était pas rare de ne

2. Voir étude 49.

pas photographier le visage des sujets : certains ont les yeux bandés (ce qui renvoie cependant au rituel de l'exécution), d'autres ne sont pas photographiés en entier. Le respect de la pudeur n'est pas l'apanage de notre époque. Au contraire, et c'est un paradoxe, cette dernière semble se caractériser par la présence d'une tendance à tout montrer, tout dire, tout voir, rendant plus problématiques la préservation de la pudeur et sa distinction d'avec la pruderie, la censure du corps et celle des affects. Car la pudeur se construit sur les marges des interdits, de la morale publique et de la permissivité sociale, du regard de la loi, du contrôle politique des mœurs, de l'appartenance culturelle, de l'intimité biographique, voire d'une esthétique du soi ou d'une éthique. Elle noue individuation et socialisation. Sous la revendication de la « pudeur », il reste encore à décider du sens impliqué : qu'une femme ne désire être examinée que par une autre femme dans le cadre d'une relation de soin n'est pas nécessairement le signe d'une représentation sexiste fondamentaliste.

La médecine elle-même a déplacé les limites, ou les « valeurs », du pudique et de l'impudique. L'image médicale a changé les limites du corps (on voit l'intérieur davantage que l'extérieur). Les patients sont souvent invités à regarder sur l'écran l'intérieur de leur corps ou des lésions précises sur leurs organes par des imageurs enthousiastes, ce qui conduit certains à fermer les yeux devant ces « visions » auxquelles ils n'ont pas demandé accès. Les symptômes physiques sont moins essentiels au diagnostic (même si, ne l'oublions pas, ils l'orientent) que les images objectives. La diminution du recours à l'examen clinique conduit à s'écarter du corps, et même à ne plus le voir alors que la réalité de la mort et du corps malade ou affaibli ne peut s'effacer du champ de la médecine, comme le rappellent par exemple des documentaires tel *Hôpital* (1999), de Clarisse Hahn, qui filme la manipulation impudique des corps pendant des soins de toilette en gériatrie.

Reconstituer la pudeur menacée par les nécessités du soin médical, l'hospitalisation, la maladie, recréer de la distance permettant au patient d'investir de nouveau un être intime indissociable de son être sujet comme être de respect, définit l'un des enjeux de la relation médicale. La présence de la personne soignée dans une chambre d'hôpital doit transformer celle-ci aux yeux des soignants en un lieu semi-privé, protecteur, où l'on n'entre qu'avec prévenance. Un comportement sans déférence en fera, au contraire, un lieu inhospitalier et de possible maltraitance. La chambre et l'environnement du malade doivent lui être agréables disait le médecin hippocratique. L'art de la bonne distance attentif à minimiser l'impudeur du soin, et dont le soignant a la responsabilité, constitue la condition et l'expression du respect prescrit vis-à-vis d'autrui. On peut penser que le soignant prend également soin de lui-même dans cette attention : l'impudeur de son métier ne peut le laisser indemne, indifférent, et la pudeur respectée, restaurée, offre à la relation de soin qu'il instaure une réalité plus satisfaisante à ses propres yeux, le protégeant à son tour de rapports de violence et de culpabilité. L'écrit hippocratique nommé *Bienséance* éclaire cette « bonne distance » où il est question de savoir-vivre, de douceur et de décence : « il faut que le médecin ait à son service une certaine urbanité ; car la rudesse repousse et les gens bien portants et les gens malades. […] En entrant chez un malade, rappelez-vous la manière de s'asseoir, la réserve, l'habillement, l'autorité, la brièveté du langage, le sang-froid qui ne se trouble pas, la diligence près du malade, le soin, les réponses aux objections, la maîtrise de soi dans les difficultés qui surviennent, la sévérité à réprimer ce qui trouble, la bonne volonté pour ce qui est à faire »[3].

*(Jean-Marc Mouillie, Catherine Thomas-Antérion)*

**Référence :**
José Morel Cinq-Mars, *Quand la pudeur prend corps*, Paris, PUF, 2e éd. 2003.

# *Santé et maladie*

## 16. La signification de la maladie

On connaît la fréquence de l'émergence du sentiment de culpabilité ou, au contraire, d'injustice, de révolte chez le malade ou ses proches. L'étiologie des maladies, c'est-à-dire la recherche de leurs causes, n'est pas seulement suscitée par le besoin thérapeutique, mais aussi et d'abord par l'incrédulité et l'impuissance qui accompagnent leur découverte. La maladie représente d'abord une rupture, une modification qualitative de l'existence, une irruption dramatique. Elle brise l'ordre des choses ; elle défie la raison.

La première question est celle de sa signification : pourquoi ? Rupture, discorde, souffrance, faiblesse, privation, possession, voire dépossession de soi, l'expérience de la maladie est inséparable du sens qu'on lui confère, quel que soit l'horizon culturel dans lequel on se place. Historiquement, la préoccupation du sens de la maladie a précédé en Occident la recherche scientifique de ses causes[1] ; mais cette dernière n'a pas gommé ni invalidé le souci du sens qu'il convient de conférer à cette épreuve. Aujourd'hui, la question de la signification de la maladie ne commande plus sa représentation médicale ; elle n'en demeure pas moins une dimension essentielle de l'expérience de la maladie.

---

3. Hippocrate, *Médecine grecque*, R. Joly, Paris, Paris, Gallimard, 1964.

1. Concernant la place de la question de la signification dans les démarches thérapeutiques extra-occidentales, voir C. Draperi, *La médecine réfléchie au miroir des sciences humaines*, Paris, Ellipses, 2010, I,1, III : « La maladie, un signe ou un objet ? Interprétation et objectivation de la maladie ».

Comme en témoignent de nombreuses enquêtes anthropologiques, on peut sans contradiction avoir recours à la biomédecine et aux pratiques magiques. En Occident, la séparation des deux domaines est le résultat d'une histoire qui éclaire encore de nombreuses attitudes actuelles face à la maladie. Parce qu'on en a d'abord recherché la signification, la maladie a été d'abord inscrite dans l'horizon du sacré, du divin, puis de la morale, avant de devenir objet de science.

### La maladie perçue comme malédiction dans l'horizon du sacré

Les plus anciennes mentions de la maladie sont des récits mythiques, dans lesquels la peste est présentée comme la sanction de la transgression d'un tabou. Ainsi, la peste de Thèbes au temps d'Œdipe est liée au fait que ce dernier a assassiné son père et épousé sa mère[2]. Sanction d'un sacrilège commis, le fléau durera tant que la colère divine ne sera pas apaisée. Ces mentions appellent deux remarques, qui montrent qu'on se situe dans le domaine du sacré, et non de la morale : en premier lieu, il n'y a pas de rapport de causalité stricte entre la source présumée de l'épidémie et celle-ci ; ou plutôt, la causalité est disproportionnée, puisque la transgression du tabou est individuelle, tandis que son châtiment est collectif. En second lieu, la colère divine justifie rétrospectivement la peur et l'impuissance, puisqu'il ne dépend pas des hommes de mettre fin au fléau.

L'un des premiers récits historiques sur l'appréhension de la maladie est le récit de Thucydide concernant la peste qui ravage Athènes pendant la guerre du Péloponnèse (IVe siècle avant J.-C.). Thucydide expose les hypothèses évoquées sur l'apparition de la maladie : elle viendrait d'ailleurs (en l'occurrence d'Éthiopie) ou bien l'ennemi (les Lacédémoniens) aurait empoisonné les fontaines : on cherche des coupables[3]. Historiquement, les guerres qui occasionnent de larges déplacements de populations ont souvent été le vecteur d'épidémies dramatiques, si bien que l'ennemi a souvent été considéré comme le responsable de la maladie. Ainsi, lorsque, lors du siège de Naples par les Français en 1494, les deux armées sont ravagées par la syphilis, les Français la nommeront « le mal de Naples » tandis que les Napolitains l'appellent « le mal français ».

Au-delà de la coïncidence historique entre les guerres et les épidémies, cette idée que la maladie vient d'une puissance extérieure est une constante dans les représentations de la maladie. C'est ce que les anthropologues ont nommé la *représentation exogène* de la maladie[4] : la maladie résulte « de l'introduction réelle ou symbolique d'éléments nocifs dans le corps, matérialisant la volonté de nuire d'un membre de la communauté, d'un ancêtre, d'une divinité ou d'un sorcier »[5].

---

2. Sophocle, *Œdipe Roi*, v. 97.
3. Thucydide, *La guerre du Péloponnèse*, II, § 47.
4. Voir F. Laplantine, *Anthropologie de la maladie*, Paris, Payot, 1986.
5. P. Adam, C. Herzlich, *Sociologie de la maladie et de la médecine*, Paris, Nathan, 1994.

### *L'interprétation exogène de la maladie*

On retrouve ce schéma dans la société occidentale contemporaine, dans la façon dont les personnes rendent compte des origines présumées des maladies. Au cours des années 1970, la sociologue Claudine Herzlich étudie les représentations sociales de la santé et de la maladie. Elle met en lumière des conceptions de la santé et de la maladie indépendantes du savoir médical[6]. Les personnes interrogées attribuent le déclenchement de la maladie à des facteurs nocifs extérieurs (venant de la société, du mode de vie actuel) faisant violence à l'individu. Cette théorie causale engage le rapport conflictuel de l'individu à la société : « la maladie objective un rapport conflictuel au social »[7], c'est-à-dire qu'elle le manifeste et lui donne une raison d'être, un sens. Pour conforter la thèse de C. Herzlich, on pourrait montrer comment l'interprétation de la maladie apparaît liée à la représentation des rapports entre individus.

### *La maladie comme expression du rapport de l'individu à la société*

Dans les sociétés antiques, l'individu s'identifie lui-même à sa place dans la société[8]. Ainsi, l'idée de la malédiction collective, ou la recherche de l'élément de discorde à l'extérieur de l'harmonie sociale, manifesterait bien la conviction d'une appartenance indépassable au corps social.

Les sociétés dites modernes se caractérisent quant à elles par l'individualisme. Comme l'indique David Le Breton, le corps fonctionne, dans ce cadre, comme un facteur d'individuation. Il dessine le contour et dé-finit la personne individuelle[9]. Dès lors, la maladie est expliquée dans l'horizon de ce rapport conflictuel de l'individu à la société : elle est rapportée par l'individu à la société dans son ensemble tandis que la société tend à imputer la responsabilité de la maladie à la conduite inconséquente du malade.

Cependant, pour être tout à fait rigoureux, il faut distinguer la nature des maladies qui affectent le monde antique d'une part, le monde moderne de l'autre. Si la maladie individuelle existe dans le monde antique, les maladies les plus frappantes sont les épidémies qui touchent la collectivité. Si, à l'inverse, les épidémies ne sont pas absentes des pays modernes industrialisés, elles sont, pour la plupart, maîtrisables, à l'exception du sida. Le fléau du monde moderne est la maladie chronique, qui touche l'individu seul. Cependant, l'apparition du sida déjoue l'illusion suivant laquelle le temps des épidémies serait révolu. Or, on le sait, le sida suscite les réactions les plus irrationnelles, dans lesquelles se mêlent précisément la recherche de coupables hors de la société (comparable à l'étiologie des anciennes

---

6. C. Herzlich, *Santé et maladie. Analyse d'une représentation sociale*, Paris, EHESS, 1969.

7. P. Adam, C. Herzlich, *Sociologie de la maladie et de la médecine, op. cit.*, p. 64.

8. Pour désigner ce modèle de vie collective, L. Dumont emploie la notion de *holisme* rapportée à la communauté, qu'il définit comme « une idéologie qui valorise la totalité sociale et néglige ou subordonne l'individu humain » (*Essais sur l'individualisme. Une perspective anthropologique sur l'idéologie moderne*, Paris, Seuil, 1983, p. 263).

9. D. Le Breton, *Anthropologie du corps et modernité*, Paris, PUF, 1990, rééd. 2005, p. 46.

épidémies) et le rapport conflictuel de l'individu à la société (étiologie typiquement moderne). Ainsi, les Européens supposaient au virus une origine africaine, les Américains pensaient l'avoir importé des Antilles, les Haïtiens l'attribuaient aux touristes californiens, tandis que Martiniquais et Guadeloupéens incriminaient les Français de la métropole[10]. Cette perception du sida comme « maladie d'étrangers » a entraîné une sous-évaluation de l'épidémie. Simultanément, au sein même de la société, cette affection était perçue comme la rançon de comportements socialement déviants (homosexualité, toxicomanie, infidélité) ; ainsi, le virus du sida fut tristement exemplaire de la confusion entre les domaines des principes moraux et des précautions sanitaires. La signification prêtée à la maladie serait donc relative en partie à la nature même de l'affection, mais également au rapport dominant entre individu et société. Le sida agirait ainsi, selon les termes de l'historien M. Grmek, « comme une loupe » rendant visible ce que la société traite comme des problèmes moraux ; ce n'est cependant pas le privilège du sida ; en réalité, la maladie a souvent été liée, dans le monde occidental, à la morale, ce qui nous conduit à la seconde signification prêtée à la maladie, celle de châtiment moral.

### La maladie perçue comme châtiment dans l'horizon de la morale

On peut lire dans l'*Ancien Testament* le passage d'une conception sacrée de la maladie comme malédiction à son interprétation morale. Ainsi la Bible présente la peste comme un châtiment collectif d'une faute collective (le recensement, affront à la toute-puissance de Dieu, organisé par David auquel toute la population s'est prêtée). David avoue alors à Yahvé que c'est lui qui a péché. Ce repentir écarte le fléau du peuple. La Bible ne se situe pas ici dans le domaine du sacré mais dans celui de la morale : on peut, par sa conduite, déjouer le fléau dont on est responsable. Lorsqu'on aura admis qu'elle peut faire l'objet d'une lutte sans contrevenir à la volonté divine, la maladie se présentera d'abord, à l'image du péché, comme ce qu'il faut expulser. De malédiction sacrée, la maladie devient châtiment moral. À l'impuissance se superpose du même coup la possibilité d'expiation.

### La maladie comme élection

Dès le Ve siècle, certains chrétiens avaient admis une causalité naturelle, aux côtés de la causalité spirituelle. Ainsi, selon Basile de Césarée (l'un des premiers penseurs chrétiens d'Orient), les maladies et les épidémies ont des causes naturelles, mais à travers ces causes naturelles, elles viennent de Dieu. Puisque Dieu ne peut être l'auteur de maux, elles ne sont des maux qu'en apparence, dont la fonction consiste à nous arracher à des maux plus graves (le péché, la damnation). Cette appréhension donne un sens à l'épreuve, en faisant passer de la terreur sacrée à la confiance en Dieu.

---

10. A. et H. Werner, N. Goestschel, *Les épidémies, un sursis permanent*, Atlande, 1999, p. 92.

Cette position concernant le sens de la maladie sera plus radicale dans la tradition musulmane, où la maladie est interprétée comme élection et le malade comme un martyr. La signification morale prêtée à la maladie va ouvrir la possibilité d'agir à la fois médicalement et spirituellement sur la maladie. Dans de nombreuses médecines traditionnelles, on trouve également une compréhension de la maladie comme forme d'élection, faisant notamment accéder à un pouvoir de soigner. Cela nous conduit à la troisième signification prêtée à la maladie, celle d'épreuve.

### Le sens de la maladie comme épreuve

Indépendamment de tout contexte religieux, la maladie est toujours vécue comme une épreuve, avec toute l'ambivalence destructrice/constructrice de ce mot. L'anthropologie contemporaine cherche précisément à mettre en évidence cette dimension de la maladie qui se définit, en premier lieu, comme une expérience vécue. Comme l'indique B. Good, si l'objectivation de la maladie en termes biomédicaux est féconde, elle laisse de côté la dimension signifiante de la maladie, qui peut pourtant s'avérer essentielle à sa compréhension. S'attachant au récit de la maladie, l'anthropologue décrit l'inscription de la naissance et du déploiement de la douleur dans une histoire personnelle, mettant au jour le processus par lequel la douleur devient une expérience totale qui, pour celui qui la vit, transforme radicalement le monde[11].

Comme le montre C. Herzlich sur le plan sociologique, la maladie introduit une rupture dans la vie physiologique et sociale. Elle sera vécue comme socialement destructrice si la privation d'activité ne donne au malade aucune possibilité de restaurer son identité, assimilée à l'intégration sociale. Elle peut, en revanche, être vécue comme libératrice si, en privant la personne de son activité, elle lui fait découvrir le « vrai sens de la vie », occulté par le poids du rôle social jusqu'ici assumé. Pour les personnes atteintes d'une maladie grave, elle peut même s'identifier à un métier, la lutte contre la maladie devenant le lieu de l'identité sociale.

Les ouvrages publiés ces dernières années par des malades atteints du sida ou du cancer montrent également comment l'écriture permet d'assumer ce qu'on appelle une « expérience-limite »[12]. C'est ce que F. Laplantine a appelé le « salut par l'écriture »[13].

La maladie est une expérience singulière et difficilement communicable, une épreuve qui exige de l'individu une lutte personnelle sur tous les plans. On pourrait dire que c'est parce que la maladie est d'abord vécue comme une épreuve qu'elle demeure non seulement traversée de sens, mais aussi construite d'une façon personnelle, en dehors de ses causes d'ordre biologique.

---

11. B. Good, *Comment faire de l'anthropologie médicale ? Médecine, rationalité et vécu*, Le Plessis Robinson, Les empêcheurs de penser en rond, 1998.

12. P. Adam, Herzlich C., *op. cit.*, p. 113.

13. F. Laplantine, « La littérature et la maladie », *L'homme et la santé*, Paris, Seuil, 1992, p. 77-85.

La place prépondérante accordée à la causalité efficiente par le fondement scientifique acquis par la pratique médicale a conduit au refoulement de la question du pourquoi, réintroduite dans les champs de la psychanalyse, de la philosophie et des sciences humaines et sociales.

*(Catherine Draperi)*

## 17. Les trois dimensions de la maladie

Les sciences sociales, dont l'anthropologie de la santé, étudient et tentent de définir la santé et la maladie du point de vue des populations, des personnes malades et de leur entourage. L'étude du terme de maladie part en effet du constat qu'il existe une différence entre ce que la médecine définit comme maladie, ce qu'une personne malade ressent et la représentation sociale de la maladie.

Pour le comprendre, mettons-nous à la place d'un médecin généraliste en consultation.

Consultation 1 :

M. T., 55 ans, arrive dans votre cabinet et vous parle d'emblée de la tension nerveuse qu'il a dû soutenir durant les derniers mois où son entreprise était au bord du dépôt de bilan. Il se plaint d'être fatigué, d'avoir des malaises, le cœur qui palpite, des « migraines », et vous demande de vérifier sa tension. En parlant avec lui, vous apprenez qu'il a dans son entourage une personne hospitalisée pour «accident vasculaire» (conséquence de l'hypertension), une «attaque», comme dit sa vieille mère. Ce monsieur se sentait et se disait donc malade, c'est d'ailleurs la raison pour laquelle il a fait la démarche de vous consulter. Vous prenez la tension, vous l'examinez : tout est correct.

Vous le rassurez sur sa tension et sur l'état de son cœur. Vous lui prescrivez du Magnésium pour le « remonter » et de la Spasmine (qui contient de la valériane et de l'aubépine, possibles sédatifs en particulier pour ses « palpitations » cardiaques). Vous lui demandez de revenir vous voir dans un mois.

Consultation 2 :

M. P., 40 ans, est cadre dans une entreprise ayant des succursales outremer. Cet ancien patient, parti depuis deux ans à l'étranger, revient dans votre ville et vous consulte pour la visite médicale nécessaire à la délivrance d'un certificat d'aptitude à la plongée. Très sportif, il se sent parfaitement bien. Vous lui prenez la tension. Celle-ci s'avère anormalement élevée : hypertension asymptomatique. Vous ne pouvez lui délivrer ce certificat. Vous lui demandez de revenir 15 jours plus tard, rien n'a changé. Il en est de même après quinze jours de plus. Vous l'envoyez faire tous les examens nécessaires en le prévenant qu'il lui faudra prendre un médicament si sa tension ne redescend pas.

Entré dans votre cabinet en parfaite santé, M. P. en sort malade, devant, à 40 ans, prendre des comprimés tous les jours, avec l'interdiction de pratiquer la plongée.

Consultation 3 :

Mme D., 35 ans, hôtesse d'accueil à l'aéroport, arrive avec une poussée d'herpès, très douloureuse qui la défigure. Vous apprenez au cours de l'entretien que l'aéroport va faire l'objet d'un audit mené par son ancien supérieur hiérarchique. Avant que celui-ci ne soit appelé à de plus hautes fonctions, un conflit les avait opposés sur le présumé « embonpoint » que, selon ce supérieur, Mme D. devait perdre pour correspondre à l'aspect requis par sa fonction.

Vous lui prescrivez les médicaments que demande sa poussée d'herpès et lui faites un arrêt de travail de huit jours.

En examinant ces différents cas, il apparaît évident que les mots « malade » et « maladie » prennent des significations différentes.

La maladie peut être, comme dans le premier cas, un état de mal-être ressenti par une personne et identifié par elle comme relevant de la médecine, donc comme une maladie. Le médecin ne peut pas nécessairement faire correspondre à ce mal-être un diagnostic, ni le mettre en relation avec des perturbations biologiques mesurables. Dans ce cas, la maladie du point de vue du malade ne correspond pas à une maladie du point de vue du médecin.

Inversement, dans le second cas, la mesure de la tension fait apparaître un chiffre anormal (par rapport à la norme de référence) : la personne est malade du point de vue du médecin, mais elle ne se sent pas du tout malade de son point de vue.

Enfin, dans le troisième cas, la malade vient avec des symptômes que le médecin diagnostique comme poussée d'herpès. « La maladie du malade » correspond à une maladie pour le médecin.

Dans les deux derniers cas néanmoins, nous voyons bien qu'autre chose intervient : être reconnu comme malade par le médecin fait entrer les personnes dans un processus qu'elles ne veulent pas (M. P.) ou qui les arrange (Mme D.), qui fait que la société va leur donner une place, un rôle, de malade.

Nous distinguons ainsi trois sens du mot maladie, que l'on a coutume de référer aux trois termes dont, à la différence du français, dispose la langue anglaise : *disease, illness et sickness.*

La maladie du point de vue du malade correspond en anglais au terme *illness.* Elle désigne l'événement concret affectant la vie d'un individu, tel que celui-ci l'éprouve, la maladie référée à l'expérience personnelle, celle-ci étant structurée par des vécus propres à l'individu et par des éléments venant de son milieu social et culturel (d'où une interférence avec la dimension sociale de la maladie).

La maladie du point de vue du médecin correspond au terme *disease.* Elle désigne l'identification médicale de la maladie, à partir des anormalités constatées dans la structure ou le fonctionnement d'organes ou de systèmes physiologiques, mise en rapport avec un concept nosologique. Insistons sur le fait que la maladie du médecin n'est pas le réel de l'altération biologique : il s'agit d'une interprétation faite par le médecin à la lumière de ses connaissances et des connaissances de la médecine à un moment donné. En particulier, « *disease* » isole le concept de maladie issu de l'histoire de la médecine occidentale, devenue « biomédecine ».

Il y a enfin la maladie du point de vue de la société (on parlera plutôt avec R. Massé de « maladie socialisée »), qui correspond dans la langue anglaise au terme *sickness*. La maladie est une réalité sociale qui implique la communication et la reconnaissance de la maladie du sujet. Le sujet reconnu malade est légitimé dans son statut et son rôle de malade. Il est, à ce titre, exempté de ses comportements et fonctions habituels. Il acquiert ou perd des droits. Il est éventuellement l'objet de considérations protectrices ou de stigmatisations variables selon les contextes sociaux et les regards portés sur sa maladie. Cette dimension sociale de la maladie inclut l'expérience subjective du malade et le savoir du médecin. Chaque individu, profane ou non du point de vue de la médecine, possède en effet un savoir sur la maladie qui est préalable à toute expérience de maladie et à toute rencontre avec un médecin. Cela tient au fait que la maladie est un événement qui se produit régulièrement, dont on parle, auquel les autres donnent une interprétation. Pour une personne, sa maladie est insérée dans un réseau de significations qui associe au désordre biologique des événements de vie, un savoir populaire sur les causes (l'étiologie) de cette maladie particulière, les façons de la traiter, *etc.* En retour, la culture fournit bien souvent à chacun de ceux qui la partagent un langage déjà constitué permettant de dire la souffrance.

En résumé, comme nous le montrent les exemples des consultations 1 et 2, la maladie du malade et celle du médecin (*illness* et *disease*) ne se superposent pas nécessairement. On peut se sentir malade sans l'être du point de vue du médecin, et on peut être malade sans le sentir. Dans l'un et l'autre cas, le fait de communiquer cet état aux autres qui le reconnaissent comme maladie (*sickness*) fait entrer dans un processus qui autorise pour le malade un certain nombre de comportements, de droits et de devoirs (le devoir de vouloir guérir, d'être un « bon malade », par exemple). Parmi ces « autres », le médecin est, bien entendu, aux yeux de nos institutions sociales, celui qui possède légitimement le pouvoir de reconnaître un sujet comme malade. Néanmoins, la société comme la médecine peuvent ne pas légitimer comme maladie ce qu'un individu présente comme tel. Ces trois réalités de la maladie sont donc relativement autonomes, peuvent ne pas se recouvrir et peuvent se combiner de multiples façons.

*(Claudie Haxaire)*

**Référence :**
R. Massé, *Culture et Santé publique*, Montréal, Paris, Casablanca, Gaëtan Morin, 1995.

### 18. La construction sociale des maladies

Nos contemporains ont spontanément tendance à voir la santé, comme la maladie, de façon « naturaliste » ou positiviste : la maladie est une réalité déjà là. Quand on parle aujourd'hui de maladies infectieuses, de tuberculose ou de sida, on voit tout de suite à l'œuvre des bactéries, bacilles ou virus et les manifestations infectieuses qui se développent à l'issue de leurs transmissions. De la même manière, la consommation excessive de drogue ou d'alcool, la maltraitance infantile ou les désordres occasionnés par un choc psychologique grave (le stress post-traumatique) nous apparaissent comme de « véritables » troubles, des « maladies », malgré leur composante psychologique. Ces pathologies nous paraissent aujourd'hui suffisamment répandues pour qu'on puisse affirmer naïvement qu'elles existent indépendamment de tout contexte culturel et social. En outre, on dispose de descriptions sémiologiques et de théories étiologiques dont l'objectivité scientifique et le sérieux semblent en contradiction avec l'idée d'une construction sociale des maladies.

La construction sociale désigne le fait qu'un phénomène, ou une façon de voir, généralement perçu comme découlant de la nature des choses, aurait pu être différent dans un autre contexte social ou historique.

La psychiatrie transculturelle, initiée par E. Kraepelin, s'est attachée à décrire et à comprendre, sous le nom de « syndromes culturellement construits » (culture bound syndroms) des « maladies » comme l'amok, sorte de délire meurtrier décrit en Malaisie, ou le sousto, dû à une intense peur qui, pour les peuples des Andes, correspond à une perte d'âme. Seulement, Kraepelin était à la recherche de correspondances entre ces entités exotiques et des entités de la nosologie psychiatrique qu'il élaborait : il a rapproché en particulier l'amok de l'épilepsie. Pour lui, il ne s'agit que de simples variations syndromiques, dues à la culture, d'entités « psychiatriques » universelles.

De son côté, l'anthropologie médicale a pu décrire de tels syndromes culturellement construits, en s'attachant essentiellement à la façon dont une culture, en fonction de ses valeurs, du savoir disponible, des rapports de pouvoir, etc., construit une maladie (même lorsqu'elle analyse la forme culturellement construite que prennent en Afrique des maladies que nous diagnostiquerions comme paludisme ou épilepsie[1]). Mais il n'est pas nécessaire de choisir des exemples exotiques car la « crise de foie » de nos grands-mères, médicalement une migraine, est bien culturellement construite, porteuse de valeurs qui nous sont propres[2], puisque nos voisins

---

1. Y. Jaffré, O. de Sardan (dir.), *La construction sociale des maladies. Les entités populaires en Afrique de l'Ouest*, Paris, PUF, 1999.
2. M.-C. Pouchelle, « La crise de foie, une affection française ? », *Terrain*, 48, 2007, p. 149-164.

anglais, tout aussi héritiers de la tradition hippocratique[3] que nous, n'ont pas retenu cette appellation et l'imaginaire du trouble qu'elle induit. Or, combien d'entre nous sont-ils persuadés que leur organe « foie » est en cause ? Et combien de spécialités pharmaceutiques à indications « hépatiques » se vendaient-elles dans nos officines en cette deuxième moitié du XXe siècle ?

Situer historiquement nos connaissances n'est donc pas inutile à la réflexion. Pour reprendre les exemples donnés en introduction, les maladies d'aujourd'hui n'ont pas existé comme telles de tout temps. La tuberculose s'est construite en tant que maladie bien avant la découverte du bacille de Koch, mais comme entité unifiant sous ce nom un ensemble de maladies antérieures allant de la phtisie aux écrouelles, et caractérisées par la présence de « tubercules » au niveau des tissus séreux, ce que l'anatomopathologie a mis en évidence. De même, a-t-on défini le sida comme syndrome d'immunodéficience acquise avant de découvrir le virus VIH. Quant à l'alcoolisme, il apparaît en tant que problème de santé, défini par un vocable en « isme », au XIXe siècle[4]. Auparavant, il relevait, comme la toxicomanie ou la maltraitance infantile, de questions morales et non médicales. Quant au syndrome de stress post-traumatique, il est apparu en 1980 en tant que trouble psychiatrique configuré par le DSM III[5]. L'anthropologue A. Young[6] a montré comment les pressions sociales (l'action des lobbies des vétérans du Vietnam en l'occurrence) et le contexte intellectuel (l'idée de mémoire issue du siècle des Lumières dans notre culture) ont présidé à cette reconnaissance. On peut donc s'interroger, comme I. Hacking le fait au sujet de la maltraitance infantile : est-ce une réalité ou cette catégorie diagnostique est-elle socialement construite ? « La question peut sembler choquante mais elle n'a probablement aucun intérêt » : « C'est un mal réel, qui existait avant que l'on en élabore le concept. Il n'en est pas moins construit. On ne doit remettre en question ni sa réalité ni sa construction » répond-il[7].

---

3. Il s'agit d'une *crisis* de l'organe foie, source de la bile, humeur chaude et sèche, que l'amer nourrit : « *Quand quelqu'un mange ou boit quelque chose d'amer ou en général quelque chose de bilieux et de léger, la bile devient aussi plus abondante dans la vésicule ; Tout de suite en souffre le foie, que les enfants appellent estomac. Nous voyons souvent ce fait se produire et il est évident pour nous qu'il provient de la nourriture et de la boisson. En effet, le corps attire à lui à partir des aliments toute l'humeur en question ; la vésicule attire aussi à elle ce qui est bilieux et si la bile devient brusquement abondante, l'homme souffre du foie et il a le ventre embarrassé. En effet, quand cela arrive, de la vieille bile va dans le ventre à cause de la pléthore et y produit des tranchées ; une partie se porte vers la vessie, une autre vers le ventre et ainsi il en reste très peu pour le corps et les souffrances cessent...* » Corpus hippocratique, *Maladies IV*, trad. Littré.

4. J.-J. Yvorel, *Les poisons de l'esprit : drogues et drogués au XIXe*, Paris, Quai Voltaire, 1992.

5. Manuel diagnostique et statistique des troubles mentaux.

6. A. Young, *The Harmony of Illusions : Inventing Post-traumatic Stress Disorder*, Princeton University Press, 1995.

7. I. Hacking, *L'âme réécrite : étude sur la personnalité multiple et les sciences de la mémoire*, Les empêcheurs de tourner en rond, 1998 [1995], p. 110.

Maladie et santé sont donc socialement « construites ». Leur définition à un moment donné et dans un contexte social donné est le résultat du travail d'agents (de personnes) et de collectifs (d'équipes de recherche mais aussi d'associations de profanes), au prix de conflits et de controverses, en mobilisant des alliances, en élaborant des stratégies. Cette notion de construction sociale s'applique donc à notre propre réalité « médicale » du XXIᵉ siècle, même si cette dernière nous semble pourtant « objective » et « naturelle ».

### L'approche constructiviste

P Cathébras, médecin interniste et anthropologue, s'interroge : « Les maladies sont-elles des "choses en soi ?" Existent-elles dans la nature indépendamment des concepts qui servent à les décrire ? Porter un diagnostic, est-ce "découvrir" une réalité plus ou moins cachée ? ou est-ce "construire" une explication ? »[8].

Alors que la perspective « réaliste » n'envisage qu'une simple description objective du réel, la perspective constructiviste (issue de la sociologie des sciences « dures ») développe l'idée que les phénomènes de la nature tels que nous les percevons à un moment historique donné sont « construits » par les outils tant intellectuels que matériels dont nous disposons. Pour le sociologue D. Vinck, ceci ne signifie pas que ces phénomènes ne sont pas réels, mais que « derrière chaque connaissance, il y a un empilement de croyances et de conventions sociales »[9]. Ainsi, lors de son interrogatoire clinique, le médecin extrait du discours du patient, et construit par son examen clinique et le recours aux analyses complémentaires, des données signifiantes au regard du corpus de connaissances du moment, ce qui oriente son diagnostic et, dans le meilleur des cas, lui permet de nommer la maladie. Les comportements des malades et des médecins peuvent eux aussi être influencés par les théories qui visent à expliquer les maladies. Cet « effet de boucle » peut nous apparaître comme un artefact gênant mais, dans la mesure où il est inévitable, il est plus utile d'en tenir compte et de l'intégrer au raisonnement médical. Quant aux-malades, ils reconstruisent en permanence leurs explications de la maladie au contact de la médecine et sur la base de leur savoir profane. Ainsi, Roger Bastide voit-il dans le processus qui aboutit au diagnostic d'une maladie « une construction au bout d'un dialogue, mais une construction qui dépasse le dialogue, puisque derrière le malade il y a toutes les représentations collectives des troubles, et derrière le médecin, des systèmes appris dans les livres et dans les écoles »[10].

---

8. P. Cathébras, « Qu'est-ce qu'une maladie ? », *Revue de Médecine Interne*, 18, 1997, p. 809-813.

9. D. Vinck, 1995, *Sociologie des sciences*, Paris, A. Colin, 1995. Cité par P. Cathébras, *op. cit.*

10. R. Bastide, *Sociologie des maladies mentales*, Paris, Flammarion, 1965. Cité par P. Cathébras, *op. cit.*

Enfin, les maladies sont aussi, dans une perspective plus politique, le produit des structures (économiques et des relations de pouvoir), raison pour laquelle P. Farmer emploie le terme de violence structurelle pour décrire le contexte de l'épidémie de sida et de tuberculose dans les zones les plus pauvres de notre planète. Elles peuvent donc résulter des processus d'inégalité et sont alors une production de la société au sens où l'ordre du monde s'inscrit dans les corps[11].

## Exemples

Nous allons illustrer ces notions par des exemples. D'abord nous décrirons celui de l'épidémie de fous voyageurs choisi par I. Hacking et les effets en boucle présentés par les diagnostics. Puis nous suivrons D. Fassin dans son analyse du saturnisme infantile qui montre, outre le travail des acteurs dans la construction sociale de cette maladie bien somatique, comment les inégalités de santé sont une production de la société et comment l'ordre social du monde s'inscrit dans le corps des individus. Enfin nous tenterons avec P. Cathébras de voir si cette notion éclaire l'une des maladies médicalement inexpliquée de notre temps : la fibromyalgie.

### Un exemple du XIX<sup>e</sup> siècle : l'épidémie de fous voyageurs

Ian Hacking a discuté de la « construction sociale » de maladies mentales qu'il qualifie de « transitoires », comme les épidémies de fous voyageurs ou l'hystérie du XIX<sup>e</sup> siècle en France. C'était le fait d'ouvriers qui, comme pris de transe, partaient sur leur vélo, fuguaient parfois très loin. Or les fous voyageurs étaient très rares en Angleterre et en Allemagne. Ne se manifestant qu'à certaines époques et en certains lieux, on peut supposer que ces maladies mentales transitoires sont liées à la culture de ces époques et de ces lieux. Elles apparaissent dans une certaine « niche écologique » comme, selon Grmek, les épidémies à virus[12]. Pour ce qui concerne cette épidémie de « fous voyageurs », il y avait une controverse en médecine où l'on se demandait s'il s'agissait d'une forme d'épilepsie (Charcot) ou d'hystérie (Tissié à Bordeaux). C'était la vogue du tourisme romantique dans les classes moyennes, avec le développement des chemins de fer, des hôtels pour vacanciers. Dans le même temps, les Français étaient effrayés par le vagabondage criminel, qui entraînait une forte condamnation légale du vagabondage en général. Donc ces fugueurs étaient situés entre touristes et vagabonds : une manière d'être fou entre ces deux extrêmes. Ce n'était pas des aventuriers, mais des ouvriers honnêtes et travailleurs qui avaient un coup de folie sur ce mode. Puis cette « épidémie » s'est éteinte.

---

11. A. Castro et P. Farmer, « Violence structurelle, mondialisation et tuberculose multirésistante », *Anthropologie et Société*, 27, 2, 2003, p.23-40.
12. M. Grmek, *Histoire du sida*, Paris, Payot, [1989] 1995.

Sans aller jusqu'à ce type d'épidémies de maladies mentales transitoires, la façon dont on définit certaines maladies mentales, dépression[13], autisme, stress post-traumatique, a un effet en boucle sur les troubles présentés.

*Le saturnisme ces dernières années dans la région parisienne*
L'exemple du saturnisme choisi par D. Fassin illustre bien le rôle de multiples acteurs dans la construction sociale de la maladie, et cela dans un contexte de violence structurelle.

En France, le saturnisme, une intoxication au plomb, touche la population infantile. L'auteur analyse ce qui s'est passé pour que, alors qu'en 1981 seul 10 cas étaient recensés chez les enfants pour tout le quart de siècle précédent, en 1999 une expertise nationale de l'INSERM, s'appuyant sur diverses enquêtes épidémiologiques, en dénombre 85 000! Comment, en moins de vingt ans, est-on passé de cas exceptionnels à une épidémie dont la presse se fait écho et pour laquelle une loi a été votée? Il a fallu deux conditions: d'une part la mobilisation d'agents pour faire reconnaître le problème, d'autre part la transformation des indicateurs de la maladie.

Reprenons l'analyse de D. Fassin.

Dans un premier temps, il a fallu qu'un certain nombre d'acteurs, pour faire simplement leur travail jusqu'au bout, lèvent plusieurs obstacles. D'abord qu'une jeune pédiatre fasse le diagnostic de saturnisme chez une petite malienne à Paris, suivi d'un signalement aux services sociaux. Puis que l'assistante sociale aille au domicile de la petite fille et constate les conditions insalubres de vie, squat où la peinture s'écaille, vieille peinture au plomb (interdite depuis 1948), et qu'elle fasse appel aux institutions de protection maternelle et infantile. Mais cela n'aurait pas suffi. Un toxicologue, un médecin de santé publique et deux généralistes travaillant dans deux ONG humanitaires prennent l'affaire à cœur. Ils rencontrent beaucoup de résistance (à cause en particulier du coût du relogement, etc., c'est une question politique). Il faudra cinq ans pour que le problème soit reconnu et huit ans pour qu'une loi sorte afin que le dépistage soit suivi et que la réhabilitation des bâtiments devienne obligatoire.

Au même moment, sur le plan international, le seuil de plombémie passe de 250ug/l à 100ug/l. Le nombre de cas augmente donc considérablement. Ce sont deux équipes d'épidémiologistes (une nord américaine et une australienne) qui ont mis en évidence, dans les années 1980, les effets toxiques du plomb à faible dose sur les capacités d'apprentissage et de performance scolaire (la démonstration scientifique est complexe car beaucoup de variables doivent être neutralisées).

Parler de construction sociale du saturnisme infantile ici, ce n'est pas en contester la réalité clinique et épidémiologique. C'est rappeler que

---

13. A. Ehrenberg, *La fatigue d'être soi. Dépression et Société*, Paris, Odile Jacob, 1998.

sans les agents, les personnes qui se sont impliquées pour la faire reconnaître, cette réalité serait restée ce qu'elle était en 1980, rare et touchant les immigrés. D. Fassin poursuit en faisant remarquer que ce n'est pas non plus la même maladie, car l'intoxication au plomb dans les premiers cas correspond à des atteintes neurologiques graves : coma, convulsion. Dans le second cas les manifestations cliniques sont peu décelables, elles correspondent à une diminution du quotient intellectuel statistiquement évaluable.

Là où intervient l'aspect politique sur lequel insiste D. Fassin, c'est sur la surreprésentation d'enfants d'immigrés africains : 99 %. Ce n'est pas une question de pratiques culturelles (on parlait de géophagie, mais les enfants qui jouent par terre ou le long des murs mettent aussi les doigts à la bouche). C'est simplement qu'avec les regroupements familiaux, puis les restrictions aux cartes de séjour des années 1980 par le gouvernement, on assiste à une augmentation de migrants précaires sur le sol français. Avec l'augmentation du chômage et la pénurie de logement, les plus visibles des « minorités visibles », les Africains, ont difficilement accès aux HLM et se voient logés dans les immeubles les plus vieux et insalubres, où se trouve encore la peinture au plomb. « Une contamination liée à l'environnement local est donc le produit des inégalités sociales et particulièrement de celles qui touchent les étrangers les plus précaires économiquement et juridiquement ».

*En quoi la fibromyalgie est-elle socialement construite ?*
La fibromyalgie est une des maladies qui pose actuellement problème aux médecins. C'est un « syndrome chronique de douleurs musculo-squelettiques diffuses, sans explications lésionnelles, exacerbé au niveau de certains points d'insertion tendineuse, et plus fréquent chez la femme d'âge moyen »[14].
Selon P Cathébras, « la fibromyalgie est socialement construite d'abord par l'artifice qui consiste à extraire d'un cortège de troubles les douleurs musculo-squelettiques, faisant passer une souffrance indifférenciée au statut de maladie rhumatologique. En effet, de nombreux symptômes sont rapportés par les patients fibromyalgiques : douleurs abdominales, troubles du transit, céphalées d'allures migraineuses ou de tension, etc. Mais les points douloureux sur les insertions tendineuses sont jugés plus significatifs ». La publication de ces critères par l'OMS a donné une reconnaissance officielle au syndrome, une illusion d'une cohérence des symptômes

---

14. Selon P. Cathébras, la prévalence de la fibromyalgie serait d'environ 1 à 2 % dans la population générale, de 2 à 6 % dans les consultations de médecine générale, de 14 à 20 % dans les consultations de rhumatologie. Le symptôme prédominant est la douleur, qui s'accentue avec l'effort physique mais qui est également présente au repos. Si l'examen médical confirme l'existence de points douloureux, il ne relève toutefois pas de signe articulaire de rhumatisme inflammatoire.

et une « réalité » à cette « maladie » sur laquelle s'appuient les associations de malades.

Ensuite, poursuit P. Cathébras, « la fibromyalgie est une catégorie socialement construite parce qu'elle reproduit une idéologie sociale : la stigmatisation des troubles psychologiques. En effet, l'anxiété et la dépression sont fréquentes au cours de la fibromyalgie, mais considérées par les patients comme secondaires à la douleur chronique » (alors que les psychotropes prescrits, dont les antidépresseurs peuvent agir). Les associations de patients insistent sur les anomalies biologiques, et non sur les facteurs psychologiques, souvent apparents, par peur de l'étiquette « psychologique » qui, selon eux, équivaut à être traité de malade imaginaire.

Enfin, le pronostic de fibromyalgie est lui aussi socialement construit. Les associations de malades présentent la fibromyalgie comme extrêmement invalidante, chronique et dégradant la qualité de vie. Pourtant, cette expérience des malades n'est pas celle des médecins qui observent des malades qui manifestent ce syndrome de façon transitoire ou qui présentent des formes légères d'atteintes. Quant à la notion de qualité de vie, récente en médecine, elle donne son sens à la revendication d'exonération du ticket modérateur exprimée par l'association des fibromyalgiques.

Or, pour P. Cathébras, et c'est un des effets de boucle présentés précédemment, « même si cette revendication est d'abord une demande de reconnaissance sociale et montre le besoin de légitimité des malades, elle risque aussi d'enfermer durablement des personnes, dont la souffrance relève partiellement au moins des causes psychologiques ou économiques, dans un statut de malades chroniques dont ils auraient pu se passer ».

À travers ces trois exemples, nous voyons comment la notion de construction sociale peut s'avérer utile pour se décentrer de la seule perspective biomédicale de la maladie. L'exemple spécifique de la fibromyalgie illustre comment le fait de poser un diagnostic, de « classer » un individu dans une catégorie de porteur de maladie, peut influer sur son comportement et modifier la classification par un effet de boucle. Les maladies que vivent des malades ne sont donc pas des objets naturels, réifiés, mais des construits sociaux.

*(Claudie Haxaire, Rémy Amouroux)*

**Références :**

R. Aronowitz, *Les maladies ont-elles un sens ?*, Paris, Les empêcheurs de penser en rond, [1998] 1999.

P. Cathébras, *Troubles fonctionnels et somatisation. Comment aborder les symptômes médicalement inexpliqués*, Paris, Masson, 2006.

D. Fassin, « Le sens de la santé. Anthropologie des politiques de la vie », F. Saillant et S. Genest, *Anthropologie médicale : ancrages locaux, défis globaux*, Presses Universitaires de Laval, 2006

I. Hacking, *Entre science et réalité : La construction sociale de quoi ?*, Paris, La découverte, [1999] 2001.

## 19. Les concepts de santé et de maladie : apports de la philosophie anglo-saxonne de la médecine

La fibromyalgie est un syndrome médicalement inexpliqué qui se caractérise par la présence de douleurs musculaires ou articulaires permanentes et d'une réaction vive lorsque l'on presse l'un des points douloureux. Plus fréquent chez les femmes, il l'est davantage encore chez celles qui ont subi un traumatisme sexuel. Le statut pathologique de la fibromyalgie est contesté : est-ce une maladie physique ou un trouble mental ? Est-ce seulement une maladie ? Il est vrai qu'on a parfois été prompt à pathologiser des situations qui nous semblent aujourd'hui relever de l'état normal. Les exemples les plus célèbres donnés dans le débat philosophique sont la drapétomanie (propension incorrigible de certains esclaves noirs américains à s'enfuir !), la masturbation (considérée comme pathologique au XIXᵉ siècle), l'hystérie, la dissidence intellectuelle, l'homosexualité (qui a officiellement disparu de la classification américaine des troubles mentaux en 1973 après des luttes théoriques acharnées). D'autres pathologies contemporaines ont suscité des doutes : outre la fibromyalgie, on peut évoquer l'hyperactivité de l'enfant ou l'addiction (alcoolique, tabagique, sexuelle). Qu'est-ce qui fait qu'une maladie est une maladie ?

Cette question théorique a une pertinence dans de nombreux débats. D'abord, elle intervient dans le débat sur le remboursement des soins médicaux : s'il s'agit d'une intervention sur un état authentiquement pathologique, il est difficile de l'exclure légitimement, tandis que dans le cas contraire, cela est possible – quoique non nécessaire (on peut rembourser la pilule même si être enceinte n'est pas une maladie). Ensuite, elle intervient dans les débats judiciaires : la maladie constitue une exemption de responsabilités dans de nombreux cas, il est donc important de savoir si un état est ou non pathologique. Enfin, la question de la définition de la maladie est aussi la question de la définition du champ de la médecine : à quoi est-il légitime qu'elle s'intéresse, à partir de quel point peut-on estimer qu'elle outrepasse ses compétences et « médicalise » l'existence humaine[1] ? Qu'est-ce qui relève de la « thérapeutique » et qu'est-ce qui relève de « l'amélioration », voire

---

1. H. T. Engelhardt Jr., *Foundations of Bioethics*, New York, Oxford University Press, 1996, chap. V.

du dopage ? Voilà quelques-uns des enjeux d'une définition de la santé et de la maladie, en particulier dans les cas qui font controverse.

Certes, la plupart des états tenus pour pathologiques sont consensuels. Définir quelles sont les caractéristiques d'une maladie en général pourrait permettre d'éclairer la nature des troubles qui font polémique. Cette question a émergé sous cette forme avec l'article de Christopher Boorse : « Le concept théorique de santé » (1977). Trente ans après l'essai de Georges Canguilhem autour de ces questions, la méthode s'est précisée dans le contexte d'une philosophie de la médecine principalement anglo-saxonne : il s'agit de confronter systématiquement une définition à l'ensemble des cas pathologiques et non pathologiques qui font l'objet d'un consensus. Si une définition exclut le diabète ou les caries dentaires, elle pose un problème ; si elle inclut la grossesse ou le vieillissement, elle en pose un autre. Cette démarche met ainsi en œuvre ce que la philosophie dite « analytique » appelle « l'analyse de signification » ou « analyse conceptuelle ».

C'est aussi dans ce contexte anglo-saxon qu'un débat s'est instauré entre conceptions « normativiste » et « naturaliste » de la santé et de la maladie. Selon la première, *santé* et *maladie* sont des caractéristiques de l'être humain et non de ses organes : elles indiquent une capacité ou une incapacité à réaliser ses buts humains. Ce sont de ce fait des termes évaluatifs (ils reposent sur des valeurs). Selon la seconde, *santé* et *maladie* peuvent être des caractéristiques des organes (ou des cellules) tout autant que de l'être humain entier. Le dysfonctionnement qui caractérise cet état implique une anormalité au sens biologique et statistique, c'est-à-dire, une déviation de ce qu'il est normal ou naturel de pouvoir accomplir pour un individu de cette espèce. « Santé » et « maladie » sont donc des termes descriptifs et scientifiques en premier lieu – ce qui n'empêche pas que s'y attachent en outre, secondairement, des valeurs[2].

Il ne revient assurément pas au même de dire que le diabète est un état pathologique parce qu'il présente un dysfonctionnement biologique ou parce qu'il est indésirable. Il se peut même que certains états soient à la fois dysfonctionnels sur le plan biologique et désirés sur le plan humain, au moins dans certaines circonstances : par exemple, être stérile quand on ne veut pas avoir d'enfants. À l'inverse, certains états sont indésirables mais normaux (c'est le cas de certains désagréments engendrés par le vieillissement, ou des phénomènes liés à la menstruation). Mais comme une large partie des dysfonctionnements sont aussi à l'origine d'états indésirables, on comprend que ces deux positions aient pu se constituer et qu'elles ne changent que dans quelques cas la réponse apportée à la question : « étant donné une définition de la maladie, *x* est-il un état pathologique ? » Reste tout de même la question de savoir si la médecine est la science de ces mécanismes qui sous-tendent biologiquement un état préjudiciable parce qu'il est tenu

---

2. L. Nordenfelt, B.I.B. Lindahl (dir.), *Health, Disease and Causal Explanations in Medicine*, Dordrecht, Reidel, 1984, p. 14.

pour préjudiciable, ou si la médecine s'intéresse à une déviance du mode de fonctionnement ordinaire, le fait qu'il soit préjudiciable étant secondaire.

### Le naturalisme
#### La théorie bio-statistique de Christopher Boorse

Le principal représentant contemporain de la position naturaliste est Christopher Boorse. L'idée qu'il défend est que la maladie est le dysfonctionnement d'une partie de l'organisme, qui se trouve empêchée d'apporter sa contribution *typique* aux buts de l'organisme que sont la survie et la reproduction, c'est-à-dire la contribution qui est statistiquement représentative de l'espèce à laquelle cet organisme appartient.

Cette contribution est ce que l'on appelle traditionnellement une *fonction*. Une fonction biologique est un effet produit par une partie de l'organisme. Toutefois n'importe quel effet n'est pas une fonction. Ainsi, de ces deux effets produits par le cœur : pomper le sang et produire des sons, seul le premier est une fonction. Boorse considère qu'une fonction physiologique est une contribution à la survie et à la reproduction de l'organisme d'une espèce donnée. Toutefois, n'importe quelle contribution à la survie et à la reproduction n'est pas une fonction de l'organisme : lorsque la queue d'un écureuil, se coinçant sous une pierre, l'empêche de traverser la route et de se faire écraser, c'est une contribution accidentelle à sa survie, et non une fonction de sa queue ! La fonction est un effet contributif à la survie et à la reproduction qui doit être, en outre, *typique* de la manière dont les individus de l'espèce à laquelle il appartient survivent et se reproduisent. Ce type, Boorse l'appelle le *design* de l'espèce. Le physiologiste le reconnaît par sa fréquence dans l'espèce, et le définit statistiquement : la nature des fonctions – quels effets les différentes parties sont censées produire – et le niveau de fonctionnement normal – à quel degré ces effets sont censés être produits – peuvent être ainsi précisés. Parce qu'il définit la santé ainsi à la fois *biologiquement* et *statistiquement*, la théorie de Boorse a été appelée « théorie bio-statistique de la santé ».

Boorse se donne pour tâche de proposer une analyse fidèle de ce que la physiologie appelle santé et maladie. La maladie (*disease*) que Boorse définit est en réalité « le pathologique ». Selon la définition proposée par Boorse : « une *pathologie* est un type d'état interne qui est soit une altération de la capacité fonctionnelle normale, c'est-à-dire une réduction d'au moins une des capacités fonctionnelles en dessous du niveau d'efficacité typique, soit une limitation de la capacité fonctionnelle causée par des agents environnementaux »[3]. Boorse a d'abord opposé *disease* à *illness* : cette dernière est une pathologie indésirable pour celui qui en est atteint, qui lui donne droit à un traitement spécial (tel que ne pas travailler pour subvenir à ses besoins) et à l'exemption de responsabilité pour un comportement

---

3. C. Boorse, *Le concept théorique de santé*, 1977, tr. É. Giroux, É. Giroux et M. Lemoine (à paraître).

critiquable[4]. Finalement, il a préféré appeler *illness,* que nous pouvons tra-duire par « maladie », l'état *global* de l'organisme engendré par la présence d'une pathologie affectant une partie de l'organisme[5]. Boorse insiste sur le fait qu'il n'est pas possible de définir la maladie (*illness*), sans avoir recours au concept de pathologie (*disease*) : celui-ci est premier.

Boorse propose ainsi une distinction entre concepts *théoriques* et *pratiques* de la santé et de la maladie. « *Disease* » et « *illness* » (au sens de l'effet global d'une maladie *stricto sensu, disease*) sont deux concepts théoriques, pure-ment descriptifs, dépourvus de toute connotation normative et de tout biais dû à des valeurs. Mais il existe aussi des conceptions pratiques de la maladie et de la santé : ce sont des conceptions thérapeutique, sociale, *etc.*, marquées en outre par des valeurs. Par exemple, ce qui doit être traité médicalement ou non, ce qui doit être pris en charge par la collectivité, ce qui justifie l'interven-tion d'un médecin, *etc.* Du côté de la santé, les conceptions qui ne se conten-tent pas de la définir comme l'absence de maladie sont toujours grevées de valeurs dans la mesure où elles impliquent des choix : on ne peut pas dévelop-per toutes nos capacités en même temps, il faut en choisir certaines au détri-ment d'autres. Cela constitue un idéal de santé *normatif* et pratique.

Boorse a reconnu que son concept théorique de santé comportait cer-taines limites. La première tient à l'existence de certaines anomalies struc-turelles par rapport au type de l'espèce et elles sont à ce titre tenues pour anormales et pathologiques, comme la dextrocardie ou l'absence congé-nitale du lobe de l'oreille, bien qu'elles n'impliquent aucune défaillance *fonctionnelle* connue. La deuxième est la difficulté de rendre compte de l'existence de ce qu'il appelle « pathologies universelles », tout particulière-ment quand elles surviennent fréquemment et de manière nécessaire, pour ainsi dire, quel que soit l'environnement – l'athérosclérose ou les caries den-taires, par exemple. Par ailleurs, des critiques lui ont été faites auxquelles il n'a sans doute pas apporté à ce jour de réponse pleinement satisfaisante. Certaines tiennent aux difficultés liées à la définition objective d'une « classe de référence » dans laquelle observer un fonctionnement typique. Boorse prévient bien qu'il faut distinguer le *design* de l'homme et de la femme, de l'enfant, de l'adulte et du sujet âgé, mais on peut se demander pourquoi s'arrêter là, et ne pas distinguer par exemple le *design* du brun et du blond, des femmes de silhouette « gynoïde » et « androïde », *etc.* D'autres tiennent à la définition d'un seuil de fonctionnement « normal » : comment le fixer objectivement ? D'autres encore tiennent au rôle de l'environnement : santé et maladie ne doivent-elles pas être définies pour un environnement nor-mal, et dans ce cas, que signifie « normal » ? D'autres enfin tiennent aux positions que cette définition implique : notamment, selon cette définition

4. C. Boorse, « On the distinction between illness and disease », *Philosophy and Public Affairs,* 5, 1, 1975, p. 61.
5. C. Boorse, « A rebuttal on health », J.M. Humber, R.F. Almeder (dir.), *What is Disease ?* Totowa (NJ), Humana Press, 1997, p. 12.

l'homosexualité est une pathologie dans la mesure où elle entrave l'un des buts de l'organisme (se reproduire), même si cela ne conduit pas nécessairement pour autant à en faire une « maladie » au sens pratique.

La position de Boorse peut être qualifiée de « naturaliste » parce qu'il voit dans la santé et dans la maladie, en particulier dans la pathologie, des phénomènes *d'abord naturels* qu'il convient donc de décrire dans les termes des sciences de la nature : le concept de fonction qu'il adopte est caractéristique de cette attitude[6]. De ce fait, les concepts fondamentaux de santé et de maladie ne sont pas, selon lui, l'expression de valeurs, ce qui constitue un autre sens de son « naturalisme », le sens le plus souvent retenu dans le débat.

*La conception du trouble mental comme « dysfonctionnement préjudiciable » de Jerome Wakefield*

Un philosophe de la psychiatrie américain, Jerome Wakefield, a développé des thèses proches de celles de Christopher Boorse, en s'intéressant toutefois principalement au champ de la maladie mentale. C'est une position audacieuse dans ce domaine où les sciences sociales en général, la philosophie en particulier, ont depuis longtemps adopté une posture majoritairement normativiste, insistant sur l'arbitraire des conceptions du trouble mental, la collusion du psychiatrique et du coercitif, voire l'inexistence de pathologies mentales en tant que telles (voir l'antipsychiatrie, et notamment Szasz, 1975). Wakefield se démarque toutefois de Christopher Boorse à deux égards.

En premier lieu, sa position n'est pas purement naturaliste, mais mixte ou hybride. Deux conditions sont nécessaires et conjointement suffisantes à ce qu'un état soit qualifié de trouble mental. La première est l'existence d'un dysfonctionnement, concept biologique, la seconde, l'existence d'un préjudice, concept social et évaluatif. En effet, un état dysfonctionnel qui n'est pas préjudiciable ne peut pas être qualifié de maladie : un certain niveau d'anxiété, ou un comportement obsessionnel qui peuvent bien être dysfonctionnels en eux-mêmes, peuvent avoir des avantages importants pour celui qui en est atteint, comme, par exemple, une certaine facilité à travailler efficacement et de ce fait une bonne position sociale. D'autre part, un état préjudiciable qui ne comporte pas de dysfonctionnement ne peut pas être qualifié de pathologique non plus : ainsi, la grande souffrance qui peut être (mais n'est pas nécessairement) attachée au fait de ne pas accepter d'être homosexuel(le), est clairement préjudiciable pour le sujet. Or, si le concept biologique de dysfonctionnement est objectif, le concept social de préjudice est relatif. Alors que pour Boorse, la dimension sociale de préjudice n'entre pas dans la définition du concept théorique fondamental de pathologie, c'est le cas pour Wakefield.

En second lieu, Wakefield se distingue de Boorse sur ce qu'il faut entendre par « fonction ». Ce n'est pas (selon lui) un concept bio-statistique, mais

---

6. Pour une présentation plus détaillée des thèses de C. Boorse et des critiques qui lui ont été opposées, voir É. Giroux (2010).

un concept évolutionnaire ou « étiologique »[7] . Pour qu'un effet d'une partie de l'organisme soit une fonction, il faut et il suffit qu'il ait été sélectionné par le processus de la sélection naturelle pour ce qu'il produit. Le dysfonctionnement se définit comme l'échec ou la défaillance à remplir une fonction ainsi définie. De ce fait, Wakefield peut s'affranchir des problèmes posés par la clause statistique dans la définition proposée par Boorse, et se dispense ainsi d'avoir à définir une « classe de référence » à partir de laquelle déterminer le *design* typique qui sera la norme pour un individu.

Cette conception simple et élégante est rapidement devenue une référence dans le champ de la philosophie de la psychiatrie, comme celle de Boorse l'est devenue dans le champ de la philosophie de la médecine. Elle n'est cependant pas dénuée de difficultés. Les objections les plus fréquemment évoquées portent sur la définition même de ce qu'est une fonction. Notamment, de nombreux traits ne sont pas connus dans leur histoire évolutive, et il est impossible de déterminer s'ils ont été sélectionnés pour ce qu'ils font. Ainsi, on peut se demander avec Randolph Nesse si la dépression est un dysfonctionnement ou au contraire un trait adaptatif – entraînant un état de retrait, une absence de désirs qui protégerait le sujet contre les dangers de se lancer dans une entreprise vouée à l'échec[8]. Ou encore, Bill Fulford fait valoir qu'en réalité, faute de connaissance assurée et précise de l'histoire d'une espèce, nous voyons dans le dysfonctionnement un mécanisme préjudiciable, donc, au travers d'un jugement de valeur[9].

## Le normativisme

À l'opposé de ces conceptions qui retiennent comme composant fondamental de la définition la notion de dysfonctionnement biologique, toute une série de positions ont été proposées que l'on classe généralement dans la catégorie « normativisme ». En réalité, ce qui les rassemble n'est pas tant de dire qu'il y a des normes et des valeurs dans tout concept de santé et de maladie que de dire plus précisément que, s'il y a éventuellement place pour un concept *théorique*, celui-ci est secondaire et dérivé d'un concept *pratique* fondamental. C'est la dimension et l'origine fondamentalement pratique de la médecine et, par suite, de la maladie qui est au cœur de ces approches. On parle aussi de « théorie inverse » pour souligner que, dans cette théorie, c'est le concept pratique de « *illness* » qui est hiérarchiquement premier et fonde le concept plus technique de « *disease* », et non pas l'inverse comme dans la conception de Boorse.

Dans l'affirmation d'un lien étroit entre concept de maladie et dimension pratique de la médecine, on peut distinguer deux principales orientations.

---

7. Sur le concept biologique de fonction, voir notamment J. Gayon et A. de Ricqlès (dir.), *Les fonctions : des organismes aux artéfacts*, Paris, P.U.F., 2010.
8. R. M. Nesse, « Is depression an adaptation ? », *Archives of General Psychiatry*, 57, 2000, p. 14-20.
9. K. W. M. Fulford, « Nine variations and a coda on the theme of an evolutionary definition of dysfunction », *Journal of Abnormal Psychology*, 108, 1999, p. 412-420.

Une première défend une conception que l'on pourrait dire « pragmatique » ou « instrumentaliste » de la maladie qui découle de l'interprétation de la médecine comme réponse pratique au besoin d'aide et d'intervention que constitue la maladie pour une personne donnée. La réflexion de Tristram Engelhardt est l'une de celle qui illustre le mieux cette option. Une deuxième orientation, plus favorable au projet de définition, consiste en une théorisation de la santé à partir d'une théorie analytique de l'action. L'idée fondamentale est que, pour définir la santé et la maladie, il est plus pertinent de partir de l'agir et du comportement humains plutôt que de ses capacités ou fonctions physiologiques et psychologiques. Nordenfelt a défendu la théorie de la santé la plus aboutie dans ce sens.

### La conception « pragmatique » de Tristram H. Engelhardt

Avant de publier l'ouvrage qui l'a le plus fait connaître, *The Foundations of Bioethics*, le philosophe et médecin américain, Tristram Engelhardt a publié un ensemble d'articles sur les concepts de santé et de maladie, entrant en controverse directe avec Boorse. La plupart des articles d'Engelhardt sur le sujet commence par affirmer son opposition à l'idée que la maladie soit une entité et par critiquer la théorie naturaliste de Boorse. Pour lui, la maladie est fondamentalement liée à des buts et intérêts humains (dont elle empêche la réalisation) d'une part, et à l'environnement, d'autre part. Cette notion est donc fondamentalement contextuelle, renvoyant à une relation de variables plus qu'à une nature spécifique, quelle qu'elle soit. Les intérêts et buts humains dont elle entrave la réalisation ne sauraient correspondre aux résultats de l'évolution biologique : « L'évolution ne s'inquiète pas directement du confort et du plaisir des êtres humains ou de leurs buts »[10]. Qu'il soit compris comme une référence à une nature biologique commune des états de maladie ou à un *design* de l'espèce issu de l'histoire évolutive, le naturalisme ne saurait donc être une position pertinente pour appréhender et définir la santé et la maladie.

Par ailleurs, on peut dire que la conception de la maladie qu'Engelhardt propose est « pragmatique » à plusieurs titres. Premièrement, sur un plan méthodologique, il se rattache aux réflexions du fondateur du pragmatisme, Charles Sander Peirce, pour souligner que le réel est indissociable de l'interprétation que nous en faisons et qu'il dépend toujours ultimement de la décision d'une communauté donnée[11]. Ainsi, le concept de maladie doit être analysé à partir des *usages* que nous en faisons.

Deuxièmement, pour Engelhardt, la médecine n'est pas une théorie mais elle est une « science appliquée » car sa visée est fondamentalement pratique : il s'agit de soulager la souffrance et maintenir le fonctionnement organique. Ce qu'il entend par « science appliquée » n'est pas simplement

---

10. H. T. Engelhardt, *Foundations of Bioethics, op. cit.*, p. 202, tr. à paraître aux Belles Lettres.
11. *Ibid.*, p. 191.

l'application de connaissances universelles ou générales et préalables à des cas particuliers et concrets, ni l'usage de généralisations empruntées à d'autres domaines scientifiques : il s'agit d'une science qui est tout entière dans ses descriptions et ses explications, orientée vers des objectifs qui ne sont pas ceux de la *connaissance* de la nature, comme en physique ou en biologie.

Troisièmement, et en lien étroit avec cette conception de la médecine, le concept de maladie n'est au fond pas autre chose que ce que la médecine considère comme relevant de son domaine et comme *devant* être traité. Ceci a deux conséquences. D'une part, le concept de maladie a une fonction normative au sens strict de « prescriptive » : appeler quelque chose « une maladie », c'est dire qu'elle *doit* être traitée par la médecine, c'est enjoindre à l'action. D'autre part, on a alors une quasi-circularité entre médecine et maladie assumée par Engelhardt qui considère qu'on devrait probablement renoncer au concept de maladie et préférer la notion de « problèmes cliniques »[12] . Cette notion plus large inclut des états qui font désormais partie du domaine médical comme la grossesse, la ménopause, certaines difformités, *etc.*, sans pour autant les embrasser sous le concept de maladie.

Quatrièmement, on peut préciser ce qu'est la réalité *médicale* – ce que la médecine considère comme relevant de son domaine – à partir de l'analyse d'intérêts divers qui interagissent de manière complexe : ces intérêts sont évaluatifs mais aussi descriptifs, explicatifs et sociaux. Engelhardt envisage le concept de maladie comme un « modèle explicatif » pragmatique. Il souligne que la médecine retient comme causes d'une maladie les facteurs les plus à même de faire l'objet d'un traitement thérapeutique. En fonction de sa spécialité et du contexte clinique, le médecin sélectionnera tel ou tel facteur étiologique. Si l'on prend l'exemple de la phénylcétonurie, dans un contexte de conseil génétique auprès de futurs parents, on aura tendance à considérer cette pathologie comme une maladie génétique. S'il s'agit plutôt d'expliquer à des parents pourquoi on donne un régime sans phénylalanine à leur nouveau-né, la même pathologie sera plutôt expliquée comme un problème lié au métabolisme[13].

Il nous est désormais possible d'exposer la caractérisation plus précise qu'il propose de ce qu'il convient de catégoriser comme un « problème clinique », qu'il distingue d'un problème social, moral ou éducatif. Il faut tout d'abord noter la restriction sur le type d'entraves ou restrictions à nos buts et intérêts qu'il constitue : il s'agit de certaines restrictions à la liberté, celles qui engendrent une souffrance (*Discomfort*), qui concernent la réalisation du bien-être ou de l'apparence humaine (*Difformity*) ou qui sont rela-

---

12. H.T. Engelhardt Jr., « Clinical Problems and the Concept of Disease », L. Nordenfelt et B.I.B. Lindahl (dir.), *Health, op. cit.*, p. 27-41.

13. *Ibid.*, p. 36.

tives à des capacités fonctionnelles (*Disability*)[14]. Ensuite, il précise que cette restriction associée à un trait physique ou mental, d'une part, doit échapper à la volonté immédiate de l'individu ou résulter de circonstances ne relevant pas directement du libre choix de ce dernier et, d'autre part, est « fondée dans un réseau de forces causales de type anatomique, physiologique ou psychologique accessibles à une explication et une manipulation médicales »[15]. Il apparaît donc que la conception d'Engelhardt est bien *normativiste* mais elle cherche toutefois à échapper au *relativisme* en donnant des critères qui permettent de distinguer un problème médical d'autres problèmes liés à la restriction d'autres intérêts. Toutefois, Engelhardt reconnaît qu'il y a des situations où la frontière entre le moral et le médical est floue, comme dans le cas de l'alcoolisme, par exemple. Il en est de même pour la frontière entre médecine thérapeutique et médecine d'amélioration. Dans ces cas, c'est l'ensemble de la société qui décide de les qualifier ou non de « problèmes cliniques » relevant de la médecine.

*La théorie pratique et holistique de Lennart Nordenfelt*

Comme Engelhardt, le philosophe Suédois Lennart Nordenfelt considère que la santé est, par nature, relative à l'environnement et aux buts humains. Mais le concept de santé n'appartient pas prioritairement au champ étroit de la médecine. Plus largement, la santé est une condition cruciale du succès de l'action en général. De ce fait, le concept de maladie est lui aussi dérivé de ce concept élargi de la santé. Pour Nordenfelt, ce concept fondamental est « holiste », c'est-à-dire qu'il s'applique en premier lieu à l'être humain considéré globalement comme un agent socialement intégré et non pas aux parties de l'organisme comme le concept de Boorse. On retrouve une idée déjà bien présente chez Canguilhem et chez Engelhardt mais formulée dans le contexte d'une théorie analytique de l'action. La santé serait une relation entre trois composants : les capacités d'un agent, un ensemble d'actions ou buts vitaux et un environnement. Nordenfelt l'énonce et la précise de la façon suivante : une personne *A* est en bonne santé si cette personne « est dans un état physique et mental tel que *A* a la capacité de second-ordre, étant donné des circonstances ordinaires, de réaliser ses buts vitaux »[16].

Canguilhem avait introduit la notion de « capacité » pour définir la santé. Nordenfelt s'attache à préciser le sens de cette notion qui convient pour la santé. Elle ne peut pas être la simple *possibilité pratique*, notion trop large et trop inclusive. Par exemple, on peut être dans l'impossibilité pratique

---

14. Boorse a baptisé la conception d'Engelhardt la théorie des « 3-D », théorie dans laquelle désigner un état comme pathologique repose donc sur trois types de jugements tous jugés normatifs : ceux relatifs à l'expérience subjective, à l'esthétique et à la capacité fonctionnelle. C. Boorse, « Concepts of Health », D. Van De Veer et T. Regan (dir.), *Health Care Ethics : An Introduction,* Philadelphia, Temple UP, 1987, p. 368.

15. H. T. Engelhardt Jr., *Foundations of Bioethics, op. cit.*, p. 204-205.

16. L. Nordenfelt, tr. M. Le Bidan et D. Forest, É. Giroux et M. Lemoine (à paraître).

d'agir sans être pour autant dans l'incapacité ou en mauvaise santé. C'est le cas du travailleur dont la capacité à travailler est entravée le jour où l'accès à son entreprise est empêché par des grévistes. Il ne saurait s'agir ici d'une incapacité. La capacité doit donc être distinguée de la possibilité pratique. Elle est « ce type de possibilité d'action qui est déterminé par des facteurs internes au corps ou à l'esprit de l'agent »[17]. Une deuxième précision sur cette notion permet de restreindre la relativisation de cette dernière à l'environnement : la capacité qui correspond à ce qu'on appelle santé est la *capacité de second-ordre*, c'est-à-dire la capacité potentielle à la différence de la capacité actuelle (capacité de premier-ordre). Une personne peut en effet être dans l'incapacité actuelle de réaliser une action particulière, mais être toutefois potentiellement capable de la réaliser en acquérant par formation ou entraînement la capacité de premier-ordre. C'est le cas par exemple de l'immigré venant d'un pays sous-développé et arrivant dans un pays développé. Si dans son pays, il était en capacité, sans avoir fait des études, de subvenir à ses propres besoins en cultivant ses propres terres, une fois arrivé dans un pays développé, il peut ne plus avoir cette capacité de premier-ordre. On ne dira cependant pas qu'il est en bonne santé dans son pays et en mauvaise santé dans le pays d'accueil s'il a la capacité de second-ordre de se former et ainsi de devenir capable de gagner sa vie dans ce nouveau pays.

Il faut ensuite préciser que l'environnement dans lequel l'agent en bonne santé est situé doit être *ordinaire*, c'est-à-dire qu'il n'est ni extraordinaire (l'enfant rendu capable de piloter un avion grâce à l'aide et à la surveillance étroite d'un adulte à ses côtés), ni artificiel (la chaise roulante de la personne handicapée lui donne artificiellement la capacité de se déplacer). Toutefois, la détermination précise de l'environnement ou des circonstances ordinaires est, au moins partiellement, relative aux normes et valeurs d'une société donnée à une époque donnée.

Puis, il reste à caractériser l'ensemble des actions qu'un individu en bonne santé doit pouvoir réaliser. Nordenfelt introduit la notion de *but vital* qui se distingue, d'une part, des besoins fondamentaux, jugés trop restrictifs, et d'autre part, des buts subjectifs, jugés trop relatifs au sujet et à ses aspirations, qui peuvent en outre être irréalistes. Pour Nordenfelt, les buts vitaux doivent être définis en relation avec le bonheur : ils sont ceux nécessaires et suffisants pour la réalisation d'un bonheur minimal. Là aussi, le contenu précis de cet ensemble de buts vitaux sera déterminé à partir des valeurs et des normes d'une société donnée. Cette approche lui permet donc de reprendre en partie le concept holiste de l'OMS tout en évitant d'identifier santé et bonheur et de donner une définition illimitée de la santé.

Des critiques ont été adressées à cette conception élargie de la santé. Il est vrai que Nordenfelt considère la normativité et la relativité sociale

---

17. L. Nordenfelt, *On the Nature of Health : An Action-Theoretic Approach*, Dordrecht, Kluwer, 1995, p. 46.

du contenu des buts vitaux et des circonstances « ordinaires » comme des facteurs de particularisme. Mais selon lui, le canevas qui définit le concept fondamental de santé est, quant à lui, universel. Il insiste aussi sur la distinction entre nos jugements de valeurs dans le domaine de la santé et nos jugements moraux. Mais il semble que la complexité de nos concepts de santé résiste à l'ambition de Nordenfelt d'identifier un unique noyau fondamental de signification pour l'ensemble des usages que nous en faisons.

### Conclusion

Il n'est pas possible de présenter l'ensemble des positions qui ont été développées dans ce débat depuis les articles de Boorse et d'Engelhardt. Au-delà du débat entre conceptions normativistes et naturalistes, les questions qui se posent tournent aujourd'hui autour de la possibilité d'une définition générale de ces concepts et du statut et de la nature d'une telle définition. Est-ce une entreprise qui peut réussir, ou bien ces concepts sont-ils irrémédiablement indéterminés ? Est-on bien sûr qu'il est seulement utile de s'interroger sur la définition de la santé de la maladie ? La distinction entre normativisme et naturalisme est-elle vraiment une opposition, ou bien ces thèses ne touchent-elles pas à des débats différents, voire à des concepts différents de santé et de maladie ?

*(Maël Lemoine, Élodie Giroux)*

**Références :**

É. Giroux, M. Lemoine, *Philosophie de la médecine. II. Santé et maladie*, Paris, Vrin, à paraître.

É. Giroux, *Après Canguilhem. Définir la santé et la maladie*, Paris, P.U.F., 2010.

A.V. Horwitz, J. C. Wakefield, *Tristesse ou dépression, comment la psychiatrie a médicalisé nos tristesses*, trad. F. Parot, Bruxelles, Mardaga, 2010.

T. Szasz, *Le mythe de la maladie mentale*, Paris, Payot, 1975.

## 20. Le normal et le pathologique

> « *Mon médecin, c'est celui qui accepte, ordinairement, de moi que je l'instruise sur ce que, seul, je suis fondé à lui dire, à savoir ce que mon corps m'annonce à moi-même par des symptômes dont le sens ne m'est pas clair. Mon médecin, c'est celui qui accepte de moi que je voie en lui un exégète avant de l'accepter comme réparateur.* »
>
> G. Canguilhem, « La santé : concept vulgaire et question philosophique » (1988), *Écrits sur la médecine*, Seuil, 2002, p. 64.

Les conceptions de la santé et de la maladie, du normal et du pathologique évoluent dans l'histoire de la médecine. Au début du XIXᵉ siècle, avec l'avènement de la médecine anatomo-clinique, la maladie est conçue, de manière locale, comme le résultat d'une lésion organique ou tissulaire. Avec l'émergence de la physiologie expérimentale, dont Claude Bernard (1813-1878) est l'un des promoteurs, la maladie est conçue comme la variation quantitative d'une fonction physiologique. Ces conceptions posent le problème d'une certaine forme *d'objectivation* de l'organisme vivant et du sujet malade, objectivation dont la scientificité peut être remise en cause tant par la biologie elle-même que par les sciences humaines et sociales. Peut-on, en effet, définir le normal et le pathologique en décomposant l'organisme en tissus, en organes ou en systèmes indépendants les uns des autres et en abstrayant l'organisme de son milieu de vie ? Peut-on définir le normal et le pathologique sans prendre en compte l'expérience vécue par le vivant, humain ou non ? Peut-on enfin définir le normal et le pathologique en faisant abstraction des modes de vie et des normes sociales de vie qui résultent de l'histoire humaine ?

Le philosophe et historien des sciences et de la médecine Georges Canguilhem (1904-1995) a proposé de concevoir le normal et le pathologique à partir d'une compréhension de la vie comme *subjectivité*. Selon lui, les êtres vivants, y compris les êtres humains, sont des individualités, caractérisées par leur indivisibilité, leur singularité et leur relation à un milieu de vie. À cette relation au milieu les individus confèrent une qualité, une valeur : ils en font une norme de vie. C'est précisément parce qu'ils instituent, valorisent et hiérarchisent des normes de vie – dites alors normales ou pathologiques – que les individus vivants doivent être conçus comme des sujets. De fait, apparaît l'erreur de la conception objective et quantitative du normal et du pathologique. Pour déterminer l'état normal ou pathologique d'un individu vivant, il faut en quelque sorte adopter son propre point de vue – un point de vue subjectif, donc – sur son expérience de vie et sa relation au milieu, et évaluer la qualité qu'il leur attribue lui-même. La définition individuelle, subjective et qualitative du normal et du pathologique, qui est issue de la philosophie de la biologie de G. Canguilhem, l'a conduit à proposer une philosophie de la médecine qui la distingue de la science et la définit comme un art. La médecine est l'art de comprendre, grâce à la clinique, et de restaurer, grâce à la thérapeutique, la vie que le patient éprouve et juge lui-même comme normale pour lui-même.

### La conception objective et quantitative du normal et du pathologique

Le physiologiste Claude Bernard a notamment établi que la vie ne réside pas dans l'organisme, mais dans la relation d'échange et d'ajustement entre, d'un côté, l'organisme et son milieu intérieur (milieu intercellulaire composé du sang et de la lymphe) et, d'un autre côté, le milieu extérieur. Malgré les variations du milieu extérieur (température, pression, oxygène, ressources nutritives, *etc.*), le milieu intérieur possède des propriétés constantes (température, glycémie, acidité du sang, *etc.*) du fait de l'autorégulation qu'opèrent les fonctions physiologiques. Ce phénomène sera appelé plus tard homéostasie. En outre, C. Bernard a défini l'organisme comme une individualité, une totalité dont les différentes parties, organes et fonctions, sont interdépendantes les unes des autres.

Ces caractéristiques spécifiques au vivant ont conduit C. Bernard à défendre le vitalisme, conception selon laquelle les propriétés du vivant sont irréductibles aux propriétés physico-chimiques de ses composants et selon laquelle la science biologique est autonome par rapport à la physique-chimie. Cependant, en vue d'appliquer la méthode expérimentale à la physiologie et à la médecine et en vue d'élever celles-ci au rang de sciences – à l'égal des sciences physico-chimiques, C. Bernard a développé une conception matérialiste et déterministe du vivant. Les phénomènes organiques sont causés, de manière nécessaire, par des phénomènes physico-chimiques de telle sorte qu'il est possible d'expérimenter sur eux. Par son matérialisme et son déterminisme, C. Bernard a réalisé la synthèse du vitalisme et du mécanisme.

L'universalité du matérialisme et du déterminisme, la continuité des phénomènes physico-chimiques et des phénomènes biologiques (qui n'est pas leur identité) impliquent la continuité des phénomènes normaux et pathologiques : ce sont des phénomènes matériels, nécessairement déterminés, ce sont donc des phénomènes de même nature en continuité les uns avec les autres. Pour C. Bernard, les phénomènes pathologiques sont identiques par nature aux phénomènes normaux, aux variations quantitatives près. Les états pathologiques correspondent à des variations quantitatives des états normaux, dues à des dysfonctionnements des fonctions physiologiques normales. Une maladie est une expression troublée, exagérée, amoindrie ou annulée d'une fonction normale.

C. Bernard s'inscrit dans l'héritage de la médecine anatomo-clinique et, en particulier, du médecin français François-Joseph-Victor Broussais (1772-1838) qui, à la suite de Xavier Bichat (1771-1802) et de Philippe Pinel (1745-1826), a relié les troubles fonctionnels à des lésions tissulaires et formulé le principe de l'identité du normal et du pathologique aux variations quantitatives près. Selon ce principe, les maladies résultent de l'excès ou du défaut d'excitation des tissus au-dessus ou au-dessous du degré qui constitue l'état normal[1]. Cependant, C. Bernard renouvelle cette conception continuiste et quantitative, notamment grâce à sa découverte de la production de sucre dans le sang de l'organisme animal (fonction glycogénique du foie) et sa découverte des mécanismes du diabète sucré.[2] En effet, alors que l'on croyait que la glycémie était un phénomène pathologique, C. Bernard constate la présence de sucre dans le sang de sujets sains : la glycémie est un phénomène normal. En outre, il constate l'élévation de la gly-

1. F.-J.-V. Broussais, *De l'irritation et de la folie, ouvrage dans lequel les rapports du physique et du moral sont établis sur les bases de la médecine physiologique*, Delaunay, 1828. Voir G. Canguilhem, *Le normal et le pathologique*, « Auguste Comte et « le principe de Broussais » », PUF, 1966, p. 18 *sq.*

2. Voir G. Canguilhem, *Le normal et le pathologique, op. cit.*, « Claude Bernard et la pathologie expérimentale », p. 32 *sq.*

cémie chez les diabétiques : la glycémie n'est pathologique qu'en fonction de son élévation. De plus, C. Bernard pense que la glycosurie existe mais qu'elle est seulement inapparente chez les sujets sains (ce en quoi il a tort) et qu'elle est exagérée, donc apparente chez les sujets diabétiques : elle serait la conséquence d'une glycémie excessive. La glycosurie apparente, phénomène pathologique, et le diabète s'expliqueraient par conséquent par la modification quantitative de la fonction normale de la régulation glycémique et, plus fondamentalement, de la glycogénie. C. Bernard écrit à ce sujet : « J'ai établi que le sucre est un élément normal de l'économie ; seulement la production du sucre qui est assez modérée dans l'état normal pour que le sucre n'apparaisse pas dans les urines, ou du moins en très faible quantité, devient, dans certains cas du trouble, très abondant. C'est alors le diabète. On voit donc […] que les produits du diabète n'ont pas été créés par une force morbide quelconque. Le diabète correspond à une fonction normale, la glycogénie qui est troublée. […] L'état physiologique et l'état pathologique ne sauraient être considérés comme deux états distincts qui se remplacent. L'état pathologique ne chasse jamais l'état physiologique. L'état physiologique est toujours présent ; sans cela la santé ne pourra jamais réapparaître. »[3]

Alors que la médecine hippocratique identifiait la maladie à un tableau clinique de symptômes, que la médecine vitaliste de la fin du XVIIIe siècle l'identifiait au conflit des forces vitales et des forces matérielles de mort qui décomposent l'organisme, que la médecine anatomo-clinique y voyait les effets d'une lésion organique ou tissulaire, la médecine physiologique expérimentale définit désormais la maladie comme le dysfonctionnement, par excès ou par défaut, d'une fonction normale.

Physiologie et pathologie se confondent dès lors en une seule et même science : la physiologie expérimentale étudie les fonctions normales *et* les états pathologiques. Il n'y a qu'une seule science de la vie qu'il s'agit d'expliquer aussi bien à l'état pathologique qu'à l'état normal ou physiologique. Mieux, du fait de l'identité de nature du normal et du pathologique, l'étude du pathologique devient le moyen privilégié de connaître le normal. La physiologie expérimentale se fonde dès lors sur la vivisection pathologique qui consiste, par exemple, dans l'inoculation de poisons ou l'ablation d'organes. Dans le laboratoire, l'action de l'expérimentateur modifie les phénomènes de l'organisme en vie, produit l'état pathologique et permet de connaître, par l'observation des modifications obtenues, les causes des phénomènes organiques à l'état normal en dehors de la situation expérimentale.

Dans cette perspective, non seulement C. Bernard fonde la médecine sur la science physiologique, mais il l'y réduit et la définit elle-même comme une science. En effet, la connaissance des causes des dysfonctionnements physiologiques devrait permettre de les prévoir et de les modifier scientifi-

3. C. Bernard, *Principes de médecine expérimentale*, PUF, 1947, rééd. 1987, p. 140.

quement. Selon cette conception positiviste et scientiste, la thérapeutique n'est qu'un prolongement de la physiologie : il suffit de savoir pour agir, il suffit de connaître le fonctionnement normal de l'organisme pour corriger son fonctionnement pathologique et soigner[4]. Ainsi, pour C. Bernard, l'observation clinique des malades, par laquelle débuta l'histoire de la médecine, demeure chronologiquement première dans la pratique médicale. Mais elle est désormais insuffisante, inférieure et hiérarchiquement seconde par rapport à la médecine expérimentale. Selon sa propre formule, l'hôpital n'est que le vestibule de la médecine, le laboratoire en est le sanctuaire.

### La conception individuelle, subjective et qualitative du normal et du pathologique

Dans *Le normal et le pathologique*, sa thèse de médecine soutenue en 1943, augmentée de nouvelles analyses en 1966, G. Canguilhem propose une critique et une explication généalogiques de l'identification du normal et du pathologique et de l'identification de la médecine à une science.

La médecine scientifique du XIXe siècle a confondu les deux sens du mot *normal* : le sens descriptif, qui désigne ce qui est fréquent, et le sens prescriptif ou normatif, qui désigne ce qui est préférable. Elle a confondu la norme comme fréquence statistique, pouvant être exprimée par une moyenne, avec la norme comme idéal de santé qui, comme G. Canguilhem le montre, ne peut être définie qu'en référence à l'individu. Le normal, qui constitue une *valeur* de vie définie de manière individuelle, a été transformé en un *fait* dont on croit, à tort, qu'il peut être défini et connu de manière objective, scientifique mais aussi collective.

La santé et la maladie sont *d'abord* des expériences vécues par les individus vivants et, en particulier, par les sujets humains, *avant* de devenir des objets de connaissance pour les médecins et les biologistes. Précisément, l'identification objective du normal et du pathologique provient de l'expérience subjective du pathologique. C'est en effet en vue de soigner et de guérir les sujets malades et souffrants, c'est dans un souci d'efficacité que les médecins et les biologistes entreprennent de connaître scientifiquement l'organisme vivant. En tentant de saisir, de manière objective, les mécanismes qui font passer l'organisme d'un état normal à un état pathologique, en traduisant ces mécanismes en termes quantitatifs, ils oublient que les notions mêmes de normal et de pathologique leur ont été fournies par l'observation clinique des malades et qu'elles proviennent de leur expérience subjective et qualitative. Les médecins oublient donc que la distinction normal-pathologique est de nature subjective, et non pas objective. Ils finissent alors par

---

4. Voir le commentaire de G. Canguilhem, *Le normal et le pathologique, op. cit.*, p. 34 : « Cl. Bernard considère la médecine comme la science des maladies, la physiologie comme la science de la vie. Dans les sciences, c'est la théorie qui domine et éclaire la pratique. La thérapeutique rationnelle ne saurait être portée que par une pathologie scientifique et une pathologie scientifique doit se fonder sur la science physiologique. »

résorber la différence de nature entre le normal et le pathologique en une différence de degré et, comme l'a fait C. Bernard, par les identifier.

Précisément, pour G. Canguilhem, la philosophie et l'histoire de la médecine ont pour tâche d'exhumer cet oubli constitutif de la médecine par lequel elle occulte son origine et sa finalité subjectives et se laisse réduire à la science biologique. Rappeler la primauté historique de l'expérience – subjective – sur la connaissance – objective –, rappeler la primauté historique de la médecine clinique sur les sciences biologiques permet *in fine* d'affirmer la primauté hiérarchique, dans la pratique médicale, de la clinique et de la thérapeutique. L'essentiel en médecine, ce sont l'observation, la compréhension et la restauration du normal *vécu et éprouvé par le malade*. En effet, puisque le sujet définit sa norme de vie, c'est lui qu'il faut comprendre afin de déterminer les moyens thérapeutiques qui permettront de la restaurer.

*Le normal et le pathologique comme normes individuelles*

G. Canguilhem puise aux sources du vitalisme et reprend à son compte l'idée du médecin et physiologiste français X. Bichat selon laquelle la santé et la maladie sont des propriétés spécifiques du vivant qui impliquent l'autonomie de la biologie par rapport à la physique et à la chimie[5]. Pour Canguilhem, la maladie fait partie de la vie, « il est normal de tomber malade du moment que l'on est vivant »[6]. En outre, comme pour C. Bernard, l'organisme vivant est, selon Canguilhem, une totalité indivisible et la vie consiste dans une relation régulée d'échanges entre l'organisme et le milieu extérieur – ces traits spécifiques du vivant impliquant, eux aussi, l'autonomie de la biologie. G. Canguilhem reprend enfin à son compte les analyses du neurologue et psychiatre allemand Kurt Goldstein (1878-1965) qui définit le normal et le pathologique comme des comportements biologiques de l'organisme, ou encore des relations de l'organisme à son milieu, auxquels l'organisme attribue une signification et une valeur particulières. Ainsi, le normal et le pathologique sont des normes individuelles, propres à chaque organisme[7].

La conception canguilhemienne du normal et du pathologique s'enracine dans une philosophie de la biologie qui s'articule tout entière autour de la notion d'individualité : l'organisme vivant et, par conséquent, le sujet humain se définissent comme des *individus*.

La première caractéristique de l'individualité vivante est qu'elle constitue *une totalité indivisible*. Par conséquent, le pathologique n'est pas la modi-

---

5. X. Bichat, *Anatomie générale appliquée à la physiologie et à la médecine* (1801), Considérations générales, § III. Caractères des propriétés vitales, comparés aux caractères des propriétés physiques, *Recherches physiologiques sur la vie et la mort (première partie) et autres textes*, GF, 1994, p. 233-234.

6. G. Canguilhem, « Une pédagogie de la guérison est-elle possible ? » (1978), *Écrits sur la médecine*, Seuil, 2002, p. 88.

7. K. Goldstein, *La Structure de l'organisme* (1934), Gallimard, 1983.

fication d'un mécanisme fonctionnel isolé ; il implique toujours plusieurs fonctions et organes interdépendants. Il n'y a de maladie que du tout organique. Le diabète, par exemple, est une maladie de l'organisme dont toutes les fonctions sont changées et qui est, de fait, exposé au risque d'être affecté par d'autres maladies. Le diabète ne peut être tenu pour une maladie du rein parce qu'il s'accompagne de glycosurie, ni pour une maladie du pancréas parce qu'il s'accompagne d'hypoinsulinémie, ni pour une maladie de l'hypophyse parce qu'il peut procéder d'une suractivité de l'hypophyse. L'analyse de l'état pathologique en symptômes distincts, en organes et en fonctions altérés tient à une opération de connaissance qui est seconde par rapport à l'observation clinique et qui *décompose* l'altération globale du comportement organique.

La deuxième caractéristique de l'individualité vivante est *sa relation à un milieu de vie*. Le normal et le pathologique désignent des relations, respectivement régulée ou dérégulée, équilibrée ou déséquilibrée, du vivant au milieu extérieur. Le normal est une manière régulée et adaptative de se rapporter au milieu extérieur : c'est un état d'équilibre physiologique, un ensemble de réactions physiologiques (pouls, pression artérielle, température, production d'anticorps, *etc.* ) par lequel l'individu s'ajuste activement aux variations du milieu extérieur, y déploie des comportements physiologiques inventifs et en demeure relativement indépendant. *A contrario*, le pathologique consiste dans une manière dérégulée de se rapporter au milieu extérieur qui empêche le vivant de s'ajuster à ses variations et l'y rend soumis et vulnérable.

La relation de l'individu vivant à son milieu de vie est, pour lui, objet de valorisation. L'individu vivant n'est jamais indifférent à ses conditions d'existence : il confère une valeur positive ou négative à sa relation au milieu, il l'éprouve comme préférable ou répulsive, précisément comme normale ou pathologique. Le vivant apprécie et recherche une relation souple, dynamique et adaptative au milieu, une relation qu'il peut réguler et modifier, de sorte non seulement à se conserver, mais aussi à se reproduire et à étendre sa maîtrise sur le milieu. *A contrario*, l'individu vivant repousse et souffre d'une relation au milieu qui le prive de toute capacité d'adaptation. La capacité du vivant de *réguler* sa relation au milieu est une capacité de *valoriser* (et, donc aussi, de dévaloriser) cette relation. Réguler et valoriser sont synonymes. Réguler sa relation au milieu, c'est d'emblée dévaloriser la relation au milieu la moins souple et la plus fragilisante, c'est valoriser et rechercher une relation plus souple, plus adaptative et plus inventive. La régulation biologique est en soi une activité de valorisation. Réciproquement, valoriser (et dévaloriser) sa relation au milieu, c'est préférer la relation qui offre le plus large volant de régulation, d'adaptation et d'invention. Ce qui est par conséquent valorisé, c'est la régulation elle-même.

G. Canguilhem appelle *normativité* cette capacité biologique, partagée par tous les individus vivants, de hiérarchiser comme des valeurs leurs relations au milieu, ou encore d'en faire des normes de vie.

Dans cette perspective, le normal, ou la santé, est la capacité d'instituer des relations au milieu ou des normes de vie qui permettent de s'adapter au milieu, autrement dit de changer de milieu tout en y restant actif, inventeur de normes. Le normal consiste à pouvoir changer de relation au milieu et de norme de vie. C'est la pleine possession de la normativité elle-même. C'est, en particulier, pouvoir expérimenter, *pour un temps,* une relation pathologique au milieu (par exemple, une inflammation au plan physiologique, une dépression au plan psychologique). C'est pour un vivant, posséder les ressources physiologiques et, pour un sujet humain, les ressources psychologiques permettant de ne pas s'y laisser enfermer et de ne pas risquer une aggravation. Comme le résume G. Canguilhem, « être en bonne santé, c'est pouvoir tomber malade et s'en relever »[8].

Le pathologique, ou la maladie, est en revanche la privation de cette capacité normative. Dans la maladie, toute variation du milieu représente un risque d'aggravation. Par exemple, la rougeole réduit la possibilité d'affronter la broncho-pneumonie ; l'hémophilie le traumatisme ; le diabète des infections ou même une grossesse. Néanmoins, le pathologique n'est pas absence de norme. L'individu continue de se relier au milieu, mais cette relation se caractérise par sa rigidité, source de vulnérabilité et de souffrance. Pour le faire comprendre, G. Canguilhem prend l'exemple de l'arthrite du genou. Pour éviter la douleur, le sujet immobilise son genou dans une position déterminée intermédiaire entre la flexion et l'extension. Il adopte un comportement biologique, une norme de vie qui lui permet de se maintenir dans un milieu de vie donné (un lit, une chaise) mais dont il ne peut changer sous peine d'augmenter sa douleur. Le pathologique est donc la fixation du comportement de l'individu à une norme unique, c'est une normalisation dans un milieu de vie déterminé et restreint.

Pour un sujet humain, être en bonne santé, c'est pouvoir effectuer les activités qui lui sont indispensables dans son milieu de vie, mais c'est aussi être capable d'improviser de nouvelles activités si ce milieu vient à changer. Ainsi, être en bonne santé physique implique de pouvoir marcher, *mais aussi* courir pour prendre son métro ; porter ses courses *mais aussi* ses enfants ; voir de près pour lire *mais aussi* voir de loin pour conduire ; vivre dans son milieu de vie habituel *mais aussi* pouvoir voyager et *changer* de milieu de vie, de climat, de milieu bactérien ou viral. De même, être en bonne santé psychologique implique de pouvoir affronter des situations diverses et changeantes (un examen, un entretien d'embauche, un accident, une maladie, une rupture, un deuil) et de pouvoir agir et inventer des relations au monde qui permettent de demeurer acteur et sujet de son existence. Ainsi, la santé est l'ouverture aux possibles de l'existence, l'expérience inventive de la vie. *A contrario,* le pathologique est une allure de vie où l'on est contraint de faire moins de choses, voire faire toujours la même chose. La vie pathologique réduit les possibilités d'actions du sujet, elle réduit sa capacité d'inven-

---

8. G. Canguilhem, *Le normal et le pathologique, op. cit.,* p. 132.

ter ses conduites. En un mot, elle réduit sa *liberté*. C'est ce que Canguilhem exprime en reliant les notions de santé et de pouvoir : « La limitation forcée d'un être humain à une condition unique et invariable est jugée péjorativement par référence à l'idéal normal humain qui est l'adaptation possible et voulue à toutes les conditions imaginables. C'est l'abus possible de santé qui est au fond de la valeur accordée à la santé, comme, selon Valéry, c'est l'abus de pouvoir qui est au fond de l'amour du pouvoir. L'homme normal, c'est l'homme normatif, l'être capable d'instituer de nouvelles normes mêmes organiques. »[9]

La troisième caractéristique de l'individualité biologique est *l'unicité*. L'organisme vivant et le sujet humain sont des êtres uniques dont la relation au milieu est toujours singulière. On ne peut donc déterminer l'état normal ou pathologique d'un individu vivant que par l'observation et la compréhension de sa relation singulière à son milieu de vie. Ici réside le cœur de la définition individuelle du normal et du pathologique qui permet de comprendre la critique de leur conception objective et quantitative. Puisqu'il n'existe pas deux individus identiques, une anomalie, c'est-à-dire une irrégularité morphologique ou un écart par rapport à la moyenne dans la mesure d'une constante physiologique, peut n'être qu'une simple différence dénuée de valeur négative et, donc, de signification pathologique. Une variation ne devient pathologique que si, pour l'individu qui en est porteur, elle est source d'impossibilités et de souffrances dans sa relation au milieu. Par exemple, le fait de n'avoir qu'un seul rein est une anomalie qui autorise à mener une vie normale si l'on prend certaines précautions et que l'on s'y tient : une surveillance médicale régulière, un régime alimentaire déterminé, des précautions d'hygiène, *etc.* Cette anomalie autorise une vie *normale* dans un milieu de vie déterminé, selon une norme de vie donnée. Cependant, si les conditions de vie viennent à changer et que, par exemple, le sujet contracte une infection rénale, alors il bascule dans une norme de vie *pathologique*, puisque la perte éventuelle du rein qui lui reste l'expose à un risque d'aggravation important.

De manière générale, les sujets qui présentent une anomalie congénitale, ou qui vivent avec un handicap ou une maladie chronique, normalisent leur vie dans un milieu déterminé en fonction de leur état. Cette norme de vie, parce qu'elle contraste avec la pleine possession de la normativité qui est l'idéal de la santé, parce qu'elle est limitée et exposée à un risque de dégradation en cas de changement du milieu, peut être regardée comme pathologique. Néanmoins, puisque cette norme de vie recèle sa propre normalité, c'est toujours l'expérience vécue du sujet qui devra guider l'intervention médicale, destinée à empêcher toute dégradation éventuelle.

---

9. *Ibid.*, p. 87.

On ne peut donc déterminer le pathologique par référence à une moyenne statistique, mais seulement par référence à l'individu lui-même, considéré dans des situations identiques successives ou dans des situations variées de son existence. Une même fragilité, une même anomalie peuvent, en effet, permettre une vie normale à certains individus et l'interdire à d'autres, selon le milieu. C'est en comparant l'individu à lui-même, et non à une collectivité, que l'on peut déterminer si son état est normal ou pathologique. La normalité ne peut être assimilée à la généralité.

Un diagnostic médical ne porte donc pas sur un organisme, mais sur *la valeur et le sens qu'un sujet humain accorde à sa relation au monde.* La clinique peut précisément être définie comme l'activité qui vise à saisir cette valeur et ce sens. Le médecin doit s'efforcer de connaître et de comprendre l'existence du sujet, ses activités sociales, professionnelles, familiales, sexuelles, sportives, *etc.,* ses représentations et ses croyances concernant le corps, la maladie, la vie et la mort – cet ensemble constituant sa norme de vie singulière, la vie qu'il considère comme normale pour lui. De fait, un diagnostic médical repose également sur l'attention à l'*histoire du sujet.* Le médecin doit comparer le comportement biologique, psychologique et social du sujet à différentes périodes de sa vie. Il doit comprendre ce qui a été altéré ou perdu dans son existence, ce qui a motivé la consultation, ou bien encore ce qu'implique la découverte et l'annonce d'une maladie ou d'un risque de maladie. En effet, même si le sujet est atteint d'une pathologie dont il ne ressent pas les symptômes et qui n'entrave pas ses activités, à partir du moment où il apprend qu'il est atteint de cette pathologie, il fait une nouvelle expérience de la vie. Sa vie prend une allure nouvelle que le médecin doit comparer à l'allure ancienne et normale qui est désormais perdue. Comme le souligne G. Canguilhem, « les maladies de l'homme ne sont pas seulement des limitations de son pouvoir physique, ce sont des drames de son histoire. »[10] Pour chaque sujet, la distinction entre le normal et le pathologique est donc parfaitement précise et certaine, parce qu'elle ressort de l'immédiateté et de l'évidence de l'*expérience.*

*La vie comme subjectivité et la médecine comme adoption du point de vue du sujet*

G. Canguilhem, en se fondant sur une philosophie de la vie centrée sur l'individu, propose une philosophie de la médecine qui appelle à une conversion radicale du regard médical. Celui-ci doit cesser de se placer du point de vue de l'objectivité scientifique pour se placer du point de vue de la subjectivité malade. L'objectivité désigne le fait de constituer une chose, quelle qu'elle soit, en objet de connaissance, en adoptant sur elle un point de vue extérieur ou en troisième personne. La subjectivité, pour G. Canguilhem, désigne la capacité que tout vivant possède de *faire l'expérience de sa pro-*

---

10. G. Canguilhem, « Une pédagogie de la guérison est-elle possible ? », *art. cit.,* p. 89.

*pre vie*. En effet, en tant qu'elle est normative, en tant qu'elle hiérarchise des normes et qu'elle pose des valeurs, la vie est une expérience affective, éprouvée et, par conséquent, subjective. Puisque l'individu vivant souffre de l'anormal, puisqu'il éprouve, de manière immédiate et précise, que sa vie devient pathologique, il est un sujet. Les termes de normal et de pathologique désignent précisément les relations au milieu, les normes ou encore les allures de vie qui sont *vécues, comme normales ou anormales, par l'individu vivant au plan biologique et par le sujet humain au plan biologique, psychologique et social*. Dans cette perspective, la subjectivité n'est donc pas la possession de la conscience de soi, mais la normativité elle-même. Ainsi, dans sa philosophie de la vie, Canguilhem adopte le point de vue de l'individu vivant considéré comme puissance normative ou comme subjectivité. De manière conséquente, il adopte, dans sa philosophie de la médecine, le point de vue du sujet malade.

Le médecin doit distinguer, d'une part, l'expérience que le sujet fait du normal et du pathologique qui est première et, d'autre part, la connaissance objective de ces états qui est seconde. Il faut distinguer le point de vue du sujet, qui jouit de sa pleine forme ou qui endure l'épreuve de la maladie, et le point de vue objectif du scientifique, qui analyse les mécanismes de l'organisme et de la pathologie. Il ne s'agit nullement, pour le médecin, de se fier *seulement* au sentiment subjectif du patient sur son état de santé : le sujet ne possède pas une meilleure *connaissance* de sa maladie que le médecin. La connaissance objective et scientifique de l'organisme et de la maladie est indispensable au diagnostic, au dépistage et au soin. Ce serait folie de soumettre la décision et l'action médicales à l'*ignorance* du malade. On peut, en effet, se sentir en bonne santé et être atteint d'une pathologie asymptomatique (cancer, sida). On peut avoir une maladie sans en faire l'expérience. Néanmoins, dès lors qu'un sujet éprouve et exprime une souffrance et qu'il fait appel à un médecin, celui-ci doit se souvenir que le normal et le pathologique constituent des expériences qui engagent la *totalité* du sujet (biologique, psychique et social), sa *relation* au monde et son *sentiment de soi*. Ce serait donc aussi une folie de soumettre la décision et l'action médicales au seul *savoir* du médecin et d'occulter l'expérience du sujet. Cette expérience constitue la mesure du normal, du pathologique et de la guérison. Clinique et thérapeutique impliquent donc d'adopter le point de vue du malade, de prendre en compte son expérience, son sentiment de soi, sa conception de l'existence. Le malade est, de fait, guide et juge de sa thérapeutique. Il ne se sentira guéri que lorsqu'il aura retrouvé un rapport dynamique au monde, soit les activités qu'il menait avant la maladie, soit des activités conformes à sa biographie et à ses attentes existentielles, sociales, professionnelles, familiales, *etc.*

Le médecin doit donc comprendre le point de vue du malade sur sa propre existence, *avant* d'adopter le point de vue du scientifique sur son organisme (ou son psychisme). Il doit comprendre l'expérience subjective, *avant* d'avoir recours au savoir objectif – la première donnant alors tout son sens au second.

*Il n'y a pas de science du normal et du pathologique : la médecine est un art*

Puisque le normal et le pathologique constituent des qualités de la relation au monde, des valeurs individuelles, et non des faits qui varieraient quantitativement pour un même sujet et qui pourraient être identiques pour plusieurs sujets, on est conduit à affirmer, avec G. Canguilhem, qu'au sens strict, « il n'y a pas de science du normal et du pathologique ».

En effet, par nature, la science est descriptive et non normative : elle n'a pas affaire à des valeurs, mais à des faits. Les sciences biologiques décomposent et analysent les mécanismes organiques, recherchent leurs causes déterminantes, quantifient leurs variations. Elles négligent les valeurs, positives ou négatives, des comportements biologiques qui définissent le normal et le pathologique. Ces sciences font correspondre un savoir objectif à une expérience première, normative et subjective, le pathologique, et en donnent une explication causale et une traduction quantitative. Mais cette objectivation scientifique ne rend pas compte de la nature originellement subjective du pathologique. S'il existe bien des sciences pathologiques (anatomie pathologique, physiologie pathologique, *etc.*), elles doivent leur qualité de pathologique à l'expérience primitive des sujets malades. En tant que *sciences*, elles ne sont donc pas des sciences *du* pathologique.

C'est pourquoi, dans la pratique, la détermination du normal ou du pathologique ne revient pas aux sciences biologiques – certes indispensables –, mais à la clinique. Nous l'avons vu, l'observation clinique – biologique, psychologique et sociale – du malade dans son milieu de vie constitue l'origine et la raison d'être de la biologie et de la médecine scientifique. C'est elle aussi qui donne sens aux images anatomiques (radiographies, scanners, IRM, *etc.*), aux mesures physiologiques, aux analyses biologiques. Au cours du diagnostic, le médecin doit revenir à l'expérience du malade et à la clinique pour juger des faits organiques que les sciences biologiques décrivent et expliquent. Ainsi, l'expérience subjective du malade précède et donne sens à la connaissance objective de la maladie.

Le diagnostic médical ne consiste donc pas à comparer les constantes physiologiques du patient avec les moyennes obtenues sur une population donnée. Tout d'abord, une telle comparaison n'a pas de sens, car une moyenne efface les variations existant nécessairement dans une population. Le diagnostic demande de rapporter les mesures individuelles à des normes statistiques, c'est-à-dire à des intervalles qui tiennent compte de l'appartenance de l'individu à un groupe donné (en fonction de son âge, son sexe, *etc.*). Ensuite, c'est l'expérience subjective qui donne sens à la mesure objective. Dans l'interprétation diagnostique d'une mesure, la qualité subjective (du comportement global de l'individu) donne sens à la mesure objective de la quantité. Les examens objectifs (images anatomiques, analyses biologiques, *etc.*) n'ont en eux-mêmes aucune valeur diagnostique et ne permettent pas de qualifier l'état d'un sujet, sans l'éclairage de l'observation clinique. Le diagnostic exige bien un savoir objectif ; mais ce savoir n'a pas de signification médicale sans référence à la valeur subjective du comportement du patient. C'est ce que rappelle avec force G. Canguilhem : « Quand on parle de pathologie objective, quand on pense que l'observation anatomique et histologique, que le test physiologique, que l'examen bactériologique sont des méthodes qui permettent de porter scientifiquement, et certains pensent même en l'absence de tout interrogatoire et exploration clinique, le diagnostic de la maladie, on est victime selon nous de la confusion philosophiquement la plus grave, et thérapeutiquement parfois la plus dangereuse. Un microscope, un thermomètre, un bouillon de culture ne savent pas une médecine que le médecin ignorerait. Ils donnent un résultat. Ce résultat n'a en soi aucune valeur diagnostique. Pour porter un diagnostic, il faut observer le comportement du malade. »[11]

L'origine subjective de la médecine permet finalement de saisir qu'elle n'est pas une science, mais « une technique ou un art au carrefour de plusieurs sciences »[12]. La médecine répond à la souffrance et à l'appel du sujet. Elle naît de la clinique qui consiste à comprendre les normes de vie de ce sujet. Sa finalité réside dans la thérapeutique : la restauration, ou l'instauration, d'une vie que le sujet éprouve et considère comme normale pour lui. La clinique et la thérapeutique demeurent donc les activités essentielles de la médecine. Malgré leurs apports considérables et indispensables, les sciences biologiques, et les investigations qu'elles permettent, ne sont que des instruments au service de la clinique, de la thérapeutique et du patient.

### Peut-on définir la santé comme l'adaptation à la société ?

Afin d'éclaircir la position de G. Canguilhem, mais aussi afin de saisir et de lever une difficulté essentielle de la conception actuelle de la santé, il faut désormais se demander si elle peut être définie comme adaptation et si, de fait, la fonction de la médecine serait d'adapter les sujets à la société dans laquelle ils vivent. Comme nous allons le voir, de telles définitions de la santé et de la médecine sont opposées à celles que propose G. Canguilhem.

On pourrait déceler une tension, chez Canguilhem, entre, d'une part, sa conception individuelle du normal et du pathologique et, d'autre part, sa définition de la normativité comme adaptation. En effet, nous l'avons vu, selon lui, la médecine est une activité de normalisation strictement *individuelle*, qui ne saurait être guidée ni par une norme statistique ni par un modèle collectif, mais par la seule satisfaction subjective du patient – même si, par ailleurs, sa norme de vie est influencée par les normes sociales. En même temps, Canguilhem définit le normal comme normativité, c'est-à-dire comme capacité d'*adaptation* de l'individu au milieu. N'y a-t-il pas contradiction entre le souci de la singularité du sujet, d'une part, et, d'autre part, la conception du normal comme adaptation à un milieu

---

11. G. Canguilhem, *Le normal et le pathologique, op. cit.,* p. 152.
12. *Ibid.,* p. 7.

nécessairement commun aux sujets ? Le milieu n'introduit-il pas une commune mesure et, par conséquent, une référence à la fois objective et collective, contradictoire avec l'idée de normalité individuelle ? De fait, alors même que nous avons insisté sur l'identité chez Canguilhem entre santé, normativité et liberté, la conformation, voire la soumission du sujet à un milieu donné, la société dans laquelle il vit, constitueraient-elles les critères du normal et de la santé ?

Ces questions ne sont pas tant essentielles pour comprendre la philosophie de G. Canguilhem que pour savoir, de manière générale, si un sujet peut être considéré comme malade *parce qu'il n'est pas adapté* à la société dans laquelle il vit. Il s'agit d'interroger la légitimité de la conception aujourd'hui répandue de la santé comme adaptation du sujet à la société.

Nous allons voir qu'il faut penser la continuité, mais aussi la distinction entre individu biologique et sujet humain, entre milieu de vie et monde humain et social. Ni l'individu biologique, ni le sujet humain ne s'adaptent passivement à leur milieu de vie, ils en sont au contraire les sujets, les inventeurs ; en outre le sujet humain institue des valeurs sociales et, de fait, invente entièrement son milieu de vie, le monde social. Nous comprendrons alors que la santé, biologique et humaine, peut être définie comme *adaptabilité* plutôt que comme *adaptation* – ce qui ne contredit pas mais précise la définition canguilhemienne de la normativité. Le but de la médecine ne saurait donc résider dans l'adaptation du sujet à la société.

*Tout vivant est sujet de son milieu*

Un premier élément, pour lever la tension mentionnée plus haut, peut être trouvé dans la compréhension du *lien entre le vivant et le milieu*. En effet, un individu ne peut être dit normal que pour un milieu donné et, de manière réciproque, un milieu ne peut être dit normal que pour un individu singulier. C'est ce que montrent les réflexions de G. Canguilhem sur le rôle de la variation individuelle et de l'anomalie dans la théorie darwinienne de l'évolution des espèces. Les petites variations, qui apparaissent de manière aléatoire sur certains individus sont sélectionnées, si elles sont avantageuses, par le milieu et, en particulier, par les rapports entre individus et entre espèces. La survie et la reproduction des individus porteurs de ces variations permettent l'apparition d'une nouvelle espèce. Ainsi, les individus porteurs de ces anomalies sont « des inventeurs sur la voie de formes nouvelles »[13]. L'anomalie peut recéler une valeur propulsive et créative. Ceci confirme le caractère individuel et relationnel du normal et du pathologique : c'est seulement en référence à une *relation* viable et adaptative au milieu que l'individu peut être dit normal ou pathologique. « Un vivant est normal dans un milieu donné pour autant qu'il est la solution morphologique et fonctionnelle trouvée par la vie pour répondre à toutes les exigences

---

13. *Ibid.*, p. 89.

du milieu. »[14] Réciproquement, le milieu ne peut être lui aussi qualifié de normal ou de pathologique que *pour* un individu singulier. Comme le souligne G. Canguilhem : « Le milieu est normal du fait que le vivant y déploie mieux sa vie, y maintient mieux sa propre norme. C'est par référence à l'espèce de vivant qui l'utilise à son avantage qu'un milieu peut être normal. Il n'est normal que pour être référé à une norme morphologique et fonctionnelle. […] Le vivant et le milieu ne sont pas normaux pris séparément, mais c'est leur relation qui les rend tels l'un et l'autre. »[15]

Par ailleurs, puisque l'individu vivant accorde aux choses et aux individus qui habitent son milieu une qualité et une valeur (aliment/excrément, proie/prédateur, partenaire sexuel, *etc.*), et que, ce faisant, il oriente, de manière signifiante et élective, son comportement, le vivant ne s'adapte pas à son milieu de vie au sens où il s'y conformerait de manière linéaire et passive. Au contraire, l'individu hiérarchise ses besoins, ses préférences, ses normes de vie dans le milieu. De fait, il le polarise, il en est le centre. Il l'organise, il en est le créateur et le sujet. « Le propre du vivant c'est de se faire son milieu, de se composer son milieu. […] Le milieu dont l'organisme dépend est structuré, organisé par l'organisme lui-même. »[16] Le milieu ne préexiste nullement au vivant et ne le détermine pas, mais il lui offre des possibilités pour son développement préférentiel : « Le milieu du vivant est aussi l'œuvre du vivant qui se soustrait ou s'offre électivement à certaines influences. »[17] C'est précisément, parce qu'elle invente son milieu que l'individualité biologique, normative, est une subjectivité.

Par conséquent, le normal en biologie n'est pas *adaptation* au milieu, conformation mécanique, spécialisation morphologique ou fonctionnelle en fonction du milieu – ce qui, au fond, définit le pathologique –, mais, au contraire, *adaptabilité*, souplesse et invention normative, excès dans les possibilités de réactions par rapport aux variations du milieu. Canguilhem le précise lui-même : « En fait il y a adaptation et adaptation […]. Il existe une forme d'adaptation qui est spécialisation pour une forme donnée dans un milieu stable, mais qui est menacée par tout accident modifiant ce milieu [le pathologique]. Et il existe une autre forme d'adaptation qui est indépendance à l'égard des contraintes d'un milieu stable et par conséquent pouvoir de surmonter les difficultés de vivre résultant d'une altération du milieu [le normal]. »[18]

### Le monde et le corps humains sont les produits des normes sociales
Un deuxième élément de réponse à la tension mise au jour entre normalité individuelle et adaptation au milieu réside dans la compréhension du

---

14. *Ibid.*, p. 91.
15. *Id.*
16. G. Canguilhem, « Le vivant et son milieu » (1946-1947), *La Connaissance et la vie*, *op. cit.*, p. 143.
17. G. Canguilhem, *Le normal et le pathologique, op. cit.*, p. 117.
18. *Ibid.*, p. 197.

*milieu de vie propre à l'homme.* Précisément, G. Canguilhem définit la spécificité du milieu humain par le fait qu'il est le produit des normes sociales inventées par les hommes au cours de leur histoire. À partir de choix collectifs, plus ou moins conscients et conflictuels, la société affirme et produit ses valeurs, ses références et ses préférences, ses normes. Les normes sociales ne sont ni données ni immanentes à la société. L'homme ne s'adapte donc pas au milieu naturel ; il bâtit, au cours de son histoire et à partir de normes sociales, un *monde humain*, fait d'institutions politiques, économiques et sociales, mais aussi de connaissances scientifiques, d'inventions techniques et de créations artistiques.

Ici s'articulent continuité et distinction entre subjectivité biologique et subjectivité humaine. On notera que G. Canguilhem propose un naturalisme biologique : l'homme est un être normatif à l'instar de tous les êtres vivants. Cependant, G. Canguilhem s'oppose au réductionnisme biologique : en l'homme, la normativité biologique s'épanouit dans l'invention de la société et des normes sociales (techniques, scientifiques, religieuses, morales, politiques, *etc.*). En l'homme, la subjectivité biologique se prolonge et s'épanouit en subjectivité historique et sociale, en liberté.

Les normes sociales conditionnent les genres de vie et les pratiques corporelles (l'alimentation, la sexualité, la procréation, l'activité physique et sportive, l'hygiène, *etc.*). De telle sorte que le corps et les normes biologiques de l'homme sont le produit de la construction historique du monde humain selon les normes sociales. Les normes vitales humaines ne sont pas des faits de nature, mais des produits de la culture, d'où leur extrême variabilité selon les sociétés, dans le temps et dans l'espace. Par exemple, la mesure moyenne de la longévité dans une société traduit non seulement le développement de la médecine, mais aussi les conditions de travail, d'hygiène, d'éducation à la santé et, plus fondamentalement, les choix politiques et sociaux de cette société, autrement dit ses valeurs ou ses normes sociales. Conjointement à son monde et à ses normes de vie, l'homme invente les tâches et les exigences qu'il fait peser sur son organisme et sur son psychisme. On peut donc dire que l'homme invente, notamment grâce à la technique médicale, son organisme et son psychisme qui, selon l'expression de Canguilhem, sont les moyens de tous ses moyens d'action possible sur le monde. Finalement, les constantes physiologiques humaines, loin de traduire l'adaptation de la physiologie humaine au milieu naturel, traduisent le fait que le milieu de vie de l'homme, le monde humain, comme son corps, sont construits par lui.

*La santé humaine comme adaptabilité*

Précisément, l'artificialité, l'historicité et la variabilité des normes sociales de vie, l'invention indissociable par l'homme de son monde et de son être (corps et âme) permettent de comprendre que la normalité ou la santé humaine réside dans l'*adaptabilité*. L'adaptabilité est un fait, une caractéristique de l'être humain : elle désigne la construction par l'homme de son monde, de ses normes de vie et de son être. L'homme est adaptable dans la mesure où, malléable et historique, il s'invente lui-même, autant qu'il invente son monde. En même temps, l'adaptabilité est une valeur : l'adaptabilité au monde et aux normes sociales est la conception humaine de la santé. Parce qu'il invente son monde, l'homme cherche à s'y adapter. Il conçoit comme préférable, idéal et normal d'être adapté aux mondes et aux normes de vie dont il est lui-même l'inventeur. Il promeut au rang d'idéal de santé et de valeur suprême l'adaptabilité à son propre monde.

Le désir d'*adaptabilité*, qui est constitutif de l'idéal de santé, peut conduire à concevoir la santé comme l'*adaptation* du sujet à la société. Dans cette conception qui est aujourd'hui fort répandue, la société est considérée comme un donné immuable et absolu, auquel le sujet doit passivement se conformer. L'homme contemporain tend ainsi à tenir pour anormale sa finitude, autrement dit les limites que son organisme et son psychisme peuvent opposer, sous la forme de la fatigue, de la maladie, du risque d'accident, du handicap, de la stérilité, du vieillissement, voire de la mort, à son adaptation souple et complète aux exigences de la société. La santé, ainsi conçue comme capacité à s'adapter à la société, est devenue *la* norme sociale primordiale. Le sujet vit dans la peur de perdre la santé, garantie de sa bonne intégration sociale, notamment professionnelle. Il est considéré par la société et il se considère lui-même comme un malade en puissance, responsable de la gestion de ses facteurs de risque, de ses comportements et de son état de santé.

Or, ce que nous montre Canguilhem, en soulignant l'artificialité, l'historicité et la variabilité des normes sociales de vie, c'est que le monde humain est construit par les sujets en fonction de choix collectifs de valeurs. En tous domaines, la normalité humaine résulte de l'élection, par la société et ses membres, de certaines formes de vie jugées préférables. En outre, la société n'est pas figée : produit de l'histoire, elle est toujours traversée par des conflits de valeurs et elle est susceptible de changements. Les normes sociales, changeantes, sont donc aussi éminemment relatives. Par ailleurs, la vie du sujet humain, pas plus que la vie du sujet biologique, ne consiste à s'adapter passivement à son milieu : le sujet humain valorise et dévalorise les normes sociales. Il contribue, par ses propres choix de vie, plus ou moins conscients et bien sûr influencés par les normes sociales, à faire évoluer la société et à ré-inventer en permanence les normes sociales. Enfin, la médecine, comme toute forme d'expertise, définit ses normes en fonction de la société dans laquelle elle s'inscrit : les normes médicales sont aussi des normes sociales, elles sont, elles aussi, éminemment variables et relatives.

En conséquence, la santé d'un sujet humain ne saurait être définie comme son *adaptation* à la société. Elle doit plutôt être définie comme son *adaptabilité* à la société, au sens où le sujet est et demeure le sujet, l'acteur, l'inventeur des normes de cette société. La santé ne saurait être conçue comme la capacité du sujet à s'adapter aux normes sociales telles qu'elles sont, mais comme la capacité à vivre selon ses propres normes de vie, ou encore comme la capacité à s'approprier les normes sociales existantes, non seulement en y adhérant mais aussi, éventuellement, en les contestant, en y résistant et en les réinventant. Il faut distinguer adaptation et adaptabilité, normalité et normativité : adaptation à un milieu social figé et à une fonction sociale spécialisée, et capacité d'invention normative synonyme de santé et de liberté. La santé consiste dans la participation active du sujet au monde humain et à l'invention des normes sociales, y compris sous la figure de la résistance. Autrement dit, tandis que l'adaptation forcée aux conditions sociales de vie peut être pathogène (que l'on songe aux maladies du stress ou à la dépression), l'adaptabilité recèle la possibilité de la résistance à l'adaptation.

De fait, un sujet ne peut être dit malade parce qu'il est inadapté à la société telle qu'elle est. L'inadaptation sociale n'est pas en soi pathologique. En biologie, nous l'avons vu, le vivant et le milieu ne sont pas normaux pris séparément, il en est de même pour le sujet et la société. Comme l'a rappelé G. Canguilhem, c'est dans le domaine de la psychologie et de la psychiatrie que se manifestent souvent l'oubli de la relativité des normes sociales et médicales et la confusion entre santé (mentale) et adaptation (sociale) qui en est le corollaire : « La plupart du temps, le psychologue ou le psychiatre ont en vue, sous le nom de normal, une certaine forme d'adaptation au réel ou à la vie qui n'a pourtant rien d'absolu, sauf pour qui n'a jamais soupçonné la relativité des valeurs techniques, économiques, ou culturelles, qui adhère sans réserve à la valeur de ces valeurs et qui, finalement, oubliant les modalités de son propre conditionnement par son entourage et l'histoire de cet entourage, et pensant de trop bonne foi que la norme des normes s'incarne en lui, se révèle [...] victime d'une illusion proche de celle qu'il dénonce dans la folie. »[19]

La santé mentale doit au contraire être définie comme la possibilité ou la liberté proprement humaine de contester, de modifier et de réinventer les normes sociales : « Comme il nous a semblé reconnaître dans la santé un pouvoir normatif de mettre en question des normes physiologiques usuelles par la recherche du débat entre le vivant et le milieu – recherche qui implique l'acception normale du risque de maladie –, de même il nous semble que la norme en matière de psychisme humain c'est la revendication et l'usage de la liberté comme pouvoir de révision et d'institution des normes, revendication qui implique normalement le risque de folie. »[20]

Par conséquent, si elle se fonde sur le respect de la singularité et de la subjectivité du patient, la médecine ne peut être une technique de normalisation collective. Elle se déploie certes toujours, en relation avec d'autres disciplines normalisatrices, dans une société tissée de choix normatifs, mais sa spécificité tient au fait que sa fonction normalisatrice n'est précisément

---

19. G. Canguilhem, « Le normal et le pathologique » (1951), *La Connaissance de la vie*, *op. cit.*, p. 168.
20. *Id.*

qu'individuelle. La médecine n'a pas vocation à adapter les individus aux normes sociales existantes, mais à leur permettre d'en être les sujets. La santé est certes la réalisation d'un équilibre entre le sujet et le monde social, mais cet état d'équilibre suppose que le sujet garde l'initiative dans sa relation à la société et puisse éventuellement la modifier. La médecine vise donc la restauration de l'adaptabilité du sujet, c'est-à-dire de sa normativité, afin de lui permettre d'être acteur de la société et d'en poursuivre le plus librement possible l'invention, y compris par la critique et la résistance.

L'enjeu des réflexions de G. Canguilhem est d'affranchir la normalité humaine de toute confusion avec la généralité, que cette confusion soit fondée sur une conception scientifique et statistique de la santé, ou sur une conception déterministe du milieu de vie, biologique ou social. Selon nous, l'une des finalités de la médecine, plutôt que d'adapter le sujet au monde, est de contribuer à adapter le monde au sujet, y compris malade. Et l'une de ses difficultés majeures est de permettre au patient de demeurer le sujet et l'auteur de sa vie.

*(Céline Lefève)*

**Références :**

M. Foucault, « La naissance de la médecine sociale » (1977), *Dits et écrits II*, Gallimard, Quarto, 1994, p. 207-228.

A. Golse, « De la médecine de la maladie à la médecine de la santé », P. Artières et E. Da Silva (dir.), *Foucault et la médecine*, Kimé, 2001, p. 273-300.

C. Lefève, « La thérapeutique et le sujet dans *Le normal et le pathologique* de G. Canguilhem », Le Blanc G. (dir.), *Lectures de Canguilhem. Le normal et le pathologique*, ENS Éditions, 2000, p. 105-122.

C. Lefève, « Y a-t-il de bons médecins selon Canguilhem ? La relation médecin-patient dans la philosophie de G. Canguilhem », *Qu'est-ce qu'un bon patient ? Qu'est-ce qu'un bon médecin ?*, Cl. Crignon, M. Gaille (dir.), Paris, Seli Arslan, 2010, p. 16-33.

# Le raisonnement médical

## 21. Du symptôme à l'idée de maladie

La pratique médicale ne peut faire l'économie, pour être lucide et pertinente, d'une réflexion sur les mots et les concepts qu'elle utilise.

Par convention, les *symptômes* cliniques désignent ce qu'énonce le malade (sans parole pas de symptômes) : plainte, empêchement, demande. Les *signes* cliniques sont recueillis par le médecin lors de l'examen physique, ou clinique, du malade.

Les *symptômes*, très divers dans leur contenu (chaque malade les énonce avec son propre vocabulaire, ses émotions personnelles), ne figurent pas dans un registre constitué, préétabli. Pour cette raison, ils sont considérés habituellement comme subjectifs, leur degré de précision et de richesse variant beaucoup d'un malade à l'autre.

Au contraire, les *signes* médicaux sont considérés comme précis, objectifs et sont en nombre limité, inscrits dans un registre fini constituant la sémiologie médicale. Le médecin peut les énoncer en termes scientifiques.

Ainsi, lorsqu'un médecin, examinant un malade se plaignant d'une « douleur de la jambe » (symptôme), reproduit la douleur spontanée par une manœuvre d'étirement d'un nerf rachidien lombaire (une racine), il obtient un *signe* clinique (ici, le signe de Lasègue), témoin d'une souffrance d'une racine lombaire. Les symptômes sont donc du côté du malade, alors que les signes appartiennent au savoir médical. Les signes sont considérés comme plus fiables que les symptômes, parce qu'ils traduisent une lésion (ou un dysfonctionnement).

Cette opposition entre symptômes et signes est cependant trop schématique.

En effet, certains types de symptômes peuvent avoir valeur de signes même s'ils sont isolés. Il suffit pour cela qu'ils soient assortis, lors de « l'interrogatoire » du malade par le médecin, de certaines caractéristiques *sémiologiques*. En faisant préciser les caractéristiques de cette « douleur de la jambe », et si celles-ci correspondent en effet à celles des douleurs radiculaires (traçantes le long du trajet anatomique d'une racine le long du membre inférieur, impulsives à la toux), alors la « douleur de jambe » devient « radiculalgie ». Il est même possible, souvent, de déterminer de quelle racine précise il s'agit. C'est parce qu'il peut témoigner d'une lésion précise que le symptôme peut avoir valeur de signe, équivaloir à un signe, faire signe. Le signe de Lasègue déjà évoqué viendra confirmer la présence d'une lésion radiculaire. Dans la mesure où il n'est pas rare que le recueil et l'interprétation des signes d'examen clinique d'un malade soient difficiles, un symptôme bien analysé sémiologiquement peut avoir une plus grande valeur diagnostique, plus « objective », qu'un signe clinique, surtout si celui-ci n'est pas cherché correctement. C'est pourquoi il est usuel de dire (et on peut le vérifier) que le diagnostic, en médecine, repose pour une part dominante sur « l'interrogatoire » du malade. L'examen clinique vient seulement confirmer ou préciser (mais parfois aussi infirmer et réorienter). Les examens complémentaires (biologiques et radiologiques), pas toujours nécessaires, viennent, selon les cas, confirmer le diagnostic, le préciser et contribuer à la stratégie thérapeutique.

D'autres symptômes, au contraire des précédents, sont vagues ou généraux, comme la fatigue. Certes, ils peuvent être traduits en termes médicaux (asthénie pour fatigue), mais ils n'acquièrent pas pour autant valeur de signes utiles pour l'établissement d'un diagnostic, surtout s'ils sont isolés : l'asthénie isolée peut aussi bien être signe d'une maladie somatique (infectieuse ou cancéreuse par exemple) que signe d'un état dépressif. Ce type de symptômes n'a d'éventuelle valeur diagnostique que relativement à d'autres symptômes ou signes, tout comme dans le langage où un mot n'acquiert de sens que lorsqu'il est mis en relation avec un ou plusieurs autres mots au sein d'un contexte.

Symptômes et signes peuvent, selon certains regroupements stables, constituer des *syndromes cliniques*. Dans l'exemple pris plus haut, la douleur radiculaire et le signe de Lasègue sont des éléments du syndrome radiculaire. Un syndrome reste un syndrome tant que plusieurs types de causes peuvent lui être attribuées. Ainsi, un syndrome radiculaire peut être dû à une hernie discale (c'est de loin le cas le plus fréquent : le disque intervertébral fait saillie dans le canal lombaire et comprime une racine nerveuse) mais d'autres causes sont possibles : inflammation, infection, tumeur, *etc.* Il est classique de dire qu'une *maladie* est définie par un syndrome clinique (ou clinico-radiologique ou clinico-biologique) quand on peut lui attribuer une cause précise. Ainsi est-il possible de parler de maladie dégénérative du disque intervertébral, lorsqu'une hernie discale est la cause d'un syndrome radiculaire. C'est pourquoi le concept de maladie est fondamentalement lié à l'étiologie (l'étude des causes).

En réalité, le concept de maladie est infiniment plus complexe. Il n'est d'ailleurs pas possible de parler de « la » maladie : il existe différents types de maladies, selon qui les considère (médecin, malade, société), et, à l'intérieur même de chacun de ces points de vue, différents cas de figures peuvent encore être distingués.

Pour les médecins, les maladies sont des objets complexes dont l'étude a pour but leur identification (le diagnostic) chez un malade, préalable au traitement et la recherche. Le concept de maladie en médecine s'organise à travers deux grands axes que sont 1) l'axe clinique/étiologique et 2) l'axe normal/pathologique.

L'axe clinique/étiologique est déjà présent chez les hippocratiques, cliniciens soucieux d'individualiser des causes externes et des causes internes, parce que convaincus que la connaissance de la cause est indispensable pour le traitement.

Certaines maladies n'ont pas de cause connue à ce jour. Elles ne sont définies et donc identifiées que par des syndromes cliniques, ayant des traits bien particuliers et suffisamment fréquents pour qu'on les reconnaisse. Telles sont par exemple certaines maladies psychiatriques, comme le trouble bipolaire ou la schizophrénie.

Dans un autre type de maladies, la cause est bien connue, unique et spécifique, selon le modèle pasteurien des maladies microbiennes. On y trouve donc les maladies infectieuses (une maladie infectieuse est due à un agent microbien qui lui est spécifique) et certaines maladies génétiques, celles dues à des mutations d'un gène unique (maladies monogéniques). Ces maladies peuvent avoir ou ne pas avoir d'expression clinique ou lésionnelle (phénotype). Les troubles cliniques peuvent être typiques ou très proches d'un phénotype classique, mais ils peuvent aussi varier considérablement : à un génotype peuvent correspondre plusieurs phénotypes, tout comme à un phénotype donné peuvent correspondre plusieurs génotypes. Surtout, il n'y a pas toujours d'expression clinique (les malades porteurs d'un microbe ou d'une anomalie génique sans troubles cliniques sont dits « porteurs sains », soit parce que leur organisme « compense » l'anomalie, soit parce que celle-ci ne s'exprime pas encore cliniquement ).

Dans un troisième type de maladies, de loin le plus fréquent, les causes sont mal connues, généralement multiples (à la fois multi-géniques et multi-environnementales). L'expression clinique est variable, avec souvent une forme prédominante assez facilement reconnaissable lorsque la maladie est suffisamment évoluée, mais aussi de nombreuses formes incomplètes ou atypiques. Il n'y a parfois pas de symptômes, mais la maladie est néanmoins identifiable à partir d'anomalies biologiques (diabète, hypercholestérolémie) physiologiques (hypertension artérielle) ou anatomopathologiques (cancer, athérosclérose).

Le poids respectif de la clinique et de l'étiologie permet donc d'établir cette typologie des maladies, ce qui n'est pas les définir. Or, la définition d'une maladie donnée est une étape nécessaire à son identification et donc à son traitement. Pour cerner le contenu d'une maladie, sa définition, faut-il privilégier les critères cliniques ou les critères étiologiques (ou physiopathologiques) ? Reconnaître la forme, les contours cliniques d'une maladie est-il suffisant pour définir une maladie ? Assurément non, dès lors que ces formes sont variables. Définir les maladies à partir des lésions, des désordres moléculaires ou des causes premières est-il satisfaisant ? Probablement pas, dès lors qu'une lésion ou une anomalie moléculaire peuvent être communes à plusieurs maladies. À vrai dire, tout dépend de l'objectif poursuivi, donc du type de pratique médicale : le médecin clinicien, confronté à des ensembles cliniques, ne peut que privilégier les critères cliniques en première approche, et ensuite prendre appui sur des critères complémentaires (radiologiques, anatomopathologiques, biologiques) éprouvés pour leur sensibilité et leur spécificité (lorsqu'ils existent). Le médecin ou le biologiste chercheur va privilégier les critères lésionnels ou moléculaires. Mais travailler sur la cause ou la lésion (ou le dysfonctionnement), conséquence de la cause, peut-il suffire à définir une maladie ? À constituer des « maladies de molécules », des « protéinopathies » (il s'agit d'une forte tendance actuelle), ne risque-t-on pas de réduire le concept de maladie, en oubliant la clinique, donc le malade ? Une maladie sans malade est-elle concevable ? En somme, la définition idéale d'une maladie n'existe pas : une telle définition devrait prendre en compte pleinement les deux approches, clinique et biologique, mais celles-ci ne sont pas toujours compatibles avec la pratique du clinicien et avec celle du chercheur. Mais comme les cliniciens et les biologistes chercheurs doivent travailler ensemble, il leur faut s'entendre sur un minimum de bons critères cliniques et de bons critères biologiques, et accepter le caractère évolutif des cadres nosologiques (qui définissent les maladies).

L'autre axe de conception médicale comporte lui aussi deux pôles : le normal et le pathologique.

Certaines maladies peuvent être considérées comme des variations quantitatives (en plus ou en moins : hyper ou hypo) par rapport à la norme physiologique. C'est la conception bernardienne de la maladie. Appartiennent à ce groupe l'hypertension artérielle et le diabète (hyperglycémie), encore qu'il y ait plusieurs sous-types de ces deux affections, qui relèvent de causes différentes et intriquées. Ce type de maladie semble donc s'inscrire dans un continuum entre la physiologie (normalité) et la pathologie (maladie). L'intolérance aux hydrates de carbone n'est pas normale, mais n'est pas (encore) la maladie diabétique.

À l'opposé, d'autres maladies semblent pouvoir être considérées comme des entités, homogènes, facilement définissables, non inscriptibles dans un quelconque *continuum*. C'est la conception pasteurienne des maladies qui s'applique bien aux maladies infectieuses et aux maladies monogéniques.

Mais cette opposition est par trop réductrice : il est des maladies monogéniques, comme la maladie de Huntington, qu'on peut considérer comme une variation quantitative par rapport à une norme, en l'occurrence un nombre de répétition de triplets nucléotidiques dans le gène codant pour la huntingtine (la protéine anormale à l'origine de la maladie). Les individus normaux peuvent avoir jusqu'à 38 répétitions de triplets sans être jamais atteints de cette maladie. Les individus malades le sont dès lors qu'ils ont plus de 40 répétitions. Symétriquement, l'hypertension artérielle ou le diabète, bien que relevant par définition d'une variation quantitative d'une norme, n'en sont pas moins des entités, en ceci qu'on en connaît les conséquences, assez constantes et stéréotypées, en l'absence même de traitement.

Ces deux axes étant posés (clinique/étiologique et normal/pathologique), il est possible d'entrevoir quelques problèmes contemporains.

Le fait que certaines maladies puissent être identifiées avant même que n'apparaissent des symptômes ou signes cliniques (stade pré- ou infra- clinique) permet de comprendre qu'on peut être malade potentiellement, sans avoir de maladie clinique (c'est-à-dire en étant en bonne santé). Mais c'est aussi cela qui rend possible le *dépistage* de maladies en vue de leur *prévention*. Cette modalité de diagnostic est évidemment souhaitable lorsque la maladie est curable (cancer du col de l'utérus par exemple). Mais lorsque ce n'est pas le cas, ne risque-t-on pas de rendre « malades » (de par l'information même de maladie incurable qui leur est donnée) des individus qui ne le sont pas encore (diagnostic génétique moléculaire de maladies incurables) ? Il en va de même pour les diagnostics précoces, établis dès les tout premiers symptômes. En revanche, les diagnostics de génétique moléculaire, prénatals (réalisés par examen de cellules amniotiques des les premières semaines de grossesse) ou pré implantatoires (examen génétique avant l'implantation dans l'utérus d'embryons conçus *in vitro*) sont défendables dès lors qu'ils permettent qu'un enfant ne naisse pas atteint d'une maladie d'une particulière gravité et incurable.

Les maladies définies par des variations relativement à une norme posent d'autres problèmes. Quel écart de variation va-t-on prendre en compte pour « décider » que tel individu est malade ? Qui décide et comment ? Ce sont souvent de fait les travaux scientifiques de recherche clinique et statistique qui le font, travaux sur lesquels plane souvent l'ombre de l'industrie pharmaceutique, qui a évidemment intérêt à élargir son marché (et donc à voir les normes diminuer). Ne risque-t-on pas alors de traiter médicalement des individus « un peu anormaux », mais qui ne seraient pas devenus malades sans ce déplacement de la norme ? Enfin, les normes évoluant avec le temps (généralement à la baisse, comme la pression artérielle), un individu considéré comme malade à un moment donné aurait été considéré comme normal 5 ou 10 ans plus tôt.

Le concept médical de maladie est donc complexe. La référence aux deux axes clinique/étiologique et normal/pathologique ne résout pas complètement le problème de la définition d'une maladie, mais l'éclaire pour la pratique et la recherche. Il reste que, dans la pratique quotidienne, le médecin ne peut savoir si tel symptôme isolé est sans lien avec une maladie ou constitue le stade débutant, monosymptomatique, d'une maladie. S'il fait l'hypothèse de ce dernier cas de figure, il risque de déployer à l'excès toute une série d'examens complémentaires dont le coût sera rapidement insupportable par la société, sans compter l'anxiété générée chez les malades. Heureusement, la pratique apprend au clinicien, en particulier au médecin généraliste, que le plus souvent les symptômes auxquels il est confronté sont sans lien avec une maladie. C'est dire que le concept de maladie, s'il est évidemment important, ne résume pas, loin s'en faut, ce à quoi l'on se trouve confronté en médecine.

Pour les malades et leur entourage, la maladie (ou un symptôme clinique sans maladie) se présente comme ce qui va empêcher, entraver le cours de l'existence tel qu'il se déroulait auparavant. L'empêchement peut être somatique (déficience : ne plus pouvoir faire telle activité, douleur parasitant la vie quotidienne, *etc.*) ou psychique (devoir vivre avec l'information reçue d'une maladie à venir, contrainte de prendre un traitement quotidien en l'absence de symptômes cliniques, *etc.*). La maladie va générer des comportements très divers, selon la personnalité, les événements de vie concomitants, la qualité de l'entourage. Tel malade va se mettre en position de combat, tel autre va renoncer et éventuellement sombrer, tel autre encore va pouvoir s'adapter et « faire avec », se définir une nouvelle norme, une nouvelle « santé » personnelle. La maladie est souvent accusée d'être la cause d'une difficulté de vie (mésentente conjugale par exemple) qu'en fait elle révèle ou exacerbe plus souvent qu'elle ne la crée. En outre, les malades ont souvent des représentations personnelles (en fait surtout culturelles) de leur maladie : par exemple, tel malade atteint d'une maladie génétique ne va plus quitter son domicile de peur d'être contagieux. À ne pas prendre en compte pleinement tout ce qui précède, le médecin, qui ne considérerait que la « maladie médicale », risque fort de se fourvoyer, ou du moins de ne pas être un thérapeute pertinent.

Ainsi, le concept médical de maladie n'est que rarement congruent avec la maladie vécue par le malade. Santé individuelle et absence de maladie médicale ne se recouvrent pas : on peut *avoir* une maladie (potentielle, infra clinique) sans *être* (se sentir) malade (éprouver un empêchement de vivre comme avant). De même, la présence d'une maladie et une « nouvelle bonne santé personnelle » sont compatibles.

Pour les responsables de la politique de santé publique, pour les acteurs de l'économie, pour les membres d'une société, les maladies sont d'un ordre sensiblement différent. Si on retrouve, comme pour la maladie médicale ou la maladie individuelle, la notion de norme (ici sociale ou culturelle), le coût des maladies y a également une place prépondérante.

Pour les acteurs de la politique et de l'économie de la santé d'une population, il s'agit de faire le choix de maladies ou d'états qui vont être l'objet d'actions en vue de leur « prise en charge », et surtout de leur prévention. Ces choix, ces priorités, s'appuient sur l'épidémiologie (étude de la fréquence des maladies dans une population donnée). Les campagnes de vaccination, les mesures législatives de lutte contre le tabagisme, les plans « cancer » ou « vieillissement », les actions de prévention du suicide, les mesures en faveur des malades handicapés, la prévention routière, représentent autant d'actions de santé publique. On remarquera qu'ici il ne s'agit pas de maladies au sens médical, mais de groupes de maladies (les cancers, les maladies du sujet âgé) ou de risques ou d'états qui ne sont pas des maladies : le tabagisme n'est pas une maladie mais un facteur de risque commun à plusieurs maladies ; le suicide n'est pas une maladie, mais l'issue possible de plusieurs maladies (exception faite des suicides existentiels) ; les accidents de la route et le handicap ne sont pas davantage des maladies au sens médical. Il est tout à fait remarquable que le concept médical des maladies et l'action de santé publique ne sont pas superposables, alors même que l'un et l'autre se présentent comme indissociables.

Pour ces acteurs, les maladies représentent des dépenses, des coûts, des choix budgétaires. Là non plus, les maladies médicales et les tarifications ne se recouvrent que partiellement. La durée d'un séjour, les coûts qui y sont liés, la tarification des actes techniques sont référés à de grands types de pathologies, bien loin des subtilités complexes de la nosologie. Un médecin ne peut pas être intellectuellement satisfait par les « groupes homogènes de malades » ou autres « résumés de sortie standardisés » proposés par les gestionnaires. C'est que le but de ces gestionnaires n'est pas d'identifier avec précision des maladies, mais d'évaluer des dépenses par grands groupes de maladies.

Pour l'industrie pharmaceutique, les maladies sont avant tout des sources de profits, dont une partie il est vrai est investie dans la recherche. Pour élargir le marché et donc accroître ses profits, l'industrie a intérêt à promouvoir toute recherche clinique susceptible d'abaisser les normes ou de démontrer l'importance des traitements précoces. Les médecins sont ses partenaires plus ou moins lucides et plus ou moins « achetés ». Plus encore, l'industrie crée de nouvelles maladies, ou plutôt de nouveaux syndromes. Ce « *disease mongering* » (en anglais, un « *monger* » est un marchand) vise à vendre des médicaments à des individus non malades pour lesquels un syndrome doit être inventé. Citons par exemple la ménopause (traitements hormonaux substitutifs), l'enfant hyperactif (Ritaline®), les dysfonctions érectiles et le « syndrome d'absence de désir sexuel » (Viagra®), la morosité (certains antidépresseurs), *etc.*

Dans la même ligne, les sociétés occidentales se médicalisent. Elles instillent à grands renforts médiatiques des normes comportementales assimilables à un néo-hygiénisme totalitaire d'autant plus pernicieux qu'il ne peut être fortement contesté par la médecine : il n'est pas douteux que manger trop, manger trop salé, fumer trop ou boire trop de boissons alcoolisées, ne pas faire assez de sport constituent des éléments de risque vasculaire, et que les maladies cardio-vasculaires sont la première cause de mortalité dans nos sociétés. Mais ce sont aussi ces mêmes sociétés occidentales, celles qui encouragent la pratique régulière du sport, qui tolèrent la promotion de boissons trop sucrées (risque de surpoids, de diabète) ou de plats industriels tout préparés trop salés (risque d'hypertension artérielle). Les mêmes aussi qui consomment à l'excès les médicaments anxiolytiques ou inventent des syndromes, comme le « syndrome de fatigue chronique », dont on peut penser qu'ils résultent au moins parfois des exigences de rendement du capitalisme mondialisé. Les mêmes enfin qui entretiennent les canons de l'esthétique corporelle, sources de combien de régimes délétères, d'interventions de chirurgie esthétique, de troubles psychiques, *etc.*

Ainsi les maladies peuvent-elles être conçues tour à tour comme des *objets complexes* (pour les médecins), des « *vécus* » *divers* (pour les malades), des groupements morbides ou des *facteurs de risque* (pour les politiques de santé publique), des *coûts* (pour les gestionnaires), des *sources de profits* (pour l'industrie pharmaceutique) ou encore des *constructions normatives* (pour les sociétés). Chacune de ces conceptions peut trouver sa justification dans les objectifs, différents, de chacun de leurs acteurs, mais toutes appellent un regard réflexif pour identifier leur véritable nature.

(*Frédéric Dubas*)

## 22. Du raisonnement à la décision en médecine

> « Il y a, on le sait, de bons et de mauvais praticiens ».
> *Corpus hippocratique, De l'ancienne médecine.*

« Je dirigerai le régime des malades à leur avantage, suivant mes forces et mon jugement. » Pendant plus de deux millénaires, le médecin a été le maître incontesté de la décision médicale. Dans la dernière moitié du siècle dernier, les multiples bouleversements sociaux, l'évolution scientifique et technologique de la médecine ainsi que la dénonciation d'abus et de scandales en recherche et en pratique médicales ont entraîné la condamnation de ce qu'il est convenu d'appeler le paternalisme médical traditionnel. Naît alors un renouveau en éthique médicale visant à donner au patient un rôle déterminant dans la décision médicale. Le statut du patient comme maître de la décision médicale, défendu par certains auteurs, n'a néanmoins pas suscité l'adhésion des collectivités en éthique et en médecine. Au regard des valeurs et des principes soutenus aujourd'hui en éthique médicale, un changement s'avère certes indispensable. En pratique, cependant, ce renversement suscite de nombreuses difficultés.

Par décision, on entend l'acte volontaire et libre par lequel une personne, ou un groupe de personnes, choisit de faire une chose ou de ne pas la faire. La décision se présente comme le résultat d'une délibération en vue de l'identification des moyens pour réaliser une fin particulière. Ainsi en va-t-il du patient qui consulte un médecin en raison d'un trouble qu'il perçoit comme une menace pour sa santé. La rencontre patient-médecin repose donc souvent sur une première décision du patient : consulter.

Traditionnellement, la suite des décisions appartient au médecin, seule autorité en matière de diagnostic, de pronostic et de traitement. L'art du diagnostic et du pronostic a été rattaché, pendant de nombreux siècles, à des dons médicaux particuliers. Claude Bernard parlait de « la science infuse [que l'on appelle] le tact médical »[1], savoir qui ne peut se transmettre. Le développement des connaissances, entre autres en pédagogie médicale, a permis de mieux comprendre ce « phénomène hautement complexe »[2] du processus de décision en médecine, ou raisonnement clinique. L'enseignement de cette compétence (pour utiliser le langage actuel) est aujourd'hui intégré dans la formation médicale.

### Le raisonnement clinique

La tâche du médecin consiste à transformer le problème du patient en une catégorie médicalement significative, le diagnostic. Celui-ci se fonde

---

1. C. Bernard, *Introduction à l'étude de la médecine expérimentale* (1865), Paris, Champs Flammarion, 1984, p. 285.
2. M. Mendaz et *al.*, « Le raisonnement clinique : données issues de la recherche et implications pour l'enseignement », *Pédagogie médicale*, vol. 6, no. 4, 2005, p. 236. Voir aussi A.-C. Masquelet, *Le raisonnement médical*, Paris, PUF, 2006.

sur l'interprétation des symptômes et des signes recherchés avant tout par une anamnèse et un examen soigneux. Le développement des connaissances scientifiques et de la technologie a profondément révolutionné cette démarche. Ainsi, un trait caractéristique de la médecine contemporaine réside dans l'utilisation généralisée, certains diront abusive, des examens de laboratoire qui font désormais partie intégrante de la démarche diagnostique. Le raisonnement clinique consiste à mettre toutes ces données en lien, de façon à produire le diagnostic le plus probable. Le jugement du médecin est fondé sur certaines stratégies cognitives, dont le raisonnement hypothético-déductif, appuyé par l'utilisation d'outils statistiques pour en améliorer les résultats, et des stratégies de type non analytiques, c'est-à-dire inconscientes et automatiques, par exemple le recours à des configurations caractéristiques de signes (pattern recognition) ou à la similarité avec des cas précédents[3]. Dans les situations cliniques simples, le médecin utiliserait spontanément les stratégies non analytiques, mais dans les situations plus complexes, il ferait appel à la génération d'hypothèses qu'il évalue systématiquement pour étayer son diagnostic. Le raisonnement hypothético-déductif s'avère une stratégie efficace pour guider l'utilisation des examens complémentaires, voire réduire les investigations coûteuses ou inutiles. Quant au traitement, la décision apparaît moins complexe. Les différentes options de traitement découlent du diagnostic établi. L'étendue des connaissances du médecin joue ici un rôle central dans la décision. Dans certains cas complexes, surtout en l'absence d'un diagnostic précis, la détermination du traitement nécessite un retour à la démarche hypothético-déductive.

Qu'il s'agisse de diagnostic ou de traitement, en dépit de la maîtrise du raisonnement clinique et des avancées scientifiques, la décision médicale demeure empreinte d'incertitude. La nature plus ou moins complexe du problème, les présentations plus ou moins typiques des tableaux cliniques, les limites du récit du patient, les multiples biais liés à chaque stratégie, la masse toujours croissante des connaissances médicales, mais également la finitude de la rationalité humaine expliquent la part irréductible de l'incertitude dans la décision médicale. Bien qu'utiles, des instruments comme l'arbre décisionnel ou l'algorithme ne sauraient remplacer la démarche intellectuelle du professionnel. De même, la médecine basée sur les données probantes (*evidence-based medicine*, traduit également par « médecine basée sur des faits prouvés » et « médecine factuelle ») constitue un soutien important à la décision médicale en matière d'investigation ou de traitement, mais ne peut se substituer au raisonnement clinique.

### La décision médicale

La détermination du traitement approprié au patient ne consiste pas à rechercher ce qui, sur un plan scientifique, s'applique de façon générale, mais ce qui, sur le plan humain, s'applique à tel individu particulier. La

---

3. *Ibid.*, p. 235-254.

question est alors de savoir si la décision médicale, fondée sur la démarche scientifique, vaut sans objections pour le patient. D'aucuns soutiendront que la décision du médecin considère nécessairement le « bien » du patient. Or, la bienfaisance se conjugue aujourd'hui avec l'autonomie du patient. Par autonomie du patient, on entend, négativement, l'interdiction faite au médecin de contrôler les actions du patient et de le soumettre à ses décisions par la contrainte. Positivement, le médecin doit respecter la liberté de choix du patient, sa vie privée, et son choix individuel d'accepter ou de refuser les soins, d'où l'exigence du consentement éclairé. L'interprétation forte ou faible de l'autonomie du patient suscite encore aujourd'hui de nombreux conflits au regard de l'autonomie du praticien. Mentionnons, à titre d'exemple, la controverse persistante autour du concept de « *futility* »[4], concept apparu dans les années 1990 en réaction à la présumée extension de l'autonomie du patient. Les défenseurs de ce concept invoquent l'intégrité, à savoir l'autonomie, professionnelle du médecin, arguant que la pratique médicale repose sur des buts et des valeurs propres (internes) qui autorisent le médecin à décider de façon unilatérale lorsqu'il juge que le traitement est « futile ». Les opposants objectent que le médecin outrepasse alors son expertise professionnelle en basant sa décision, unilatéralement, sur un jugement de valeur.

Ne pouvant imposer sa décision fondée sur un raisonnement scientifique, aussi juste soit-il, le médecin doit mettre en œuvre une étroite collaboration avec le patient en vue d'une solution adaptée à ce dernier. L'urgence ou la gravité de la situation, la quantité et la complexité des informations médicales, la composante émotionnelle de la décision, la prise en compte des facteurs familiaux, sociaux et culturels, sont quelques-uns des éléments auxquels le patient doit faire face en regard de la décision médicale. Sans la collaboration du médecin, il se trouve devant un ensemble de solutions pour lesquelles il ne possède pas d'outils de décodage. La conciliation du général et du particulier suppose que le médecin joue une part active dans la décision du patient, en participant à la recherche de la solution qui prévaut pour ce patient. Néanmoins, sans la collaboration du patient autonome, le médecin ne saurait agir dans son meilleur intérêt. La décision médicale relève donc de ce double engagement du médecin et du patient. La décision première du patient de consulter un médecin suppose non seulement qu'il accepte librement de se livrer, de se raconter, mais également de lui faire confiance. Parfois, cela peut signifier déléguer la décision, se décharger de la décision sur la personne la mieux qualifiée, c'est-à-dire le médecin. Le médecin a comme rôle essentiel de conseiller le patient, voire de le convaincre du meilleur choix thérapeutique, tirant profit de l'« espace

---

4. Il existe une vaste littérature sur le sujet. L'article fondateur est celui de J.L. Schneiderman, S.N. Jecker et A.R. Jonsen, « Medical Futility : its Meaning and Ethical Implications », *Annals of Internal Medicine*, 112, 1990, p. 949-954. En 1996, les auteurs ont publié « Medical Futility : response to critiques », *Annals of Internal Medicine*, 8, 125, p. 669-674.

discrétionnaire du jugement professionnel » défendu par Pellegrino et Thomasma[5]. Ce moment où le dialogue s'instaure, pour concilier l'autonomie du patient et l'autonomie du médecin, s'inscrit dans la démarche éthique de la décision clinique. Une telle démarche éthique fait appel à une confiance renouvelée[6] qui s'inscrit dans l'évolution de la relation avec le patient comme partenaire de soins[7]. L'autonomie du patient peut donc s'étendre paradoxalement jusqu'au refus, voire au refus catégorique d'accepter les conseils.

Enfin, de nos jours, la décision clinique ne repose plus sur le seul « colloque singulier » entre patient et médecin[8]. Des contraintes administratives et économiques dues à la rareté des ressources pèsent sur la décision clinique. Les coûts de certains traitements médicaux et les choix effectués par les instances publiques peuvent contraindre le médecin à réviser le traitement jugé optimal pour le patient et à adopter une option plus acceptable pour les caisses publiques. Le patient financièrement indépendant ou disposant d'assurances complémentaires, souvent privées, peut bénéficier des conseils du médecin pour un traitement optimal. Celui qui ne dispose pas de tels moyens s'en trouve privé. On assiste ainsi à une médecine à deux vitesses qui, dans certains contextes, ne laisse à la décision médicale, même partagée, que le choix de la médiocrité. On s'éloigne alors de la décision médicale fondée sur les règles de la science et de l'art médical pour se rapprocher d'une question de marché et de solvabilité.

(*Yvette Lajeunesse, Lukas Sosoe*)

## 23. Médecine et psychanalyse

La question du Sujet de l'inconscient est à la fois un problème épistémologique pour la médecine et un problème d'éthique pour la pratique médicale. En effet, la médecine est, fondamentalement, une pratique de l'organisme malade, qu'il s'agit de réparer ou, si possible, d'empêcher de tomber en panne. La maladie de l'organisme a longtemps été et reste encore pour une très large part le seul objet de la médecine, y compris pour la médecine psychiatrique, qui tend aujourd'hui à réduire les troubles mentaux à des dérèglements moléculaires de l'organe cerveau. Le sujet de

---

5. E. Pellegrino et D. Thomasma, « Discretionary space in professional judgment », *A philosophical basis of medical practice*, Oxford University Press, 1981, ch. 7.

6. O. O'Neill, *Autonomy and Trust in Bioethics*, Cambridge University Press, 2002.

7. Une vaste littérature se développe depuis une vingtaine d'années sur les différents facettes du concept de patient partenaire : en soins, en enseignement et en recherche.

8. O. O'Neill, « Practical Principles and Practical Judgment », *Hastings Center Report*, 31, 4, 2001, p. 15-23.

l'inconscient freudo-lacanien, sujet de langage de désir et d'histoire, le Sujet donc[1], est resté, assez logiquement, hors du champ conceptuel et opératoire de la médecine somaticienne. Parasitant l'exercice de cette médecine, le Sujet est ignoré, refoulé même, mais reste pourtant bien présent, de multiples façons, dont la plus problématique est la mise en forme somatique d'un symptôme exprimant un conflit psychique inconscient adressé à la médecine : le symptôme somatomorphe, qu'on peut tenir pour une difficulté majeure de la médecine contemporaine. C'est en effet au médecin qu'il revient de répondre à des demandes de sens qui dépassent ses compétences de réparateur d'organisme. De même que l'existence ne se réduit pas à la seule vie biologique, le corps de langage (corps parlé, corps symbolique) excède l'organisme déréglé.

Les questions d'une personne qui s'adresse à un médecin sont toujours les mêmes : « Qu'est-ce que j'ai ? », « À quoi c'est dû ? », « Comment ça va évoluer ? », « Pouvez-vous me guérir ou au moins me soulager ? » Au fond, ces questions sont aussi celles des médecins : quel diagnostic ? Quelle étiologie ? Quel pronostic ? Quel traitement ? De sorte que, assez souvent, malade et médecin semblent s'accorder, au moins sur les questions.

La question du Sujet de l'inconscient est d'une autre nature, car ni le malade (ou demandeur) ni le médecin ne la connaît. Rien là n'est écrit dans les traités de médecine. C'est bien pourquoi cette question est un problème.

Problème épistémologique tout d'abord, la médecine ayant pour objet l'étude des maladies avec pour visée ultime leur éradication. Nous montrerons dans un premier temps comment cette orientation somatique et scientifique de la médecine a eu pour conséquence logique l'exclusion du Sujet de l'inconscient du champ de la théorie médicale, au moment même où Roentgen découvrait les Rayons X, à la fin du XIXe siècle.

Problème pour la pratique médicale, en second lieu, car le Sujet de l'inconscient y est (comme partout) omniprésent, apparaissant sous de multiples formes, dont la plus évidente et la plus fréquente est le symptôme somatomorphe : le Sujet vient déposer sous une forme somatisée, médicalisée, une demande dont le fond n'est pas du registre somatique. Nous analyserons les déterminants du symptôme somatomorphe et leur implication thérapeutique ; l'exemple d'une situation clinique éclairera ces réflexions.

Puis nous essaierons de montrer comment une écoute inspirée des apports de la psychanalyse est possible en médecine, sans se confondre avec la pratique de la psychanalyse, et peut avoir une portée thérapeutique. Il s'agira pour nous de témoigner du fait qu'une telle pratique de la médecine est

---

1. Le sujet de l'inconscient freudo-lacanien est sujet de langage, pris dans le langage, déterminé par lui. Lorsque s'exprime son désir inconscient, le Sujet dit plus, à côté ou le contraire de ce qu'il voulait dire. Il ne sait pas ce qu'il dit. Parce que le sujet parle (le « *parlêtre* » lacanien), le moi n'est « pas maître en sa demeure » (Freud). Le lapsus est une des productions de l'inconscient éclairant la distinction entre le sujet et le moi : « ce n'est pas ce que je (moi) voulais dire » mais véritablement ce que je (sujet) voulais dire.

possible. Le dispositif scénique de la médecine dite somaticienne n'exclut pas la référence à des concepts fondamentaux de la psychanalyse.

Enfin, seront mises en perspective éthique cette possibilité de la pratique médicale et les limites que lui impose l'actuelle marchandisation du soin.

### La construction de la médecine contemporaine, somatologique et scientifique, s'est faite au prix de l'exil du sujet de l'inconscient

La médecine n'est devenue efficace qu'après les trois étapes historiques majeures, intervenues au XIXe siècle, que sont la méthode anatomo-clinique de Laennec, le modèle étiologique fourni par la microbiologie de Pasteur et Koch, et la méthode expérimentale que Claude Bernard a appliqué à la médecine pour lui donner une assise scientifique.

Avec l'anatomo-clinique la médecine s'est dotée de son propre outil d'élaboration conceptuelle de la maladie, permettant une nosographie et un diagnostic fondés sur les corrélations entre des lésions et des signes cliniques. Notons en passant que de ce fait le symptôme (ce dont se plaint le malade, la demande) s'efface, parce que jugé trop incertain, devant le signe clinique (ce que recueille le médecin), auquel est attribuée une objectivité *a priori*. Il y a là une première étape d'objectivation du malade *via* sa maladie.

Pasteur et les pasteuriens sont à l'origine du modèle dominant de la médecine occidentale, modèle étiologique et ontologique, où le microbe est à la fois cause et être des maladies infectieuses. Ce modèle pasteurien s'appliquera aux maladies génétiques : tel gène muté entraîne telle maladie de même que tel microbe cause telle maladie, avec le même lien de spécificité. Et même si ce modèle du premier pasteurisme s'est considérablement complexifié, avec l'immunologie et les maladies polygéniques, il demeure au fond de la pensée médicale. La médecine contemporaine, devenue moléculaire, en est l'héritière et par là contribue à la deuxième étape de « désubjectivation » du malade. C'est, pour la médecine, beaucoup plus la molécule qui est malade (voir les protéinopathies), que l'être humain lui-même.

Le projet de Claude Bernard fut de faire entrer la médecine, enfin, dans le champ de la science, au motif que la médecine n'avait aucune chance de devenir efficace tant qu'elle resterait seulement une science de l'observation, au sens des hippocratiques, des nosologistes, des anatomo-cliniciens et même, selon lui, des pasteuriens. C'est avec la méthode expérimentale qu'il fit progresser cette idée, qui, un siècle après lui, a abouti, probablement bien au-delà de ses espérances. Elle a été à l'origine des immenses progrès de la médecine et pour cette raison ne saurait être, en soi, remise en cause. Mais c'est son hégémonie, conséquence de son succès, que l'on peut contester en ceci que la médecine a été ainsi « subvertie par la science ». L'expression est de Lacan, dans son intervention de 1966 sur psychanalyse et médecine[2]. Il eut été plus précis de dire que la médecine a été investie par la science et subvertie par le scientisme.

---

2. J Lacan, « Psychanalyse et médecine », *Lettres de l'École Freudienne*, n°1, 1966, p 40.

Le cadre conceptuel de la médecine moderne comporte donc une triple nécessité : celle de visualiser la lésion (macroscopique ou moléculaire), ce qui engendre chez le médecin une *pulsion scopique,* dans le sillage des anatomo-cliniciens, pulsion qu'alimentent les développements technologiques spectaculaires de l'imagerie médicale contemporaine (et sa médiatisation). La deuxième nécessité, qui est d'identifier la cause de la maladie, nourrit une *pulsion étiologique,* d'essence pasteurienne, tant l'idée demeure fortement ancrée dans l'esprit des médecins qu'il n'est pas possible de traiter une maladie efficacement et durablement aussi longtemps que sa cause précise n'est pas identifiée (on trouve cette idée, non sans fondements, chez les hippocratiques, bien avant les pasteuriens). Enfin, troisième nécessité, tout choix thérapeutique et d'une manière générale toute démarche médicale qui ne seraient pas fondés sur des preuves scientifiques sont discrédités. Il s'ensuit une *position scientifique*, d'origine bernardienne, concrétisée par l'essor considérable de la recherche médico-biologique et dans la pratique clinique, par le mouvement de l' « *Evidence Based Medicine* », ou médecine fondée sur les preuves, né dans les années 1990 en Amérique du Nord.

Le paradigme actuel de la médecine occidentale pourrait se formuler ainsi : une somatopathologie fondée sur la biologie moléculaire[3]. Ceci ne peut qu'influencer fortement la pratique médicale. Ayant pour horizon la lésion et sa cause organique, orienté par la science, le médecin a toute chance d'être sourd au discours toujours foisonnant du Sujet de l'inconscient. Ce discours, en effet, parasite l'exercice de construction du diagnostic biomédical, lequel ne peut s'élaborer qu'en excluant de l'énonciation du malade ce qui ne fait pas signe médical. Les deux grandes ruptures épistémologiques, somatologique et scientifique, dans l'histoire de la médecine, aux XIXe siècle et XXe siècle, (et qui ont entraîné la révolution thérapeutique des années 1950) ont fortement influencé la psychiatrie universitaire, qui a la médecine somaticienne pour modèle épistémologique. Or, ne serait-ce pas à la psychiatrie de porter la plus grande attention à l'histoire du Sujet de l'inconscient ? C'est le cas pour certains praticiens de la psychiatrie qui combinent différentes approches, psychothérapeutique, assez souvent inspirées des concepts de la psychanalyse, et psychopharmacologique. Mais pour la tendance forte de la psychiatrie universitaire, les maladies psychiatriques sont conçues comme des désordres biologiques de l'organe-cerveau (ce que certaines d'entre elles semblent bien être, en effet). C'est pourquoi la psychiatrie biologique cherche à s'extraire de son état pré-pasteurien et pré-bernardien (que démontrent les arborescences quasi naturalistes des classifications internationales des maladies mentales) par l'imagerie cérébrale et la génétique moléculaire. De sorte que l'on assiste depuis quelques années à une expansion de « l'homme neuronal » dont la « neuro-économie » ou la « neuro-théologie » sont parmi les der-

---

3. Molécules de l'organisme et de l'environnement.

niers prolongements. Tout un pan de la psychopathologie se range derrière cette conception réductrice et faussement scientifique de l'homme : quand les neuroscientistes disent visualiser l'inconscient par l'imagerie cérébrale fonctionnelle, il s'agit au mieux d'une erreur, au pire d'une imposture : en vérité, ce que les neuro-imageurs visualisent lors de leurs paradigmes expérimentaux relève de processus *non conscients*, ou automatiques, ce qui n'a rien à voir avec l'inconscient freudien. Entendons bien qu'il ne s'agit pas pour nous de nier l'existence de processus neuronaux à la base de nos émotions et de nos pensées, mais de soutenir que ces processus neuronaux sont susceptibles d'être sollicités, activés, par des déterminants multiples, dont ceux de la culture, de l'Histoire et de l'inconscient, individuel et collectif, lui-même constitué de bases neuronales en partie modelables et modulables par la culture. Démontrer l'existence d'une circuiterie neuronale du regret, de l'infidélité conjugale ou du plaisir, s'il en existe, ne dit rien de ce qui a conduit à ce regret, à cette infidélité ou à ce plaisir. La psychanalyse, elle, a quelque chose à en dire.

### *Exclu du champ théorique de la médecine, le Sujet de l'inconscient ne cesse d'y faire retour, comme tout ce qui a été refoulé, et dérange*

Les médecins ne peuvent pas ne pas percevoir dans leur pratique qu'il y a quelque chose qui résiste ou insiste. Chaque malade a son histoire, sa personnalité, ses croyances, qui, souvent, ne manquent pas de contrarier les cadres théorique et pratique de la médecine. Plus encore, les médecins ne peuvent pas ne pas constater l'inobservance thérapeutique, le nomadisme médical, le recours croissant aux médecines dites alternatives, ou la persistance d'un symptôme malgré un traitement conforme aux données de la science. Tout cela leur rappelle quotidiennement qu'il y a « quelque chose qui cloche », qui, précisément, a trait au Sujet de l'inconscient.

Depuis longtemps, puisque cela date d'Hippocrate, la médecine a fait appel à son « humanisme » et à sa déontologie pour tenter d'effacer cette divergence de fond entre le cas singulier d'un malade et l'universalité scientifique du savoir médical. Cette tentative a progressivement pris la forme du paternalisme, infantilisation du malade qui a culminé dans une interprétation de la déontologie médicale où la conscience du médecin faisait face à la confiance du malade. Avec l'éthique anglo-saxonne, l'expansion de l'individualisme, les exigences du consommateur de soins (notamment avec le sida dans les années 1980), la législation sur les droits du malade à l'information, le paternalisme a, depuis une vingtaine d'années, fait place à une éthique par laquelle la décision n'est plus le fait du seul médecin, mais partagée entre celui-ci et un malade en principe clairement et honnêtement informé. La médecine a donc porté une attention nouvelle au malade en promouvant, par exemple, le concept de qualité de vie (et les « échelles » qui vont avec) et les enquêtes de satisfaction des « usagers » des établissements de santé. Recentrant la pratique médicale sur le malade, ces outils peuvent être crédités d'une attention portée à chaque malade.

Certes. Mais ils le font dans le cadre de cohortes, à des fins statistiques, en quantifiant, en objectivant, en évaluant, sans s'attacher (ce n'est pas leur but) au Sujet de l'inconscient, qui reste toujours exclu. Les échelles de qualité de vie, l'accès au dossier informatisé ou encore les protocoles standardisés sont à la fois des garants supposés de la qualité des soins (sécurisation *via* la normalisation des pratiques) et des dénis du Sujet parlant, désirant, changeant : pour la science et la technocratie de la santé, qui s'efforcent d'effacer l'équivoque, les jaillissements imprévus de l'inconscient apparaissent comme étranges, incongrus, dérangeants.

La médecine est donc devenue scientifique pour les médecins mais aussi pour les consommateurs de médecine, malades ou non. Ces derniers, en raison de la représentation mécaniste du corps que leur propose la science (le « corps-machine »), ont envers le médecin, mécanicien de l'organisme, des exigences amplifiées par l'étendue de l'offre de soins qu'ont permis la Sécurité Sociale depuis 1947, l'avènement de l'efficacité thérapeutique depuis les années 1950 et l'accroissement global de la démographie médicale. « Le médecin de l'âge moderne, ainsi devenu représentant de la science dont il distribue les produits, perpétue d'une certaine façon son antique fonction sacrée »[4] : il est le serviteur de la science comme les prêtres ont été les serviteurs de Dieu ; le pronostic n'est pas sans analogie avec l'oracle ou la divination ; le médicament, corps de la science, peut avoir, dans la religion catholique, la fonction métaphorique de l'hostie, représentant le corps du christ. Et la maladie ne garde-t-elle pas encore dans l'imaginaire collectif son antique statut de punition et parfois sa fonction rédemptrice ?

### *Deux figures de la permanence du Sujet de l'inconscient : le symptôme somatomorphe et de désir de soigner*

Plusieurs des innombrables manifestations du Sujet de l'inconscient auraient pu être évoquées. Le symptôme somatomorphe et le désir de soigner ont une importance toute particulière, de par leur fréquence pour le premier (qui concerne le plaignant), ou leur permanence pour le second (le soignant est aussi Sujet).

#### *Le symptôme somatomorphe, un embarras pour la médecine*

Malgré une évidente confusion terminologique et nosologique, ce que nous nommerons symptôme somatomorphe, en suivant le DSM IV-R[5] semble bien représenter un tiers des motifs de consultation, d'après plusieurs travaux convergents[6]. Cette estimation contraste de façon stupéfiante avec les quelques heures d'enseignement, quand elles existent, consacrées à ces symptômes durant toutes les années des études de médecine. La profu-

---

4. J. Lacan, *op. cit.*, p. 40.
5. DSM-IV-TR. *Manuel diagnostique et statistique des troubles mentaux*, Paris, Masson, 2003.
6. P. Cathébras, *Troubles fonctionnels et somatisations*, Paris, Masson, 2006.

sion des termes utilisés pour caractériser ces faits cliniques : trouble fonction-nel, somatisation, conversion, trouble somatoforme, traduit l'embarras de la médecine. Embarras qui fait symptôme, logique, pour une médecine soma-ticienne lorsqu'elle est confrontée à du « très peu » ou du « pas du tout » somatique. Le terme de « syndrome médicalement inexpliqué » confirme, s'il était besoin, que la médecine est fondamentalement une somatopatho-logie, puisqu'elle se reconnaît incapable d'expliquer les plaintes qui ressem-blent à des plaintes d'origine somatique, mais n'en sont pas. Le syndrome n'est pourtant pas inexplicable puisqu'une explication en a été proposée il y a plus d'un siècle, par Freud et Breuer : comme le rêve, le symptôme somatomorphe est une formation de l'inconscient. Le terme de syndrome inexpliqué constitue l'incontestable aveu que la médecine méconnaît ou ne reconnaît pas le sujet de l'inconscient.

*La formation du symptôme somatomorphe*

Dès 1894, dans les *Études sur l'hystérie*, Freud et Breuer[7] établirent que la conversion hystérique, formation de l'inconscient, est le produit d'un com-promis entre une représentation insupportable et son refoulement. C'est cette structure de compromis qui, selon Freud, rend compte de l'attache-ment si souvent indéfectible du sujet à son symptôme. En effet, le compro-mis, bien que peu satisfaisant puisque faisant souffrir, permet au sujet de continuer de jouir du fantasme (ou au moins de le maintenir vif) rendu en quelque sorte acceptable par le fait qu'il soit refoulé. La résorption de l'an-goisse liée au refoulement de la représentation insupportable constitue le bénéfice primaire, le ou les bénéfices secondaires trouvant place dans le milieu familial ou social (bénéfices affectifs, avantages sociaux, *etc.*). Freud insistera lors des *Conférences d'introduction à la psychanalyse* en 1916[8] sur le sens possible du symptôme somatomorphe, symbolisant un conflit psy-chique. Le clinicien qu'il est repère, comme pour les rêves, des formes qu'il qualifie de typiques, peu symbolisantes (les rêves que tout le monde fait), et d'autres, plus singulières, propres à chaque histoire, et davantage symboli-santes du compromis du conflit psychique. Il remarque aussi que le symp-tôme est multi-déterminé : il peut tout à la fois s'ancrer sur une lésion ou un souvenir somatique, s'arrimer à une locution relative au corps, être réac-tivé par un ou des événements qui rappellent un trauma passé. L'analyse du cas Elisabeth von R.[7], premier exposé d'une cure psychanalytique dans l'œuvre freudienne, concentre tous ces éléments, et la conception globale du symptôme somatomorphe changera peu par la suite, pour Freud et ses successeurs.

Élaborée dans le contexte bien particulier de la bourgeoisie viennoise de la fin du XIXe siècle, la formation du symptôme somatomorphe peut être revisitée aujourd'hui. Il s'agit d'un processus complexe, qui, selon nous,

---

7. S. Freud et J. Breuer, *Études sur l'hystérie*, Paris, PUF, 1981.
8. S. Freud, *Conférences d'introduction à la psychanalyse*, Paris, Gallimard, 1999.

puise aux sources de trois domaines et se compose en plusieurs temps ou niveaux.

Les *soubassements du symptôme* comportent des événements particuliers du passé assez lointain de l'histoire du sujet et des constituants généraux. Ces soubassements se répartissent en trois domaines.

Le domaine psychique est le plus important. On peut y situer le fantasme refoulé (le cœur du symptôme somatomorphe) et la personnalité, avec parfois une névrose hystérique constituée (et l'érotisation du corps non génital qui la caractérise[9]), mais plus souvent seulement quelques traits hystériques (séduction, manipulation, ambivalence, insatisfaction, *etc.*). Il peut aussi s'agir d'une personnalité ou d'une névrose obsessionnelle. Peuvent prendre place dans ce domaine un ou des traumas psychiques du passé, les abus sexuels (réels ou fantasmés), qui semblent particulièrement fréquents.

Dans le domaine somatique se trouveraient l'état neurobiologique : seuil de perception douloureuse par exemple, connexions plus ou moins « activables » entre le cerveau limbique, (impliqué dans la mémoire et les émotions) et l'ensemble du cortex cérébral (impliqué dans nos perceptions et le stockage de notre mémoire), ainsi que d'éventuels traumatismes physiques du passé.

Dans le troisième domaine, socioculturel, prendraient place des éléments du système de santé, avec notamment l'offre de soin (par exemple, les multiples consultations spécialisées, qui alimentent la demande, et aussi le non remboursement par l'assurance maladie des consultations de psychologie clinique), les représentations imaginaires des maladies, les noms des maladies à la mode (comme la fibromyalgie ou le syndrome de fatigue chronique), ou encore des caractéristiques de notre culture occidentale, comme la culpabilité ou la conception mécaniste du corps. Les questions relatives à la filiation semblent bien être universelles, transculturelles.

Sous la deuxième rubrique des « *occasions du symptôme* » peuvent être situés des événements récemment saisis par le sujet de l'inconscient pour l'éclosion du symptôme somatomorphe. Ce dernier, latent jusqu'alors, en jachère dans ses soubassements, va prendre forme, se cristalliser à partir de plusieurs types de faits ou d'événements. Opportuniste, le symptôme fait feu de tout bois ; larron, il saisit toutes les occasions.

Le « point d'ancrage » somatique, décrit par Freud[10] peut être aussi bien une lésion minime qu'un grave traumatisme ou toute intervention chirurgicale. C'est, parfois, une maladie.

Les points d'ancrage sociaux peuvent constituer autant d'occasions pour la formation du symptôme : conditions de travail (pénibilité, rendement,

---

9. J.-D. Nasio *L'hystérie,* Paris, Petite bibliothèque Payot, 2001.
10. S. Freud, J. Breuer, *op. cit.*.

harcèlement), chômage, conflit familial, toutes les formes de pertes, ou au contraire d'avantages (arrêts de travail, pensions d'invalidité, *etc.*). Il en va de même pour les opportunités judiciaires.

Parmi tous les points d'arrimage possible dans le domaine psychique, la symbolique du corps est souvent présente et assez aisément repérable : la tête et le pouvoir, le sein et la maternité, le muscle et la virilité, ou encore les innombrables locutions relatives au corps, comme « sortir la tête haute », « perdre pied », « baisser les bras », *etc.* L'identification imaginaire à l'autre, sous la forme d'emprunt à l'autre d'un symptôme somatique, est un déterminant fréquent, de même qu'un stress aigu. Un chiffrage (au sens littéral) de l'existence du sujet, comme scandée par la répétition de nombres et/ou de leurs multiples, semble plus rare.

Les déterminants entretiennent entre eux de multiples liens, d'un domaine à l'autre (somatique, psychique et socioculturel), d'une strate à l'autre (soubassements et occasions). Les logiques de ces liens peuvent être phonologiques, sémantiques, chronologiques, numériques, ou tout cela à la fois. Les occasions du symptôme sont nécessairement articulées aux soubassements[11], en accroches rétroactives, dans l'après-coup, en associations mnésiques, faits décrits très tôt par Freud et régulièrement vérifiables en clinique. S'il peut se produire que tous les déterminants, ou presque tous, contribuent à la formation du symptôme, le plus souvent seuls certains d'entre eux le font. Quels que soient le nombre et le type de déterminants, le symptôme somatomorphe s'élabore ultimement à partir des signifiants des différents déterminants. Très souvent, ceux-ci convergent, s'intriquent, s'empilent avec ceux de la symbolique du corps, déjà évoqués. (Voir figure page suivante).

*Le réseau de signifiants. L'exemple d'une situation clinique*
Se constitue ainsi un « réseau de signifiants » (ensemble de mots reliés selon certaines logiques), dernier temps de la formation du symptôme et aussi premier et principal temps de la clinique, puisqu'il constitue l'énonciation de la plainte, l'élément d'emblée perceptible du symptôme somatomorphe.

Une situation clinique, assez « banale », représentative du quotidien d'une consultation de médecine générale, illustrera quelques aspects de cette formation du symptôme somatomorphe :

Un homme de 50 ans, Mr F., consulte pour les motifs suivants : depuis 2 ans, il a, dit-il, des « *brûlures du visage et du dos des mains* », ainsi qu'un état de fatigue. Marié, père de 3 enfants, il travaille à l'entretien des espaces verts d'un village. Il pense avoir une fibromyalgie, car « *les symptômes correspondent* ». Il évoque ensuite, spontanément « *un problème* » de l'épaule droite, survenu il y a deux ans, et qu'il relie à la présence d'une « *dent plombée* »,

---

11. Par exemple : amplification psychique d'un trouble organique, musculo-squelettique, lié à des conditions de travail éprouvantes, elles-mêmes conséquences des exigences du capitalisme financier.

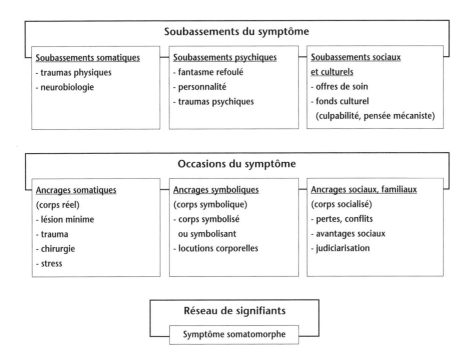

qui, étant infectée, fut arrachée. Sans avoir été interrogé ou interrompu, il poursuit en faisant état d'une période « *un peu dépressive* » lors de son service militaire : « *je ne voulais pas faire l'armée* ».

Après une très brève interruption de l'entretien, et sans intervention particulière du médecin, Mr F. relate que son beau-frère s'est suicidé deux ans après avoir mis le feu « *entièrement* » à sa maison. Le suicide date d'il y a un an. Mr F. était très proche de ce beau-frère. Ils sont nés dans la même commune, sont allés à la même école, ont fait leur service militaire ensemble et ont épousé deux sœurs (la formulation de Mr F. étant « *on a pris les deux sœurs* »).

Interrogé par le médecin sur un lien éventuel entre le suicide du beau-frère, l'incendie de la maison et les brûlures du visage et du dos des mains, Mr F. répond qu'il « *ne sait pas bien* ». Après un examen clinique du visage et des mains, s'assurant de l'absence de lésions cutanées ou de signes neurologiques, un traitement par amytriptyline (antalgique, sédatif, antidépresseur), est proposé à Mr. F, ainsi qu'un nouveau rendez-vous.

Lors de ce deuxième entretien, 3 mois plus tard, on apprend que les brûlures du visage et du dos des mains ont disparu. Mr F. dort bien et a pris 3 kgs. Il signale toutefois l'apparition ou la persistance de brûlures de l'épaule droite, fluctuantes, beaucoup moins gênantes que les brûlures du visage. Mr F. a eu un traumatisme cervical assez sévère à l'âge de 22 ans, avec à cette époque une douleur compatible avec une névralgie cervico-brachiale droite. Il est proposé de diminuer progressivement puis d'arrêter le traitement médicamenteux puis de revoir Mr. F. quand il le souhaite.

*Commentaires*

La clinique différentielle (différenciation entre un symptôme somatique et un symptôme somatomorphe) : le symptôme ne peut être que somatomorphe dans la situation présente. En effet, il apparaît d'emblée que, de par sa topographie, il n'est pas compatible avec une lésion somatique : aucune lésion du système nerveux sensitif, central ou périphérique, ne peut donner lieu à des brûlures de tout le visage et du seul dos des mains. Ce qui permet une écoute rapidement orientée vers le discours du sujet.

Un réseau de signifiants.

De nombreux signifiants ont été énoncés par Mr F. Certains peuvent être extraits de son discours (voir le schéma ci-dessous) parce qu'ils entretiennent *entre eux et avec le symptôme* des liens logiques, sémantiques, phonologiques, chronologiques et/ou historiques (ici, par exemple, le lien sémantique incontestable entre le symptôme « brûlure » et le fait « incendie »). Cette logique des liens entre certains signifiants, entre eux et avec le symptôme, que nous nommons « réseau de signifiants », permet de se prémunir de l'arbitraire du « choix » des signifiants dans l'écoute. Dans le cours des entretiens avec Mr F., de nombreux signifiants, autres que ceux relevés, ont circulé : « *fatigue ... fibromyalgie ... problème de l'épaule droite, ... dent plombée, infectée, arrachée ... période un peu dépressive, je ne voulais pas faire l'armée ... on a pris les deux sœurs* ». Ces signifiants n'ont pas été relevés, car ils n'entretiennent pas de liens logiques *immédiats* ni entre eux, ni avec le symptôme. Ce n'est pas pour autant qu'ils ne pourraient pas, lors d'entretiens ultérieurs, s'articuler entre eux, ou avec les signifiants retenus en première intention, ou encore dans d'autres domaines de la formation du symptôme (traumatisme, fantasme, *etc.*).

Cette sélection de signifiants est un début d'interprétation, au moins d'hypothèse quant à ce dont parle le sujet (le thème, le fond de la demande) (fig. page suivante).

*Un élément de formation du symptôme : l'identification imaginaire*

Il y a un lien topographique logique entre le symptôme de Mr F. et l'histoire de son beau-frère. Les régions du corps exposées à d'éventuelles brûlures lors d'un incendie dont on est trop proche sont bien le visage et le dos des mains : l'exposition des paumes des mains en telle situation est beaucoup moins plausible que celle du dos des mains. L'identification imaginaire à son beau-frère (ici littéralement mise en image), que Mr F. présente comme un jumeau, semble bien être un élément important de la formation du symptôme somatomorphe, lequel a souvent « un pied dans l'autre ».

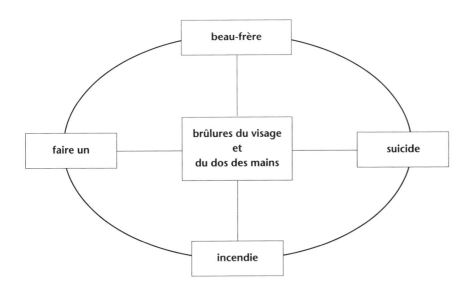

Cette dimension d'emprunt à l'autre qu'a le symptôme de Mr F. trouve une résonance toute particulière dans son patronyme, où peuvent s'entendre très clairement « *faire* » et « *un* ». Lui et son beau-frère ont « *fait un* » en effet, dans leur histoire ; le corps de Mr F. semble lier imaginairement les deux sujets. Quelque chose de l'histoire de son beau-frère et de sa propre histoire vient se symboliser dans le corps de Mr F.

*Un thème, fond de la demande*
Avec les éléments recueillis lors des deux entretiens, l'hypothèse peut être avancée selon laquelle le fond de la demande de Mr F. a pour thème la mort (la sienne, celle de son beau-frère, la mort en général). À ce stade, après seulement deux rencontres, il n'est pas possible d'aller au-delà de cette hypothèse interprétative. Ce serait une construction de sens par le médecin (par exemple : Mr F. veut garder vive la mémoire de son beau-frère, il y aurait chez Mr. F. un fantasme d'homosexualité, *etc.*). C'est au sujet lui-même et à lui seul qu'il reviendra, éventuellement, s'il le peut, d'explorer, d'élaborer des liens pouvant être sources de sens, pour lui. Le médecin peut l'y aider, par exemple en demandant une reformulation ou un approfondissement d'un signifiant, en questionnant un lien ébauché, *etc.*

Établir des liens logiques, cohérents, est un début d'interprétation, peut-être de compréhension, quant à ce dont parle le sujet, au thème dont il est question, au fond de la demande dont il s'agit. Peut-on aller au-delà dans le dispositif médical ? Celui-ci n'est pas, ne peut pas être, celui de la cure psychanalytique. Le médecin n'est pas, n'a pas à être, psychanalyste. Ce qui ne lui interdit pas d'intégrer à sa pratique certains concepts issus de la psychanalyse.

Le réseau de signifiants (la clinique du signifiant) nous paraît pouvoir être un de ces concepts assez facilement applicables. Au fond, il suffirait que l'oreille du médecin soit un peu affûtée. L'intérêt, pour la pratique médicale, du recours au réseau de signifiants nous paraît être double.

Ce mode d'écoute permet au médecin de soutenir son intérêt, son désir, pour ce qui se dit. Tout en se gardant bien de chercher *le sens* de se qui se dit, l'attention aux signifiants, flottante, prête à s'étonner[12], se soutient de ce qu'il y a *du sens*. C'est évidemment au sujet lui-même d'approcher ou de donner *un sens*. Ce qu'il pourra d'autant mieux faire que son propre désir de sujet aura été soutenu par celui manifesté par le médecin. Le sujet peut faire siennes les manifestations d'intérêt, d'étonnement, d'attention, du médecin.

Ce mode d'écoute est déjà une thérapie, en ceci qu'il ouvre la possibilité pour le sujet, le cas échéant (ce qui n'est pas rare), de faire ou d'entrevoir (« entre entendre ») un ou des liens, rapprochements, associations, de s'en étonner, de se questionner, et ainsi de s'impliquer subjectivement dans ce qui lui arrive. Ou au moins de pouvoir penser que son histoire et son symptôme ne sont peut-être pas étrangers. Ce qui ne suffit pas, loin s'en faut, à faire disparaître le symptôme (car celui-ci, dont il faut rappeler le statut de compromis, peut avoir sa fonction de « béquille existentielle » ou d'emblème de la souffrance d'une histoire), mais peut faire en sorte que le symptôme puisse prendre un certain sens, ou une potentialité de sens, et ainsi voir son poids de souffrance allégé, permettant au sujet de vivre moins mal avec, voire de « faire avec » (« faire avec » s'entendant au sens de la construction et non pas de la résignation).

### Le désir de soigner

Les médecins, les soignants, êtres parlants et désirants, sont des Sujets de l'inconscient. Qu'est-ce que le Désir de soigner ?

La structure du désir, comme peut l'indiquer l'étymologie (*de sidere* : se détourner de l'astre) évoque l'infini. L'objet du désir n'est jamais « tout à fait ça », notamment parce que le langage n'y est jamais totalement adéquat. Le désir est sans fin, insatiable, symboliquement insaturable (ce en quoi il est congruent avec la structure du capitalisme, « jamais assez », « toujours plus »). Le désir de soigner pourrait être désir de tout autre chose. Il se trouve qu'il est devenu, chez certains sujets, désir de soigner, à diverses occasions, rencontres ou accidents.

Comme le symptôme somatomorphe, le désir de soigner prend assise sur des soubassements qui le causent, les pulsions de soigner.

---

12. S. Freud, « Conseils aux médecins sur le traitement analytique », *La technique psychanalytique,* Paris, PUF, 1981.

Sous le registre de la pulsion de vie, peut se situer une « pulsion d'empathie », dont la nature neurobiologique semble aujourd'hui bien attestée. Voir l'autre souffrir fait souffrir et susciterait donc le soin, naturellement (biologiquement). Par ailleurs, les pulsions auto conservatrice et conservatrice de l'espèce sont en liens avec la position soignante, qui est fondamentalement maternante, que ce soit un homme ou une femme qui l'occupe.

Sous le registre de la pulsion de mort prendraient place deux ordres de pulsions partielles : les unes, scopique et sexuelle, du côté de la science, du savoir; l'autre, pulsion d'emprise, du côté du pouvoir médical, avec le sadisme qui parfois en dérive. Le « jeu du docteur » des enfants, où il s'agit généralement de faire une piqûre dans la fesse, illustre ce mélange de voyeurisme, de savoir supposé et de sadisme.

Parce qu'elles prennent assise sur les pulsions de la vie et de la mort, les manifestations du désir de soigner sont ambiguës.

Ainsi, le désir de soigner du médecin apparaît-il distinct de celui du soignant. L'usage du terme de soignant, réservé aux non médecins, indique bien cette différence radicale. Le désir de soigner du médecin n'est-il pas plutôt un désir de guérir, de donner un soin (*to cure*) plutôt que de prendre soin (*to care*), de réparer l'organisme (la *restitutio ad integrum* des anciens), d'éradiquer les maladies ? Ainsi, le désir de soigner du médecin se situerait du côté des pulsions du savoir et de l'emprise, génératrices du paternalisme, de la position de maîtrise, de la normativation. Le sadisme en dérive, qui s'est longtemps manifesté dans la « tolérance » médicale à la douleur et se manifeste encore dans l'acharnement à faire vivre à tout prix, au nom de la sacralité de la vie.

Le désir du soignant non médecin se situerait, lui, du côté de la pulsion de vie, mais n'échappe pas pour autant à certaines manifestations de la pulsion de mort. Les deux sont intriquées. Le fonds culturel de l'occident chrétien, fait de faute et de rédemption par la douleur, peut alimenter les ambivalences de la relation d'aide, susceptible d'osciller entre naïveté et cynisme.

Le médecin et le soignant, informés de ces données, et s'ils y adhèrent, peuvent se prémunir des excès de soins, se garder d'une passion de soigner, particulièrement quand le malade veut seulement être reconnu dans sa position de malade. Ou quand un symptôme somatomorphe vient béquiller une existence, ou en faire l'emblème, ou encore tenir lieu de lien social. Chercher à le faire disparaître à tout prix peut être un non sens, une impasse, une souffrance.

*Comment, dans sa pratique, le médecin, qui n'est pas psychanalyste, peut-il concilier le champ théorique de la médecine scientifique et celui du Sujet de l'inconscient ?*

*Les demandes faites au médecin sont multiples*

Les demandes usuelles sont, en première instance, à la lettre de leur énonciation, demandes de soulagement, d'amélioration, et si possible de disparition du symptôme. La douleur, l'anxiété, le mal-être, la fatigue, la tristesse, ce lot commun des motifs de consultation en médecine générale (et bien souvent en médecine spécialisée), appellent de la part du demandeur (et parfois consommateur) de soins une réponse immédiate et efficace. « Le nouveau droit à la santé, le pouvoir généralisé de la science, donnent à tous la possibilité de venir demander au médecin son ticket de bienfaits dans un but précis immédiat »[13]. La tentation des antalgiques, des psychotropes, des prises de sang et des examens d'imagerie est grande, pour les médecins comme pour ceux qui s'adressent à eux.

Il est d'autres formes de demande, plus latentes, comme celle d'être authentifié, reconnu comme malade. Ou encore, celle d'être « préservé dans sa maladie », « d'être bien installé dans sa maladie », comme le formule Lacan, qui relève à ce propos la « faille qui existe entre la demande et le désir : lorsque quiconque nous demande quelque chose, ce n'est pas du tout identique et parfois même diamétralement opposé à ce qu'il désire ».[14]

Quelle que soit la demande, elle est toujours *in fine* demande de savoir. Le Sujet veut savoir. Savoir ce qui cause son symptôme, quel est le nom de sa maladie. Nommer la cause peut apaiser (« enfin je sais que je suis fibromyalgique »). Le Sujet veut savoir ce qui lui arrive, pourquoi il se retrouve dans une telle situation, pourquoi la période du milieu de vie est si périlleuse, celle de la retraite si difficile, la mort si angoissante, les enfants si ingrats, le monde si cruel et injuste, *etc.* Et pourquoi lui, et pas un autre ? Et pourquoi maintenant ?

*Comment répondre à la demande, aux demandes ?*

Tout serait assez simple si les personnes atteintes d'affections somatiques s'adressaient au médecin somaticien, technicien des organismes humains; si celles souffrant de troubles psychiques se tournaient vers les psychologues, les psychiatres, les psychanalystes ; si celles s'interrogeant sur la façon de conduire leur existence consultaient un philosophe ou un directeur de conscience. Tout serait plus simple aussi si le corps n'était qu'un organisme, bien séparé du Sujet qui le porte et peut en jouir. Mais ce n'est pas comme cela, et c'est souvent chez le médecin, généraliste ou spécialiste, que toutes ces demandes sont déposées, en vrac, si l'on peut dire.

Lorsqu'il s'agit de symptômes non somatiques, comme l'anxiété, la tristesse ou la lassitude, le médecin est prompt à proposer des psychotropes,

---

13. J. Lacan, *op. cit.*, p 40.
14. *Ibid.*

dont on sait dans notre pays le niveau de prescription proprement exor-bitant. Et quand il perçoit, ce qui est n'est probablement pas rare, que la demande n'est pas que de soulagement ou de disparition su symptôme, mais pourrait avoir trait à des difficultés de l'existence, il est permis de supposer que bien souvent le médecin, bien qu'approchant le fond de la demande, « bricole » des réponses dites de bon sens, rassérénantes, invigorantes, ou banalisantes, selon les cas, avec la « bonne conscience » de l'« humaniste » qu'il pense être et qu'on attend de lui.

Dans bien des cas, le symptôme somatique est l'expression ni ampli-fiée ni déformée d'une lésion, d'un dysfonctionnement, d'une maladie. La réponse somaticienne est alors globalement adaptée, visant à faire dispa-raître le symptôme et à en connaître la cause, avec l'aide de l'outillage de la science, biologique, radiologique, nosologique, statistique, pharmaco-logique. Mais si elle n'est que somaticienne, la réponse a bien des chances de n'être pas opérante, ou ne l'être que partiellement, ou peu durable-ment. Les consultations d'annonce d'une maladie grave, l'éducation thé-rapeutique (terminologie consacrée par l'usage, mais au relent détestable de paternalisme) d'un malade atteint d'une affection chronique, la mise en place d'aides sociales et d'autres mesures encore témoignent du fait que les médecins capables de se détacher de l'objet maladie portent attention au malade dans sa singularité et sa globalité (la médecine dite holistique). Encore faut-il donner la parole au Sujet, lui permettre de dire, en l'y invi-tant s'il ne le fait pas, ses représentations imaginaires de sa maladie, le sens qu'il peut lui donner, s'il pense pouvoir en devenir l'acteur, et non plus le patient. Cela peut prendre beaucoup de temps et se modifier au cours de ce temps.

La réponse seulement somaticienne est déjà moins adaptée lorsqu'elle concerne un symptôme somatique qui traduit de façon amplifiée, exces-sive, non proportionnée (ce qui est une forme spéciale de symptôme soma-tomorphe), une lésion bien réelle mais qui n'est que façon ou occasion de « dire » une difficulté de l'existence, mais sans symbolisation particulière.

Les réponses possibles au symptôme somatomorphe tel qu'évoqué plus haut sont difficiles. Ces symptômes médicalisés sont adressés au médecin technicien de l'organisme. Cette adresse a donc sa logique, sa cohérence, mais ce n'est pas la bonne. Instruit par la Faculté du fait qu'il ne faut sur-tout pas « passer à côté » d'une affection somatique, et sous la pression (à la fois réelle et imaginaire) d'une menace juridique en cas d'une telle méconnaissance, le médecin multiplie les investigations, ces examens dits « complémentaires ». La réponse somaticienne est évidemment tout à fait inappropriée. Certes, c'est au médecin qu'il revient d'identifier une maladie somatique et de la traiter. C'est ce qui est attendu de lui par le malade et c'est ce qu'on serait fondé à lui reprocher s'il ne le faisait pas. Mais mécon-naître un trouble somatomorphe peut aussi être dommageable : la quête lésionnelle risque d'ancrer la conviction du malade somatomorphe qu'il y a une lésion à débusquer, et que le médecin n'y parvient pas (ce par quoi l'hystérique peut jouir d'avoir rendu le maître impuissant). Le corps étant « quelque chose qui est fait pour jouir, jouir de soi-même » selon la proposition lacanienne[15] il peut se produire que la demande de guérir s'oppose au désir de continuer de jouir de son symptôme corporel, corporifié, incarné. Le Sujet peut tenir à son symptôme plus qu'à tout, et il peut être délétère de chercher à tout prix la disparition totale d'un symptôme.

Alors, comment faire ? Comment faire pour répondre à une demande faite à une adresse qui n'est pas la bonne ?

Pour Lacan, en 1966, « c'est dans le registre du mode de la réponse à la demande du malade qu'est la chance de survie de la position proprement médicale ». Il rappelle que « Freud invente la psychanalyse comme praxis pour répondre à la subversion de la position du médecin par la montée de la science », et précise que « la position que peut occuper la psychanalyse, c'est la seule d'où le médecin puisse maintenir l'originalité de toujours de sa position c'est-à-dire de celui qui a à répondre à une demande de savoir, encore qu'on ne puisse le faire qu'à amener le sujet à se tourner du côté opposé aux idées qu'il émet pour présenter cette demande »[16]. Très bien. Mais comment amener le sujet à « se tourner du côté opposé aux idées qu'il émet pour présenter cette demande » quand celle-ci est le vecteur de difficultés psychiques présentées en symptômes somatiques ?

À vrai dire, il n'est pas rare que le Sujet aide le médecin, pour peu que celui-ci soit dans une disposition d'écoute attentive à la lettre d'une énonciation. La première phrase peut être, à cet égard, souvent cruciale et il est souhaitable de la transcrire *in extenso.* Ainsi de tel jeune homme qui énonce d'emblée qu'il est « *[sujeta] migraines* ». La liaison appuyée entre « sujet » et « à » peut-elle n'être qu'euphonique dès lors qu'elle fait entendre « sujette » ? « Ce qui est inattendu, dit Lacan, c'est que le sujet avoue lui-même sa vérité et qu'il l'avoue sans le savoir »[17]. Est-ce si inattendu ? Ou n'est-ce pas précisément le propre de la vérité du Sujet que de lui échapper ? Mais pour qu'un médecin puisse entendre des surgissements de l'inconscient, encore faut-il qu'il en connaisse la structure (et, avant même, l'existence). Que son attention ait été orientée, dès le temps de ses études, vers les lapsus, le jeu des mots, les équivoques que produisent les homophonies de la langue, l'apparente incongruité d'une tournure syntaxique. Qu'il puisse se défaire, au moins un temps, de la maîtrise de la conduite d'un « interrogatoire » médical. Les questions fermées de la sémiologie médicale ou celles de la « psychotechnique […] ont leur prix et leur valeur dans des limites définies qui n'ont rien à faire avec le fond de ce qu'il en est dans la demande du malade »[18]. Pour entendre la demande de savoir qui lui est adressée, le médecin, parce qu'il est « sujet supposé savoir », est support du

---

15. *Ibid.*
16. *Ibid.*
17. *Ibid.*
18. *Ibid.*

transfert, lequel lui confère un « pouvoir qu'il ne soupçonne pas si on ne lui explique pas »[19]. Le médecin doit pouvoir mobiliser autant d'attention à ce qui, du discours du malade, va faire signe médical qu'à ce qui, de la parole du Sujet, va « jouer » comme signifiant porteur de sens. Laisser ouverts ces deux canaux de l'écoute n'est pas si difficile qu'on pourrait l'imaginer.

Il arrive souvent que la « mauvaise adresse » conduise le médecin à faire un détour par le somatique (examen clinique, voire examens complémentaires, prescription médicamenteuse) alors même qu'il a pu approcher ce qu'il en est du fond, non « organique », de la demande. Ce détour peut être nécessaire pour laisser le temps au sujet de se re-tourner, de se ré-orienter. Mais il doit rester un détour lucide pour le médecin, informé pour le malade, négocié s'il le faut, dans le but d'un projet thérapeutique.

Être à certains moments dans une position d'analyste, être instruit de la clinique du signifiant, faire émerger une part du Sujet, une part du Désir, permettre l'établissement de liens, tout cela ne doit pas être confondu avec la pratique de la psychanalyse. Le recours à des principes de la pratique psychanalytique doit rester distinct de la pratique de la psychanalyse. Un médecin n'est pas un psychanalyste. Pour autant, le médecin peut s'autoriser des tentatives de déchiffrement du symptôme, légitimées le cas échéant par le statut symbolique de celui-ci, parfois (mais pas toujours, loin s'en faut) aisément repérable. L'interprétation est nécessaire, mais doit rester prudente, provisoire, toujours révisable dans l'après-coup. Sans quoi elle risque bien d'être construction ou plaquage de sens, et rendre sourd à tout ce qui ne s'y inscrirait plus, et, par là, nuire au Sujet. Il faut faire l'hypothèse que l'intérêt manifesté pour l'histoire toujours singulière d'un Sujet est déjà une thérapie dès lors que, détournant le sujet vers le «côté opposé aux idées qu'il émet pour présenter cette demande », il est une ouverture éventuelle vers le fond de la demande et, par là, une possibilité offerte au patient qui le désire de se tourner vers un autre thérapeute.

### Pour une éthique de l'implication du sujet

L'analyse de la demande et le mode de la réponse nous paraissent être au cœur de l'éthique, en ce sens qu'elles sont indissociables du principe éthique fondateur, à savoir le respect du malade ; plus précisément, et c'est là l'apport très particulier de la psychanalyse à l'éthique médicale, le respect du Sujet, c'est-à-dire précisément respect pour ce non savoir *a priori* (ni même parfois *a posteriori*). D'où un paradoxe apparent : le médecin, à qui un savoir est supposé, doit ne pas savoir... ce que le Sujet lui-même ne sait pas, et en même temps est le seul à pouvoir le découvrir. La seule réponse éthiquement recevable est, idéalement, l'absence de réponse, sous la forme d'une question. C'est dans le renoncement à son savoir, donc à son pouvoir, à sa position de maître, que le médecin convaincu que l'existence ne se réduit pas à la seule vie biologique, que le corps de jouissance

---

19. *Ibid.*

empêché excède de loin l'organisme déréglé, peut trouver une position proprement éthique. Précisons qu'il s'agit évidemment d'un renoncement nécessairement transitoire au savoir médical, à la maîtrise de la situation au regard de la pathologie somatique. Car s'il n'est pas que somatopathologiste, le médecin doit l'être entièrement et scientifiquement quand la situation l'exige. Le renoncement à la science médicale, à la biomédecine, serait évidemment contraire à l'éthique.

L'éthique de l'implication subjective du malade peut compléter, enrichir le champ des autres sources de l'éthique, le « principisme », le conséquentialisme, la discussion, la narration ou la sollicitude. L'éthique de l'implication subjective permettrait au sujet « d'y être pour quelque chose » dans ce qui lui arrive, de ne pas attribuer tous ses malheurs à l'Autre, aux autres, de considérer aussi sa destinée et pas seulement son destin. Ceci non pas par l'invigoration, la persuasion ou l'injonction par le médecin (qui peuvent cependant être parfois nécessaires), mais d'abord par la proposition, la possibilité d'un questionnement.

Mais ces moments de renoncement au savoir médical, cette mise entre parenthèses, cette respiration qu'est l'attention portée au Sujet de l'inconscient, au fondement de la rencontre soignante, représentent un temps supplémentaire. Or, nous vivons une époque de marchandisation du soin, de culture du résultat, de productivisme, qui, dans une injonction paradoxale et presque cynique, veut garantir une « qualité des soins » qui, sous prétexte de sécurisation, n'est souvent qu'une normalisation appauvrissante des pratiques. Nous soutenons qu'une pratique de la médecine envahie par les protocoles, la standardisation, les échelles et les scores n'est pas éthique, au sens où elle met en acte l'exclusion du Sujet de l'inconscient.

*(Frédéric Dubas)*

# Corps et esprit

## 24. Le problème du corps et de l'esprit

Nos pensées, nos émotions, nos sensations diverses, peuvent-elles être réduites et identifiées à de purs processus physiques, plus précisément neurophysiologiques ? Le phénomène de la conscience, caractéristique d'une vie psychique humaine marquée du sceau de la subjectivité, doit-il pourtant se comprendre, en dernière instance, comme un événement ayant son siège dans le cerveau, susceptible d'une connaissance scientifique, objective, en troisième personne ? Les techniques modernes d'imagerie cérébrale peuvent-elles véritablement « donner à voir » des états psychiques dont le propre est de s'éprouver en première personne, comme états internes, qu'autrui ne peut connaître, au mieux, qu'indirectement ? Peut-on faire l'hypothèse d'une « vie mentale » des machines, suivant la perspective ouverte par les recherches en intelligence artificielle ? Toutes ces questions, dont la liste n'est pas close, et qui intéressent la philosophie aussi bien que les sciences (intelligence artificielle, sciences cognitives, neurobiologie, neurosciences), se rapportent à un problème fondamental, classiquement identifié comme « problème du corps et de l'esprit ». Il concerne le rapport entre pensée et matière et engage la question de l'identité individuelle de l'homme : l'homme est-il un, à savoir un certain type d'organisme physique dont la complexité même rendrait raison de la vie mentale, ou bien est-il « double », entité corporelle d'une part, esprit d'autre part ?

Si l'on adopte la première hypothèse, de type « moniste » et matérialiste, se pose alors la question de savoir si la conscience, les représentations mentales, les croyances et les désirs, peuvent encore conserver une réalité et une efficace propres, ou bien s'ils doivent être reconduits à un déterminisme physique qui gouvernerait entièrement la vie humaine, et les réduirait au statut d'épiphénomènes. Si, en revanche, l'on souscrit à la seconde hypothèse, se rencontre alors le spectre du dualisme métaphysique, qui pose l'existence de deux ordres de réalité distincts, l'un physique, l'autre psychique : dans ces conditions, comment rendre compte de phénomènes, comme la sensation et le mouvement volontaire, qui paraissent témoigner au contraire de l'étroite connexion du mental et du corporel ?

Le problème du corps et de l'esprit paraît trouver historiquement son lieu d'élaboration dans la philosophie de Descartes (1596-1650). L'auteur des *Méditations métaphysiques*, en effet, est traditionnellement considéré comme le promoteur d'un « dualisme » qui pose l'existence d'une dualité ou indépendance réciproque entre deux substances, la substance étendue (le corps) et la substance pensante (l'esprit). La fameuse thèse de la distinction réelle, ou distinction substantielle, entre le corps et l'esprit, se rencontre assurément dans l'œuvre de Descartes, mais consiste en la distinction entre leurs concepts respectifs. C'est dans la mesure où le corps et l'esprit se conçoivent chacun indépendamment de l'autre, que l'on peut les définir comme réellement distincts. De façon remarquable, cette représentation dualiste de la relation psychophysique est caractéristique de la modernité, et en particulier de l'émergence au XVIIe siècle de la science moderne, de la physique mécanique, telle qu'elle s'institue dans les travaux de Galilée et se poursuit dans ceux de Descartes lui-même. Si le corps et l'esprit sont deux substances indépendantes l'une de l'autre, c'est d'abord parce que le corps en général, et le corps humain en particulier, agit et fonctionne de lui-même, de façon essentiellement mécanique, sans l'aide de l'âme, tel une machine-automate. Réciproquement, l'âme ou l'esprit, qui ne se définit plus dès lors comme le principe de vie ou d'animation du corps, mais comme pur principe de pensée, se conçoit et existe indépendamment de toute relation au corps. Aussi le dualisme, s'agissant de la question du rapport entre l'âme et le corps, apparaît-il indissociable du mécanisme, ou encore de cette « philosophie mécanique », qui se donne pour programme, dans le cadre de la nouvelle physique et en rupture avec l'ancienne science d'obédience aristotélicienne, de rendre raison de l'ensemble des phénomènes matériels en termes de figure et de mouvement. Le postulat d'une connaissance objective du monde physique, le rejet de la représentation traditionnelle d'une nature pleine de « petites âmes », la distinction épistémologique entre la pensée et la matière-étendue, sont ainsi au principe de la thèse cartésienne de la dualité substantielle entre l'esprit et le corps. Il convient de rappeler que Descartes est également engagé dans le projet de constitution, au XVIIe siècle, d'une physiologie mécaniste, exposée en particulier dans le *Traité de l'Homme* : s'y trouve mise en œuvre l'hypothèse d'un corps humain-automate dont les fonctions (respiration, battement du cœur, *etc.*) s'accomplissent sans le secours de l'âme, comme en témoigne la formule cartésienne récurrente évoquant « la machine de notre corps ».

Pourtant, si cette représentation dualiste est associée à la philosophie et à la science modernes, elle n'en semble pas moins problématique. Comment, en effet, comprendre à partir d'une telle représentation ce qui fonde l'identité humaine, ce qui constitue la « nature » même de l'homme « en tant qu'il est composé d'un esprit et d'un corps », suivant l'expression de la sixième des *Méditations métaphysiques* ? Comment, en particulier, concevoir la possibilité de la sensation, qui engage une traduction psychique d'un événement physiologique, dans le corps propre ; et comment, à rebours, expliquer le mouvement volontaire, qui implique l'action causale de l'âme, ou d'une faculté de l'âme (la volonté), sur le corps ? Dans le traité des *Passions de l'âme* (1649), Descartes, soucieux de rendre raison de l'unité fondamentale du sujet humain, comme unité psychophysique, recourt au modèle général de l'interaction, ou action réciproque, entre l'âme et le corps, en vertu de laquelle l'âme pourrait déterminer certaines opérations du corps (mouvement volontaire), et le corps être au principe de certains états psychiques (sensation). Pareille interaction, en l'occurrence, suppose une jonction étroite de l'âme au corps, en particulier au cerveau et plus spécifiquement encore à une « petite glande » située au milieu du cerveau (la « glande pinéale »), qui constituerait ainsi le « principal siège de l'âme ». Cependant, la possibilité même d'un échange causal entre deux substances supposées conceptuellement et réellement distinctes l'une de l'autre paraît sujette à caution. Si le corps est entièrement indépendant de l'âme, comment pourrait-il se trouver déterminé par elle à se mouvoir par exemple ? Plus généralement, l'hypothèse d'un siège cérébral de l'âme, d'une localisation de l'âme dans le corps, semble incompatible avec l'axiome « dualiste » du caractère rigoureusement inétendu d'un esprit dont la distinction d'avec la matière-étendue impliquerait qu'il ne puisse occuper aucun lieu.

Le constat de semblables difficultés théoriques, dès le XVIIe siècle, a conduit certains « successeurs » de Descartes, tel Spinoza dans l'*Éthique* (1677), à récuser le principe d'une distinction substantielle du corps et de l'esprit au profit de la thèse de leur identité fondamentale, mais aussi à refuser l'hypothèse d'un siège de l'âme dans le corps. De façon remarquable, cette opposition instituée à l'âge classique entre deux grands modèles de la relation corps-esprit, l'un cartésien, l'autre spinoziste, se trouve aujourd'hui réactivée par certains scientifiques. L'on en veut pour preuve les récentes publications du neurobiologiste américain, Antonio Damasio, auteur de *L'erreur de Descartes* (1994) et de *Spinoza avait raison* (2003) : ces ouvrages exposent le projet d'une science des émotions et des affects d'obédience spinoziste, en rupture explicite avec la représentation « dualiste » d'une sphère mentale séparée du corps, et avec l'hypothèse d'une raison détachée de toute affectivité comme de tout ancrage corporel.

Plus largement, le débat opposant les tenants d'une distinction du mental et du corporel (autrement dit d'une certaine irréductibilité du premier au second) et les partisans d'une « théorie de l'identité » du physique et du mental est encore vivant dans la philosophie contemporaine, ce qui témoigne d'une persistance singulière du problème du corps et de l'esprit. C'est ainsi qu'à la fin du XXᵉ siècle le philosophe américain, John Searle, dans son livre *La redécouverte de l'esprit* (1992), a prétendu dépasser à la fois le modèle de l'intelligence artificielle et celui de l'identification du mental au cérébral, en prenant précisément pour argument l'irréductibilité du point de vue de la première personne, et très généralement de la conscience, dans les phénomènes mentaux. La « redécouverte de l'esprit » engagée par Searle ne se revendique nullement du dualisme classique. Mais elle implique un refus de la définition, caractéristique des sciences cognitives, de l'esprit comme automate logique, comme machine de calcul, tel un ordinateur ; elle induit également le rejet du matérialisme strict des théories de l'identité esprit-cerveau. Selon Searle, le béhavioriste, qui rejette la représentation commune d'états mentaux internes (désirs, croyances) qui seraient au principe du comportement observable, et le théoricien de l'intelligence artificielle nient l'évidence, à savoir la dimension fondamentale de la conscience. Pareil rejet de la notion d'états de conscience internes, qualitatifs et subjectifs, serait précisément une des causes principales des échecs rencontrés par la « philosophie de l'esprit » (*philosophy of mind*), dont l'objet est la compréhension de la réalité mentale et de la relation psychophysique.

La réhabilitation, proposée par Searle, des notions de conscience et d'intériorité en philosophie de l'esprit constitue ainsi le principal enjeu de son célèbre argument de la « chambre chinoise » (voir notamment *La redécouverte de l'esprit,* chapitre 1). Pareille expérience de pensée vise à établir la différence fondamentale qui existe entre l'esprit humain, dont l'activité engage la dimension du sens, et un ordinateur ou tout autre dispositif artificiel susceptible d'exécuter un certain programme « formel ou syntaxique », suivant des procédures fixées d'avance. L'exemple de « capacité cognitive humaine » irréductible à une activité computationnelle mécanique dépourvue de conscience est dans cette expérience de pensée « la capacité de comprendre le chinois ». Supposons un homme, ignorant le chinois, enfermé dans une pièce et ayant à se disposition des symboles chinois et un programme d'ordinateur permettant de répondre dans cette langue à des questions posées à l'aide de ces mêmes symboles. Sommé de fournir des réponses dans une langue dont lui-même ignore tout, cet homme, grâce au programme d'ordinateur, peut néanmoins répondre correctement aux questions posées. Dans la mesure où cet homme, qui n'entend rien aux symboles qu'il manipule et n'accède donc pas au sens des phrases qui lui sont adressées et de celles qu'il formule, ne fait que suivre les procédures formelles du programme informatique, l'on peut en conclure, selon Searle, que l'activité computationnelle elle-même, celle de l'ordinateur, diffère radicalement de l'activité proprement humaine de compréhension et de production du sens. En l'occurrence, l'activité automatique de l'ordinateur est aussi éloignée de l'activité mentale du sujet humain que l'application en quelque sorte aveugle, mécanique, d'un programme informatique par un sujet (tel l'homme de la chambre chinoise), est éloignée de l'activité linguistique d'un véritable locuteur chinois, comprenant le sens des symboles dont il dispose. Par cet argument, fondé sur une distinction stricte entre le niveau *sémantique* (le sens des symboles, le contenu mental qui leur est associé) et le niveau *syntaxique* (la combinaison et l'agencement des symboles selon un certain algorithme), Searle entend ruiner la modélisation mécanique de l'esprit, programme de l'intelligence artificielle et des sciences cognitives en général. L'ordinateur, dont les opérations sont déterminées par des procédures formelles automatiques, dispositif qui opère donc au niveau syntaxique, ne saurait accéder au plan sémantique de compréhension des symboles qu'il utilise, de même que l'homme de la chambre chinoise ne peut saisir le sens des signes d'une langue qu'il ignore. Il faudrait donc conclure que l'esprit humain, dont l'activité spécifique opère également dans le registre sémantique, n'est pas descriptible dans les termes d'un dispositif artificiel de calcul : l'esprit n'est pas un automate logique, un système computationnel, une « machine » dépourvue de conscience et privée de toute intériorité.

La critique par Searle du matérialisme, en tant que ce dernier paraît ignorer la dimension subjective de la vie mentale et prétend réduire entièrement l'esprit à une certaine configuration physique, en l'occurrence neurophysiologique, se double ainsi d'une réfutation du cognitivisme qui assimile l'esprit à un ordinateur numérique. Rappelons que le cognitivisme, distinct des théories de l'identité esprit-cerveau, est lié à l'hypothèse de l'intelligence artificielle, dont on trouve les linéaments dès les années trente du XXᵉ siècle, dans l'œuvre du logicien Allan Turing. Turing, à la recherche d'une définition générale de la calculabilité, est le premier à proposer de comparer l'esprit humain à une machine logique. L'identification de l'activité mentale à des procédures de calcul mécaniques implique le caractère automatique de la pensée, dont le trait définitionnel ne serait plus la conscience ni l'expérience intérieure en première personne.

La critique par Searle du projet constitutif des sciences cognitives et de l'intelligence artificielle s'est trouvée à son tour contestée par un autre philosophe américain, Daniel Dennett, auteur notamment d'un ouvrage intitulé *La conscience expliquée* (1991). Selon Dennett, l'argumentation de Searle reposerait sur une dissociation trop stricte, et sujette à caution, entre le sémantique d'une part et le syntaxique d'autre part. De façon radicale, Dennett, soucieux de développer une « science objective de la conscience », et partisan d'une version remaniée de l'intelligence artificielle, récuse les prémisses mêmes de l'approche théorique de Searle manifestes dans l'argument de la chambre chinoise. Ces prémisses consistent en effet en une conception spécifique de l'esprit, récusée par Dennett sous la notion de « théâtre cartésien » : pareille conception affirme le caractère central de la « conscience », en relation avec la « connaissance immédiate » qu'aurait le sujet de sa propre vie intérieure. L'accent porté sur la catégorie de conscience est tel que celle-ci se trouve présentée comme constituant le trait commun de toutes les formes de l'activité mentale. Selon Searle en effet, « d'une manière ou d'une autre, toutes les autres notions mentales, telles que l'intentionnalité, la subjectivité, la causalité mentale, l'intelligence, *etc.*, ne peuvent pleinement se comprendre comme mentales que par le biais des relations qu'elles ont avec la conscience ». Cette identification de la conscience à l'activité de l'esprit en général, par-delà la diversité des états et des actes mentaux, n'est pas sans rappeler la définition générale de la pensée proposée par Descartes à l'occasion de la définition du moi comme esprit, ou « chose pensante ». L'unité de toutes les formes de l'activité psychique, volonté, intellection, imagination, sensation, était en effet constituée, dans la perspective cartésienne, par la réflexivité et la présence à soi, autrement dit par la perception immédiate, en première personne, de tout acte psychique : « Par le nom de pensée, je comprends tout ce qui est tellement en nous, que nous en sommes immédiatement connaissants », affirmait Descartes dans les *Secondes Réponses* aux *Objections*. Pour l'établissement de sa thèse fondamentale selon laquelle « les phénomènes mentaux sont essentiellement liés à la conscience », Searle écrit quant à lui, en une continuité remarquable avec la doctrine de Descartes concernant la nature de la pensée : « Les états mentaux sont toujours les états de quelqu'un. Il y a toujours une « première personne », un « je » qui a ces états mentaux ». En résumé, et de façon générale, la « redécouverte de l'esprit » exposée par Searle procède bien du postulat fondamental selon lequel le trait caractéristique de la vie psychique serait représenté par l'expérience en première personne, les états mentaux se trouvant identifiés à des états essentiellement qualitatifs et internes, appelés *qualia* dans la philosophie anglo-saxonne (l'effet que cela fait, subjectivement, d'éprouver telle douleur, de respirer le parfum de telle fleur, de boire cette tasse de café, de percevoir telle nuance particulière de bleu dans le ciel, *etc.*). L'importance accordée aux notions de conscience et d'expérience intérieure pour la description de la vie mentale humaine se révèle paradoxalement nourrie de cartésianisme, alors que J. Searle rejette la philosophie de Descartes, voyant dans le « dualisme des substances » une aberration métaphysique. Reprenant pourtant de façon implicite la distinction cartésienne entre la connaissance de l'esprit et celle du corps, il pose comme axiome indépassable la subjectivité d'une réalité mentale nécessairement référée à un moi, et irréductible au mode d'être objectif des choses extérieures.

Tels sont les éléments qui conduisent Dennett à rejeter la perspective proposée par Searle : celle-ci, assimilant l'esprit à une sorte de théâtre intérieur distinct des phénomènes publics et observables en troisième personne, reconduirait de fait un modèle cartésien, et aboutirait à la thèse d'une irréductibilité foncière de la réalité psychique, sous la forme d'un « mystère de la conscience » rendant vain le projet d'une théorie objective de l'esprit.

Assurément, Searle n'adhère pas à la thèse métaphysique d'une distinction substantielle entre le physique et le mental. Son analyse a pour horizon l'explication de l'appartenance de l'esprit au monde naturel, de sorte que la conscience, loin d'être rapportée à un mode d'être immatériel, au-delà de l'univers sensible, se trouve assignée sous l'aspect de sa « cause » (mais non réduite comme telle à l'ordre des phénomènes physiques et biologiques. Ainsi s'entend la thèse centrale de *La redécouverte de l'esprit*, qui pose que « les phénomènes mentaux sont causés par des processus neurophysiologiques cérébraux et sont eux-mêmes des caractéristiques du cerveau ». La solution au problème traditionnel du corps et de l'esprit consiste donc dans la représentation du caractère naturel, « biologique », du phénomène de la conscience, qui serait « causée par des processus neurobiologiques », inhérents au cerveau humain. Les états mentaux, en leur subjectivité même, résultent de processus neurophysiologiques de niveau inférieur. Se trouverait par là garantie, contre le dualisme ontologique, l'inscription de l'esprit, en l'espèce de la conscience, dans le monde. La relation entre le cérébral et le mental serait une relation, non pas d'identité, mais de cause à effet, la conscience étant considérée comme « causalement émergente » à partir du système neurobiologique.

On le voit, la solution par Searle du *mind-body problem* maintient la thèse de l'irréductibilité de la conscience et rompt avec les théories matérialistes de l'identité du mental et du cérébral ; mais cette solution recourt simultanément aux principes généraux d'une neuropsychologie qui associe étroitement, comme à sa « condition », l'esprit au cerveau humain. Or il est sur ce point particulièrement frappant de constater que les premiers éléments de cette perspective neuropsychologique, qui associe tel contenu mental, par exemple telle sensation, à tel état du cerveau, se rencontrent dans l'œuvre même de Descartes, du *Traité de l'Homme* aux *Passions de l'âme*, en relation à la question de l'union de l'âme avec le corps. La résolution cartésienne de cette question faisait en effet appel à l'hypothèse d'un siège de l'âme dans le corps, et plus précisément dans le cerveau, puisque aussi bien, selon Descartes, « il y a une petite glande dans le cerveau, en laquelle l'âme exerce ses fonctions plus particulièrement que dans les autres parties ». La thèse, adoptée par Searle, d'une correspondance étroite entre le mental et le cérébral, correspondance exclusive toutefois d'une réductibilité du premier au second, n'est pas sans rappeler (malgré les dénégations de Searle à ce sujet) la perspective cartésienne originale de l'union de l'âme et du corps. Sans doute l'auteur de *La redécouverte de l'esprit* est-il paradoxalement redevable de la philosophie de Descartes : non seulement il reconduit l'assignation de l'esprit au registre de la conscience et de la subjectivité, mais il reprend également le schème neuropsychologique moderne à la constitution duquel le cartésianisme a contribué de manière décisive.

(*Pascale Gillot*)

## 25. Le regard des neurosciences sur la vie morale

Souvent, l'émergence de nouvelles sciences interpelle la philosophie, mais il est plus rare qu'elle donne lieu à des questionnements éthiques allant au-delà des bonnes pratiques de l'expérimentation et de la prise en compte des risques lorsqu'elle s'accompagne de technologies. Il en va tout autrement avec les neurosciences, au point qu'un nouveau terme a été créé, qu'on doit à l'éditorialiste américain William Safire : neuroéthique. Que recouvre-t-il et en quoi ce que nous apprenons du fonctionnement de notre cerveau concerne-t-il la vie morale ?

Ainsi qu'Adina Roskies le souligne[1], la neuroéthique désigne d'une part l'éthique des neurosciences et d'autre part la neuroscience de l'éthique. La neuroscience de l'éthique n'est plus du tout de l'éthique, mais l'étude scientifique de notre comportement moral, par l'utilisation de l'imagerie cérébrale : qu'est-ce qui se passe dans notre cerveau lorsque nous réfléchissons sur un dilemme moral ou lorsque nous prenons une décision ? De telles études ne sont pas limitées à l'éthique. Certains chercheurs, à l'instar de Newberg et D'Aquili[2], menant des recherches analogues sur les expériences religieuses, ont créé un autre néologisme : « neurothéologie ». L'éthique des neurosciences, quant à elle, se divise aussi en deux parties : l'éthique de la pratique des neurosciences et les implications éthiques des neurosciences. L'éthique de la pratique des neurosciences est l'éthique de la recherche scientifique appliquée aux neurosciences : il s'agit du travail des comités d'éthique de la recherche, qui ne présente rien de particulièrement nouveau. Il en va tout autrement des implications éthiques des neurosciences ; ici, il s'agit d'étudier les effets des progrès de la connaissance du cerveau sur nos conceptions sociales, morales et philosophiques.

---

1. J. Illes (dir.), « A Case Study in Neuroethics : the Nature of Moral Judgment », *Neuroethics*, Oxford, OUP, 2006.
2. *Pourquoi « Dieu » ne disparaîtra pas*, Vannes, Sully, 2003.

Ce dernier volet de la neuroéthique va bien au-delà de la question de l'action bonne ou juste, et soulève des difficultés qui concernent ce qu'on appelle l'anthropologie philosophique, telles que celle de savoir si l'être humain possède un libre arbitre ou non, ou si l'« âme » est réductible au cerveau (si, pour reprendre l'expression de Cabanis que Darwin affectionnait, la pensée est une sécrétion du cerveau comme la bile est une sécrétion du foie).

La référence à ces auteurs du XIX$^e$ siècle montre que les questions soulevées par les neurosciences ne sont pas toutes nouvelles, loin s'en faut. Cependant elles permettent souvent de poser des questions anciennes de manière nouvelle et surtout de les rapprocher de ce qu'on pourrait appeler une vérification empirique. Par exemple, les études de Damasio sur les lésions préfrontales (et le célèbre cas de Phineas Gage) tendent à montrer que, contrairement à ce que de grands philosophes comme les Stoïciens ou Kant pensaient, l'affectivité et les émotions ne sont pas d'abord des dangers, voire des ennemis, lorsqu'on doit réfléchir et décider moralement, mais d'indispensables alliés. Quand décision et émotions sont déconnectées, l'action est inadéquate, voire immorale.

La place de la vie affective dans la vie morale est l'une des questions dont les neurosciences renouvellent l'approche, mais ce n'est pas la seule. Trois autres apparaissent particulièrement importantes : la responsabilité morale, le méliorisme et lire dans l'esprit. Se pose aussi la question de l'identité personnelle : à la question qui sommes-nous ?, les neurosciences apportent un élément de réponse ; en effet, l'on entend prononcer de plus en plus souvent des phrases comme : « le cerveau perçoit le monde » en lieu et place de « nous percevons le monde ». Le génie génétique, déjà, avait voulu étendre sa juridiction dans ce domaine, en nous assimilant à nos gènes.

Nous sommes cependant responsables de ce que nous faisons et nous devons parfois en rendre compte. C'est là le point de départ du droit et de la morale lorsqu'ils veulent évaluer les actes, les comportements et les personnes. Pour être responsable, quelqu'un doit avoir pu agir différemment qu'il ne l'a fait ; sinon, cela revient à dire qu'il a agi à la manière d'un objet inanimé, comme une tuile qui tombe d'un toit et blesse un passant ; or une tuile n'est pas responsable (ce qui n'est pas forcément le cas du couvreur, s'il a mal fixé la tuile). Bref, pour être responsable, une personne doit disposer du libre arbitre, c'est-à-dire de la capacité d'agir comme elle le décide, et du pouvoir de décider d'agir comme bon lui semble. Le problème, c'est que les neurosciences nous induisent à douter que nous possédions réellement ce pouvoir, par conséquent que nous soyons doués de libre arbitre. Cela doit s'entendre à deux niveaux : à un niveau fondamental, la science moderne interroge l'existence d'un pouvoir comme celui du libre arbitre qui échapperait au réseau déterministe des causes naturelles. C'est là un vieux problème, celui du déterminisme physique, qui est soulevé et discuté dès le XVII$^e$ siècle (les siècles précédents avaient une difficulté analogue avec la question théologique de la prédestination : si Dieu est omniscient et tout-puissant, il sait déjà tout ce que je vais faire et l'a décidé de toute éternité). Les neurosciences viennent simplement le renforcer en traquant la causalité au plus intime de notre cerveau. À un niveau moins fondamental, elles nous apprennent que notre comportement est en grande partie déterminé par ce qui se passe dans notre cerveau. Qu'en est-il alors de notre liberté et de notre responsabilité, tant morales que légales ? Déjà des avocats allèguent les données de l'imagerie cérébrale pour contester la culpabilité de leurs clients et le bioéthicien Arthur Caplan prédit « que dans dix ans il y aura une série télévisée dont le titre sera Mon cerveau me l'a fait faire »[3].

Nous avons de nombreuses capacités, mais elles ne suffisent pas toujours pour satisfaire nos ambitions. Pourquoi alors ne pas les améliorer ? C'est l'idée du *méliorisme* ou de l'amélioration des capacités de l'être humain (*human enhancement*). Certains parlent d'eugénisme, mais le terme est mal choisi, l'eugénisme possédant en général les trois caractéristiques suivantes : il veut améliorer (ou stopper la dégénérescence) de l'espèce, il recourt au pouvoir coercitif de l'État et ne respecte pas la liberté individuelle. Or le méliorisme n'a aucune d'entre elles. En outre, parler de méliorisme non plus n'est pas sans ambiguïté, car d'une part, comme on s'en est aperçu dans le cadre du génie génétique, la distinction entre soigner et améliorer n'est pas claire, et d'autre part, la différence entre vouloir être mieux que soi-même et vouloir être un soi-même optimal ne l'est pas plus. On peut illustrer ce dernier point par un cas réel. Une jeune femme dépressive et affligée d'une timidité maladive retrouve courage et assurance de soi grâce à un antidépresseur ; quelques temps après, en dépit de l'insistance de son médecin, elle refuse d'abandonner le médicament qui lui permet, maintenant et enfin, de devenir l'auteur de sa vie, c'est-à-dire d'une vie vraiment signifiante pour elle et qui ne se résume pas à une lutte vaine et sans fin contre ce qui constituait une partie de son caractère. S'est-elle améliorée grâce au médicament ? Est-elle devenue la personne qu'elle aspirait à être ? Ou bien la personne que, fondamentalement, elle était ? Les médicaments du cerveau nous obligent à penser à nouveaux frais la question de l'amélioration (y compris celle du dopage), et nous poussent à abandonner cette équation simpliste : soigner est bon, améliorer est mal.

L'imagerie cérébrale nous permet-elle vraiment de lire dans l'esprit ? Certains le pensent, puisque le débat sur l'usage de nouveaux détecteurs de mensonge est redevenu d'actualité. De son côté, Steven Hyman rapporte que l'imagerie cérébrale permet d'étudier les réponses non conscientes à des situations sociales[4]. Ainsi, lorsqu'on montre à des sujets des images de faciès d'un type qui ne leur est pas familier, nombre d'entre eux activent cette structure cérébrale qu'est l'amygdale en fonction de l'appartenance raciale de la personne qui figure sur l'image. Or, l'amygdale est impliquée dans les émotions de la peur et de la colère. Serions-nous « naturellement »

---

3. *Neuroethics. Mapping the Field*, New York, The Dana Foundation, 2002, p. 98.
4. « The Brain's Special Status », *Cerebrum*, vol. 6, n° 4, 2004, Dana Press, p. 11.

racistes ? On est ici ramené à la question des rapports entre les émotions et la morale, mais ce n'est pas tout : manifestement l'imagerie cérébrale n'est pas sans impact sur la protection de la sphère privée, et on imagine facilement tous les domaines de la vie où elle pourrait intervenir (l'emploi, les assurances, *etc.*). Au-delà des questions d'éthique se posent ici des questions méthodologiques. Comment corréler les trois groupes de données neurologiques, psychologiques et morales ? Pour passer de l'un à l'autre, il est nécessaire d'interpréter, c'est-à-dire de construire des hypothèses, qui peuvent bien entendu être contestées. Et ici, il faut se garder de toute naïveté ; en effet, on n'observe pas les émotions dans le cerveau, ni même l'activité neuronale en tant que telle, mais le débit du flux sanguin ou la variation de potentiel électrique. Ces données reflètent de façon plus ou moins fine l'activité neuronale, elle-même comprise comme causalement reliée aux phénomènes psychologiques, qu'on jugera ensuite à l'aune de l'éthique. Il y a là différents niveaux qu'on confond aisément, surtout dans l'élan d'enthousiasme qui accompagne les nouvelles découvertes que nous faisons sur notre cerveau.

(*Bernard Baertschi*)

**Références :**

B. Baertschi, *La Neuroéthique. Ce que les neurosciences font à nos conceptions morales*, La Découverte, 2009.

H. Chneiweiss, *Neurosciences et neuroéthique. Des cerveaux libres et heureux*, Paris, Alvik, 2006.

K. Evers, *Neuroéthique. Quand la matière s'éveille*, Paris, Odile Jacob, 2009.

W. Glannon, *Bioethics and the Brain*, Oxford, OUP, 2007.

N. Levy, *Neuroethics. Challenges for the 21 st Century*, Cambridge, CUP, 2007.

## 26. Tester le sujet (la psychométrie et ses usages)

### Le test : qui suis-je ?

P. Pichot a proposé en 1949, la définition suivante : « On appelle un test mental une situation expérimentale standardisée servant de stimulus à un comportement. Ce comportement est évalué par une comparaison statistique avec celui d'autres individus placés dans la même situation, permettant ainsi de classer le sujet examiné, soit quantitativement, soit typologiquement. » Chaque mot est important. Le test est situation et terrain d'expérience. Un test s'accompagne de consignes strictes de passation. Les conditions doivent être parfaitement explicitées pour que le test soit appliqué toujours de la même façon. Des variations peuvent modifier considérablement la situation expérimentale, la performance et donc la cotation.

Demander à un sujet de produire le plus de noms d'animaux en deux minutes lui fait réaliser une épreuve de fluence lexicale catégorielle qui évalue la capacité de rechercher des mots (fonctions exécutives) dans un stock lexical (mémoire sémantique). La consigne ne pose pas de difficulté en soi. Donner un exemple ou non, guider la production (demander des noms d'animaux domestiques, sauvages, *etc.*), préciser qu'il ne faut pas donner deux noms d'une même famille (lion et lionne) modifient par contre considérablement la production. C'est une des raisons pour que des tests *a priori* faciles et rapides à mettre en place soient toujours néanmoins réalisés par des personnes expérimentées.

Le comportement est enregistré mais pour être analysé, il doit être transformé en données chiffrées (avec le traitement statistique approprié). La dernière phase est probablement la plus délicate puisqu'il s'agit de classer un sujet par rapport à un groupe de référence (dont il faut être sûr qu'il soit le sien) permettant de surcroît de déterminer un profil. On comprend d'emblée que le psychologue qui teste un sujet doit accompagner systématiquement sa réalisation d'un entretien, de tact et de sollicitude. On comprend également pourquoi la promotion très active des tests informatisés qui donnent instantanément un profil de réponses (voire un diagnostic) ou les tests de repérage en population générale au téléphone dans le cadre d'études épidémiologiques suscitent une inquiétude légitime. Le psychologue, avant tout test, réalise un entretien qui lui permet de connaître (un peu) le sujet, de repérer des éléments pouvant interférer avec les tests (vue, ouïe, âge, anxiété, langue maternelle, faible instruction et peur d'être jugé, haut niveau d'instruction et crainte d'avoir un mauvais score, *etc.*), d'appréhender la question posée, de choisir l'outil pertinent (aucun bilan standardisé, prêt à l'emploi ne saurait l'être), de s'assurer que le sujet a bien compris ce qu'il venait faire. La passation du test est rigoureuse, mais s'adapte au sujet (consignes répétées, interruption en cas d'échec, *etc.*). Un temps important est consacré à la rédaction du compte rendu et à la transmission des conclusions en termes compréhensibles, au sujet et aux collègues. Une des difficultés est de faire figurer les scores et les normes toujours accompagnés d'un commentaire explicatif[1]. Ainsi un score peut non seulement être anormal (en dessous de la norme) mais les performances peuvent permettre de dire que le « profil de performance est hétérogène », que les « acquisitions sont insuffisantes » ou que la symptomatologie du sujet présente des « éléments de démence ». Cette question peut avoir un sens ou des conséquences, comme par exemple inclure ou non un sujet dans un essai thérapeutique. Il convient alors pour le psychologue d'accompagner ce classement d'annotations : « M. A a un score de 5 correspondant à un stade de démence très sévère. Le mutisme du sujet doit être pris en compte dans l'analyse de ce faible score. On note que le sujet a été très attentif pendant toute l'épreuve

---

1. G.A Michael et *al.*, « Les tests et échelles en pratique », C. Thomas-Antérion et E. Barbeau (dir.), *Neuropsychologie en pratique(s)*, Marseille, Solal, 2011.

et que celle-ci a été réalisée sans pause et sans difficulté comportementale particulière. » Enfin, un test répond à trois critères métrologiques : la *fidélité* qui détermine le degré auquel un test, administré à deux reprises au même sujet, donnera des résultats similaires ; la *validité* qui fait que le test mesure bien ce qu'il est censé mesurer et la *sensibilité* qui fait qu'un test détecte facilement un trouble. Il convient que le test soit spécifique. Un test sensible dans les maladies démentielles, sépare les sujets déments des sujets sains (test de repérage). Un test spécifique ne sélectionne que les sujets présentant une maladie d'Alzheimer (test diagnostic).

### *La naissance de la psychométrie : d'où viens-je ?*

Avoir relu la définition de ce qu'est un test nous permet de visiter les origines de la psychométrie. La psychométrie telle que nous la connaissons aujourd'hui est née en Europe au XIX^e siècle, essentiellement en France et en Angleterre, avant de s'enrichir au début du XX^e siècle aux États-Unis. Le point de départ est probablement la distinction par Esquirol, en 1838, des malades et des déficients mentaux, et la création d'institutions qui s'ensuivit. Il fallut alors développer des normes d'admission et des critères de classification. Les tests psychologiques permettant d'évaluer dans une situation standardisée au moyen de méthodes scientifiques, le fonctionnement d'un sujet ou sa personnalité (ainsi que l'absence ou la présence d'une pathologie) se développèrent avec l'essor de la psychologie statistique : la psychométrie. Donders fut le premier, en 1868, à mesurer la rapidité des processus mentaux.

Il s'agit de mesurer le temps de réponse d'un sujet à un stimulus. Ce type de paradigme reste très utilisé par exemple pour prédire le temps de latence d'un sujet à répondre à un danger ou le temps mis pour traiter deux informations à la fois (conduite automobile). L'informatique permet actuellement de parfaitement contrôler la situation expérimentale. Donders distingua les tâches de réaction simple (un stimulus et une réponse) et les tâches de réaction à choix multiples (plusieurs stimuli et réponses). « Les phénomènes psychiques ne se laissent ni mesurer ni peser, et nous ne connaissons pour le sentiment, l'intelligence, la volonté aucune unité à l'aide de laquelle on puisse les exprimer en chiffres. [...] Un facteur semble susceptible de mesure, savoir, le temps qu'il est nécessaire pour les actes psychiques simples. »[2]

Le terme de « test mental » fut proposé par James McKeen Cattell (1860-1944) qui développa la mesure des fonctions sensorimotrices élémentaires chez les étudiants, ceci en parallèle de la mesure des courbes de poids, ce qui ne manque pas de rappeler l'adage : « un esprit sain dans un corps sain ». À la fin de ses études de psychologie aux États-Unis, il voyagea en Europe,

---

2. F.C. Donders, « La vitesse des actes psychiques », *Archives Néerlandaises des Sciences Exactes et Naturelles*, 3, 1868, p. 296-317.

intégra le laboratoire de Wundt à Leipzig avant de rejoindre Cambridge où il fit la connaissance de Francis Galton (1822-1911) avec qui il entretenait déjà une correspondance. Les travaux de celui-ci étaient extraordinairement variés et concernaient aussi bien la géographie, la climatologie, la criminologie que la biologie, les statistiques (il décrivit les notions d'étalonnage, de régression et de corrélation) ou la psychologie. Cousin germain de Charles Darwin, il fut marqué adolescent par la phrénologie ; plusieurs phrénologues lui parlèrent de ses capacités intellectuelles supérieures héritées de ses ancêtres... Parmi ses multiples contributions, il introduisit l'idée des tests d'intelligence, lesquels alliaient anthropométrie, mesure de l'acuité visuelle, de la force musculaire ou des temps de réponse. « Je note que l'énergie (à propos de la typologie supposée des savants) est en proportion inverse de la tête. Ceci ressort avec force de mes chiffres, bien que la circonférence moyenne de la tête soit considérable pour les savants. L'énergie est chez eux d'autant plus puissante que la tête est plus petite. J'ai 90 réponses sur ce point, j'en ai vérifié bon nombre en me servant de mètre à chapelier et en mesurant l'intérieur des chapeaux. La circonférence moyenne d'une tête anglaise est de 22 pouces un quart à 22 pouces et demi. Et bien je n'ai que 13 têtes qui soient au-dessous de 22 pouces et j'en ai 8 de 24 pouces ou au delà. »[3]

Le premier test mental pratique est français et a cent ans. En 1905, Alfred Binet et Théodore Simon proposèrent une échelle d'intelligence qui visait à dépister les enfants en difficulté scolaire dans le cadre des lois « Jules Ferry ». Elle prit le nom de « Quotient Intellectuel » (QI) en 1916 et connut des adaptations multiples. Elle reste utilisée dans ses deux formes les plus fréquentes : l'échelle de Binet-Simon et celle de Stanford-Binet (version américaine). Il s'agit d'un test essentiellement verbal. « Il y a 4 directions dans lesquelles on peut s'engager : l'étude des races, l'étude des enfants, l'étude des malades, l'étude des criminels. »[4] Avec la Première Guerre mondiale, les États-Unis entamèrent une grande campagne de sélection de nouvelles recrues en utilisant des tests évaluant les connaissances, les aptitudes et l'intelligence. Il s'agissait de l'*Army alpha*, test essentiellement verbal et de l'*Army beta*, test développé pour les sujets illettrés ou de langue non anglaise. Cette nécessité nouvelle de la sélection des soldats donna lieu au développement du test de David Weschler : le *Weschler-Bellevue Intelligence Scale* dont la première forme fut publiée en 1939. Il est intéressant de souligner qu'un des points qui sous-tendit son développement fut la nécessité de disposer d'une batterie multiculturelle, c'est-à-dire pouvant être appliquée à tous les sujets américains et ce quels que soit leur ethnie d'origine et leur niveau d'éducation. Ce test fut de nombreuses fois adapté, traduit, et est

---

3. F. Galton, *Les hommes de science. Leur éducation et leur régime*, Revue Scientifique, 13, 1874, p. 1035-1040.
4. A. Binet et V. Henri, « La psychologie individuelle », *L'Année Psychologique*, 2, 1896, p. 411-465.

connu désormais sous le nom de *Weschler Adult Intelligence Scale* (WAIS). Les formes les plus récentes en français sont, pour l'adulte, la WAIS 3 (2000) et, pour l'enfant, la WISC 4 (2005).

### La classification... des tests

Le mode de passation peut être individuel ou plus rarement se faire en groupe, le test papier-crayon ou informatisé (notamment lorsqu'on enregistre un temps de réaction) peut être adapté pour un âge de la vie (enfant ou adulte). Enfin, il évalue une fonction précise (test de mémoire). On distingue les tests d'efficience et les tests de personnalité. Les tests d'efficience se subdivisent en : tests d'intelligence (QI), tests d'aptitude (capacité à acquérir ou à développer certaines compétences) et tests de connaissance. *Les tests d'intelligence* mesurent l'intelligence et reposent sur des épreuves évaluant l'intelligence cristallisée et l'intelligence fluide. L'intelligence fluide est la capacité à résoudre des problèmes dans des situations nouvelles, indépendantes de l'acquisition de connaissances. Elle permet de résoudre les problèmes mathématiques. Le raisonnement fluide est inductif ou déductif. L'intelligence cristallisée reflète l'étendue des connaissances générales, la capacité à raisonner avec des mots ou des chiffres. Elle est liée au niveau d'éducation et à la culture. La plupart des échelles de QI permettent de mesurer chacune d'entre elles. Ainsi la WAIS est composée d'épreuves de performance (intelligence fluide) et d'épreuves verbales (intelligence cristallisée). *Les tests d'aptitude* mesurent l'intelligence sociale, la créativité (test de Torrance) ou les capacités sensorimotrices. Les tests neuropsychologiques, en évaluant une fonction cognitive isolée (tests de mémoire) en font partie. La validité des tests de personnalité est le plus souvent empirique et très liée au psychologue qui les réalise, les analyse et décrit alors le profil du sujet.

On distingue les questionnaires (très utilisés dans le domaine du recrutement), les tests objectifs (résolution de problème) et les tests projectifs dont le test de Rorschach (1921) est sûrement l'exemple le plus célèbre[5]. Celui-ci consiste en la présentation de planches de tâches d'encre symétriques qui sont présentées au sujet qui doit les interpréter librement. Le compte rendu du psychologue (obligatoirement formé à l'analyse de ce test) est dépendant de son école de pensée. Ce type d'épreuve n'a par conséquent, pour certains, aucun fondement scientifique puisque son analyse même est soumise à subjectivité et donc peu reproductible.

### Le cadre des tests

Les deux règles fondamentales sont, d'une part, que la personne qui réalise les tests soit un professionnel formé à ces outils, à leur choix, leurs limites, à l'interprétation des performances et, d'autre part, que la personne

---

5. F. Neau, « L'expertise psychologique d'adultes », *L'examen psychologique en clinique*, M. Emmanuelli (dir.), Paris, Dunod, 2004.

testée soit participante, demandeuse de l'évaluation, informée de sa teneur et de l'utilisation des résultats. Les tests sont un aspect du bilan de compétence au terme de la loi du 16 juillet 1971 (formation continue) et de la loi du 31 décembre 1991 (réinsertion). Les outils préconisés sont les entretiens psychologiques, le travail en groupe et les évaluations psychologiques avec tests ou questionnaires. Le cadre juridique a également introduit la possibilité d'un examen médico-psychologique dans le Code de la procédure pénale de 1958 et le titre de psychologue-expert en 1992. Ainsi, le juge d'instruction peut prescrire une mission d'expertise. Les outils sont l'entretien clinique, les épreuves psychométriques (avec si besoin recours à des confrères spécialisés sapiteurs dont on prend l'avis) et les épreuves projectives. On imagine bien les difficultés (et les précautions d'usage) que nécessite la rédaction de tels bilans. Enfin, les tests sont largement réalisés (comme au temps de Binet et de Simon) dans le cadre de bilans scolaires, notamment devant des troubles du développement, un syndrome d'hyperactivité ou le repérage d'enfants précoces. Là encore, tout est affaire d'objectif, de conclusion et d'utilisation des données.

### Les maladies mentales et cognitives

En pratique clinique, le bilan comprend des tests mesurant les fonctions intellectuelles (index de détérioration), et surtout des tests neuropsychologiques qui évaluent une ou plusieurs fonctions (perte ou maintien)[6]. Les mêmes règles que précédemment s'appliquent concernant la formation du professionnel qui réalise les tests et l'information du sujet. Ce dernier doit éviter le sentiment d'échec et être conscient qu'il peut révéler des pertes et un déclin. Les limites de l'interprétation des tests sont bien connues des neuropsychologues, mais parfois moins des médecins qui lisent les résultats. Le psychologue connaît rarement les capacités antérieures du sujet testé. Lorsqu'il évalue une perte de fonction, il évalue également les capacités de compensation du sujet susceptible de mettre en place d'autres stratégies pour réaliser une tâche. Un sujet avec une lacune du noyau thalamique antérieur gauche échoue dans les tâches de mémoire verbale et rappelle 2 mots d'une liste présentée qui en comporte douze. Par contre, il reste performant concernant la mémoire visuelle et rappelle l'ensemble des 12 images d'une liste. Après l'apprentissage de techniques d'imagerie mentale (apprises en rééducation ou développées empiriquement par le sujet lui-même), celui-ci peut se rappeler 12 mots (pour chacun d'entre eux il associe un indice visuel mental). Certains troubles peuvent s'intriquer. Un apparent trouble de mémoire peut être aggravé par un trouble du langage ou causé par lui : un sujet ne peut mémoriser correctement 16 mots dont il ne connaît plus le sens. De même, la prise de certains médicaments (iatrogénie) peut fausser les résultats. Pour reprendre un exemple précédent, le temps de réaction est fortement influencé par la prise de

---

6. M.D. Lezak, *Neuropsychological Assessment*, New York, Oxford University Press, 1995.

psychotropes, notamment de benzodiazépines ou de neuroleptiques. Le choix des outils est parfois difficile (la boîte à outils est grande) pour ne pas surévaluer un déficit et savoir repérer un handicap invisible. Il est parfois difficile d'apprécier la motivation, la participation, la fatigue, le stress, les limites dues à l'âge ou à une gêne sensorielle. Des limites propres aux tests sont également repérables. Le test doit être normalisé, ce qui exige en théorie des groupes de témoins suffisamment nombreux avec la question cruciale de leur sélection. Les normes peuvent varier pour le même test selon les conditions de recrutement : en population générale ou parmi des sujets participants à des cohortes de volontaires sains (centre de santé, études épidémiologiques, *etc.*). Elles varient aussi lorsque le test est influencé par des changements socio-culturels : les tests de connaissances générales doivent être validés régulièrement, et une norme pour les sujets de 60 ans, ne peut pas être utilisée pour d'autres sujets de 20 ans plus âgés. De même concernant la langue de passation : il convient de valider une échelle (voir de l'adapter) dans le pays où elle sera utilisée. Au demeurant certains sujets sont des exclus : pratiquement aucun test ne dispose de norme pour les gauchers ce qui est un manque dans certaines épreuves de langage ou visiospatiales. De plus, le principe de recrutement de volontaires sains est biaisé par le fait que ces sujets ont souvent un intérêt plus grand que la population générale pour leur cognition. Leurs âge, niveau d'éducation, antécédents médicaux et leur prise de traitements sont contrôlés. En revanche, on recrute des sujets motivés et ayant probablement plus d'activités de loisirs (sport, activités intellectuelles) autant de facteurs dont on sait qu'ils peuvent influencer la cognition. De plus, un test doit être validé dans différents groupes pathologiques afin de vérifier ses sensibilité (il repère la maladie) et spécificité (il repère la maladie et rien que la maladie). Si les outils correctement normalisés disposant de normes par âge, niveau d'éducation et sexe sont relativement nombreux, il manque cruellement d'outils pour les sujets à particularité : isolement sensoriel, langue maternelle non française, illettrisme, très faible ou très haut niveau d'éducation.

### Le difficile exercice de la norme

Il existe deux types de situation. Les valeurs suivent une loi de distribution normale ou non. Lorsqu'un psychologue utilise un test, il connaît toujours la distribution du test qu'il utilise, afin d'utiliser des calculs statistiques différents. Ceci est fondamental car le risque serait pour le sujet testé d'être classé sans certitude d'un traitement correct des notes obtenues au test. Dans une distribution normale, on obtient une courbe en cloche.

La distribution normale étant parfaitement symétrique autour de la moyenne, il en résulte que les observations effectuées décroissent en s'éloignant de celle-ci. La distribution est plus ou moins plate selon différents paramètres, mais la caractéristique principale est de contenir, de part et d'autre de la moyenne, 34% des observations dans le premier écart-type, et 48% jusqu'au second écart-type.

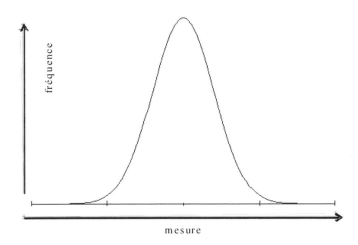

Distribution normale : les mesures effectuées en fonction de leur fréquence conduisent en une distribution en forme de cloche.

En neuropsychologie, la transformation des données brutes en scores z est la plus fréquente. Les scores rares sont considérés en psychologie comme étant ceux inférieurs ou égaux à 5% (valeur de $z = 1,65$). Lorsque la distribution n'est pas normale, les scores sont transformés en centiles. Une performance est pathologique en dessous du centile 5. Une erreur fréquente pour des non initiés est de lire un compte rendu en considérant un score à un écart-type de la norme comme pathologique alors qu'il concerne 34% des sujets dans ce test ! De même, la lecture des résultats en percentiles est souvent inconnue et des résultats au percentile 25, 50 voire 75 sont considérés à tort comme pathologiques ! En clair, le compte rendu doit être informatif et explicité et ne pas rendre un score brut, ni même un score et son résultat par rapport aux normes du test, sans commentaire. Il existe des tests pour lesquels les normes « s'arrêtent » à 75 ans : que faire avec des sujets de 85 ans ? Beaucoup de psychologues répondent : ne pas évaluer le sujet avec cet outil. Mais refuser d'évaluer un sujet du fait de son grand âge n'est-il pas discriminant ? Il existe des tests pour lesquels les normes ont été réalisées dans des échantillons trop larges, par exemple de 50 à 70 ans. À 51 ans et à 69 ans, des questions se posent quant à ces normes. Une autre situation est celle où les sujets ont un âge entre deux normes. Un sujet de 69 ans et demi doit-il être « classé » par rapport aux sujets de 60-69 ans au risque que l'on repère faussement un émoussement de ses capacités ou à ceux de 70-79 ans au risque de voir ses performances surestimées ?

Enfin, un même score dans un test peut représenter deux réalités différentes. Prenons l'exemple d'un test global, le *Mini Mental State* (MMS). Ce test a été validé par l'équipe de Folstein en 1975 pour repérer des modifications de fonctionnement global dans un essai thérapeutique évaluant les effets d'un traitement antidépresseur contre placebo. Ce test a connu un succès planétaire et il est utilisé en consultation dans la plupart des pays du Monde (il est traduit et validé dans 32 langues) pour tenter de « repérer » des infléchissements dans le fonctionnement global, notamment chez les sujets âgés ayant une plainte cognitive, afin de « trier » les personnes à qui prescrire un bilan de mémoire et des examens paracliniques. La question du tri est une question médico-économique. Certaines études ont estimé en France à 600 000 les malades présentant une maladie d'Alzheimer ou un syndrome apparenté. Le territoire français comprend en 2011 près de 430 consultations de mémoire de proximité et 27 centres Mémoire Ressource et Recherche. Adresser tous les sujets d'un certain âge (qu'il faudrait définir) ne serait ni rationnel ni éthique. Par contre, recueillir la plainte de sujets vieillissants et disposer d'outils simples en pratique courante pour faire un examen de première ligne tend à l'être. Notons au passage que le MMS n'a pas été conçu pour cela. Il explore 7 domaines et la note maximale est de 30. En France, nous disposons d'une traduction consensuelle et de normes y compris pour des sujets très âgés (plus de 90 ans) et peu instruits (sujets n'ayant pas été scolarisés au-delà du primaire) réalisés par le GRECO (Groupe de Réflexion sur l'Évaluation Cognitives).

Nous présentons deux courtes histoires ci-dessous.

Monsieur X, âgé de 73 ans, ex-polytechnicien, impliqué dans plusieurs associations, consulte son médecin référent car il est très préoccupé d'oublier depuis quelques mois. Il prend davantage de notes et a bien remarqué qu'il ne « consolide » pas des pans entiers d'événements personnels. Il pense avoir repéré chez lui en s'aidant d'internet les signes « d'une amnésie de l'hippocampe » et très vraisemblablement « les premiers signes d'une maladie d'Alzheimer ». Le médecin l'écoute, fait préciser des exemples d'oubli et propose un MMS en lui précisant qu'il s'agit d'un test de « première ligne ». Le score est de 26/30 et on relève que le sujet se rappelle deux des trois mots appris. L'erreur serait de rassurer ce sujet et de se méfier de son auto-diagnostic. Le score est au percentile 5, et donc pathologique. Ce score, la plainte précise, insidieuse et progressive, émanant d'un sujet analysant très bien son fonctionnement intellectuel conduisit le médecin à l'adresser en consultation de mémoire. Un diagnostic de maladie d'Alzheimer fut porté et annoncé, ce qui soulagea le sujet qui investit alors son plan de soin avec énergie.

Madame Y, âgée de 74 ans, ex-ouvrière n'a été scolarisée que jusqu'à l'âge de 14 ans. Elle consulte un oncologue pour la mise en route d'un traitement dans le cadre d'un cancer du sein. Le diagnostic a été énoncé, et avant de définir le traitement le médecin réalise un MMS. Le score global est de 24. Il faut espérer que le collègue soit suffisamment formé pour ne pas être alarmé par ce score qui, pour cette patiente, est « dans la norme », au centile 10. De plus, il faut émettre des réserves quant au bien-fondé de faire une « évaluation rapide » dont le résultat va influencer considérablement le plan de soin, 5 minutes après l'annonce du diagnostic !

## Conclusion

Les tests neuropsychologiques issus de la psychométrie mesurent, évaluent, établissent des scores et des classements. Il est utile de rappeler que certains n'attendent pas 100 % de bonnes réponses et qu'une analyse qualitative des performances est tout aussi utile, voire davantage, qu'un score. L'analyse d'un test doit tenir compte des conditions de la passation et bien sûr de l'histoire du sujet. Pour toutes ces raisons, ils sont administrés par des psychologues aguerris à leur pratique et qui sont des professionnels ayant tous, du moins on peut l'espérer, un solide bagage clinique.

Comme nous l'avons vu, le test est une situation expérimentale. De ce fait, il permet une mesure objective. Ceci peut conduire à percevoir l'humain comme mesurable. Récemment dans le cadre du Plan national Maladie d'Alzheimer, l'idée de développer des techniciens réalisateurs de tests a été lancée, réduisant la passation d'un test à la capacité de lire la notice pour réaliser correctement la situation. C'est faire fort peu de cas de la dimension subjective de l'examen psychologique. Dans le même esprit, certains réfléchissent à des batteries de tests informatisés que les sujets pourraient réaliser de chez eux. La défense de ce type de projet repose exclusivement sur le fait qu'il est rentable par rapport au bilan d'un psychologue comprenant un entretien, une évaluation et une rédaction de compte rendu. L'outil informatique est évidemment apparu dans le champ de la psychométrie, et il est formidable pour contrôler la vitesse de présentation ou enregistrer des temps de réaction. Mais si le psychologue est le plus souvent en retrait, le temps qu'il passe à montrer l'exercice et à rassurer quant à la manipulation de la machine est essentiel. De plus, il peut à tout moment interrompre la séance.

Le mythe le plus vivace est très certainement celui du test minute qui dépiste (ou repère) le sujet dément. On voit ainsi pleuvoir quantité de tests qui se vantent de durer 2 ou 3 minutes et de comporter 3 ou 4 items. Certains, il faut le reconnaître, sont assez sensibles pour repérer des fonctionnements s'éloignant de la norme. Mais il manque le plus souvent deux précautions d'usage : se poser la question de ses conditions d'emploi et, surtout, ne pas le transformer en outil diagnostic minute. Ce mythe s'oppose à tout sens clinique. En effet, le meilleur moyen de repérer ces sujets est de leur poser la question suivante : « avez-vous constaté récemment une modification de votre mémoire ? » Les sujets sont alors généreux en exemples éclairants pour le praticien. L'utilisation du QI à outrance est également une situation fréquente. Des parents exigent que l'on mesure le QI de leur enfant, puis ils refusent les résultats si ceux-ci leur paraissent trop bas ! Les résultats accompagnés d'un mot clinique du psychologue signalant la très grande pression de réussite scolaire génératrice d'anxiété qu'un enfant subit sont contestés. De plus en plus de sites sur internet permettent de contourner la rencontre d'un spécialiste et proposent des jeux d'intelligence, certains très inventifs et ludiques, d'autres inspirés ou reprenant tout ou partie de tests psychotechniques avec comme sanction une note de QI (le terme n'est pas protégé).

On voit donc quel est le sort curieux de la psychométrie. Objet de science rigoureuse, le test rassure au point que l'on médicaliserait volontiers toute l'existence par son biais : mesure de l'intelligence, mesure de la cognition sociale (empathie ou attitudes psychopathiques à risque), traque de la dyslexie, recherche de la démence précoce (c'est-à-dire avant la démence proprement dite). La dérive ultime n'est pas bien sûr de repérer les sujets en difficulté, mais de chercher à isoler les sujets dits « non conformes » ou à faire croire que l'on ne repère les situations pathologiques qu'en les mesurant. Il ne faudrait pas confondre l'objet et la mauvaise utilisation que l'on est exposé à en faire, au mieux par une faute d'interprétation, au pire par une manipulation totalitaire que le test peut représenter aux yeux de certains.

(*Catherine Thomas-Antérion*)

# *Éthique*

## 27. Éthique et morale

Si « éthique » est devenu un terme plus volontiers employé que « morale », cela traduit d'abord la perception et l'exigence d'un renouvellement : il ne s'agit pas tant d'un retour à la « morale » que de l'appel à une nouvelle attitude face aux valeurs et face à la morale elle-même. La distinction des deux termes n'est donc pas artificielle ou conventionnelle[1]. Elle est même nécessaire pour penser explicitement la spécificité de notre époque, relati-

---

1. De nombreux philosophes y font référence, au premier rang desquels Jürgen Habermas et Paul Ricœur. L'un des ouvrages phares de l'éthique médicale contemporaine lui consacre ses premières pages. T. Beauchamp, J. Childress, *Les principes de l'éthique biomédicale* (1979, 5e édition 2001), Paris, Les Belles Lettres, 2007. On parle également dans le débat théologique d'éthique protestante et de morale catholique. Chaque fois, cependant, c'est une détermination différente de la distinction qui est proposée. Parmi les études consacrées à cette distinction, voir G. Bourgeault, *L'éthique et le droit*, Bruxelles, De Boeck, 1990, p. 51 *sq.*, L. Jaffro « Éthique et morale », D. Kambouchner (dir.), *Notions de philosophie III*, Paris, Gallimard, 1995, P. Ricœur « Éthique et morale », *Lectures I*, Paris, Seuil, 1991.

vement à une tradition qui présupposait l'existence d'une évidence morale consensuelle.

Parler d'éthique médicale n'est pas dire la même chose que « morale médicale », expression courante au XIXᵉ siècle et jusque dans les années 1950. Qu'entend-on dans « morale » que l'usage contemporain du terme « éthique » tend à mettre à distance ? Sans doute pour l'essentiel un rapport de confiance à des valeurs indiscutables et suffisantes aux yeux de la société en général. Ce que nous appelons aujourd'hui le « pluralisme moral », la co-présence et la confrontation de valeurs différentes au sein d'une même société, portées par des individus et des groupes dans un contexte d'expression démocratique pluriculturel, conduit à la remise en cause de l'évidence de ces repères et entraîne une défiance vis-à-vis de la référence à « la » morale.

Par ailleurs, une floraison de problèmes nouveaux nés de sociétés plus complexes (plus informées, plus ouvertes à la diversité des idées et des mœurs, peuplées de normes et de modèles en nombre croissant) et la prolifération de possibilités inédites, en particulier dans le monde des techniques, notamment celui des biotechnologies, créent une sorte d'appel d'air pour l'interrogation sur les valeurs. « Cela pose des problèmes éthiques » entend-on dire à propos de certaines situations médicales ou de certaines avancées scientifiques, sans que la nature de ces problèmes soit toujours précisée. L'instauration de telle ou telle « charte éthique » signale de même la volonté (réelle ou non[2]) d'une attention renouvelée en matière de conduite. En ce sens, l'éthique commence quand la morale disponible ne suffit plus, que celle-ci se taise, hésite, paraisse inadaptée, ou incohérente.

Le terme « morale » semble renvoyer à un passé désuet et à des conduites « figées » dont on veut se désolidariser pour faire valoir de nouvelles préoccupations, « éthique » suggérant que des exigences inédites se font jour. Ainsi l'éthique de la recherche entend mettre fin à des expérimentations jugées criminelles et l'éthique médicale vise à promouvoir un meilleur respect des patients comme individus et comme citoyens membres solidaires d'une même société.

On remarquera qu'il s'agit d'évolutions localisées, régionales : on parle d'éthique des affaires, d'éthique de la presse, d'éthique sportive, *etc.*, en déclinant la volonté « éthique » selon divers secteurs de l'action humaine. C'est que la morale est aussi une permanence, un fond d'évidences constituées d'où nous partons pour introduire des modifications, et qui, globalement, nous précède et nous structure. Il ne faut donc pas tomber dans une illusion « prométhéenne » qui ferait imaginer que nous puissions créer

2. L'enseigne « éthique » peut se réduire à un « label » et servir d'alibi ou de caution à des discours et à des attitudes qui en détournent la signification en renouant notamment avec l'argument d'autorité, le mot d'ordre substitué au questionnement argumenté, l'expertise opposée au partage de la réflexion.

une nouvelle morale. L'éthique est plutôt à entendre comme une réflexion critique sur la morale, qui peut certes en récuser des aspects, mais aussi en encourager d'autres. À distance d'une conception contractualiste radicale qui ferait le pari de l'édification libre de nouvelles normes sur la base d'un accord entre individus, il est sans doute plus crédible de penser un souci éthique qui part de la reconnaissance de la moralité donnée, non pas pour reconduire un quelconque naturalisme (tombant dans l'illusion que la morale donnée serait naturelle, donc universelle, donc non modifiable de manière délibérée, ce qui s'oppose à l'expérience la plus commune[3]), mais au contraire pour introduire les évolutions qui semblent nécessaires.

Selon cette première approche, la morale est coutumière, sociale, communautaire. Elle repose sur des dogmes, des codes, hérités de la tradition, de l'éducation, de la culture, qui disent le bien et le mal, distinguent le permis et le défendu, affirment des devoirs, prétendent à la vérité et à l'universalité. Ainsi vue, elle renvoie à la morale de l'enfance, inculquée avant la réflexion, qui prescrit ses obligations de manière catégorique (« il ne faut pas mentir ») et implicite (« il est interdit de manger de la chair humaine »). À ce discours spontanément normatif, impératif, « affirmatif », que chacun peut entendre en lui, l'éthique oppose la mise à distance réflexive des normes et des valeurs dans un discours interrogatif qui s'inquiète de leur justification. Là où la morale répond, l'éthique questionne (la morale, ses règles et valeurs, ses normes et présuppositions). Ainsi éclairée, l'éthique naît d'une perplexité, d'une conscience de nouveauté et d'une relation interrogative aux valeurs. Nous nommons par elle une attitude de réflexion qui met à distance ce que le jugement moral a d'affirmatif et de spontané, afin de pouvoir rendre raison de manière argumentée des choix et des actes jugés préférables.

Si l'on se réfère à l'étymologie, « éthique » et « morale » signifient tous les deux la vie conforme aux usages, aux mœurs dominantes. En effet, le terme « morale » traduit en latin (voir Cicéron, *Du destin* I, 1) les mots grecs *éthos*, les mœurs, l'état habituel, et *êthos*, le caractère. Les deux sens grecs s'articulent : les mœurs produisent le caractère de l'individu. Le terme « morale » renvoie ainsi aux coutumes et aux jugements moraux qui règlent la vie commune des hommes. Il existe de fait un « milieu » moral, une sphère de prescriptions et d'interdits qui sont comme l'élément de moralité dans lequel nous évoluons. En ce sens, la moralité nous précède et nous structure. Elle est toujours déjà là, en nous autant qu'autour de nous, avant même que, de manière individuelle, nous puissions nous interroger sur son

---

3. Les neurosciences réfléchissent pour leur part à un fond naturel de la moralité, ce qui est une problématique différente. Il y a, à l'évidence, une « donne » génétique qui permet la disposition morale des sociétés et des individus. Mais si, d'une part, l'existence morale elle-même paraît, sauf pathologie ou lésion chez certains individus, indissociable de l'*homo sapiens sapiens*, aucun interdit, aucune conduite engageant un rapport aux valeurs n'est, d'autre part, absolument assimilable à un fait de nature.

bien-fondé. L'éthique, dans la mesure où elle désigne cette interrogation, est donc seconde (c'est pourquoi elle nomme parfois une étude théorique de la morale, sens que nous ne reprenons pas ici). Sous cet angle, elle peut paraître menacer la référence morale, d'où parfois des résistances envers son attitude de questionnement ou sa « récupération » dans certains discours qui font passer pour « éthique » ce qui n'est que la réaffirmation d'une morale particulière.

Bien sûr, la vie morale elle-même questionne, doute, ne peut jamais complètement se réduire à des normes et à des valeurs indiscutables. La morale est conduite à discuter, comme le montrent l'existence du « cas de conscience » ou la confrontation avec d'autres morales. C'est donc moins la morale que le moralisme qui est en cause. Dans le moralisme, la conscience morale se dégrade en bonne conscience qui « sait » où sont le bien et le mal, sans souci d'examen et de compréhension[4]. Ainsi, mettre à distance la condamnation moraliste de l'eugénisme ne signifie pas défendre l'eugénisme, mais vouloir en expliciter la logique, en circonscrire les formes, et pouvoir argumenter lors de son évaluation. L'éthique n'est pas tant une science normative qu'une morale en mouvement : s'interroger sur la valeur de la valeur et sur le sens des actes possibles, ce n'est que rouvrir la morale à elle-même, passer de la valeur à l'évaluation. Éthique et morale se rejoignent dans le mouvement de la raison qui réfléchit à la possibilité d'identifier et de suivre la bonne ou la meilleure conduite.

Il n'est donc pas toujours simple, voire nécessaire, de faire la part entre les deux, mais l'on gagnera à envisager leur distinction comme celle de deux attitudes : une attitude qui se réfère à des valeurs déjà là appelant qu'on leur obéisse et une attitude qui essaie par la réflexion de les expliciter, de les évaluer, ou bien qui cherche de nouvelles références là où les valeurs disponibles sont muettes. Ce qu'une morale affirme (par exemple le caractère sacré de la vie), une autre morale peut le rejeter (reconnaissant le droit d'un individu à disposer de sa vie et de son corps comme il l'entend). Si l'on veut construire des accords raisonnables entre individus n'ayant pas les mêmes références morales, c'est-à-dire éviter les rapports de force et de violence, il faut dépasser le conflit des opinions morales. Et ce d'autant plus que nos valeurs morales sont traversées d'attachements affectifs auxquels il nous est difficile de renoncer. L'éthique désigne ce double mouvement de reconnaissance du pluralisme moral et d'une exigence d'entente au-delà de ce pluralisme. Le centre de gravité de ce mouvement est le respect des valeurs de l'autre, sur le fond d'un accord fondamental relatif à certaines valeurs universelles : le médecin n'aidera pas, par exemple, à une excision, mutilation sexuelle violant l'intégrité du corps (dont la protection est reconnue en France par la loi du 29 juillet 1994 relative au respect du corps humain). Certes, l'excision a une signification symbolique, rituelle, sociale, mais le souci éthique portera ici sur la façon de répondre à

---

4. T. Todorov, « Un nouveau moralisme », *Le débat*, n° 107, 1999, p. 151-154.

une telle demande : faite au médecin pour éviter le risque d'infection (il y a jusqu'à 10 % de décès dans l'excision traditionnelle), elle traduit un souci de soins et peut-être le désir d'une aide d'une autre sorte (échapper à la pression de l'entourage soucieux de la tradition). Le médecin pourra chercher à comprendre la situation particulière de la personne qui le sollicite, à lui faire modifier sa demande (ce qui suppose respecter, écouter, discuter, avoir quelques informations sur la question, orienter la personne vers des associations, *etc.*). L'éthique n'est donc pas conformité aux mœurs ou aux désirs de l'autre, même si elle ne saurait les ignorer (Habermas, notamment, insiste sur cet aspect : l'éthique ne prétend pas se libérer de tout contexte, elle examine au contraire la validité des normes qui se proposent de fait à travers les choix possibles face à telle situation). Le médecin ne s'arrogera pas non plus le droit de faire prévaloir ses valeurs sur celles de son patient dès lors que celles-ci ne sont pas contraires aux droits fondamentaux des individus tels que les exprime notamment la *Déclaration universelle des droits de l'homme* de 1948.

Le trait le plus fondamental de l'éthique est donc l'appel à la raison comme exigence de valeurs explicitées, argumentées et partageables. Il s'agit de déterminer et de hiérarchiser des normes reconnues en tant que telles. Ce qui suppose mettre à distance nos certitudes et références morales personnelles et spontanées, plus héritées qu'examinées. Précisons qu'il n'y a pas contradiction entre présenter la morale comme attitude de conformité avec des normes socialement en usage, instituées et inculquées, et parler de « morale personnelle » si on désigne par là l'adoption que l'individu fait de certaines valeurs socialement disponibles, ou le sentiment d'un rapport d'appropriation à ces valeurs constitutif d'une identité. En revanche, le point central est que si la morale renvoie à des choix privés (chacun se reconnaît dans telles ou telles valeurs), l'éthique n'a de sens que dans l'obligation de s'accorder avec autrui en tant qu'autre sujet moral, dont les valeurs ne coïncident pas nécessairement avec les miennes tout en ayant une légitimité propre dans le respect commun d'un cadre démocratique et des droits fondamentaux (droits de l'homme, libertés publiques). L'éthique tend à limiter les effets de contrainte d'une morale sur une autre en faveur d'un accord entre personnes de jugement moral différent. Elle définit précisément ce que peuvent mettre en commun ces personnes pour vivre ensemble hors des rapports de violence, ce qui la rapproche du droit démocratique. L'éthique, cependant, n'est pas le droit, mais la compréhension d'un certain rapport aux valeurs et aux autres, dont le mode d'expression privilégié est la discussion.

Le problème est dès lors de savoir comment construire un accord sur le fond de cette possibilité reconnue du désaccord. Un élément de réponse vient du type de discussion proposé où il ne s'agit nullement de confronter les positions morales de chacun (la discussion est en ce cas vouée à ne pouvoir viser qu'un consensus faible, c'est-à-dire un compromis entre toutes les positions, ce qui aboutit à un résultat insatisfaisant pour chacun). Encore moins de donner la parole à chacun comme alibi pour, en définitive, faire régner par principe et autoritairement un point de vue particulier (par exemple la morale du médecin ou le libre arbitre du patient). La discussion éthique substitue une recherche rationnelle commune à l'arbitraire possible d'un point de vue particulier, dans la mesure notamment où cet arbitraire peut être synonyme d'une contrainte exercée sur autrui (lui imposer un geste, un traitement, une situation qui manquerait de respect à son autonomie). Il ne s'agit pas tant de faire valoir son point de vue personnel que de participer à l'analyse d'une situation, en se décentrant éventuellement de ses propres valeurs, en adoptant plusieurs points de vue, en imaginant le plus grand nombre d'analyses possibles de cette situation (jusqu'à faire parler les « absents », tout point de vue n'étant pas nécessairement représenté par les interlocuteurs présents)[5]. La décision tiendra sa valeur d'avoir été discutée, accompagnée d'attention et d'éclairages. Certes, tous ne s'engagent pas dans une telle attitude, mais ce n'est pas une objection à son caractère nécessaire et efficace.

(*Jean-Marc Mouillie*)

## 28. La déontologie médicale et son ambiguïté éthique

La déontologie désigne l'ensemble des devoirs que se reconnaît une profession. C'est le code de conduite qui fixe, souvent dans un texte, mais aussi dans un « éthos » professionnel non écrit (les habitus de la pratique, la « culture » du métier), les devoirs de moralité liés à une activité. Le terme, qui vient du grec : *deon, deontos*, ce que l'on doit faire, a été créé par Jérémy Bentham (1748-1832) pour désigner la connaissance de ses devoirs. Ce qui est déontologique s'oppose ainsi à l'absence de conscience professionnelle.

Dès l'apparition du terme, la médecine se l'approprie, y lisant une continuité avec une histoire remontant à « l'humanisme » hippocratique, mais faisant aussi de cette revendication morale un argument propre à légitimer ses aspirations sociales. La déontologie médicale française a d'abord été, en effet, un instrument de promotion corporatiste, laquelle fut portée, du XIXe au XXe siècle, par une conjonction entre le triomphe du pasteurisme, la lutte contre les infections contagieuses, la solvabilité des patients, la médicalisation de la société, l'hygiénisme et l'essor de la santé publique, avec

5. De ce point de vue, discuter en soi-même une idée ou lire sur les thèmes de l'éthique appartient aussi à l'éthique de la discussion.

pour buts l'indépendance et la conquête de prérogatives sociales[1]. Ainsi le premier texte qui lui est consacré (Max Simon, 1845[2]) voit-il l'exposé des devoirs du médecin être le prétexte à la proclamation de ses droits. Le corps médical se conçoit de la sorte comme un pouvoir indépendant, définissant ses règles de conduites en marge du regard social tout en revendiquant d'être au cœur de la société.

Le plus souvent, la déontologie appelle au respect de valeurs relevant de la moralité commune. Ainsi le Serment hippocratique a-t-il pu être vu comme un texte moralisateur relativement secondaire dans la médecine grecque de l'époque, qui était prioritairement attentive au problème scientifique de la maladie (l'importance déontologique du Serment ne s'imposera qu'à partir du Ier siècle[3]). Ainsi également, la déontologie médicale française fut identifiée dès sa conception à « la pratique de la morale chrétienne » (1848[4]) et s'est développée dans une matrice antiféministe et xénophobe, attachée qu'elle fut à condamner l'avortement et à interdire l'accès de la médecine aux femmes et aux étrangers[5]. Enfin, dans sa dernière version (1995), le *Code de déontologie* français rappelle (article 3) que le médecin doit respecter « en toutes circonstances […] les principes de moralité » sans expliciter ce qu'ils sont, comme si leur entente relevait d'une évidence commune. Le commentaire qui accompagne ce Code[6] n'est pas moins flou : « la morale renvoie aux mœurs et à leurs changements éventuels ; mais elle ne saurait se confondre avec leur évolution »… Le contenu de la morale résiderait donc, au moins pour partie, dans une certaine constance ou « inactualité ». Mais nulle part il n'est dit quelles en sont la teneur et les frontières. La seule précision apportée est que « les croyances, les convictions personnelles, les traditions peuvent justifier telle attitude personnelle », tant chez le patient que chez le médecin – ce qui ajoutera encore à la perplexité : selon la déontologie, le médecin ne doit pas s'écarter de « la » morale mais peut aussi faire droit à « sa » morale… Sans doute peut-on lire dans cette indétermination l'attestation d'une difficulté : la nécessité reconnue d'une médecine exercée en conscience se trouve confrontée à l'existence d'un pluralisme moral

---

1. Voir D. Thouvenin, « Droit », D. Lecourt (dir.), *Dictionnaire de la pensée médicale*, Paris, PUF, 2004. J. Moret Bailly, « Déontologie », L. Cadiet (dir.), *Dictionnaire de la Justice*, Paris, PUF, 2004, juge que les déontologies actuelles fonctionnent selon le schéma des privilèges de l'Ancien Régime.

2. *Déontologie médicale ou des droits et devoirs des médecins dans l'état actuel de la civilisation*. En France, la déontologie médicale s'est inscrite dans le droit positif avec l'ordonnance de 1945 appliquée en 1947.

3. P. Mudry, *Medicina soror philosophiae*, Lausanne, BHMS, 2006, p. 445.

4. Cité par J.-P. Baud, *Le droit de vie et de mort*, Paris, Aubier, 2001, p. 290.

5. *Op. cit.*, p. 293-294. Louis Portes (président du Conseil de l'Ordre dans les années 1950) ouvre par exemple son ouvrage *À la recherche d'une éthique médicale* (1964) en évoquant la sacralité de l'œuf humain. Rappelons que si le *Serment* enjoint le médecin à ne pas donner de pessaire abortif, l'avortement était accepté en Grèce antique et le *Corpus hippocratique* en décrit les techniques.

6. Œuvre de Louis René (ancien président du Conseil de l'Ordre). *Code de déontologie médicale*, Paris, Seuil, 1996, p. 51.

qui rend précaire tout consensus. On peut cependant penser que c'est pour cette raison même qu'un impératif de clarté, d'explicitation rationnelle, doit accompagner les comportements, les actes et les choix du médecin.

Dans le contexte contemporain où la reconnaissance de l'autonomie d'autrui, exigence éthique et légale, libère l'expression d'évaluations divergentes entre les individus, la déontologie médicale peut ainsi se fixer comme but de réassurer une solidarité (de confiance réfléchie, de loyauté et d'équité) entre soignants et soignés. La perspective déontologique comprendra alors les devoirs qu'elle fixe comme ceux d'une entreprise de coexistence où la possibilité du désaccord des sujets est reconnue et même protégée. La question n'est plus tant d'avoir raison, ni d'identifier à qui doit revenir le dernier mot, que de veiller à créer les conditions d'un accord qui respecte les possibilités de divergences et de désaccord dans l'horizon d'une solidarité. Dans sa préface au code de déontologie médicale, P. Ricœur se réfère à cet égard à la possibilité qu'existent socialement des « désaccords raisonnables »[7]. La recherche de l'accord, finalité de la communication lorsqu'elle est possible (le patient doit être en situation de parole suffisamment maîtrisée et réfléchie[8]), ne doit pas s'opposer à l'expression de la volonté individuelle. Mais si l'autonomie est à la fois la condition et la visée de l'éthique, l'obéissance à une codification normative en matière morale ne peut se défendre que si cette codification parle précisément de cette autonomie pour en respecter le principe et créer les conditions concrètes de son expression. Or, ici, la forme impérative de la déontologie (« le médecin doit… », « le médecin ne doit pas… ») paraît s'opposer à l'attitude de réflexion et de discussion commandée par l'éthique.

Balisant le prescrit et le défendu, la déontologie circonscrit négativement, par opposition à la « faute professionnelle », le domaine de légitimité morale du professionnel, domaine exprimé en termes d'engagements et de devoirs (qui sont autant d'envers de droits et de pouvoirs). Elle ne s'identifie donc pas à l'éthique, laquelle commence par dissiper l'illusion que bien agir, ou agir au mieux, ou éviter la faute, serait se conformer à un code de préceptes donné. La déontologie ne saurait suffire à garantir le caractère éthique de l'acte posé. Ce qu'ont reconnu les médecins qui n'ont pas attendu l'évolution de la loi française (avril 2005) pour limiter le traitement de certains malades en toute fin de vie. C'est donc l'interrogation éthique qui peut donner à la déontologie sa véritable signification, faisant passer de la simple obéissance aux règles à un souci de leur pertinence vis-à-vis de telle situation. Éclairée par l'éthique, la déontologie n'est plus,

---

7. « Préface » au *Code de déontologie médicale, op. cit.*, p. 25.

8. La communauté des interlocuteurs du médecin est plus large que la seule sphère des sujets juridiquement majeurs et en pleine possession de leurs facultés psychiques : des enfants, des malades mentaux, des sujets souffrants ou partiellement déments peuvent, selon les circonstances et les moments, échanger de manière sensée avec le thérapeute, comprendre au moins pour partie leur situation, et exprimer une véritable volonté. Ces personnes ne doivent donc pas être exclues de l'exigence du consentement aux soins.

alors, le site de la vérité morale, mais devient l'un des instruments de la construction réflexive des valeurs. L'enjeu déontologique est sous cet angle de favoriser un passage de l'impératif moral général à l'interrogatif qui vise le préférable à la lumière des circonstances, et de ne jamais cesser de voir en autrui une personne à respecter dont les orientations propres appellent la reconnaissance.

Il y a donc une ambiguïté de la déontologie. La normativité déontologique peut emprunter soit à la morale soit à l'éthique selon qu'elle s'entend comme simple obéissance à des règles dont on postule qu'elles sont « bonnes » ou indiscutables, ou comme ensemble de repères étayant sans s'y substituer la réflexion et guidant la recherche d'un respect mutuel entre le professionnel et celui qui a recours à ses services. Ce n'est certainement pas un hasard si la médecine s'est immédiatement appropriée le terme philosophique de « déontologie ». Plus que toute autre profession sans doute, elle engage un rapport à la personne de l'autre qui excède le cadre d'un strict contrat de services. Mais c'est en elle aussi que la référence éthique s'est le plus manifestement imposée depuis quelques décennies, infléchissant l'esprit et le fond de la référence déontologique. Une contradiction s'aiguise en effet entre, d'une part, une intensification de la volonté contemporaine de responsabilité qui exige des médecins qu'ils puissent justifier leurs actes, en rendre raison devant eux-mêmes, devant leur patient, devant des tiers (collègues, familles et proches, associations, magistrats, institutions, société), et, d'autre part, des repères socialement flous ou inadéquats pour fonder cette justification.

Outre les cas où le médecin hésite, il arrive aussi que sa conviction lui dise de faire une chose qu'il ne peut toutefois légitimer de manière satisfaisante (ainsi du désir de protéger des patients autonomes, mais prenant des décisions contraires à leur intérêt vital[9]), ce qui conduit d'ailleurs ces situations à être présentées devant des comités d'éthique.

Pour y voir clair, il faut s'efforcer de distinguer le plus rigoureusement possible entre ce que ressent le praticien en son « âme et conscience » (son sentiment), ce qui l'oblige rationnellement en fonction d'une réflexion universalisable (l'éthique), ce que commande la norme juridique du moment (la loi), ce qu'invitent à faire les mœurs et coutumes (la morale commune), et la façon individuée dont il conçoit son devoir de médecin (l'éthos professionnel) et de personne (sa morale). L'exigence d'une réflexion éthique se trouve souvent occultée par le mirage d'une continuité et d'une harmonie entre le droit, la morale, la vérité, le sentiment, l'opinion et la raison. Or, même si une volonté éthique peut chercher à en faire des normativités en dialogue, le juridique, le philosophique, la morale, les mœurs, les affects sont en vérité des ordres irréductibles les uns aux autres, et l'éventuel recou-

---

9. Voir à ce sujet l'étude de S. Hennette-Vauchez, « Kant contre Jéhovah ? Refus de soins et dignité de la personne humaine », *Recueil Dalloz* n° 44, Paris, 2004, et l'avis 87 (avril 2005) du CCNE « Refus de traitement et autonomie de la personne ».

pement des énoncés construits dans chacun de ces ordres ne doit pas introduire de confusion effaçant leurs spécificités. Faute de telles distinctions, qui sont le travail et l'expression d'une attitude éthique, l'ambiguïté plane.

Lire la règle déontologique à la lumière de l'éthique, et non l'inverse, est ce que suggère P. Ricœur lorsqu'il assigne au code de déontologie le rôle d'un « échangeur » entre morale prudentielle, où s'exerce un jugement en situation qui tient compte des particularités, et morale du devoir, laquelle s'oriente dans les situations en fonction de principes[10]. Le but est d'articuler le général au singulier, tant la relation de soin est singulière à titre de relation interpersonnelle où sont en jeu la souffrance et le désir d'un sujet, tant le métier médical est porteur de menaces vis-à-vis de cette singularité par la nécessaire objectivation du corps humain et par la normalisation professionnelle et institutionnelle des pratiques qu'il implique. De la sorte, et paradoxalement, la référence à des règles invite à une créativité dans l'évaluation de la situation et dans les actes qui y répondent. Ne pouvant se satisfaire de prescriptions figées en corpus de directives, l'éthique limite la déontologie à un rôle d'auxiliaire auquel le médecin peut se référer comme cadre à partir duquel il situera mieux la responsabilité de ses choix. Ainsi, « perçu de manière vraiment éthique [le code de déontologie] peut s'avérer un outil important, quoique perfectible, au service de la créativité éthique et de la responsabilité morale des professionnels s »[11]. Et des patients.

La déontologie n'est ni le lieu de la vérité morale ni un équivalent de l'éthique. Elle doit rester un guide suscitant la responsabilisation du praticien. Du point de vue historique, l'absence d'éthique médicale, au sens d'une culture du respect dû au patient en tant que personne, et l'absence de textes juridiques et déontologiques traduisant un tel souci se sont confondues et ont conduit à des agissements « médicaux » criminels. Mais l'ambiguïté de la déontologie demeure. D'un côté, sa forme de « code », l'autorité morale dont elle se pare, la caution légale qui la soutient, permettent à certains médecins de s'abriter formellement derrière l'autorité d'un texte et la « sacralisation » morale d'un métier considéré comme une « mission »[12]. D'un autre côté, cette fixation institutionnelle permet l'affichage des valeurs de référence de la médecine et donc leur exposition dans l'espace de la discussion démocratique.

*(Jean-Marc Mouillie)*

---

10. *Op. cit.*, p. 10 *sq.*
11. G. Durand, *Introduction générale à la bioéthique,* Paris, Fides-Cerf, 1999, p. 100.
12. Voir l'article « *Code de déontologie* » de B. Glorion dans le *Dictionnaire de la pensée médicale,* (dir. D. Lecourt), Paris, PUF, 2004, p. 263. Voir étude 7.

## 29. Nécessité de l'éthique médicale

La visée éthique fondamentale est le respect de la personne humaine, qui peut se décliner en trois exigences fondatrices : 1/ une exigence du respect de l'autonomie, puisque le médecin doit traiter l'autre comme un autre « Je » dans un rapport de reconnaissance réciproque (et non comme un être de statut inférieur) ; 2/ une exigence de bienfaisance puisque la prise en charge médicale impose de conduire à un bénéfice pour le patient, et pour que ce bénéfice soit réel il faut que ce patient, en situation d'autonomie, l'évalue lui-même comme tel ; 3/ une exigence d'équité puisque respecter autrui signifie ne pas stigmatiser, ne pas introduire de discriminations et avoir en vue un souci de solidarité collective, les prestations médicales s'insérant dans un système d'offres et de ressources limitées qu'il s'agit de répartir au mieux.

Cette visée doit éclairer les problèmes qui surgissent dans la pratique, mais c'est elle aussi qui les révèle. En effet, si ce sont bien pour une part les situations problématiques qui suscitent l'interrogation, les problèmes ne sont pas toujours donnés, ils n'apparaissent pas toujours d'entrée de jeu, notamment lorsqu'ils sont enveloppés dans le champ de la pratique ordinaire, quotidienne, routinière de la médecine. C'est la raison pour laquelle les dilemmes éthiques, problèmes qui se présentent d'emblée comme tels, sont insuffisants pour saisir la nature de l'éthique médicale. Le regard éthique constitue les problèmes, soulève les questions, fait apparaître les difficultés. Il désigne une tâche qui, pour être volontariste (l'éthique n'est pas spontanée, elle n'existe qu'à proportion d'une volonté), n'en est pas moins nécessaire, étant appelée, dans la médecine et la recherche, par un contexte social demandeur de justification et de respect des droits fondamentaux des personnes.

L'éthique médicale peut répondre à cette demande à titre de réflexion rationnelle discutée, argumentée et communiquée portant sur les valeurs et sur les fins des choix, des actes, des conduites qui structurent le soin, à la lumière de l'exigence du respect de la personne. Elle vise à la fois une justesse raisonnée et l'accord avec autrui, qu'autrui désigne la personne effectivement rencontrée dans la relation de soin ou le tiers : le partenaire social, et tout autre homme dans la mesure où chacun est intéressé aux choix de ses semblables vivant dans une même société, partageant un même monde. Attentive aux situations particulières dans leur complexité et leur originalité, elle implique un « saut » dans l'événement et refuse le mirage d'une bonne réponse qui précéderait les problèmes et qu'il s'agirait d'identifier à partir d'une compétence morale particulière. Elle vise une plus grande justesse que les généralités morales, que les grandes directives déontologiques, et s'inquiète surtout du caractère partageable et préférable de ses réponses dans un contexte qui est à la fois de pluralisme moral et d'incertitude morale, où les individus sont reconnus comme des sujets doués de sens moral, capables de déterminer leur bien.

À cet égard, l'éthique médicale exige d'écarter l'illusion qu'elle serait affaire d'expertise. Il ne s'agit pas d'affirmer une compétence que posséderaient quelques-unes, mais au contraire de favoriser l'appropriation par chacun de l'interrogation éthique. L'éthique ne saurait être l'apanage d'éthiciens ou de « sages » : ce serait nier la capacité et la légitimité des individus en matière de jugement moral. L'éthique se défie donc de l'idée qu'il existerait une science de l'éthique, mais elle récuse tout autant l'idée que l'arbitraire personnel puisse en tenir lieu. Faire sienne la réflexion éthique n'est pas développer une éthique personnelle (l'expression est pour lors un contresens), mais manifester la recherche d'un accord avec autrui. Ce qui est primordial est la volonté de partager la discussion. Comment éveiller cette volonté ? Sur quoi guider cette discussion ? Comment situer les valeurs des individus par rapport aux exigences d'une réflexion commune ? Toutes ces questions manifestent déjà le souci éthique lui-même[1].

La présentation de l'éthique comme compétence s'appuie en grande partie, peut-on penser, sur l'illusion qu'il s'agirait en éthique de résoudre des cas difficiles où différents devoirs entrent en conflit et où des connaissances techniques sont essentielles pour comprendre les enjeux et élire les meilleures solutions[2]. Nous parlons d'illusion car si ces cas existent bel et bien, et appellent des avis informés, l'éthique intéresse aussi bien les modalités quotidiennes d'exercice de la médecine et ses finalités en général. Il y a bien conflit de valeurs qui appelle une réflexion spécifique lorsqu'il s'agit de choisir entre assister le plus possible la vie d'un grand prématuré ou, au nom de la qualité de vie, éviter le développement d'un être aux séquelles neurologiques graves et quasi-certaines. Mais l'enjeu éthique n'est pas moins réel lorsqu'il s'agit, dans un service hospitalier, de faire que les proches ou les familles apprennent un décès autrement que dans un couloir sans plus d'explication ni de considération, ou qu'un patient qui les demande reçoive bien, et avec prévenance, les informations adéquates le concernant. Dire que les enjeux éthiques ne se dévoilent qu'à partir de conflits de valeurs, lorsque des normes paraissent inconciliables, est restrictif. L'analyse ou l'attention perceptive peut révéler l'existence de problèmes dans la situation qui paraît la plus évidente, laquelle est toujours irréductible à ce que les acteurs en appréhendent spontanément. La formation à l'éthique repose donc sur une sensibilisation et une réflexion configuratrices à terme d'un *éthos*, sans que l'on puisse à proprement parler dire qu'elle est un savoir spécialisé. L'éthique médicale contemporaine est d'ailleurs née de l'idée qu'aucun cercle de spécialistes, qu'aucune communauté particulière, n'a vocation à s'attribuer l'exclusivité de cette réflexion, laquelle est de la responsabilité de chacun et de tous.

---

1. Voir étude 30.

2. R. Massé : « Les enjeux éthiques se limitent aux conflits relatifs à des valeurs fondamentales » (Liberté, non-malfaisance, respect de la vie, *etc.*), *Éthique et santé publique*, Québec, Presses Universitaires de Laval, 2003, p. 73. Cette vision des choses a été encouragée par le principisme de T. Beauchamp et J. Childress.

Cette prise de conscience a pu se faire parfois du sein de la médecine. Ainsi, en 1962, les médecins de Seattle, pour ne pas décider seuls des conditions de l'accès à l'hémodialyse, créent l'un des tout premiers comités d'éthique ouverts aux non médecins. Ainsi, en 1966, un article de H. Beecher dans le *New England Journal of Medicine* alerte la communauté des chercheurs sur le caractère immoral de certaines expérimentations scientifiques sur l'homme. Mais elle est en grande partie venue de l'extérieur : de la vigilance des juristes qui n'ont jamais reconnu que la morale médicale corporatiste offrait un gage de sécurité suffisant pour protéger le citoyen[3], de l'émotion publique que suscitent des scandales dénoncés par des journalistes (affaire Neisser, drame de Lübeck, scandale de Tuskegee, *etc.*), de la prise de conscience collective des orientations criminelles possibles de la science et de la recherche médicale (procès de Nuremberg), ou encore de la volonté des institutions, notamment sous la pression des associations de malades, de statuer sur les droits des patients. L'éthique médicale contemporaine s'oppose à la revendication corporatiste affirmant que le médecin n'a pas de comptes à rendre au profane, et plus largement à l'attitude scientiste qui pose que seul le chercheur ou l'expert doit décider des orientations de son travail et qu'il détient la vérité profitable à la société, les deux positions niant l'exigence d'un droit de regard des citoyens sur les activités scientifiques et médicales. Il s'agit d'un point de non retour. Le double mythe d'une science par principe neutre ou sage et d'un médecin naturellement bon pour ses patients est révolu.

Mais si l'éthique n'est pas une science elle a, ou plutôt elle nomme, une rigueur. L'éthique est rationnelle[4]. Le problème des approches non rationnelles est en effet de renvoyer les critères du choix à un sentiment très variable selon les individus et les circonstances, peu partageable par les moyens de l'argumentation rationnelle, exposé à l'arbitraire et privilégiant le fait sur le droit (ce que l'on ressent serait plus juste que les raisonnements). Si la réflexion éthique ne saurait effacer les affects, puisque, au contraire, elle cherche à les intégrer dans son attention aux acteurs et aux situations, elle privilégie néanmoins les approches rationnelles, visant une réflexion commune dans un espace de discussion entre partenaires égaux, au-delà de leurs différences personnelles. Parmi ces approches se distinguent 1/ la déontologie, fixation de règles professionnelles ; 2/ le conséquentialisme, qui consiste à évaluer l'action d'après ses effets et à choisir l'action qui produit les meilleurs effets, avec sa variante l'utilitarisme, qui se fixe pour but la recherche du plus grand bien pour le plus grand nombre (l'utilitarisme

---

3. Dès le XIXe siècle, plusieurs procès médicaux condamnent des médecins qui attestent avoir agi en accord avec leur conscience médicale. C. Bonah, *Histoire de l'expérimentation humaine en France*, Paris, Les Belles Lettres, 2007. C. Bonah, É. Lepicard, V. Roelcke (dir.), *La médecine expérimentale au tribunal*, Paris, Édition des archives contemporaines, 2003.

4. Voir par exemple K.-O. Apel, *L'Éthique à l'âge de la science*, Lille, Presses Universitaires de Lille, 1987.

est une éthique des conséquences qui évalue avantages et dommages pressentis pour le plus grand nombre, de façon à « maximiser » les avantages des choix) ; 3/ le « principisme », qui se réfère à des principes consensuels pour éclairer les situations cliniques ; et 4/ l'éthique de la vertu, qui fonde l'éthique dans des qualités morales et comportementales telles que la prudence, la compassion, l'honnêteté, *etc.*

Les quatre approches présentent cependant des écueils : 1/ la déontologie est une sorte de droit moralisé ou de morale judiciarisée exigeant plus l'obéissance que la discussion, elle ne suffit pas à l'éthique et peut s'y opposer ; 2/ le conséquentialisme et l'utilitarisme exigent de s'accorder sur ce que sont les effets désirables, de pouvoir comparer et évaluer des « biens » de nature différente entre eux, et l'utilitarisme pose que le bien commun s'identifie au bien de l'individu ; 3/ le principisme exige de contourner le problème du fondement des normes directrices et sa référence au caractère consensuel de certains principes conduit à des options qui s'apparentent souvent au sens commun ; 4/ l'éthique de la vertu exige du caractère vertueux qu'il suffise pour résoudre les situations. À l'évidence problématiques, toutes ces exigences (qui font l'objet de débats) entraînent soit au renoncement désespéré (position d'un penseur comme MacIntyre[5]), soit à une combinaison des éléments qui paraissent à retenir au sein de ces approches, à savoir prendre en compte à la fois des règles de conduite, des normes orientant la décision, les conséquences prévisibles des actions et l'appréciation morale des acteurs[6].

La raison que mobilise l'éthique n'est pas la raison instrumentale qui vise l'efficacité et la maîtrise mais une raison dialogique : fondée sur la discussion, les arguments échangés et un principe d'ouverture à autrui reconnu comme égal en termes de jugement moral. Son projet est de fonder un accord sur des raisons formulées et accordées en commun, pour échapper à l'arbitraire et à la décision autoritaire. C'est une raison compréhensive, interprétative, critique, qui constitue les raisonnements dans le domaine des choix et des valeurs, se tenant à égale distance, d'une part, d'un intuitionnisme subjectiviste (tout émotivisme, écouter la voix de sa conscience, suivre son sentiment, agir en son « âme et conscience » sont autant de refuges

---

5. Cet auteur part du principe que la modernité est une situation historique où les prétentions à l'objectivité et à l'impersonnalité en matière de normes morales ne sont plus ni satisfaites ni reconnues. Aussi n'y a-t-il plus qu'un subjectivisme moral, incapable de rien fonder. Le discours moral est une mascarade interminable, qui fait la part belle à l'émotivisme, lequel confond discours évaluatif rationnel et discours subjectif relativiste. La saisie intuitive d'un bien ne fait plus que traduire une préférence subjective : je dis que « ceci est bien (ou mal) parce que je ressens que cela l'est ». MacIntyre, *Après la vertu* (1984), Paris, PUF, 1997. La reconnaissance de la valeur démocratique de l'incertitude morale liée à la pluralité des valeurs permet de répondre à cette objection sceptique et conservatrice, nostalgique d'une société antique qu'aurait régenté de part en part un consensus moral.

6. C'est la démarche prônée, sans explicitation théorique, dans le *Manuel d'éthique médicale* de l'A.M.M. (1999, 2ᵉ éd. 2009), http://www.wma.net/fr/30publications/30ethicsmanu al/pdf/ethics_manual_fr.pdf (page consultée mai 2011).

possibles de l'arbitraire individuel) et, d'autre part, d'un formalisme légaliste qui ne garantit en rien que l'on investisse ses actes d'un réel souci éthique. Cette seconde remarque mérite qu'on s'y arrête car elle éclaire peut-être le mieux l'exigence éthique comme ce que la volonté doit faire sienne et en même temps ce qui exige de cette même volonté une vigilance auto-critique constante.

Respecter les préceptes de la déontologie, s'acquitter en bonne et due forme d'une procédure, suivre scrupuleusement la loi, n'est nullement suffisant du point de vue éthique car la règle peut s'écarter du respect des personnes dont l'éthique se soucie. L'attitude légaliste d'obéissance, comme principe de soumission à l'autorité, repose sur l'abandon de l'exigence de penser ses actes et l'illusion d'une exemption de responsabilité. Ce qui peut conduire au pire. À titre de rappel emblématique, lors de la stérilisation des « indésirables » mise en œuvre dès le début du IIIe Reich (qui visait, outre les populations stigmatisées du point de vue raciste, des individus soupçonnés, dans le langage nazi, de « défaillance éthique » : criminels, homosexuels, malades internés, *etc.*), des médecins allemands, plutôt que de l'évaluer à la lumière d'une réflexion morale, ont surtout réclamé que cette pratique se fasse dans le cadre d'une loi comme si cela suffisait à leur conscience[7]. De même, de façon troublante mais révélatrice, nous savons qu'un SS affecté dans un camp nazi devait signer lors de la prise de ses fonctions un document par lequel il s'engageait à ne pas maltraiter les détenus. À Auschwitz, ce document stipulait que « C'est le Führer qui décide de la vie et de la mort d'un ennemi de l'État. Dès lors, aucun national socialiste n'a le droit de porter la main sur un ennemi de l'État »[8]. Il s'agit de comprendre que la maltraitance et les crimes perpétrés se présentaient comme des gestes « commandés », des « gestes d'État », jamais comme actes à penser par ceux qui les exécutaient. Si les médecins des camps étaient les maîtres de la vie et de la mort[9], cela ne devait pas être en leur nom propre, ni affaire d'affects personnels[10]. L'avertissement du livre de E. Klee sur la médecine nazie est celui-ci : « Les médecins cités dans ce livre n'ont, selon leurs propres dépositions, jamais attenté à l'éthique médicale ». Aucun n'a exprimé de remords, ni plaidé coupable dans un des rares procès les incriminant. Il est important de comprendre que la plupart n'était pas des « monstres moraux » ou des déviants. On rappellera que la profession médicale est en

---

7. B. Muller-Hill, *Science nazie, science de mort*, Paris, Odile Jacob, 1993, p. 27, p. 163-164.

8. E. Klee, *La médecine nazie et ses victimes* (1997), Arles, Solin Actes Sud, 1999, p. 22. Une autre lecture éprouvante mais essentielle est ici à conseiller : C. Browning, *Des hommes ordinaires* (1992), Paris, Les Belles Lettres, 2006. Pour réfléchir à ce qui entraîne l'individu « raisonnable » et « normal » à se rendre coupable du pire, lire aussi S. Milgram, *Soumission à l'autorité*, Paris, Calmann-Lévy, 1974 (l'expérience qui donne son titre au livre est représentée dans le film *I comme Icare*), et M. Terestchenko, *Un si fragile vernis d'humanité*, Paris, La Découverte, 2005.

9. E. Klee, *op. cit.*, p. 24.

10. Voir B. Muller-Hill, *op. cit.*

Allemagne sous le régime nazi celle qui a adhéré le plus, et en majorité au sein de ses membres, à l'idéologie national-socialiste : « 68 % des médecins allemands furent membres de l'Union des médecins national-socialistes ; 45 % adhérèrent au NSDAP (le parti nazi) », taux qui monte à 80 % dans le corps des médecins universitaires, ces adhésions n'ayant par ailleurs jamais été obligatoires[11]. Beaucoup étaient convaincus de remplir une mission civique au service d'un idéal sanitaire, de prendre soin d'un capital biologique, en désignant les « corps indésirables » à éliminer ou en expérimentant sur du « matériau anthropologique ». Ils obéissaient à des mots d'ordre intériorisés qui pouvaient, aux yeux de certains, flatter l'importance sociale de leur profession et qu'aucune réflexion critique ne venait mettre en doute[12]. Loin de les exempter d'une responsabilité, cette obéissance marque une acceptation initiale de l'acte criminel.

Penser ses actes, les éclairer d'une conscience de ses devoirs envers autrui, et se soucier du lien social et humain que l'on projette à l'horizon de chacun de ses choix, de chacune de ses conduites, est essentiel. On ne peut donc pas souscrire à l'identification de l'éthique médicale à la déontologie ou à l'observation aveugle de la loi puisque cela menace d'effacer sa fonction critique. L'Association Médicale Mondiale déclare par exemple que l'éthique médicale est « publiquement *professée* dans un serment [...] et/ou un code » et qu'elle « est une forme d'éthique professionnelle »[13]. En vérité, aucune norme « extérieure » ne peut se substituer à la compréhension intime du devoir qu'on se reconnaît et de l'exigence qu'on fait sienne pour sa pratique. Entre le soignant qui s'acquitte avec plus ou moins de bonne volonté d'une obligation pour se mettre en conformité avec telle autorité et celui qui s'approprie le sens de cette obligation comme ce qui justifie son intervention auprès du patient, et engage sa responsabilité de soignant et d'homme, l'éthique reçoit ou non existence.

L'éthique médicale s'accomplit donc à même les situations, tout en puisant son orientation dans une réflexion sur les principes, le sens des conduites et les enjeux des choix possibles. On élimine dès lors l'accusation d'abstraction qui reproche à la théorisation de l'éthique de ne pas prescrire de solutions aux cas traités. Et on se défie par là même des éthiques dites « appliquées » qui séduisent parfois des praticiens habitués à évoluer dans un milieu pragmatique, souvent désireux de solutions économiques en temps et de procédures aux apparences claires (schémas et grilles d'analyse, arborescences décisionnelles, formules, avis « tranchés », *etc.*). Aux mirages d'une éthique appliquée, que l'on pourrait apprendre et dispenser comme une méthode formelle de résolution de cas, il faut opposer les efforts d'une éthique impliquée qui définit une tâche et un souci fondés

---

11. Y. Ternon, « Genèse et sens du *Code de Nuremberg* », *De Nuremberg à la loi Huriet*, Paris, Ellipses, 2001.
12. R. Proctor, *La guerre des nazis contre le cancer*, Paris, Les Belles Lettres, 2001.
13. *Op. cit.*, p. 19 et 120.

sur la raison discursive et dialogique. Nous ne sommes pas dans le domaine de l'exactitude mais dans celui d'un échange avec autrui et d'une réflexion sur les conditions d'un accord, ce qu'essaie de déterminer la théorie appelée « éthique de la discussion ».

(*Jean-Marc Mouillie*)

## 30. L'éthique de la discussion

Chercher en commun une position d'accord en termes de valeurs et de choix à faire ou à ne pas faire équivaut d'abord à récuser le scepticisme moral, l'attitude qui doute de la possibilité de démontrer que le bien vaut mieux que le mal, ou que la violence est moins légitime rationnellement que la bienveillance. Ce scepticisme est ruineux : si la raison est impuissante à fonder ou à reconnaître la morale, alors l'hôpital d'Albert Schweitzer, lieu humanitaire, et celui d'Auschwitz, lieu le plus craint du camp[1], où se perpètrent les crimes, ont une légitimité ou plutôt une absence de légitimité égales[2]. Ce qui heurte le sens commun. En fait, la raison qui se laisse retenir par une telle difficulté ne pense pas suffisamment son propre fondement : argumenter, c'est manifester une prétention à la vérité, et faire l'hypothèse « scandaleuse » que le bien et le mal sont équivalents du point de vue de la raison, c'est présupposer la distinction morale tenue pour indémontrable. Autrement dit, faire usage de la raison récuse en acte le scepticisme.

Un premier aspect de cette récusation vise le relativisme moral. Certaines cultures antiques pensaient qu'il ne fallait pas laisser vivre les enfants mal formés et jugeaient bon de les éliminer. Pour nous, cet infanticide est devenu choquant. Notre sensibilité a changé et ne tolérerait plus ce que les Grecs appelaient « l'exposition », c'est-à-dire l'abandon des nouveaux-nés rejetés. Certes, nous ne saurions prétendre être globalement plus évolués moralement ou plus « civilisés » que les cultures qui prônaient cette élimination[3]. Mais il serait assez artificiel aussi bien de nier que du point de vue de l'attention aux droits des individus indépendamment de leur âge, de leur sexe et de leur condition notre époque se veut plus exigeante et respectueuse. Le chef de famille de l'ancienne Rome, le *pater familias*, avait droit de vie et de mort sur ses enfants, son épouse et ses esclaves. Ce pouvoir (la *patria potestas*), racine profonde du paternalisme, ne serait plus acceptable aujourd'hui

---

1. Voir E. Klee, *La médecine nazie et ses victimes* (1997), Arles, Solin Actes Sud, 1999. Les prisonniers savent qu'ils doivent absolument éviter le *Revier*, l'hôpital du camp, à la fois mouroir et lieu de sélection pour les expérimentations dites « médicales ».
2. T. Engelhardt, *The Foundations of Bioethics*, New York, Oxford University Press, 1986, p. 37.
3. Voir P. Singer, *Questions d'éthique pratique* (1993), Paris, Bayard, 1997, p. 169.

en raison de la violation qu'il fait de droits humains fondamentaux, droits dont la reconnaissance s'opère lentement à travers diverses époques et diverses cultures par communication de valeurs dont la raison proclame l'universalité au-delà des différences culturelles.

Le second aspect de la récusation du scepticisme par l'usage même de la raison apte à reconnaître ce qui est moral et ce qui ne l'est pas, et à argumenter en faveur du bien, est qu'une discussion présuppose les idées de valeur et de vérité. Débattre avec autrui, c'est postuler le caractère sensé de ses propres paroles, reconnaître que locuteur et interlocuteur se tiennent dans une même communauté d'êtres rationnels également respectables et ayant ensemble rapport à la vérité, admettre que tout ne se vaut pas. Cette compréhension, dont on pourrait surprendre tôt l'apparition dans la philosophie, est devenue le point d'ancrage d'une récusation du scepticisme moral chez les théoriciens de l'éthique de la discussion ou éthique du discours (*Diskursethik*) que sont les philosophes allemands Karl Otto Apel (né en 1922) et Jürgen Habermas (né en 1929).

Apel souligne qu'aucun sens ni aucun savoir ne serait possible sans un espace de communication structuré par l'entente et la volonté d'un accord (cette condition de possibilité est ce qu'il nomme « l'*a priori* de la communauté communicationnelle »[4]). Ainsi, toute activité scientifique vise dans son argumentation sa propre cohérence et l'assentiment d'autrui, tient compte du savoir des autres, pose l'existence d'une sphère d'échanges où les sujets rationnels discutent à égalité de droits, se respectent et visent leur entente. Mentir, tromper, fausser, détruit au contraire la logique de la science. Il existe donc une éthique de la communication sans laquelle aucune science ne serait collectivement possible. La discussion rationnelle et honnête nous situe *a priori* au-delà de nos intérêts particuliers. Elle révèle une « force d'obligation intersubjective »[5] qui noue l'une à l'autre de manière fondamentale la science et l'éthique. La fraude, le non respect de l'intérêt commun, la jalousie, *etc.* existent, mais ne peuvent être la règle en science. Rendre explicites les normes fondamentales de la communication incombe à notre responsabilité pour que progresse leur reconnaissance réelle.

C'est de même en réfléchissant à ce que présupposent les actes de langage que Habermas dégage une exigence normative immanente à leur structure, hors de laquelle le projet même de parler pour se faire comprendre serait impossible : je parle pour être entendu. Il y a à l'horizon de mes paroles, selon le type d'énoncé, une visée de validité, de justesse ou de sincérité, et une possibilité de discussion comme moment de justification, de vérification ou de contestation de ce qui est dit. Nos paroles présupposent la possibilité d'une communication réussie.

---

4. *L'a priori de la communauté communicationnelle et les fondements de l'éthique* (1967), Lille, PUL, 1987.

5. *Discussion et responsabilité*, II, Paris, Cerf, 1998, p. 134.

L'éthique de la discussion, éthique à visée universaliste, va définir sur cette base une procédure délibérative qui entend régler sans violence les conflits en examinant la validité des normes présupposées par les différentes positions exprimées. La démarche n'est pas que formelle : elle vise la justesse normative et pose l'égalité des sujets qui en débattent dans une collaboration argumentative. Peuvent prétendre à la validité les normes qui ont l'assentiment de tous, la règle d'argumentation étant que les effets prévisibles d'une application universelle de la norme puissent satisfaire de manière équitable les intérêts des personnes et être acceptés sous cet angle par elles[6]. Habermas emprunte cette formule à un autre penseur (MacCarthy) : « Au lieu d'imposer à tous les autres une maxime dont je veux qu'elle soit une loi universelle, je dois soumettre ma maxime à tous les autres afin d'examiner par la discussion sa prétention à l'universalité »[7]. La norme valide est celle qui réunit l'accord rationnel de tous, c'est-à-dire qui peut être universalisable. Habermas établit que les normes universalisables sont celles-là mêmes qui garantissent la possibilité de la discussion. La fondation rationnelle des normes s'accompagne ainsi chez lui d'une réflexion sur l'espace public, donc sur le droit et la démocratie. Ce que présuppose la communication est aussi ce qu'elle vise : les conditions idéales d'une communauté dont l'accord pour substituer le discours à la violence définit le bien commun.

On pourrait voir ici une difficulté puisqu'il faut avoir déjà adopté une attitude éthique pour accepter le principe de la discussion éthique. On postule la bonne volonté des acteurs et leur adoption de règles (écoute, respect, ouverture, recherche de la convergence entre l'intérêt commun et l'intérêt individuel) qui sont la manifestation même de l'attitude qu'il s'agit de promouvoir. Effectivement, il y a bien un cercle : l'éthique suppose l'éthique. Et réciproquement, on ne voit pas comment celui qui y est indifférent ou hostile pourrait y devenir sensible. Cela pourrait paraître une aporie (un embarras insurmontable pour sortir de l'impasse). Mais il faut plutôt reconnaître ici l'aspect pratique de l'éthique : elle n'existe qu'en acte, à proportion d'une attention, d'une volonté, d'une réflexion. Tout ce qu'on peut dire est qu'il existe une dynamique d'entraînement faisant que celui qui est au contact d'un exemple de conduite éthique et de l'invitation à discuter dans cet esprit sera plus à même de s'ouvrir à son tour à cette attitude en en pensant les avantages et la valeur, et, pour ainsi dire, d'entrer dans ce cercle (qui est celui de toute pédagogie). Ce qui rend possible l'éthique est sa traduction dans l'expérience. De même que, chez Aristote, c'est la prudence réalisée « en personne » (le sage) qui fait voir le chemin vers la sagesse et l'accomplissement des actes prudents, de même l'éthique se communique dans des pratiques reconnues comme éthiques.

---

6. Voir J. Habermas, *Morale et communication* (1983), Paris Cerf, 1996, *De l'éthique de la discussion* (1991), Paris, Cerf, 1992.

7. *Morale et communication, op. cit.*, p. 88.

L'aspect important est que tous les systèmes de valeur ne se valent pas relativement aux exigences d'une éthique de la discussion. Le principe moral du respect mutuel conduit à n'accepter que les valeurs qui sont compatibles avec le monde commun du respect des personnes. Dès lors, si l'autonomie, manifestation de la volonté en première personne du sujet, est bien le centre de gravité de l'éthique (comme le reconnaît en médecine le principe du consentement éclairé), son sens est relatif à une vie en société où chacun définit son bien dans les limites d'une relation aux autres (comme le reconnaît le principe de la discussion et de la décision partagée). Sans ce critère, en effet, une volonté serait à respecter indépendamment de ce qu'elle revendique[8]. Mais si tout est permis du seul fait que cela est voulu par des individus, on détruit l'éthique que l'on souhaite fonder. Ce qui est abdication philosophique, relativisme sceptique et récusation du bon sens.

Autrement dit, une éthique de l'autonomie (la formule est une redondance) doit réfléchir au mode de coexistence de l'autonomie de chacun relativement à celles des autres, c'est-à-dire faire intervenir la vie concrète, les mœurs et le droit[9]. Qu'il y ait des tensions entre l'autonomie individuelle et les intérêts de la collectivité est indéniable, mais cette difficulté a sa contrepartie positive : pour protéger l'autonomie, et notamment lutter contre les inégalités qui la menacent (un individu pauvre risque d'être moins bien soigné, moins respecté et de connaître moins ses droits), les individus peuvent s'obliger à des actes qui servent l'intérêt d'autrui : être à son écoute, aller à sa rencontre, se soucier de sa situation, de sa parole, de son avis, informer, conseiller, proposer. Ainsi le médecin informera le patient de ce qu'il doit savoir pour prendre sa décision en toute connaissance de cause, en veillant également à respecter le droit du patient de ne pas savoir. Il importe ainsi de se soucier de la réalité et de l'exigence d'une autonomie face à des situations de vulnérabilité ou de discrimination.

Il y a donc projection d'un bien commun à l'horizon du respect des autonomies, et non pas éclatement individualiste de la détermination de ce bien. N'est-ce pas ce que manifeste la médecine ? Existerait-elle sans une volonté non de se nuire mutuellement mais de s'entraider ? Ce que le respect de l'autonomie exige est que la norme des uns ne s'impose pas à la norme des autres dans le cadre de ce qui est universalisable. L'éthique de la discussion recherche un accord argumenté. Le bien visé par l'art médical est moins de nature médicale que moral, comme bien qui vaut pour le patient.

La question centrale est donc celle de l'autonomie. Dans la relation de soin, le centre de gravité est, doit toujours être, le patient. L'AMM n'hésite pas à en faire un mot d'ordre en lettres capitales : « *to PUT THE PATIENT*

8. C'est un risque qui apparaît chez un autre philosophe contemporain important pour ces questions, H. T. Engelhardt, pour qui c'est la volonté même d'un individu qui est critère et donc l'objet du respect.

9. Pour une critique de l'autonomie « abstraite » voir *Comment penser l'autonomie ? Entre compétences et dépendances*, M. Jouan et S. Laugier (dir.), Paris, Puf, 2009.

*FIRST* »[10]. C'est le soigné qui, autonome, doit faire valoir son bien. Le médecin objectera à juste titre que certaines demandes posent problème : interdites par la loi, relevant de convenances personnelles, dénuées d'argumentaire, violentes, autoritaires, sous-estimant les conséquences, méprisant l'intérêt d'autrui (s'agissant par exemple des maladies transmissibles), commandées par des convictions sectaires qui peuvent faire douter de l'autonomie, *etc*. Mais, réciproquement, est-il exclu qu'un patient autonome qui ferait une analyse fausse aux yeux du médecin ne soit pas, en vérité, dans une position de validité, soit parce qu'il analyse mieux sa propre situation d'après ses propres critères, soit parce que ses valeurs, tout en étant autres, méritent un respect égal ? Comme il a été suggéré, l'autonomie n'est pas tant une réponse déresponsabilisant les acteurs du soin qu'une exigence ouvrant aux problèmes et motivant l'échange avec autrui dans sa situation sociale concrète.

Dans une culture de la défiance, l'autonomie est clivée et comprise comme une structure de conflit potentiel entre l'autonomie du médecin et l'autonomie du patient. À la lumière d'un principe de socialité, où la médecine n'apparaît pas comme une menace mais comme une aide pour le sujet qui consulte, l'autonomie protège le respect mutuel, permet la bienfaisance et l'équité. Si presque toutes les éthiques contemporaines accordent ce pré-requis de la discussion ouverte, en la distinguant d'un conflit d'opinions, c'est pour rendre possible la coexistence des différentes conceptions du bien grâce à l'exercice d'une raison soucieuse d'entente entre les interlocuteurs, et c'est pour faire prévaloir une recherche du préférable partageable justifiable. Il s'agit de penser un accord fondé sur la reconnaissance mutuelle de la capacité morale de chacun, sur le principe d'une libre expression des points de vue, dont l'objectif est de déterminer ce qui est préférable pour le patient dans sa situation, en excluant les positions d'intolérance et de violence autoritaire, qu'elles émanent du patient ou du soignant. Cette recherche, ouverte, discutée, dément chaque jour, lors des discussions des situations cliniques, lors des consultations, le scepticisme moral, et inverse le sens du pluralisme moral, considéré dès lors davantage comme une richesse pour la vie morale, individuelle et collective, que comme une menace pour la cohésion sociale. Si les valeurs et les choix deviennent problématiques, c'est aussi qu'ils ont perdu leur aspect rigide. Du fait de s'attacher aux situations, l'éthique ne tient pas ses réponses pour définitives. Les questions d'éthique médicale persistent parce qu'elles se reposent à chaque fois pour chaque médecin, dans sa rencontre avec chaque patient, et parce qu'elles mettent en jeu le lien social.

*(Jean-Marc Mouillie)*

---

10. http://www.wma.net/fr/30publications/30ethicsmanual/pdf/ethics_manual_fr.pdf, *Manuel d'éthique médicale*, 2e éd. 2009, p. 6 (page consultée mai 2011).

## 31. L'éthique face à l'indécidable

Selon une vue exposée par Paul Ricœur, l'art médical est un exercice de la prudence délibérative respectueuse de la personne, des règles professionnelles et des lois qui doit trouver un « entre-deux » entre la généralité de la règle et la singularité des situations et des acteurs[1]. Cette articulation vise un usage de la réflexion qui correspond au choix, lorsqu'il s'indique, du raisonnable. Ainsi, l'analyse de la juste attitude devant la question de la vérité à dire au malade « condamné », vérité qu'on lui doit, mais qui est agressive et désespérante, prescrit une explicitation progressive, cheminante, solidaire de la volonté et de la capacité à entendre du patient. L'auteur affirme à la fin de la 9e étude de *Soi-même comme un autre* qu'une telle prudence réfléchie est « à l'abri de toute tentation d'anomie », c'est-à-dire protégée d'agir hors de la légalité et d'une rationalité partageable, car elle se forme à travers le « débat public, le colloque amical, les convictions partagées »[2].

Il y a pourtant des situations où l'arbitrage paraît impossible, où les arguments buttent sur de l'indécidable et où les convictions sont muettes. Ricœur lui-même évoque ce moment sans règle, « anomique », où il faut quand même décider : cela peut être lorsque l'entente ne se fait pas entre les interlocuteurs, lorsque la décision à prendre n'apparaît pas malgré la réflexion, ou lorsque deux règles de même « puissance » s'opposent. Selon une formule frappante d'une conférence de 1990 (« Éthique et morale »), dans une telle situation « il n'y a plus de règles pour trancher entre les règles »[3]. Le dégagement d'une option pratique relève alors de ce qu'il appelle une « cellule de conseil » où les différents points de vue se confrontent dans « l'amitié et le respect réciproque ». Les comités d'éthique et les réunions des équipes peuvent incarner cette logique de discussion, à laquelle emprunte aussi la loi française du 4 mars 2002 en parlant de la nécessité d'une décision partagée entre médecin et patient.

Au fond, dans l'exemple précédent d'une vérité douloureuse à annoncer, il n'y a guère de dilemme profond sur la conduite à adopter, ce qui n'ôte rien à la difficulté de la situation et aux perplexités qui peuvent naître quant à l'évaluation de ce qui peut être entendu et quant à la meilleure façon de « dire ». Là où l'agent moral est le plus démuni, c'est lorsque le bon sens est impuissant à indiquer la voie à suivre, lorsque le choix est sans retour, ne peut pas se résoudre en une voie médiane (en quoi P. Ricœur voit la prudence délibérative, art du « juste milieu », la *mesotes* aristotélicienne), et exclut de pouvoir comparer les différentes possibilités faute de certitude sur leurs conséquences respectives. Le vrai dilemme éthique n'est pas entre le digne et l'indigne ou entre le permis et le défendu, mais lorsque

---

1. Préface au *Code de déontologie médicale*, Paris, Seuil, 1996.
2. Paris, Seuil, 1990, p. 337.
3. Texte repris dans *Lectures I*, Paris, Seuil, 1991.

ces pôles qui, à l'ordinaire orientent notre réflexion, se présentent comme des horizons vides, en attente de détermination, et qu'il faut donc en quelque sorte courir une imprudence, choisir dans l'incertitude. Le problème vient alors du dévoilement d'un non savoir et d'un risque devant l'irréversible, l'imprédictible et l'absence de raison suffisante propre à justifier tel choix plutôt que tel autre. Est-ce dire que l'éthique, lorsqu'elle ne s'abolit pas dans la conviction morale, ou ne s'égalise pas avec l'évidence du choix raisonnable, s'en tient à des perplexités qui ne projettent aucune lumière sur la décision à prendre ?

Prenons le cas (réel) suivant. À 22 semaines, le fœtus apparaît morphologiquement normal à l'image échographique. Refaite à la 34e semaine, celle-ci révèle un fémur atrophié (la première lecture ayant été abusée par une posture du fœtus). Le couple manifeste alors fermement sa volonté d'une interruption de grossesse. Cette décision « résiste » aux entretiens avec le couple, lequel accepte par ailleurs toutes les invitations de discussion. Il se déplace même à plusieurs centaines de kms de son domicile pour s'entretenir avec un orthopédiste qui l'informe qu'à l'âge de 5 ans environ la mise en place d'une prothèse permettrait à cet enfant de marcher quasi-normalement. Les réticences devant le handicap sont communes. Elles s'expriment souvent par la crainte de ne pouvoir « faire face ». Dans le cas présent, cependant, la femme formule des expressions radicales de rejet : « pour moi, cet enfant n'existe plus », « il faut nous en débarrasser », et le couple est uni pour revendiquer le droit de décider de son projet parental, considérant que ce projet a en l'occurrence avorté, niant la gestation en cours, demeurant inaccessible aux arguments développés par l'équipe de gynécologie (information, exemple, sensibilisation au fait que toute naissance est le deuil d'un enfant idéal au profit de l'enfant réel, *etc.*). Le couple refuse la poursuite de la grossesse face à des soignants globalement opposés à cette demande. Un malaise s'installe. Le couple se raidit contre l'institution médicale, refuse de se sentir jugé par elle dans ses choix intimes, et, au fond, somme les médecins et les soignants d'obéir à sa décision.

La médecine, par ses techniques le plus souvent bienfaitrices (l'échographie est un exemple où l'outil enrichit émotionnellement la relation de la femme enceinte à son futur enfant et à son propre corps), crée ici une situation qui se retourne contre son projet et peut conduire à des gestes violents. Après la 24e semaine, l'interruption de grossesse signifie en effet provoquer un accouchement par les voies naturelles, injecter du potassium-chloride dans le cœur du fœtus pour mettre un terme à la vie du futur enfant. Le malaise de la sage-femme ou du médecin qui pousse l'aiguille est toujours réel. Mais la situation suggère qu'il faut aussi prendre en compte le destin toujours singulier des couples : c'est de l'histoire intime, singulière, d'autres existants qu'il s'agit. Imaginons la situation où, après un refus médical de procéder à une interruption de grossesse parce que le motif n'en paraît pas suffisamment légitime sur le plan thérapeutique ou présenté comme éthique, il y ait rejet de l'enfant, dépression, séparation, maltraitance, suicide ou infanticide… Un « bon » principe peut-il ignorer les désirs manifestes des individus dès lors que rien de la vie publique n'est menacé ? Qui peut légitimement décider de ce que doivent vivre « intimement » les individus ? Par ailleurs, l'impossibilité de comparer deux choix de vie possibles dont l'un exclut l'autre (vivre en gardant le futur enfant / vivre sans le garder) interdit par là même toute « vérification objective » du bien-fondé de la décision à partir de ses conséquences. Même une constante soi-disant observée (certains obstétriciens évoquent ainsi une adoption « spontanée » de l'enfant par la mère devant le fait accompli de la naissance) ne saurait indiquer *a priori* le choix préférable, sauf à invoquer une norme naturaliste (une « loi des choses ») qui, en vérité, aura ses contre-exemples puisque le comportement humain est toujours affectivement, intellectuellement, culturellement, et en dernière analyse individuellement, configuré.

D'un côté, le pouvoir médical se sent une responsabilité vis-à-vis de la protection de la vie, il se veut à tout le moins le gardien de certaines règles éthiques et déontologiques, de l'autre, le médecin doit pouvoir rester face à celui qui recourt à ses services un interlocuteur compréhensif, non un juge ou l'exécutant de normes « extérieures » à la situation existentielle de son patient. Le progrès que représente le diagnostic anténatal, qui évite des situations de vie tragiques, s'inverserait en régression morale s'il servait à prescrire le « bon à vivre » (selon la formule du célèbre essai de Binding et Hoche, *La libéralisation de la destruction d'une vie qui ne vaut pas la peine d'être vécue,* qui, dès 1920, brosse pour partie l'argumentaire de l'eugénisme criminel[4]). Poser l'absence d'autorité de quiconque sur cette question est nécessaire dans un État démocratique soucieux des droits individuels et qui refuse aussi bien de définir l'essence ou la destination de l'existence humaine que de la régenter dans ses aspects privés. La grande difficulté d'une telle analyse vis-à-vis de la situation évoquée est de conduire au paradoxe d'une éthique qui, invitant à s'abstenir de normaliser des questions intimes, s'expose à l'immoralité de légitimer un refus de la vie déficiente.

Patient et médecin s'engagent dans une relation dont le but doit être l'affirmation du lien social et la meilleure solution possible pour le patient. Mais les valeurs que leurs choix élisent, donc renforcent socialement, mettent aussi en jeu une image de l'humanité. Le choix intime est une façon d'esquisser un choix collectif. Au cœur et à l'horizon de chacun de ses actes, l'homme ne cesse de projeter une proposition d'humanité. En organiser le contrôle revient à nier l'autonomie, mais on ne peut nier que certains désirs individuels offensent une idée de l'humanité respectueuse des êtres.

---

4. *Die Freigabe der Vernichtung lebensunwerten Lebens,* Leipzig, Meiner, 1920, tr. *La libéralisation de la destruction d'une vie qui ne vaut pas la peine d'être vécue* (1920, 1922), tr. R. Thalmann, « Classer / penser / exclure ; de l'eugénisme à l'hygiène raciale », *Revue d'histoire de la Shoah,* n° 183, juillet / décembre 2005, p. 227-264.

Il semble que se circonscrive là l'un des problèmes les plus difficiles de l'éthique contemporaine, tournée vers l'autonomie, mais appelant à une responsabilité collective. Selon des recommandations de l'A.M.M. « Les conflits doivent être résolus de manière aussi informelle que possible », en privilégiant l'échange direct donc ; si le désaccord persiste, des arbitrages plus formels doivent être recherchés, et si le médecin n'est pas d'accord avec la décision prise par l'autorité consultée ou par le patient, il doit s'assurer que son refus n'entraînera « aucun préjudice ou abandon pour le patient »[5]. La formule n'est évidemment pas très satisfaisante car le préjudice moral risque précisément d'être inévitable. La réflexion semble ici dans une impasse pour savoir comment déterminer l'action juste. Mais l'on remarquera que c'est parce qu'il n'y a pas de réponses « toutes faites » du côté de la morale, d'une tradition, d'une autorité ou de la législation, que la réflexion éthique est sollicitée. Peut-être alors son sens n'est-il pas de donner raison à l'un ou à l'autre, mais d'exposer cette situation indécidable en tant que telle pour dévoiler le plein sens de la responsabilité de chacun dans ses choix. Si l'éthique est face à l'indécidable, c'est aussi que la vie humaine n'est pas un domaine de certitudes mais une rencontre continue de questions. L'éthique médicale ne fait que confirmer que l'homme est un être en question pour lui-même. Elle défend même la valeur de cette existence irréductiblement problématique, ouverte au questionnement, à la lucidité, fût-elle perplexe, face aux présuppositions morales qui risquent de méconnaître la singularité des sujets, de leur histoire et de leur situation. Révéler le caractère indécidable et donc fondamentalement ouvert d'une situation, convaincre de l'absence de « bonne réponse » pour déculpabiliser le cas échéant les personnes concernées, éveiller un sens de la responsabilité en explicitant les enjeux des différents choix possibles, semble correspondre à l'idée d'une discussion qui n'oppose pas des voix qui défendent le bon parti et des voix qui se trompent. Cette discussion doit être une recherche commune, solidaire, circonstanciée et humble du moins mauvais parti possible ou du choix le plus acceptable dans la situation donnée[6].

Ce qui motive alors les interlocuteurs n'est pas seulement, même s'il s'agit d'un effet essentiel de l'échange respectueux, de réassurer le lien social, de donner chair et mots à la solidarité. C'est également la recherche de l'action juste, comprise comme la recherche de l'action préférable ici et maintenant pour le patient dans sa situation. N'est-il pas en effet problématique

---

5. http://www.wma.net/fr/30publications/30ethicsmanual/pdf/ethics_manual_fr.pdf, *Manuel d'éthique médicale*, 2e éd. 2009, p. 92-93 (page consultée mai 2011).

6. Il est donc secondaire de savoir ce qui a été décidé dans le cas évoqué de la demande d'interruption de grossesse : chaque situation, de soin comme de vie, est différente. Même la casuistique qui s'appuie sur des cas faisant référence pour éclairer l'approche des cas apparentés reconnaît une part d'inventivité dans le jugement, les arguments éthiques n'étant pas des « démonstrations » mais des « présomptions », ce qui ne signifie pas qu'ils soient arbitraires, puisqu'ils reposent sur un discernement. Voir A. Jonsen, S. Toulmin, *The Abuse of Casuistry*, Los Angeles, University of California Press, 1988, p. 327-330.

qu'une réflexion jugée éthique par ceux qui ne sont pas le patient soit violence et contrainte pour ce dernier ? On peut interroger en ce sens certaines décisions célèbres, ainsi le refus du Collège médical britannique et de la Cour européenne des droits de l'homme d'aider Diane Pretty (avocate atteinte d'une maladie de Charcot) à mourir de la façon qu'elle souhaitait (suicide médicalement assisté) sous l'idée qu'on ne peut conclure d'un droit à la vie qu'il existe un droit de mourir et qu'on ne peut demander à autrui de donner la mort (ce que fait pourtant la société en situation de guerre). Cette personne, morte (en 2002) dans les conditions qu'elle appréhendait, a souffert d'une décision « éthique » au sein d'une situation qui ne concernait qu'elle (et son mari, solidaire pour l'aider). Georges Canguilhem ou Hans Jonas ont, chacun à leur manière, affirmé la nécessité de reconnaître au sujet autonome un droit de mourir[7]. Comme le dit l'avis n° 63 du CCNE, il est des situations où la personne « surpasse la règle », de sorte que l'éthique qui se replie sur une position « déontologique » semble plus trahir son esprit que faire montre d'une rigueur légitime.

La reconnaissance de la norme intime du sujet, tel qu'on la voit chez G. Canguilhem par exemple, présente l'avantage d'offrir un point de résistance à la logique d'une maîtrise de l'autre qui, sous couvert de bienfaisance ou de légalisme, néglige le fait que la volonté de soigner reçoit sa légitimation éthique de l'accord du soigné. Le souverain bien médical est le bien d'autrui en tant que c'est ce dernier qui, dans les limites de son autonomie, définit son propre bien. La condition d'autonomie est déterminante : en psychiatrie, par exemple, un refus de soin peut être l'expression même de la maladie. Le médecin peut ne pas se sentir obligé par la parole du patient qui n'est pas une pleine volonté. La loi française définit par ailleurs des cas d'exception, qui relèvent de l'injonction de soin : la vaccination et le traitement obligatoires de certaines maladies contagieuses, certaines situations de délits sexuels, de violences familiales, d'addictions (alcool et drogues). L'idéal éthique est cependant que le principe de bienfaisance, entendu à distance de tout paternalisme, recoupe celui d'autonomie : c'est le patient qui est le centre de gravité de l'action médicale et qui doit pouvoir en apprécier le bien-fondé et le bénéfice. L'évolution du droit français va sans cesse davantage dans ce sens depuis le tournant que marque la loi du 4 mars 2002. La décision doit être partagée par le médecin et le patient, et le consentement au soin, associé à une justification thérapeutique, doit être la règle avant toute intervention médicale sur le corps d'autrui (intervention possible sinon de poursuite pour coups et blessures). Cette évolution du droit est déterminante car elle permet de « restituer » au domaine des valeurs privées certaines des questions qui touchent l'existence subjective intime.

---

7. H. Jonas, 1985, *Le droit de mourir*, Paris, Rivages, 1996. G. Canguilhem, entretien radiophonique avec H. Péquignot (France Culture, 1975).

Les problèmes n'en sont que plus ouverts. Reconnaître la norme intime du sujet autonome comme la mesure et le centre de gravité de la situation et des choix à faire peut inciter le praticien à s'écarter de la règle juridique pour faire droit au respect de la volonté individuelle du patient, ce qui ne saurait aller de soi dans un cadre démocratique. La collégialité de la réflexion, obligation éthique, constitue sous cet aspect un garde-fou vis-à-vis d'une interprétation personnelle de la légitimité morale. Mais que le type d'engagement personnel requis dans l'éthique ne consiste pas à privilégier son opinion particulière interroge par ailleurs le sens de la clause de conscience. Par exemple, refuser de pratiquer un avortement alors que la loi en fait un droit sous certaines conditions pose problème : le médecin ne pratique-t-il alors pas « sa » médecine, ne fait-il pas prévaloir « ses » choix et n'introduit-il pas une discrimination auprès des patients (inquiets dès lors de trouver un médecin accessible à leur demande) ? Mais la logique n'est-elle pas la même chez celui qui passe outre la loi pour accéder à une demande exprimée par son patient ? Et la collégialité d'une décision empêche-t-elle celle-ci d'être éventuellement contestable et violente aux yeux d'un patient ?

Il faut donc revenir à la prudence, mais moins comme solution que comme ouverture au caractère problématique des situations médicales, lorsque la volonté du patient se heurte aux régulations et aux normativités existantes. On peut ainsi à la fois défendre le principe de respect de la régulation juridique en contexte démocratique et reconnaître la possibilité de lois iniques ou inadaptées à la singularité des situations. Il existe en ce sens un devoir de désobéissance civique lorsque des violences aux personnes, portant atteinte à des droits fondamentaux, sont perpétrées sous couvert de la loi. L'action du médecin français qui aidait à l'avortement avant 1975 était-elle toujours non éthique ? Le médecin (comme le permet la loi française d'avril 2005) peut laisser mourir une personne autonome qui souhaite mourir, refuse l'alimentation, arrache ses sondes, se dégrade lentement pendant des semaines. Le geste de celui qui choisirait de hâter la fin essentiellement soufferte de cette personne à la demande expresse et répétée de celle-ci est-il en toute situation « criminel » ?

La justesse visée par l'éthique médicale, qui intègre l'exigence que le sens de la décision vale aux yeux des personnes directement concernées, doit cependant ne pas reposer uniquement sur le fait que la décision paraisse valable à un ou à quelques-unes : il faut pouvoir en rendre compte de manière argumentée et convaincante, et veiller à son insertion dans le contexte juridico-social. L'exigence éthique est une exigence de rationalité au sens circonscrit que nous avons exposé : non pas normée par un idéal de déduction logique, mais ouverte à une analyse argumentée de la situation à la lumière de certains principes liés à l'idée du respect de la personne. C'est en ce point que le travail de réflexion théorique est précieux : il permet d'élaborer des cadres d'analyse qui, comme une table d'orientation, fixent des perspectives aux praticiens qui ont pour responsabilité de mettre en œuvre et de conduire cette discussion. Tel est notamment le sens fructueux du « principisme spécifié » de T. Beauchamp et J. Childress, qui propose d'articuler l'analyse des situations à des principes (au nombre de quatre : autonomie du sujet, non malfaisance, bienfaisance, justice) dont le rôle et le sens, pouvant être précisés (« spécifiés ») par les champs d'applications concernés, sont d'éclairer les exigences à prendre en vue en chaque situation[8]. Ce sont des guides d'action et des outils de réflexion : « le principisme n'est pas une approche subordonnée aux principes (*principle-driven*), mais guidée par les principes (*principle-guided*) »[9].

Face à ces difficultés d'articulation entre normativités et intimité, qui sont moins à réduire qu'à reconnaître, une double formation théorique (pour clarifier la compréhension des repères normatifs, la méthode d'analyse et le sens des concepts) et psychologique (pour conduire les entretiens et accompagner les relations avec les patients et leurs proches) est indispensable. L'enjeu est de rendre possible l'être-ensemble de citoyens dont les systèmes de valeurs diffèrent et d'articuler la régulation collective au respect des choix d'ordre existentiels. Entre une homogénéisation sociale des choix individuels, qui menace d'entraîner une « tyrannie de la norme », et la pleine licence laissée aux individus, où la norme se dissout, l'éthique tient sa possibilité de la discussion et d'un appui sur la loi en tant que celle-ci reconnaît aux individus des droits et protège la vie privée. Sa tâche est de lier le respect de certains droits inaliénables de la personne humaine au jugement prudentiel qui tient compte de la situation particulière et des règles nécessaires à la vie commune. Elle engage donc une réflexion fondamentale sur le respect de la personne humaine, une réflexion en mouvement, ouverte, non captive d'une idéologie ou d'une procédure formelle (telle théorie promettant la moralité à qui l'applique), partagée et appelant à la liberté responsable de ses acteurs.

*(Jean-Marc Mouillie)*

## 32. L'utilitarisme

Le mot utilitarisme a été utilisé pour la première fois en 1781 par Jeremy Bentham, puis de nouveau dans une lettre datée de 1801 où il écrit « une nouvelle religion serait quelque chose de bizarre si elle n'avait pas de nom » et propose celui d' « utilitarisme ». Il semble que J.S. Mill n'ait pas

---

8. *Les principes de l'éthique biomédicale* (5e éd. 2001), Paris, Les Belles Lettres, 2007, chapitre 1.

9. J. Childress, 1994, cité par R. Massé, *Éthique et santé publique*, Québec, Presses Universitaires de Laval, 2003, p. 84.

eu connaissance de ce fait puisqu'il déclare en 1821 puis en 1835 être l'inventeur du mot[1].

L'utilitarisme est l'idéologie d'un mouvement de réformes légales, politiques et sociales qui est apparu dans la première moitié du XIXᵉ siècle. Ses membres luttaient pour le triomphe de la raison contre la simple tradition, le dogmatisme et les intérêts particuliers. En politique, ils prétendirent juger les institutions sociales existantes par rapport à un critère rationnel impartial, celui de l'utilité sociale.

Dans le domaine de l'éthique, ils proposaient de soumettre toutes les règles morales acceptées au test de rationalité et d'utilité sociale. La morale utilitariste est une doctrine naturaliste qui vise à rendre compte de la nature du jugement moral. Elle conçoit la moralité comme une institution sociale qui serait destinée à harmoniser les conduites des hommes sur terre pour leur plus grande satisfaction. C'est aussi une théorie éthique générale qui propose un critère permettant de distinguer entre les actions bonnes et mauvaises et qui suppose que le moyen convenable d'acquérir une connaissance morale est empirique.

L'utilitarisme peut être compris comme la combinaison de deux postulats : a/le conséquentialisme : le caractère bon ou mauvais d'une action est déterminé par ses conséquences ; b/l'hédonisme : la seule chose qui soit bonne est le plaisir et la seule qui soit mauvaise la douleur. Le bonheur est identifié à une somme de plaisirs. Par conséquent, la doctrine utilitariste se déduit d'un seul principe parfois appelé le principe du bonheur le plus grand (*greatest happiness principle*) : « le caractère bon (*rightness*) d'une action est déterminé par sa contribution au bonheur de chacune des personnes qu'elle affecte »[2].

L'utilité que les utilitaristes proposent de maximixer correspond à la notion triviale et vague du « bien-être » d'une personne, de son bonheur, de la qualité de sa vie, ou de son succès au sens le plus large. La spécification du contenu de ces termes fondamentaux n'a pas été suffisamment précisée par Bentham et Mills. Rappelons quelques éléments de la discussion sur la nature de l'utilité.

Initialement, c'est au plaisir et à l'absence de souffrance que fut identifiée l'utilité. Un premier problème était de savoir ce qui était entendu par plaisir. S'agissait-il d'une sensation (par exemple le plaisir sexuel) ou d'un sentiment plus « élevé » qui pouvait être suscité par l'altruisme comme le pensait J. S. Mill ? Ensuite, s'est posé le problème de l'analyse des relations qui existent entre les différents plaisirs : y a-t-il une différence qualitative entre les plaisirs élevés et les autres plaisirs (ceux qui laissaient Socrate indifférent), comme

---

1. M. Warnock (ed), *Utilitarianism* (1962), London, Fontana Press (17ᵉ édition 1989), p. 9 note 1.

2. A. Quinton, *Utilitarian Ethics* (1973), 2nd edition 1989, Duckworth London.

le pensait Mill, ou bien y a-t-il une seule qualité de plaisir qui ne varie que du point de vue de sa quantité comme le pensait Moore[3] ?

Les utilitaristes contemporains qui restent hédonistes comme J. J. C. Smart[4] soutiennent que *a /* tous les plaisirs ont une valeur intrinsèque, et *b /* que seul le plaisir a une valeur intrinsèque. C'est à propos de la seconde partie de l'argument que les avis diffèrent car la notion de plaisir peut être pris dans un sens plus ou moins étroit suivant que l'on pense que certaines valeurs (ou vertus) doivent être appréciées pour elles-mêmes. D'autres auteurs[5] se sont demandés si le plaisir comportait un élément cognitif et s'il pouvait y avoir des plaisirs erronés, ce qui aurait permis de réfuter cette version de l'utilitarisme.

Quel que soit le contenu que les utilitaristes donnent au concept d'utilité, tous pensent que la moralité nécessite sa maximisation. Comme nos actions peuvent affecter l'utilité de plus d'une personne, elles doivent maximiser l'utilité générale pour être morales. Pour savoir si une action est meilleure qu'une autre de ce point de vue, il faut mesurer les utilités individuelles et les agréger afin de déterminer pour chaque alternative la quantité d'utilité générale qui lui correspond. Toutes les versions de l'utilitarisme supposent que ce calcul est possible, mais il semble que, d'une façon générale, les moralistes se soient peu intéressés aux problèmes concrets (techniques) que posent les mesures. Ceci est regrettable car la quantification est la condition de possibilité d'une éventuelle maximisation et donc de l'utilitarisme.

L'évaluation des conséquences morales d'une action dépend de l'agrégation des modifications des utilités individuelles qu'elle affecte. L'agrégation des utilités individuelles n'est possible que s'il est possible de les comparer entre elles. C'est pourquoi un présupposé fondamental de la théorie utilitariste est la possibilité de procéder à des comparaisons interpersonnelles d'utilité. Dans la vie quotidienne nous faisons sans cesse des comparaisons interpersonnelles d'utilité, et nous savons être capables de les faire, du moins si nous refusons le solipsisme. Il est donc probable qu'il s'agit moins de savoir si de telles comparaisons sont possibles que de savoir comment elles le sont.

Jusqu'à présent nous avons supposé que le critère utilitariste s'appliquait à chaque acte pris individuellement. Dans ce contexte s'est posée la question de la place et de la signification des règles morales. Quel était leur statut vis-à-vis du principe d'utilité ? À partir des années 1930[6], deux interprétations se sont opposées. La première a pris le nom d' « *Act Utilitarianism* » (utilitarisme des actes), elle s'en tenait à l'interprétation classique, la seconde

---

3. G. E. Moore, *Principia Ethica* (1903), Cambridge Univ. Press, Cambridge, 1988.

4. J. J. C. Smart, « An outline of a systeme of utilitarian ethics », J. J. C. Smart et B. Williams, *Utilitarianism, for and against*, Cambridge Univ. Press, Cambridge, 1973, p. 12-27.

5. Cités par Brock D. W., « Recent work in utilitarianism », *American Philosophical Quaterly*, 1973, 10, p. 241-276.

6. Cette distinction est proposée pour la première fois par R. F. Harrod, « Utilitarianism revised », *Mind*, 1936, 45, p. 137-156

prit le nom de « Rule Utilitarianism » (utilitarisme des règles), elle posait que le critère utilitariste (maximisation de l'utilité du plus grand nombre) ne devait pas être appliqué aux actions individuelles mais plus simplement aux règles générales que suivent nos actions. Dans ce cas, les différentes actions n'étaient plus supposées maximiser individuellement l'utilité collective, le calcul utilitariste ne les concernait pas. Il suffisait de s'assurer qu'elles respectaient les règles dont on avait prouvé qu'elles maximisaient l'utilité générale. Le respect de ces règles était impératif.

Pour les partisans de l'utilitarisme des actes, les règles ne sont pas contraignantes. Ce sont de simples heuristiques (*rule of thumb*) qui permettent de ne pas procéder au calcul utilitariste et que l'on respecte uniquement parce qu'elles sont pratiques tout en se réservant la possibilité de ne pas le faire à l'occasion. Cette interprétation conduit à des recommandations qui nous choquent quand la recherche de la maximisation de l'utilité générale conduit à ne pas respecter des règles qui, telle la règle du respect pour la parole donnée, sont universellement reconnues comme morales.

Beauchamp et Childress[7] prennent l'exemple hypothétique d'un responsable d'un service de dialyse qui fait mourir un patient n'ayant plus que quelques mois à vivre afin de donner sa place à des malades qui peuvent tirer plus de bénéfice des soins. Pour l'utilitarisme des actes, le seul problème est celui de savoir si cette action a été rendue publique. Car, dans l'affirmative, le médecin affaiblit la confiance du public dans l'institution médicale ce qui est dommageable du point de vue de l'utilité générale. Il doit être condamné pour cette raison. Par contre, si personne n'a su les circonstances du décès du patient, alors le médecin a eu raison de prendre la décision d'interrompre des soins peu utiles. La discussion de ce type de paradoxe, dont le nombre est infini, occupe le plus clair du temps des théoriciens de la morale rationnelle. Ils s'appuient sur eux pour élaborer et raffiner collectivement selon un processus pseudo inductif (puisqu'il s'agit d'expériences de pensée) la théorie.

L'utilitarisme des règles pose que les règles morales sont contraignantes, indépendamment de savoir si leur respect maximise toujours l'utilité générale. Cette analyse est adoptée par la plupart des auteurs contemporains (à l'exception de J. J. C. Smart). Dans le domaine de la bioéthique, l'utilitarisme des règles est le cadre implicite de tous les auteurs qui reconnaissent d'une part l'existence de principes et d'autre part la possibilité de les évaluer et de les réévaluer à la lumière des informations nouvelles. Quoi qu'il en soit, le problème avec cette version de l'utilitarisme est qu'elle recommande parfois de prendre des décisions sub-optimales, c'est-à-dire qui ne maximisent pas le bien-être général.

---

7. Beauchamp T. et Childress J., *Principles of Biomedical Ethics*, Oxford Univ. Press, 1979, 2nd ed. 1983, p. 25-32.

Au total, trois grandes critiques ont été énoncées à l'encontre de l'utilitarisme[8] :

a/ La première est que l'utilitarisme ne prend pas en considération les exigences de la justice ou de l'équité dans la distribution des biens. C'est-à-dire qu'il est indifférent à la façon dont sont répartis les avantages et les inconvénients entre les sujets du moment que l'agrégation des utilités individuelles maximise l'utilité générale. En d'autres termes, il ne reconnaît pas la séparation des personnes.

b/ La seconde critique est que l'utilitarisme exige que les sujets mettent tout en œuvre pour réaliser l'action qui répond au critère utilitariste ce qui peut le conduire à recommander des actes qui sont jugés immoraux par toute autre théorie morale. C'est l'exemple du responsable d'un centre de dialyse dont nous avons parlé.

c/ La troisième objection est que cette morale est trop exigeante vis-à-vis des sujets dont elle attend qu'ils fassent passer la recherche de leur propre bien-être après celui de la communauté. En effet, l'utilitarisme se place du point de vue de l'observateur impartial qui cherche à maximiser le bien-être de la société. Bernard William[9] pense que les exigences de ce modèle sont telles qu'elles peuvent menacer l'intégrité des personnes. Cette critique rejoint les analyses de Herbert Simon[10] qui suggère un modèle moins exigeant.

*(Alain Leplège)*

## 33. La personne et le respect de la personne

D'usage courant, la notion de « personne » est riche de sens et fait partie des notions de l'histoire de la pensée parmi les plus travaillées au sein de traditions pluriséculaires, notamment la philosophie, la théologie et le droit[1]. Le champ contemporain des pratiques et de la recherche médicales est sans doute l'un des lieux où elle cristallise avec le plus d'acuité des problèmes à la fois d'ordre juridique, ontologique et moral.

L'une de ses significations les plus anciennes, encore présente dans l'acception juridique du terme de personne, renvoie au terme issu du grec

---

8. Voir l'introduction de S. Scheffler eds., « Conséquentialism and its critics », *Oxford Readings Philosophy*, Oxford University Press, 1988.
9. William B., « A critique of Utilitarianism », J. J. C. Smart, B. William, *op. cit.*, p. 108-118.
10. H. Simon, *Reason in Human Affairs*, Basil Blackwell, Oxford, 1983.

1. Comme le montre bien M. Mauss, « Une catégorie de l'esprit humain : la notion de personne, celle de « moi », (1938), *Sociologie et anthropologie*, Paris, PUF, 1950.

ancien πρόσωπον (*prosôpon*). En droit, la personne est cet « être qui jouit de la personnalité juridique », par différence avec une chose. Le terme grec a désigné en premier lieu la face, le visage et par extension, le masque – signification reprise par le mot latin *persona*. La personne, dans cette perspective, décrit le rôle assumé sur scène par l'individu, une fonction endossée dans la société, de telle sorte qu'en droit, une entité (et pas seulement un individu) peut être dotée des droits et des devoirs de la personne (on parle alors de « personne morale »). L'arrière-plan de cette conception juridique fait de la « personne » un être raisonnable et autonome, à même de donner un consentement libre à tel ou tel acte. Par ailleurs, on ne peut faire ce que l'on veut du corps d'une « personne » (physique) : en tant que substrat de la personne, le corps doit être respecté dans son intégrité et, dans le droit français, mis à l'écart de toute forme de commerce (ce qui ne vaut pas, en revanche, pour certains « éléments » ou « parties » du corps).

Le médecin a affaire, avec ses patients, à des « personnes » au sens juridique du terme, susceptibles, aujourd'hui, de refuser un soin de manière délibérée une fois connue l'information sur les risques suscités par ce refus. Mais certaines « personnes » constituent des cas plus compliqués que d'autres : par exemple les « mineurs » pour lesquels certains actes requièrent l'autorisation parentale ; les « incompétents » identifiés comme tels à la suite d'un diagnostic médical, qui ne paraissent pas en état de prendre pour eux-mêmes des décisions ; les « majeurs incapables », par exemple des patients en état végétatif chronique qui ne sont plus en mesure de participer à la prise de décision les concernant. Ces patients conservent le statut juridique de « personne », mais n'en ont pas, de fait, toutes les prérogatives.

L'exercice de la médecine et la recherche biomédicale ont également partie liée avec une réflexion sur la notion de « personne » parce qu'elles soulèvent la question de la nature et du statut du fœtus et de l'embryon : que sont-ils ? Et quel statut juridique leur donner ? On peut répondre à la seconde interrogation en fonction de la réponse donnée à la première, mais on peut aussi dissocier les deux aspects, en déterminant leur statut en fonction de la fin que l'on se donne (protéger leur intégrité, faciliter la recherche sur l'embryon, *etc.*). Il n'est pas si facile, en tout état de cause, de proposer une réponse à la première interrogation. Chaque système juridique invente une réponse dans son cadre théorique propre. Le droit français a réservé la notion de « personne » aux êtres humains nés et viables. Le refus d'assimiler toutefois l'embryon à une « chose » a conduit à introduire en 1984 l'idée de « personne humaine potentielle ». Au risque de véhiculer implicitement l'idée d'une échelle des êtres, il dote par là l'embryon d'un certain droit au respect (mais pas d'un droit à la vie).

La réflexion juridique déjà complexe sur la notion de « personne » se double, à propos de la pratique et de la recherche médicales, d'une interrogation ontologique et morale à laquelle elle ne fournit pas toutes les réponses et ne prétend d'ailleurs pas le faire. Pourquoi dois-je respecter les « personnes » ? Peut-on devenir, être une personne et cesser de l'être à un moment donné de l'existence ? Ce nourrisson en état d'inconscience, ce patient plongé dans un coma neuro-végétatif persistant, ce patient dément sont-ils des « personnes » ? Ces interrogations, pour lesquelles aucune réponse ne s'impose d'évidence, montrent à la fois l'importance et la difficulté d'une réflexion ontologique et morale.

D'un point de vue ontologique, la notion de personne ne se réduit pas à l'idée de masque ou de rôle. Elle a d'autres facettes, qui s'accordent plus ou moins bien entre elles. Tout d'abord, elle a été utilisée et est encore employée pour désigner l'individu humain singulier par différence avec ce qui est commun, général, irréductible à qui ou à quoi que ce soit, et existant par soi. Cet individu a été doté en outre d'un caractère raisonnable. La formule de Boèce (V^e-VI^e siècles), la personne est « la substance individuelle de nature rationnelle (*naturae rationabilis individua substantia*) »[2], domine la conception de cette notion dans l'histoire de la pensée occidentale (alors qu'elle est une définition parmi d'autres, sans privilège particulier au départ, de la personne). Enfin, aujourd'hui, la notion de personne implique une troisième dimension, liée à la conscience de soi, et donc à la mémoire et à la capacité de réflexion, thématisée à l'époque moderne, notamment par le philosophe anglais John Locke pour qui la personne est « un être pensant et intelligent, capable de raison et de réflexion, et qui peut se considérer comme étant le même, comme étant la même chose pensante, en différents temps et en différents lieux »[3]. On emploie donc la notion de personne, tant dans l'usage courant que d'une manière plus conceptuelle, pour désigner une entité humaine singulière, raisonnable et consciente d'elle-même. Ces deux derniers critères rendent problématique l'attribution du statut de « personne » aux patients déments ou durablement inconscients.

Cependant, en vertu d'une autre acception de la notion de personne, le problème disparaît en partie. Cette acception renvoie à une compréhension relationnelle de la personne : nous nous constituons comme personnes dans la relation singulière à autrui ou sociale, collective (en tant que membre d'une communauté : politique, professionnelle, affective, *etc.*) et nous sommes des « personnes » parce qu'autrui nous considère ainsi. Cette signification apparaît d'abord dans la querelle théologique chrétienne sur le sens à accorder à l'idée de Trinité – une seule et même entité ou trois ? – et à la nature du fils de Dieu : par différence avec l'homme, substance individuelle, singularité radicale, la Trinité a pu être pensée comme l'idée d'une relation sans substance. La personne désigne l'individu singulier, irréductible à qui et à quoi que ce soit, mais au sein de la Trinité elle ne se conçoit qu'en relation à ses autres composantes. Cette conception de la notion de personne

---

2. Boèce, *Contre Eutychès et Nestorius*, III, 512, *Traités théologiques*, Paris, GF, 2000, p. 75.

3. J. Locke, *Essai philosophique concernant l'entendement humain* (1694), II, 27, *Identité et différence, L'invention de la conscience*, Paris, Seuil, 1998, p. 149.

n'est pas demeurée enfermée dans ses usages théologiques. Elle a trouvé au début du XIXᵉ siècle dans la philosophie de Hegel une expression relative à une définition de la relation morale comme interaction fondée sur la réciprocité. L'idée, aujourd'hui centrale dans le travail philosophique mené sur l'idée de reconnaissance, est que la conscience de soi (et sa dimension morale : l'estime de soi) n'ont de sens que sous le regard de l'autre.[4] Ainsi, on peut être une personne au sens juridique du terme mais se percevoir et se considérer négativement comme une « chose » parce que l'on est pris moralement dans un rapport de réification. Ou à l'inverse, il n'est pas sans effet de traiter les enfants comme de « petites personnes » : ils sont certes des mineurs d'un point de vue juridique et dépendants d'autrui pour la vie matérielle, mais l'on respecte ainsi déjà en eux la future personne (juridique et morale) qu'ils deviendront et dont on favorise l'émergence par là-même. Tant la sociologie que la psychanalyse ou encore la phénoménologie, chacune avec un cadre théorique propre, ont au XXᵉ siècle nourri cette vision relationnelle de la personne.

Cette tension entre les deux acceptions de la notion de personne, l'une qui a greffé sur l'idée d'individu singulier le caractère raisonnable et la conscience de soi, et l'autre qui a souligné la constitution intersubjective de la « personne », est intéressante à double titre dans le cadre des pratiques et des recherches médicales.

En premier lieu, elle permet d'identifier les deux pôles du flottement terminologique et ontologique dont nous faisons l'expérience lorsque nous sommes face, par exemple, à des patients déments ou plongés dans un coma *a priori* irrémédiable. Nous pouvons éprouver des difficultés à qualifier ces patients de « personnes » parce qu'ils ne peuvent plus exercer leur raison et qu'ils n'ont plus de véritable conscience d'eux-mêmes. Mais nous pouvons aussi continuer à les considérer comme des « personnes » parce que nous les traitons comme telles par les soins que nous leur prodiguons, par l'attention que nous prêtons à ce qu'ils nous communiquent, même non verbalement, par la mémoire que nous maintenons vivante de ce qu'ils ont été avant la maladie ou l'accident.

En second lieu, la tension entre les deux acceptions de la notion de personne introduit pleinement à la dimension morale de ce terme. La raison dont a été dotée très tôt la personne, dans l'histoire du terme, n'est pas seulement théorique. Elle est aussi pratique. La philosophie d'Emmanuel Kant a donné une consistance particulière à cette signification morale, déjà présente dans la philosophie stoïcienne. Le terme de personne désigne pour Kant un être raisonnable que sa nature « désigne déjà comme une fin en soi » et qui est capable, parce que raisonnable, de poser par lui-même (on parlera à cet égard de volonté autonome), au principe de son action, des maximes universalisables. Kant introduit ici l'idée que l'être humain ne se réduit pas à sa dimension d'être vivant, soumis de ce fait à des déterminismes naturels,

---

4. A. Honneth , *La lutte pour la reconnaissance* (1995), Paris, Cerf, 2000.

mais se singularise par sa raison et la capacité qui en découle de se donner une loi valant pour tous : « la personnalité, c'est-à-dire la liberté, est l'indépendance à l'égard du mécanisme de la nature entière »[5].

Dans cette perspective, la notion de personne véhicule « un contenu normatif, censé influencer la conduite morale des êtres sociaux »[6]. En effet, la personne est et doit être considérée selon Kant comme une fin en soi. Il convient donc de respecter en chacun la personne, c'est-à-dire de reconnaître et de protéger cette faculté spéciale d'autonomie et la dignité qui en découle. Pour Kant, ce respect est exigé vis-à-vis d'autrui et de soi-même : nous devons respecter en nous-mêmes ce qui constitue notre humanité. Ainsi, en un sens kantien, respecter en autrui (ou en soi-même) la personne signifie reconnaître et vouloir préserver cette capacité à exercer la raison pratique de façon autonome. Cette dernière est ce qui fonde la valeur intrinsèque de tout homme, ce qui fait dire à Kant que nous ne devons jamais considérer autrui seulement comme un moyen mais toujours aussi comme une fin.

Poser comme devoir moral fondamental le respect en autrui ou soi-même de la personne est donc un geste susceptible de fonder des limites pour déterminer la manière dont les individus humains peuvent ou non être employés dans les protocoles d'essais de médicaments ou de pratiques thérapeutiques. Même si la référence n'est pas explicitement kantienne, on ne s'étonne pas de voir reprise, à cet égard, l'idée de respect de la personne dans le Rapport Belmont, conçu au cours des années 1970 aux États-Unis afin de formuler des principes moraux régulant les pratiques de la recherche biomédicale : « le respect de la personne regroupe au moins deux convictions éthiques : premièrement, les personnes doivent être traitées comme des agents autonomes, deuxièmement, les personnes avec une autonomie diminuée ont droit à une protection. Le principe du respect de la personne se divise donc en deux exigences morales distinctes : l'exigence de reconnaître l'autonomie et l'exigence de protéger ceux qui ont une autonomie diminuée »[7].

Si le champ contemporain des pratiques et de la recherche médicales est, on le voit, l'un des lieux où la notion de personne joue un rôle important à la fois par les interrogations et les principes qu'elle permet de formuler, il faut dire aussi qu'il constitue une incitation particulière pour le philosophe à enrichir sa conception de la personne en intégrant à la définition de celle-ci sa dimension corporelle. Car le médecin rencontre une personne dont le corps s'est soudain fortement, et le plus souvent dans la souffrance, rappelé à la mémoire, une personne qui tout à coup redécouvre son corps au moment où celui-ci devient, éventuellement, un étranger

---

5. E. Kant, *Critique de la raison pratique* (1788), Paris, Gallimard, 1985, p. 123.

6. S. Novaes (dir.), *Biomédecine et devenir de la personne*, Paris, Seuil, 1991, p. 11.

7. Le Rapport Belmont (1979) est disponible sur internet, dans sa version originale (http://ohsr.od.nih.gov/guidelines/belmont.html) et en traduction française (http://www.fhi.org/training/fr/RETC/belmont.htm).

ou un ennemi. Cette expérience exige de déterminer ce qu'est pour nous le corps « personnel » et de nourrir l'hypothèse d'une relation constitutive de la personne à son corps : au-delà des aspects classiques de conscience, de réflexion et de mémoire, comme le suggère le courant phénoménologique, et déjà la pensée de l'unité du vivant développée à la Renaissance, le corps est incarnation de la personne.

(*Marie Gaille*)

## 34. La valeur de la vie

Il ne va pas de soi d'aborder, dans le champ des pratiques médicales, le thème de la valeur de la vie (on sous-entend généralement qu'il est question de la vie humaine). De façon coutumière, on accorde en effet à la médecine le rôle de sauver la vie, de maintenir en vie, de préserver la vie en gestation. Les techniques dites de réanimation, qui commencent à se diffuser dans les années 1950 pour les adultes et 1960 pour les nouveaux-nés, sont là pour témoigner au premier chef de cette mission traditionnellement attribuée à la médecine, que suggère déjà le Serment d'Hippocrate lorsqu'il enjoint au médecin de ne remettre à personne une « drogue mortelle », ni à une femme « un pessaire abortif ».

La tradition philosophique est porteuse d'un débat sur le suicide ; certains philosophes ont affirmé qu'il n'est pas moralement illégitime de préférer la mort à la vie. À travers leurs argumentaires, la philosophie est porteuse d'une voix dissonante dans la vision dominante de la vie qui la dote d'une valeur intrinsèque, qui considère cette dimension comme une évidence indiscutable et qui promeut l'exercice de la médecine en son nom. Cette vision n'est pas propre au champ médical. Le philosophe et juriste R. Dworkin a souligné qu'en général la conception spontanée de la vie nourrie par les individus renvoyait à une sorte de vérité évidente par elle-même, une « conviction primitive »[1]. Historiquement et institutionnellement, l'Église chrétienne a défendu l'idée de valeur sacrée de la vie, idée qui se fonde dans l'interprétation judéo-chrétienne de la vie comme don de Dieu. Cependant, comme l'indique R. Dworkin, cette idée a aussi un sens séculier : le caractère inviolable et intrinsèquement bon de la vie humaine n'est pas toujours fondé dans la référence à une transcendance.

Certaines pratiques médicales ont cependant elles-mêmes suscité l'émergence d'un questionnement sur la valeur de la vie humaine. L'interrogation s'est notamment développée sur les limites à poser à l'usage de certaines techniques médicales. Le principe du respect absolu de la vie humaine doit-

---

1. R. Dworkin, *L'Empire du droit* (1986), Paris, PUF, 1994.

il guider l'exercice du métier de médecin, quelle que soit la forme de cette vie et les conditions d'existence qui en découlent pour la personne considérée ? L'idée a vu le jour qu'il ne va pas de soi de s'en tenir à l'affirmation de la valeur de la vie humaine en général et qu'il ne suffit pas de discuter sur un plan général de cette valeur. En clair, il faut oser poser la question de savoir si la vie de ce patient-là, dans son état actuel et futur de santé, vaut (encore) d'être vécue. Les problèmes soulevés par la probabilité d'une malformation ou encore les états comateux n'étaient pas ignorés avant les années 1950, mais ils n'étaient pas ou guère débattus publiquement. C'est le développement et la généralisation de l'usage de certaines techniques qui ont conduit à la mise en évidence et à la discussion des options morales disponibles dans le cadre de décisions de maintien de vie. Trois formes de techniques médicales, celles liées à la réanimation adulte, celles liées à la réanimation néonatale et enfin les techniques liées à la pratique de l'avortement avec la mise en place de procédés de dépistage et de diagnostic prénatals à partir des années 1970, semblent avoir joué dans la constitution d'une réflexion sur le sujet un rôle fondamental, relayées aujourd'hui par l'interrogation sur la période dite de « fin de vie » et la manière dont la société et l'hôpital peuvent au mieux la prendre en charge et « l'accompagner ».

L'idée est apparue, en contrepoint de l'affirmation indiscutée de la valeur de la vie humaine, qu'il est peut être tout aussi pertinent de considérer la vie du patient selon ce qu'elle est, comme processus biologique, susceptible de lui offrir en termes de capacités, de confort de vie et de liberté à formuler ou réaliser un projet, *etc.*, autrement dit en termes de « vie personnelle ». Deux modalités de compréhension de l'idée de la valeur de la vie humaine, selon que l'on s'intéresse à la « valeur intrinsèque » ou à la « valeur extrinsèque » de celle-ci, ont été posées sur un mode concurrent. À travers l'expression de « valeur extrinsèque » on a souhaité introduire l'idée d'une vie considérée à travers ce qu'elle rend possible (en termes de capacités, de jouissances, *etc.*). On a aussi pu indiquer, dans la même perspective, la nécessité de distinguer entre « vie biologique » et « vie personnelle ».

Dans le débat bioéthique tel qu'il s'est constitué à partir des années 1970, il est remarquable que la mise en question de la valeur intrinsèque de la vie ait été d'abord argumentée par ceux-là mêmes auxquels on assigne le plus souvent la défense radicale de la valeur sacrée de la vie : les théologiens catholiques et protestants. À titre d'exemple, on peut citer R. McCormick qui, au début des années 1970, s'est attaché à formuler une éthique chrétienne compatible avec l'idée que l'interrogation en termes de qualité de vie du patient doit parfois l'emporter sur l'idée de respect sacré de la vie humaine[2]. Ce faisant, tout en reconnaissant que la vie humaine est la condi-

---

2. R. A. McCormick, « The quality of life, the sanctity of life, a theological perspective », *Hastings Center Report*, février 1978.

tion *sine qua non* de toute expérience, jouissance et relation avec autrui, il rejette l'idée d'un christianisme vitaliste. Il convient pour lui de distinguer deux sens de la vie humaine, l'un renvoyant aux fonctions vitales et au métabolisme de l'organisme et l'autre à la capacité de l'expérience consciente. Selon lui, il n'est nullement bénéfique à la personne considérée de maintenir sa vie au premier sens du terme si l'on ne peut lui garantir la vie au second sens de ce terme. Cette distinction entre deux sens de l'idée de vie a été, depuis la proposition de R. McCormick, reprise et discutée, notamment à travers un débat ontologique et moral sur le contenu à donner à l'idée d'une vie « véritablement humaine » et sur la place à accorder à la vie consciente comme critère déterminant de celle-ci. Certaines philosophies contemporaines, telles que celles de P. Singer ou H. Kushe, empruntent beaucoup à ces réflexions des années 1970, en coulant les arguments des théologiens dans un raisonnement séculier, tandis que d'autres, telle celle de B. Baertschi[3], vont puiser dans l'éthique aristotélicienne les éléments d'une conception de la vie comme réalisation, capacité, jouissance.

Cet état de la réflexion sur l'idée de valeur de la vie dans le champ médical suscite une difficulté à la fois épistémologique et morale à laquelle aucune réponse satisfaisante n'a été donnée jusqu'à ce jour. Si l'on s'en tient au cas où l'on compare non différentes vies humaines du point de vue de leurs valeurs respectives supposées, mais des états de l'existence pour une seule et même personne, on peut tout d'abord, au sein d'une théorie du jugement, s'interroger sur la légitimité d'une comparaison et d'une hiérarchisation entre ces états. Comme l'a souligné Nietzsche, nous n'avons accès à aucun point de vue surplombant nos vies propres et nous n'avons nulle connaissance suffisante de la vie (la nôtre, celle d'autrui, passée, présente et à venir) dans l'ensemble des possibilités qu'elle recèle pour énoncer un tel jugement : « la valeur de ma vie ne saurait être évaluée. Pas par un vivant, car il est partie, et même objet du litige, et non juge ; pas davantage par un mort »[4]. Pour Nietzsche, quand un tel jugement est énoncé, il est le « symptôme » d'un état de maladie, d'une attitude négative à l'égard de la vie, et non l'énoncé objectif d'une valeur.

Par ailleurs, on peut également mettre en doute la possibilité d'évaluer la vie, de juger supérieur ou inférieur à un autre tel ou tel état de vie, comme si on comparait des marchandises afin d'en fixer le prix. La pensée morale kantienne est au fondement d'une telle perspective, affirmant que seule l'idée d'une « valeur intrinsèque » (par différence avec celle de « valeur relative ») est appropriée pour qualifier la vie humaine. Cette thèse est élaborée dans le cadre de sa pensée morale : en dehors de la vie, nulle action

3. B. Baertschi, *La valeur de la vie humaine et l'intégrité de la personne*, Paris, PUF, 1995. Du même auteur, voir *Enquête philosophique sur la dignité, anthropologie et éthique des biotechnologies*, Genève, Labor et Fides, 2005.
4. F. Nietzsche, *Crépuscule des idoles ou comment philosopher à coups de marteau*, Paris, Gallimard, 1974, p. 20.

morale n'est concevable. En tant qu'êtres moraux, les hommes ne disposent pas de leur vie ni de leur corps selon leur bon vouloir (Kant condamne résolument le suicide). Ils doivent respecter leur « dignité », terme qu'utilise Kant pour décrire cette condition morale de l'homme[5].

Ces deux objections, épistémologique et morale, indiquent la difficulté qu'il y a à penser la vie humaine en termes de valeur. Pourtant, il est d'une part incontestable que l'usage de certaines techniques médicales à notre disposition aujourd'hui suscite parfois un questionnement sur la « qualité de vie » des individus pris en charge par l'institution hospitalière. D'autre part, on ne peut demeurer indifférent au vécu exprimé par certaines personnes selon lesquelles « leur vie ne vaut plus d'être vécue ». Demeurer sourd à un tel vécu ou lui dénier toute légitimité constituerait une forme de violence morale. Il est dès lors peut-être nécessaire d'affirmer qu'une description moins sujette à objection que l'idée de valeur de la vie, à même de rendre compte du rapport que chacun entretient à son existence, entre attachement et détachement, est encore à inventer.

(*Marie Gaille*)

**Références :**

E. Feder Kittay et L. Carlson, *Cognitive Disability and its Challenge to Moral Philosophy*, Oxford, Wiley-Blackwell, 2010.

J. Harris, *The Value of life, an introduction to medical ethics*, 1985.

Fr.-A. Isambert, « Naissance de la bioéthique aux États-Unis », *De la religion à l'éthique*, Paris, Cerf, 1992.

O. Temkin, W. K. Frankena, S. H. Kadish, *Respect for life in Medicine, philosophy, and the law*, (éd.) S. F. Barker, The John Hopkins University Press, 1976.

# *Observance*

## 35. La mesure de la qualité de vie[1]

*La mesure de la qualité de vie dans le champ de la santé*

L'amélioration du niveau de vie dans les sociétés industrielles occidentales au cours du XIXe siècle a entraîné une transformation du concept de santé. La santé n'est plus définie comme « l'absence de maladies ou d'in-

---

5. E. Kant, *Fondements de la métaphysique des mœurs*, Paris, Delagrave, 1988.

1. Cet article est une version remaniée de A. Leplège et J. Coste, « La qualité de vie liée à la santé : du concept à la réalité », N. Roche et T. Similowski (éd.), *Qualité de vie et BPCO*, John Libbey Eurotext, 2007.

firmités » mais comme « un état de complet bien-être physique, mental et social », pour reprendre la définition de l'Organisation Mondiale de la Santé de 1948 (OMS). Par voie de conséquence, la mesure de la santé ne doit donc plus être seulement négative (par la mesure de la mauvaise santé que reflètent la mortalité et la morbidité) mais également positive (par des mesures positives et globales de la santé). L'apparition des concepts de *santé subjective*, de *santé perçue*, de *santé perceptuelle* ou de *qualité de vie liée à la santé* voire de *patients reported outcome* (PRO) témoigne d'une volonté d'appropriation des problèmes de santé par la société et les individus qui la composent. Ces différentes expressions sont utilisées parfois de manière plus ou moins interchangeable, car il s'agit d'un domaine d'investigation relativement récent dont le vocabulaire technique n'est pas complètement stabilisé – ce qui n'est pas sans poser de nombreux problèmes. Nous supposerons ici que les expressions de « santé perçue » et de « qualité de vie liée à la santé » sont synonymes.

### Prendre en compte le point de vue du patient

La caractéristique commune des mesures de santé perçue est de prétendre quantifier l'impact des maladies ou des différentes interventions de santé sur la vie quotidienne des patients *du point de vue des intéressés eux-mêmes*. Cette perspective est recherchée car de nombreuses études empiriques ont montré que les perceptions des patients déterminent, au moins partiellement, l'utilisation des services et des traitements et l'impact que ceux-ci auront sur leur état de santé. L'idée est que pour mieux soigner le malade, le professionnel de santé d'aujourd'hui ne doit plus seulement le considérer de son point de vue, mais essayer de comprendre le point de vue que le malade a sur lui-même. Mais la véritable nouveauté ne réside pas tant dans l'intérêt que portent les professionnels de la santé à la qualité de vie de leurs patients que dans leur volonté d'user des instruments de mesure qui permettent de quantifier, conformément à des règles, cette qualité de vie en fonction des réponses des patients recueillies dans des questionnaires standardisés. Quelques instruments ou questionnaires dit « génériques » (c'est-à-dire généralistes) et de très nombreux questionnaires « spécifiques » de problèmes de santé particuliers ont été mis au point, dans de multiples versions linguistiques, pour être utilisés dans des études multicentriques internationales.

### La mesure psychométrique de qualité de vie liée à la santé

Selon une définition classique, *mesurer consiste dans des règles d'attribution de nombres à des objets de façon à représenter des quantités d'attributs*[2]. La réduction de l'objet à ses attributs (mesurables) est donc le processus fondamental de toute mesure : on ne mesure pas des objets, on ne mesure que leurs attributs. Il ne s'agit donc pas de savoir ce qu'est la santé, la qualité de vie ou le bien-être

---

2. J.C. Nunnally, *Psychometric Theory*, New York, Mc Graw Hill, 1978.

d'une manière spéculative, ni de mesurer directement des entités aussi vastes que la santé, la qualité de la vie ou la satisfaction des patients. Il s'agit seulement de quantifier certains de leurs attributs – ou *dimensions* – caractéristiques définis dans une perspective décisionnelle ou opérationnelle.

La qualité de vie liée à la santé ou la santé perçue est, en effet, un objet bien trop complexe pour être mesuré directement par une seule question ou même par un petit nombre de questions simples[3]. Dans l'approche dite « psychométrique », on considère que la qualité de vie liée à la santé est un phénomène ayant une expression psychologique (liée à une perception par le sujet), et/ou comportementale (liée à des comportements dans la vie courante) observables et donc mesurables en eux-mêmes. Une majorité d'auteurs considère qu'elle comprend plusieurs *dimensions*, en particulier les capacités physiques, le fonctionnement psychique, les relations sociales… et qu'une évaluation adéquate du phénomène nécessite la mesure de ces différentes dimensions. Les instruments de mesure de la qualité de vie seront donc constitués de questions agrégées en dimensions ou grandeurs qui ne représentent, chacune, qu'un aspect de celle-ci.

### Les instruments et questionnaires de qualité de vie liée à la santé

Le questionnaire n'est pas l'instrument. Les deux composantes fondamentales de tout instrument de mesure de la qualité de vie liée à la santé sont :

1) un ensemble de descripteurs (le plus souvent formulés sous forme de questions) dont les combinaisons définissent les différents états entre lesquels chaque sujet est invité à identifier le sien en choisissant une des modalités de réponse proposée. Ces questions sont habituellement regroupées en dimensions (ou concepts mesurés) dont on pense qu'ils sont liés à la qualité de vie : par exemple, la mobilité, les relations avec les autres, *etc.*

2) un ensemble de valeurs subjectives (plus ou moins explicites) qui sont associées à chacun des états possibles et les situent quantitativement les uns par rapport aux autres. Dans la perspective de l'utilisation des mesures de qualité de vie en santé publique, l'ensemble de ces valeurs peut-être assimilé à ce que les économistes appellent une fonction de choix social.

Une fonction d'attribution de ces valeurs à chacun des états possibles (l'algorithme de calcul des scores) fixe les relations entre les réponses des sujets aux questions et la mesure des différents concepts. Les instruments associent donc des valorisations subjectives à des éléments descriptifs quasiment objectifs.

Pour illustrer notre propos, prenons l'exemple d'un questionnaire de qualité de vie de type générique, le WHOQOL-26, qui a été développé par un groupe de travail de l'OMS comprenant 15 centres, dont la France, répartis dans le monde entier. Deux questionnaires, le WHOQOL-100 et

---

3. A. Leplège et S. Duverger, *La Qualité de Vie*, M. Canto-Sperber (éd.), *Dictionnaire de philosophie morale*, Paris, PUF, 1996, p. 1237-1241.

le WHOQOL-26, ont été initialement développés. Le WHOQOL-26 (également appelé WHQOL-Bref) a été mis au point à partir de données issues de la version expérimentale du WHOQOL-100 qui comportait 100 questions. Le WHOQOL-26 contient 2 questions sur la qualité de vie globale et de la santé générale et une question de chacune des 24 facettes du WHOQOL-100. Les réponses à ces questions permettent d'évaluer la qualité de vie du sujet selon quatre dimensions : *physique, psychologique, relations sociales, environnement.*

Le WHOQOL-26 peut être utilisé dans différents contextes linguistiques et culturels dans la mesure où les résultats de différentes populations ou pays sont comparables. Les domaines d'utilisation sont nombreux : la pratique médicale, la recherche, l'audit et la mise en place de ligne de conduite. Actuellement, ce questionnaire est disponible en plus de 20 langues. Chacune de ces versions nationales a été testée afin de vérifier sa validité, sa fidélité et sa capacité à discriminer entre différents niveaux d'état de santé. De nombreux modules complémentaires ont été mis au point pour affiner l'évaluation de la qualité de vie, par exemple des personnes âgées ou des personnes vivant avec le VIH. Un nouveau module est en train d'être mis au point pour l'évaluation des personnes souffrant de handicaps de différents types.

### Les étapes du développement et de la validation des instruments de qualité de vie liée à la santé

La procédure de développement et de « validation » d'un instrument de mesure de la qualité de vie est aujourd'hui bien codifiée. Elle est identique pour les instruments génériques (adaptés à différents types de populations « saines » ou pathologiques) ou spécifiques (adaptés à un seul type de population pathologique). Elle est guidée par l'objectif de procurer au nouvel instrument des qualités métrologiques (fiabilité, validité, sensibilité au changement) satisfaisantes. C'est pourquoi ce développement implique la collaboration étroite d'experts cliniciens, linguistes, mais aussi statisticiens et « métrologistes » familiarisés avec cette tâche.

Elle comprend successivement :

1) une étape conceptuelle visant à clarifier le cadre conceptuel et théorique ainsi que les objectifs de la mesure.

2) une étape qualitative visant à recueillir les informations relatives au point de vue des sujets et la constitution d'une collection d'items qui paraissent pertinents par rapport au problème posé. Cette étape assurera la validité de contenu de l'instrument.

3) une étape quantitative comportant plusieurs phases d'analyse statistique (psychométrique) des données permettant de finaliser et réévaluer l'instrument résultant afin d'en optimiser les qualités métrologiques (la fiabilité est évaluée par des études test-retest, la validité de construction interne par des analyses factorielles, la validité de construction externe par des analyses de corrélation avec des instruments de mesure de phénomè-

nes de nature différente, la sensibilité au changement est évaluée dans des études longitudinales).

Ces étapes de la construction et la validation métrologique d'une échelle de qualité de vie correspondent à l'analyse logique d'un processus essentiellement itératif qui représente un travail technique très important s'étendant sur plusieurs années.

On notera que la construction des outils visant à incorporer la perception des patients sur leurs états de santé requiert inévitablement la médiation des savoirs d'experts. On attend de ces derniers une impartialité qu'il est souvent difficile d'atteindre totalement, alors même qu'elle est la base de la confiance que l'on a dans leur jugement. Étant donnés les contextes institutionnels et financiers du développement de ces instruments, une attention toute particulière doit être réservée à l'analyse des conflits d'intérêt susceptibles d'interférer dans les multiples décisions qui jalonnent le développement de ces outils.

### L'adaptation des instruments de qualité de vie liée à la santé

Comme on vient de le voir, la construction et la validation des échelles de qualité de vie liée à la santé exigent un travail long et difficile qui n'est correctement réalisé que dans un petit nombre de cas. Lorsqu'une échelle a été validée et utilisée dans un pays étranger, on peut être tenté de la traduire et de l'adapter dans une autre langue. Adapter un instrument existant dans une langue étrangère, permet sous réserve d'un choix judicieux de l'instrument, d'« économiser » la phase la plus difficile et la plus longue de l'élaboration : celle du choix des questions et plus généralement l'établissement de la validité de contenu. Les différences culturelles d'un pays à l'autre nécessitent cependant le recours à des méthodes de traduction et d'adaptation assez lourdes (traduction, évaluation conceptuelle et linguistique, étude de faisabilité) puis à une « nouvelle » validation (métrologique) de l'échelle adaptée. Enfin, la modification simple, même partielle, d'une échelle en vue d'adaptation à une population donnée (suppression, adjonction d'items) est une procédure dangereuse et peu recommandable. La validation initiale ne concerne en effet que l'échelle complète non modifiée et il est nécessaire de recommencer cette validation pour toute nouvelle version « adaptée ».

### Les études utilisant des mesures de qualité de vie liée à la santé

Les études utilisant des mesures de qualité de vie liée à la santé sont devenues très nombreuses. Elles sont intégrées dans les études longitudinales, et participent ainsi à une meilleure connaissance de l'histoire de la maladie étudiée. Elles contribuent à la surveillance de l'état de santé de groupes de patients ou dans le suivi individuel (usage « descriptif »). Les scores de qualité de vie liée à la santé et leur modifications contribuent aussi à prévenir des événements graves en terme de santé (survenue d'une complication, décès, *etc.*) et à anticiper la demande de soins (usage « prédictif »). Ces mesures participent enfin de plus en plus à l'éva-luation des thérapeutiques, des technologies nouvelles et des mesures de prévention (usage « normatif »). Les études utilisant les mesures de qua-lité de vie liée à la santé accroissent ainsi la pertinence de nombreuses décisions médicales, et elles pourraient le faire encore davantage si leurs résultats étaient plus systématiquement utilisées (par exemple en dérem-boursant les médicaments sans efficacité clinique qui n'ont pas montré d'effets sur la qualité de vie liée à la santé). Elles pourraient enfin per-mettre, en objectivant une différence de niveau de santé, de légitimer de nouvelles demandes de soins ou d'assistance et d'identifier les besoins des patients dans le but d'améliorer leur qualité de vie. Initialement consi-dérés comme des outils d'aide à la décision, ces instruments pourraient également être utilisés dans des processus plus complexes de négocia-tion et d'information d'une pluralité d'acteurs individuels et collectifs, public et privés de santé publique. En ce sens, ils contribueraient à une sorte de délibération rationnelle, qui serait loin des pratiques actuelles de certains systèmes de santé.

***L'interprétation des résultats des mesures de qualité de vie liée à la santé***

Enfin, mesurer la qualité de vie liée à la santé ne servirait à rien si on ne savait interpréter les résultats des mesures. Les concepteurs et utilisateurs des premiers instruments de qualité de vie n'avaient pas une idée très claire de la signification des résultats obtenus. Après une vingtaine d'années d'uti-lisation de ces mesures dans des contextes variés et de réflexion méthodo-logique, l'interprétation des « scores » de qualité de vie liée à la santé et de ses dimensions est aujourd'hui possible, du moins pour certains instru-ments, pour lesquels il existe notamment des « normes » ou des valeurs de référence en population générale. Des méthodes sont en effet disponibles qui permettent de répondre à deux types de questions : « Quand peut-on parler de score élevé » (ou inversement de score bas) ? » ; « Quand peut-on considérer qu'une variation de score a du sens ? ».

(*A. Leplège*)

## 36. La prévention

Dans l'histoire de la médecine, les premières mesures de prévention utili-sées étaient empiriques et souvent coercitives. Les médecins avaient recours aux masques ou déguisements pendant les périodes de peste, les lépreux étaient sommés de signaler leur passage au son de crécelles, des mesures d'isolement en quarantaine étaient prises en cas d'épidémie, pour ne citer que quelques exemples.

L'apparition de la méthode expérimentale, à la fin du XVIIIe siècle, révolutionne les connaissances médicales. Elle permet la découverte, au XIXe siècle, de la cause des maladies infectieuses, source d'une importante mortalité. Une grande entreprise d'assainissement est menée en France. C'est l'époque où l'on enterre les morts dans des cimetières, où le préfet Poubelle oblige les Parisiens à enfermer leurs déchets, où l'on canalise les eaux usées dans les égouts, où des campagnes de vaccinations s'opèrent, entraînant une nette amélioration de l'espérance de vie. Cette croisade hygiéniste a aussi eu ses effets pervers. En opérant un amalgame entre corps humain et corps social, propreté et pureté, saleté et souillure morale, cette politique, qui devait permettre de lutter contre la mortalité infantile et les épidémies, s'attaquait, dans le même élan, à la décadence, la criminalité et aux fléaux sociaux, avec un objectif de moralisation et d'amélioration de l'espèce.

Au XXe siècle, la prévention prend une orientation plus scientifique grâce au travail des épidémiologistes et une dimension internationale à travers les actions menées par l'Organisation Mondiale de la Santé (OMS) créée en 1948. En réalité, l'objectif inavoué de la prévention médicale, celui d'éradiquer les maladies et de repousser la mort, est utopique. Il s'appuie sur une représentation déterministe selon laquelle toute affection serait déclenchée par une cause précise, identifiable et extérieure au sujet, sur laquelle on pourrait agir. Il confond facteurs de risque et causalités efficientes. Le rôle pathogène des facteurs de risques est caractérisé à l'aide de données épidémiologiques obtenues auprès d'une population alors que les informations préventives ou les politiques de dépistage s'adressent à des individus. Ainsi, parmi ceux qui ont statistiquement le même risque, certains seulement développeront la maladie. Pourquoi celui-ci et pas tel autre ? L'homme en tant que sujet singulier échappe à la rigueur des chiffres et des prédictions.

Les messages de prévention eux-mêmes sont sources de confusion. En effet, plus l'analyse du champ des risques se complexifie, plus les incertitudes augmentent, plus les conseils de prévention deviennent multiples et brouillés donnant une impression de cacophonie. Parfois, du fait d'intérêts contraires, la société peut donner des informations contradictoires. Comment prendre au sérieux les préconisations restrictives en matière d'alimentation dans une société de consommation et d'abondance où les rayons des grands magasins regorgent de denrées ? Arriver à faire croire à des gens en bonne santé qu'ils doivent se soigner à vie peut être une véritable source de profit pour les professionnels de la santé et de la pharmacie mais aussi pour les industriels de l'agroalimentaire. Ainsi les publicitaires n'hésitent-ils pas à surfer sur la vague de la prévention pour vanter les mérites d'aliments soi-disant protecteurs de la santé, du bien-être et de la vitalité, des « alicaments » au bifidus actif ou autres Omega-3. Ils nous laissent entendre qu'à défaut de se soigner par anticipation, nous serons diminués par des maladies, nous vieillirons prématurément ou nous mourrons du cancer. L'argument de vente des marchands de la santé joue sur le registre infantilisant de la culpabilité et de la peur ainsi que sur la diffusion d'images idéalisées du corps.

Aujourd'hui encore, la prévention garde des aspects autoritaires de contrôle, de surveillance et de répression. Au nom de la lutte contre les risques sanitaires, de la défense de l'ordre public et d'une certaine idée du bonheur, le médecin est sommé d'intervenir[4]. Bras armé de l'État, il participe à la promotion de normes individuelles et collectives qu'il contribue à définir. Être en bonne santé et le rester, retrouver la santé, protéger sa santé et celle des autres, voilà le credo. Le risque d'une telle vision, totalitaire, de la santé, c'est l'exclusion du malade et la stigmatisation de tous ceux qui ne font rien pour éviter de l'être.

Malgré les efforts significatifs en matière de prévention, les inégalités de santé continuent à progresser. C'est sans doute parce que l'évolution favorable des indicateurs de santé est, avant tout, liée à une amélioration des conditions de vie et d'hygiène comme l'a précisé l'OMS dans la charte d'Ottawa (1986) : « Les conditions et ressources préalables sont, en matière de santé : la paix, un abri, de la nourriture et un revenu. Toute amélioration du niveau de santé est nécessairement solidement ancrée dans ces éléments de base. »

Les stratégies de la prévention et de l'éducation à/pour la santé mises en place au XXe siècle distinguent trois niveaux d'intervention. La prévention regroupe l'ensemble des actions qui visent à éviter l'apparition des maladies ou à en minimiser les conséquences. La prévention primaire agit en amont des maladies afin d'empêcher ou de retarder leur apparition : usage de la vaccination pour les maladies infectieuses, lutte contre les facteurs de risque environnementaux. La prévention secondaire intervient dans la phase préclinique ou débutante de la maladie. Le dépistage de symptômes cliniques, biologiques ou radiologiques, dès le début de l'affection, peut permettre de la traiter avec un meilleur pronostic, de ralentir son développement ou d'en atténuer les conséquences. La prévention tertiaire a pour but, lorsque la maladie est déjà installée, d'en minimiser les séquelles tant physiques que morales ou sociales, dans une démarche de réadaptation du sujet à son environnement.

Les préalables nécessaires à la prévention primaire sont les études épidémiologiques. Avant d'engager une politique de vaccination ou une campagne d'information, il est indispensable de disposer de données épidémiologiques fiables permettant d'évaluer les effets prévisibles attendus. Il faut pour cela déterminer la fréquence et la gravité de la maladie ciblée à travers des indices (prévalence, incidence, taux de mortalité) et des mesures de morbidité (nombre de journées d'hospitalisation, coût).

---

4. Voir étude 37.

Des facteurs environnementaux jouent un rôle dans le développement de certaines maladies. Leur identification précise passe par l'observation et la veille sanitaire et par la réalisation d'enquêtes le plus souvent rétrospectives, parfois prospectives. Ainsi le lien entre consommation de tabac et cancer des bronches a pu être démontré, de même qu'entre alimentation riche en graisse et maladies cardiovasculaires. En fait, ce sont souvent plusieurs facteurs de risque qui, associés, augmentent la probabilité de développer une affection. Ainsi les accidents vasculaires cérébraux sont plus fréquents en cas d'hypertension artérielle, elle-même liée à la sédentarité, au surpoids et au tabagisme.

*Vaccinations*

La suite de cette contribution est uniquement consacrée à l'examen la prévention primaire, encore appelée promotion de la santé. Les outils de cette promotion de la santé sont les vaccinations et l'information et l'éducation pour la santé.

L'injection de vaccins permet d'éviter aux individus exposés de développer une infection, mais aussi, lorsque le taux de couverture vaccinale est suffisant, de protéger la population de risques épidémiques. Les campagnes de vaccination s'adressent à l'ensemble de la population, pendant l'enfance. Ainsi nombre de vaccins sont obligatoires avant l'entrée en collectivité. Elles peuvent concerner des populations ciblées, en raison de risques particuliers, chez la femme en cas de désir d'enfant (rubéole avant toute grossesse), du fait d'une exposition professionnelle (hépatite B pour les soignants), en raison d'une plus grande fragilité (grippe pour les sujets âgés) ou lors d'un voyage en zone endémique (fièvre jaune avant tout départ en Afrique Noire). Malgré son incontestable action de protection contre les infections, l'usage de la vaccination reste problématique dans l'esprit de beaucoup car elle s'adresse à des personnes bien portantes pour les protéger d'un fléau, de moins en moins menaçant en apparence, avec un risque d'effets secondaires rares mais parfois graves.

*L'information et l'éducation pour la santé*

Dans le cadre de la lutte contre les facteurs de risque environnementaux, la prévention primaire passe par une modification des comportements, induite à travers des actions d'éducation et d'information, mais aussi par le biais de mesures autoritaires. Elle s'adresse à toute la population ou est orientée sur des groupes ou des individus à risque.

Les campagnes d'information audiovisuelle cherchent à toucher l'ensemble des français à l'aide de spots publicitaires, d'affiches ou d'articles dans les journaux. Chacun a en tête les messages de lutte contre le sida et autres maladies sexuellement transmissibles incitant à utiliser le préservatif. Chacun se souvient des images chocs de la prévention routière qui, assorties d'une verbalisation accrue des excès de vitesse, ont permis de réduire le nombre d'accidents de la route ces dernières années.

L'éducation pour la santé se fait aussi auprès de groupes ciblés comme les lycéens sur les moyens de contraception ou les soignants à propos de l'hygiène hospitalière.

Enfin, quotidiennement, les professionnels de santé sont amenés à véhiculer des messages de prévention auprès de chacun de leurs patients, prodiguant des conseils ou remettant des brochures d'information.

*Les moyens nécessaires à la prévention primaire*

En ce qui concerne les moyens humains et financiers, les choix en matière de prévention sont élaborés au niveau national par le Ministère de la Santé avec l'aide d'experts. L'État peut aussi définir des grandes causes nationales qui feront l'objet d'actions prioritaires (sécurité routière, plan cancer, *etc.*). L'Organisation Mondiale de la Santé a pour mission « d'amener tous les peuples au niveau de santé le plus élevé possible » et développe dans ce but des actions de prévention. Ainsi les mesures prises, au niveau national ou international, vont bien au-delà du domaine purement médical pour se déployer dans le champ politique et social.

Sur le terrain, la prévention mobilise l'ensemble des professionnels de santé qui doivent se former pour identifier les sujets à risque et relayer les messages éducatifs. L'adhésion des professionnels n'est pas toujours facile à obtenir dans un paysage médical qui valorise encore majoritairement le curatif. En effet, si on en juge par la répartition des dépenses de santé, moins de 10 % du budget est consacré à la médecine préventive.

« Mieux vaut prévenir que guérir » dit l'adage. Certes, mais survaloriser la démarche de prévention en considérant, comme le Dr Knock, que « tout bien portant est un malade qui s'ignore » est source de potentielles dérives. Car être en bonne santé, c'est aussi accepter de vivre avec des risques.

*(Perrine Malzac)*

## 37. De l'éducation sanitaire à la promotion de la santé

Depuis le milieu des années 1980, dans le cadre des scandales médicaux (sang contaminé, hormones de croissance, distilbène), des maladies émergentes (sida, maladies à prion, grippe aviaire, grippe H1N1) et des crises sanitaires (maladie de la « vache folle » ou maladie de Creutzfeld-Jacob), de grandes campagnes d'information du public et de sensibilisation sanitaires connaissent un renouveau significatif. Face à des menaces sanitaires considérées dans une dimension mondiale, les États occidentaux et les organismes internationaux de santé réinvestissent l'idée de la prévention dans le cadre de la nouvelle santé publique. Au cœur d'un certain nombre de politiques de santé se trouve le recours systématique et massif à la communication pour préserver la santé des populations.

### Communiquer, éduquer

Selon les témoins contemporains et les historiens actuels, le début du XXᵉ siècle occidental est de manière similaire marqué sur le plan de l'hygiène publique par une inquiétude grandissante concernant trois grands fléaux : la syphilis, la tuberculose et le cancer[1]. Associées à la lutte contre l'alcoolisme, aux mouvements du darwinisme social et de l'eugénique[2], ces craintes, renforcées par les effets de la Première Guerre mondiale, s'expriment par le sentiment d'un nécessaire « relèvement de la natalité française au point de vue du nombre et de la qualité »[3] pour régénérer ce qui est progressivement considéré comme le « corps social ». Sur un tableau de fond caractérisé par une incertitude concernant les facteurs causaux de cette « crise de la civilisation » (entre un déterminisme héréditaire et l'influence du milieu) se dessine l'éventail des actions potentielles à entreprendre et oscillant entre l'hygiénisme social et l'hygiène publique. Face à la pauvreté des moyens thérapeutiques se développe un important arsenal de prévention et d'éducation sanitaire[4]. Par ailleurs, le début du XXᵉ siècle est marqué en Occident par une profonde transformation des formes de communication avec la diffusion progressive des moyens de communication de masse, notamment la radio et les films. De manière concomitante à leur engagement dans une lutte renforcée contre les grands fléaux, au moment de la transformation de l'hygiène publique en politiques de santé publique (loi du 15 février 1902 sur la protection et la santé publique), les hygiénistes se saisissent de ces techniques modernes[5] pour établir les premières véritables campagnes de prévention. À l'intersection de deux évolutions sociétales, santé publique et communication de masse, se situe dans l'entre-deux-guerres un engagement sans précédent pour l'éducation sanitaire. La traduction concrète de cette volonté de « communiquer la bonne santé » est la production de films de santé à partir de 1902[6]. Du point de vue des formes de communication, les films de santé ne représentent ni le premier mode ni la première tentative d'éducation

---

1. L. Murard ; P. Zylberman, *L'hygiène dans la République. La santé publique en France, ou l'utopie contrariée 1870-1918*, Paris, Fayard, 1996. P. Bourdelais, *Les hygiénistes, enjeux, modèles et pratiques*, Paris, Belin, 2001. P. Bourdelais, *Les épidémies terrassées*, Paris, La Martinière, 2003.

2. Voir étude 82.

3. Proposition de loi du 2 décembre 1920. *Documents parlementaires, Chambre*, 2ᵉ SE 1920, annexe n° 1730, p. 347.

4. C. Rollet-Echalier, *La politique à l'égard de la petite enfance sous la IIIᵉ République*, Paris, INED, 1990, en particulier p. 394-398.

5. L. Viborel, *La technique moderne de la propagande d'hygiène sociale*, Paris, Éditions de la Vie Saine, 1930.

6. Le premier film d'éducation à la santé actuellement identifié en France, *Les victimes de l'alcoolisme*, date de 1902. Il est vaguement inspiré par *L'Assommoir* de Zola.

dans le domaine de la santé. Ils sont précédés depuis le milieu du XIXᵉ siècle par l'organisation de campagnes d'information et d'éducation par la voie d'affiches, de conférences et de causeries[7]. À la fin du XIXᵉ siècle s'y ajoutent la projection d'images à l'aide de lanternes magiques et les émissions radiophoniques. Dans ces dispositifs de communication s'inscrit à partir des années 1910 le film d'éducation sanitaire, d'abord en complément puis en se substituant progressivement à certaines de ces formes de présentation publique.

La préface d'un catalogue des imprimés et des films de propagande antituberculeuse de 1930, sous le titre « Le salut est dans l'éducation de tous », affirme : « La prévention de la tuberculose est l'oeuvre sociale d'aujourd'hui et de demain. [...] Il faut bien nous pénétrer que nous serons forts contre le péril commun, le jour seulement où, par l'éducation hygiénique reçue, par l'opinion éclairée grâce à une propagande méthodique et bien adaptée au milieu, par les moeurs devenues sanitaires, par les principes de solidarité inculqués, nous aurons l'instinct du mal à éviter, la conscience des devoirs à pratiquer »[8]. Par leur caractère « propagandiste », les campagnes de prévention s'insèrent dans un éventail d'intervention qui s'étend de la coercition avec dépistage et traitement obligatoire à l'une des extrémités à la simple « information éclairée » et à l'instruction dans les écoles à l'autre extrémité. L'éducation et l'hygiène sont les deux piliers de l'action publique depuis la naissance de la Troisième République en France, et pourtant l'essentiel des initiatives d'éducation à la santé est dans un premier temps privé et philanthropique. Elles s'enracinent à la périphérie de l'État dans des administrations parallèles créées après la Première Guerre mondiale. Si le *Comité national de défense contre la tuberculose* (CNDT) ou l'*Office national d'hygiène sociale* (ONHS), par exemple, sont des initiatives pour compenser une organisation étatique de l'hygiène sociale et de la santé publique certes faible, ils témoignent néanmoins aussi de l'intérêt croissant pour l'éducation sanitaire au début du XXᵉ siècle.

Prévenir les maladies, préserver la santé et améliorer la vitalité et la longévité des individus sont les trois buts recherchés par une action collective dont la puissance publique est la garante, ce qui donne à cette démarche une notion éminemment politique. Les campagnes de santé publique sont en effet de formidables outils de sensibilisation des masses mais en même temps un médium puissant de modélisation du regard pour les sociétés concernées. Au-delà de leur objectif immédiat, les supports de la communication de masse sont aussi des productions culturelles, distendues par la nécessité de dire « la vérité scientifique » mais sans heurter les conventions en oeuvre au moment et à l'endroit de leur fabrication. Ils reflètent ainsi les règles morales dominantes et dans le même temps rendent leur évolution

---

7. D. Nourrisson, *Éducation à la santé XIXᵉ-XXᵉ siècle*, Rennes, Éditions ENSP, 2002.

8. Comité national de défense contre la tuberculose, *Catalogue des imprimés et films de propagande antituberculeuse*, Paris, Bureau de propagande du CNDT, s.d., p. 1.

apparente. Du point de vue de la communication, ils oscillent entre la nécessité d'être audibles, visibles et accessibles au public visé tout en recherchant à orienter des perceptions de santé et des pratiques corporelles en fonction d'un message préétabli.

La production de consensus et de nouvelles normes sanitaires est constitutive des politiques de santé, dans la première moitié du XX$^e$ siècle comme aujourd'hui. De l'éducation sanitaire à la promotion de la santé, les campagnes de promotion contribuent à renouveler le regard collectif sur les problématiques de santé et participent à la construction de normes de représentation[9]. En nous montrant le monde, les campagnes d'information, d'éducation ou de promotion pour la santé ne se contentent pas de reproduire le monde mais elle tentent de le reconstruire, de le réarranger. Pour les spectateurs et citoyens d'hier comme d'aujourd'hui, il s'agit d'une mise en scène qui nécessite d'être décodée en fonction de ses impératifs de production, de diffusion et de réception. En première lecture, les campagnes sanitaires se situent en relais d'un travail de veille mené par les institutions médicales sur les dangers majeurs qui menacent l'ensemble de la société, nécessitant la diffusion d'un message d'alerte à l'échelle nationale. En seconde lecture, elles mènent aussi une œuvre « de propagande » et dans une logique de représentation, elles sont amenées à valoriser l'image de cette même institution médicale, à promouvoir un patriotisme de la recherche en héroïsant des figures comme Louis Pasteur, et à entretenir un imaginaire consensuel de la science médicale.

### Les organisations de la nouvelle santé publique

La loi française relative à la politique de santé publique, votée le 9 août 2004 en remplacement de la loi relative à la protection de la santé publique du 15 février 1902, a entériné les préconisations du rapport de l'IGAS de 2003 qui dénonçait le cloisonnement entre médecine curative et médecine préventive et proclamait la nécessité de placer la prévention au cœur du système français de santé. Elle a en outre consacré la prépondérance du rôle de l'État en matière de santé publique et la régionalisation de la politique de santé engagée depuis les années 1980. Elle a enfin renforcé le rôle dévolu à l'éducation pour la santé. Celui-ci est assumé par l'Institut national de prévention et d'éducation pour la santé (INPES), créé en 2002 en remplacement du Comité français d'éducation à la santé, par les nouvelles structures créées par la loi (Conférence nationale de santé, Conférences régionales de santé, Groupements régionaux de santé publique) en attendant les Agences régionales de santé prévues par la loi Santé, Patients, territoires et, sur le terrain, par les PMI, les services municipaux d'hygiène et de santé, l'Éducation nationale, les services prévention des caisses d'assurance

---

9. L. Berlivet, « De l'éducation sanitaire à la promotion de la santé. La santé publique face aux accusations de moralisme », A. Garrigou (dir.), *La santé dans tous ses états*, Paris, Atlantica, 2000, p. 243-270.

maladie et des mutuelles mais aussi par les associations et comités départe-mentaux d'éducation pour la santé (ADES, CODES) et autres associations thématiques spécialisées dans la prévention (sida, alcool, tabac, toxicoma-nie, *etc.*)[10].

Comme les autres acteurs de la prévention, ces associations ont vu leur mode de fonctionnement bouleversé par la nécessité de s'adapter aux contraintes créées par la loi (strict respect des priorités fixées par la CNS ou les GRSP dans le cadre de plans pluriannuels, financement par action limitée dans le temps, mise en concurrence des projets, audits, regrou-pements au niveau régional) et ont, pour la plupart, vécu ces mutations comme une fragilisation de leur statut et comme une mise sous tutelle. Cette configuration de crise renvoie à des traits structurels : l'éducation pour la santé ne relève pas d'une profession à proprement parler et a tou-jours été caractérisée par une certaine précarité et une faible reconnais-sance institutionnelle.

### *L'éducation thérapeutique comme modèle*

L'éducation thérapeutique a également fait émerger un questionnement identitaire qui croise des interrogations déjà anciennes sur la nature, l'ef-ficacité et la légitimité d'une intervention qui risque toujours d'être inter-prétée comme une entreprise de « gouvernement des corps » manipulant les choix de vie des individus. Depuis le début des années 2000, la notion d'autonomie du patient est largement mobilisée dans le domaine de la santé publique et plus encore en éducation thérapeutique. Désormais l'adhésion ou observance[11] au traitement est perçue comme le levier essentiel d'une augmentation du niveau de santé de la population, plus encore que l'évo-lution des traitements médicaux[12].

Dans un monde dominé par les maladies chroniques, ce n'est plus la maladie qui est au cœur du dispositif mais bien la préservation de la santé. Le rapport de l'OMS[13] de 2003 consacré à l'adhésion aux traitements mar-que précisément ce renversement de perspective : désormais la santé des populations est dans les mains des patients eux-mêmes. C'est « par le bas »,

---

10. Voir pour cette présentation les enregistrements du colloque « De la propagande sanitaire à l'éducation pour la santé. Le 'devoir de santé' dans la France des XXe-XXIe siècles », Lyon, 28 mai 2009, organisé par I. Bueltzingsloewen et D. Pelletier. http://www.univ-lyon2.fr/actualite/podcasts/de-la-propagande-sanitaire-a-l-education-pour-la-sante-379622.kjsp

11. Le terme d'adhésion thérapeutique est aujourd'hui préféré à ceux d'observance ou de compliance parce qu'il contient l'incorporation par le patient d'un impératif thérapeuti-que et non pas seulement une injonction verticale du médecin sur le patient. L'affirmation selon laquelle ce changement sémantique signifierait une sortie du modèle biomédical mérite cependant d'être questionnée.

12. « Increasing the effectiveness of adherence interventions may have a far greater impact on the health of the population than any improvement in specific medical treatments ». R.B. Haynes, « Interventions for helping patients to follow prescriptions for medications », *Cochrane Database of Systematic Reviews,* 2001, Issue 1.

13. *Adherence to long-term thérapies. Evidence for action*, Geneva, WHO, 2003.

les malades, et non plus « par le haut », la médecine, que sont envisagés les progrès de la santé des populations. L'action des individus (potentiellement) malades est censée en quelque sorte compenser la baisse relative de rendement des progrès médicaux ainsi que la hausse des coûts des avancées thérapeutiques.

Désormais, la terminologie de la gestion du risque et de l'éducation s'impose à toutes les étapes de la maladie : avant (éducation à la santé) et pendant celle-ci (éducation thérapeutique). Le champ d'action des modèles éducatifs trouve ainsi des possibilités d'extension d'autant plus importantes que la définition de la maladie chronique est à géométrie variable[14].

Alors que dans le modèle classique du soin, l'individu aliénait en quelque sorte son autonomie à la prise en charge de son cas par une autorité qui représentait le savoir, c'est désormais par lui que devrait passer la réalisation du bien que constitue la santé. L'histoire de l'éducation thérapeutique montre ainsi le passage d'une perspective de transmission essentiellement verticale d'information à des stratégies d'*empowerment*[15] même si la diversité des référents est immense et les modes d'organisation très hétérogènes[16].

Les programmes d'éducation thérapeutiques se développent jusqu'à constituer un axe majeur de la politique de santé publique[17]. Pourtant, les évaluations qui tentent d'approcher une décennie d'actions dans le champ de la promotion de la santé auprès des personnes touchées par une maladie chronique sont ambivalentes. Les résultats sont le plus souvent qualifiés de prometteurs sans qu'il soit possible de les objectiver. En 2007, un rapport de l'IGAS décrivait l'exemple américain de *Disease Management*, fondé sur la stratification des malades en trois niveaux de risque, comme positif mais « mal étudié sur la durée »[18]. Les résultats des expériences britannique et allemande étaient jugés respectivement « pas très lisibles aujourd'hui » et « très limités ». L'exemple français de *Sophia*, programme élaboré par la CNAM pour les patients diabétiques, reste à évaluer. Ainsi l'analyse de la littérature publiée par la Haute Autorité de Santé (HAS) visait à « documen-

---

14. Les théories sociologiques sur « la construction sociale de la maladie » permettent de comprendre la définition extensive de la maladie. Voir étude 18.

15. Pour le diabète, ce sont les effets différenciés de ces deux types de modèles qui sont évaluée dans S.L. Norris, M.M. Engelgau, K.M. Narayan, « Effectiveness of self-management training in type 2 diabetes: a systematic review of randomized controlled trials », *Diabetes Care*, 24(3), 2001, p. 561-87.

16. HAS, *L'éducation thérapeutique dans la prise en charge des maladies chroniques. Enquêtes descriptives des modalités de l'éducation thérapeutique dans le secteur des soins de ville*, document de travail, 2007.

17. D. Jacquat, *Rapport au Premier ministre. Éducation thérapeutique du patient. Propositions pour une mise en œuvre rapide et pérenne*, Paris, 2010. http://www.sante.gouv.fr/remise-du-rapport-education-therapeutique-du-patient-propositions-pour-une-mise-en-oeuvre-rapide-et-perenne,6651.html

18. IGAS, *Améliorer la prise en charge des malades chroniques : Les enseignements des expériences étrangères de « disease management »*, rapport présenté par P.L. Brass, G. Duhamel, E. Grass, RM2006-136P, septembre 2006.

ter l'hypothèse selon laquelle l'éducation thérapeutique, en renforçant les capacités d'adaptation à la maladie par la mise en œuvre de compétences et de processus adéquats, permettrait : d'une part, de réduire à court ou moyen terme le recours aux soins lié à la prise en charge ordinaire de la maladie ; d'autre part, de limiter ou de retarder les incidents et complications liés à la maladie, avec pour conséquence une réduction à long terme des recours associés ». Là encore, les résultats différenciés par pathologies ne sont pas uniformes, difficilement interprétables et toujours difficiles à évaluer au-delà du court terme.

Quoi qu'il en soit, l'éducation thérapeutique (ETP) est désormais entrée dans la loi. Elle donne lieu à publication d'un cahier des charges national et à procédure d'autorisation par les ARS[19]. Elle est d'ailleurs l'objet d'un intérêt croissant des firmes pharmaceutiques qui voient là un moyen d'exercer leur emprise directement sur les patients. Si l'injonction faite au patient est encadrée par une dimension éthique[20], l'ETP n'en reste pas moins affectée par l'assimilation entre autonomie et adhésion aux traitements ou à des comportements de prévention secondaire et tertiaire : « Elle a pour objectif de rendre le patient plus autonome en facilitant son adhésion aux traitements prescrits et en améliorant sa qualité de vie »[21].

Le paradoxe entre recherche d'autonomie et meilleure adhésion aux traitements est patent. La réalité n'est jamais conforme aux normes qui sont censées la définir. Ainsi les médecins généralistes déclarent que leur plus grande difficulté est de faire adhérer les patients aux prescriptions. Cependant l'écart entre pratiques médicales effectives et recommandations apparaît également important. Loin de se contenter de relever cette distance, des analyses sociologiques explicitent les mécanismes qui prévalent dans les recommandations et dans l'action effective des patients ou des médecins, chacun de ces niveaux apparaissant comme une construction indépendante[22]. Dès lors, l'enjeu tient moins dans l'injonction à l'autonomie que dans la compréhension de ses modalités d'expression, des orientations qu'elle ouvre et des déterminants de leur structuration.

S'il fait peu de doute que l'impératif de santé est largement partagé par les individus dans nos sociétés contemporaines, il serait naïf de penser que celui-ci s'imposerait par-delà les autres injonctions de la modernité : cela

---

19. http://www.ars.sante.fr/Les-procedures-d-autorisation.98009.0.html.

20. « (L'ETP) n'est pas opposable au malade et ne peut conditionner le taux de remboursement de ses actes et des médicaments afférents à sa maladie. »

21. Article L.1161-1 du *Code de la santé publique*.

22. P. Urfalino et al., *Les recommandations à l'aune de la pratique médicale. Le cas de l'asthme et du dépistage du cancer du sein* , Rapport en ligne, Centre de sociologie des organisations (FNSP), 2001. P. Urfalino, « What's Behind a Guideline ? Authority, Competition and Collaboration in the French Oncology Sector », *Social Studies of Science*, Septembre 2009, numéro spécial *Biomedical Conventions and Regulatory Objectivity*, A. Cambrosio, P. Keating, T. Schlich, G. Weisz (dir.), vol. 39, n°5, pp.743-764.

traduirait *a contrario* une hétéronomie et une forme d'aliénation de l'individu au seul impératif de santé.

L'éducation thérapeutique apparaît dès lors comme une tentative de modelage des comportements vers cet idéal de santé. Caractéristique en cela de notre modernité, elle est marquée du double sceau d'une norme collective toujours plus contraignante et d'une affirmation de l'autonomie individuelle.

*(Christian Bonah, Laurent Visier)*

**Références :**

L. Berlivet, « De l'éducation sanitaire à la promotion de la santé. La santé publique face aux accusations de moralisme », A. Garrigou (dir.), *La santé dans tous ses états*, Paris, Atlantica, 2000, pp. 243-270.

P. Bourdelais, *Les hygiénistes, enjeux, modèles et pratiques*, Paris, Belin, 2001.

L. Murard, P. Zylberman, *L'hygiène dans la République. La santé publique en France, ou l'utopie contrariée 1870-1918*, Paris, Fayard, 1996.

D. Nourrisson, *Éducation à la santé XIX^e-XX^e siècle*, Rennes, Éditions ENSP, 2002.

## 38. Du médicament du point de vue du médecin au remède du point de vue du malade

Si, dans notre pays, la consultation, c'est-à-dire la rencontre médecin-malade, se conclut par une prescription la plupart du temps médicamenteuse, cette prescription n'est pas pour autant toujours suivie à la lettre. En effet, les malades ne prennent pas toujours le traitement prescrit selon les indications du médecin et la question de l'observance, encore appelée compliance (en reprenant le terme anglais) ou adhérence, est un sujet de préoccupation tant pour le médecin prescripteur que pour le responsable de santé publique. L'observance, adéquation des pratiques du patient aux recommandations du médecin, porte, dans le cas des médicaments, sur la posologie (dose, intervalles des prises, durée du traitement) et sur les incompatibilités avec son mode de vie (conduite d'engins, consommation d'alcool par exemple).

Cette question prend de l'ampleur car, avec l'augmentation de l'espérance de vie, on observe une augmentation du nombre de patients pouvant vivre longtemps avec des maladies chroniques (maladies cardio-vasculaires, cancers, diabètes, asthme, maladies ostéo-articulaires et rhumatismales, épilepsie, sida, *etc.*) à la condition de suivre des traitements au long cours avec les problèmes d'observance que l'on connaît. Ces maladies chroniques rendent indispensable l'éducation thérapeutique du patient qui, loin de consister en une simple transmission d'information doit, pour être efficace, prendre pour point de départ le savoir antérieur du patient et de sa famille. Ce savoir porte sur la maladie du point de vue du malade et sur les remèdes pertinents toujours selon lui. Mais il convient également de prendre en compte les contraintes que le traitement implique dans la vie quotidienne ainsi que d'autres facteurs plus subtils. Sur tout ceci, l'approche anthropologique, particulièrement celle de l'anthropologie du médicament développée par Van Der Geest[1], peut apporter un éclairage utile.

### Évolution des explications de l'inobservance thérapeutique

Les études[2] se sont d'abord contentées de constater que le taux d'observance est d'autant moins important que le risque de l'affection est moins ressenti par le malade, que la maladie est chronique, nécessitant un traitement au long cours, que la pathologie concernée est de nature psychiatrique ou de caractère asymptomatique. L'observance varie selon les classes thérapeutiques, le nombre de prises et la complexité des prescriptions (à partir de quatre médicaments, l'observance thérapeutique diminue). La durée du traitement peut aussi jouer un rôle, les prescriptions étant mieux respectées en début de traitement. L'efficacité ressentie du traitement peut aussi intervenir, soit que le malade se considère comme guéri et arrête le traitement, soit qu'il considère le traitement comme inutile et inefficace. Enfin, le rôle des effets secondaires varie selon les enquêtes.

Des études plus récentes ont cherché à expliquer ces non-observances par des dysfonctionnements dans l'interaction médecin-patient. On a montré, par exemple, que plus d'un patient sur deux suit correctement le traitement qui lui a été prescrit quand il a reçu des instructions précises sur celui-ci de la part de son médecin. Outre ces suggestions, il semble que l'observance est très élevée quand la relation médecin-patient est bonne.

L'anthropologie a pu mettre au jour des ressorts plus subtilement ancrés dans la culture qui orientent cette interaction. Par exemple, une religion du Livre, même non pratiquée (mais présente dans la culture et influente socialement), conditionne le rapport à l'écrit, et donc à l'ordonnance[3].

### Observance et représentations de la maladie

On a ensuite travaillé sur les représentations de la maladie pour les patients et donc de ce qui est, pour eux, thérapeutique. La non-observance peut être le résultat d'une incompatibilité du traitement, soit avec les conceptions

---

1. S Van Der Geest , S. Whyte, A. Hardon, « Anthropology of pharmaceuticals : a biographical approach », *Ann. Rev. Anthropo.*, 25, p. 153-178.
2. Pour une revue de la bibliographie antérieure au milieu des années 1990 qui donne les grandes évolutions de ces réflexions, voir J. Ankri, D. Le Disert, J.-C. Henrard, « Comportements individuels face aux médicaments, de l'observance thérapeutique à l'expérience de la maladie, analyse de la littérature », *Santé publique*, 4, 1995, p. 427-441. Ici nous insisterons sur l'apport des sciences sociales.
3. S. Fainzang, *Médicaments et société*, Paris, PUF, 2001.

de la maladie qu'a le patient, soit avec son mode de vie. Il en est de même pour l'observance, et cela quelle que soit la classe thérapeutique (analgésique, antidépresseur, cardiovasculaire).

Par exemple, un ouvrier retraité d'un poste de sécurité, très scrupuleux, prenait ses aises avec les médicaments pour le cœur, au grand dam de sa cardiologue (il avait estimé que la prise du matin suffisait bien). Mais il suivait rigoureusement les prescriptions d'anti-hypertenseurs. Il disait avoir eu ce que sa femme appelle un « mini-infarctus » après un énervement dans un contexte que les médecins lui auraient toujours dit de « tension nerveuse ». Nous observons chez ce patient une observance et un sevrage exemplaires (en suivant la notice) pour un anxiolytique présenté en barrettes sécables. Ces comprimés prolongeaient des injections de produit de la même classe thérapeutique administrées lorsque le médecin avait été appelé la nuit en urgence au chevet de cet homme pris de panique. Les crises d'étouffement étaient pourtant dues à une bronchite mal soignée car traitée par automédication. En fin d'entretien avec ce patient, il est apparu qu'un voisin venait de se suicider parce qu'il ne supportait plus ses crises d'asthme et l'inefficacité des traitements. L'efficacité de l'anxiolytique (« une bonne réussite », disait-il) l'amenait en quelque sorte à ne pas le gaspiller, pour préserver ce recours. Il en suivait d'autant plus scrupuleusement la prescription que ce produit agit sur la « nervosité » qui est, selon lui, à l'origine de ses maladies et malaises (ulcère, « tension » et « mini-infarctus » entre autres)[4]. Il apparaît ici que le patient est observant à ce qui est, pour lui, le traitement étiologique de l'ensemble de ses troubles mais qui, pour le médecin, n'est que symptomatique.

### Observance et conception profane du mode d'action du médicament

Lorsque le point de vue du malade sur sa maladie diffère par trop de celui du médecin, le médicament peut être conçu comme agissant tout autrement que ce que la médecine envisage, voire être détourné au profit d'actions plus cohérentes avec les représentations qu'a le patient de ses maux. Son évaluation sur d'autres critères risque de susciter un aménagement de la posologie.

L'écoute attentive, en particulier celle qui devrait être préalable à toute « éducation du patient », peut mettre au jour ces logiques profanes. Une dame, invalide du fait d'un accident du travail qui lui avait fait recevoir une charge sur la tête, pensait que ses maux venaient « d'un hématome à la tête » non résorbé. Elle aménageait ses traitements antivertigineux selon l'état dans lequel elle se sentait le matin, mais était particulièrement rigoureuse dans la prise de l'anti-ischémique (supposé activer la circulation cérébrale, et donc, qui sait ?, dissoudre l'hématome)[8].

---

4. C. Haxaire, J. Brabant, E. Cambon, E. Rougeot, P. Wald, « Usages et compétences familiales en matière de psychotropes », *Rapport MIRE*, 1999.

Il importe donc que les praticiens abordent ces représentations non comme des erreurs faciles à corriger, mais comme les composantes d'un système logique plus profond, ayant du sens, et long à déconstruire si cela s'avère nécessaire pour la sécurité du malade.

L'anthropologie du médicament a permis de bien éclairer les usages détournés des spécialités industrielles dans les pays du Sud[5]. Tel comprimé jaune contre la bilharziose présentant une certaine toxicité pour le foie sera vendu par les marchands itinérants camerounais comme remède d'hépatites selon une théorie des correspondances qui préconise de traiter les « jaunisses » par le jaune. De même, les traitements d'infections sexuellement transmises seront-ils réclamés en l'absence de toute infection comme remèdes de la stérilité chez les Gouro[6].

### Comment le médicament, au sens de spécialité industrielle, doit être remède pour le patient

Pour comprendre certaines particularités du comportement du consommateur de médicament, il faut nous interroger sur la différence que l'on peut mettre en évidence entre l'approche médicale du médicament et le point de vue du patient sur ce même objet issu de l'industrie pharmaceutique (comme nous le faisons lorsque nous distinguons maladie du médecin, *disease*, et maladie du malade, *illness*).

#### Médicament et remède : repères étymologiques

Reynaud et Coudert ont recours à l'étymologie des termes « médicament » et « remède » pour marquer cette différence[7].

« Médicament » vient de la racine *medicus*, et de ce fait est lié au médecin, à son savoir. Le médicament est issu de deux types de savoirs savants. Il s'agit du savoir du médecin sur la maladie et la nosographie (classification des maladies), auquel répond le savoir du pharmacien sur la matière première, à l'origine végétale, minérale ou autre, et sur la classification de ces substances naturelles. Sur la base de ces classifications, le médicament désigne la préparation, soumise aux normes de la profession, susceptible de traiter la maladie diagnostiquée par le médecin.

« Remède » vient du bas latin *remedium*. Il est instructif de remonter au sens premier de ce mot. À l'origine, *remedium* désignait l'écart autorisé entre le titre affiché d'une pièce d'argenterie et son titre réel. Cette notion d'écart reste constitutive ; par la suite le mot en est venu à désigner la thérapeutique visant à combler l'écart entre un état perçu comme normal et un état dont l'anormalité est vécue comme pathologique. Avec le temps, les thérapeutiques populaires devenant obsolètes au regard de la médecine « scientifique »,

---

5. S. Van Der Geest, S. Whyte, *The context of medicines in developing countries*, Dordrecht, Boston, London, Kluwer Academic Publishers, 1988.

6. C. Haxaire, « 'Toupaille', kits MST, et remèdes du mal d'enfant chez les Gouro de Zuénoula (RCI) », A. Desclaux, J. Levy (dir.), *Anthropologie et Société*, 27, 2, 2003.

7. M. Reynaud, A. J. Coudert, *Essai sur l'art thérapeutique*, Synapse-Frison Roche, 1997.

le terme fut connoté péjorativement : « remède de bonne femme ». En effet, l'écart est devenu très important pour l'industrie et le médecin entre les remèdes populaires et les spécialités qui en furent obtenues par extraction de principes actifs dans un premier temps puis par synthèse.

Le médicament traite la maladie du médecin (*disease*), mais pour que le patient adhère au traitement médical, le médicament prescrit doit lui apparaître comme remède pour ses maux (*illness*).

### Le remède agit sur la personne malade dans sa globalité

Nous entendons donc ici par « remède » la pratique (médicamenteuse ou autre) qui vient répondre à un état perçu comme pathologique pour le ramener à un meilleur état de santé, du point de vue du malade. Les définitions de la maladie, de l'état de santé, tout comme la nature de l'écart en question, sont éminemment dépendantes de la conception de la personne dans la culture concernée. Le mode d'action du remède doit être pensé en cohérence avec ces représentations.

Dans les cultures ne connaissant pas la séparation entre l'âme et le corps qui a orienté la médecine occidentale, les remèdes agissent sur la personne globale (parts visible et invisible), qu'ils paraissent d'abord empiriques ou qu'ils semblent d'efficacité symbolique. Par exemple, chez les Gouro de Côte d'Ivoire, le même remède issu de plantes peut être à la fois pensé comme renforçant le sang dans sa matérialité et augmentant la force vitale, attribut de l'ombre (âme) invisible[8].

De même, la distinction entre ce qui est du ressort du moral, du psychique ou du somatique ne recouvre pas nécessairement le découpage en vigueur dans la médecine occidentale actuelle, et cela tant en terrain exotique que dans la pensée profane en France. Les remèdes que Zimmermann a étudiés au pays des épices (Kerala) agissent autant sur les maladies du corps que sur certaines affections morales[9]. Si l'on suit les « guirlandes de maux » que tresse la médecine ayurvédique comme indications de ces remèdes, « l'huile de lac contenant des plantes aromatiques actives sur le vent traite : toutes les fièvres, l'émaciation, la folie, les dyspnées, l'hystérie, et le péché (crime et passion) ».

Si, pour certains de nos contemporains, la « dépression » apparaît plus comme un « problème de vie » qu'une maladie, son véritable remède ne sera pas l'antidépresseur dont la prescription ne sera pas respectée. Le recours à divers spécialistes des « problèmes de vie », qui vont des psychothérapeutes aux médiums, sera plus légitime[10].

Enfin, qu'il s'agisse de l'acception profane des médicaments industriels que nous venons de donner, ou qu'il s'agisse de plantes de la phytothé-

---

8. C. Haxaire, « La femme adultère et le palmier : esquisse pour une anthropologie du remède », *Écologie Humaine*, 12, 2, 1994, p. 3-28.

9. F. Zimmermann, *Le discours des remèdes au pays des épices*, Paris, Payot, 1989.

10. C. Haxaire, J. Brabant *et al. op. cit.*

rapie traditionnelle, les remèdes ne sont pas pensés sans référence à des « principes organisateurs »[11] qui s'articulent à ceux des nosographies populaires, elles-mêmes fondées sur une vision du corps et de la personne spécifique. Or, dans le contexte émotionnel de la maladie, chacun interprète ses maux selon un modèle de représentation du corps beaucoup plus proche de ses perceptions immédiates que de la physiopathologie, et dans le langage des maux que lui fournit sa culture. Les médicaments de la « crise de foie », entité spécifiquement française, tout comme ceux « qui calment les nerfs », forment ainsi des catégories populaires de remèdes, organisées autour des idiomes de la détresse que sont les dysfonctions du « foie » et des « nerfs » dans notre pays.

### L'inobservance due aux contraintes du traitement

Cette question des représentations du remède éclaire mais n'épuise pas le sujet du point de vue des malades et de leur entourage sur le traitement. C'est ce que nous apprennent les études anthropologiques qui se sont attachées à étudier le médicament tel qu'il est pris dans le contexte de la vie quotidienne.

On a pu analyser le comportement des patients par rapport aux médicaments au regard de ce qu'est, pour eux, l'expérience de la maladie, passée ou actuelle. En effet, « les patients ne consacrent qu'une petite partie de leur temps à leur rôle de malade »[12]. Il faut donc sortir de la stricte vision médicale et voir comment les gens organisent leur maladie (et leur vie) chez eux et au travail. On constate alors qu'il s'agit plus de tentative d'autorégulation que de non-observance. En fait, avec le temps, le patient développe une pratique médicale personnelle à laquelle, très souvent, il sera fidèle. Quand on sait tous les facteurs dont le patient doit tenir compte (repas, exercice, famille, travail, *etc.*), la non-observance peut également devenir une tentative de réduction de la stigmatisation associée à la prise de médicament. Ceci a été étudié en particulier dans le cas des traitements de l'épilepsie et éclaire utilement le suivi des traitements de toute maladie chronique et, plus récemment, du sida. Les patients développent des théories à propos de la prise de médicaments. Il ne s'agit pas pour eux d'obéir ou non aux recommandations du médecin. Ils expérimentent les doses et la répartition des prises de médicaments.

Les comportements de non-observance ne sont donc pas nécessairement ou exclusivement dus à des problèmes de mémoire, d'incompréhension, d'irrationalité, ou de bonne ou mauvaise relation médecin-malade. Ils dépendent surtout des convictions du sujet et des contraintes d'organisation

---

11. F. Loux, F. Saillant, « Pain et corps malade dans les recettes françaises et québécoises de médecine populaire », *l'Uomo*, 3, 1, 1990, p. 179-195 ; F. Saillant, « Les recettes de médecine populaire. Pertinence anthropologique et clinique », *Anthropologie et Société*, 14, 1, 1990, p. 93-114.

12. P. Conrad, « The meaning of medication, an other look at compliance », *Soc. Sci. & Med.*, 20, 1, 1985, p. 39-47.

de son quotidien qu'il est judicieux d'écouter et de comprendre, et cela particulièrement quand un projet d'éducation thérapeutique du patient est en jeu.

### L'éducation thérapeutique du patient

L'éducation du patient[13], pratiquée dans le cadre des consultations médicales, est définie comme suit : « un processus par étapes, intégré dans la démarche de soins, comprenant un ensemble d'activités organisées de sensibilisation, d'information, d'apprentissage et d'aide psychologique et sociale, concernant la maladie, les traitements, les soins, l'organisation et les procédures hospitalières, les comportements de santé et ceux liés à la maladie, destinés à aider le patient (et sa famille), à comprendre la maladie et les traitements, collaborer aux soins, prendre en charge son état de santé et favoriser un retour aux activités normales »[14]. Pour Sandrin-Berthon, elle doit être pensée comme « une forme particulière de l'éducation pour la santé »[15]. Pour cet auteur, « l'éducation pour la santé du patient a pour but que la personne qui consulte un professionnel des soins, quel que soit son état de santé, soit en mesure de contribuer elle-même à maintenir ou améliorer sa qualité de vie »

On souhaite une bonne observance médicamenteuse de la part des malades chroniques. De plus, il leur est souvent nécessaire de changer conjointement leurs habitudes alimentaires et/ou leur hygiène de vie alors que, parfois, la maladie est asymptomatique, ou qu'il s'agit du risque de la développer. Les thérapeutiques ne sont efficaces qu'à cette condition. Outre l'amélioration de la qualité de vie des malades, le coût de la prise en charge se voit considérablement réduit si une véritable éducation pour la santé est mise en place, comme l'a montré depuis longtemps la littérature scientifique internationale[16]. Pour l'asthme par exemple[17], plusieurs études ont montré que l'éducation des patients peut diminuer de 75 % le nombre de crises, de 80 % les visites en urgence et les hospitalisations, de 90 % l'absentéisme scolaire, de 50 % les arrêts de travail et de 50 % le coût du traitement. Mais l'éducation thérapeutique du patient concerne aussi les malades atteints d'affections de durée limitée (par exemple, des

---

13. La *patient education* a été définie en 1980 dans *Medline* à partir du *thésaurus Mesh* : « the teaching or training of patients concerning their own health needs ».

14. A. Deccache, É. Lavendhomme, *Information et éducation du patient*, Bruxelles, De Boeck, 2004.

15. B. Sandrin-Berthon, « À quoi sert l'éducation pour la santé pour pratiquer l'éducation du patient ? », *La santé de l'homme*, 383, 2006. Cet auteur a pris acte des critiques adressées aux programmes de santé publique.

16. A. Deccache, É. Lavendhomme, *op. cit.*

17. B. Sandrin-Berthon, « Pourquoi parler d'éducation dans le champ de la médecine », *L'éducation du patient au secours de la médecine*, Paris, PUF, 2000 ; F. Couturaud, I. Frachon, B. Guillou-Bideau, C. Leroyer, « L'éducation de l'adulte asthmatique », *Revue des Maladies respiratoires*, 19, 2002, p. 73-85.

épisodes pathologiques nécessitant un traitement anticoagulant ou antalgique prolongé).

### L'éducation thérapeutique : considérer le patient comme sujet

Ainsi, l'attente du public en la matière, exprimée lors des États généraux de la santé organisés en France en 1998-99, rejoint la préoccupation des professionnels et des pouvoirs publics. Cette attente est révélatrice des changements intervenus dans les modes de relation médecin-patient, induits tant par les modifications des rapports d'autorité dans notre société que par la nature des maladies traitées. Du modèle paternaliste particulièrement adapté aux maladies infectieuses des années 1950, nous sommes passés à un modèle de négociation entre un patient parfois très informé et un médecin devant justifier ses choix, modèle particulièrement adapté dans les années 1990 à l'épidémie de sida. Cependant, dans le cas de maladies chroniques, et selon le stade d'acceptation de sa maladie[18], ou selon sa vision de sa relation au médecin, le malade peut souhaiter rester dans une posture passive face aux directives du médecin, souhait qu'il faut alors respecter.

L'éducation du patient fait désormais partie des missions des personnels médicaux selon les recommandations de l'HAS. Les recommandations de l'OMS posent les critères de qualité[19] de cette approche que diverses formations tendent à promouvoir en France. Néanmoins, il ne s'agit pas pour le soignant de se défausser sur un professionnel spécialisé, fut-il issu de sa propre discipline, ni de demander à chaque soignant de devenir spécialiste en pédagogie, psychologie, anthropologie et autres. Il s'agit de convaincre les équipes, animées par des professionnels formés, de « découvrir d'autres manières d'écouter, d'observer, de raisonner et d'accompagner, d'admettre que le savoir médical est indispensable mais parcellaire et subjectif ». Ceci demande une révolution portant sur les points suivants : « – le patient n'est plus l'objet mais le sujet des soins qui lui sont délivrés – l'objectif n'est

---

18. A. Lacroix et J.-P. Assal, *L'éducation thérapeutique des patients, nouvelles approches de la maladie chronique*, Paris, Vigot, 1998.

19. A. Deccache, « Quelles pratiques et compétences en éducation du patient ? », *Recommandations de l'OMS Europe*, décembre 1998 : - L'éducation thérapeutique du patient doit être un processus systémique d'apprentissage centré sur le patient. - Elle doit prendre en compte d'une part les processus d'adaptation du patient à la maladie (*coping*), le sentiment de maîtrise (*locus of control*), les représentations de la santé et de la maladie, les aspects socio-culturels, […] et d'autre part les besoins objectifs et subjectifs, exprimés ou non, des patients.- Elle doit être intégrée au traitement et aux soins. - Elle concerne la vie quotidienne du patient et son environnement psychosocial, et doit impliquer autant que possible la famille et l'entourage proche. - C'est un processus continu, qui doit être adapté en permanence à l'évolution de la maladie et de l'état de santé du patient et de sa vie ; c'est une partie de la prise en charge au long cours. - Elle doit être structurée, organisée et proposée systématiquement à tous les patients. - Elle doit utiliser des méthodes et moyens variés d'éducation et d'apprentissage. - Elle est multiprofessionnelle (toutes les catégories de soignants), multidisciplinaire (approches de santé, de soins, et de sciences humaines), et nécessite un travail en réseau. - Elle doit inclure l'évaluation du processus d'apprentissage et de ses effets. - Elle est réalisée par des professionnels de santé formés à cet effet.

plus de lutter contre la maladie mais de promouvoir la santé (si on se place dans une perspective d'éducation à la santé) – la démarche de prescription laisse place à une démarche d'éducation »[20].

Considérer le patient comme sujet[21], c'est tenir compte non seulement de ses « représentations » de la maladie, mais aussi de ce que signifie la maladie comme événement dans sa vie, des contraintes que le traitement induit, du bouleversement de l'organisation de sa vie qu'il est seul à pouvoir réaménager[22], et de la complexité de ses désirs. Cette éducation à la santé du patient, comme toute éducation, vise à développer l'autonomie de la personne devant suivre son traitement (*empowerment*) selon son rythme propre, ce à quoi les médecins ne sont pas encore formés alors que le contexte tend de plus en plus à l'exiger. L'accessibilité de l'information grâce aux nouvelles technologies demande au soignant d'être centré sur le malade et d'adapter les informations données au savoir antérieur (préalable) du malade, quitte à déconstruire ce savoir en se donnant le temps de le réorganiser de telle sorte que les objectifs de sécurité soient respectés. Par ailleurs, les associations de malades demandent au soignant d'apprendre à travailler avec des groupes de patients, échangeant leur expérience de la maladie et de l'aménagement du traitement. Il promeut ainsi, et éventuellement organise, l'éducation par les pairs que ces associations développent. On voit donc que l'éducation à la santé du patient, qui doit être mise en place par toute l'équipe médicale, doit également s'appuyer sur l'entourage.

Dans cette perspective, discerner point de vue du médecin sur la maladie et le médicament et point de vue du patient sur sa maladie et ses remèdes ne peut que clarifier les échanges.

(*Claudie Haxaire*)

**Références** :

J.-F. D'Ivernois, R. Gagnayre, *Apprendre à éduquer le patient*, Paris, Vigot, 1995.

G. Thomas, *L'éducation du patient : structuration, organisation et développement*, Doordrecht, Kluwer, 2003.

http://www.health.fgov.be

http://www.medscape.com

http://www.euro.who.int/healthpromohosp http://WWW.ulb.ac.be/assoc/hps

---

20. B. Sandrin-Berthon, « Pourquoi parler d'éducation dans le champ de la médecine », *op. cit.*
21. P. Lecorps, « La parole du sujet comme espace de l'éducation pour la santé », *La Santé de l'homme*, 377, 2005, p. 21-22.
22. J. A. Trostle, W. A. Hauser, I. S. Susser, « The logic of non compliance, management of epilepsy from the patient's point of view », *Culture, Medicine and Psychiatry*, 7, 1983, p. 25-36.

### 39. Non-observance et inertie clinique : deux mises en défaut de la relation de soin

*Le malade, son médecin et la maladie*

La relation thérapeutique commence toujours par la *rencontre* de deux personnes, le malade et son médecin (parfois dans le cadre d'une « équipe médicale »), au cours de laquelle le médecin va établir un diagnostic et proposer un traitement, plus ou moins décidé en commun, à celui que nous nommerons dans la suite de cette étude « le malade » ou « le patient ». Le traitement comprend en général des médicaments et, parfois, des recommandations concernant le style de vie (avoir une alimentation saine, faire de l'exercice, arrêter de fumer, *etc.*). Le patient va alors suivre ce traitement qui aura souvent, au moins un certain temps, un effet bénéfique. Des symptômes pourront être soulagés lorsqu'il s'agit d'une affection douloureuse. Ou bien, notamment dans le cas des maladies chroniques, on corrigera le paramètre qui était anormal, évitant au patient les complications potentielles de sa maladie.

Le but de cette étude est de montrer que souvent les choses ne se passent pas ainsi : le patient peut ne pas prendre le traitement tel qu'il a été prescrit, voire même l'arrêter alors qu'il aurait dû le prendre à vie. On parle, dans ces cas, de *non-observance thérapeutique*. Parfois aussi, le médecin ne prescrit pas un traitement qui semble nécessaire, compte tenu de ce que l'on appelait autrefois « l'état de l'art » et aujourd'hui « la médecine fondée sur les preuves » ou l'*Evidence-Based Medicine*. On parle ici d'*inertie clinique* du soignant. Ces deux phénomènes semblent à première vue surprenants : le patient n'a-t-il pas intérêt à suivre son traitement, afin de conserver la santé, et le rôle du médecin n'est-il pas de prescrire les traitements nécessaires ? En fait, il s'agit de phénomènes fréquents : on admet qu'*un patient sur deux* ne suit pas à la lettre les recommandations de son médecin ; du côté du professionnel, celui-ci ne fait pas ce qu'il devrait faire (prescrire un traitement, ou l'intensifier) dans un pourcentage important de consultations, parfois jusqu'à *une consultation sur deux*. L'existence de ces deux phénomènes, dans lesquels la relation thérapeutique semble mise en défaut, impose une réflexion sur la nature même de cette relation, permettant de comprendre ce qu'elle a d'unique parmi les relations humaines.

*La non-observance thérapeutique*

La non-observance des recommandations thérapeutiques est un phénomène fréquent : on a montré qu'au bout de deux ans, quel que soit le médicament, seulement *une boite prescrite sur deux* est achetée. Elle ne concerne pas que la prise médicamenteuse, mais tous les gestes du traitement que l'on demande au patient d'accomplir. Ce sont surtout les recommandations qui impliquent des changements dans le mode de vie qui sont les moins bien respectées. Les conséquences médicales de la non-observance sont majeures : évidemment, si un médicament n'est pas pris, il est inefficace ! Par ailleurs, il existe une relation démontrée entre la mauvaise observance de la prise médicamenteuse, le nombre d'hospitalisations et la mortalité. On comprend, dans ces conditions, que l'OMS ait déclaré qu'améliorer l'efficacité d'interventions visant à augmenter l'observance des traitements dans les maladies chroniques représenterait un progrès plus important que n'importe quel progrès biomédical. Pour qu'un patient accomplisse un geste thérapeutique qui lui a été prescrit, il faut 1) qu'il sache qu'il doit le faire, 2) qu'il ait compris pourquoi il doit le faire et qu'il ait les compétences nécessaires pour l'accomplir, 3) qu'il se souvienne qu'il doit le faire, 4) qu'il ne tombe pas dans un mécanisme d'évitement ou qu'il ne refuse pas, sciemment, de le faire, 5) qu'il ait les ressources nécessaires, 6) qu'il ait envie de le faire.

La non-observance traduit souvent un manque d'explication de la part du médecin : par exemple, une étude réalisée chez des patients diabétiques a montré que 70 % des fumeurs seulement se souvenaient avoir reçu d'un médecin le conseil d'arrêter de fumer : doit-on s'étonner que les patients continuent de fumer ? Elle peut aussi résulter d'une incompréhension. Le patient peut avoir des difficultés à comprendre le jargon professionnel et les concepts médicaux. En effet, le médecin peut oublier que des notions qui ont un sens pour lui, parce qu'elles sont intégrées dans un ensemble de notions, par exemple physiopathologiques, qui leur donnent leur sens, resteront incompréhensibles pour le patient si elles lui sont présentées de manière isolée. On comprend le rôle que l'on donne aujourd'hui à « l'Éducation Thérapeutique » dans la prise en charge des maladies chroniques, rôle qui est d'ailleurs inscrit en France dans la récente loi Hôpitaux, Patients, Santé, Territoires (HPST) de 2010. Mais cette Éducation Thérapeutique va bien au-delà de la transmission de connaissances et de compétences. Selon la définition de l'OMS, il s'agit de « former le malade pour qu'il puisse acquérir un savoir-faire adéquat, afin d'arriver à un équilibre entre sa vie et le contrôle optimal de la maladie. L'éducation thérapeutique du patient est un processus continu qui fait partie intégrante des soins médicaux. Elle comprend la sensibilisation, l'information, l'apprentissage, le support psychosocial, tous liés à la maladie et au traitement. La formation doit aussi permettre au malade et à sa famille de mieux collaborer avec les soignants ». La non-observance peut aussi simplement être la conséquence de l'oubli, voire de la détérioration des facultés cognitives : c'est souvent le cas chez les personnes âgées, qui ont parfois plusieurs médicaments à prendre du fait de leurs nombreuses pathologies et qui peuvent avoir des difficultés à ouvrir les boites de comprimés. Le pharmacien a sûrement un rôle à jouer, et cela peut être une tâche importante des « aidants » lorsque l'autonomie du patient se trouve altérée.

Certains patients peuvent ne pas prendre leurs médicaments qui leur rappellent qu'ils sont malades, ce qu'ils préfèrent oublier : la non-observance serait alors une manifestation d'un déni, souvent causé par la peur. Les patients préfèrent lutter contre cette peur par une réaction d'évitement, plutôt que contre le danger lui-même qui leur fait peur. Cet aspect souligne l'importance de mesurer l'impact psychologique de la manière dont on parle au patient de sa maladie et de ses complications. Il est important d'accompagner ces informations qui sont nécessaires et auxquelles il a droit (loi du 4 mars 2002 relative aux droits des malades) de précisions concernant le traitement et l'aide qu'on lui apportera pour le mettre en œuvre. On a également décrit sous le nom de *réactance* le fait de ne pas faire quelque chose *parce qu'*on vous a demandé de le faire et que vous vous sentez menacé dans votre liberté. Cette réactance pourrait être une cause de non-observance. En d'autres termes, certains patients peuvent tout simplement *refuser* de prendre le traitement, *parce qu'il s'agit d'une ordonnance*, et ne même pas acheter le médicament. Inversement, certains patients sont observants parce que, *d'une manière générale*, ils sont respectueux des conseils qui leur sont donnés : l'observance est alors une simple obéissance.

Le patient doit aussi avoir les moyens d'accomplir ce qui lui a été prescrit. Ceci explique l'effet manifeste de la précarité sociale sur la prise médicamenteuse. Par ailleurs, la précarité sociale ne se résume pas au manque d'argent. Elle est mieux définie par le fait que la personne en situation précaire a du mal « à imaginer de quoi demain sera fait ». Dans le cas des maladies chroniques, l'observance implique d'être capable de se projeter dans l'avenir, en un mot de donner la priorité à sa santé, ce qui représente un objectif essentiellement lointain. On comprend alors l'effet dramatique de la précarité sociale sur l'observance de ces patients.

Pour ces malades chroniques, on peut faire l'hypothèse que la non-observance est liée à une incapacité, pour certains d'entre eux, de donner la priorité à l'avenir. Cette hypothèse repose sur une évidence : les traitements dans ces maladies ont essentiellement un objectif de prévention. La récompense de l'observance est une récompense abstraite et portant sur le long terme (en fait, paradoxalement jamais reçue – le patient n'a pas eu de complication !), alors que le fait d'être non-observant peut être ressenti comme associé à un plaisir concret et immédiat (par exemple, manger la part supplémentaire de gâteau, fumer une cigarette, éviter les effets secondaires des médicaments, s'épargner le temps de la mise en œuvre du traitement, *etc.*). Ainsi, donner la priorité au futur pourrait bien être la condition de l'observance dans les maladies chroniques. Or, certains sujets, peut-être pour des raisons physiologiques (ou même génétiques) qui commencent à être précisées dans un domaine nouveau, la « neuro-économie », préfèrent le présent. Il s'agit de ce que les économistes appellent un « choix intertemporel » dans lequel le sujet a à choisir entre une récompense petite, mais immédiate, et une récompense plus grande, mais lointaine. Un moyen de tester la manière dont les individus se comportent face à ce choix est d'utiliser un choix monétaire, en leur demandant ce qu'ils choisissent entre une petite somme d'argent maintenant ou une somme plus importante, mais donnée plus tard. Ce test monétaire montre un degré d'impatience plus élevé chez les fumeurs, les alcooliques et dans d'autres formes d'addiction, ou dans l'obésité. On a aussi constaté récemment que la réponse impatiente à un choix monétaire est un déterminant chez des patients diabétiques du mauvais contrôle de leur diabète, ou encore que ce sont les femmes qui ont un goût plus prononcé pour le futur que pour le présent qui demandent le plus souvent un dépistage du cancer du sein. Cette interprétation permet d'expliquer la fréquence de la non-observance dans trois contextes qui sont associés au choix de l'immédiateté : la précarité, on l'a vu, mais aussi l'adolescence et la dépression. On peut conclure que pour ces sujets qui vivent dans le présent, *il pourrait être naturel de ne pas être observant* aux traitements donnés dans les maladies chroniques. Ceci explique sans doute en partie la fréquence de la non-observance.

## L'inertie clinique du médecin

Alors que la non-observance des patients est un phénomène connu depuis l'Antiquité et décrit dans la littérature médicale sous le nom de *non-compliance* en 1979[1], l'inertie clinique a été décrite bien plus récemment : c'est en 2001 que, partant de l'observation que seulement la moitié des patients dont l'hypertension a été diagnostiquée sont traités, Phillips et ses collègues ont constaté l'absence inappropriée de mise en œuvre ou d'intensification d'un traitement : « les buts du traitement sont bien définis, des traitements efficaces sont largement disponibles, les recommandations ont été diffusées de toute part. Malgré ces progrès, les soignants ne commencent pas ou n'intensifient pas le traitement lors de consultations où il faudrait à l'évidence le faire. Nous appelons inertie clinique un tel comportement : reconnaissance du problème, pas de passage à l'acte »[2].

Prenons l'exemple du diabète, pour lequel il existe des recommandations précises concernant son traitement. Lorsque le médecin a observé que le niveau de contrôle du diabète est insuffisant, il doit intensifier le traitement : ce niveau de contrôle peut être évalué par le pourcentage d'hémoglobine sucrée (ou « glyquée »), qui doit être inférieur à 6,5 ou 7 % selon les recommandations, ce dosage étant en principe effectué tous les 3 mois. L'étude DIAttitude réalisée en France en 2008-2009 suggère que 6 mois et 12 mois après un premier dosage supérieur aux valeurs seuil des recommandations, une intensification n'avait eu lieu respectivement que dans 30 et 50 % des consultations. Certes, le fait de ne pas intensifier un traitement n'est pas obligatoirement un signe d'inertie clinique : il peut s'agir d'un clinicien expérimenté qui décide, compte tenu du contexte, de ne pas le faire. Cependant, ce n'est pas toujours le cas, et le mérite de la publication de Phillips aura été d'attirer l'attention sur l'existence de ce phénomène en apparence irrationnel, de même que pouvait sembler irrationnel

1. D.L. Sackett, R.B. Haynes, *Compliance with Therapeutic Regimens*, Baltimore, The John Hopkins University Press, 1979.
2. L.S. Phillips, W.T. Branch, C.B. Cook et *al.*, « Clinical inertia », *Ann Intern Med,* 135, 2001, p. 825-834.

le fait, pour le patient de ne pas se soigner. Clairement, l'inertie clinique représente aussi une perte de chance pour le patient. Par exemple, dans le domaine de l'hypertension artérielle, une étude a montré que la chance relative d'avoir sa tension contrôlée était plus de 32 fois supérieure chez les patients traités par les 20 % des médecins les moins « inertes » par rapport à ceux traités par les 20 % des médecins les plus « inertes »[3].

En général, l'inertie clinique n'est pas liée à une méconnaissance des recommandations. Les médecins disent qu'ils connaissent les recommandations mais qu'ils ne les utilisent pas car ils les trouvent trop rigides et trop éloignées des réalités. Ils disent également qu'ils n'ont ni le temps ni la formation pour mettre en œuvre les recommandations portant sur le régime et l'activité physique. L'inertie clinique est surtout fréquente en cas de consultation courte, surtout lorsque l'intensification d'un traitement entre en compétition avec la survenue d'un autre problème médical à résoudre. En somme, l'inertie clinique peut être vue comme une illustration de la différence qui existe entre « la vraie vie » et les grandes études cliniques qui ont conduit à formuler les recommandations (il en est d'ailleurs de même en ce qui concerne la non-observance du patient : en effet, des stratégies ont été développées pour limiter dans les essais cliniques randomisés l'inertie clinique des soignants et la non-observance des patients). Dans son article, Phillips propose les causes suivantes d'inertie clinique : manque de formation des médecins au concept de titration d'un traitement (ne pas se contenter d'initier un traitement, mais augmenter la dose et/ou le nombre de médicaments jusqu'à ce qu'un objectif prédéfini soit atteint), surestimation de leur compliance aux recommandations, et utilisation de « bonnes raisons » pour ne pas intensifier le traitement, comme « le contrôle est en train de s'améliorer ».

### Inertie clinique et non-observance : des phénomènes synergiques

L'introduction d'un traitement par insuline représente un cas exemplaire où les deux phénomènes agissent de concert : les comportements du médecin et du patient se conjuguent pour retarder la mise en œuvre d'un traitement qui est à l'évidence nécessaire. On peut montrer que les raisons de l'un et de l'autre sont parfois les mêmes (par exemple peur de l'hypoglycémie et de la prise de poids). C'est ainsi que les patients et les médecins concluent souvent des contrats non exprimés pour éviter l'insuline aussi longtemps que possible. Chez les patients, la raison est qu'ils pensent « qu'il s'agit du bout du rouleau » et on comprend que le refus de l'insuline relève souvent d'un phénomène de déni. Dans ce cas, l'inertie du médecin entretient sans le savoir le déni du patient. La non-observance et l'inertie clinique pourraient avoir un autre point commun. Dans les deux phénomènes,

---

3. E.C. Okonofua, K.N. Simpson, A. Jesri, S.U. Rehman, V.L. Durkalski, B.M. Egan, « Therapeutic inertia is an impediment to achieving the Healthy People 2010 blood pressure control goals », *Hypertension*, 47, 2006, p. 345-351.

il s'agit de donner la priorité au présent en omettant de considérer l'importance de préserver l'avenir : on l'a vu précédemment en ce qui concerne la non-observance du patient ; pour ce qui est de l'inertie clinique, le médecin semble donner plus de poids à la difficulté immédiate d'instituer le traitement qu'à l'intérêt lointain de son patient.

### Réflexions sur l'autonomie du patient et le pouvoir médical

D'un point de vue épistémologique, on peut proposer que la prise de conscience, relativement tardive, de l'importance de ces phénomènes est la conséquence du véritable changement de décor qu'a vécu la médecine à la fin du siècle dernier (voire figure, en fin d'étude). En effet, à la fin des années 70-80, on a assisté à l'apparition de nouveaux « paradigmes ». D'abord, l'irruption de la médecine fondée sur les preuves (l'EBM) : la médecine devient de plus en plus efficace et se donne les moyens de le prouver. Ensuite, l'Éducation Thérapeutique (ET) qui va permettre au patient de bénéficier de cette médecine triomphante. Mais, au même moment, en 1979, Tom Beauchamp et James Childress énoncent les quatre principes de l'éthique médicale. Ils proposent d'ajouter aux deux principes hippocratiques de bienfaisance et de non-malfaisance un principe de justice, et surtout le principe du respect de l'autonomie du patient. Il est significatif que ce soit aussi cette année de 1979 que le terme de compliance est entré dans le vocabulaire médical : la non-observance intrigue car elle représente une barrière inattendue à l'efficacité des soins. Et en 2001, Phillips identifiera une deuxième barrière : l'inertie clinique. Ces barrières apparaissent car les deux côtés du triangle représenté en figure portent en germe deux contradictions entre, d'un côté l'EBM et l'ET, et de l'autre le respect de l'autonomie : aucun traitement ne peut être entrepris sans l'accord du patient. Le patient a le droit de ne pas être observant, malgré ce que tente de lui expliquer l'ET. De même, on peut voir dans l'inertie clinique la conséquence d'un conflit entre l'EBM et le respect de l'autonomie : « l'EBM me dit de faire cela, mais je ne le fais pas, car je pense que le patient n'en voudra pas. Or je dois respecter son autonomie ».

C'est dans le cadre de ce changement que l'on peut rendre compte de l'évolution de la conception de la relation thérapeutique, qui peut être décrite selon quatre modèles possibles[4]. Le premier modèle, dit *paternaliste*, nie toute autonomie du patient : « je décide pour vous, un jour vous me remercierez ». Le modèle *informatif* consiste à faire reposer la décision thérapeutique sur le patient : « je vous donne les informations, vous décidez ». Dans le modèle *interprétatif*, non seulement on donne les informations au patient, mais en plus, on l'aide à découvrir ses préférences, à se découvrir soi-même. Ici, le patient et le médecin sont dans une relation « d'égal à égal », le médecin se gardant de lui indiquer ses propres préférences. Il

4. E.J. Emanuel, L.L. Emanuel, « Four models of the physician-patient relationship », *JAMA*, 267, 1992, p. 2221-2226.

les lui donne dans le modèle dit *délibératif* : l'autonomie de la personne est définie par le fait qu'elle est capable d'évaluer ses préférences, de les comparer à d'autres préférences possibles, et éventuellement d'en changer. Sans doute, ces différents modèles ne sont-ils pas exclusifs les uns des autres, certains s'appliquant mieux à certains patients, ou à certains moments de la vie du patient. Parfois, le patient attend une attitude paternaliste de la part de son médecin. Ailleurs, il voudra prendre seul la décision. Cependant, on peut discuter la nature « d'égal-à-égal » de la relation médecin-patient, en remarquant que, de même, le boulanger et moi sommes certes des êtres égaux lorsque nous nous croisons dans la rue ou en tant que citoyens (par exemple lorsqu'il s'agit de voter), ce n'est plus le cas dans la boulangerie : là, le boulanger est celui qui sait faire le pain que je lui achète. Le patient est la personne malade qui vient voir un médecin qui possède la compétence pour le soigner. La relation reste essentiellement asymétrique. Mais la comparaison s'arrête là, car une différence apparaît : dans le cas du boulanger et de son client, l'objet de la relation qui existe entre ces deux sujets est le pain. Dans le cas de la relation de soin, l'objet de la relation entre les deux sujets que sont le médecin et la personne malade est *l'un des deux sujets*. Ceci donne à l'autre le pouvoir. La non-observance du patient peut alors être vue, dans une certaine mesure, comme une réaction à ce pouvoir, et l'inertie clinique du médecin comme un renoncement à l'exercice de son pouvoir médical.

### La confiance mutuelle comme protection vis-à-vis de l'inertie et de la non-observance

On comprend alors la nécessité de la confiance dans la relation thérapeutique. Comme le fait remarquer Gloria Origgi dans son livre consacré à la confiance, le verbe confier (du latin *confidere* : *cum*, « avec » et *fidere*, « fier ») signifie qu'on remet quelque chose de précieux à quelqu'un en se fiant à lui et en s'abandonnant de la sorte à sa bienveillance. On peut en fait remarquer que tout l'exercice de la médecine implique une relation de confiance : répondre à l'interrogatoire, se prêter à l'examen clinique, accepter le traitement. Une étude récente a montré que parmi les facteurs qui expliquent l'acceptation, par les patients, « d'un comprimé de plus », on trouve de manière significative *la confiance dans leur médecin*[5]. Or, on fait confiance à quelqu'un si on suppose qu'il a intérêt à s'en montrer digne, et la confiance crée l'existence d'intérêts réciproques : celui en qui quelqu'un a fait confiance aura tendance à s'en montrer digne car, suggère Gloria Origgi, les êtres humains aiment à se retrouver sous le regard bienveillant des autres. On peut proposer, en transposant cette analyse au sujet qui nous préoccupe, que la confiance apparaît non seulement comme

---

5. B.J. Zikmund-Fisher, T.P. Hofer, M.L. Klamerus, E.A. Kerr, « First things first: difficulty with current medications is associated with patient willingness to add new ones », *Patient*, 2, 2009, p. 221-231.

un moteur essentiel de l'observance du malade, mais aussi *comme une protection vis-à-vis de l'inertie clinique pour le médecin* qui se pose cette question : suis-je digne de sa confiance ? La confiance mutuelle est donc bien la clef de voûte de la relation thérapeutique, et réfléchir à trouver un juste équilibre entre une relation fondée sur la confiance et le respect de l'autonomie du patient - qui peuvent sembler antinomiques - représente peut-être l'approche qui permettra de résoudre les conflits schématisés sur la figure, et d'éviter, pour le patient, la non-observance, et pour le médecin, l'inertie clinique.

### Une médecine de la personne

En fait, celui que nous avons nommé tout au long de cette étude le « malade » ou le « patient » est d'abord *une personne*, c'est-à-dire, comme le définit Paul Ricœur, quelqu'un qui parle de lui à la première personne et qui peut faire le récit de sa vie, qui peut lui-même la raconter : « raconter, c'est dire qui a fait quoi, pourquoi et comment, en étalant dans le temps la connexion entre ces points de vue »[6]. Ce récit peut porter sur son passé, mais ce serait une erreur de cantonner « l'interrogatoire du patient » à ses « antécédents » : il faut aussi le laisser exprimer comment il vit le présent et, lorsqu'on soigne une maladie chronique, « étalée dans le temps », ses projets. Une personne, c'est au fond un être qui non seulement a « ses raisons » mais est également capable d'avoir une réflexion sur elle-même : on a vu que c'est la définition de la personne autonome. Si on se souvient que Descartes définissait (sans aucune référence à un contexte médical) un « patient » comme celui *à qui* les événements arrivent (en médecine, l'événement étant la survenue de la maladie), par opposition à un « agent », celui *par qui* les événements arrivent, on peut comprendre l'ambition actuelle d'une « médecine de la personne » : aider le patient à sortir, autant qu'il le peut, d'un état d'observance qui ne serait que de l'obéissance passive pour accéder à celui d'un choix autonome, qui peut d'ailleurs s'exprimer par le choix de la confiance. Il nous semble ainsi que c'est en concevant qu'il soigne non pas des maladies, non pas des malades, mais bien des personnes que le médecin accèdera à une relation avec celui ou celle qu'il soigne qui ne conduise pas à la non-observance de ses recommandations et à sa propre inertie clinique.

(*Gérard Reach*)

---

6. P. Ricoeur, *Soi-même comme un autre*, Paris, Éditions du Seuil, 1990, p. 174

Cochrane A., *Effectiveness and Efficiency. Random Reflections on Health Services*, 1972.

Guyatt G. et *al.*, "Evidence-based medicine. A new approach to teaching the practice of medicine". *JAMA*, 1992, 268, 2420-5.

Miller L. V, et Goldstein G., "More efficient care of diabetic patients in a country-hospital setting", *N. Engl. J. Med.*, 1972, 286, 1388-91.

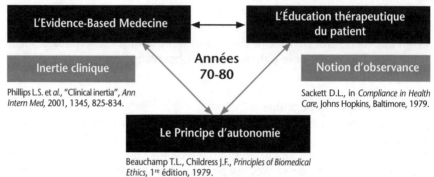

L'Evidence-Based Medecine ⟷ L'Éducation thérapeutique du patient

Inertie clinique

**Années 70-80**

Notion d'observance

Phillips L.S. et *al.*, "Clinical inertia", *Ann Intern Med*, 2001, 1345, 825-834.

Sackett D.L., in *Compliance in Health Care*, Johns Hopkins, Baltimore, 1979.

Le Principe d'autonomie

Beauchamp T.L., Childress J.F., *Principles of Biomedical Ethics*, 1re édition, 1979.

Figure : la non-observance et l'inertie clinique comme expression de deux contradictions

**Références :**

T.F. Beauchamp, J.L. Childress, *Les Principes de l'éthique biomédicale*, Paris, Les Belles Lettres (1979, 5e éd. 2001), 2008.

G. Dworkin, *The Theory and Practice of Autonomy*, Cambridge University Press, 1988.

G. Origgi, *Qu'est-ce que la confiance ?*, Paris, Vrin, 2008.

G. Reach, *Une théorie du soin, souci et amour face à la maladie*, Paris, Les Belles Lettres, 2010.

P. Ricœur, *Soi-même comme un autre*, Paris, Seuil, 1990.

# *Éthique clinique*

## 40. La casuistique

Vestige de temps révolus, le mot « casuistique » désigne l'art ou la science de résoudre des « cas de conscience », c'est-à-dire des situations difficiles, soit qu'il y ait dilemme à propos de l'action à entreprendre, soit qu'il y ait hésitation sur les moyens à utiliser, soit qu'il y ait conflit entre les normes à respecter. La casuistique est d'abord une réflexion (théorique et pratique) qui relève de la morale. Dans les traités médicaux, la casuistique a parfois désigné le simple recensement de cas (Lombroso, 1895, I, 109-119)[1] ou une

---

1. C. Lombroso, *L'homme criminel*, Félix Alcan Éditeur, 1895, en trois volumes.

méthode de description de ces cas (Jenicek)[2]. Néanmoins, cette acception médicale n'est qu'un préalable. Quels que soient le domaine ou l'époque considérés, la casuistique désigne, en philosophie morale, une procédure qui, si elle est explicitée, parcourt invariablement ces trois étapes : la description d'un moment de tension (*le cas*) ; l'invention prescriptive ou la recherche de la norme morale à appliquer dans le cas présent (*heuristique de la norme*) ; la résolution de la tension morale initiale. La casuistique ne s'intéresse pas exclusivement au « cas de conscience » des confesseurs catholiques. Il existe en effet une casuistique protestante, et, avant le christianisme, le judaïsme connaît une casuistique dans les commentaires (*Gemara*) de la *Michnah*. Elle ne se cantonne pas au domaine religieux : la troisième partie du *Traité des devoirs* de Cicéron expose des cas qui ressortissent à la morale stoïcienne certes, mais aussi au droit romain.

### Une présentation de la casuistique classique

En créant l'obligation pour chaque chrétien de se confesser une fois par an, le concile de Latran IV (1215) allait faire la fortune de la casuistique : l'homicide est condamné par le Décalogue, mais si un noble confesse avoir tué dans un duel ou en temps de guerre ? Le prêt d'argent est interdit (*Deutéronome*, 23 : 20 : « Tu ne feras à ton frère aucun prêt à intérêt »), mais comment affréter un équipage marchand ? *Etc.*

L'identification du cas se fait au point de rencontre entre une norme morale connue (et reconnue comme telle) des agents (« Tu ne tueras point ») et des circonstances singulières : le médecin peut-il procéder à l'opération césarienne au risque de mettre la vie de la mère en jeu ? Cette identification n'est pas un simple constat. D'une part, plusieurs tableaux de la même situation sont possibles : le mari de la parturiente, le médecin, l'entourage ne feront pas le même récit portant sur les mêmes faits. D'autre part, plusieurs normes, toutes également connues et reconnues par les agents de la situation, peuvent intervenir et entrer en concurrence (le respect de la vie de la mère ; le salut de l'âme de l'enfant à naître, préoccupation des casuistes d'alors). Pour pallier ces difficultés, les casuistes ont développé deux axes de recherche : l'attention scrupuleuse portée aux circonstances et la recherche de la norme morale qui fait seule autorité. Le premier axe explique la prolifération étonnante des cas : le casuiste Antonin Diana (1585-1663) passe en revue plus de 20 000 cas – il suffit d'une circonstance nouvelle pour altérer l'identité du cas. Le second axe est une recherche sur le fondement de l'autorité d'une norme morale. Ainsi, à l'âge classique, les Écritures, les décisions de l'Église, la doctrine des Pères, la doctrine des docteurs, ou la simple convergence d'avis de théologiens moins réputés participent au processus de constitution du cas.

Le traitement du cas consiste donc à rattacher le cas rencontré, et produit par le récit (l'aveu dans la confession), à une norme morale. Comme

---

2. M. Jenicek, *Casuistique médicale. Bien présenter un cas clinique* (Québec), EDISEM, 1997.

l'indique l'étymologie, le cas tombe (*cadere*) sous le pouvoir d'une norme dont il devient alors un échantillon ou un exemplaire. Le plus difficile est d'établir une hiérarchie entre des normes subalternes dérivées des normes fondamentales connues. Selon la description qui est faite et les intérêts que manifeste le récit, l'une ou l'autre de ces normes sera retenue. Pascal se moque du « bon père » qui reconnaît l'autorité d'obscurs théologiens au détriment des décisions des Pères et de toute l'Église (5ᵉ *Provinciale*)[3] – quitte à privilégier une norme en totale contravention avec l'un des commandements de Dieu. La norme n'est donc pas immédiatement connue : il s'agit de la dégager du récit du cas au terme d'un processus interprétatif. Le casuiste proposera la norme qui donne une intelligibilité moralement acceptable des faits (la mort de la mère n'est pas un homicide mais la conséquence d'un acte nécessaire – cela par application du principe dit du « double effet »). Cette norme peut aussi prescrire l'action qui conduira à une transformation moralement acceptable des faits qui sont à la source du problème (dans notre exemple : l'âme de l'enfant étant préférable à la vie de la mère, la césarienne doit être entreprise).

La résolution du cas consiste dans l'accord reconnu entre la norme morale retenue et les faits. Cet accord suppose donc d'une part une cohérence entre la norme retenue et le système général des normes (la césarienne est *in fine* conforme au commandement : « Tu ne tueras point ») ; d'autre part une continuité de la reconnaissance des mêmes valeurs si bien que la norme morale retenue par l'agent ne crée pas de dissonance avec ses exigences initiales (le médecin a agi conformément à ce qu'il estimait devoir faire) ; enfin une cohésion des agents impliqués de près ou de loin dans le cas, mais aussi dans le traitement du cas (la famille de la parturiente serait satisfaite de la décision prise et appliquée).

Les théologiens n'ont jamais explicité en ces termes leur démarche. Il leur importait seulement d'aider les confesseurs, bien embarrassés parfois de savoir s'ils devaient absoudre leur pénitent, ou s'ils devaient l'éconduire en lui faisant courir le risque de périr en état de péché mortel.

### La « nouvelle casuistique »

Au XXᵉ siècle, l'essor de la recherche médicale, l'apparition de techniques d'observation, d'expérimentation et d'exploration inédites, ont donné à la casuistique une seconde vie.

Le livre de Jonsen et Toulmin, *The Abuse of Casuistry* (1988), est la première tentative explicite pour faire de la casuistique une méthode. La résolution de cas anciens peut servir, de manière jurisprudentielle, à traiter et à résoudre les cas nouveaux. Dans certaines conditions toutefois : maintien du contexte culturel et social ; absence de traits distinctifs et significatifs nouveaux. L'absence de ces conditions oblige à créer un nouveau cas paradigmatique. Cette « nouvelle casuistique » prétend ainsi contribuer à la volonté

---

3. Pascal, *Œuvres Complètes*, Éditions Gallimard, 1954, p. 713.

de la collectivité de se saisir de son pouvoir de réflexion et de décision dans des domaines comme l'acceptabilité des soins, de leurs risques et de leurs conséquences. Les auteurs ne manquent d'ailleurs pas de rappeler que leur réflexion a débuté par leur participation à un comité d'éthique chargé de la protection des personnes et dont le Rapport Belmont sera le fruit.

La méthode proposée est la suivante : identifier un cas en en dégageant ses traits caractéristiques ; ranger le cas dans un tableau qui permettra de trouver quel cas paradigmatique fournira le « modèle » et indiquera ainsi la solution ; modifier ce cas paradigmatique quand les conditions sociales ou culturelles auront tellement changé que le cas paradigmatique sera devenu obsolète ou inapproprié. Soit la question de la filiation par l'engendrement. Si les conjectures d'Henri Atlan sur l'utérus artificiel venaient à se réaliser[4], il s'ensuivrait un découplage complet des questions morales et juridiques de la filiation et des pratiques de la sexualité. Alors que « notre droit produit […] des rapports d'équivalence entre les compétences procréatives et les compétences parentales [comme] si ces dernières étaient sécrétées miraculeusement par les premières »[5], une séparation de la sexualité et des fonctions juridiquement attachées à la reproduction légitimerait la formation de familles homoparentales.

### Les objections

Les principales critiques opposées à ce modèle portent sur la justification des réponses, sur l'indistinction entre le fait et la norme, sur le recours à des facteurs plus psychologiques que rationnels (une sorte d'intuition ferait connaître les solutions), sur la difficulté de concilier un pluralisme culturel de fait et la nécessité présumée d'un ordre universel de valeurs.

En effet, le modèle de Jonsen et Toulmin consiste à rapporter tout cas à un autre cas plus ancien selon une démarche jurisprudentielle. Cela suppose que le réel présent est évalué par un réel plus ancien de sorte que le réel est, en bout de course, à la fois ce qu'il faut justifier (en l'occurrence : le cas présent) et ce qui justifie (à savoir : le cas ancien résolu). Ce cercle convient parfaitement à la démarche casuistique qui écarte toute référence à des valeurs transcendantes et à des normes morales étrangères à la situation vécue – cela, au seul profit des valeurs connues et des normes morales approuvées par les personnes engagées dans les situations morales difficiles. Mais ce cercle est plus problématique quand il s'agit de fonder cette démarche elle-même : pourquoi et en quoi le réel pourrait-il être à lui-même sa propre justification ?

Cette interrogation conduit au second des écueils évoqués. Aucun des casuistes catholiques n'a proposé une méthode explicitant chacune des éta-

---

4. « […] de façon beaucoup plus radicale qu'avec l'allaitement artificiel, le lien initial des enfants avec leur mère, établi depuis la nuit des temps par la grossesse et l'accouchement, sera rompu », H. Atlan, *L'Utérus artificiel*, Paris, Éditions du Seuil, 2005, p. 113.

5. M. Iacub, *Le crime était presque sexuel et autres essais de casuistique juridique*, EPEL, 2002, p. 295.

pes du raisonnement casuistique. Si les « nouveaux casuistes » se sont, quant à eux, efforcés de se démarquer de leurs prédécesseurs en développant plusieurs démarches, ils ne peuvent éviter les mêmes reproches : la comparaison des cas ; la pertinence de la ressemblance entre des cas ; le rapprochement du cas litigieux avec le cas paradigmatique – tout cela s'effectue selon des étapes décrites sans qu'elles soient jamais fondées en raison. Faute d'une telle justification rationnelle, la « nouvelle casuistique » est contrainte de faire appel à une intuition qui ferait connaître immédiatement les réponses à nos difficultés morales. Ces réponses entendent se fonder sur des valeurs partagées. Or nos sociétés contemporaines sont moins unies que par le passé autour de telles réponses morales collectivement acceptées et transmises.

Pourtant, si toutes ces critiques montrent que la casuistique n'est pas la seule ou la meilleure méthode, aucune ne démontre qu'elle n'est pas une méthode. Le sort du raisonnement casuistique dépend de ces seules questions : qu'est-ce que la ressemblance entre deux cas ? Comment la norme peut-elle être dégagée d'un cas sans enfreindre les données du « problème de Hume » qui veut qu'on ne puisse tirer, sans commettre une fatale erreur de logique, une norme d'un fait ? Comment « ranger » un cas sous un cas paradigmatique ?

### Vers une casuistique procédurale

Au lieu du réservoir des solutions de cas anciens, deux approches font de la casuistique une procédure. La première montre quel type de raisonnement casuistique est valide, et elle considère la casuistique comme une catégorie particulière du raisonnement moral : elle serait alors une méthodologie. La seconde établit que la réponse casuistique n'a de pertinence que si elle est consensuelle, que si elle est capable de réunir les avis sur la meilleure des réponses à donner. Ici la casuistique est inséparable d'une compréhension des processus culturels présents, par l'information claire et loyale des personnes concernées dans la situation difficile. Mais elle est aussi inséparable d'une compréhension des processus culturels passés, ce qui lui impose de connaître les situations morales difficiles antérieures – tant pour éliminer les archaïsmes des processus décisionnels que pour voir ce qu'il y a de proprement nouveau dans la situation présente.

Tout effort casuistique semble donc supposer un arrière-fond culturel commun, et toute casuistique nécessite une herméneutique des pratiques en cours dans cette culture. Chaque cas moralement difficile doit être appréhendé dans sa singularité comme dans son histoire, mais aussi dans sa singularité par son histoire : ce qui est nouveau n'est pas pour autant inédit. Les questions de santé publique actuelles sont portées par une histoire : la réflexion sur les essais thérapeutiques s'était déjà exercée au XVIIIe siècle à propos de l'inoculation de la variole. De la même manière que Bachelard parlait d'obstacles épistémologiques qui entravent la pensée chaque fois qu'un objet nouveau se présente à sa connaissance, il s'agit de supprimer ces « obstacles praxéologiques » (relatifs aux valeurs) que sont les habitudes et les attitudes-réflexes issues du passé, qui empêchent de considérer et d'inventer la meilleure des conduites à tenir quand survient un cas nouveau. Ainsi se dessine le modèle d'une expertise partagée et éclairée, exercée par des citoyens informés et volontaires – soit d'une manière *ad hoc*, à la façon de la « conférence de citoyens » organisée pour la première fois en France à l'initiative de Jean-Yves Le Déaut sur l'utilisation des OGM (avril-juin 1998), soit d'une manière codifiée, à la façon des conférences de consensus. La casuistique cesserait alors d'être cette expertise qui s'appuyait sur une sagacité particulière et intransmissible. La personne du casuiste s'effacerait devant une procédure casuistique d'examen des cas difficiles, procédure engagée et conduite par des citoyens qui seraient, entre eux, des pairs.

(*Serge Boarini*)

**Références :**

S. Boarini. « Formes et usages contemporains de la casuistique », *Dictionnaire d'éthique et de philosophie morale*, 3e éd. PUF, 2001.

A. R. Jonsen, Stephen E. Toulmin. *The Abuse of Casuistry. A History of Moral Reasoning*, University of California Press, 1988.

M. G. Kuczewski, *Fragmentation and Consensus. Communitarian and Casuist Bioethics*, Georgetown University Press, 1997.

P. Livet, « Les diverses formes de raisonnement par cas », *Penser par cas*, EHESS, 2005, p. 229-253.

R. Miller, *Casuistry and Modern Ethics. A Poetics of Practical Reasoning*, University of Chicago Press, 1996.

## 41. L'éthique clinique

L'éthique clinique associe deux mots dont les destins s'opposent à première vue. L'éthique évoque une posture de doute et d'interrogation philosophique et existentielle quand la clinique renvoie à un comportement nécessairement emprunt de pragmatisme et d'esprit de décision. Que sont alors les centres d'éthique clinique ? À quelle fin ont-ils été créés et pourquoi sous cette appellation apparemment incohérente ? Que cherche-t-elle à signifier ? On tentera ici de répondre à ces questions, ainsi qu'à mieux comprendre, au-delà des objectifs affichés, ce que font exactement ces centres.

En préambule, il convient de préciser que l'acception d'éthique clinique dont il sera ici question est loin d'être unique, d'autres en retiennent une différente qui n'a pas moins de légitimité ni sémantique, ni opératoire[1].

---

1. On peut se référer à l'éditorial de M. Guerrier, « Clinique éthique et éthique clinique », *Presse Med.*, 2006, 35, p. 927-929.

Nous nous référons à une signification qui a son origine outre-atlantique. Le concept y est né à la fin des années 1970[2]. À l'origine, il s'agissait de proposer aux professionnels un lieu de discussion collégiale et multi-disciplinaire auquel ils puissent s'adresser lorsqu'ils sont confrontés à une décision médicale dite « éthiquement » sensible. Sa transposition pour la première fois en France, à l'hôpital Cochin, en 2002, s'est faite sur le même modèle à la différence que ce nouveau lieu a été dès l'origine accessible à égalité aux professionnels et aux patients ou à leurs proches, ces derniers pouvant en effet s'en saisir tout aussi directement et facilement que les précédents. C'est que le contexte d'implantation n'a pas été le même. Né d'un besoin exprimé par les médecins aux États-Unis, il a été conçu en France comme un dispositif d'application de la loi du 4 mars 2002 relative aux droits des malades et à la qualité du système de santé. De ce fait, la structure est clairement liée à une dynamique visant à accorder une plus grande place au patient ainsi qu'à celui qui le représente dans la décision médicale.

### La spécificité de l'éthique clinique

La spécificité de l'éthique clinique ainsi conçue, conformément au modèle initié par Mark Siegler qui dirige le *Mac Lean Center for Medical Clinical Ethics* de l'hôpital de l'Université de Chicago[3], est de s'intéresser au cas par cas. Pour la différencier d'autres démarches d'éthique en médecine, certains l'ont nommée : l'éthique « au chevet des patients »[4]. L'objectif est d'aider et d'accompagner une décision difficile dans le cadre d'une situation concrète concernant un patient donné dans un contexte de soins précis. Il ne s'agit pas de réfléchir rétrospectivement aux difficultés posées par un patient, ni aux enjeux éthiques mobilisés par la clinique en général, ni à une décision spécifique déjà prise.

Pourquoi distinguer éthique « clinique » et éthique « médicale » ? Afin de différencier l'éthique clinique de démarches plus anciennes. Ses spécificités sont au nombre de trois. Tout d'abord, l'éthique clinique s'intéresse à une situation clinique unique et « incarnée », c'est-à-dire à un patient précis et à une décision que nécessite la prise en charge à cet instant-là de ce patient-là. En cela, elle diffère des questions que traite en général l'éthique médicale, c'est-à-dire de la problématique éthique soulevée par telle pratique médicale ou telle avancée des techno-sciences bio-médicales. Ensuite les questions éthiques que soulève la décision en débat ne sont pas l'apanage des médecins, ni des soignants : sont concernés le patient, ses proches, et toute la société civile en cela que les enjeux portés par cette décision ne

---

2. Voir le rapport intitulé « L'éthique clinique », Rapport de la mission pour le développement de l'éthique clinique en France, coordonné par V. Fournier, Ministère de la Santé, Janvier 2002.

3. M. Siegler a créé le Mac Lean Centre for Medical Clinical Ethics en 1984 et le dirige depuis ; voir site htpp // medicine.uchicago.edu/centers/ccme/index.htm

4. C'est ainsi par exemple que le docteur Bereza, élève de M. Siegler et éthicien au Centre universitaire de santé MacGill (Montréal) définit sa démarche (http://www.cusm.ca)

sont pas strictement médicaux. Le qualificatif « clinique » a ainsi été choisi pour éviter celui de « médical », qui pourrait suggérer que l'éthique médicale n'est que le domaine des médecins. Enfin, la façon de pratiquer l'éthique clinique telle que Mark Siegler, médecin de formation, la propose a fort à voir avec la façon de pratiquer la médecine clinique au quotidien. L'instruction de la question posée s'inspire de la méthode d'investigation clinique, puis la situation est débattue de façon collégiale et multi-disciplinaire comme souvent dans la pratique médicale clinique quotidienne. Enfin la fonction des consultants d'éthique clinique est essentiellement d'être des facilitateurs, c'est-à-dire d'être dans une démarche engagée, orientée vers la recherche d'une décision et thérapeutique, et non pas de dire une éthique en surplomb[5].

### Les différentes approches de l'éthique clinique

Norbert Steinkamp et Bert Gordijn, dans leur récente revue critique des quatre principales méthodes d'éthique clinique casuistique, appellent cette méthode le « *clinical pragmatism* » (« pragmatisme clinique »). Ils nomment les trois autres respectivement : la « méthode de Nijmegen », la « méthode herméneutique » et le « dialogue socratique »[6].

Selon eux, l'éthique clinique pragmatique, dont les fondements ont été théorisés notamment par Mark Aulisio au nom de la *Task force* de l'*American Society of Bioethics and Humanities* en 2000[7], présente à la fois les avantages et les inconvénients de l'approche clinique. Elle tire sa force du fait qu'elle est opératoire. Sa faiblesse vient du même fait : elle serait trop axée sur l'aide à la prise de décision, privilégiant pour cela la résolution du conflit et la recherche d'un consensus, éventuellement négocié, aux dépens de la compréhension, de l'interprétation et de la prise de position à propos de la dimension morale du sujet à traiter. Elle serait de ce fait potentiellement dangereuse en cela qu'elle aboutirait à promouvoir des consensus éventuellement immoraux.

La deuxième méthode est la méthode dite de Nijmegen. Elle a été développée initialement au Département d'éthique de philosophie et d'histoire de la médecine de l'Université médicale de Nijmegen (Pays-Bas)[8]. On peut en trouver les fondements notamment dans les écrits de Ten Have, l'un de ses principaux promoteurs[9]. Elle consiste pour une équipe soignante à convier un facilitateur *ad hoc* que les auteurs nomment « éthicien » pour

5. V. Fournier, « Approche par les principes, approche par les cas : sur le terrain, une complémentarité nécessaire et féconde », *Éthique et Santé*, 2007.

6. N. Steinkamp and B. Gordijn, « Ethical case deliberation on the ward. A comparison of four methods », *Medicine, Health care and Philosophy*, 2003, 6, p. 235-246.

7. M. P. Aulisio and al., « Health Care Ethics Consultation : Nature, Goals, and Competencies », *Annals of Internal Medicine*, Volume 133, 4 July 2000, Number 1, p. 59-69.

8. Il s'agit du département dans lequel travaillent les deux auteurs de l'article dont on parle ici.

9. Have T., « The Hyperreality of Clinical Ethics : A Unitary Theory and Hermeneutics », H.A.M.J., 1999, *Theoretical Medicine*, 15 (2), p. 113-131.

débattre d'une décision médicale qui leur pose question. Elle serait plus satisfaisante en cela qu'elle aurait pour objet d'identifier clairement le problème moral en cause et d'analyser comment « juger » les différentes alternatives décisionnelles à la situation clinique étudiée. Son objet n'est pas, comme la précédente, de répondre à la question : quelle décision dois-je prendre ? mais à la question : quelle est la valeur morale de la décision que je m'apprête à prendre ?

Quant à l'approche herméneutique, que Steinkamp et Gordijn définissent comme cherchant à « explorer le sens et le contenu d'une intuition morale face à un contexte problématique au plan moral », elle consiste essentiellement en un travail interprétatif par une remise en contexte de la situation en débat, notamment pour tenir compte de l'environnement organisationnel et institutionnel d'une part, technologique d'autre part. Bruno Cadoré en a fait l'outil méthodologique principal du Centre d'Éthique médicale de la Faculté catholique de Lille. Sa théorisation est fondée sur l'intuition que l'évolution rapide et permanente du contexte de soin sur ces deux plans est susceptible d'influencer fortement « à la fois la structure de la responsabilité et le contenu de la moralité des soignants ». La démarche consiste, à partir de la demande d'une équipe qui se sent en difficulté « morale » face à l'une de ses pratiques, à travailler avec elle pour arriver à théoriser au plan éthique le malaise ressenti. La méthode tire sa force du fait qu'elle traite explicitement du malaise éthique des acteurs et les aide à travailler sur le sens de ce qu'ils font. Sa limite est qu'elle n'est pas directement opératoire, elle n'aide ni à prendre une décision, ni à porter un jugement normatif sur ce qui a été fait – du reste ce n'est pas ce qu'elle vise et cette approche est essentiellement rétrospective. Par ailleurs, la méthode réclame du temps pour être efficace, car elle suppose un travail sur la durée avec l'équipe demandeuse.

Enfin, à l'instar de la méthode herméneutique, le dialogue socratique, est davantage utilisé en éthique clinique par ceux qui s'y réfèrent comme un outil pédagogique d'initiation à la délibération morale que comme un outil d'aide à la décision en contexte éthique difficile. Il s'agit d'une technique qui grâce à un facilitateur, là encore *ad hoc* et rompu à l'exercice, aide tout un chacun, quel que soit son niveau de connaissance philosophique initial, à réfléchir à une situation susceptible de poser problème au plan éthique. Pour l'illustrer, les auteurs citent la question suivante : « Dans les décisions concernant les soins en fin de vie, l'autonomie du patient doit-elle toujours prévaloir ? » Si un cas concret et récent a souvent été le facteur ayant déclenché la démarche, le travail ne servira pas à aider une décision précise, il aura pour but de conduire les participants à remonter progressivement à un niveau d'abstraction qui leur permet d'identifier, derrière l'exemple choisi, les règles et les principes éthiques en cause et leur articulation. C'est ainsi que travaille par exemple l'équipe de Guy Widdershoven et Bert Molewick du Centre d'Éthique et Philosophie de la santé à l'Université de Maastricht (Pays-Bas).

On voit ainsi que sous le vocable d'éthique clinique se déclinent des modes opératoires très différents. On constate aussi que les auteurs opposent assez radicalement deux types d'approches, celles dont l'objet principal serait l'analyse de la dimension morale de la question posée – quitte à ce que le dilemme moral soit tel qu'aucune réponse ne se dégage qui puisse guider la pratique – et celles qui auraient pour priorité d'aider à trouver une solution opérationnelle qui satisfasse tous les acteurs – éventuellement aux dépens de la qualité morale de la solution trouvée.

Notre pratique de l'éthique clinique tendrait à prouver que l'opposition peut être moins manichéenne que cela. En cela, nous sommes assez séduits par la position exprimée par Georges Agich[10], par exemple, lorsqu'il exprime que la question ne devrait pas se discuter dans ces termes, puisque selon lui l'éthique clinique, loin d'être du spéculatif, ne peut être que du « faire »[11]. Pour lui, l'éthique clinique doit s'envisager comme une activité fortement engagée dans la clinique et le soin. Ce n'est pas une activité « sur » ou « à propos ». Il ne s'agit pas d'être dans une position d'observateur ou d'arbitre, mais dans une réelle position d'acteur qui, par le simple fait qu'il existe, influe sur la situation en débat. Il ne s'agit pas de « juger l'agir », mais de « s'installer existentiellement » aux côtés de ceux qui agissent et de partager avec eux les risques que cela suppose. Il se réfère en cela très explicitement à la façon dont Richard Zaner[12] notamment pratique l'éthique clinique. Ce positionnement, dit-il, conduit à un partage de l'incertitude, partage indispensable si l'on veut comprendre la véritable dimension éthique de la clinique car l'incertitude médicale remet en cause bien des certitudes morales. Il faut donc être dans le faire, l'agir, car la clinique le nécessite, ou du moins accompagner ceux qui agissent, en abandonnant ses certitudes et en les aidant à identifier « les structures actuelles et latentes du raisonnement éthique à l'œuvre dans le cas considéré »[13].

Vue ainsi, l'éthique clinique serait une façon d'aider à lier le sens de ce qui se décide chaque jour au lit du malade avec ce que « soigner » veut dire. Elle consisterait en une posture installée dans cet interstice entre éthique et clinique, à l'intérieur duquel il ne s'agit pas de nier la tension que crée le rapprochement paradoxal de ces deux mots mais au contraire de l'affronter. Il s'agit de toujours se rappeler qu'il n'est pas simple de savoir quelle est la « bonne » décision clinique à prendre et d'accepter de ré-interroger ses propres présupposés et intentions.

(*Véronique Fournier*)

---

10. G. Agich est bioéthicien et professeur de médecine à la Fondation de la clinique Cleveland, Cleveland, Ohio (USA).

11. G. Agich, « What kind of doing is clinical ethics ? », *Theoretical Medicine*, 2005, 26, p. 7-24.

12. R. Zaner est professeur d'éthique médicale et de philosophie de la médecine à l'université médicale de Vanderbilt (USA).

13. R. Zaner, « Voices and Time : the Venture of Clinical Ethics », *The Journal of Medicine and Philosophy* 18, n°1 (1993), p. 18-19.

## 42. Le consentement du patient et les modèles de la relation médecin-patient

La question de la relation de soin entre médecin et patient a connu une évolution très marquée ces dernières années. Les cadres juridiques en France, dans les autres pays européens et en Amérique du Nord ont été largement remaniés pour accorder une place plus importante au patient en matière de choix, voire de décision. À côté de ces changements juridiques, les interrogations pratiques et théoriques ont été nombreuses et se poursuivent activement.

Les enjeux, à l'évidence, sont majeurs, car il s'agit de prendre en compte le principe de souveraineté de l'individu en ce qui concerne sa propre vie et ses choix fondamentaux, tout en tenant compte de la complexité scientifique des pathologies, des traitements et du contexte d'épreuve humaine, voire de choc, que peut vivre une personne confrontée à la maladie. On comprend dès lors la difficulté de parvenir à un cadre théorique forgé sur quelques principes fondamentaux, tout en étant capable de tenir compte d'une infinie variété de situations réelles : patients mineurs, malades dans le coma, personnes souffrant de troubles psychiatriques, situations d'urgence, situations où interviennent des risques et des probabilités, fin de vie, *etc.*

Nous commencerons d'abord par rappeler l'évolution juridique qui a conduit au cadre actuel du consentement du patient, puis, au-delà du droit et du seul consentement, nous explorerons les principales problématiques philosophiques et médicales liées aux modèles de relations envisageables entre médecins et patients.

### Le consentement dans le droit, d'hier à aujourd'hui
#### L'émergence de la notion de consentement dans la démarche de soin
Au début du XXᵉ siècle, la relation de soin était placée sous le signe de la nécessaire confiance accordée par le patient à son médecin. Celui-ci, dans une attitude qualifiée de paternaliste, prodiguait au malade les soins qu'il estimait « les meilleurs » tout en évitant de lui nuire, au nom du principe de bienfaisance.

À partir des années 1950, les progrès médicaux ont offert aux soignants de nouveaux pouvoirs d'intervention sur le corps humain à travers le développement de l'industrie pharmaceutique, de la chirurgie, de l'imagerie ou de la biologie. En réaction, de nombreux citoyens, notamment par le biais des associations de patients, ont exprimé la volonté d'être mieux informés et de participer aux décisions médicales au nom du principe d'autonomie.

Ainsi, l'obligation de recueillir le consentement libre et éclairé s'est concrétisée, en France, dans le *Code de déontologie Médicale* de 1995 (art. 35) et différents textes de lois : loi Huriet encadrant les essais cliniques (1988), loi de bioéthique (1994, révisée en 2004), loi relative aux droits des malades et à la qualité du système de santé (2002) qu'on peut consulter dans le *Code de la santé publique.*

### Les modalités du consentement

Le consentement du patient est demandé pour tous les actes médicaux au cours de la démarche de soin et lors des actions de prévention. Il peut être retiré à tout moment sans justification.

Cet accord est donné de façon plus ou moins explicite. Ainsi, il reste le plus souvent implicite lorsqu'il s'agit d'accepter un examen clinique comme l'auscultation pulmonaire. Il est exprimé verbalement mais de façon informelle pour autoriser l'infirmière à réaliser une prise de sang dans le cadre d'un bilan d'hémostase. Il est écrit sur un formulaire (qui doit être compréhensible et faire l'objet d'explications orales) daté et signé, lors d'une intervention chirurgicale. Enfin, dans certaines situations particulières régies par la loi, comme le don d'organe entre vivants ou l'aide médicale à la procréation avec tiers donneur, il doit être recueilli par un magistrat ou un notaire.

Il va de soi que, lorsque le patient est en situation d'urgence, le médecin se trouve exonéré du devoir de recueillir son consentement.

### Conditions pour que le consentement soit valide

Pour pouvoir donner un consentement, encore faut-il avoir des capacités de compréhension et des facultés de jugement indemnes. Ce n'est le cas ni des mineurs en bas âge, ni des majeurs juridiquement incapables, qu'ils soient handicapés mentaux ou atteints de troubles psychiatriques. Informations et demande du consentement s'adresseront donc, respectivement, aux détenteurs de l'autorité parentale et au tuteur, personnes qui les représentent juridiquement pour agir au mieux de leurs intérêts. Mais, selon leur degré de maturité, les enfants (et *a fortiori* les adolescents) sont parfois capables de comprendre tout ou partie de la situation et de participer à la décision concernant leur santé. Dans ce cas, leur consentement devra être recherché en plus de celui de leurs parents. Le consentement des parents peut ne pas être requis lorsqu'un adolescent mineur exige le secret médical, en particulier pour la prescription d'une contraception, une demande de sérologie HIV ou même le recours à une IVG. Dans ces cas précis, la loi prescrit que le médecin fasse tout son possible pour convaincre le mineur d'informer sa famille et demande qu'il soit accompagné d'un majeur.

Il est des situations où la maladie elle-même rend le patient temporairement incapable de consentir parce qu'il est dans le coma ou qu'il souffre d'une atteinte des fonctions cognitives (syndrome confusionnel, épisode délirant par exemple). Avant toute intervention, le praticien consultera un tiers, membre de la famille, proche, médecin généraliste ou personne dite de confiance préalablement désignée par le patient. Ce tiers a la responsabilité de témoigner, auprès des soignants, du choix qu'aurait pu faire, à sa connaissance, le patient. Et si le pronostic vital est compromis, le médecin aura non seulement à s'informer pour connaître la volonté de la personne, mais rechercher d'éventuelles directives anticipées consignées par écrit et remises à ses proches ou à son médecin traitant (loi de 2005 relative au droits des malades et à la fin de vie).

*Le consentement éclairé*

Imaginer qu'un consentement puisse être totalement éclairé, c'est supposer qu'une information puisse être complète, comprise dans son intégralité, et impartiale. Il n'est qu'à observer les processus de communication pour comprendre que ce pré-requis est du domaine de l'idéal vers lequel il faut tendre sans penser l'atteindre à coup sûr. Il est donc fondamental de porter la plus grande attention à l'étape d'information au cours de la consultation, dans tous les cas, même les plus routiniers. Informer, c'est d'abord transmettre un contenu qui portera sur les bénéfices attendus des investigations, traitements ou actions de prévention proposés, sur leur urgence éventuelle, sur les risques fréquents ou graves normalement prévisibles, sur les solutions alternatives possibles et sur les conséquences en cas de refus. Mais, informer, c'est surtout mettre en forme ce contenu, en s'adaptant au niveau de compréhension de l'interlocuteur, à son degré d'anxiété, à sa personnalité, c'est nuancer ses propos afin de les rendre intelligibles. Enfin, informer, c'est aussi savoir écouter le patient. L'information médicale n'est pas un mouvement à sens unique allant de celui qui sait vers celui qui ignore, mais bien un échange, une information construite en commun. Informer, c'est aussi s'assurer de la compréhension du patient, en lui demandant de dire avec ses propres mots ce qu'il a compris.

*Le consentement libre*

Pour être libre, le consentement devrait être détaché de toute pression médicale, familiale ou sociale, ce qui est loin d'être simple. En effet, si le consentement est libre, le patient peut aussi librement refuser de consentir. Or, le refus de soin est souvent vécu comme un échec par les soignants. Ils peuvent alors être tentés de faire pression sur le malade, directement ou par le biais de sa famille, pour le pousser à accepter la proposition thérapeutique ou à poursuivre les traitements.

De plus, pour protéger la collectivité, la société impose parfois des soins. Par exemple, un sujet atteint de troubles psychiatriques qui porte atteinte à l'ordre public peut être hospitalisé d'office. Certains toxicomanes ou délinquants sexuels sont fortement incités, par injonction judiciaire, à se plier à un suivi médical, avec à la clé une réduction de leur peine. Enfin, nombre de vaccinations sont obligatoires. En cas de refus, les personnes exposent leurs enfants à des mesures d'évictions scolaires et à l'impossibilité d'exercer certaines professions.

Recueillir un consentement, ce n'est certainement pas se contenter de faire signer un formulaire à visée médico-légale. Permettre aux patients qui le souhaitent de participer aux décisions concernant leur santé, c'est les reconnaître comme partenaires à part entière dans la démarche de soin. Mais il est tout aussi important de respecter le choix de ceux qui, fragilisés par la maladie, ou parce qu'ils en décident ainsi, préfèreront s'en remettre aux décisions de l'équipe médicale. En somme, au-delà d'une relation où le médecin propose et le patient consent (ou non), il faut aussi penser aux autres situations où le patient s'en remet au médecin et choisit une relation paternaliste, ou bien encore où la relation est inversée, avec un patient qui propose et un médecin qui consent.

La seconde partie de cet article s'ouvre donc à une réflexion plus large portant sur la relation médecin-patient.

### Les modèles de la relation de soin

De façon schématique, il est important de rappeler les trois principaux modèles de relation évoqués aujourd'hui.

#### Le modèle du médecin décideur

Le plus ancien, le modèle du médecin décideur, appelé aussi modèle paternaliste, repose sur le constat d'une dissymétrie foncière entre médecin et patient. L'un a le savoir scientifique, la compétence pratique, la distance nécessaire pour juger, tandis que l'autre ne connaît de sa pathologie que ses symptômes, et est perturbé par sa souffrance. Voici par exemple ce que déclarait en 1950 le Pr. Louis Portes, Président de l'Ordre des Médecins, en s'appuyant sur une analyse de psychologie médicale, partant du constat que la souffrance trouble profondément la capacité à juger et décider par soi-même : « Face au patient, inerte et passif, le médecin n'a en aucune manière le sentiment d'avoir à faire à une être libre, à un égal, à un pair, qu'il puisse instruire véritablement. Tout patient est et doit être pour lui comme un enfant à apprivoiser, non certes à tromper – un enfant à consoler, non pas à abuser – un enfant à sauver, ou simplement à guérir. » « Je dirai donc que l'acte médical normal n'étant essentiellement qu'une confiance [celle du patient] qui rejoint librement une conscience [celle du médecin], le consentement 'éclairé' du malade […] n'est en fait qu'une notion mythique que nous avons vainement cherché à dégager des faits. Le patient, à aucun moment, ne 'connaissant' au sens strict du terme, vraiment sa misère, ne peut vraiment 'consentir' à ce qui lui est affirmé, ni à ce qui lui est proposé – si du moins nous donnons au mot consentement sa signification habituelle d'acquiescement averti, raisonné, lucide et libre. »

Comme on peut en juger, ce modèle porte bien ses deux appellations de modèle du médecin décideur et de modèle paternaliste. Cette orientation a des implications importantes tant sur l'information que sur la délibération et la décision.

Concernant l'information, la version la plus traditionnelle de ce modèle constate la différence de connaissances et l'accepte comme un impondérable. Il n'y a donc pas d'échange d'information à proprement parler, ce qui entraîne aussi l'idée d'une confiance totale et nécessaire du patient en son médecin. D'où la formule du Pr. Portes : une confiance qui rejoint une conscience. Il convient d'ajouter que le modèle paternaliste a beaucoup évolué depuis un demi-siècle, prenant peu à peu en compte l'obligation d'information et de consentement évoquée plus haut. Ainsi « Le médecin doit à la personne [...] qu'il soigne [...], une information loyale, claire et appropriée sur son état, les investigations et les soins qu'il lui propose. Tout au long de la maladie, il tient compte de la personnalité du patient dans ses explications et veille à leur compréhension. » (*Code de déontologie Médicale* de 1995, art. 35). Une place est faite à l'information, dans un sens allant surtout du médecin au patient.

En deuxième lieu, concernant la délibération, c'est-à-dire la réflexion sur le diagnostic et le traitement, le modèle paternaliste, dans sa version la plus traditionnelle, considère que le patient, dépourvu de savoir et affecté par la souffrance, n'est pas en état de délibérer. Ce rôle est assumé uniquement par le médecin. Au cours des dernières décennies, cette restriction s'est assouplie, avec de multiples nuances en fonction des situations.

En troisième lieu, concernant la décision, le modèle paternaliste, comme son nom l'indique, place le patient dans un statut infantile, assimilable à une personne mineure devant être prise en charge par une personne majeure, seule apte à décider pour elle. Le médecin est censé mieux savoir ce qui est bon pour le patient que le patient lui-même. La décision, pleine et entière, revient au médecin. D'où ce vocabulaire courant de l'« ordonnance », de la « prescription », *etc.* Le médecin ordonne, le patient obéit. Là encore, cette directivité est aujourd'hui atténuée, voire suspendue puisque le consentement éclairé du patient est désormais exigé lorsqu'il est possible, et il n'est plus question d'amoindrir son statut de majeur, le patient ayant le droit de consentir ou de refuser. On peut toutefois remarquer que ce cadre rénové où le médecin propose et où le patient consent (ou ne consent pas), bien que considérablement transformé, conserve la même direction décisionnelle : le médecin a l'initiative de la décision, et le patient, s'il ne consent pas, est considéré comme refusant un soin, avec le risque d'être délaissé.

Dernière remarque, si nous prenons un peu de recul vis-à-vis de ce modèle, en particulier dans le cas d'une relation hors hospitalisation, la toute-puissance paternaliste du médecin s'avère en partie illusoire : bien des patients ne suivent pas leurs « ordonnances » comme des ordres, ce qu'on appelle le problème de la mauvaise « observance » des traitements (le patient ne prend pas le traitement, ou le prend différemment, ce qui implique des risques différents). Or, si l'on se donne pour but le meilleur soin possible, ce pouvoir de décision du patient doit être pris en compte. Cette insubordination du patient peut relever, parfois, de l'irrationnel, mais elle provient la plupart du temps d'un défaut d'explication, ou d'un déficit de compréhension du patient, ou de raisons personnelles relatives à ses valeurs (préférence pour une vie plus brève, mais avec une qualité jugée meilleure, *etc.*)

et à ses conditions de vie (traitement non remboursé, traitement impossible à prendre pendant les heures de travail, *etc.*).

Ainsi, à partir du moment où on accepte que le patient puisse exercer ce pouvoir de modulation de la décision médicale (et comment ne pas l'accepter ?), on peut se demander si tout le modèle paternaliste ne vacille pas. Comment un patient peu informé et écarté de la délibération peut-il moduler correctement la prescription pour l'intégrer dans ses habitudes de vie et la rendre compatible avec ses choix personnels sans risquer de tomber dans un soin de mauvaise qualité ? Outre son aspect un peu despotique et infantilisant, c'est un des écueils qui ont conduit ce modèle à s'assouplir, à reconnaître le devoir d'informer, et à envisager d'autres modèles de relation.

*Le modèle du patient décideur*

Développé en réaction contre le modèle paternaliste, le modèle du patient décideur (appelé aussi « modèle informatif ») entend donner au patient une souveraineté pleine et entière en matière de décision. De ce fait, ce modèle transpose à la relation médicale le modèle plus général du contrat de prestation de service. L'acteur central, principal, est le patient-client. Le médecin est assimilé à un prestataire au service de son client.

Concernant l'information, le médecin doit apporter au patient toute l'information nécessaire. Il ne s'agit pas seulement de décrire le traitement recommandé par la connaissance médicale, mais aussi ses alternatives. En somme, le médecin a le devoir de présenter le diagnostic, de bien le faire comprendre, mais il n'a pas à exprimer de choix entre les traitements possibles. L'accent est donc mis sur la qualité de l'information. Muni de toutes les informations et après avoir posé toutes les questions qu'il veut, c'est le patient qui choisit entre les différentes options. Le principe de ce modèle réside dans l'aptitude qu'aurait le patient lui-même à mettre en relation ses propres valeurs et les propositions thérapeutiques, avec leurs avantages et leurs inconvénients. D'une part, puisqu'il s'agit de sa vie et qu'il est le premier concerné, il serait légitime qu'il décide ; d'autre part, étant le seul à bien connaître ses préférences de vie, son contexte personnel et social, il serait le seul à pouvoir bien appréhender les retentissements des traitements dans sa vie quotidienne.

Si ce modèle convient à certains patients qui mettent fortement en avant leur autonomie et à certaines situations où le patient a le temps de réfléchir, il faut reconnaître qu'en pratique il se heurte à plusieurs limites. La compréhension des propositions est toujours imparfaite ; il existe presque toujours une asymétrie de connaissance entre le médecin et le patient. Mais là n'est sans doute pas l'écueil principal : il n'est pas évident qu'un patient qui souffre, ou qui est sous le choc émotionnel de l'annonce d'une maladie grave, soit dans une situation psychologique où il puisse réfléchir et décider sereinement. Entre l'idéal de rationalité de l'agent libre et la réalité de la psyché en souffrance, il y a une réelle différence. De même, il n'est pas évident qu'un patient puisse facilement faire le lien entre sa propre vie concrète et l'énoncé abstrait des conséquences des traitements, en réalisant pleinement ce qu'elles peuvent impliquer pour lui. Enfin, ce modèle peut être angoissant par le poids de la décision qu'il fait porter sur le patient, avec le doute et la culpabilité éventuelle d'avoir fait un mauvais choix.

### *Le modèle de la révélation des préférences*

Face aux limites des deux modèles précédents, un troisième s'élabore progressivement avec de multiples variantes. Appelé « *shared decision-making model* » par les Anglo-saxons, « modèle de la décision partagée » ou « modèle de la révélation des préférences » en pays francophones, ce modèle fait l'objet d'une littérature médicale importante depuis deux décennies, malheureusement trop peu connue dans les pays latins.

Au premier abord, ce modèle peut être appréhendé comme une voie intermédiaire, où le partage constitue la trame fondamentale : partage des connaissances médicales du médecin, partage des préférences et du contexte psychosocial du patient, partage de la délibération devenue dialogue, partage de la décision résultant de la réalisation d'un accord entre les deux parties.

En fait, la construction de ce troisième modèle est plus profonde et plus subtile. En premier lieu, ce modèle importe du modèle du patient décideur le devoir d'apporter une information pertinente, honnête et bien organisée au patient à propos du diagnostic et des différents traitements possibles. En particulier, pour que l'information soit honnête et que la confiance puisse s'installer dans la durée, il convient de ne pas taire des éléments cruciaux, par exemple en termes de risque de mort ou d'effets secondaires des traitements. Il ne s'agit pas pour autant d'apporter les connaissances scientifiques de façon exhaustive, ce qui est impossible, mais de présenter tout ce qui est important en invitant le patient à demander toutes les précisions qu'il souhaite. Il s'agit aussi de s'assurer que le patient a bien compris, en lui demandant de reformuler avec ses mots cette information. Il s'agit enfin de l'aider, par une série de questions, à saisir les répercussions concrètes de la maladie ou des traitements dans sa vie. En pratique, il convient de savoir qu'une grande partie des insatisfactions des patients, aujourd'hui, ne provient pas de contestations techniques, mais portent sur la mauvaise qualité de l'information.

Pour des consultations assez homogènes, il est possible d'aller plus loin dans cette qualité de l'information et de la compréhension. Si nous prenons l'exemple de la consultation pour un cancer du sein à un stade initial telle qu'elle se pratique au Centre Léon Bérard de Lyon, cette information a fait l'objet d'un travail d'élaboration soigné. Un livret informatif a été réalisé avec la méthodologie recommandée pour ce genre de document : un premier texte élaboré par les médecins a été revu par des patientes qui ont épuré le jargon, amélioré la présentation et demandé la mention d'effets secondaires oubliés (par exemple la fatigue des chimiothérapies). Puis ce prototype a été de nouveau amélioré par des patientes n'ayant jamais eu de cancer du sein afin de vérifier son intelligibilité et sa pertinence. Un des principes de base de ce modèle de relation est ce principe de pertinence, d'où la nécessité d'une collaboration sérieuse entre médecins et patients pour construire un outil satisfaisant pour les deux parties. Ce livret, dans son utilisation quotidienne, a le double avantage de structurer la consultation, d'éviter des oublis, mais aussi de donner une information qui va être personnalisée en cours d'entretien et qui sera laissée à la patiente. Cela lui laisse le temps de l'assimiler, d'y revenir, lui permet de discuter sérieusement avec ses proches, *etc.* Les évaluations montrent que les patientes sont très satisfaites de l'information donnée. On voit ainsi comment l'information médicale n'est pas seulement l'information scientifique, mais plutôt l'information pertinente pour le soin, en tenant compte de ce qui est jugé important par les patients eux-mêmes. Cette information, autour de l'objectif de pertinence, est ainsi au confluent du savoir scientifique et de la connaissance de la situation de vie que les patients connaissent mieux que toute autre personne.

*Deux choix associés : choix du modèle de relation et choix de la décision*
Concernant la délibération et la décision, le modèle de la révélation des préférences apporte une réelle innovation vis-à-vis des deux modèles précédents. En fait, il s'agit d'un modèle à deux étages : d'une part un choix du type de relation, d'autre part, éventuellement, un choix de traitement effectué ensemble. Concernant le type de relation, la conduite de la consultation fait que le médecin ne force pas les choses. Spontanément, en écoutant l'information, le patient va comprendre qu'il y a plusieurs options possibles. S'il souhaite décider, le médecin le laissera décider (choix du modèle du patient décideur). S'il souhaite que ce soit le médecin qui décide, le médecin décidera (choix du modèle du médecin décideur). S'il souhaite que la délibération et la décision soient prises ensemble, ce sera le modèle de la décision partagée qui sera retenu. Dans ce dernier cas, le médecin a pour rôle d'aider le patient à formuler ses préférences vis-à-vis des options, puis d'en faire la synthèse : « si je vous comprends bien, ce serait telle option que vous préféreriez, n'est-ce pas ? ».

L'expérience du Centre Léon Bérard depuis janvier 2004 (avec plusieurs centaines de patientes) montre que dans la situation donnée (cancer du sein), environ 10 à 15% des patientes souhaitent décider pour elles-mêmes, 20 à 25% préfèrent que ce soit le médecin qui décide, et 60 à 70% préfèrent exprimer leurs préférences tout en confiant au médecin le soin d'en faire la synthèse et d'expliciter les choix (il s'agit surtout de la décision de mettre en place ou non la chimiothérapie, en plus de l'acte chirurgical). Par ailleurs, presque toutes expriment une grande satisfaction vis-à-vis de la façon dont la consultation s'est déroulée . Les médecins, de plus, constatent qu'il n'y a pas à craindre de décisions « irrationnelles » (les choix effectués sont toujours raisonnables, sauf exception).

Il convient de souligner que le modèle de la révélation des préférences, au fond, est celui qui respecte au mieux à la fois la psychologie des patients et leur autonomie. Face à une maladie, il existe à la fois des patients qui se sentent en capacité de décider, et d'autres qui, trop angoissés ou trop souffrants, sentent qu'ils n'en sont pas capables : leur laisser le choix du mode de relation et de décision, c'est s'adapter à leur situation psychologique. De même, il est manifeste que ce choix respecte bien mieux leur autonomie que la décision imposée par le médecin (modèle paternaliste) ou que l'obligation pour le patient de décider y compris de façon forcée (modèle du patient décideur). Le modèle de la décision partagée offre au patient un choix relationnel, ce qui, après tout, est normal puisque le mieux à même de décider en cette matière est clairement le patient. Psychologiquement, on ne lui impose ni l'anxiété et le poids de la décision, ni une infantilisation. Le modèle relationnel de la révélation des préférences, de plus, permet deux choses essentielles : 1° un réel échange d'informations (informations médicales du médecin au patient, et information des préférences du patient au médecin), 2° il rassure le patient parce qu'il sait qu'il est aidé par le médecin et que sa décision, in fine approuvée par le médecin, n'est pas irraisonnée ou défaillante.

Comme on peut en juger, ce troisième modèle, qui comprend à la fois le choix du mode de relation et le choix possible de la décision, présente de nombreux avantages. La variété des situations médicales ne le rend pas toujours praticable, mais une large gamme de situations pourrait en bénéficier. Il ne s'agit plus pour le médecin de proposer et pour le patient de consentir, ou pour le patient de proposer et pour le médecin d'obéir, ce qui pose dans les deux cas un régime de domination et d'asymétrie, mais de mettre en place un partenariat souple où les compétences de chacun peuvent s'intégrer (la compétence médicale du médecin et la compétence du patient dans l'expression de ses préférences au vu de sa situation de vie). En termes d'efficacité du soin, le suivi du traitement ne peut que s'en trouver amélioré. Quant à la qualité de la relation, la confiance du patient dans le médecin en sort renforcée. Par ailleurs, cette démarche de concorde apporte aussi une gratification au médecin par la satisfaction qu'il reçoit du patient et par le respect de valeurs essentielles qu'il a ainsi mis en œuvre : honnêteté, pertinence, efficacité et respect.

### Conclusions

En conclusion, le lecteur aura compris l'extraordinaire mouvement d'évolution juridique et sociétal qui a eu lieu et qui est encore en cours. D'une part, la culture du soin et la conduite des pratiques médicales ont été fortement transformées au cours des dernières décennies. D'autre part, l'évolution n'est pas close. En particulier, la culture du soin, aujourd'hui, est devenue hétérogène comme si des strates historiques se télescopaient, ce que le droit tente de résorber en apportant un cadre de référence. De plus, sur le fond, les problématiques de l'autonomie, de la pertinence pour le malade, de l'efficacité médicale et de la contrainte budgétaire ouvrent toute une série de perspectives d'évolutions diversifiées, parfois antagonistes (choix *versus* rationnement des soins, par exemple). Il appartient aujourd'hui à tous les soignants de réfléchir à leur façon d'appliquer le plus intelligemment le cadre juridique et de penser à des modes de relation toujours à améliorer.

(*Jérôme Goffette, Perrine Malzac*)

**Références :**

E. Kant, *Fondements de la métaphysique des mœurs*, 1785.

N. Moumjid, A. Brémond, « Révélation des préférences des patients en matière de décision de traitement en oncologie : un point de vue actuel », *Bulletin du Cancer*, n°93, 2006, p. 691-697 (téléchargeable sur le site du Bulletin du Cancer).

*Code de la santé publique*, Livre Premier.

Ordre National des Médecins, *Code de déontologie Médicale*, 1995. (Disponible sur le site de l'Ordre).

## 43. Les principes de bienfaisance et de non malfaisance

Le principe de bienfaisance compte parmi les standards de l'éthique biomédicale. Il figure parmi les quatre principes fondamentaux retenus dans le travail de formalisation éthique de la décision entrepris par Tom Beauchamp et James Childress. La bienfaisance revêt un aspect normatif d'ordre général dont le sens précis ne peut être spécifié que par les détails du contexte clinique. En son contenu, cette norme enjoint de toujours se soucier d'accomplir un bien en faveur du patient, ce qui n'implique pas seulement un bénéfice sur le plan thérapeutique, mais engage aussi une réflexion sur l'amélioration de la qualité de vie du sujet sous l'angle affectif et relationnel.

### La question du contenu du « bien »

Si le principe de bienfaisance consiste à réaliser un bien au profit du patient, il convient que l'intéressé puisse reconnaître ce bien en tant que tel. Il faut que le bien visé soit en même temps *son* bien, ce qui oblige à différencier le bien tel que le conçoit le médecin (voire la famille du patient) et le bien tel que l'appréhende le patient. Il peut ainsi arriver que l'allongement de la durée de vie soit le bien tel que l'appréhendent le praticien ou les proches, alors que le bien tel que le malade se le représente n'est pas nécessairement identique à un bien quantitativement déterminé. La disponibilité d'un nouveau produit qui permet à un malade atteint d'un cancer incurable de vivre quelques mois supplémentaires, si elle peut passer pour un bien aux yeux du médecin, n'apparaîtra pas forcément comme tel au regard de celui qui souffre de cette pathologie. Le bien peut être davantage estimé en termes de qualité de vie plutôt qu'en termes de quantité de temps gagné sur la mort. Être bienfaisant envers le malade revient à respecter sa représentation personnelle de ce qui est préférable pour lui.

Le principe de bienfaisance inclut donc en lui le principe d'autonomie qui dicte au praticien le devoir de faire droit aux capacités cognitives du patient, alors considéré comme un « agent ». Il faut que l'intéressé soit en mesure de décider par lui-même et pour lui-même ce qu'est son bien, ce qui suppose qu'il soit informé et qu'il ne subisse pas de coercition, de quelque nature qu'elle soit (rhétorique persuasive, pression familiale, menace de non-réhospitalisation en cas d'aggravation, *etc.*).

### La formulation négative du principe de bienfaisance

Lorsque l'état du patient ne lui permet pas de donner à son bien un contenu déterminable, le principe de bienfaisance reçoit la forme négative du principe de non-malfaisance. Il concentre l'esprit du médecin sur les risques, lui dictant l'obligation de ne pas exposer le malade au péril d'avoir à subir un mal qui ne serait pas la contrepartie du rétablissement ou du maintien de sa santé. Ce principe a pour lointaine origine le *primum non nocere* hippocratique : « D'abord ne pas nuire ». Il s'agit d'épargner au patient un préjudice moral ou physique qui ne ferait pas sens pour lui. La souffrance entraînée par tel traitement ou telle intervention ne peut être acceptée qu'à la condition que le malade soit disposé à l'endurer du fait qu'il la perçoit comme l'envers de la réalisation d'un bien pour lui (on songera aux douleurs post-opératoires ou aux vomissements liés à certains types de traitement). En revanche, l'infection nosocomiale qui conduit un patient à sortir de l'hôpital dans un état plus grave que celui pour lequel il y était entré est une entorse manifeste au principe éthique de non-malfaisance. Constitue également une forme courante de manquement au devoir de ne pas aggraver la situation, l'obstination déraisonnable (jadis appelée « acharnement thérapeutique ») où le patient atteint d'une affection incurable subit des actes inutiles au vu du processus irrémédiable d'altération de sa santé. Théoriquement, au regard de la loi actuellement en vigueur en France, un médecin pourrait être appelé à répondre d'un délit d'obstination déraisonnable dans le cadre d'une procédure en justice. Un hôpital du sud de la France a été condamné en novembre 2009 pour « obstination déraisonnable » à la suite d'une réanimation ayant entraîné de lourdes séquelles chez un nouveau-né.

Le principe de non-malfaisance peut consister soit en la suppression, soit en la prévention d'un effet nocif. Il peut s'étendre au-delà du patient lui-même, à la famille et aux proches. Ainsi, lorsque des parents s'entendent dire que l'enfant sévèrement handicapé auquel ils ont donné le jour « sera toute sa vie un légume », on doit considérer que cette brutalité de formulation ajoute un mal à un autre mal.

### Les effets insidieux d'une critique trop convenue du « paternalisme »

Au cours de ces dernières années, les soignants ont progressivement pris l'habitude de définir la bienfaisance comme l'accomplissement d'un bien qui a préalablement été reconnu par le malade comme étant son bien. Ce nouvel état d'esprit est significatif de la prééminence que notre époque accorde à la liberté individuelle sur toute autre valeur. Cette façon de relativiser la bienfaisance s'oppose à la suprématie qui lui était jadis accordée, suprématie désormais dénoncée comme un abus du pouvoir médical appelé péjorativement « paternalisme ». Le médecin « paternaliste » est celui qui s'autorise à dicter au patient ce qui est le mieux pour lui en prenant appui sur ses préférences personnelles. Signe des temps, plus aucun praticien ne pourrait souscrire à la formule de ce Président de l'Ordre national des médecins qui, en 1950, déclarait : « Tout patient est et doit être pour le médecin comme un enfant à apprivoiser, non certes à tromper – un enfant à consoler, non pas à abuser – un enfant à sauver, ou simplement à guérir »[1]. L'argument de cette philosophie médicale reposait sur l'interprétation du malade comme sujet en état de faiblesse. Le malade ayant perdu tout discernement du fait de la force anxiogène de sa maladie, il revenait au médecin d'assurer un rôle de protection en prenant les décisions les plus appropriées à son cas.

Le changement de paysage culturel, l'orientation individualiste de la modernité, traduisent une évolution des mœurs qui marque « le passage d'une éthique médicale de style téléologique, mettant au premier plan le principe de bienfaisance, vers une éthique médicale de style déontologique, mettant au premier plan le principe du respect des personnes, tenues pour des sujets moraux autonomes »[2]. Cependant, la propension à vouloir absolument subordonner le principe de bienfaisance au respect de l'autonomie peut conduire à ne quitter un excès que pour tomber dans un autre. La mise à l'arrière-plan de la bienfaisance au profit du respect de l'autonomie peut paraître problématique lorsque, du fait de la maladie ou de la détresse, l'indépendance du jugement du patient semble compromise. L'expérience montre que, dans certaines situations cliniques difficiles, le patient demande au soignant de l'aider à déterminer ce qui serait son bien. Se contenter de lui répondre : « je ne peux pas me mettre à votre place, c'est à vous déterminer librement ce qui correspond à votre bien » serait s'accorder une facilité et abandonner le patient à la solitude de son désarroi.

La question de l'articulation du principe de bienfaisance à celui de non-malfaisance se pose aussi dans les contextes où le devoir de réaliser le bien du patient perd de sa pertinence du fait de l'état d'inconscience dans lequel il se trouve plongé. La disposition la plus conforme à l'esprit traditionnel de la morale médicale est celle d'une subordination du principe de bienfaisance au principe de non-malfaisance : il s'agit *d'abord* de ne pas nuire (d'anticiper sur les effets dommageables du traitement), *ensuite* de viser une amélioration. Il y a primat du principe de non-mal-

---

1. L. Portes, *À la recherche d'une éthique médicale*, Paris, Masson/PUF, 1964, p. 164-176.
2. *Cahiers du Comité Consultatif National d'Éthique*, n°17, avis n°58-12 juin 1998, ch. 3 : « Une évolution incertaine », p. 8.

faisance car la préoccupation thérapeutique la plus immédiate est de ne pas détériorer la situation. Le principe de bienfaisance vient toujours en second lieu, prenant pour priorité, lorsque le patient ne peut exprimer son autonomie, de le rétablir au mieux dans l'usage de ses facultés et de ses fonctions vitales. Lorsqu'un patient se trouve dans un coma temporaire avec indices de réveil, l'équipe médicale va ainsi s'efforcer de faire plus et mieux que de ne pas lui nuire. Même s'il faudra en pareil cas décider en lieu et place du patient, se livrer à des actes médicaux sur son corps sans avoir pu obtenir son acquiescement préalable, la décision de le sauver avec le moins de séquelles possibles se fonde sur le principe de bienfaisance. Elle ne s'en tient pas à un principe de non-malfaisance qui dicterait seulement de ne pas aggraver l'état de l'infortuné.

*(Pierre Le Coz)*

## 44. Éthique de l'autonomie, principe d'autonomie

La question de l'autonomie joue un rôle central en éthique médicale. Par exemple, T. Beauchamp et J. Childress, auteurs d'un des ouvrages de référence[1], commencent leur revue des principes par ce qu'ils appellent le « principe d'autonomie », ainsi défini : « Respecter un individu autonome, c'est, au minimum, reconnaître le droit de cette personne à avoir des opinions, à faire des choix et à agir en fonction de ses valeurs et de ses croyances »[2] La question de l'autonomie ne se limite donc pas au souci de l'autonomie matérielle (appareillages pour personnes handicapées, assistance aux personnes dépendantes, *etc.*). Elle concerne en premier lieu le respect de la volonté des personnes. Dès lors, le chapitre qu'ils consacrent au principe d'autonomie traite essentiellement du consentement éclairé, ce qui nécessite pour le soignant de bien informer, de s'assurer de la bonne compréhension et de la capacité de décider. Il paraît utile de revenir au fondement de l'autonomie, ce qui permet de montrer que le respect de l'autonomie va bien au-delà de la seule problématique du consentement. Le texte de référence est celui d'Emmanuel Kant, les *Fondements de la métaphysique des mœurs*[3]. Il date de 1785, mais il n'a jamais été aussi actuel qu'aujourd'hui en éthique médicale. Nous voudrions en tracer les grandes lignes.

1. T. Beauchamp, J. Childress, *Principles of Biomedical Ethics,* Oxford Univ. Press, 5e édition, 2001. tr. *Les principes de l'éthique biomédicale,* Les Belles Lettres, 2008.
2. *Op. cit.* chap. 3.
3. E. Kant, *Fondements de la métaphysique des mœurs* (1785), Paris, Delagrave, 1973.

*Agir par devoir ou agir par intérêt*

Kant commence par une première distinction cruciale entre agir par inté-rêt et agir de façon désintéressée, c'est-à-dire par devoir (Première section, p. 94), ce qu'il appelle aussi agir par bonne volonté.

Pour lui, il y a deux façons d'agir par intérêt.

La première se focalise sur une finalité hédoniste : l'agréable. Elle ne s'interroge pas sur la légitimité de cette finalité, prise comme allant de soi, et ne s'occupe que de la façon de parvenir à satisfaire ce désir. La volonté se focalise sur la question technique du moyen pour obtenir satisfaction. La formule de ce genre d'action sera « Si tu veux ceci, fais cela. » Puisque la formule repose sur une articulation en « si... alors... », Kant parle d'im-pératif hypothétique (Deuxième section, p. 124). Un impératif est l'expres-sion d'un commandement à la raison (Deuxième section, p. 123).

La seconde façon d'agir par intérêt consiste à rechercher le bonheur. Kant remarque que toutes les philosophies morales ont confondu la finalité morale avec le bonheur. Or, il ne s'agit là encore à ses yeux que d'un agir par intérêt. Il ne se distingue du précédent qu'en ceci qu'il ressort de la nature humaine : parce que nous sommes des êtres humains, nous désirons naturellement être heureux. Cette finalité a quelque chose d'universel. Toutefois, il ne s'agit pas d'un universel de droit mais d'un universel de fait. Il ne s'agit donc pas du sens du devoir, mais d'une aspiration humaine. Foncièrement, la formule de l'ac-tion est encore celle d'un impératif hypothétique : on ne s'interroge pas sur la finalité, mais sur les moyens d'y parvenir. « Du fait que vous êtes homme, vous désirez le bonheur ; prenez donc tel moyen ».

Kant affirme au contraire qu'une action n'est véritablement morale que lorsqu'elle est faite par pur sentiment du devoir, c'est-à-dire que la volonté est désintéressée, et que nous n'agissons que par le sentiment du respect. La finalité n'est plus l'agréable ou le bonheur, mais le bien, qui est un univer-sel de droit, car il pose en lui sa légitimité morale (il est d'ailleurs la source même de toute légitimité morale).

*Autonomie, personne, dignité, humanité*

Dans les *Fondements de la métaphysique des mœurs,* il énonce trois for-mules qui doivent guider l'action pratique.

La première est assez simple : « Agis comme si la maxime de ton action devait être érigée par ta volonté en loi universelle » (Deuxième section, p. 136). Il s'agit d'une injonction, d'un commandement, d'un impératif demandant à la volonté qu'elle se règle sur l'universel. Plus précisément, nous devons agir non pas sous l'empire de nos passions ou désirs, mais sous la direction de la raison, qui est la faculté de l'universel. La raison, en s'exerçant, dicte une loi, une règle à l'action. Voilà pourquoi Kant parle ici d'autonomie, puisque *auto-* signifie « soi-même » et *-nomos* la loi, la règle. L'autonomie signifie qu'on se donne à soi-même sa règle de conduite. L'agir éthique n'est pas un agir déréglé, subissant simplement les poussées aléatoi-res du désir, mais un agir réglé, décidé, délibéré. Cette première formule de l'impératif catégorique est donc un enracinement de l'éthique dans l'exercice de la faculté de raisonner. C'est aussi la définition de la seule véritable liberté possible, celle qui consiste, pour tout individu doté de raison, à décider en conscience de ce qu'il veut, à devenir « auto-nome », créateur de sa propre règle de conduite. La liberté et la moralité s'enracinent ainsi dans la souveraineté de l'individu décidant pour lui-même, de façon majeure. (Kant est celui qui inscrit dans le vocabulaire courant le terme d'autonomie, en le reliant à celui de majeur, de personne majeure).

Cette première formulation de l'impératif catégorique insiste donc sur l'exigence de s'élever à l'universel comme signe de moralité de l'action.

La seconde formule de l'impératif catégorique est la plus célèbre : « Agis de telle sorte que tu traites l'humanité aussi bien dans ta personne que dans la personne de tout autre, toujours en même temps comme une fin et jamais simplement comme un moyen » (Deuxième section, p. 150)

Elle établit ce qui est digne de respect, ce qui fonde à la fois la dignité et le sens du respect, à savoir l'humanité. Cette distinction reprend et approfondit la distinction juridique classique entre les deux statuts de choses et de personnes, les unes pouvant être achetées, détruites, etc., alors que les autre, les personnes, ont un caractère « sacré ». Une personne n'est pas un simple objet ou un simple outil. Elle ne doit pas être essentiellement instrumentalisée, réduite à un simple statut d'objet. Cela ne signifie pas que nous ne devons pas utiliser autrui, mais que, lorsque ce type de relation se produit, nous ne devons jamais perdre de vue qu'autrui est certes un objet, un moyen, mais aussi et surtout une fin en soi. Ainsi, on ne peut « utiliser » quelqu'un qu'avec son accord librement exprimé (d'où l'exigence de consentement en médecine) et en maintenant les marques du respect dues à toute personne (politesse, écoute, égards *etc.*).

Pourquoi l'humanité est-elle ainsi « sacrée » et se distingue-t-elle des choses ? La réponse, chez Kant, est explicite : c'est notre *capacité de conscience*, notre faculté de raisonner. On peut à cet égard rapprocher le texte kantien de 1785 de l'article 1 de la *Déclaration Universelle des Droits de l'Homme* de 1948 : « Tous les êtres humains naissent libres et égaux en dignité et en droit. Ils sont doués de raison et de conscience et doivent agir les uns envers les autres dans un esprit de fraternité. » Cet article énonce dans sa première phrase la liaison entre humanité, dignité et liberté. Mais on oublie souvent que la seconde phrase apporte la justification de cette affirmation, à savoir le fait que nous sommes frères en conscience et en raison. C'est la capacité de conscience qui fait notre humanité et notre égale dignité.

Les applications pratiques sont multiples dans le domaine médical : éviter de réduire le malade à une maladie, respecter les règles de politesse, tenir compte de l'avis du patient, lui épargner au maximum l'aliénation de la maladie, sans oublier l'impératif fondamental de faire en sorte que son autonomie puisse exister, c'est-à-dire qu'il vive avec toutes ses capacités possibles. On voit ainsi que le respect de l'autonomie comprend la problématique du consentement, mais aussi bien d'autres : celle du respect de la personne dans sa situation particulière, celle de la lutte contre la souffrance causée par la pathologie, *etc.*

La troisième formule de l'impératif catégorique se présente comme une idée qui rassemble les deux formules précédentes : « Idée de la volonté de tout être raisonnable conçue comme une volonté qui institue une législation universelle ». Cette formule signifie deux choses. Premièrement, le fait que je sois un être raisonnable (c'est-à-dire doté de raison) me crée une obligation morale d'agir par devoir, d'exercer ma raison et de suivre ce qu'elle indique. C'est l'affirmation d'un sujet moral, d'un « je » éthique. Deuxièmement, elle indique aussi ce que je dois respecter, à savoir l'objet moral par excellence : les êtres dotés de raison, quels qu'ils soient. On voit donc comment la raison crée à la fois une obligation pour soi et indique ce envers quoi je suis obligé : toute conscience, la mienne, celle des autres.

Dignité, autonomie, liberté, respect et éthique puisent donc leur sens dans une référence à la raison.

### Éthique de l'autonomie et pratique du soin

L'éthique de Kant est une des sources principales de réflexion sur la prise en compte de l'autonomie dans le cadre du soin ou dans celui de la recherche biomédicale. Si nous revenons au livre de Beauchamp et Childress (*Principles of Biomedical Ethics*), la question essentielle du chapitre 3 est celle d'un changement dans le mode de relation entre médecins et patients. Contre le modèle paternaliste où le médecin décide pour le patient, il s'agit de mieux respecter l'autonomie du patient, c'est-à-dire sa capacité à décider pour et par lui-même. La problématique abordée par les auteurs est celle du consentement éclairé. Il s'agit d'abord, à chaque fois que le patient est capable de décider avec lucidité, de l'associer à la décision et de reconnaître la primauté de son choix. Mais cette problématique se complique assez vite dès qu'on prend conscience que pour que le consentement soit valable, il faut qu'il soit « éclairé », c'est-à-dire qu'il résulte d'une bonne compréhension. Or, d'une part il existe le plus souvent une différence de savoir entre soigné et soignant, et d'autre part la pathologie est source de trouble.

Concernant le savoir, la difficulté n'est pas insurmontable. Il est exigé de donner une information compréhensible, « loyale, claire et appropriée » pour reprendre les termes du *Code de déontologie Médicale* (art. 35). Une règle de bonne pratique consiste à fonder cette communication sur un entretien oral, avec le support d'un document remis au patient si possible. L'échange oral est important, car le patient peut poser des questions, faire répéter ou préciser certains points, *etc.* C'est aussi grâce à lui que le soignant peut demander au patient de redire avec ses mots ce qu'il a compris et de s'assurer de sa compréhension. En tout état de cause, un consentement éclairé ne peut pas se résumer à apposer une signature sur un formulaire (un tel document n'a d'ailleurs qu'une valeur juridique relative en droit français).

Le second obstacle au consentement éclairé est celui du trouble éventuellement dû à la maladie. Il est ainsi évident que le coma interdit le consentement. Mais la psychose délirante, la confusion mentale, l'affliction, la souffrance, ou la jeunesse sont également d'autres obstacles. De ce fait, lorsqu'aucun consentement n'est possible, on recherche les préférences du patient de façon indirecte, en consultant les proches ou en se référant à ce qu'on peut savoir du patient. Néanmoins, le consentement d'un tiers n'est jamais équivalent au consentement de la personne concernée ; l'indication donnée par le proche ne pourra se prévaloir de la même valeur que l'avis de la personne elle-même et elle devra donc être considérée avec prudence (voir les avis du CCNE sur cette question). De même, lorsque le consentement peut être exprimé mais est troublé, il convient de l'écouter, sans nécessairement en faire la règle de conduite ultime. Par exemple, en pédiatrie, il arrive fréquemment qu'un enfant veuille guérir tout en refusant un traitement douloureux. En lui expliquant les raisons du traitement, en s'efforçant de le convaincre et de l'écouter, de rechercher une solution avec lui, il se peut qu'il continue à refuser le soin. Dans ce cas, on peut passer outre, en jugeant que son refus provient de son immaturité. En général, le souci de l'associer aux soins, de lui expliquer, conduit de sa part à une acceptation après-coup du traitement et à des relations humaines satisfaisantes. Tout autre aurait été un passage en force accompli d'emblée : la violence aurait été absolue et arbitraire, alors qu'en respectant le plus possible l'autonomie elle a été située dans sa nécessité médicale et dans le souci de la personne. Dans le même esprit, on peut comprendre que les soignants recourent à la contrainte pour soigner des addictions. Dans ce cas, la conscience n'est ni libre ni éclairée, et le but du soin est d'augmenter cette liberté en atténuant la servitude de la dépendance. Le soin, en apparence contraire au respect de l'autonomie, est alors au fond pleinement dans ce souci de l'autonomie.

En fait, bien au-delà de la question du consentement, le respect de l'autonomie concerne tout autant l'existence d'une conscience et sa capacité à être libre. Sauver une vie est en soi un geste de respect de l'autonomie, de préservation d'une autonomie. À cet égard, il peut arriver que deux aspects du respect de l'autonomie entrent en conflit, comme c'est le cas lors d'une demande d'euthanasie par un patient lucide, au traitement antalgique bien adapté, et ayant bien mesuré la portée de sa demande. Ici, la volonté, qui est une composante essentielle de l'autonomie, va à l'encontre de son existence même. C'est une des raisons pour lesquelles la question de l'euthanasie est éthiquement si complexe.

Enfin, on peut noter que le consentement est susceptible de reconduire le modèle du médecin décideur : le médecin décide, le patient consent (ou non). D'autres modèles de relation, plus respectueux de l'autonomie, sont aujourd'hui développés où médecin et patient décident ensemble (modèle de la décision partagée), ou encore où le patient décide du mode de relation, voire du traitement, qu'il souhaite (modèle de la révélation des préférences).

Comme on le voit, le respect de l'autonomie, dans le domaine du soin, est encore un champ actif où bien des perspectives peuvent être approfondies.

*(Jérôme Goffette)*

## 45. Vers une éthique de la responsabilité

Le problème de la responsabilité est à la fois un thème ancien et récent dans la réflexion éthique. En 1978, *Le Principe responsabilité* de Hans Jonas commence par ces mots :

« Toute éthique jusqu'à présent [...] admettait tacitement les présuppositions suivantes, reliées entre elles : (1) La condition humaine [...] est établie une fois pour toutes dans ses traits fondamentaux. (2) Sur cette base ce qui est bon pour l'homme se laisse déterminer [...] de manière évidente. (3) La portée de l'agir humain et par conséquent celle de la responsabilité humaine est étroitement définie. »[1]

Il poursuit en indiquant qu'il n'en va plus ainsi : la condition humaine est devenue un objet de la technique, nombre d'innovations combinent le bon et le mauvais, et les retentissements dans le temps et l'espace de nos nouveaux pouvoirs sont complexes.

De ce fait, la question de la responsabilité est devenue cruciale. Comment assumer correctement la responsabilité de nos actes lorsque leurs effets sont lointains et peu maîtrisables ? Auparavant, la portée des actions était faible ; il était facile de remonter des effets aux causes pour imputer la responsabilité de ces effets à l'agent initial. Aujourd'hui, il n'en va plus ainsi, qu'il s'agisse d'environnement ou de médecine. C'est cette situation qui motive une nouvelle approche, plaçant en son cœur la question de la responsabilité.

Si l'éthique est l'élaboration d'une réponse à la question « que dois-je faire ? », il faut avant tout reconnaître qu'elle est une dynamique entre deux pôles : les valeurs et les actes.

### Les valeurs

En matière de valeur, agir de façon éthique signifie qu'on accorde une prééminence à la valeur du *Bien*. La valeur du Bien est si abstraite que la première de nos responsabilités est de savoir quelles valeurs plus précises nous souhaitons lui associer pour lui donner du sens et de la substance. Il ne nous appartient pas ici de dicter des valeurs ; c'est à chacun d'expliciter les siennes. À titre d'indication, nous pouvons néanmoins mentionner celles qui sont les plus évoquées par les soignants : la vie, le respect de la

---

1. H. Jonas, *Le principe responsabilité*, Paris, Éd. du Cerf, 1990, p. 17.

dignité, l'honnêteté, la compétence et la générosité. Avec de telles valeurs, le Bien acquiert un sens, tout en restant universel.

Le problème clef devient alors celui de l'organisation et de la coordination des valeurs, en particulier lorsque, face à une situation, elles entrent en conflit. Par exemple, comment concilier durée et qualité de vie lorsqu'un acte améliore l'une aux dépens de l'autre (par exemple : opération d'un cancer de la prostate avec un risque d'impuissance dans un cas sur deux) ? Le médecin a alors le devoir d'aider le patient à évaluer les retentissements respectifs des options pour qu'il choisisse au mieux. De plus, s'interroger sur ses valeurs permet souvent de clarifier des situations. En fait, le soin est toujours un arbitrage entre de multiples valeurs. Faire l'effort de réfléchir au sens des valeurs, à leur coordination, c'est sortir de fausses évidences routinières. C'est aussi approfondir la légitimité de ce qu'on fait, ce qui est très important, tant médicalement que psychologiquement.

### *Le jugement délibératif*

Comment effectuer correctement le lien entre des valeurs, abstraites et universelles, et des actes, concrets et particuliers ? Comment rapprocher les paroles et les actions ? Articuler valeurs et actes, c'est effectuer un jugement. En l'occurrence, puisqu'il s'agit ici d'un jugement précédant l'action, on peut le qualifier de jugement délibératif *a priori*. Le bon sens indique les étapes obligées de ce jugement : *primo* se représenter les différentes actions possibles, *secundo* les évaluer (c'est-à-dire les passer au crible des valeurs), *tertio* décider de l'action qui paraît la meilleure.

Se représenter les actions possibles implique plusieurs devoirs : un devoir de connaissance (savoir quelles causes produisent quels effets), un devoir d'imagination (puisque la connaissance n'est pas totale, il faut savoir transposer les situations, parfois inventer des réponses, faire preuve d'astuce *etc.*), et un devoir de compréhension de la situation (s'instruire attentivement du cas tel qu'il se présente, avec ses particularités).

Il faut ainsi maintenir ses connaissances médicales à jour, pouvoir imaginer des solutions en partie inédites, et être au fait de la vie du patient. En effet, que penserait-on d'un médecin dont l'art médical aurait vingt ans de retard ? Ou qui serait incapable de transposer avec prudence une posologie pour l'adapter au métabolisme d'une personne âgée ? Ou qui prescrirait un traitement que le patient ne pourrait pas suivre à cause d'impératifs familiaux ou professionnels ?

Ensuite, il convient d'évaluer les actions possibles. Pour chacune d'elles, il s'agit d'établir le rapport entre effets positifs et effets négatifs (rapport bénéfices/risques), puis de retenir celle qui présente le meilleur rapport. Comme il ne s'agit pas d'une certitude, mais d'une estimation, on reconnaît que le soignant n'a pas une obligation de résultats mais une obligation de moyens. L'aléa thérapeutique n'est ni une erreur ni une faute, c'est un impondérable qu'il faut tenter de réduire, mais qui appartient à la vie elle-même.

Enfin vient la décision. Il faut savoir l'adapter à la situation de soin. L'urgence vitale ne s'accommode pas d'indécision et requiert une formation bien maîtrisée, un apprentissage accompli, pour agir vite. Dans les autres situations, il est important de s'accorder le temps nécessaire, en impliquant le patient le mieux possible, afin que le traitement soit le plus efficace possible.

### Les actes

Une fois la décision prise, le passage à l'acte s'impose. En apparence, la notion d'acte est évidente. Mais dès que nous prenons conscience qu'un acte comprend à la fois l'action et ses conséquences, le problème apparaît. Faut-il ne retenir que les conséquences prévues ? Les conséquences prévisibles ? Toutes les conséquences ? On oscille entre les effets immédiats et l'horizon infini des répercussions. Pourtant, puisque nous sommes responsables de nos actes, cette question est cruciale. En pratique, on peut estimer raisonnable d'englober dans l'acte les conséquences que, professionnellement, on devrait prévoir du fait des obligations du soin et du devoir de maintenir ses connaissances à jour.

L'imputation d'un acte à une personne n'est pas toujours facile. En particulier, deux situations peuvent rendre l'imputation complexe.

En premier lieu, lorsque les conséquences d'une action ont des effets éloignés dans le temps ou dans l'espace, il n'est pas facile de remonter des effets aux causes, car cela exige une enquête et des connaissances. Or, cet effet d'éloignement induit des risques accrus de déresponsabilisation abusive (comme le révèle l'expérience de psychologie de Stanley Milgram[2]). Cela implique pour le soignant de ne pas occulter des conséquences qui se produiront plus tard, hors de sa présence. Par exemple, l'omission abusive d'un effet secondaire probable ou le travestissement d'un diagnostic grave peuvent avoir de regrettables conséquences en termes de perte de confiance, de sentiment d'avoir été trahi, et perturber la qualité du soin. Ce n'est pas parce qu'on ne verra plus par la suite un patient qu'on n'est pas responsable des conséquences de ce qu'on a fait.

Seconde situation d'imputation complexe, comme le soin se fait souvent en équipe (équipe hospitalière ou association des médecins et paramédicaux en ville), il est important que chacun sache quelle doit être sa part dans l'acte collectif. La définition des rôles propres de chacun est cruciale, car sans elle certains peuvent avoir tendance à renvoyer la responsabilité sur l'autre (ce que montrent là encore les expériences de S. Milgram[3]). La déontologie le souligne : il est impératif de penser toujours à la continuité des soins, ce qui signifie entre autres choses une transmission claire et précise des consignes et des responsabilités. De même, il faut souli-

---

2. Voir la comparaison des expériences où l'agent est plus proche ou plus loin de la victime (exp. 1 à 4) dans l'expérience de S. Milgram (*Soumission à l'autorité*, Paris, Calmann Lévy, 1974).

3. Voir la comparaison des expériences où il y a plusieurs agents qui se coordonnent (exp. 17 et 18) (*op. cit.*).

gner la nécessité de veiller, pour chaque soignant comme pour les équipes, à éviter tout dysfonctionnement du groupe. Une équipe n'est pas un agglomérat, mais un ensemble coordonné d'acteurs du soin, ayant chacun ses compétences et ses tâches professionnelles. Rien n'est plus désagréable qu'un collaborateur sur lequel on ne peut pas compter, qui empiète sur votre rôle propre, ou encore qui cherche à vous faire assumer des responsabilités qui ne vous appartiennent pas. À l'inverse, une équipe qui marche est à la fois un gage d'efficacité, de satisfaction et de responsabilités bien assumées.

### Le jugement réflexif

Valeurs, délibération, acte : on pourrait penser que l'arc éthique est désormais complet. En fait, notre responsabilité ne s'arrête pas une fois l'acte accompli. Être responsable, c'est aussi se faire un devoir de tirer les leçons du passé. Le dicton ne dit-il pas : *Errare humanum est, perseverare diabolicum* ? Faire des erreurs est souvent pardonnable, les répéter devient une faute. Examiner et réfléchir à ce qu'on a fait est une obligation. Il s'agit d'un second type de jugement, venant après l'action, qu'on peut appeler un jugement réflexif, *a posteriori*.

En premier lieu, il faut faire retour sur les faits et comparer l'acte prévu avec l'acte réel. La réalité peut être différente de ce qu'on attendait : il faut s'en instruire. Qu'il soit moins bon ou qu'il soit meilleur, l'acte réel est une source d'enseignements. Par exemple, il est important de suivre les patients, de voir s'ils réagissent aux traitements comme prévu. Certains effets secondaires trop marqués vont permettre de réviser l'appréciation du traitement pour tel malade, voire l'évaluation générale d'un médicament (pharmacovigilance). Ou encore, l'obtention d'un effet inespéré peut ouvrir une nouvelle perspective thérapeutique, *etc.*

En second lieu, il est utile de réfléchir à ses jugements délibératifs passés. Avais-je pensé aux possibilités les plus intéressantes ? Pourquoi ai-je occulté celle-ci ? Les ai-je bien évaluées ? Pourquoi ai-je surévalué celle-ci et sous-évalué celle-là ? Ai-je décidé avec à propos, sans précipitation ni tergiversation ? Ce type d'examen, solidaire d'une prise de conscience de soi, permet d'améliorer son art de juger et de délibérer.

En troisième lieu, il est nécessaire de s'interroger sur ses valeurs. On peut s'apercevoir que l'acte a été conforme à ce qu'on en attendait, que le jugement délibératif a été bien construit, mais qu'une gêne persiste, une gêne qui porte sur les valeurs au nom desquelles on a jugé (ou sur leur coordination). Parfois, on s'apercevra qu'on a privilégié une valeur aux dépens d'une autre, ou qu'on n'a pas vraiment assumé une valeur à laquelle, pourtant, on tient (« ai-je été vraiment honnête ? », *etc.*). Cette interrogation fait partie intégrante du sens et du devoir de la responsabilité et elle permet, de plus, d'approfondir nos évaluations.

Nous aboutissons à ce schéma de la démarche éthique :

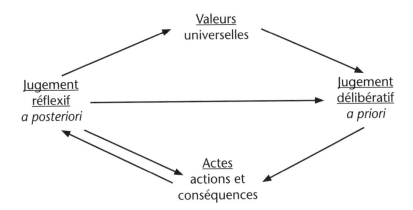

Cette démarche a un caractère foncièrement dynamique, ce qui la distingue de la plupart des cadres moraux habituels, reposant presque tous sur l'idée d'un principe (Dieu, la Raison, la Nature, *etc.*) commandant une action à la conscience. Ici, la conscience est face à elle-même, face à sa propre responsabilité. Ce dynamisme fait qu'il s'agit bien d'une démarche, voire d'une méthode, d'une pédagogie éthique, plus utile qu'une collection de recettes toutes faites, condamnées à être prises en défaut par la diversité des situations.

Il s'agit également d'une éthique qui rompt avec l'idée angoissante de perfection ou du « zéro défaut ». Soigner n'est pas chose simple. Cette méthode, ouvrant la perspective d'une amélioration progressive, permet d'éviter le découragement, voire la perte d'estime de soi que rencontrent nombre de soignants.

Cette démarche n'est pas sans proximité avec le raisonnement prôné par l'E.B.M. (*Evidence Based Medicine*, « médecine fondée sur les preuves »), qui se structure en cinq phases : 1) formuler le problème en posant les bonnes questions, 2) chercher les informations, 3) évaluer la pertinence et la validité des informations, 4) appliquer de façon adaptée au patient les informations recueillies, 5) évaluer les résultats de l'action.

### Un problème

En pratique, il faut reconnaître qu'on n'a pas toujours le temps de cette démarche consciente (situation d'urgence, de manque de temps, *etc.*). Il n'est d'ailleurs pas raisonnable de réfléchir longuement devant un patient souffrant de colique néphrétique (douleur aiguë), un patient en infarctus du myocarde (urgence vitale), ou lorsque les soignants doivent soigner un nombre trop élevé de patients (pénurie médicale). Que faire face à ces situations ? Faut-il abandonner l'idée d'une démarche éthique ?

En fait, la question est plutôt : comment avoir une conduite éthique lorsqu'on n'a pas le temps de s'interroger et de réfléchir ? En fait, lorsqu'on doit agir vite et sans trop réfléchir, il y a activation de préjugés, de routines, d'automatismes, de comportements types. Cela permet d'aller vite, ce qui est utile et bien venu. Toutefois, les routines reproduites par mimé-tisme et stéréotypie ne donnent aucune assurance de bien agir. Le risque existe de faire des actes qu'on réprouverait si on prenait le temps d'y pen-ser. Néanmoins, la démarche de la conscience éthique contribue aussi à for-ger de nouvelles habitudes, mieux fondées, ou à conforter des habitudes qui, après réflexion, ont été jugées comme pertinentes et bonnes. Chaque exercice de la dynamique éthique consciente laisse une trace et constitue un apprentissage qui inspireront les futures actions, y compris spontanées. Il est donc possible d'avoir une conduite éthique même lorsqu'on n'a pas le temps d'une réflexion éthique consciente.

D'où l'importance des habitudes et de savoir comment les améliorer. Il est intéressant ici de reprendre cette maxime d'Aristote : « l'habitude est une seconde nature »[4]. Elle souligne que nous avons une première nature (notre état naturel « de base »), mais aussi et surtout une seconde, consti-tuée de nos habitudes, acquise par l'éducation, l'expérience, ou la reprise de modèles. Cette maxime nous apporte un enseignement très utile : face à notre comportement routinier, voire même face à certains éléments de notre personnalité, nous ne sommes pas dans l'impuissance. Par le travail sur les habitudes, nous avons une « prise » sur nous-mêmes, une liberté. Il n'y a donc pas de fatalité, même s'il y a une inertie des habitudes. Toute modification des habitudes prend du temps, mais le fait de savoir qu'il n'y a pas de fatalité apporte aussi un soulagement et ouvre une perspective positive, celle d'une amélioration personnelle.

Cette double dynamique de la conscience (démarche éthique) et de la conduite (travail des habitudes) permet d'éloigner les situations de malaise psychologique. D'une part, on sait mieux la légitimité de ce qu'on fait ; d'autre part, on se place dans une perspective positive d'amélioration de soi et non dans l'échec ou l'amertume. Cette éthique de la responsabilité n'est donc pas un « supplément d'âme », mais un des apprentissages fon-damentaux du soin. Qu'est-ce que le soin, si ce n'est un devoir d'assistance à une personne qui souffre parce qu'on a une compétence particulière pour l'aider ? Au fondement du soin, il y a donc un devoir d'aide, une responsa-bilité qui fait à la fois la difficulté et la satisfaction qu'on a à soigner.

(*Jérôme Goffette, Yves Zerbib*)

---

4. Voir Aristote, *Éthique à Nicomaque*, II, 1 et *Rhétorique* I, 10 et I, 11.

# *Responsabilité*

## 46. De la responsabilité médicale à l'indemnisation des accidents médicaux

Outre la reconnaissance de droits propres à la situation de malade, la loi du 4 mars 2002 relative aux droits de la personne malade et à la qualité du système de santé a entendu également améliorer les conditions de la réparation des accidents médicaux en mettant en avant l'idée que « le système préexistant n'était plus satisfaisant, ni pour les victimes, ni pour les professionnels de santé ». *Les patients* souhaitaient bénéficier d'une meilleure prise en charge de leur réparation en termes d'équité de traitement et de plus grande rapidité de l'indemnisation. Les *professionnels de santé* considéraient que les tribunaux avaient tendance à proposer une interprétation des règles élargissant toujours plus leur responsabilité ; ils manifestaient leur « inquiétude croissante » devant cette évolution et ils disaient redouter à la fois une « dérive à l'américaine » et le développement d'une médecine « défensive », qui ne serait pas dans l'intérêt des malades ».

Il ne faut pas perdre de vue que la reconnaissance de la responsabilité civile du ou des auteurs du dommage causé, détermine qui devra réparer le préjudice subi et, par voie de conséquence, fixe l'indemnisation, assumée, *in fine*, par l'assurance. Au début des années 1990, les assureurs ainsi que les professionnels de santé ont estimé que la responsabilité médicale était admise de manière trop favorable au bénéfice des victimes, les conduisant à supporter toujours plus d'indemnisations. Dans la Déclaration du 14 octobre 1992, les assureurs médicaux conjointement avec les présidents de l'Ordre des médecins et des syndicats des médecins libéraux, ont fait observer que si, depuis les vingt-cinq dernières années, la médecine était de plus en plus efficace, le risque médical s'était fortement accru à la mesure de cette efficacité.

Cette constatation les a amenés à proposer de répartir la charge financière des accidents médicaux selon qu'ils relèvent d'une faute ou du risque : « les médecins sont responsables des fautes qu'ils commettent... » et « cette responsabilité relève des médecins et de leur assurance professionnelle » ; en revanche, ils ne le sont qu'en cas de faute et « les médecins libéraux ne peuvent admettre que cette responsabilité soit déformée *au point de se transformer en assurance pour risques* » ; aussi, « le *risque*, préventif, diagnostique ou thérapeutique, non lié à une faute qui, lorsqu'un acte médical a eu des conséquences anormales, constitue *l'aléa médical* » devrait être indemnisé par « la *solidarité nationale* ».

Cette revendication s'est exprimée dans un contexte où des victimes, subissant des dommages très graves, en ont demandé réparation en raison des conséquences très lourdes pour elles, dans au moins deux domaines fortement médiatisés : celui de l'indemnisation du handicap de l'enfant né alors que les graves malformations dont il souffre n'ont pas été décelées et celui des infections nosocomiales. C'est en raison de ces revendications émanant aussi bien des victimes que des médecins *via* leurs assureurs que le législateur a estimé nécessaire de mettre en place de nouvelles règles.

Jusqu'à la loi du 4 mars 2002, l'obtention d'une indemnisation des conséquences dommageables d'un accident médical ne pouvait se faire que sur le fondement des seules règles de responsabilité et, sauf transaction avec l'assureur du ou des auteurs du dommage, devant les seuls tribunaux. Bien que leur fonction soit *in fine* d'établir la dette de réparation de l'auteur du dommage au bénéfice de la personne s'estimant lésée, la mobilisation des règles de responsabilité dans des procès menés à l'encontre de médecins a contribué à la construction d'une représentation focalisée sur « la » responsabilité médicale. Précisons que cette dernière mettant en jeu « l'évaluation de l'acte de soin », porte sur l'activité même du médecin ; aussi, exclut-elle de ce domaine la responsabilité liée à la fourniture d'un produit défectueux (médicament comme produit biologique d'origine humaine) qui, quant à elle, relève du droit de la consommation et engage la responsabilité du fabricant, et non celle du prescripteur, sauf à lui reprocher une erreur de prescription (par exemple groupage de sang erroné) ou l'inutilité de la prescription.

L'expression consacrée de « responsabilité médicale », en portant l'attention sur les seuls médecins (sans perdre de vue que les établissements de santé sont également concernés), a permis à ces derniers de déplorer la « judiciarisation » de l'activité médicale ; et ce d'autant plus que les règles appliquées aux accidents médicaux sont celles du droit commun de la responsabilité (règles juridiques générales de responsabilité de type indemnitaire, civile ou administrative), bien que les médecins n'aient cessé, depuis le XIXᵉ siècle, de mettre en exergue les spécificités de leur activité. Et si ces accidents n'ont pas fait l'objet d'un traitement particulier, c'est parce que l'activité médicale est un cas d'application, parmi d'autres, des règles de droit commun relatives à la prise en charge des conséquences dommageables des activités humaines. Encore faut-il ajouter qu'en France, l'application des règles de responsabilité de nature indemnitaire n'exclut pas l'application des règles de responsabilité pénale à l'encontre des auteurs des atteintes involontaires à l'intégrité physique générées par l'accident.

Ainsi, l'adoption de nouvelles règles a-t-elle été fondée sur l'injustice subie, aussi bien celle supportée par les médecins que celle soufferte par les malades et présentée comme le moyen d'y mettre fin. Ce diagnostic a conduit à l'adoption d'une réforme considérée comme indispensable pour « clarifier les règles régissant la responsabilité médicale : la responsabilité pour la faute, la solidarité pour l'aléa » et à « permettre aux victimes une aide et une indemnisation rapide ». En reconnaissant un droit supplémentaire à indemnisation, pris en charge au titre de la solidarité nationale par l'Office national d'indemnisation des accidents médicaux (ONIAM), elle a entendu tout à la fois soulager la responsabilité des médecins et accroître les droits des malades En outre, elle a ouvert, outre la voie juridictionnelle, la voie du règlement amiable pour son obtention.

Ajoutons que les nouvelles règles tiennent également compte d'une autre évolution, celle de la prise en considération toujours plus importante de la responsabilité des établissements de santé, et non plus seulement individuelle des médecins, et cela d'un double point de vue : au regard de leur obligation de sécurité à assurer au patient dans l'organisation générale des soins et en raison de la responsabilité liée aux actes de soins des professionnels de santé salariés de l'établissement.

Mais ces nouvelles règles n'ont pas fait table rase des règles antérieures de responsabilité médicale. De ce fait, pour comprendre le système actuel d'indemnisation des accidents médicaux, il est nécessaire de conjuguer les règles de responsabilité avec les règles de réparation de l'aléa thérapeutique et de savoir que ces règles peuvent être invoquées aussi bien devant les tribunaux que devant les Commissions régionales de conciliation et d'indemnisation (CRCI). On évoquera tout d'abord les règles juridiques de responsabilité, qui, antérieures à la loi du 4 mars 2002, continuent de s'appliquer, en précisant que l'accident médical peut être considéré soit comme un fait dommageable dont il est demandé réparation, soit comme une atteinte à l'intégrité physique constitutive d'une infraction pénale d'imprudence. Puis, on indiquera comment elle a consolidé les règles de responsabilité applicables pour l'indemnisation des accidents médicaux et créé un nouveau droit à réparation des préjudices du patient en cas d'aléa thérapeutique. Enfin, on décrira les types d'actions possibles, en mettant l'accent sur la nouvelle procédure de règlement amiable devant les CRCI qui présente un certain nombre d'avantages pour les victimes bien qu'elle soit limitée aux seuls accidents les plus graves.

*L'accident médical comme fait dommageable indemnisable ou comme imprudence punissable*

Lorsqu'une personne estime avoir été victime d'un accident médical, elle peut en obtenir réparation en invoquant soit les règles de responsabilité civile de type indemnitaire (civile ou administrative), soit les règles de responsabilité pénale, sachant qu'il existe une différence essentielle entre ces deux catégories de responsabilité. Elles ont le même fondement qui est la réparation du dommage causé ; mais les règles de responsabilité pénale, attachant des peines définies à des infractions définies, sont des règles de sanction et c'est la société qui en est bénéficiaire, tandis que les règles de responsabilité civile ont pour fonction de déterminer qui devra réparer le préjudice subi par une personne et, par voie de conséquence, de fixer des dettes de réparation ; dans ce cas, c'est la personne s'estimant lésée qui bénéficie de l'indemnisation.

Dans l'un comme dans l'autre cas, c'est l'évaluation de l'acte de soin qui est au cœur de la responsabilité médicale. Cette dernière porte sur l'activité même du médecin, voire du professionnel de santé, le vocable « médical » désignant également les sages-femmes, les infirmières, les chirurgiens-dentistes, les kinésithérapeutes, *etc*. Comme il n'existe aucune règle juridique de responsabilité spécifique à l'activité médicale et que les règles juridiques générales, tant de responsabilité civile que pénale, sont susceptibles de s'appliquer concurremment, sans hiérarchie entre elles, l'accident médical peut être regardé comme un fait dommageable dont il est demandé réparation ou bien comme une atteinte à l'intégrité physique, constitutive d'une infraction pénale d'imprudence sanctionnée par une peine.

En ce qui concerne *la responsabilité de nature indemnitaire*, on pourrait croire que les modalités de désignation des responsables sont identiques que le patient soit traité par un médecin libéral, dans une clinique privée ou à l'hôpital public, puisque dans toutes ces hypothèses un malade est l'objet de soins. Tel n'est pas le cas, car ce n'est pas la situation de fait – être malade et nécessiter des soins – qui détermine la règle de responsabilité applicable, mais la nature des relations nouées par le patient, ces relations étant différentes en médecine privée et en médecine hospitalière publique. Dans le premier cas, le patient est un *contractant*, le contrat liant le professionnel de santé au malade et/ou à l'établissement de santé privé, tandis que dans le second cas, le malade est un *usager du service public* qui entre en relation avec l'hôpital représenté par son directeur et n'a pas de relation juridique avec les soignants.

Aussi, les règles de responsabilité de type indemnitaire sont-elles dépendantes de cette situation : la responsabilité est civile dans le cadre privé et elle met en jeu la responsabilité d'un professionnel ou d'un établissement de santé ; elle est administrative dans le cadre public et, bien que des actes individuels soient à l'origine de l'accident, elle est celle de l'établissement hospitalier au titre d'une défaillance du service public. Mais dans les deux cas, l'application des règles de responsabilité a pour conséquence de fixer des indemnisations qui visent à réparer le dommage subi ; il y a donc toujours à la clé des aspects financiers importants. C'est dire combien l'interprétation du contenu de la règle de responsabilité constitue un enjeu primordial : plus elle sera compréhensive, plus les chances pour celui qui a subi le dommage seront grandes d'obtenir réparation ; plus étroite elle sera, plus les chances pour celui qui a causé le dommage seront grandes de n'avoir pas à assumer la charge financière du dommage.

Dans la mesure où les dettes de réparation fixées à l'encontre d'un professionnel ou d'un établissement de santé sont *in fine* prises en charge par leurs assurances (assurance rendue obligatoire par la loi du 4 mars 2002), les discussions sur l'interprétation à donner aux règles sont devenues âpres, l'idée s'étant développée que les juges rechercheraient « artificiellement » une faute pour indemniser la victime, ce qui les exposerait à une dérive contentieuse. En outre, la reconnaissance de préjudices personnels tels que la perte de chance de guérison ou de survie liée aux manquements à l'obligation d'information, l'indemnisation du recours à une tierce personne en cas de handicap grave causé par un acte médical, celle des infections nosocomiales a entraîné une augmentation du coût des indemnisations pour les assureurs qui les a conduits à revendiquer d'autres modalités de prise en charge financière de telle façon qu'elle cesse de peser entièrement sur eux.

Au titre de la *responsabilité de nature pénale*, seuls des comportements imprudents sont susceptibles d'être reprochés au professionnel de santé, puisqu'il s'agit d'accidents médicaux. C'est la maladresse ou la négligence ayant entraîné pour le patient une atteinte à son intégrité physique qui sont visées en tant qu'elles constituent soit l'infraction de coups et blessures involontaires, soit celle d'homicide involontaire ; aussi peu importe la nature de la relation dans le cadre de laquelle a lieu l'accident (relation contractuelle ou situation statutaire publique) puisque c'est un *comportement qui est visé*, à propos duquel on se demande s'il constitue bien une infraction d'imprudence. C'est en tant que citoyen renvoyé devant une juridiction pénale pour lui demander des comptes sur sa moralité sociale que la situation du médecin ou de tout autre professionnel de santé est examinée.

C'est une responsabilité personnelle qui n'est jamais le décalque de l'organisation des soins ; aussi, le fait que l'accident mette en cause une spécialité médicale n'exclut pas nécessairement la responsabilité de ceux qui n'ont rien à voir avec cette spécialité. Les juges ont, en effet, à se prononcer sur la culpabilité de chaque prévenu et doivent vérifier pour chacun en quoi son activité a pu constituer une imprudence ayant entraîné la mort ou les coups et blessures.

Dès l'origine (Code pénal de 1810) ce ne sont pas seulement les infractions volontaires d'atteinte à l'intégrité physique ou à la vie qui sont punies, mais aussi les infractions involontaires de même nature. Ceci est à relier aux idéaux que la société révolutionnaire nous a transmis, selon lesquels toute vie mérite d'être respectée, pour l'intérêt de la société dans son ensemble : c'est en tant que chaque membre de la société se doit d'être attentif à la protection de la vie que les comportements de négligence méritent d'être poursuivis.

Cependant leur punition a toujours été l'objet de vives critiques, au nom de l'idée que le prononcé d'une peine ne serait justifié que pour des violations volontaires de la morale sociale. Elles ont rebondi à la fin des années 1990, lorsque des fonctionnaires et des élus ont été poursuivis pour ne pas avoir veillé de manière suffisante à assurer la sécurité d'enfants jouant sur des aires de jeu, de randonneurs, d'élèves en sorties de classes, *etc.* Elles ont abouti à l'adoption de la loi n° 2000-647 du 10 juillet 2000, plus connue sous le nom de loi Fauchon. Celle-ci distingue la faute d'imprudence directe de la faute indirecte ; le comportement de la personne qui a créé ou contribué à créer la situation qui a permis la réalisation du dommage ne voit pas sa responsabilité pénale engagée de la même manière que celle dont le comportement a concouru de manière directe et certaine à la réalisation de l'accident ; ainsi analysera-t-on différemment l'imprudence du médecin et/ou de l'infirmière anesthésiste à l'origine d'un accident d'anesthésie et celle du chef de service en tant que coordonnateur des soins.

Par ailleurs, depuis la réforme du code pénal en 1992, outre les auteurs directs et indirects de l'infraction, la poursuite de la personne morale – l'hôpital ou la clinique, représentés par son directeur – est possible. De ce fait, on a désormais affaire à des procès où le rôle de chacun dans la réalisation de l'atteinte est examiné en prenant en considération l'organisation des soins elle-même, tant au niveau de la conduite générale d'un service et de son fonctionnement technique que de celui global de l'hôpital. Et dans ce cas, si une faute a été commise par l'organe ou le représentant de la personne morale, celle-ci engage la responsabilité pénale de la personne morale.

### La consolidation des règles de responsabilité et la création d'un nouveau droit à réparation, celui de l'aléa thérapeutique

La loi du 4 mars 2002 a consacré la responsabilité médicale des professionnels de santé qui reste fondée sur la faute : « les *professionnels de santé*, ainsi que *tout établissement*, service ou organisme dans lesquels sont réalisés des actes individuels de prévention, de diagnostic ou de soins ne sont responsables des conséquences dommageables d'actes de prévention, de diagnostic ou de soins qu'en cas de faute ». Le fondement de la responsabilité médicale est unique, mais en revanche pas les règles : ce sont toujours les *règles de la responsabilité civile* qui s'appliquent à la médecine privée et les *règles de la responsabilité administrative* qui s'appliquent à la médecine public.

Elle a également admis que « les établissements, services et organismes susmentionnés sont responsables des dommages résultant d'infections nosocomiales, sauf s'ils rapportent la preuve d'une cause étrangère » : l'infection nosocomiale est une infection contractée dans un établissement de santé. C'est un régime de présomption.

Toutefois, les assureurs ont estimé que le poids de la garantie des infections nosocomiales serait trop lourd à supporter. À la suite de leur lobbying, une autre loi a été adoptée dans les 6 mois : la loi du 30 décembre 2002 a prévu une prise en charge par la solidarité nationale des infections les plus graves (si l'infection cause une atteinte permanente à l'intégrité physique supérieure à 25% ou entraîne le décès de la victime). Dans ce cas, c'est l'ONIAM qui prend en charge l'indemnisation du dommage, mais il dispose d'une action récursoire contre les établissements de santé à l'origine de l'infection nosocomiale.

La loi a par ailleurs créé un nouveau droit à réparation qui s'applique aux hypothèses d'un accident médical, d'une affection iatrogène ou d'une infection nosocomiale générateur d'un dommage *sans lien* avec l'état de santé du patient comme de l'évolution prévisible de celui-ci et présentant un certain caractère de gravité. Mais, la réparation de l'aléa thérapeutique est un droit subsidiaire par rapport à l'indemnisation au titre de la responsabilité. Cette particularité a des conséquences sur la façon de conduire la qualification de l'accident.

Elle doit être menée en deux étapes : il est d'abord procédé à l'examen de la responsabilité éventuelle du professionnel et/ou de l'établissement de santé pour vérifier si l'accident est ou non dû à une faute ; si l'examen des faits conclut à l'absence de responsabilité, on examine dans un deuxième temps, si les conditions de la réparation au titre de l'aléa thérapeutique sont ou non remplies. Une précision utile mérite d'être donnée : le fait que toute responsabilité ait été exclue, ne signifie pas que cet accident sera *ipso facto* indemnisé dans ce cadre. L'absence de responsabilité est une condition nécessaire, mais pas suffisante.

Il faut que le préjudice subi soit directement imputable à un acte de prévention, de diagnostic ou de soins, ait eu pour le patient des conséquences anormales au regard de son état de santé comme de l'évolution prévisible de celui-ci et soit particulièrement grave. Ainsi l'aléa thérapeutique a-t-il été retenu dans l'exemple suivant : une personne souffre de troubles neurologiques ; afin de diagnostiquer leur origine, on pratique une artériographie vertébrale ; elle se réveille tétraplégique à vie. On a considéré que le dommage subi était sans rapport avec l'état initial du malade ou l'évolution prévisible de l'affection dont il était atteint. À l'inverse, l'aléa thérapeutique a été écarté dans le cas suivant : un homme était atteint d'une tumeur du cerveau ; un des risques de l'opération est l'hémiplégie. À la suite de l'opération, il devient hémiplégique. On a considéré qu'aucune faute n'avait été commise et qu'il n'y avait pas d'aléa thérapeutique, car le préjudice subi était en lien avec son état de santé et était prévisible.

Il ne s'agit pas d'une responsabilité sans faute. L'ONIAM n'intervient donc pas au titre d'une telle responsabilité, car il n'est ni acteur de soins, ni coresponsable du dommage ; il intervient au titre de la solidarité nationale.

### Les types d'actions possibles et l'intérêt pour les victimes de la nouvelle procédure de règlement amiable devant les CRCI

Pour comprendre la manière dont les règles de réparation et /ou d'indemnisation peuvent s'appliquer, il faut d'abord prendre en considération l'option principale : entre la recherche de l'obtention d'une indemnisation ou celle du prononcé d'une sanction pénale.

On évoquera en premier *le choix de la sanction pénale* : seul un tribunal ayant le pouvoir de la prononcer, lorsque l'événement accidentel est envisagé au titre d'un comportement punissable, il ne peut être examiné que dans le cadre d'un procès. La justice pénale doit être saisie, puisqu'une éventuelle condamnation ne peut être prononcée que par des juges répressifs. En principe, c'est le procureur de la République, représentant de la société qui déclenche l'action publique afin de demander l'application d'une peine ; mais la victime directe de l'infraction peut également mettre en mouvement l'action publique en se constituant partie civile, voire en citant directement le professionnel de santé devant le tribunal correctionnel. Encore faut-il préciser que depuis la loi n° 2007-291 du 5 mars 2007, celle-ci ne peut plus se constituer partie civile directement devant le juge d'instruction.

Elle doit d'abord déposer une plainte devant un service de police judiciaire ou devant le Procureur de la République. Ce n'est que lorsqu'elle est informée qu'aucune poursuite ne sera engagée par les soins de ce dernier qu'elle pourra se constituer partie civile. Cette réforme a eu clairement pour but de limiter le droit de la partie civile de déclencher le procès pénal.

Mais le procès pénal n'étant pas un litige – en ce sens qu'il n'oppose pas la victime à l'auteur de l'infraction- la partie lésée n'y occupe pas un rôle équivalent à celui qui est le sien lorsqu'elle fait une demande de réparation de son dommage ; en effet, même si cette dernière peut déclencher des poursuites pénales, le procès pénal n'est pas conduit à son bénéfice, mais au nom de la société par le Procureur de la République.

La finalité de ce procès est clairement le prononcé d'une peine ; cependant, malgré cet objectif, la victime peut en outre demander l'indemnisation des dommages aussi bien matériels que corporels et moraux à l'auteur de l'infraction objet de la poursuite. Cette possibilité lui est offerte pour lui éviter de conduire une autre procédure, mais à condition que l'auteur de l'imprudence soit condamné et ait à en assumer personnellement les conséquences dommageables. Aussi cette voie lui est fermée quand les faits reprochés ont été commis par un professionnel de santé agent du service public, les juges répressifs ne pouvant pas se prononcer sur l'indemnisation puisqu'elle incombe à l'hôpital public. Si la victime entend être indemnisée des dommages dont elle souffre, elle doit adresser une demande à l'hôpital ; en cas de réponse négative de sa part, elle pourra exercer un recours devant le tribunal administratif.

Son choix peut se porter sur l'indemnisation du dommage subi : dans ce cas, trois voies sont envisageables : la *transaction avec l'assureur* du professionnel et/ou de l'établissement de santé, qui se traduit en cas d'accord par un contrat qui a la même valeur qu'un jugement, la *voie juridictionnelle* avec les spécificités propres aux procédures civiles et administratives, et depuis la loi du 4 mars 2002, une alternative au procès, le *règlement amiable* devant la CRCI qui est une commission administrative spécialisée (composée de représentants d'associations de malades et des professionnels et des établissements de santé, de représentants des organismes payeurs -compagnies d'assurances, ONIAM- de personnalités qualifiées dans le domaine de la réparation des préjudices corporels et présidée par un magistrat, soit de l'ordre judiciaire, soit de l'ordre administratif).

La procédure de règlement amiable présente plusieurs avantages : elle est *gratuite* (aucun frais n'est demandé à la personne et les frais d'expertise sont pris en charge par l'ONIAM) ; elle est *facile* (la CRCI saisie par l'envoi d'un simple formulaire administratif prend en charge l'instruction du dossier et le recours à un avocat, bien que possible, n'est pas obligatoire) ; elle est en principe *rapide* (la CRCI qui doit se prononcer dans un délai de 6 mois suivant le dépôt du dossier complet le fait en réalité, souvent entre 9 et 11 mois). Mais surtout, elle a pour caractéristique de pouvoir examiner tous les accidents intervenus en médecine, aussi bien en médecine privée que médecine publique. C'est un avantage essentiel, notamment dans les affaires complexes où un malade a d'abord été soigné en secteur privé, puis adressé à l'hôpital public. Dans ces cas très complexes, où plusieurs professionnels de santé sont intervenus, se sont succédé dans le temps et dans différents établissements, la CRCI analyse l'ensemble des faits dans les deux secteurs. Elle peut ainsi examiner s'il y a eu ou non des fautes de la part des professionnels ou des établissements de santé ; de même, elle peut vérifier s'il y a eu à la fois des fautes pour certains actes, et un aléa thérapeutique pour d'autres.

Ceci est à comparer avec un procès pour les mêmes faits : dans ce cas, la victime doit saisir le tribunal de l'ordre judiciaire et le tribunal de l'ordre administratif ; chacun ne peut examiner que la partie des faits qui relève de sa compétence, ce qui empêche d'avoir une vision synthétique de ce qui est arrivé au patient.

En revanche, parce que le législateur a entendu limiter le bénéfice de l'examen des accidents médicaux par une commission aux seules victimes de *dommages corporels graves,* un des inconvénients de cette procédure est qu'elle est réservée aux seuls cas les plus graves.

On l'aura compris, ces trois voies ne sont pas équivalentes, car leurs conditions comme leurs modalités de traitement sont différentes. Ainsi la transaction impliquant une négociation a pour conséquence que le montant des dommages-intérêts alloué est souvent inférieur au montant accordé par les tribunaux. La procédure devant un tribunal, civil ou administratif débouche sur un jugement opposable aux parties au procès, tant en ce qui concerne le fond de l'affaire (analyse des conditions de la responsabilité ou de l'aléa thérapeutique) que le montant des dommages-intérêts quand la réponse est positive. La procédure de règlement amiable devant la CRCI, si la demande est jugée recevable, donne lieu à un avis sur la base duquel la victime négocie une transaction soit avec l'assureur du professionnel ou de l'établissement de santé lorsque leur responsabilité est reconnue, soit avec l'Office national d'indemnisation des accidents médicaux (ONIAM) si les conditions d'un aléa thérapeutique sont réunies.

Mais cet avis n'est pas obligatoire, si bien que l'assureur comme l'ONIAM peuvent ne pas le suivre. Le Conseil d'État (Avis du 10 octobre 2007, n° 306590) comme la Cour de Cassation (Cass. Civ. 1, 6 mai 2010, n°09-66947) ont estimé que les CRCI « sont des commissions administratives dont la mission est de faciliter, par des mesures préparatoires, un éventuel règlement amiable des litiges relatifs à des accidents médicaux ; par voie de conséquence, l'avis émis par la CRCI ne lie ni l'assureur, ni l'ONIAM. Dans un cas de ce genre, la victime est alors obligée de saisir la justice pour qu'il soit statué sur son droit à indemnisation, ce qui est un élément supplémentaire de complexité du système mis en place en 2002.

Il est clair que la loi du 4 mars 2002 a rejoué les cartes et que le nouveau dispositif de règlement amiable a permis à des victimes qui n'ont pas les moyens de recourir à la justice d'obtenir gain de cause. Deux points seront mis en exergue à titre de conclusion : la limitation du rôle des CRCI aux seuls accidents graves et les débats récurrents sur le poids financier de l'indemnisation.

La limitation du rôle des CRCI aux seuls accidents graves a été d'emblée très critiquée notamment par les associations de défense des patients. Le législateur a fixé un seuil d'entrée élevé parce qu'il craignait un afflux de demandes (qu'il avait estimé à 10 000 demandes dès la première année de fonctionnement des CRCI, alors que depuis l'entrée en vigueur de la loi, les demandes oscillent entre 3000 à 3500 demandes) et voulait éviter que ces commissions soient encombrées par une masse d'accidents mineurs. Mais comme il n'est pas possible de savoir d'emblée si les dommages subis présentent le caractère de gravité requis (sauf s'il s'agit d'un décès), l'accès à la CRCI est très large. En revanche, la demande de la victime ne sera examinée que si les dommages subis sont particulièrement graves. Pour cette raison, les Présidents des CRCI privilégient une conception large de la recevabilité de la demande pour ne pas priver la victime du bénéfice d'une expertise. Ce choix assumé a pour contrepartie de prendre le risque d'un rejet de la demande après expertise au fond parce qu'en définitive le dommage subi n'est pas assez élevé. Cette situation est une source de déception pour les victimes et ce, d'autant plus, que le taux de rejet des demandes pour seuil de gravité non atteint est élevé : d'emblée, 25 pour cent des demandes et environ 30 pour cent des dossiers restants après expertise. Aussi le Collectif Interassociatif sur la santé milite pour un abaissement du seuil de 25 à 15 pour cent, car il estime que « le dispositif, notamment par ses seuils d'accès, exclut encore un grand nombre de cas ».

La *réparation des accidents médicaux est un enjeu social central* car sont concernés les intérêts des malades parce qu'ils ont subi les conséquences dommageables d'un accident, ceux des professionnels et des établissements de santé sur qui pèse le coût de l'assurance (désormais obligatoire) de ces dommages et, dorénavant celui de l'ONIAM qui indemnise les aléas thérapeutiques sur des fonds publics. En effet, les différentes règles applicables sont des mécanismes d'imputation des coûts des accidents et des dommages et sont supportés à la fois par la victime, par l'auteur du dommage et par la collectivité.

Depuis cette date, la question de l'assurabilité de la responsabilité civile médicale des professionnels libéraux, et plus particulièrement de certains types d'accidents (avant tout, les accidents de la naissance lorsque l'enfant est polyhandicapé à vie), donne lieu à des débats récurrents au Parlement. Ainsi, à la fin de l'été 2006, les assureurs ont menacé soit de ne plus assurer les spécialités à risque que sont les chirurgiens et les gynécologues obstétriciens. Pour parer cette éventualité, une aide à la souscription d'assurance par l'assurance maladie leur a été accordée (le coût total de cette aide étant évaluée entre 40 et 45 millions d'euros).

La loi de financement de la sécurité sociale pour 2010 a prévu l'intervention de l'Oniam, lorsqu'un médecin libéral exerçant une spécialité chirurgicale, obstétricale ou d'anesthésie-réanimation est condamné à réparer les dommages subis par la victime à l'occasion d'un acte lié à la naissance, que la couverture d'assurance du professionnel est épuisée et que la victime ne peut obtenir l'exécution intégrale de la décision auprès du professionnel concerné. Ces dispositions ont été étendues aux sages-femmes par la loi de financement de la sécurité sociale pour 2011, mais n'ont pas mis fin aux inquiétudes des professionnels de santé libéraux. Elles ne concernent que certaines spécialités et exclusivement les actes liés à la naissance.

En janvier 2011, Gilles Johanet, conseiller à la Cour des comptes, a préconisé dans un rapport sur la question, de mutualiser le risque assurantiel entre professionnels concernés pour prendre en charge les indemnisations dépassant un certain plafond. Cette proposition a été reprise dans le cadre des dispositions modificatrices de loi n° 2009-879 du 21 juillet 2009 portant réforme de l'hôpital et relative aux patients, à la santé et aux territoires, dite loi HPST, au nom de l'idée qu'il fallait éviter des « trous de garantie ».

Au fond, l'idée a été progressivement admise que les dommages les plus graves, même s'ils relèvent de la responsabilité médicale, devaient légitimement être pris en charge par des mécanismes de solidarité nationale. L'acceptation de la prise en charge des accidents médicaux les plus coûteux par la solidarité nationale, c'est-à-dire concrètement par l'assurance-maladie est d'autant plus étonnante que les données chiffrées dont on dispose grâce à l'Observatoire des accidents médicaux n'apportent pas la démonstration de difficultés financières insurmontables pour les assureurs. Créé en 2004, d'abord dans l'objectif d'améliorer l'information sur l'assurance en responsabilité civile médicale, afin de vérifier que le montant des primes acquittées par les professionnels était adéquat, sa mission porte dorénavant sur l'analyse de l'ensemble des « données relatives aux accidents médicaux, affections iatrogènes et infections nosocomiales, à leur indemnisation et à l'ensemble des conséquences, notamment financières, qui en découlent ». Or, le premier rapport rendu en mai 2010 met en évidence la rareté des indemnisations très élevées[5].

En tous les cas, c'est bien parce que l'interprétation des règles de responsabilité médicale met en jeu des intérêts financiers importants, que les questions les plus débattues actuellement ont trait in fine à la couverture des indemnisations, expliquant qu'elles soient l'objet d'incessants débats, chaque solution nouvelle étant rapidement considérée comme insuffisante.

(*Dominique Thouvenin*)

---

5. Voir ci-après les données de « L'Observatoire des accidents médicaux.

**Références :**

*Les mondes du droit de la responsabilité : regards sur le droit en action*, T. Kirat (dir.), LGDJ, 2003.

D. Thouvenin, « La responsabilité des cadres hospitaliers », *Rapport de la mission Cadres hospitaliers*, C. de Singly (dir.), tome 2, Les Annexes, sept. 2009, p. 94-122, http://www.sante-sports.gouv.fr/rapport-de-la-mission-cadres-hospitaliers-presente-par-chantal-de-singly.html

D. Thouvenin, « Événement indésirable, accident médical : un même fait relevant de logiques différentes », *L'erreur médicale*, C. Sureau, D. Lecourt, G. David (dir.), Paris, PUF, 2006, p. 75-104.

---

### L'Observatoire des accidents médicaux données présentées dans le rapport 2010[1]

- **Mission de L'Observatoire des accidents médicaux :**

Il a pour mission d'analyser les données relatives aux accidents médicaux, affections iatrogènes et infections nosocomiales, à leur indemnisation et à l'ensemble des conséquences, notamment financières, qui en découlent.

Ces données sont communiquées par les assureurs des professionnels et organismes de santé[2], par les Commissions régionales de conciliation et d'indemnisation (CRCI), par l'Office national d'indemnisation des accidents médicaux (ONIAM) et par l'Autorité de contrôle prudentiel.

- **Dossiers d'accidents médicaux objet du rapport :**

Il dresse le tableau de plus de 4 000 dossiers d'accidents médicaux dont le montant global de préjudice a été égal ou supérieur à 15 000 € et clôturés durant une période de quatre ans allant de 2006 à 2009 pour une charge globale de 470 790 080 €.

- **Analyse globale des années 2006 à 2009 :**

*Montant global*

Ce montant est égal à l'indemnisation versée à la victime ou à ses ayants droit plus les créances des organismes sociaux et assimilés.

Pour ces quatre années, le montant global moyen est de 115 333 €.

---

1. Cet encadré reprend en la résumant la présentation générale du rapport 2010 de L'Observatoire des accidents médicaux, par le Dr Hubert Wannepain, son Président, p 5-8.

2. Également, par les établissements chargés de leur propre assurance, ce qui est le cas de l'assistance publique des hôpitaux de Paris.

Le montant global à la charge de l'ONIAM – qui n'intervient que dans 38,6 % des dossiers – est de 53 %. Le montant global moyen à la charge de l'ONIAM est environ 1,8 fois plus élevé que celui versé par les assureurs. Ceci est dû à la mission même du dispositif public d'indemnisation qui, au nom de la solidarité nationale, n'intervient que pour des dommages importants.

On relèvera avec intérêt que la moitié des dossiers représente à peine plus d'1/10 du montant global tandis qu'1 % des dossiers représente 1/5 de ce montant :

– de 15 000 € à 50 000 €, la moitié des dossiers ne représentent que 12 % du montant global

– de 50 000 à 200 000 € près de 38 % des dossiers représentent 30 % de ce montant

– de 200 000 à 1 M d'€ moins de 12 % des dossiers représentent 39 % de ce montant

– au-delà d'1 M d'€ 1,1 % des dossiers représentent 19 % de ce montant.

### Délai entre l'acte de soins, la réclamation et le règlement

40 % des réclamations sont déposées durant la même année que l'acte de soins mis en cause.

80 % des réclamations sont déposées avant 2 ans.

Mais, dans 5 % des dossiers, la réclamation est faite 5 ans ou plus après l'acte de soins.

Un tiers des dossiers ont été réglés en moins de 2 ans, mais plus de 20 % des dossiers clos ont été traités en plus de 5 ans.

On doit noter que 10 % des dossiers sont réglés dans un délai supérieur à 10 ans.

### Mode de règlement

Globalement, 70 % des dossiers sont réglés par voie amiable.

80 % des dossiers empruntant cette voie sont passés devant une CRCI.

98 % des dossiers relevant de l'ONIAM sont réglés par voie amiable. 52 % des dossiers des assureurs le sont par cette voie.

Le montant des dossiers réglés par voie amiable représente 78 % du montant global. Le montant moyen des dossiers réglés par voie amiable est supérieur d'environ 50 % des dossiers juridictionnels.

### *Circonstances de l'accident*

Les actes de soins sont la première cause des accidents : 85 % des cas.

### *Nature de l'accident*

Les aléas thérapeutiques sont les plus nombreux – 34 % des dossiers- devant les actes fautifs : 27 % des dossiers.

Les infections nosocomiales représentent 18 % des dossiers.

Les défauts d'organisation concernent 4 % des dossiers, les accidents dus à la prescription ou à la délivrance de produits dans 3 % des dossiers, le défaut d'information dans 1 % des dossiers.

14 % des cas représentent d'autres causes ou ne sont pas renseignés.

### *Spécialités concernées*

Le montant global moyen est d'un peu plus de 115 000 €. Il varie selon les spécialités, mais le rapport remarque qu'il faut considérer ces variations avec prudence en raison du nombre des effectifs.

Néanmoins, en nombre de dossiers, les disciplines chirurgicales hors obstétrique et chirurgie esthétique –2418 dossiers soit près de 60 % des dossiers- sont de loin les premières sources des dossiers indemnisés.

Ces disciplines, avec 280 millions d'euros sont de très loin les plus volumineuses en montants.

### Dans les disciplines médicales :

– le groupe anesthésie, réanimation, urgence et régulation avec un montant global de plus de 41 millions d'euros pour 260 dossiers présente un montant global moyen de près de 160 000 €

– les autres disciplines médicales (hors biologie et anatomo-cytologie) avec un montant global de plus de 71 millions d'euros pour 502 dossiers présentent un montant global moyen d'un peu plus de 140 000 €.

Pour les obstétriciens, 172 dossiers les concernent avec un montant global d'indemnité de 17 millions d'euros, soit un montant global moyen de 97 000 €.

Pour les sages-femmes le montant global moyen est de 1,7 million, mais pour 7 dossiers.

Le rapport relève que l'analyse de ces accidents liés à la naissance s'avérant particulièrement délicate, l'Observatoire a mis en place un groupe de travail *ad hoc*.

### *Dossiers de plus de 2 millions d'euros*

13 dossiers de plus de 2 millions d'euros représentent plus de 10 % du montant global. Les dossiers de plus de 1 million d'euros représentent 33 % des montants pour 3,5 % des effectifs.

- **Tendances et évolution :**

Le rapport note que le nombre de dossiers indemnisés est globalement en augmentation depuis 2006. Mais, cette variation n'est pas la même selon qu'il s'agit des dossiers indemnisés par l'ONIAM ou par les assureurs.

Le nombre de dossiers indemnisés par l'ONIAM est en augmentation forte et régulière entre 2006 et 2009.

En revanche l'augmentation des dossiers indemnisés par les assureurs est plus irrégulière : l'augmentation est globale entre 2006 et 2009, mais on observe une baisse inexpliquée en 2008, si bien qu'il n'est pas possible de dégager une tendance statistiquement stable. Il faudra donc attendre les prochains rapports pour valider ou infirmer cette tendance.

### *Circonstances de l'accident*

La proportion de dossiers indemnisés pour des actes de soins, de loin la première cause d'accident, a augmenté au cours des quatre dernières années. De 80 % en 2006, ils sont passés à 89 % des dossiers en 2009.

La proportion de dossiers indemnisés pour des actes de diagnostic a en revanche diminué. Ils représentaient 11 % des dossiers en 2006 et seulement près de 6 % en 2009.

### *Nature du sinistre*

Le nombre de dossiers indemnisés pour aléa thérapeutique a très sensiblement et régulièrement augmenté tant en nombre qu'en pourcentage entre 2006 et 2009 pour atteindre 1,5 fois les actes indemnisés pour faute.

La proportion des infections nosocomiales reste statistiquement stable sur les 4 années considérées, entre 17 et 18 % des dossiers.

### *Spécialités concernées*

Les spécialités chirurgicales hors obstétrique et esthétique, qui représentent en 2006 plus de 50 % des dossiers indemnisés, ont accentué leur prédominance, représentant plus de 60 % des dossiers indemnisés en 2008 et 2009.

### 47. La médecine, l'opinion publique et le scandale

« Il y a donc en France des médicaments qui tuent ! ». La phrase à la « une » convoque trois sphères : celle des professionnels de la santé et du médicament, celle des média dont le XX$^e$ siècle affirme qu'elle est devenue une grande puissance et enfin celle des lecteurs, que les analystes des médias constituent en opinion publique. Si le message est reçu, l'opinion publique, en fonction de ce qui est perçu comme une inadéquation, une transgression ou une injustice, se mobilise pour porter et amplifier le message qui devient alors scandale ou affaire.

Le scandale s'inscrit dans un temps court. Pour les professionnels de santé il s'agit d'une urgence sanitaire, pour le journaliste d'une nouvelle qui devient scoop et pour le lecteur d'une actualité inquiétante difficile à soutenir et à suivre dans le temps. Mais de quand date l'affirmation « Il y a donc en France des médicaments qui tuent » ? De 2009, moment du scandale du médicament benfluorex (Médiator) ? De 2004, lorsque le médicament anti-inflammatoire Vioxx fait la « une » ? De 2001 lorsqu'un médicament contre l'augmentation du cholestérol dans le sang, le Lipobay, est accusé publiquement ? De 1983, et du scandale des concentrés de facteur VIII contaminés par le virus du VIH ? De 1961, année du scandale de la Thalidomide avec comme conséquence plus de 10000 enfants malformés de par le monde ? Aucune des hypothèses précédentes n'est juste. L'annonce est tirée d'un article de 1956, paru dans le très sérieux journal de vulgarisation scientifique, *Science et Vie*[1]. L'énumération précédant inscrit cette affirmation dans une spirale de répétition qui à l'aune d'un plus temps long interroge la qualification de « nouvelle » de l'événement. Quels médicaments en 1954 – selon C. Tek, auteur de l'article de *Science et Vie* – représentent un danger mortel pour les patients ? Ce sont le Stalinon (1954) et la poudre Baumol (1951).

Lorsqu'un scandale médical éclate les parties concernées se sentent trahies ou attaquées. De l'affirmation « un médicament a tué » (qu'il convient d'ailleurs de vérifier) à la généralisation « Il y a des médicaments qui tuent », l'amplification d'un scandale par la presse s'accompagne d'une généralisation dont certains se demandent s'il ne faut pas la considérer comme une exagération médiatique ou comme un manque de précision scientifique. La prendre au sérieux conduit à alerter la population sur des dangers de médicaments, alerte dont les conséquences sanitaires peuvent comporter leurs propres risques. Avant de prendre position, de trancher entre vérité ou erreur/mensonge et information ou intoxication, nous proposons ici une mise en perspective qui peut servir de grille de lecture autant d'une phrase à la « une » que d'une affaire ou d'un scandale dans son ensemble. S'appuyant sur l'exemple du scandale du médicament Stalinon en France

---

1. C. Tek, « Le procès du "Stalinon" sera celui des spécialités pharmaceutiques », *Science et Vie*, n° 465, 1956, p 35-41.

entre 1953 et 1959, il s'agit de mettre en exergue les liens entre médias et médecine, entre affaire, scandale et santé ainsi qu'entre espaces publics et professionnels de santé. Les victimes réclament qu'un tel scandale ne se répète « plus jamais », les pouvoirs publics affirment vouloir prendre des mesures énergiques pour remédier aux causes, les professionnels regrettent les écarts de certains individus malhonnêtes et l'histoire nous montre que la récurrence périodique des affaires est quasi consubstantielle de la pratique soignante.

Il convient à ce stade de procéder à une précision. Les termes employés pour qualifier controverse, querelle, polémique, affaire, scandale ou procès fonctionnent trop souvent comme des équivalents indifférenciés alors que le vocabulaire influence la mise en scène et le développement d'un scandale et d'une affaire. Il paraît nécessaire de distinguer entre le niveau d'un discours d'acteur (un journal, une victime, un expert, *etc.*) qui exprime sa désapprobation par l'usage indifférencié des termes « scandale » ou « affaire » et l'utilisation spécifique de ces termes au niveau d'une analyse qui y recourt pour en éclairer le fonctionnement. Le concept analytique « scandale » retient que le constat d'une irrégularité (infraction à une norme morale, sociale ou légale) est fait par un accusateur qui saisit un espace public pris à témoin. L'accusation publique se transforme en révélation d'une injustice qui déclenche une indignation et une mobilisation collective[2]. Le scandale est caractérisé ici par trois éléments : constat d'une infraction, mise en public et indignation collective[3]. Autant qu'il est difficile de prédire le déroulement d'une affaire ou d'un scandale, autant il est difficile, voire impossible, d'établir un lien de causalité forte entre un événement et le fait qu'il devienne affaire ou scandale. La désignation plus générique « affaire » qui n'est (pas encore) un scandale désigne la période indéterminée entre constat et indignation. Le passage d'affaire à scandale implique souvent un déplacement des accusations. Si une affaire « prend », elle peut mener au renversement du discours dominant. Elle fait jaillir l'opinion publique comme un contre-pouvoir à une domination politique et/ou juridique unilatérale où un usage public de la raison exerce une fonction critique indépendante. À la saisie d'un tribunal juridique qui tranche l'accusation initiale peut s'associer ou s'opposer ainsi un deuxième lieu, le « tribunal de l'opinion publique ». Les médias accomplissent une fonction de publicisation mais l'opinion publique constituée par les médias peut aussi s'affranchir et se retourner avec déplacement de l'accusation. L'affaire et le scandale nécessitent une observation attentive aux déploiements rhétoriques, au partage des émotions, aux basculements d'une arène à une autre et d'une accusation à une autre. En ce sens les affaires peuvent être considérées comme une mise à l'épreuve des

---

2. F. Bösch, *Öffentliche Geheimnisse. Skandale, Politik und Medien in Deutschland und Großbritannien 1880-1914*, München, Oldenbourg, 2009.

3. Pour une conceptualisation divergente voir L. Boltanski, E. Claverie, N. Offenstadt, S. Van Damme « Introduction. Une longue histoire », *Affaires, scandales et grandes causes. De Socrate à Pinochet*, Paris, Stock, 2007, p. 7-18.

valeurs ou des statuts ordinaires d'une société dont elles opèrent, parfois, le bouleversement.

### Repérage, caractérisation et gestion d'un événement médico-sanitaire indésirable

Afin de rendre ces considérations théoriques plus concrètes revenons à notre étude de terrain. À l'origine se trouve un événement sanitaire indésirable qui retient l'attention des professionnels de santé. En 1952, afin de développer l'activité du modeste laboratoire qu'il dirige à Saint-Mandé, le pharmacien Georges Feuillet décide de créer une spécialité médicamenteuse nouvelle de large diffusion, associant un dérivé organique de l'étain – connu pour son action antistaphylococcique – et des acides gras – à la vitamine F, une substance réputée régénératrice de la peau. Le produit trouve son indication dans le traitement de la furonculose et d'autres maladies infectieuses bénignes. Le dossier du Stalinon est soumis au Comité technique des spécialités (CTS), instance du Service central de la pharmacie qui statue sur les demandes d'autorisation de mise sur le marché (visa), et qui dans le cas du Stalinon donne un avis favorable à la commercialisation du médicament en juin 1953[4]. En mai 1954, lettres et coups de téléphone commencent à affluer au laboratoire de Saint-Mandé. Un peu partout à travers la France et jusqu'en Sarre, des malades traités avec le nouveau produit sont atteints d'encéphalites sans fièvre. Ces premières alertes de médecins et pharmaciens restent strictement confinées à la sphère professionnelle et sans réponse de la part du pharmacien producteur G. Feuillet qui considère que le médicament a été distribué pendant plus de six mois sans difficulté particulière et qu'il a été autorisé par le CTS.

Confronté à trois décès dans la semaine du 28 juin 1954 à l'hôpital de Niort, le préfet, alerté par le directeur départemental de la santé, envoie dans la nuit même un télégramme au ministère de la santé publique. Le lendemain l'information est diffusée lorsque le ministère de la santé publique transmet à la presse et la radio un communiqué prescrivant aux personnes utilisant le 'Stalinon F' de suspendre momentanément le traitement et de déposer ce médicament à la mairie de leur domicile. Le ministère envoie des télégrammes aux préfets, les chargeant d'intervenir auprès de 15 000 pharmaciens de France pour qu'ils suspendent immédiatement la distribution du produit. Après la première condition constitutive d'un scandale qui consiste en une infraction aux normes sociales et aux lois (et qui dans la chronologie d'un scandale n'est en général éclairé que lors d'une instruction judiciaire, nous y reviendrons) la deuxième condition pour constituer un scandale est remplie ici : l'événement est rendu public. Si la gestion de

---

4. Pour une présentation plus détaillée du scandale voir C. Bonah, J.-P. Gaudillière, « Faute, accident ou risque iatrogène ? La régulation des événements indésirables du médicament à l'aune des affaires Stalinon et Distilbène », *Revue française des affaires sociales*, numéro spécial « Le médicament », 3-4, juin-décembre 2007, p. 123-151.

l'événement indésirable peut être qualifiée d'exemplaire dans le cas du Stalinon, souvent la gestion d'une catastrophe sanitaire à grande échelle devient dans le cas d'un scandale un chef d'accusation à part entière, voire une affaire dans l'affaire.

Le refus par un médecin de signer un certificat de décès constitue l'élément essentiel de repérage d'un événement indésirable sérieux qui conduit, *via* le signalement à la préfecture, à charger un juge d'instruction à ouvrir une information judiciaire pour blessures par imprudence et homicide. Simultanément une enquête scientifique est ouverte par la direction de la pharmacie pour déterminer par quel processus un médicament qui avait été régulièrement autorisé après les vérifications d'usage a pu devenir toxique[5]. Les premières hypothèses causales incriminant le médicament invoquent, entre autres, une possible erreur de fabrication (comme dans l'affaire du Baumol en 1951). L'étendue de la catastrophe médicamenteuse -100 décès et 117 intoxications avec des lourdes séquelles essentiellement sous la forme de paraplégies[6] - ne se révèle pleinement que dans les semaines qui suivent l'éclatement de l'affaire.

L'urgence de la situation sanitaire rend nécessaire des mesures exceptionnelles telles que l'information de tous les consommateurs au lieu d'une alerte exclusive des experts, médecins ou pharmaciens. Ainsi l'attention est attirée sur les dangers du médicament, mais en même temps une question est posée : comment une telle catastrophe a-t-elle pu se produire en France malgré les lois concernant la pharmacie inscrites au Code de santé publique et les normes de bonne pratique défendues par les entreprises pharmaceutiques, le corps médical et l'État ? Peu importe dans le cas du déclenchement d'un scandale si les acteurs mentionnés adhèrent à ces normes par conviction, par pragmatisme, voire pour des motifs de rhétorique publicitaire. Constatons simplement que le fait de faire appel à des normes sociales comme la sécurité (des produits) ou l'honnêteté (de la profession) montre leur existence.

### Médias et affaire médico-sanitaire

Le 8 juillet 1954, un article anonyme du grand quotidien national *Le Monde* écrit à la suite des révélations alarmantes publiées la semaine précédente au sujet d'accidents mortels constatés à Niort et imputés au Stalinon affirme : « il est donc à peu près impossible d'éviter que ne surviennent de tels accidents qui ne sont que la rançon des immenses progrès réalisés d'autre part par la chimiothérapie ». Cette caractérisation d'un événement indésirable comme « risque », cadrage dans lequel le système médical et les interventions sur un nombre croissant de personnes

---

5. Anonyme, « La sûreté nationale est chargée de mener dans toute la France une enquête sur les décès attribués au Stalinon », *Le Monde*, 7 juillet 1954, p. 6.
6. Le nombre de victimes varie selon les différents comptes-rendus journalistiques. Nous avons retenu ici les chiffres qui figurent dans le jugement du Tribunal Correctionnel de la Seine du 19 décembre 1957.

sont inévitablement à l'origine de risques difficiles à prévoir témoigne d'une certaine prudence et réserve de la part du journaliste qui porte l'information dans l'espace public. Il marque une retenue par rapport à une qualification spéculative à ce stade d'une possible faute qu'il revient à la justice d'établir.

La publication par *Le Monde*, à partir de juillet 1954, d'une série d'articles sur les événements liés au Stalinon non seulement confirme que l'infraction aux normes est rendue publique, mais elle porte une accusation à la connaissance d'un large public pendant une période prolongée. Des révélations successives déplacent la grille de lecture. Le titre du *Monde* du 8 juillet affirme « Le public se demande comment un produit présentant des risques de toxicité peut être mis en vente malgré la sévère réglementation du commerce des produits pharmaceutiques ». Trois jours plus tard le quotidien retient que « Les experts poursuivent leurs travaux, cependant que médecins et spécialistes se perdent en hypothèses ». À défaut d'y voir plus clair dans l'immédiat, il considère que « quoi qu'il en soit, ces dramatiques accidents posent un problème qui préoccupe depuis longtemps le corps médical : l'abondance croissante des laboratoires pharmaceutiques et des produits spécialisés ». En juillet 1954, quand *Le Monde* reprend et amplifie dans l'espace public les événements autour du Stalinon, une troisième condition nécessaire au déclenchement d'un scandale n'est pas encore remplie et elle ne le sera que lorsque toutes les pièces à conviction auront été rassemblées par l'enquête judiciaire : la médiatisation par la presse ne canalise pas encore une « indignation collective ». Comme souvent dans la chronologie des affaires, l'attention de la presse s'estompe avec le temps puisque le temps long de la reconstitution juridique des faits ne coïncide pas avec la temporalité brève des nouvelles de la presse quotidienne.

Le temps intermédiaire entre l'ouverture d'une information judiciaire et la fin de l'enquête – trois ans dans le cas du Stalinon- fait (temporairement) disparaître l'événement de l'attention publique. Une proposition de réforme de la loi concernant les produits pharmaceutiques en 1956 suscite l'article de presse de la revue *Science et Vie* cité au début de cette contribution. L'affirmation « il y a donc en France des médicaments qui tuent » y est suivie en fait d'une deuxième phrase qui oriente la critique, outre les accusations contre le pharmacien producteur, vers un deuxième acteur concret déjà épinglé par *Le Monde* deux ans auparavant. Le mensuel remarque « et pourtant, toutes les spécialités pharmaceutiques sont revêtues du visa du Ministère de la santé publique sans lequel elles ne peuvent pas être mises en vente ». Ce qui est formulé ici de manière prudente deviendra une nouvelle accusation au moment du procès. Pas d'avantage qu'en 1954, la mise en public de l'événement Stalinon par *Science et Vie* en 1956 ne s'accompagne d'une « indignation collective » qui constituerait définitivement l'affaire en scandale. Comme le montre le cas du Stalinon, le travail des médias consiste à ouvrir des « arènes » dans lesquels peuvent se constituer des publics. Ainsi il est important d'insister sur la diversité des arènes et leurs coexistences. Les théories des sciences de l'information et de la communication actuelles proposent une grille de lecture somme toute assez classique à cet égard : Qui s'exprime devant quel public, sur quoi, par quel moyen et avec quel effet ?

*Le professionnel de santé accusé et sa condamnation unanime pour faute*
Il y a un temps des medias et il y a un temps du procès juridique. Au bout de près de trois ans d'enquête scientifique et juridique (une enquête couvrant 7575 pages pour un coût global de 30 millions de francs), le Tribunal Correctionnel de la Seine, saisi par les victimes et le ministère de la santé publique, finit par conclure, en décembre 1957, à des fautes patentes dans la fabrication et le contrôle du médicament par le pharmacien responsable. L'accusation lors de l'ouverture du procès fait état de quatre grands registres de fautes. Le premier concerne les fautes dans la conception et la fabrication, le deuxième les négligences face aux « alertes » adressées au fabricant par le laboratoire de contrôle et des médecins individuels. Le troisième registre concerne les fautes commises dans l'autorisation de la vente (visa) et la surveillance. Il implique ainsi la responsabilité de l'État. Un quatrième et dernier registre relève des dysfonctionnements du « système » de production et de régulation pharmaceutique en vigueur en France.
Le tribunal de la Seine qui répond finalement aux plaintes des victimes en décembre 1957 retient essentiellement le premier registre. Au niveau juridique, l'affaire est interprétée comme celle d'un médicament fabriqué par son producteur dans des conditions qui ne sont conformes ni au visa obtenu, ni à ce que l'industrie entend, à l'époque, promouvoir comme norme de bonne pratique. La Chambre syndicale des produits pharmaceutiques et l'Ordre des pharmaciens se constituent partie civile aux côtés des victimes et de leurs familles pour dénoncer l'irresponsabilité de certains pharmaciens dont ils estiment qu'ils fabriquent des médicaments « dans une buanderie ». La responsabilité de l'État, à l'origine du visa d'exploitation, est recherchée sans succès devant les tribunaux administratifs. Ce dénouement fait basculer l'événement indésirable dans un régime de cadrage par la faute dans lequel dominent la figure du professionnel ainsi que les normes d'action définies par les collectifs de pairs, de sorte que l'événement est dû à une erreur ou une incompétence individuelle. Une communauté de jugement retient une cause qui conduit à une condamnation légitime, souhaitable et consensuelle. La procédure judiciaire transforme l'affaire en crime constitué, l'affaire est tranchée. Tout devrait s'arrêter ici. L'affaire Stalinon se poursuit toutefois. Elle se transforme en scandale dans le sens analytique du terme.

*Le deuxième théâtre de la preuve : le tribunal de l'opinion publique.*

À l'automne 1957, l'approche du procès relance la mise en public de l'événement et accomplit sa transformation en scandale. Trois ans après les faits, les victimes du Stalinon, entre temps regroupées en association, attendent toujours une quelconque forme de soutien et d'indemnisation ainsi qu'une réponse publique à leurs interrogations sur les fautes du pharmacien producteur et de l'État dans l'autorisation de mise sur marché du produit à l'origine de leurs paraplégies et handicaps multiples, voire du décès de leurs proches. C'est dans ce contexte que l'hebdomadaire *Paris Match* consacre pour l'ouverture du procès du Stalinon sa « une » à l'histoire d'une fillette de sept ans victime du Stalinon. Jouant sur le sensationnel et l'émotion, l'article publie des photos de la petite fille gravement handicapée, insiste sur ses origines modestes et sur l'impossibilité pour sa famille de subvenir au financement de soins de rééducation pourtant nécessaires. Avant même que le procès soit venu à son terme, les accusations du réquisitoire sont « validées » par *Paris Match* à l'aide de photos prises dans le laboratoire de Feuillet qui suggèrent démontrer les conditions hygiéniques absolument inacceptables de la production du Stalinon au sein de l'entreprise. L'hebdomadaire reprend également les premières hypothèses de 1954 sur la responsabilité du producteur et celle de l'Etat. Le public visé, la forme de mise en public ainsi que les accusations portées diffèrent des premiers reportages de 1954 et 1956. Cette reconfiguration soulève cette fois l'indignation publique devant ce qui est ressenti comme une injustice flagrante : un enfant qui souffre suite à une prise de médicament frelaté et qui n'obtient aucun soutien depuis trois ans pour pouvoir se soigner. Associant infraction à une norme sociale partagée, mise en public et indignation de l'opinion l'événement est devenu le scandale du Stalinon. Si l'utilisation analytique de la désignation « scandale » renvoie à un renversement du discours dominant et qu'elle fait jaillir l'opinion publique comme un contrepouvoir à une domination politique et/ou juridique unilatérale, on peut retenir que le traitement médiatique par *Paris Match* engage cette voie en ce sens que la faute du pharmacien ne se trouve plus au centre de l'attention, mais c'est la durée et l'absence d'indemnisation des victimes. Ce déplacement relève en partie de la stratégie médiatique. Le choix de l'enfant pour *Paris Match* et de la thématique de la régulation des médicaments par *Science et Vie* n'est pas un hasard. Il vise des acheteurs-lecteurs différents, les uns de *Paris Match*, les autres de *Science et Vie*, selon des logiques auxquelles sont soumis les différents médias. Il met en évidence le rôle spécifique de la presse dans la constitution d'un scandale.

En retour, l'analyse d'un scandale permet aussi de révéler quelles sont les normes en œuvre dans une société à un moment donné. En tant que symbole, le scandale a un effet d'ostracisme. Il permet la mise en cause de personnes, la mise en question de pratiques et peut finir par renforcer, affaiblir ou modifier les normes sociales qui sont au cœur du scandale.

Ainsi, on peut voir dans le scandale du Stalinon que le producteur Feuillet est isolé, tenu coupable d'une faute professionnelle et par le tribunal, et par les médias et par la Chambre syndicale des produits pharmaceutiques. Pourquoi les représentants des entreprises ne défendent-ils pas un des leurs ? Dans le cas concret, on peut avancer plusieurs hypothèses. Premièrement, les preuves rassemblées dans le procès montrent des défauts de production patents. Or, pour l'industrie pharmaceutique la « qualité » de ses produits est essentielle, car manufacturer des produits « de qualité » la distingue de producteurs charlatanesques. Cette distinction est rappelée dans des médias comme *Science et Vie* qui affirment : « En suivant notre enquête on comprendra comment un système administratif peut permettre à quelques fabricants de déshonorer une corporation qui mérite des éloges et à laquelle nous devons de remarquables découvertes »[7]. C'est la profession au nom du groupe qui reprend l'accusation à son compte pour se distancier du comportement d'individus qui semblent mettre en péril l'honneur de la profession dans son ensemble. Feuillet, ni connu ni influent, devient ainsi dans la procédure juridique à la fois criminel coupable et bouc émissaire[8]. Petit pharmacien-entrepreneur ayant fauté, il est chargé des maux reprochés aux « médicaments qui tuent » pour protéger honneur et réputation de la grande industrie pharmaceutique. C'est cette unanimité d'une alliance entre État et grande industrie que remettra en question la voie médiatique en convoquant un deuxième tribunal, celui de l'opinion publique.

L'association des victimes du Stalinon considère qu'aux fautes individuelles s'ajoutent des dysfonctionnements graves du régime d'autorisation et de contrôle des médicaments. À l'affirmation provocatrice du professeur Vaille du Service central de la pharmacie lors du procès en décembre 1957 que « si le Stalinon était présenté aujourd'hui à la commission, nous lui accorderions à nouveau le visa … », l'enquête juridique et le procès répondent uniquement par des poursuites contre un pharmacien ayant manqué à ses obligations et causé, par négligence et imprudence, blessures et décès. Les actions infructueuses devant des juridictions administratives qui se déclarent incompétentes découragent finalement les victimes de chercher à prouver la responsabilité de l'État[9]. Si les victimes s'adressent à la fin du procès directement au public par un manifeste intitulé « Le procès du Stalinon n'a pas eu lieu » en publiant un « appel pour une réforme du Visa des spécialités et contre la corruption administrative » ce deuxième axe potentiel pour déclencher un scandale ne trouve pas d'écho significatif dans la presse et dans l'opinion publique. La mise en cause de l'État pour sa responsabilité de régulateur et de garant de la sécurité n'est

---

7. C. Tek, *op. cit.*, p. 35.

8. C'est un trait qu'on retrouve par exemple dans le cadre des condamnations de l'affaire du sang contaminé.

9. Cette question s'affirmera finalement dans l'affaire du sang contaminé.

en 1960 pas encore possible. L'affaire Stalinon ne se transforme pas en scandale d'État. Cette ligne d'accusation ne sera prise en considération dans l'espace publique et au tribunal que dans les années 1980 avec l'affaire du sang contaminé.

Sociologie et histoire proposent de comprendre les scandales comme une indignation collective provoquée par une infraction à des normes sociales. Prendre au sérieux cette approche revient à considérer le scandale comme un lieu où différents acteurs renégocient ces normes. Dans le cas du Stalinon, les normes sociales en jeu sont de nature diverse. D'abord l'événement viole la norme de sécurité des médicaments. La deuxième norme mise en cause est la protection particulière des enfants. C'est sur cette deuxième norme sociale que porte l'accusation par *Paris Match* transformant l'événement en scandale. Troisièmement, l'ethos des pharmaciens et de l'industrie pharmaceutique est remis en question par le comportement jugé irresponsable d'un pharmacien. Enfin, quatrièmement l'affaire du Stalinon interroge la loi concernant la pharmacie et la régulation de l'autorisation de mise sur marché de nouveaux médicaments. Notre approche propose ainsi de comprendre une norme sociale dans un sens large. Elle n'est pas obligatoirement codifiée comme une loi, mais la législation visant à formaliser les normes d'une société en fait partie.

Dans une perspective de longue durée des scandales en général on observe deux périodes de forte augmentation de leur nombre. Le premier intervient à la fin du XIXᵉ siècle du scandale du Panama à l'affaire Dreyfus, le second peut être établi depuis la fin des années 1960. Il s'agit avant tout d'événements touchant au politique ou à la sphère du sexe et de la violence, des thèmes correspondant à une préoccupation centrale des médias. Ces moments de « scandalisation » accrue s'expliquent selon certains historiens par l'avènement et la diffusion de nouveaux médias, la presse pour la première période et la télévision pour la deuxième.

Non seulement les médias ont leur propre histoire, mais la place et le poids que prennent les préoccupations de santé dans une société peuvent évoluer. Ainsi, l'historien de la santé considère que depuis le milieu du XIXᵉ siècle, la santé gagne en importance à la fois en tant qu'enjeu politique, facteur et branche économique, norme culturelle et objectif national. L'infrastructure médicale s'organise entre hôpitaux modernes, cabinets médicaux et laboratoires d'analyses. L'industrie pharmaceutique produit à grande échelle ce que les pharmacies se limitent à distribuer. Par voie de régulation, les professions et l'Etat essaient de limiter les excès et de garantir des standards nouvellement développés. Les assurances-maladie étendues à un nombre croissant d'ayant-droits financent des prestations. Toutes ces institutions et pratiques augmentent le poids de la santé dans le domaine politique, mais aussi dans l'intérêt que lui attribuent les médias. Journaux, radios et télévisions ont très tôt intégré des informations liées à la santé : reportage sur les pratiques et nouvelles thérapies ou publicités pour prestations et produits de santé figurent déjà dans les journaux du XIXᵉ siècle. Pourtant, au long du XXᵉ siècle, l'intérêt de certains médias pour les thèmes de médecine s'accroit. La structure dramaturgique des scandales mise en évidence par les sciences humaines et sociales affirme que pour qu'une affaire « prenne » il faut que l'accusé central dispose d'une hauteur de chute « suffisante », que les faits se cristallisent autour d'un événement de condensation et de déclenchement.

La « multiplication » perçue des scandales liés au médico-sanitaire peut aussi être interprétée comme le fait que médecine et santé sont devenues des institutions suffisamment puissantes de la société du XXᵉ siècle pour devenir un sujet-objet classique de scandales et d'affaires. À l'instar de la « judiciarisation » dont Dominique Thouvenin[10] considère qu'elle n'est pas uniquement fragilisation et remise en question d'une profession, mais aussi discours de défense professionnel, il conviendrait ici de s'interroger sur une « scandalisation » de la médecine qui accompagnerait un grand mouvement de remise en question de l'autorité des professions de santé. En effet il nous semble que la « scandalisation » peut aussi être comprise comme un phénomène où les média de masse créent une nouvelle arène où les normes d'une société se (re)négocient. Un nouvel espace caractérisé par son ambiguïté propre entre raison démocratique, manipulation d'opinion et attirance voyeuriste pour le scandaleux d'autrui.

Ainsi, le scandale médical ne relève pas uniquement d'une indignation des profanes ou d'une exploitation sensationnaliste par les médias mettant en accusation des professionnels de la santé qui se sentent trahis et incompris, créant ainsi une opposition entre la « communauté médicale » et ses publiques. Bien au contraire, le scandale et l'affaire médicale peuvent être compris comme un moment d'épreuve que connait une société où une renégociation de ses valeurs est en jeu. Le phénomène médiatique, compris dans les logiques propres aux médias, devient ainsi l'essai commun de journalistes et d'experts d'attirer l'attention sur ce qui est considéré par les auteurs comme étant une infraction à une norme. Il ne s'agit pas de nier les intérêts de certains médias à créer des scandales pour des raisons commerciales, mais la presse à scandale ne crée pas à elle toute seule les scandales tels que nous les avons analysés ici. Un scandale nécessite une résonance collective. Il peut selon l'historien allemand Frank Bösch être compris à la fois comme « expression » et « moteur » des changements d'une société[11]. Les analyser à travers des événements qui révèlent infractions et mises en cause permet ainsi de mieux comprendre des normes, écrites et tacites, qui existent, s'exercent et qui changent au sein d'une société.

(*Christian Bonah, Nils Kessel*)

---

10. Voir étude 48.
11. F. Bösch, *op. cit.*, p. 4.

**Références :**

C. Bonah et J.-P. Gaudillière, « Faute, accident ou risque iatrogène ? La régulation des événements indésirables du médicament à l'aune des affaires Stalinon et Distilbène », *Revue
française des affaires sociales*, numéro spécial « Le médicament », 3-4, juin-décembre
2007, p. 123-151.

L. Boltanski, E. Claverie, N. Offenstadt et S. Van Damme, *Affaires, scandales et grandes causes.
De Socrate à Pinochet*, Paris, Stock, 2007.

F. Bösch, *Öffentliche Geheimnisse. Skandale, Politik und Medien in Großbritannien
1880-1914*, München, Oldenbourg, 2009.

S. Chauveau, *L'affaire du sang contaminé (1983-2003)*, Paris, Les Belles Lettres, 2011.

E. Fillon, *À l'épreuve du sang contaminé : Pour une sociologie des affaires médicales*, Paris, Éditions
de l'EHESS, 2009.

## 48. Est-il pertinent de parler d'une judiciarisation de la médecine ?

Il est fréquent que les médias généraux et spécialisés évoquent comme
une évidence la « judiciarisation » de la médecine : cela voudrait-il dire que
son exercice serait sous le contrôle de la justice ? La pertinence d'une telle
assertion nécessite d'être vérifiée, ce qui suppose de s'interroger successivement sur la signification de ce néologisme, sur la mise en cause implicite
de la légitimité du recours à la justice qu'il induit, enfin sur les types d'intérêts en jeu.

### La signification du terme « judiciarisation »

Selon le Dictionnaire Robert, ce néologisme est né récemment, en
1985. Il ne désigne pas seulement le fait que des litiges seraient réglés
par les tribunaux, ce qui constitue leur fonction traditionnelle et leur mission légitime, mais qu'il s'agirait d'un mode de régulation de questions
sociales par la voie juridictionnelle. Il entend souligner que l'intervention de la justice serait devenue une modalité de règlement de « problèmes de société », avec une connotation péjorative d'un double point de
vue : premièrement, il sous-entend un recours prépondérant aux tribunaux et la multiplication des procès par rapport à une situation antérieure
qui n'aurait pas vu la justice sollicitée pour résoudre lesdits problèmes ;
deuxièmement, il s'agirait d'une modalité inappropriée, voire abusive d'intervention, car elle contribuerait à conflictualiser des rapports sociaux présentés sinon comme paisibles, du moins comme n'ayant pas fait jusque
là l'objet de contestations.

La doléance d'une judiciarisation n'est pas invoquée spécifiquement
par les médecins ; c'est un discours qui est tenu prioritairement par des
personnes qui occupent des positions de pouvoir et qui estiment que tout

procès introduit contre eux est illégitime. Ainsi, la responsabilité juridique se substituerait indûment à la responsabilité politique pour ceux des élus qui auraient à rendre des comptes en matière de corruption ; les élus locaux seraient poursuivis à la moindre occasion pour homicide involontaire à la suite d'accidents survenus dans leur commune (effondrement de murs, chute de panneau de basket, rupture d'estrade dans une salle de bal). De même, les chefs d'entreprises auraient à souffrir de contentieux du travail toujours plus nombreux, notamment en matière de licenciements, voire d'une judiciarisation de l'économie et les médecins d'une mise en cause croissante de leur responsabilité dite médicale. Ces différents acteurs partagent tous le même point de vue de l'injustice qu'ils subissent du fait de leur mise en cause devant les tribunaux. Pourtant, le droit pour les citoyens de se faire rendre justice est considéré dans nos démocraties européennes comme le corollaire indispensable de l'État de droit. Alors comment expliquer ce décalage entre la reconnaissance de l'accès à la justice proclamé comme un droit fondamental et sa contestation par certains acteurs sociaux, dont les médecins sont un exemple parmi d'autres ?

### Le droit au recours à la justice est un droit fondamental

Le système politique dans lequel nous vivons se caractérise par le monopole de l'exercice de la force légitime par l'État ; ceci a pour conséquence d'interdire aux particuliers de se faire justice à eux-mêmes et a pour corollaire de leur garantir que l'existence de tout droit subjectif sera assorti du droit d'en réclamer la reconnaissance devant un tribunal

Les règles internes aussi bien qu'internationales sont en ce sens ; ainsi le droit au recours à la justice est garanti par l'article 16 de la Déclaration des droits de l'Homme et du Citoyen du 26 août 1789 : « Toute société dans laquelle la garantie des droits n'est pas assurée, ni la séparation des pouvoirs déterminée, n'a point de constitution » ; la Convention de Sauvegarde des Droits de l'Homme et des Libertés Fondamentales du 4 novembre 1950 (dite Convention européenne des Droits de l'Homme) quant à elle prévoit dans l'article 6 que « toute personne a droit à ce que sa cause soit entendue équitablement, publiquement et dans un délai raisonnable, par un tribunal indépendant et impartial, établi par la loi, qui décidera, soit des contestations sur ses droits et obligations de caractère civil, soit du bien-fondé de toute accusation en matière pénale dirigée contre elle », tandis que l'article 13 précise que « toute personne dont les droits et libertés reconnus dans la présente Convention ont été violés, a droit à l'octroi d'un recours effectif devant une instance nationale, alors même que la violation aurait été commise par des personnes agissant dans l'exercice de leurs fonctions officielles ».

Sur le fondement de ces règles, la Cour Européenne des Droits de l'Homme a été amenée à préciser que ce droit impose à l'État deux obligations principales : organiser un tribunal qui puisse « trancher sur la base de normes de droit à l'issue d'une procédure organisée, toute question relevant de sa compétence » et permettre un accès concret et effectif à un tribunal. Cette obligation peut nécessiter des mesures positives, comme l'octroi d'une aide judiciaire gratuite ou la simplification de la procédure dans les cas où il n'est pas possible à un particulier de défendre utilement sa propre cause. Enfin, une fois saisi, le tribunal est tenu de juger et ce devoir est garanti par l'État, qui doit sa protection à la personne.

Dans notre société démocratique, l'accès à la justice est un droit fondamental et les travaux menés par le Conseil de l'Europe dans le cadre de la Commission européenne pour l'efficacité de la justice (CEPEJ) font des conditions d'accès et de bon fonctionnement des tribunaux un indicateur du niveau de démocratie de l'État. Ainsi, la Résolution (2002)12 adoptée le 18 septembre 2002 par le Comité des Ministres du Conseil de L'Europe établissant la CEPEJ met en exergue de sa création les deux principes suivants : « l'État de droit, sur lequel reposent les démocraties européennes, ne peut être assuré sans systèmes judiciaires équitables, efficaces et accessibles ; [...] également la prééminence du droit est un principe qui ne peut être respecté que si les citoyens peuvent faire valoir leurs droits et contester des actes illégaux ».

Dans ces conditions, si l'accès aux tribunaux doit être le plus facile possible et la justice rendue avec équité et rapidité, comment interpréter ce discours parallèle sur la judiciarisation en contradiction avec le droit fondamental d'accès à la justice ? Entériner comme un fait avéré cette appréciation d'une judiciarisation serait faire preuve d'une grande naïveté. En effet, ce serait omettre que le discours tenu sur le recours à la justice n'est pas univoque : il est ardemment défendu quand il s'agit par exemple de délivrer des titres pour lutter contre le retard de paiement dans les transactions commerciales, de bénéficier de procédures efficaces de recouvrement des créances, *etc.* En revanche, lorsqu'il ne sert pas les intérêts de ceux qui le critiquent, il est farouchement mis en cause ; tel est le cas, par exemple, pour les employeurs de la contestation des licenciements par les salariés ou pour les assureurs, des demandes d'indemnisation des conséquences d'accidents aussi bien de circulation, d'aviation que médicaux. Et cette contestation s'appuie notamment sur l'argument de l'excès du nombre des procédures.

### *La rhétorique de l'excès ou comment transformer la partie forte en partie faible*

Pour ce qui concerne les médecins, c'est au début des années 1990 que se sont exprimées leurs craintes d'un risque « médico-légal » accru lié à l'exercice de leur profession imputé à la fois à une augmentation croissante des procès de responsabilité médicale et à des règles de responsabilité toujours plus extensives qui iraient jusqu'à leur imposer une obligation de résultat. Cette évolution a souvent été présentée, et l'est encore, sous l'expression de « dérive à l'américaine » ; celle-ci cherche à traduire une évolution inéluctable vers une société contentieuse qui serait l'apanage de la société des États-Unis. Ces derniers opèrent comme le repoussoir idéal de ce qu'il faut éviter à tout prix ; et peu importe que la caricature semble l'emporter sur l'analyse objective, car il s'agit moins de proposer un diagnostic objectif de la réalité des actions en indemnisation exercées à l'occasion d'accidents médicaux, que de contribuer à défendre des intérêts professionnels présentés comme menacés par un excès de procédures à la clé desquelles se trouvent des indemnisations toujours plus élevées.

Ce que met en question l'argumentaire de la judiciarisation, c'est la légitimité des droits, en l'occurrence du droit à indemnisation du patient ayant subi un dommage du fait de l'activité médicale. Celui-ci est reconnu à la partie lésée par l'accident à l'encontre de son auteur et cela depuis le Code civil de 1804 ; aussi contester l'usage d'un droit d'action, au nom de son excès, c'est contester le droit lui-même, objet du recours. Cette assertion accrédite l'idée que le recours au tribunal a atteint des proportions anormales mettant les médecins en situation de « risque contentieux » insupportable, qui pourrait aller jusqu'à les empêcher d'exercer leur profession, en mettant en avant aussi bien la multiplication des procès que l'augmentation constante du montant des indemnisations accordées.

De telles craintes pourraient paraître surprenantes, car si la reconnaissance de la responsabilité entraîne une dette de réparation pesant sur l'auteur du dommage, sa prise en charge financière est garantie par l'assurance ; les médecins ne devraient donc pas avoir à en redouter les effets économiques. Mais c'est précisément parce que les assureurs la supportent *in fine* que ceux-ci, pour défendre leurs intérêts économiques, se présentent comme les porte-paroles des médecins. Ainsi depuis 1992 n'ont-ils pas manqué de mettre l'accent sur leur crainte d'une absence d'assurabilité à terme des accidents médicaux, proposant un certain nombre de solutions : dériver une partie de la prise en charge des accidents médicaux sur la solidarité nationale, menacer de refuser d'assurer l'exercice médical le plus « à risque », en l'occurrence la chirurgie et l'obstétrique ou d'augmenter de manière brutale leurs primes d'assurances, voire envisager l'écrêtement des gros dommages, ceux dont le coût dépasse 500 000 à un million d'euros. Ces choix ne leur seraient pas imputables ; ils y seraient contraints sous l'effet de la « judiciarisation » des accidents médicaux : si des patients toujours plus nombreux ne faisaient pas de demandes toujours plus élevées, ils ne seraient pas acculés à recourir à des solutions aussi drastiques. Aussi l'argument de la « judiciarisation » permet aux assureurs de responsabilité médicale et de défendre leurs intérêts économiques et d'apparaître comme les défenseurs d'une profession qui serait en difficulté du fait de la hausse des primes affectant leurs revenus.

Cette stratégie a été couronnée de succès, le gouvernement ayant décidé à l'été 2006 d'accorder une aide à la souscription d'assurances en faveur des chirurgiens et des gynécologues-obstétriciens, prise en charge par l'assurance maladie. Le rapport de l'Inspection générale des affaires sociales de février 2007 relatif à « l'assurance de responsabilité civile médicale » relève l'effet bénéfique de cette mesure pour les obstétriciens puisqu'elle a permis d'éviter une baisse de leurs revenus.

L'argument de la judiciarisation, en critiquant moins le recours à la justice que son excès, est un moyen de délégitimer les actions des malades s'estimant victimes ; il n'est pas question de contester le recours à la justice, car c'est un processus organisé par l'État de droit ; en revanche, déplorer son usage excessif en argumentant sur ses effets pervers permet de transformer le médecin en partie affaiblie. Transformé en victime, il est mis dans une position équivalente à celle du patient, qui s'estimant lésé par l'accident médical lui en demande réparation.

Et cette posture de victime est renforcée par la possibilité reconnue en France à la personne souffrant d'un accident de se constituer partie civile devant les tribunaux répressifs au titre de l'atteinte à son intégrité physique constitutive, en fonction de son étendue, d'une infraction soit de coups et blessures involontaires, soit d'homicide involontaire.

### Le procès pénal : une modalité de recours excessive en raison de sa dimension stigmatisante

Dans ce cas de figure, ce n'est pas le droit de demander l'indemnisation des dommages subis qui est contesté, mais le recours à un type de procès jugé inapproprié en raison de sa dimension punitive. Une fois encore, les griefs fréquemment exprimés, qui sont de deux ordres, ne sont pas propres aux médecins : d'une part, la critique porte sur la possibilité que des comportements involontaires puissent être pénalement sanctionnés ; d'autre part, la faculté reconnue à la victime directe de l'infraction de déclencher l'action publique est considérée comme abusive, celle-ci semblant lui accorder la fonction de procureur.

*Sur le premier point*, il faut rappeler que, dans notre société, c'est le contrat social qui, depuis la fin du XVIIIe siècle, est le fondement du droit de punir. Il s'exprime par des lois élaborées par le législateur, représentant de la société : la loi pénale définit les actes répréhensibles, qui sont les comportements que la société réprouve et qui constituent autant d'infractions. D'une manière générale, elle considère qu'il n'y a de responsabilité pénale que si la personne a eu la volonté de commettre l'infraction : ainsi le code pénal de 1992 actuellement en vigueur, dans la continuité du code pénal de 1791, puis de celui de 1810, prévoit qu'« il n'y a point de crime ou de délit sans intention de le commettre » ; aussi la majeure partie des infractions visées par le code pénal sont des infractions volontaires. Toutefois, celui-ci précise qu'« il y a également délit, lorsque la loi le prévoit, en cas d'imprudence, de négligence ou de manquement à une obligation de prudence ou de sécurité prévue par la loi ou le règlement ».

Or c'est dans le domaine des atteintes à l'intégrité physique et à la vie que ces infractions d'imprudence trouvent à s'appliquer ; elles concernent ceux dont le comportement est reconnu comme étant la cause d'accidents médicaux, de travail, de la route, du sport, de catastrophes ferroviaires, aériennes, d'incendies de forêt et peuvent atteindre, au-delà des acteurs immédiats des accidents, des responsables d'entreprises, des élus locaux, des directeurs d'établissements hospitaliers, *etc.*

Notre société considère la protection de la vie comme primordiale ; aussi ne punit-elle pas les seules atteintes volontaires à l'intégrité physique ou à la vie qui impliquent que leur auteur ait voulu obtenir les blessures ou la mort ; elle sanctionne également les comportements involontaires qui aboutissent à ce résultat : par son comportement, la personne n'a pas cherché les blessures ou la mort, mais sa négligence ou son imprudence les ont entraînées.

Cependant, le caractère punissable des infractions portant atteinte à l'intégrité physique et à la vie bien qu'involontaires, est l'objet de contestations récurrentes depuis le XIXe siècle : il ne s'agirait pas d'une « vraie » responsabilité pénale puisque leur auteur n'a pas voulu le résultat – blessures ou mort – que sa conduite a produit. Cette contestation qui n'est pas récente a été d'autant plus virulente que, dès 1810, le Code pénal a considéré que l'imprudence était réalisée du fait de « l'inobservation des règlements » ; ainsi en matière d'accident du travail, de la route, du sport, *etc.* on pouvait considérer que l'imprudence venait du non respect de la réglementation en matière de sécurité. Et la situation se compliquait lorsque ce dernier était constaté dans le cadre du « travail » au sens large, parce que son respect incombe en premier lieu au chef d'entreprise, au directeur d'école, au maire.

Plus encore que la possibilité de demander des comptes aux auteurs d'accidents, était critiquée la possibilité de renvoyer devant les tribunaux répressifs ceux qui, sans en être les auteurs directs, étaient susceptibles d'être condamnés pour n'avoir pas veillé au respect de la réglementation en matière de sécurité et avoir ainsi contribué à sa réalisation. C'est pour cette raison que cette règle a fait l'objet de deux modifications législatives successives en 1996 et 2000 en raison des vives critiques formulées notamment par les élus locaux et les fonctionnaires ; ces derniers ont estimé qu'il était excessif de voir leur responsabilité pénale engagée dans ces conditions ce qui « heurte la notion même de délinquance », car le lien entre leurs missions et l'accident est par trop ténu. La loi distingue dorénavant la faute directe de la faute indirecte d'imprudence, cette dernière n'étant reprochable qu'à des conditions particulièrement strictes. Ces deux catégories de fautes correspondent à deux types de situations : celle de l'auteur qui a causé l'atteinte et celle de la personne responsable de l'organisation, qui, à ce titre, peut créer la situation qui a permis la réalisation de l'accident. Ainsi, est-on amené à distinguer la responsabilité du conducteur de celle des personnes chargés de la sécurité de la circulation (affaire du tunnel du Mont-Blanc), la responsabilité du médecin soignant de celle du chef de service hospitalier qui a en charge l'organisation des soins, *etc.*

*Sur le deuxième point*, le principe est que le pouvoir de déclencher les poursuites contre un prévenu est dévolu au procureur de la République, car le procès pénal est conduit au nom de la société ; alors qu'elle n'est que la partie lésée, ce même pouvoir reconnu à la victime directe de l'infraction fait peser sur elle le soupçon d'utiliser l'action publique pour la défense de ses seuls intérêts. Mais même déclenché par la partie civile, le procès pénal n'est pas pour autant transformé en litige dans lequel elle réglerait ses comptes personnels avec le prévenu ; il n'est pas conduit pour son bénéfice, mais au nom de l'intérêt social dans le but de rappeler à la conscience collective les valeurs sociales auxquelles la société est attachée. En cohérence avec cette finalité, si le prévenu est reconnu coupable, il fait l'objet de sanctions qui sont la compensation de l'atteinte portée à ces valeurs sociales éminentes.

Cependant le déclenchement du procès pénal par la partie lésée est souvent présenté comme une trop grande facilité qui la détournerait d'une demande d'indemnisation considérée comme une voie éminemment préférable ; le recours à la justice pénale paraît en regard illégitime et ce d'autant plus qu'il ne serait fondé que sur le souhait de faire la lumière sur les faits. Cette saisine estimée trop fréquente traduirait une défiance vis-à-vis des autres modes d'investigation et d'indemnisation ; les victimes s'en détourneraient car elles ne les trouveraient pas assez crédibles. Enfin, cette justice serait préférée pour des raisons d'économie, étant présentée comme gratuite pour la partie civile, tandis que la personne lésée doit supporter l'avance des frais d'expertise, si elle choisit la voie du procès civil.

C'est un détournement des finalités du procès pénal que se voit reprocher la victime, à qui le pouvoir accordé de considérer l'auteur de l'accident comme un délinquant paraît anormal. Dans le champ des pratiques médicales cette possibilité entre en contradiction avec les valeurs qui sous-tendent l'exercice professionnel : l'activité médicale est bénéfique, les médecins ayant pour mission d'améliorer voire de restaurer l'état de santé des malades qu'ils soignent ; s'évertuant à faire du mieux qu'ils peuvent, ils considèrent comme illégitime qu'il soit possible de leur reprocher des infractions, fussent-elles involontaires.

Dans l'argumentaire de la judiciarisation, le procès pénal est celui qui fait figure de repoussoir absolu en raison de son caractère stigmatisant. Mais que le procès introduit vise à l'indemnisation du préjudice subi ou à la fixation d'une peine, il s'agit dans l'un et l'autre cas de produire une défense fondée sur l'excès pour mettre en cause la légitimité des droits de la partie lésée lorsqu'elle entend en demander le bénéfice. Il ne s'agit en aucun cas de proposer une mesure objective d'un phénomène, mais de construire un discours de la dérive qui, menaçant la profession, lui permet d'apparaître en position de faiblesse ; il permet de produire un renversement des positions qui autorise le médecin à se présenter lui-même comme victime. Et répétons le, ce discours n'est pas spécifique aux médecins, mais est produit par tous les acteurs sociaux en position de pouvoir qui souhaitent éviter que les défaillances éventuelles qui leur sont reprochées puissent être l'objet d'un débat public ou qui défendent âprement leurs intérêts financiers.

(*Dominique Thouvenin*)

# *Acteurs*

## 49. Les droits des personnes malades

C'est la loi n°2002-303 du 4 mars 2002 relative aux droits de la personne malade et à la qualité du système de santé qui a reconnu à la personne des droits liés à sa situation de malade. Il s'agit d'un ensemble de règles extrêmement importantes aussi bien au regard de leur dimension symbolique que de leur portée pratique : d'une part, elles signent le passage d'un modèle ancien à un modèle nouveau, le premier marqué par les conceptions des professionnels de santé, et avant tout celles des médecins, le second tenant compte des revendications des malades d'être des acteurs du système de santé ; d'autre part, chaque catégorie de droit, étant rattachée à la qualité de personne, a permis de leur donner un contenu identique et, donc, de ne plus le faire dépendre du cadre de la relation de soins, privée ou publique.

C'est le concept de « démocratie sanitaire » qui a inspiré l'adoption de cette loi, dans l'objectif d'assurer une participation active des malades aux décisions en matière de politiques de santé et de rééquilibrer la relation du patient avec les professionnels et les établissements de santé. Pour les initiateurs de la réforme, la démocratie sanitaire est le moteur de l'édification de règles permettant au malade « d'intervenir directement sur la définition et la mise en œuvre des droits et des prestations dont il est bénéficiaire ».

Les raisons qui ont conduit à la fois à la revendication d'une telle démocratie et à la création de règles pour en permettre l'expression sont les suivantes : d'une part, le constat avait été fait que les malades, pourtant directement concernés, sont dépendants des modalités traditionnelles de représentation (tant au niveau de la démocratie parlementaire que de celle des partenaires sociaux) et dépourvus de moyens pour exprimer leurs attentes vis-à-vis du système de santé ; d'autre part, la reconnaissance de droits a eu pour but explicite de *faire de la personne malade un acteur à part entière*, de telle façon à utiliser sa participation directe comme levier pour améliorer la qualité du service rendu par le système de santé.

La loi du 4 mars 2002 ne se limite pas à organiser les rapports de la personne malade avec les professionnels de santé. Elle traite un ensemble de questions qui se posent à un malade du fait de sa maladie. Elle est l'expression d'un projet politique : en lui reconnaissant des droits, elle a entendu en faire un acteur du système de santé dans plusieurs champs de la vie sociale et non pas seulement dans ses relations avec les professionnels de santé, même si ces dernières occupent une place déterminante.

Le vote de la loi du 4 mars 2002 est le fruit d'un long processus de transformation. Après avoir retracé rapidement ces étapes, on expliquera en quoi consiste le modèle des droits subjectifs sur lequel la loi s'appuie, on proposera une typologie des différents droits dont la personne est titulaire, enfin on expliquera comment ils peuvent être mis en œuvre.

### La loi du 4 mars 2002 est l'aboutissement d'un long processus de changement

Cette évolution s'est jouée sur 50 ans. Le modèle initial, qui est celui de la prise en charge est marqué par les conceptions des médecins : le patient n'exprime que des doléances, des souffrances de nature subjective ; le médecin quant à lui, compte tenu de ses compétences, a l'aptitude à les recoder dans des catégories objectives, ce qui lui permet de se prononcer sur la nature de la maladie. Celle-ci est un mystère que le malade porte en lui, et dont seul le médecin a la clé, et au diagnostic établi correspond la thérapeutique adéquate : d'une part, il sait ce qu'il faut faire, et cela ne se discute pas ; d'autre part, il peut choisir de ne pas informer le patient de ce dont ce dernier souffre, s'il pense que c'est un moyen de protéger le malade. Il est censé toujours prendre les décisions les plus adéquates conformes à l'intérêt du malade : le médecin sait ce qui est bon pour le malade. Ce modèle a trouvé son point d'appui sur les Codes de Déontologie (successivement, 28 juin 1947, 28 novembre 1955, 28 juin 1979, 6 septembre 1995). Outre qu'elles sont, jusqu'à la loi du 4 mars 2002, les seules règles organisant les rapports entre les médecins et les patients, elles ont le même contenu, quel que soit le statut du médecin (médecin libéral, médecin hospitalier public, médecin salarié), ce qui a permis à la profession médicale d'avoir d'elle-même une représentation univoque.

Le changement de ce modèle va progressivement s'opérer, au début des années 1980, par le biais de l'émergence d'une nouvelle maladie, le sida : totalement inconnue, les médecins se retrouvent ignorants. La posture du professionnel sachant n'est plus tenable, car le médecin n'en sait pas plus que le malade ou, dit autrement, le malade en sait autant que le médecin. Une nouvelle population de patients exige de recevoir des informations claires, compréhensibles et fiables ; elle pose également des questions sur les moyens de répondre socialement à toutes les conséquences de la maladie, aussi bien en ce qui concerne la prise en charge médicale, la mise en place de recherches pour trouver des thérapeutiques efficaces, la prise en charge sociale (arrêts de maladie, accès aux assurances, *etc.*). Elle va s'organiser en associations militantes dans laquelle l'association AIDES (créée en 1984) joue un rôle spécifique : utiliser le droit comme point d'appui des revendications. Les premiers malades touchés par cette maladie sont des homosexuels appartenant à un milieu intellectuellement favorisé, en capacité et, de critiquer un modèle de rapport social traditionnel et, d'en proposer un nouveau ayant d'autres fondements. Ce mouvement sera à l'origine d'une nouvelle conception, celle du patient acteur des soins.

Parallèlement, mais sans lien avec le sida, les différents États européens confrontés au tournant des années 1980 à la question des dépenses de santé et aux déficits qui leur sont attachés, vont suggérer de faire des patients des acteurs du système de santé pour sortir du face à face traditionnel des négociations entre professionnels de santé et État. Ainsi, le Comité européen de santé publique proposera, le 30 avril 1980, aux États membres de l'Union européenne, « d'encourager les malades à participer, de façon active, aux traitements, à la prévention ainsi qu'au maintien, à la formation et au rétablissement de leur santé et de celle des autres ».

C'est au tournant des années 1990 que de nouvelles règles vont être progressivement construites : la loi n° 91-748 du 31 juillet 1991, dite loi hospitalière, introduit une section relative aux « droits du malade accueilli dans l'établissement de santé », la circulaire DGS/DH n° 95-22 du 6 mai 1995 « relative aux droits des patients hospitalisés » fait un état des lieux des règles en la matière et prend acte du fait que la maladie ne prive pas la personne de ses droits. Enfin, le *Code de déontologie médicale* du 6 septembre 1995 comporte des évolutions importantes, notamment en imposant pour la première fois au médecin un devoir d'information du patient ; la réforme en la matière reste toutefois au milieu du gué, puisque le médecin, s'il l'estime utile pour le patient, peut choisir de ne pas l'informer, ce qui revient à ôter tout caractère obligatoire à la règle. On notera également l'ordonnance n° 96-346 du 24 avril 1996 portant réforme de l'hospitalisation publique et privée qui fait obligation aux établissements d'informer les patients sur leurs droits et d'assurer leur respect. Par ailleurs une commission dite de conciliation est instaurée. Puis, des représentants des usagers de santé sont introduits dans les conseils d'administration des établissements publics de santé. Enfin, le rapport Évin sur les droits de la personne malade (Conseil économique et social) rendu en juin 1996 constituera une étape essentielle : ancien ministre de la santé, Claude Évin a entamé une réflexion sur la nécessité d'adopter une loi qui regrouperait l'ensemble des droits dont la personne malade est titulaire en insistant tout particulièrement sur le fait que le premier droit est celui d'être soigné.

Le passage de l'ancien au nouveau modèle se fera grâce à un arrêt unique, l'arrêt Hédreul rendu par la Cour de cassation le 25 février 1997. Cet arrêt a admis que, comme tout professionnel contractant, le médecin est tenu d'une obligation d'information vis-à-vis de son patient et que c'est au médecin de prouver qu'il l'a bien informé. Il a entraîné des réactions très virulentes de la part de tous les milieux médicaux, ces derniers supportant mal que la preuve de l'information leur incombe. L'effet de cet arrêt a été double : il a contraint les médecins à s'interroger sur le contenu de l'information et il a intégré la relation malade-médecin dans le droit commun régissant depuis trente ans les rapports des spécialistes en tous genres avec leurs clients : c'est la personne qui prend les décisions la concernant en s'appuyant sur les informations qu'un professionnel très compétent est seul capable de lui donner.

Le changement s'est accéléré entre novembre 1998 et juin 2000 :
- États généraux des malades atteints de cancer en Novembre 1998 ; caractérisés par la prise de parole de patients atteints de maladies « ordinaires », ils ont contribué à permettre de comprendre que les revendications collectives de changement de la relation malade-médecin ne constituaient pas une demande minoritaire ;
- Clôture des États généraux de la santé le 30 juin 1999 ; ils ont débuté en octobre 1998, été l'occasion d'une prise de parole dans environ 1 000 réunions et permis de dégager un certain nombre d'axes prioritaires ; à cette occasion, le Premier ministre a annoncé qu'un projet de loi consacrant « les droits de la personne malade » serait prochainement présenté par le Gouvernement ;
- Remise des Recommandations de l'ANAES destinées aux médecins relatives à l'information des patients en Avril 2000 ; il était apparu nécessaire, pour apaiser les tensions entraînées par l'arrêt Hédreul, de proposer au médecin une aide dans la manière de dispenser à chaque patient une information pertinente et de qualité ;
- Remise du Rapport Caniard sur la « place des usagers dans le système de santé » en Juin 2000 ; il constitue une réflexion sur la mise en place d'un processus de démocratie sanitaire et prend acte de ce qu'il « ne saurait y avoir d'exercice effectif des droits individuels des personnes malades, difficiles à mettre en œuvre car situés dans le cadre d'une relation, par nature déséquilibrée, sans le contrepoids d'une représentation collective des usagers » ;
- Recommandation n°R (2000) 5 du 24 février 2000 du Comité des Ministres aux États membres de l'Union européenne sur le développement de structures permettant la participation des citoyens et des patients au processus décisionnel concernant les soins de santé : elle reconnaît « que le renforcement du rôle des citoyens permet de dynamiser la démocratie représentative, d'accroître la cohésion sociale, d'améliorer le fonctionnement du système de santé, d'assurer un meilleur équilibre entre les divers intérêts et d'établir un partenariat entre les différents acteurs du système » ; elle considère « que *les interventions des patients* et la participation du citoyen *peuvent se réaliser uniquement si les droits fondamentaux des patients sont mis en œuvre* et, qu'à son tour, la participation des patients est un outil qui permet la pleine mise en œuvre de ces droits dans la pratique quotidienne ».

Ce changement de modèle sera officialisé par la loi du 4 mars 2002, la reconnaissance de droits à la personne malade, constituant le moyen de lui permettre de déterminer ce qu'elle estime être son intérêt. Ainsi, s'achèvera en 2002 une révolution copernicienne : de même que le *Code de déontologie* aura servi d'appui au modèle faisant du médecin le porteur des intérêts de « son » patient, de même la loi du 4 mars 2002, en reconnaissant des droits aux personnes malades, leur donne l'outil nécessaire pour prendre les décisions qui leur conviennent. Ce modèle, issu de la Révolution française de 1789, est celui du droit commun : il postule que c'est celui qui est directement concerné qui est le mieux à même de savoir ce qui est bon pour lui.

### Les caractéristiques du modèle des droits subjectifs

Ce modèle hérité de la Révolution française est lié à un certain type de société, celui de la société post-révolutionnaire qui a fait de l'individu le pilier de la société, en opposition de la société d'Ancien Régime où existent des privilèges qui sont constitués par certaines prérogatives reconnues à certains groupes sociaux seulement. Mais, quel que soit le type de droit, la personne en est titulaire au titre d'une catégorie sociale : elle est propriétaire, créancier, salarié, *etc*.

Le droit subjectif présente trois caractéristiques essentielles :

1°) - *son titulaire en a le libre usage* ; il peut choisir de le revendiquer ou de ne pas l'utiliser, règle qui vaut, quel que soit le type de droit subjectif. Ainsi, la personne malade ayant « le droit d'être informée de son état de santé », sa volonté « d'être tenue dans l'ignorance d'un diagnostic ou d'un pronostic doit être respectée » ; c'est le malade qui, titulaire du droit d'être informé, peut décider de ne pas vouloir l'être et non plus, comme auparavant, le médecin qui peut choisir de donner ou non à la personne l'information relative à la maladie dont elle souffre ;

2°) - *les autres membres de la société et l'État doivent accepter la reconnaissance de cette prérogative* du titulaire du droit subjectif ; ils ne doivent pas gêner son détenteur dans l'usage de ce droit ;

3°) - *le respect de ce droit bénéficie d'une protection légale corrélative* : le droit subjectif crée une *obligation pour celui à qui il est opposable*, faute de quoi il n'aurait pas de contenu réel ; en l'occurrence, il fait peser des obligations sur les professionnels et les établissements de santé, les caisses primaires d'assurance maladie, les mutuelles, les assureurs. Ainsi, par exemple, pour garantir à chaque personne son droit d'être informée, la loi fixe le contenu de l'obligation, en précisant les types d'informations nécessaires et que cette obligation « incombe à tout professionnel de santé dans le cadre de ses compétences ». De même, pour garantir le droit de la personne atteinte d'une maladie génétique de ne pas faire l'objet d'une discrimination, l'assureur ne peut poser aucune question relative aux tests génétiques.

En outre, le titulaire d'un droit *peut exercer une action en justice* en cas de *violation de ce droit*, c'est-à-dire lorsqu'il ne parvient pas à obtenir de celui à qui il l'oppose qu'il exécute son obligation. Tel a été le cas, par exemple, des témoins de Jéhovah qui, refusant une transfusion sanguine, ont eu recours à la procédure de référé-libertés, estimant que le médecin n'avait pas respecté « la volonté de la personne » de refuser ce traitement.

La création de droits subjectifs au bénéfice de telle ou telle catégorie d'acteur social est toujours l'œuvre de la société qui passe par un arbitrage des intérêts en jeu. En effet, le bénéfice du droit pour son titulaire restreint la liberté de celui à qui il peut être opposé : l'employeur ne peut pas se séparer du salarié par simple congédiement, le propriétaire qui loue un appartement ne peut pas mettre à la porte son locataire comme bon lui semble, le débiteur ne peut pas décider qu'il ne remboursera pas la somme d'argent due, *etc.* C'est pour cette raison que les personnes à qui ces droits sont opposables en critiquent l'existence, l'un des reproches les plus fréquents consistant à présenter les droits subjectifs comme étant au service de l'égoïsme de leur titulaire ; d'où la contre-argumentation selon laquelle il n'est pas « normal » que des droits soient reconnus sans devoirs corrélatifs. Une telle prétention est absurde, puisqu'elle aurait pour effet de retirer à la personne titulaire d'un droit subjectif les prérogatives qui en découlent ; mais elle est efficace car en stigmatisant cette dernière, elle permet, par un discours moralisateur, de retourner la situation au bénéfice de celui sur qui pèsent les obligations, présenté comme défavorisé.

Le recours opéré par la loi du 4 mars 2002 au modèle des droits subjectifs est un choix explicite parce qu'il est le moyen juridique de traduire le projet politique de faire de la personne malade un acteur du système de santé ; pour que tel soit le cas, il fallait que des prérogatives lui soient reconnues pour qu'elle puisse les exercer. Aussi n'est-il pas étonnant que ceux contre qui ces droits peuvent être revendiqués puissent critiquer leur existence même, dans la mesure où ils constituent pour eux une limite de leur position.

### Les différents droits dont la personne malade est titulaire

La loi du 4 mars 2002 distingue deux grandes catégories de droits, ceux de la « *personne* » et ceux des « *usagers* ». Cette distinction voulue par le législateur a été explicitée de la manière suivante par le projet de loi : les premiers sont les *droits de la personne lorsqu'elle a affaire au système de santé* ; ils sont considérés comme particulièrement importants dans un contexte de plus grande vulnérabilité liée à la maladie. Les seconds sont reconnus au malade dans *sa relation avec les professionnels de santé* en tant qu'*utilisateur de leurs services* ; leur objectif est de lui donner les moyens de prendre en connaissance de cause les décisions concernant sa santé.

#### Les droits du malade attachés à sa qualité de personne

La loi du 4 mars 2002 vise « la personne malade » ; mais se sentir ou être malade est une situation de fait (la personne a la grippe, des rhumatismes, une pathologie cardiaque, un cancer) et non pas une catégorie juridique (à l'instar par exemple du créancier ou du propriétaire). Aussi faut-il comprendre que lorsque la loi s'y réfère, c'est en tant que la situation de maladie ouvre un certain nombre de droits au titre de *plusieurs qualités* (susceptibles de se cumuler). Trois catégories de qualités juridiques au titre desquelles la situation de malade ouvre des droits sont visées par la loi : celle d'assuré social, celle de personne assurable, celle de personne faisant appel aux établissements et/ou professionnels de santé.

*Les droits de la personne malade en tant qu'assuré social*

Tout d'abord, la loi affirme en priorité *le droit à la protection de la santé*, droit reconnu par le Préambule de la Constitution du 27 octobre 1946 comme un droit fondamental qui « doit être mis en œuvre par tous moyens disponibles au bénéfice de toute personne ». Conditionnant l'accès aux soins de la personne malade, il est garanti grâce aux règles de sécurité sociale, les personnes étant assurées sociales soit du fait de leur travail, soit au titre de la couverture maladie universelle qui, en couvrant notamment les frais liés à la maladie, en garantissent l'effectivité.

Toutefois, en raison de pratiques de dépassements d'honoraires répandues, ces derniers sont de moins en moins intégralement couverts ; tout assuré social a donc le droit d'en connaître le montant (d'où l'obligation récente faite aux professionnels de santé recevant des patients d'afficher les tarifs d'honoraires qu'ils pratiquent) ainsi que les taux de remboursement et les conditions de prise en charge ; ce droit lui permet d'avoir une idée exacte des frais qui resteront à sa charge. Pour garantir ce droit individuel, la loi du 4 mars 2002 a prévu que « les organismes gestionnaires des régimes obligatoires de base de l'assurance maladie assurent, par tous moyens adaptés, une *mission générale d'information des assurés sociaux*, en vue notamment de faciliter l'accès aux soins et à la protection sociale et de leur *permettre de connaître les conditions* dans lesquelles les actes de prévention, de diagnostic ou de soins qu'ils reçoivent *sont pris en charge* ».

*Les droits de la personne malade en tant que personne assurable*

Ces droits lui ont été reconnus pour tempérer les règles du contrat d'assurance de personnes. Ce contrat est dit de bonne foi, ce qui signifie que l'assuré doit répondre avec exactitude aux questions de l'assureur sur son état de santé. C'est pour cette raison que la discrimination punissable (article 225-3 du Code pénal) constituée par le refus de contracter en raison de l'état de santé péjoratif de la personne, ne s'applique pas au contrat d'assurance.

La loi du 4 mars a entendu améliorer l'accès à l'assurance de personnes *contre les risques d'invalidité ou de décès*, c'est-à-dire des risques susceptibles d'affecter la personne humaine de l'assuré, soit dans son existence, soit dans son intégrité physique ou physiologique ; à ce titre, elle a reconnu des droits subjectifs dans deux cas, celui de la maladie génétique et celui où elle présente un risque aggravé de santé.

*En ce qui concerne les maladies génétiques,* à la différence de la règle précitée, la personne prédisposée à une maladie génétique souhaitant contracter une assurance contre les risques d'invalidité ou de décès ne peut se voir opposer par l'assureur ce risque de maladie pour lui refuser la conclusion du contrat. Dans ce cas, il ne s'agit pas d'une *situation avérée,* ce qui est le cas par exemple du souscripteur qui déclare n'être atteint d'aucune maladie cardio-vasculaire, alors qu'il ne révèle pas une grave opération de chirurgie cardiaque subie quelques mois avant la souscription du contrat. Les maladies d'origine génétique, quant à elles, ne sont pas traitées de la même manière que les autres maladies, en raison du *caractère incertain de leur développement.* Aussi l'assureur ne peut-il pas poser de questions relatives à des tests génétiques qu'aurait subi la personne, encore moins l'y soumettre.

*En ce qui concerne les maladies et handicaps graves,* toute personne qui en est atteinte et qui, de ce fait, ne peut « trouver dans le cadre des pratiques habituelles de l'assurance de garantie des prêts à la consommation, immobiliers ou à caractère professionnel » a la possibilité d'invoquer la convention AERAS « S'assurer et emprunter avec un risque aggravé ». Conclue le 6 juillet 2006, elle a été révisée le 1er février 2011 dans l'objectif d'améliorer encore plus la situation des 10 millions de personnes potentiellement exposées au risque de discrimination du fait de leur état de santé.

Une nouveauté très importante mérite d'être signalée : pour le futur, les avancées thérapeutiques seront prises en compte plus rapidement et une meilleure appréciation des situations de consolidation ou de stabilisation d'affections majeures sera faite par les assureurs. *Un groupe de travail paritaire* composé de *médecins référents des associations* et de *médecins conseils des assureurs* est créé pour dresser, pathologie par pathologie, un diagnostic partagé sur les probabilités de décès et de rechute et les perspectives de consolidation.

*Les droits de la personne malade quand elle fait appel aux services des professionnels et des établissements de santé*
À ce titre, la personne malade est titulaire de plusieurs catégories de droits subjectifs.

Les droits visant à lui *garantir de pouvoir accéder à leurs services* : il s'agit du « droit au libre choix de son praticien et de son établissement » présenté par la loi comme « un principe fondamental de la législation sanitaire » et du droit de ne pas « faire l'objet de discriminations dans l'accès à la prévention et aux soins » : il concerne plus spécifiquement les personnes dont les moyens financiers sont faibles (titulaires de la CMU), les personnes handicapées, les personnes âgées dépendantes.

Les droits *visant à lui garantir la dispensation de soins de qualité :* toute personne a « … compte tenu de son état de santé et de l'urgence que celui-ci requiert, le droit de recevoir *les soins plus appropriés et de bénéficier des thérapeutiques dont l'efficacité est reconnue* et qui garantissent la meilleure sécurité sanitaire au regard des connaissances médicales avérées : les actes de prévention, d'investigation ou de soins ne doivent pas, en l'état des connaissances médicales, lui faire courir des risques disproportionnés par rapport au bénéfice escompté » ; plus spécifiquement, elle a « le droit de recevoir des soins visant à soulager sa douleur » ainsi que « d'accéder à des soins palliatifs et à un accompagnement ».

Dans le cadre de *la dispensation de ces soins*, elle est titulaire *d'un droit au respect* « de *sa dignité* » -en raison de l'âge, de la pathologie ou du handicap, de la fin de vie, d'une situation sociale précaire- d'un *droit au respect de « sa vie privée et du secret des informations la concernant »*. Précisons qu'un tel droit supposant l'abstention d'autrui ne lui confère pas le pouvoir d'exiger son exécution, mais lui permet, d'en demander réparation en cas d'irrespect, sans avoir à démontrer de faute.

*Les droits de la personne malade attachés à sa qualité d'usager : la relation du malade avec le professionnel de santé*

La reconnaissance de cette seconde catégorie de droits traduit l'évolution de la relation entre le malade et le médecin dans notre société : le professionnel « sachant » transfère au patient les informations nécessaires pour qu'il soit mis en mesure de prendre une décision. Ce nouveau modèle s'inscrit dans *le droit commun issu du code civil* dans le champ des relations entre contractants : le professionnel prévient son éventuel partenaire des avantages et des inconvénients de telle mesure ou de tel acte envisagé, ainsi que de toute circonstance ayant un rôle déterminant dans la décision de contracter ; ces renseignements sont transmis pour que le choix s'exerce en connaissance de cause. Cette exigence est encore plus importante lorsqu'il s'agit d'un professionnel : sa qualification lui impose de connaître les données nécessaires à son cocontractant profane et de les lui communiquer. Aussi, depuis les années 1970, l'obligation de renseignement a proliféré dans la législation contemporaine, le plus souvent dans le but de protéger la partie la plus faible. Actuellement tous les professionnels sont considérés comme tenus vis-à-vis de leurs clients, de cette obligation qui revêt, selon les secteurs d'activités, des formes diverses.

Le droit de la personne d'être informée est l'outil juridique du renversement des positions d'acteurs : à la reconnaissance par le *Code de déontologie médicale* du pouvoir pour le médecin de ne pas informer la personne malade a succédé la reconnaissance pour celle-ci du droit de recevoir les informations du professionnel sachant. Il signe le passage à un nouveau modèle : ce n'est pas au médecin qui sait, de prendre la décision à la place du patient ; *c'est la personne concernée qui décide de la manière dont elle estime que ses intérêts seront le mieux servis.* Et si la loi a accordé une telle place à ce droit, c'est parce qu'il conditionne l'expression de la volonté de la personne malade ; il est le moyen lui permettant de prendre les décisions la concernant en connaissance de cause : « le droit de savoir, pour pouvoir décider » diront les rapporteurs du projet de loi devant l'Assemblée nationale. Aussi, très logiquement, la loi distingue le droit d'être informé de l'expression de la volonté de la personne par laquelle elle indique son choix. En outre, une fois les soins réalisés, elle lui reconnaît un droit d'accès aux informations concernant sa santé.

*Le droit d'être informé préalablement à toute décision*

Le droit d'être informé *précède la mise en œuvre des soins*, puisqu'il a pour fonction de permettre à la personne d'exercer un choix éclairé. La personne a le droit d'être renseignée sur son état de santé ainsi que sur le montant des frais qu'elle aurait à assumer. Sur le premier point, la loi prévoit une information complète portant sur tout ce qui lui est proposé (investigations, examens, traitements, orientation), sur ce qui permet d'apprécier le rapport bénéfices-risques (effets indésirables, risques fréquents ou graves normalement prévisibles, alternatives éventuelles, conséquences sur l'état de santé en cas de refus). Ces informations, aussi bien générales que spécifiques, sont délivrées au patient (qui peut se faire accompagner d'une personne de confiance) dans le cadre d'un entretien individuel. Ces précisions visent à souligner qu'il s'agit d'un véritable échange par le biais d'une information de nature orale, la remise de documents écrits, sans être interdite, ne pouvant s'y substituer.

Cette information incombe au médecin, ainsi qu'à tout professionnel de santé, dans son domaine de compétence. Il n'a plus la possibilité de décider en conscience de ne pas donner l'information ; seul le titulaire du droit d'être informé peut exprimer la volonté d'être tenu dans l'ignorance d'un diagnostic ou d'un pronostic « sauf lorsque des tiers sont exposés à un risque de transmission ».

En outre, la personne malade bénéficie du droit de recevoir une *information sur les frais* auxquels elle pourrait être exposée à l'occasion d'activités de prévention, de diagnostic et de soins et les conditions de leur prise en charge. Ce droit peut s'exercer aussi bien à l'égard des établissements et services de santé publics et privés qu'à l'égard des professionnels de santé d'exercice libéral.

D'une manière générale, l'aptitude à être titulaire de droits est la condition même de l'existence de la personne juridique, mais il peut arriver qu'elle ne soit pas en mesure de les exercer, soit parce qu'enfant, son immaturité l'en empêche, soit parce qu'adulte son absence de lucidité la rend inapte à s'engager : dans ces hypothèses, les droits des intéressés sont exercés par les titulaires de l'autorité parentale ou le tuteur qui reçoivent l'information. Cependant, le mineur comme le majeur protégé ont le droit de recevoir eux-mêmes une information adaptée soit à leur degré de maturité (mineurs) ou à leurs facultés de discernement (majeurs sous tutelle).

*L'expression de la volonté*

En application des principes du droit commun, c'est la personne qui, grâce aux informations et préconisations du médecin, prend les décisions concernant sa santé. Étant l'expression de sa volonté, le choix revient au malade soit d'accepter les propositions de soins qui lui sont faites, soit de les refuser, ce refus pouvant porter sur les modalités de soins, mais également sur la nécessité même des soins. Mais ce droit commun met à mal les conceptions médicales en privant le médecin d'avoir le dernier mot. Aussi fut-il critiqué par le Sénat qui proposa un autre texte visant à conserver le rôle décisionnel du médecin et empêcher par la même que le malade puisse l'emporter. En définitive le texte adopté est un compromis, la décision étant conjointe puisqu'elle est prise « avec le professionnel de santé ». Mais la loi postulant le commun accord, la question demeure de savoir qui l'emporte du malade ou du médecin, lorsqu'ils n'y parviennent pas, notamment en cas de refus de soins.

La prise en considération de la volonté du malade pose la question de *la représentation des personnes hors d'état de prendre une décision*, soit pour des raisons de fait (multiples et d'inégale difficulté qui vont du malaise en passant par le coma et la phase avancée ou terminale de maladies graves ou incurables) soit pour des raisons de droit qui concernent les hypothèses où l'état de la personne nécessite une mesure de protection juridique. Des solutions graduées ont été retenues selon que la personne dans cette situation est ou non capable ; si elle est capable, la protection imaginée (alors que par hypothèse, personne ne représente ses intérêts) est celle de la consultation soit de la personne de confiance, si elle en avait désigné une, soit de la famille ou d'un de ses proches ; cependant, en cas d'urgence ou d'impossibilité, c'est le médecin qui prend la décision. Si elle est incapable, la décision est prise dans son intérêt par son représentant légal, sachant que le point de vue tant du majeur sous tutelle que du mineur doit être systématiquement pris en considération, la tendance contemporaine étant d'associer, autant que faire se peut, l'incapable à la décision. Enfin ajoutons, que pour ce dernier, la loi prévoit que le mineur peut, en cas de traitement ou d'intervention nécessaire pour sauvegarder sa santé, s'opposer à la consultation de ses parents afin de garder le secret sur son état de santé. N'étant pas tenus au courant, ils ne sont pas en mesure de prendre la décision pour leur enfant ; la loi impose toutefois à ce dernier de se faire accompagner d'une personne majeure de son choix.

*Le droit d'accès aux données médicales concernant la personne*
Une fois les soins entrepris, la personne peut accéder à l'ensemble des données transcrites à son sujet ; ce sont toutes les informations colligées sur elle, qui constituent autant d'observations et de descriptions des différents actes nécessités par son état. Avant la loi du 4 mars 2002, l'accès à ces données régi par la loi dite Informatique et libertés du 6 janvier 1978, passait par l'intermédiaire d'un médecin de son choix. Cette solution aurait pu être opportune si elle avait été un moyen pour la personne d'accéder aux informations la concernant, en étant secondée par le médecin intermédiaire, qui lui aurait donné, si besoin, les explications nécessaires. Mais tel

n'a pas été le cas parce qu'il avait été admis que ce médecin, pouvait effectuer un tri dans les documents afin notamment d'exclure toutes les informations susceptibles d'inquiéter le patient.

Or certains malades, quand ils suspectaient qu'on leur masquait une partie de la vérité, essayaient d'obtenir des informations par ce biais. Faute d'avoir la certitude d'obtenir la totalité des renseignements collectés sur les personnes, les associations de malades ont fini par revendiquer un accès direct aux informations collectées sur elles. La loi du 4 mars 2002 prévoit que l'accès auprès des professionnels de santé détenteurs de ces informations, se fait au choix du malade, soit de manière directe, soit par l'intermédiaire d'un médecin.

Seule la personne malade est titulaire de ce droit. Toutefois, quand elle est décédée, ses ayants-droit peuvent également accéder aux données médicales de la personne malade, mais ils ne peuvent obtenir ces renseignements que dans trois cas : pour connaître les causes de la mort, pour défendre la mémoire du défunt, pour faire valoir leurs droits, sauf volonté contraire exprimée par la personne avant son décès.

### La mise en oeuvre des droits dont la personne malade est titulaire

Si l'existence d'un droit conditionne sa revendication par son titulaire, *encore faut-il qu'il en demande le bénéfice*, sinon son application est inexistante. Classiquement, la revendication du droit en cas de non respect passe par une action en justice ; cette modalité est ouverte à toute personne malade, quel que soit le droit en cause : par exemple, absence d'information, non respect de sa vie privée, non respect du secret des informations la concernant, impossibilité d'obtenir l'accès aux informations relatives à sa santé.

Toutefois, quel que soit le droit, son respect dépend de la faculté pour son bénéficiaire *d'être en capacité de le revendiquer* ; or la situation de maladie peut fragiliser la personne qui, seule, peut ne pas avoir les ressources nécessaires pour en exiger le respect. Aussi dans la droite ligne des suggestions du rapport Caniard pour qui « il ne saurait y avoir d'exercice effectif des droits individuels des personnes malades, difficiles à mettre en œuvre car situés dans le cadre d'une relation, par nature déséquilibrée, sans le contrepoids d'une représentation collective des usagers », le législateur a organisé le « renforcement de la place des usagers » en s'inspirant explicitement des réflexions des associations de malades sur ce point. À l'instar d'autres associations qui prennent en charge un intérêt collectif, il a reconnu un rôle aux associations d'usagers du système de santé, à condition qu'elles soient agréées. L'agrément, s'il n'est pas obligatoire, constitue un préalable indispensable à une participation crédible des associations à une politique publique, car il conditionne l'aptitude d'une association à représenter les usagers du système de santé dans les instances hospitalières ou de santé publique.

En outre la loi du 4 mars 2002 a mis en place des mécanismes visant à assurer le respect des droits des malades. Trois modalités principales peuvent être identifiées : faire connaître les droits, veiller à les faire respecter, organiser l'expression des doléances.

*Faire connaître les droits* : cette modalité s'inscrit dans une démarche contemporaine désignée sous la formule « *d'accès au droit* » qui consiste à organiser une information générale des personnes sur leurs droits et obligations et à les aider dans l'accomplissement de toute démarche en vue de l'exercice d'un droit. Est en ce sens par exemple l'obligation qui est faite aux établissements de santé de mentionner dans le livret d'accueil les conditions d'accès aux informations de santé concernant la personne hospitalisée ; c'est le cas également de la convention AERAS qui prévoit notamment que les pouvoirs publics s'engagent à associer les caisses d'assurance maladie et les réseaux de soins à la diffusion d'informations sur son existence comme son contenu, à créer un site internet dédié à la convention, à prendre des dispositions pour assurer un relais efficace de cette information auprès des professionnels impliqués dans les opérations de prêt tels que notaires, agents immobiliers, *etc.*

*Veiller à les faire respecter* tant au niveau des établissements qu'au niveau national : ainsi les établissements de santé doivent-ils définir « les règles de fonctionnement des établissements de santé propres à assurer le respect des droits des patients hospitalisés » ; sont en ce sens, l'obligation pesant sur eux de mettre en œuvre les moyens propres à prendre en charge la douleur des patients qu'ils accueillent et à assurer les soins palliatifs que leur état requiert, les mesures prises pour assurer la communication des informations détenues sur le patient, ainsi que la garde et la confidentialité des informations conservées ou hébergées. Dans le même esprit, on relèvera la prise en compte pour l'évaluation et l'accréditation des établissements de santé des mesures prises pour assurer le respect des droits des personnes malades, ainsi que « les résultats obtenus à cet égard » ou la création d'une commission de suivi pour garantir la bonne application des dispositions de la convention AERAS. Enfin, au niveau national, la Conférence nationale de santé « élabore un rapport annuel adressé au ministre de la santé et rendu public sur le respect des droits des usagers du système de santé ».

*Organiser l'expression des doléances :* par exemple, la commission des relations avec les usagers et de la qualité de la prise en charge (CRUQPC) établie dans chaque établissement de santé facilite les démarches des personnes malades et veille à ce qu'elles puissent exprimer leurs griefs auprès des responsables de l'établissement et qu'elles soient informées des suites données à leurs demandes ; elle examine les doléances et une synthèse annuelle de l'ensemble de ces réclamations permet de repérer les insuffisances les plus fréquentes afin d'améliorer globalement le respect des droits des malades. De manière similaire, des conciliateurs ont été créés auprès des caisses primaires d'assurance maladie pour recevoir les réclamations concernant les relations des caisses avec leurs usagers.

Si le titulaire d'un droit subjectif qui le revendique n'obtient pas gain de cause, il dispose d'un droit d'action devant le juge ; mais le coût d'accès à la justice peut décourager son titulaire, notamment si l'enjeu économique n'est pas important. Cette situation est à l'origine de la création depuis ces vingt dernières années de modalités nouvelles, visant notamment à peser sur les acteurs à qui les différents droits existant sont opposables de telle façon qu'ils en tiennent compte ; un des moyens les plus intéressants est la publicité donnée aux informations glanées sur le terrain et qui permettent de mettre en évidence les types de droits pour lesquels les personnes malades éprouvent des difficultés à en obtenir le bénéfice.

*Rattacher les différents droits à la personne* a permis de *garantir un traitement égal des malades* quel que soit par ailleurs le type de relation qu'elle a : qu'elle soit en négociation avec un assureur, qu'elle revendique ses droits d'assuré social, qu'elle soit hospitalisée dans un établissement de santé public ou privé, soignée par un professionnel de santé libéral, le contenu de ses droits est identique. En outre ses droits personnels sont confortés par les droits collectifs ce qui permet, en assurant la représentation des usagers dans tous les lieux où se débattent la politique de santé publique, de consolider la démocratie sanitaire.

La loi du 4 mars 2002 qui a été pionnière en matière de reconnaissance de droits à la personne malade s'inscrit désormais *dans un vaste mouvement européen.* Ainsi, le Comité économique et social européen (CESE) a adopté en septembre 2007 un Avis sur « Les droits du patient ». C'est le lobbying actif d'une association de citoyens (Active Citizenship Network) et non celui de patients ou de consommateurs qui est à l'origine de cette initiative. Du reste, l'Avis, dans son introduction, se réfère à la Charte européenne des droits des patients rédigée en 2002 par Active Citizenship Network et 12 associations de citoyens. Celle-ci proclame 14 droits qui visent à garantir un «niveau élevé de protection de la santé humaine» (tel que le prescrit l'article 35 de la Charte des droits fondamentaux de l'Union européenne) et à assurer un niveau élevé de qualité des services de santé des pays européens.

Cet Avis se fonde sur un ensemble de dispositions communautaires relativement récentes : la Charte des droits fondamentaux de l'Union européenne, la communication de la Commission intitulée « Consultation concernant une action communautaire dans le domaine des services de santé », la Déclaration du Conseil santé (les ministres européens de la santé) du 1er juin 2006 sur les valeurs et principes communs des systèmes de santé de l'Union européenne , la jurisprudence de la cour européenne de justice relative à la mobilité des patients, le rapport du parlement européen sur la mobilité des patients et l'évolution des soins de santé dans l'Union européenne, la résolution du parlement du 15 mars 2007.

Si le souci principal du CESE porte bien évidemment sur la mobilité des patients et l'égalité de leurs chances de bénéficier de prestations de qualité dans le pays d'accueil, leur pays d'origine est également visé : son ambition est d'inciter à la mise en œuvre concrète des droits des patients dans tous les États membres.

Ensuite, un autre élément est à l'origine de la prise en considération de cette thématique par le CESE : « l'évolution des politiques publiques qui tend à *prôner de plus en plus la participation des citoyens* avec le développement de méthodes de participation dans différents pays d'Europe: les conférences de consensus danoises, les jurys citoyens mis en œuvre dans plusieurs États européens, les états généraux, ... ».

Enfin, le CESE relève qu'« on constate ... au-delà du système de santé, une évolution politique qui aspire à accorder de plus en plus de place à la parole de l'individu ». Cette évolution « conduit les personnes malades *à se positionner de plus en plus comme acteur de leur prise en charge* avec des attentes et des besoins renouvelés » ; elle « s'inscrit dans une évolution plus profonde de la société qui tend à promouvoir le modèle de l'autonomie de la personne et l'affirmation de ses droits ».

C'est l'ensemble de ces considérations qui a conduit le CESE à estimer qu'il était nécessaire « de penser autrement la place du patient dans son interaction avec le système » ce qui passe par l'affirmation de droits pour le patient.

Il existe donc *un accord au niveau européen* pour *considérer le patient comme un sujet actif* plutôt qu'un simple objet recevant des soins de santé et pour admettre que la garantie de cette autonomie passe par la reconnaissance des droits des patients. La loi française du 4 mars 2002 est une illustration de l'évolution à la fois des pratiques sociales – les individus aspirent à des modes de relation et d'organisation beaucoup plus participative qui tiennent compte de leurs points de vue- et de celle des soins.

Désormais, conformément à la Charte de 2002 une Journée européenne des droits des patients est organisée le 18 avril de chaque année. L'édition 2011 de cette Journée a été marquée par la publication d'une importante enquête qualitative menée avec l'appui d'associations partenaires de l'Union européenne sur l'application de ces droits dans différents pays de l'Union. Elle s'est penchée sur l'évaluation, par ces associations, de la mise en œuvre dans leur propre système de santé des droits essentiels des patients que sont celui à l'information, au respect de l'intimité et de la confidentialité, ainsi qu'à l'innovation. Il en ressort que la conception même de ce que recouvrent ces droits et de leur étendue varie largement d'un pays à l'autre. Il sera donc nécessaire pour l'avenir de procéder à une clarification du contenu de ces droits dans l'objectif de connaître ce à quoi peuvent prétendre les patients en termes de prise en charge et de permettre ainsi aux associations qui les représentent de mieux les défendre.

(*Dominique Thouvenin*)

**Références :**

A.-M. Brocas et G. Le Coz, « La démocratie sanitaire », *Revue française des affaires sociales*, n°2, avril-juin 2000, p. 9-14.

D. Dreyfuss, F. Lemaire et H.-D. Outin (dir.), *Des patients tout-puissants ?*, Flammarion, 2006.

C. Évin, *Les droits de la personne malade,* Rapport présenté au Conseil économique et social, Direction des Journaux officiels, 1996.

M. Guillaume-Hofnung (dir.), *Droits des malades. Vers une démocratie sanitaire ?,* La documentation française, février 2003.

D. Thouvenin et M. Delcey, *Usagers du système de santé : Connaissez et faites valoir vos droits,* Guide Ciss, 2010.

*The UE Charter of Patients' Rights, A civic assessment,* Active Citizenship Network Report, 2011www.activecitizenship.net

## 50. Le refus de soin

Le refus de soin par le médecin pose la question de la liberté de conscience du praticien, ainsi que la question de la continuité des soins et de l'égalité de l'accès aux soins. Le refus de soin par le patient rend manifeste la tension entre deux principes éthiques fondateurs : le principe de bienfaisance qui impose de ne pas nuire au patient et de déboucher sur un bénéfice pour lui, et le principe d'autonomie qui impose de respecter sa volonté.

### Le refus de soin par le médecin

Selon le *Code de déontologie médicale,* le médecin « doit non seulement soigner, mais aussi écouter, examiner, conseiller, avec la même conscience tous ses malades, quels que soient leur origine, leurs mœurs, leur situation de famille, leur appartenance ou leur non-appartenance à une ethnie, une nation ou une religion déterminée, leur handicap ou leur état de santé, leur réputation ou les sentiments qu'ils lui inspirent »[1]. Le Code pénal réprime toute discrimination des personnes, quelle qu'en soit la raison, y compris du fait de leur état de santé ou de leur handicap[2].

Néanmoins, le médecin peut refuser de pratiquer des soins pour des raisons professionnelles ou personnelles à condition, en dehors de l'urgence, d'en informer sans délai le patient et d'assurer la continuité des soins en orientant le patient vers d'autres praticiens[3]. Dans certains cas, le refus de soins est obligatoire : au nom du principe de proportionnalité, l'acte médical doit poursuivre une nécessité thérapeutique et les bénéfices doivent l'emporter sur les risques ; au nom des obligations légales et déontologiques, les soins envisagés ne doivent pas excéder les compétences du praticien. Par exemple, le médecin peut refuser des investigations jugées inutiles et coûteuses. Une équipe médicale peut refuser d'accéder à la demande d'assistance médicale à la procréation en raison de l'âge ou de l'état de santé

---

1. Art. 7 du *Code de déontologie médicale.*
2. Art. 225-1, 225-2, 225-3 du Code pénal.
3. Art. R. 4127-47 al. 2 et 3 du *Code de la santé publique* et art. 7 du *Code de déontologie médicale.*

des personnes. Une réanimation néonatale peut être refusée du fait des risques de séquelles pour le nouveau-né. Par ailleurs, certains actes médicaux, autorisés par la loi, peuvent heurter la conscience du médecin. Une « clause de conscience », introduite en 1975 par la loi sur l'interruption volontaire de grossesse (dite loi Veil)[4], est la réserve sous laquelle un médecin ou un auxiliaire médical peut refuser de pratiquer ou de concourir à une interruption volontaire ou médicale de grossesse, ou à une stérilisation.

Il est aujourd'hui à déplorer que des médecins et des dentistes refusent pour des raisons financières des soins à des malades bénéficiaires de la CMU (Couverture Maladie Universelle)[5] violant le *Code de déontologie médicale*, le *Code de la santé publique* et le Code de la consommation et mettant en danger l'égalité de l'accès aux soins[6].

### Le refus de soin par le malade

Les droits du patient, au premier rang desquels le droit au respect de sa volonté, rendent particulièrement aiguë la question du refus de soin de la part du malade[7]. Selon une conception paternaliste de la médecine, celui-ci, rendu vulnérable par sa souffrance, ne peut concevoir ni décider de son propre bien. Un refus de soin de sa part risque de n'exprimer que sa détresse, et non sa volonté rationnelle et autonome. Il doit donc être protégé de lui-même. Une conception de la médecine fondée sur le principe de l'autonomie voit, en revanche, dans le refus de soin l'expression de la volonté d'une personne qui, malgré la maladie, demeure rationnelle, capable de comprendre les informations relatives à son état de santé et de prendre les décisions la concernant. Selon une approche médiane, le principe de bienfaisance compris dans un sens paternaliste doit limiter le principe d'autonomie qui, suivi seul, risque de mener à une indifférence coupable à l'égard du patient : dans des circonstances difficiles, celui-ci peut se croire autonome et en réalité subir la pression de son entourage ou de la société[8]. Cette approche prescrit de concilier principes de bienfaisance et d'autonomie, de respecter la volonté du patient et, le cas échéant, le refus de soins,

---

4. Art. L. 2212-8 et L. 2213-2 du *Code de la santé publique*.

5. Voir le rapport Chadelat, www.sante.gouv.fr/htm/actu/chadelat_131206/ rapport_chadelat_131206.pdf . Voir aussi C. Desprès, M. Naiditch, *Analyse des attitudes de médecins et de dentistes à l'égard de patients bénéficiant de la Couverture Maladie Universelle*, DIES, Fond CMU, mai 2006 : www.cmu. fr/userdos/Refus_Soins_mai2006.pdf. Voir aussi Délibération 2006-233 de la Haute Autorité pour la Lutte contre les Discriminations et pour l'Égalité, www.halde. fr. Voir enfin C. Desprès, *Le refus de soin à l'égard des bénéficiaires de la Couverture Maladie Universelle complémentaire*, IRDES, 2009 : http://www.cmu.fr/userdocs/IRDES%20refus%20 de%20soins.PDF.

6. Art. 1110-3 du *Code de la santé publique* : « Aucune personne ne peut faire l'objet de discrimination dans l'accès à la prévention et aux soins ».

7. Comité consultatif national d'éthique, avis n° 87 (14 avril 2005) : « Refus de traitement et autonomie de la personne ».

8. S. Rameix, « Refus de traitement et autonomie des personnes », *Pratiques, les cahiers de la médecine utopique*, 47, mars 1997, p. 12-15.

tout en cherchant toujours à convaincre de la nécessité de soigner et de préserver la vie.

### La loi du 4 mars 2002 et le respect du refus de soin

La loi du 4 mars 2002 relative aux droits des malades et à la qualité du système de santé manifeste précisément la recherche d'un compromis entre principe d'autonomie et principe de bienfaisance.

Elle place le consentement de la personne au fondement de tout acte de soin. La personne doit être informée de son état de santé, des soins proposés et des conséquences d'un éventuel refus de soins sur son état de santé[9]. Elle a le droit de faire respecter sa volonté en consentant aux investigations et aux soins ou en les refusant, y compris si ce refus implique un risque pour sa santé ou sa vie[10]. Le refus doit être réitéré et inscrit dans le dossier médical. Par conséquent, si la personne est consciente et que son refus de soin met sa vie en danger, dans la mesure où la procédure d'information et de recueil de sa volonté a été respectée, le médecin n'encourt pas de poursuite pour non-assistance à personne en péril. Lorsque la personne est hors d'état d'exprimer sa volonté, aucune intervention ou investigation ne peut être réalisée, sauf urgence ou impossibilité, sans que la personne de confiance qu'elle a désignée ou sa famille ou, à défaut, un proche ait été consulté. Le consentement aux soins du mineur ou du majeur sous tutelle doit toujours être recherché, même si l'accord de la personne titulaire de l'autorité parentale ou du tuteur est nécessaire. Cependant, si le refus de soins risque d'entraîner des conséquences graves pour la santé du mineur ou de la personne sous tutelle, le médecin délivre les soins indispensables.

La loi révèle en réalité une tension. Elle promeut un modèle de décision concertée, conjointe, prise d'un commun accord par le médecin et le malade : le médecin, compte tenu de ses compétences, se prononce sur l'affection et le projet thérapeutique, et le malade, compte tenu des propositions médicales, exerce un choix. C'est « avec le professionnel de santé » qu'il prend ses décisions[11]. Cependant, le médecin doit aussi tout mettre en œuvre pour convaincre le patient d'accepter les soins indispensables au cas où sa vie soit en danger – ce qui remet en cause le respect de la volonté de la personne[12]. D'ailleurs, s'il y a urgence vitale et qu'il ne parvient pas à convaincre le patient de la nécessité des soins, le médecin ne peut se voir reprocher de dispenser les soins contre sa volonté. La jurisprudence subordonne le principe du respect de la volonté du patient au principe du main-

---

9. Loi n° 2002-303 du 4 mars 2002, art. L. 1111-2 du *Code de la santé publique*.
10. Article L. 1111-4 du *Code de la santé publique*.
11. D. Thouvenin, « Droit à l'information du malade », D. Lecourt, *Dictionnaire de la pensée médicale*, Paris, PUF, 2004, p. 368-373. Pour une réflexion éthique sur la « décision partagée », voir N. Moujmid-Ferdjaoui, M.-O. Carrère, « La relation médecin-patient, l'information et la participation des patients à la décision médicale : les enseignements de la littérature internationale », *Revue française des affaires sociales*, 54 (2), 2000, p. 73-88.
12. Article L. 1111-4 du *Code de la santé publique*.

tien de la vie dans des cas de refus de transfusion sanguine, en situation d'urgence, émanant de personnes témoins de Jéhovah[13].

### Le refus de soin et le problème de la demande de mort

Ultimement, le refus de soin s'exprime lorsque des personnes qui sont en fin de vie ou non[14] et qui sont soumises à des souffrances physiques et/ou morales extrêmes refusent les traitements et le maintien en vie et demandent à être aidées à mourir.

La loi du 22 avril 2005 relative aux droits des malades et à la fin de vie (loi Léonetti) interdit l'euthanasie, l'acte de donner délibérément la mort[15]. Elle refuse l'obstination déraisonnable et autorise l'abstention thérapeutique dont la conséquence prévue, mais non voulue, peut être la mort[16]. Lorsqu'une personne est en fin de vie et que les actes médicaux apparaissent inutiles, disproportionnés ou maintiennent artificiellement la vie, ils peuvent être suspendus ou ne pas être entrepris. Si le médecin ne peut soulager la souffrance de la personne qu'en lui appliquant un traitement qui peut avoir pour effet secondaire d'abréger sa vie, il doit l'en informer.

Conformément à la loi du 4 mars 2002, cette loi fait donc droit au refus de traitement. Si la personne, en fin de vie ou non et consciente, décide de limiter ou d'arrêter tout traitement, le médecin doit l'informer des conséquences de son choix et respecter sa volonté. Néanmoins, ici encore, il doit tout mettre en œuvre pour la convaincre d'accepter les soins indispensables. La décision de la personne doit être réitérée et inscrite dans son dossier. Le médecin peut alors arrêter ou limiter les traitements, par exemple interrompre la ventilation mécanique, la dialyse, l'hydratation ou l'alimentation artificielles et il doit mettre en œuvre des soins palliatifs[17]. Visant à concilier les deux principes éthiques de bienfaisance et d'autonomie, la loi a été rédigée en vue d'« établir un équilibre entre la vocation première du médecin de soigner et de mettre en œuvre tous les moyens dont il dispose pour faire échec à la mort et le droit de tout patient de décider de la façon dont il entend vivre ses derniers moments, de se réapproprier sa mort et de choisir de la laisser survenir naturellement »[18]. La réitération de la décision vise à s'assurer que la volonté du malade est fondée sur un refus d'obs-

---

13. Voir arrêt du Conseil d'État du 16 août 2002 et arrêt de la cour administrative d'appel de Nantes du 20 avril 2006.

14. La fin de vie est définie par la loi n° 2005-370 du 22 avril 2005 comme « la phase avancée ou terminale d'une affection grave et incurable quelle qu'en soit la cause ».

15. *Code de la santé publique*, loi n° 2005-370 du 22 avril 2005 relative aux droits des malades et à la fin de vie.

16. Le *Code de déontologie médicale* (art. 37) condamne également l'obstination déraisonnable, prescrit le soulagement des souffrances et interdit de provoquer délibérément la mort.

17. Article 6, loi du 22 avril 2005.

18. *Rapport fait au nom de la commission spéciale chargée d'examiner la proposition de loi (n° 1882) de M. Jean Léonetti et plusieurs de ses collègues relative aux droits des malades et à la fin de vie*, http://www.assemblee-nationale.fr/12/pdf/rapports/r1929.pdf, p. 34.

tination déraisonnable, et non par exemple sur un découragement moral ou physique passager.

Dans le cas d'une personne en fin de vie ou non et inconsciente, la limitation ou l'arrêt de traitements susceptible de mettre la vie du patient en danger peut être décidé(e) par le médecin, après une procédure décisionnelle médicale collégiale, la consultation de la personne de confiance ou, à défaut, de la famille ou d'un proche et après avoir pris connaissance des directives anticipées rédigées par la personne moins de trois ans auparavant. Dans ce cas, la responsabilité en incombe au praticien, ce qui évite de faire prendre cette lourde décision à la famille ou aux proches[19].

Cependant, la loi du 22 avril 2005 pose un certain nombre de problèmes juridiques et éthiques.

Tout d'abord, au plan juridique, la loi affirme que, lorsqu'ils sont considérés comme inutiles, disproportionnés ou n'ayant d'autre effet que le seul maintien artificiel de la vie, les soins *peuvent* être suspendus ou ne pas être entrepris. C'est donc aux médecins que revient l'appréciation de l'inutilité des soins. En outre, la loi prescrit une procédure collégiale qui, lorsque la personne est inconsciente, peut faire prévaloir l'avis médical sur ses directives anticipées ou sur l'avis de la personne de confiance. Ainsi a-t-on pu souligner que, loin de créer et de formaliser de nouveaux droits subjectifs de la personne en fin de vie, la loi ne fait que définir, en conformité avec le *Code de déontologie*, les règles d'intervention des médecins dans les situations de fin de vie[20].

Au plan éthique, la loi Léonetti voit dans le développement des soins palliatifs le moyen de concilier principe d'autonomie et principe de bienfaisance, mais c'est au prix de l'occultation de la question de l'euthanasie volontaire. Il reste à penser l'attitude que le médecin doit adopter face à un patient qui ne peut être soulagé, qui refuse les traitements et demande à mourir mais pour lequel l'arrêt ou la limitation de soins ne suffisent pas à faire advenir la mort. En effet, selon la philosophie qui sous-tend la loi, des soins palliatifs de qualité pourraient suffire à prévenir, voire à faire disparaître les refus de soins et les demandes d'assistance à mourir. Ces demandes tenues pour rares sont interprétées comme le résultat d'une prise en charge insuffisante des souffrances physiques et psychiques des patients. De fait, la volonté de mourir n'est pas tenue pour réfléchie, ferme et réelle puisqu'elle procèderait de souffrances, de dépression ou encore d'un sentiment de culpabilité de la personne malade craignant d'être une charge pour son entourage ou pour la société[21]. Ainsi, les questions éthiques du

---

19. Article 5, loi du 22 avril 2005.

20. D. Thouvenin, « La reconnaissance des droits des malades : faire de la malade un acteur de santé », D. Dreyfuss, F. Lemaire, H.-D. Outin (dir.), *Des patients tout-puissants ?*, *Journées d'éthique médicale Maurice Rapin*, Paris, Flammarion, 2006, p. 21-40.

21 Sur les interprétations psychologiques du désir de mort et la délégitimation de la demande de mort qui en découle, voir M. Gaille, « La mort, le patient et le chercheur », *La Vie des idées*, 7 avril 2009. URL : http://www.laviedesidees.fr/La-mort-le-patient-et-le-chercheur.html.

refus de soin et de la demande d'aide à mourir trouveraient leur solution et perdraient même leur pertinence grâce au progrès des soins palliatifs, tant somatiques que psychologiques, et à la disparition des demandes d'aide à mourir. La question éthique interrogeant les *valeurs* qui pourraient légitimer, ou non, l'euthanasie volontaire (qu'elle prenne la forme du « laisser mourir » ou du « faire mourir ») se résoudrait en quelque sorte d'elle-même grâce à un changement relevant de *faits*.

Cette position recèle deux limites. Tout d'abord, au plan des *faits*, il n'est pas certain que la médecine parvienne à soulager les souffrances physiques et psychiques qui conduisent certaines personnes, en fin de vie ou non, à estimer que leur vie ne vaut plus la peine d'être vécue. Ensuite, on ne peut faire l'économie d'une clarification des *valeurs* au nom desquelles un médecin, engagé dans le soin, pourrait refuser d'aider à mourir le patient incurable qui le lui demande.

Le refus de soin exprimé par le patient demande de distinguer traitement et soin, et de rappeler la nature soignante de la médecine qui se définit comme le souci de la subjectivité et de la volonté du patient. Alors que le traitement lutte contre la maladie et vise la guérison, le soin (qui s'appuie sur le(s) traitement(s))[22] répond aux besoins fondamentaux, globaux et singuliers d'une personne vulnérable. Le traitement se focalise sur la maladie et l'organisme, objets d'interventions diagnostiques et thérapeutiques ; le soin se consacre au sujet non seulement vivant, mais aussi sentant, souffrant, désirant et pensant. Comme le rappelait G. Canguilhem, c'est la souffrance du sujet qui fonde l'appel au médecin : la médecine trouve son origine, sa finalité et son essence clinique et thérapeutique (et non scientifique) dans la subjectivité du malade, dans la prise en compte de son expérience et de sa normativité singulières[23]. C'est ce souci de la subjectivité du malade qui définit la médecine comme soin. L'appréciation subjective de son état par le patient constitue la principale mesure (même si ce n'est pas la seule) de son état normal ou pathologique et, partant, du soin et des traitements qui lui conviennent. C'est pourquoi le soin médical demande de comprendre la biographie de la personne, ses valeurs, ses relations au monde et aux autres, la manière dont la maladie bouleverse son existence et le sens qu'il lui donne[24]. Tandis que la volonté de traiter et de guérir la maladie peut parfois conduire le médecin à négliger la volonté du patient, son engagement dans le soin l'oblige à comprendre, prendre en compte et respecter la volonté de son patient, y compris dans ses refus. Il ne saurait y avoir de soin sans respect de l'autonomie (de la normativité et de la volonté) de la personne soignée.

---

22. Sur les traitements indispensables au soin, voir F. Worms, *Le moment du soin. À quoi tenons-nous ?*, Paris, PUF, 2010.

23. G. Canguilhem, *Le Normal et le pathologique*, Paris, PUF, 1966.

24. Sur la philosophie du soin et la subjectivité du soigné, voir L. Benaroyo, C. Lefève, J.-C. Mino, F. Worms, *La philosophie du soin. Éthique, médecine et société*, Paris, PUF, 2010.

Précisément, si le soin est respect de l'autonomie du patient, un refus de traitement ne saurait être considéré comme un refus de soin. Entendre et respecter le refus de traitement fait partie de l'activité de soin et oblige à prendre soin. Le soin demande de saisir la diversité des situations de refus de traitements (situations d'urgence demandant, par exemple, une transfusion sanguine ou une césarienne, thérapies lourdes comme la chimiothérapie, refus de traitement en psychiatrie, en fin de vie, refus de traitement de la femme enceinte, *etc.*) et la diversité des raisons qui y président : croyances religieuses, représentations et valeurs culturelles, conditions sociales, conceptions et projets de vie, *etc.* Respecter l'autonomie du patient ne revient nullement à se soumettre de manière passive à une conscience qui peut en effet être altérée par la souffrance ou la dépression. C'est maintenir l'écoute, la compréhension et le lien qui permettront de faire advenir une volonté véritablement autonome et de trouver une solution bénéfique pour le patient. Nous rejoignons ici la philosophie des soins palliatifs qui repose sur la valeur éthique accordée à la relation de soin. Orientée par la sollicitude, la relation de soin maintient le soigné dans l'échange, le partage et la communauté des humains. Elle préserve ainsi non seulement sa dignité, mais aussi son autonomie : la relation soignants/soigné constitue *en elle-même* un soin qui peut permettre au patient d'exercer ou de recouvrer son autonomie. Ainsi, l'autonomie ne saurait être érigée en principe susceptible de briser la relation de soin puisqu'elle est au contraire recherchée par la relation de soin, et la médecine peut être précisément définie comme l'engagement à ne pas rompre les liens du soin[25].

De fait, on peut se demander si un médecin, précisément engagé dans une relation de soin fondée sur la compréhension et le respect de la subjectivité de son patient, n'a pas le devoir de respecter sa volonté si celui-ci, conscient, incurable, proche d'une mort certaine et ne pouvant être soulagé, refuse les traitements et lui demande expressément de l'aider à mourir. Lorsque la mort seule peut délivrer le patient de ses souffrances, peut-elle être incluse dans le soin, et ce même s'il faut la provoquer et non seulement la laisser advenir ? C'est la position éthique que défend G. Canguilhem dans un dialogue radiophonique de 1975 avec Henri Péquignot[26]. Il y affirme d'abord que la médecine ne saurait faire l'économie de la question philosophique (de valeurs et non de faits) de savoir si le sujet humain a le droit de décider du moment et des conditions de sa mort – ce qui se distingue de la question psychologique du sens et de la réalité de la demande de mort, et de la question médicale des techniques susceptibles de la prévenir. Canguilhem démontre ensuite l'existence de ce droit : celui-ci naît de la prise

---

25. P. Ricoeur, « Accompagner la vie jusqu'à la mort », rééd. dans *Esprit*, 323, mars-avril 2006, p. 316-321.

26. C. Lefève, « Le droit à la mort peut-il être reconnu par la médecine ? À propos du dialogue radiophonique « Le droit à la mort » (1975) entre G. Canguilhem et H. Péquignot », in C. Lefève, C.-O. Doron, A.-C. Masquelet (dir.), *Soin et subjectivité*, Cahiers du Centre Georges Canguilhem, Paris, PUF, 2011, p. 13-52.

de conscience par le sujet qu'il est engagé dans la vie sans l'avoir choisi et qu'il peut par ses choix « reprendre » cet engagement, se l'approprier. Ainsi, en fin de vie, dans certaines situations particulièrement pénibles, le refus de traitement et le choix de mourir peuvent constituer la seule initiative par laquelle le sujet reprend les rênes de son existence[27]. Dans ces conditions, le droit du sujet de décider de sa mort et de faire respecter ses valeurs et sa volonté doit être reconnu par *son* médecin qui a le devoir moral d'arrêter les traitements - non les soins - et de hâter sa mort, y compris en la provoquant. Accéder au refus de traitements et à la demande de mort ne doit pas être vu par le médecin comme l'interruption de son action médicale ni comme la rupture de la relation de soin, mais comme leur continuation et comme l'ultime expression de sa volonté de présence. Une telle décision médicale ne peut être qu'individuelle, fondée sur la relation de confiance qui lie le patient à *son* médecin, sur la compréhension que celui-ci déploie de la situation singulière de son patient et sur son sens de la responsabilité. De sorte que, bien qu'il justifie, dans le cadre de la relation intime et singulière du patient et de son médecin, l'euthanasie volontaire, Canguilhem rejette toute loi l'encadrant. La publicité de ces actes mettrait en péril la confiance indispensable des patients dans la relation médicale. La loi ne saurait en outre prescrire un devoir d'aider à mourir, elle ne saurait se substituer à la réflexion éthique personnelle du médecin confronté à des cas toujours singuliers. Enfin, elle ferait courir le risque de dérives criminelles.

Si la médecine soignante consiste à rechercher l'autonomie et à respecter la volonté du patient, elle devrait, dans certains cas et sur les bases d'un questionnement éthique individualisé, pouvoir accéder à ces refus, non seulement en s'abstenant de traiter mais aussi en favorisant, avec humanité, la venue d'une mort choisie. Cependant, c'est aujourd'hui la question de la formalisation légale de ce droit qui focalise les débats de société.

*(Céline Lefève)*

## 51. Malades, patients, usagers

### De la maladie au malade : le patient

Nommer celui qui est touché par la maladie n'est pas seulement une question de vocabulaire. En nommant, on juge, on définit la catégorie à laquelle appartiennent ceux que l'on qualifie. Les anthropologues ont montré que toutes les sociétés humaines élaborent un langage de la maladie

---

27. G. Canguilhem, « Dialogue radiophonique « Le droit à la mort », C. Lefève, *op. cit.*, p. 36 : « Le droit à la mort n'est que l'expression de ce fait que la seule chose que je puisse faire sur la vie, de ma vie, à un moment donné, c'est de choisir la manière dont j'en sortirai ».

qui ne relève pas nécessairement du registre biologique. L'approche histo-rique montre que c'est le regard médical qui élabore une modélisation de la maladie qui est aussi une définition du malade. Au tournant des XVIII<sup>e</sup> et XIX<sup>e</sup> siècles, s'effectue l'individualisation de la maladie : ce que Michel Foucault nomme « la naissance de la clinique » correspond ainsi à la fois à l'avènement de la personne malade et à son assujettissement à une nou-velle façon, scientifique, de concevoir la maladie. La figure du malade est, depuis cette époque, indissociable de celle du patient.

Ce mouvement de la médecine moderne transforme l'opposition irré-ductible entre malades et bien portants en un travail qui doit permettre le passage d'une catégorie à l'autre. Alors que les victimes des épidémies du Moyen Âge étaient irrémédiablement considérées comme relevant d'un monde spécifique (les lépreux en étant l'illustration la plus saisissante), les malades sont désormais les objets d'une médicalisation (ils sont objets de la recherche et des soins dispensés par la médecine) et d'une normalisation.

L'opposition entre un humanisme médical, qui caractériserait le passé, et une technique omniprésente, qui serait l'apanage de notre monde contem-porain, apparaît donc d'autant plus faiblement opérante qu'elle n'est pas étayée historiquement. Affirmer, comme il est courant aujourd'hui, que la médecine moderne serait passée de la considération du malade à celle de la maladie entre en contradiction avec le mouvement d'émergence de la médecine moderne – tel que l'analyse M. Foucault dans *Naissance de la clinique*. Il s'agit aussi d'un mouvement d'émergence du malade comme patient. Le regard médical moderne, qui abolit les maladies comme essen-ces pour les appréhender selon la méthode anatomo-clinique dans leur localisation organique et tissulaire[1], fait passer l'hospitalisé du statut d'in-digent à celui de malade. Celui-ci, en se donnant en effet à voir au regard médical, s'y soumet : il devient un patient.

De même que, dans la pensée du modèle éducatif de la fin du XIX<sup>e</sup> siè-cle, l'élève acquiert le libre arbitre par l'obéissance au maître, c'est-à-dire en jouant son rôle d'élève, le malade en se soumettant au regard médical, « se détache de la métaphysique du mal » (Foucault) pour devenir un indi-vidu malade : la médecine devient une « science de l'individu ». L'évolution de l'organisation hospitalière participe de ce mouvement, marquée par la technicisation bien sûr, mais aussi par la disparition progressive des salles communes et l'isolement des hospitalisés, par leur identification méticu-leuse à travers des fiches de suivi, par l'inscription de leurs entrées et sorties dans des registres, par la réduction de la taille des unités de soins et le rac-courcissement des durées de séjour. Le patient est individualisé au moment où, à l'hôpital, il devient un cas identifié à sa maladie et l'élément de base

---

1. Michel Foucault caractérise ce nouveau regard par la « disparition des identités morbi-des générales qui groupaient des symptômes en une figure logique, au profit d'un statut local qui situe l'être de la maladie avec ses causes et ses effets dans un espace à trois dimensions [celui du corps de l'individu regardé lors de la dissection anatomique et lors de l'examen cli-nique] », *Naissance de la clinique*, Paris, PUF, 1963.

d'une population présentant la même maladie et permettant l'acquisition de connaissances statistiques.

### De la maladie aiguë à la maladie chronique

La définition du statut du malade et le nom qu'on lui donne sont dépendants des modalités de définition de la maladie. On peut distinguer les maladies aiguës des maladies chroniques. Cette dernière appellation, utilisée médicalement pour caractériser les maladies au long cours telles que le diabète ou la polyarthrite rhumatoïde, est reprise de façon extensive par la sociologie de la santé. Elle y voit une manière de définir à la fois l'emprise du savoir médical sur une pathologie et le rapport des individus à celle-ci. La maladie chronique est ainsi une pathologie avec laquelle on peut vivre de longues années mais qui nécessite des aménagements de vie pour l'individu. Elle n'est pas seulement affaire de critères biologiques mais également de regard médical, de traitements disponibles et d'organisation sociale. Ainsi le sida, maladie aiguë s'il en est dans les quinze ans qui suivent son apparition en 1981, devient maladie chronique dans les pays développés avec l'avènement des trithérapies à partir de 1995. La maladie reste identique du point de vue biologique et son éradication n'est pas, loin s'en faut, à l'ordre du jour. Pourtant, le changement est de taille car le passage de l'aigu au chronique signifie que les malades vivent et peuvent envisager de vivre durablement avec cette pathologie. Il en va de même pour certains cancers, pour les maladies cardiovasculaires et pour des pathologies chroniques au sens strict qui ne disparaissent pas mais avec lesquelles la vie s'organise.

En ce sens, l'affirmation souvent répétée du passage de l'ère des maladies aiguës à celle des maladies chroniques ne signifie pas tant un changement dans la nature des pathologies qu'un renversement dans la façon de les appréhender, de les traiter et d'organiser le rapport des malades au système de soins. Affirmer la prééminence de la maladie chronique, c'est surtout faire du malade l'acteur principal de la gestion de la maladie.

Alors que la maladie aiguë, telle qu'elle apparaît à travers le prisme des maladies infectieuses notamment, appelle un traitement sur le mode de l'urgence, la chronicité établit une relation à long terme entre malade, maladie et organisation des soins. Dans le premier cas, comme dans la figure de la chirurgie et de son lieu d'exercice, le bloc opératoire, le malade est livré sous anesthésie, à la compétence du technicien ; dans le second, il est tenu de coopérer, de participer activement au traitement.

L'hôpital du XXe siècle illustre cette distinction : alors que dans la première moitié du siècle il est encore agité par un conflit de modèles entre institution pour indigents et lieu de traitement technique et individualisé[2], il hésite à partir des années 1950 entre le modèle d'organisation de la maladie aiguë et celui de la chronicité.

---

2. Voir étude 5 « Histoire de l'hôpital en France ».

*La personne malade*

La chronicité décentre la maladie de son versant professionnel pour la comprendre à partir du malade. L'expérience de la maladie et la participation des malades à leurs soins constituent un objet d'étude des sociologues depuis les années 1960. Anselm Strauss (1916-1996) montre comment la maladie peut être considérée comme une activité, comment elle appartient à une division implicite du travail aussi bien en structure hospitalière qu'à domicile qui implique de multiples intervenants (médecins, para-médicaux mais aussi malades, familles). La mort même donne lieu à un travail de contrôle de soi, de maîtrise des expressions et des plaintes, et d'organisation entre les différents acteurs. Le travail appelé par la maladie est appréhendé à partir des trajectoires de vie de malades, à savoir non seulement dans les temps forts de la relation du malade avec le médecin mais aussi dans tous les aspects de la vie ordinaire. La campagne d'information « Des héros ordinaires », lancée en 2007 par l'Institut National du Cancer, donnant à voir des personnes qui témoignent non pas de la maladie dans son registre médical et biologique, mais de la manière dont celles-ci agissent avec elle, est une illustration contemporaine de ces positions actives de la part des malades et des changements de mode de vie impliqués par le cancer. En 2010, la campagne « Je suis une malade, pas un cancer » illustre le passage de la maladie à la personne malade.

Le regard porté sur l'action du malade et sur son expérience montre un écart de point de vue entre le malade, d'une part, et le personnel soignant et médical, d'autre part. Le personnel est toujours moins impliqué dans la maladie que ne l'est le malade, empêchant ainsi un rapport symétrique.

Le passage de la maladie aiguë à la maladie chronique affecte l'autorité médicale, laquelle trouve de nouvelles formes de validation non seulement dans la prévention mais dans ce qu'il est convenu d'appeler l'éducation thérapeutique. Celle-ci, désormais au cœur de la médecine générale et s'étendant progressivement à la médecine spécialisée, prend acte du fait que l'adhésion des patients aux recommandations médicales n'est pas automatique. Le médecin, ne pouvant imposer le traitement, doit obtenir du malade l'observance du traitement. Le « bon malade » n'est plus celui qui suit aveuglément la prescription médicale, mais celui qui coopère avec le médecin parce qu'il a compris l'intérêt de ce qui lui est proposé. La prise en compte du point de vue du patient apparaît autant un élément de technique médicale que l'expression d'un nouvel humanisme. Le malade est tenu d'exercer une nouvelle compétence : la gestion de la maladie. Il devient acteur de la maladie, en étant soumis à des contraintes exigeantes (comprendre la nature de son mal) et normalisatrices (adhérer et suivre des lignes de conduites de plus en plus élaborées).

*Un usager et un acteur collectif*

De même que le malade est devenu patient sous l'effet du regard médical moderne, il prend le statut de consommateur de soins par l'avènement des assurances et de la sécurité sociale. L'acquisition de la solvabilité, à partir des principes de mutualisation des risques et de solidarité, lui accorde le statut d'acteur économique. Le système de santé moderne devient objet de rationalisation, l'hôpital une entreprise pourvoyeuse d'emplois et productrice de biens de santé.

Le terme de « consommateur de soins » est fréquemment associé de manière péjorative à l'inquiétude de voir la santé devenir un marché comme un autre et se dissoudre dans des relations de production et de consommation. Pourtant, la consommation est aussi synonyme d'action : en devenant un consommateur, le malade exerce une action économique et des choix. La publication régulière dans la presse de classements, selon de multiples critères, des hôpitaux et des cliniques, le nomadisme médical, l'émergence d'une abondante presse grand public dédiée aux questions de santé illustrent le fait que le patient est amené à agir, à faire des choix et, pour cela, à s'informer. Il n'y a pas de consommateur de biens de santé sans capacité d'action, pas d'acteur économique sans autonomie. En cela, les questions d'éthique ne sont pas étrangères aux questions économiques – même si elles ne s'y réduisent évidemment pas.

Lorsque la relation entre le professionnel de soins et le malade ne fonctionne plus à sens unique, ce dernier devient un usager. Il entre dans une relation de prestation de service avec le professionnel ou le système qui lui propose une offre. L'autorité rationnelle, décrite par Max Weber (1864-1920), inhérente au système professionnel qui gouverne la relation, n'est pas remise en cause mais elle est désormais encadrée par des règles de droit et de participation. C'est dans ce cadre qu'on peut analyser la mise en place en France de la Charte du patient hospitalisé en 1995, l'ouverture des Conseils d'Administration des hôpitaux aux usagers l'année suivante et la loi dite « Kouchner » relative aux droits des malades (en fait, les droits des patients) en 2002.

Si, depuis l'arrêt Mercier de 1936, la relation médecin-malade est définie en France comme un contrat, le renforcement des règles qui organisent la relation entre le malade et le système de soins s'accompagne inéluctablement d'une judiciarisation, c'est-à-dire d'un accroissement du recours à la justice pour régler des différends entre les parties. Les grandes affaires de santé publique (sang contaminé, hormones de croissance, amiante, *etc.*) concentrent la majorité des recours aux juridictions pénales. La justice civile[3] augmente plus modérément, et les affaires de santé n'y observent pas une évolution plus significative que celles relevant d'autres domaines de la vie sociale.

La participation du malade prend la forme individuelle du patient consommateur, mais s'exerce également sous une forme collective. Le « malade

---

3. Rappelons que la justice pénale a pour mission de sanctionner ce qui est reconnu comme culpabilité face à la loi alors que la justice civile vise la réparation ou le dédommagement d'un préjudice.

collectif » n'est évidemment plus celui de l'ère des épidémies, entièrement déterminé et exclu par la maladie ; il se constitue comme acteur social, voire comme mouvement politique ou culturel. Les associations autour d'une pathologie, longtemps dominées par le versant caritatif et médical, deviennent depuis un quart de siècle des associations de malades. Avec l'action militante autour du sida dans les années 1980, c'est l'implication collective des malades dans la maladie qui apparaît. Au-delà de la promotion de la lutte contre la pathologie, cette action prend en charge des questions nouvelles : orientations de la recherche, droits des malades, politiques de santé. Elle modifie surtout la place du malade en situant le collectif dans une relation directe avec les différents acteurs que sont les médecins, les chercheurs, les politiques, les groupes pharmaceutiques, les médias et finalement le public.

Le passage des associations pour les malades à des associations de malades ne se limite pas au sida. Les témoignages du vécu des malades peuvent désormais être rendus publics comme on le voit avec la tenue des États généraux des malades victimes du cancer en 1998 et jusque dans les campagnes d'information qui font désormais intervenir les malades et non plus seulement les professionnels du traitement et de la recherche.

Pourtant, la mise sur le devant de la scène des personnes malades, et non plus seulement de la maladie, comporte aussi certains risques. Le malade, désormais responsabilisé, est l'objet de pressions multiples : de la part de l'industrie pharmaceutique qui tente d'atteindre les patients sans médiation médicale ; de la part des instances de représentation qui nécessitent toujours plus de membres au sein des différents comités, assemblée générale *etc* ; de la part d'une responsabilisation qui peut aussi devenir culpabilisation.

*(Laurent Visier)*

**Références :**

J. Barbot, *Les Malades en mouvements, La médecine et la science à l'épreuve du sida*, Balland, 2002.

Ligue contre le cancer, *Les Malades prennent la* parole, Ramsay, 1999.

J. Pierret, C. Herzlich, *Malades d'hier, malades d'aujourd'hui*, Payot, 1984.

*Vivre le sida*. Le livre blanc des États généraux, Cerf, 2002.

## 52. Les malades peuvent-ils être un acteur collectif ?

*La diversité des associations*

La multiplication des structures associatives à but non lucratif est un des traits marquants de l'évolution du champ de la santé. Le phénomène qui concerne aujourd'hui tous les domaines de la pathologie ou du handicap est très polymorphe. La taille, la composition, le mode de fonctionnement et les objectifs de ces associations sont des plus variables. Certaines sont implantées nationalement, regroupent plusieurs milliers d'adhérents et disposent de budgets considérables, tandis que d'autres se contentent d'une audience locale, d'une poignée de membres et de moyens dérisoires. Entre celles qui n'admettent que des malades, celles qui sont constituées de bénévoles « en bonne santé » et celles qui regroupent des professionnels de santé, tous les cas de figure intermédiaires existent. Il en est qui affichent des objectifs multiples et ont vocation à couvrir le maximum de terrains d'intervention et d'autres, à l'opposé, qui entendent répondre à un type de besoin très spécifique. La gamme des fonctions qu'elles remplissent va de la collecte de fonds pour la recherche à l'activisme politique au nom des malades en passant par la gestion d'établissements de prise en charge, l'action sociale sous toutes ses formes et l'organisation de la prévention. Et si l'action bénévole est un trait commun à toutes, nombreuses sont celles qui salarient des permanents, embauchent des professionnels et s'insèrent ainsi sur le marché de l'emploi.

*Les associations de lutte contre le cancer*

La très grande diversité du monde associatif actuel est le produit d'une longue histoire, qui débute avec la charité. Le développement du mouvement associatif dans la deuxième moitié du XIXe siècle dans les pays industrialisés est très dépendant des transformations de la médecine liées au déclin de la pathologie infectieuse et à l'importance croissante prise par le traitement des maladies chroniques et dégénératives. Les associations de lutte contre le cancer occupent le devant de la scène jusqu'au début des années 1980. Les plus anciennes, construites dans la période précédente, évoluent peu dans leur conception associative. En revanche, elles s'investissent beaucoup plus qu'avant la guerre dans les activités de collectes de fonds à grande échelle pour appuyer le développement de la recherche sur le cancer dont le soutien devient la priorité affichée à partir des années 1960. Les liens privilégiés qu'elles entretiennent avec les pouvoirs publics et le champ médiatique (en particulier la télévision) leur assurent une grande visibilité. Elles donnent alors au phénomène associatif son image grand public : celle d'organisations puissantes, dirigées par des managers de l'action caritative et capables de faire intervenir pour les collectes un vaste réseau de bénévoles. Étroitement liées au monde de la cancérologie et à ses grandes institutions, elles en assurent la promotion et deviennent, par l'importance des fonds qu'elles mobilisent, un partenaire incontournable pour les pouvoirs publics.

### Les associations de personnes handicapées

Mais ces grandes associations de lutte contre le cancer ne représentent qu'un aspect particulier du mouvement associatif. Celui-ci ne cesse de se développer et de se différencier à mesure que le recentrage sur le traitement des maladies chroniques confronte les différentes composantes des systèmes de santé (hôpital, médecine libérale, secteur médico-social, santé publique) à l'émergence de problèmes qui ne trouvent pas de solutions adéquates dans le fonctionnement des institutions médicales. La création d'associations vient ici comme une tentative de pallier les manques des dispositifs existants et de répondre au rôle nouveau que doivent jouer les malades et, plus largement, les usagers de la médecine dans la division du travail médical. Ainsi, les premières associations de parents d'enfants inadaptés, regroupées dans l'UNAPEI vont-elles jouer un rôle majeur dans la construction et la gestion du dispositif institutionnel prenant en charge les handicapés mentaux (là où dans nombre d'autres pays développés ce dispositif est public). L'Association des paralysés de France (APF) est l'autre grande association gestionnaire d'établissements, mais dans le domaine du handicap physique et sensoriel.

Ce sont d'autres objectifs que s'est donnée l'Association Française contre les Myopathies (AFM), créée par des parents en 1958 au sein de l'APF et qui s'en détachera en 1966 pour développer sa propre politique sociale puis sous l'impulsion d'une nouvelle équipe de direction, pour construire un modèle associatif d'un type nouveau. Il s'agira de combiner activités de gestion de services et stratégie de soutien à la recherche. Le Téléthon, organisé en collaboration avec une chaîne de télévision publique, réalise une forme particulière d'appel à la générosité du public. Préparée chaque année pendant plusieurs mois grâce à la mobilisation active des bénévoles sur tout le pays et bénéficiant du concours d'une palette très diversifiée de participants (du simple citoyen au grand professeur de médecine, de la vedette du cinéma au responsable politique), l'émission donne à voir l'image (idéalisée) de toute une société solidaire des enfants malades, chacun pouvant alors se joindre à l'effort collectif en apportant sa contribution à la lutte contre la maladie. Mais l'énorme succès du Téléthon n'aurait pu être pérennisé si l'AFM n'avait su se construire une position forte dans le champ médical. D'une part, en élargissant ses objectifs au-delà des myopathies à toutes les maladies neuromusculaires, puis aux maladies génétiques. D'autre part, en devenant non seulement un bailleur de fonds des équipes de la recherche publique mais aussi un entrepreneur de recherche finançant la construction et le fonctionnement d'un pôle privé de laboratoires de génétique.

### Un nouveau modèle associatif né du sida

Dans l'après Mai-68, se font jour les premiers regroupements de malades porteurs de revendications contestant le « pouvoir médical » et cherchant à organiser les patients de façon autonome. Mais, dans un premier temps, et contrairement à ce qui se passe alors dans les pays anglo-saxons, cette forme de mouvement associatif valorisant l'auto-support et dénonçant le « paternalisme » des médecins reste longtemps très minoritaire et sans réelle influence. Il faut attendre la survenue de l'épidémie de sida pour que se créent des conditions favorables à la construction d'un mouvement associatif dominé par ce type d'associations.

En effet, l'épidémie touche à ses débuts de façon visible une minorité sociale majoritairement constituée d'adultes jeunes, diplômés et qui, homosexuels revendiquant leur identité, sont porteurs d'une certaine expérience politique. Trouvant une partie de leur inspiration aux USA les pionniers de la lutte contre le sida s'attacheront à mettre en place des structures donnant une place centrale aux personnes atteintes. Mais contrairement à leurs modèles, ils auront le souci de ne pas lier organiquement leurs associations à la communauté gay et de construire un mouvement autonome plaçant au centre de ses préoccupations la défense des intérêts de ceux qui sont contaminés par le virus. Elles sauront recruter de nombreux militants et construire un mouvement de masse, sans équivalent dans les autres secteurs associatifs du monde de la santé et qui pèsera sur la politique des pouvoirs publics.

Parvenant à combiner actions classiques de lobbying, manifestations de rue et occupation de la scène médiatique, le mouvement de lutte contre le sida inaugure une façon nouvelle d'intervenir sur les problèmes posés par une maladie. De même qu'il introduit aussi, pour la première fois dans le champ médical français, un type nouveau de confrontation. Une confrontation où les représentants associatifs entendent faire évoluer la façon dont les responsables médicaux et industriels conçoivent les essais thérapeutiques. Récusant la pertinence d'une méthodologie fondée exclusivement sur des critères scientifiques (les essais en double aveugle) pour son caractère à la fois injuste et anxiogène, ils appelèrent à la repenser dans des termes qui intègrent le point de vue des patients. Si cette tentative de modifier la conception des essais thérapeutiques s'est jusque-là heurtée au refus des cliniciens et des laboratoires pharmaceutiques, rien ne dit qu'elle n'annonce pas une évolution qui verra les associations interférer de plus en plus avec les institutions médicales dans la définition des bonnes pratiques thérapeutiques.

Le développement considérable du mouvement sida a eu des répercussions au-delà de la lutte contre l'épidémie. Aujourd'hui, son influence est évidente sur des associations comme la Ligue nationale contre le cancer, qui, alors qu'elles n'avaient jusque-là accordé qu'une place très secondaire aux malades, s'attachent maintenant à les organiser. Et alors que les associations se réclamant des usagers tendent à se multiplier, l'importance de leur rôle commence à être reconnue par les pouvoirs publics et les institutions médicales. À ce titre, l'entrée de représentants des usagers dans les conseils d'administration des hôpitaux ou les Comités de Protection des Personnes marque, au moins sur le plan symbolique, une évolution. Évolution que confirme la participation d'associations dans les discussions préparatoires à différents projets de réforme touchant aux modalités de prise en charge des patients dans les institutions médicales.

Mais, au-delà des discours qui mettent l'accent sur la place nouvelle accordée aux usagers dans le système de santé, de nombreuses questions demeurent. À commencer par celles de la représentativité des associations et des rapports qu'elles entretiennent avec ceux dont elles sont supposées défendre les intérêts. D'autant que prises dans la dynamique de jeux politiques et institutionnels complexes, les associations, à l'instar des syndicats et des partis, sont portées à défendre leurs intérêts d'organisation et à occuper vis-à-vis des malades la position distante du représentant face à ceux qu'il représente.

(*Patrice Pinell*)

**Références :**

J. Barbot, *Les malades en mouvements. La médecine et la science à l'épreuve du sida*, Paris, Balland, 2002.

V. Rabeharisoa et M. Callon, *Le pouvoir des malades. L'Association française contre les myopathies et la recherche*, Paris, Presses de l'École des Mines, 1999.

## 53. Ce que le sida a changé

Trente ans d'histoire du sida peuvent être lus comme un précipité de l'histoire des maladies, de la médecine et des relations entre médecine, maladie et société.

### L'apparition du sida

Lorsque l'épidémie de sida surgit au début des années 1980 au cœur du monde développé, l'heure est à l'optimisme sanitaire. La déclaration d'Alma-Ata qui, sous l'égide de l'Organisation Mondiale de la Santé, pose comme objectif « la santé pour tous en l'an 2000 » symbolise cet espoir d'un monde dont on aurait éradiqué les grandes maladies.

Les pathologies infectieuses, dont les agents causaux ont été identifiés au tournant du XIXe et XXe siècles semblent, sous l'effet des progrès thérapeutiques, appartenir à un passé révolu. En éradiquant la variole, un des plus grands fléaux de l'humanité, les hommes ont montré leur capacité non seulement à guérir et à prévenir mais aussi à faire disparaître les maladies. Désormais, ce sont les pathologies chroniques qui, au moins dans les pays développés, occupent le devant de la scène.

C'est dans ce contexte qu'une nouvelle maladie fait son apparition, d'abord comme énigme puis rapidement identifiée comme résultant d'un virus hautement pathogène et transmissible entre humains, marquant le retour de la figure des maladies infectieuses.

Le sida est d'abord une peur. Comme les épidémies d'antan, il donne lieu à des supputations sur ses causes et ses modes de transmission, il voit la stigmatisation de catégories désignées comme responsables de l'épidémie naissante (les 4 H : homosexuels, héroïnomanes, hémophiles, haïtiens). Sans traitement efficace pendant les quinze ans suivant l'identification des premiers cas, la médecine paraît impuissante – même si elle est loin d'être inerte. Dans cette période, les personnes touchées n'ont d'autre perspective que celle d'une mort annoncée.

### Le sida a changé le statut du malade dans la société et ses relations avec la médecine

Pourtant, alors que le sida est d'abord apparu comme une réminiscence des grandes épidémies, il devient rapidement la « maladie des temps modernes ». Face à la crainte de la contamination, l'information devient le premier axe de lutte contre la maladie. Une fois identifiées les voies (sexuelle, sanguine et materno-fœtale) de la contamination, c'est l'image du malade qui remplace celle du fauteur de trouble. Les médias s'emparent du mal nouveau et en font un objet collectif d'action. Le malade devient un témoin, non plus celui qu'on cache mais celui qu'on montre. Les associations surtout transforment la maladie en objet de lutte, non plus seulement la lutte de l'individu contre le mal qui le ronge avec l'aide bienveillante du médecin, mais la lutte collective menée par ceux-là même qui sont touchés, dans le but de modifier les regards sur la maladie, d'aiguillonner la recherche et de rendre la médecine plus réactive.

Avec l'avènement du sida, ce sont les conceptions du malade qui changent, ce qui aura des effets bien au-delà du sida. Plusieurs raisons l'expliquent : le fait que, dans les débuts de l'épidémie, nombre de malades soient des hommes jeunes, vivant dans des grandes métropoles aux États-Unis ou en France, issus de milieux culturels élevés, fréquemment militants de la cause homosexuelle et comptant dans leurs rangs des intellectuels, n'est pas sans importance. Le statut même de séropositif comme malade potentiel mais en pleine possession de ses moyens, renforce encore cette capacité d'action. Toutes ces conditions contribuent à faire de la lutte contre la maladie une des grandes causes sociales et politiques de la fin du XXe siècle. Celle-ci ne restera pourtant pas, l'histoire le montrera, une « maladie de riches », mais cette image originelle (depuis le premier cas identifié à Los Angeles) lui a octroyé un statut spécifique et a probablement permis à l'histoire d'être aussi rapide.

Les « militants anti-sida » ne luttent pas contre la science ou contre la médecine. Ils revendiquent la santé comme enjeu politique et apparaissent comme les fers de lance de la modernisation médicale et scientifique, en luttant pour modifier les règles du jeu des essais cliniques aussi bien que celles des relations médecin-malade. Un regard rétrospectif montre que ces mouvements ont largement obtenu gain de cause et qu'ils préfiguraient les manières contemporaines de penser les relations des malades avec la recherche et avec la médecine. Ainsi la présence pour la première fois à Montréal en 1989 de personnes porteuses du VIH lors d'un congrès scientifique fera école. De même il est difficile de ne pas voir dans la loi du 4 mars 2002 relative aux droits des malades un « effet secondaire » de l'épidémie de sida et de l'action des associations de malades du sida.

### Le sida a changé les politiques de santé publique

Le sida est aussi un accélérateur pour le développement de la santé publique. La prévention, les campagnes d'information généralistes, puis ciblées et l'éducation à la santé apparaissent comme les armes majeures de la lutte contre la maladie. Cette discipline, longtemps restée en France le parent pauvre de la médecine, est finalement la seule à avoir, avant l'avènement des trithérapies à partir de 1995, quelque chose à proposer face à la maladie qui se développe. L'impératif de santé publique devient indiscutable et fait même sauter en 1987 les verrous de la morale traditionnelle qui interdisaient la publicité pour les préservatifs ou la vente libre des seringues.

C'est également au nom de la santé publique qu'éclatera en 1991 « l'affaire du sang contaminé » dans laquelle en 1984 et 1985 ont été infectés par le VIH des malades et, en particulier, des hémophiles par transfusion de produits sanguins non chauffés. La transfusion sanguine et la médecine apparaissent dans leur toute-puissance puisque leur capacité à sauver des vies se retourne en instrument de contamination. L'affaire débouchera sur deux grands procès, donnera lieu à des peines de prison ferme et fera même comparaître trois ministres devant la Cour de Justice de la République, faisant en quelque sorte entrer la santé dans le monde des médias, des intérêts économiques, du droit et surtout des décisions politiques. Depuis cette époque, la santé devient un pourvoyeur pour les « affaires » (vache folle, hormone de croissance, amiante, canicule, etc.).

À partir du milieu des années 1990, le sida change de forme du fait des traitements par multithérapies qui, lorsque l'accès aux médicaments est effectif, se traduisent par un effondrement des taux de mortalité. Il n'est pas excessif d'affirmer que le sida change alors de réalité, non pas biologique, mais individuelle et sociale. La maladie aiguë se chronicise. Elle devient une forme de vie et non plus seulement une forme de mort, même si chronique ne signifie pas bénin. En effet, les effets secondaires des traitements restent extrêmement lourds et les arrêts de traitement se traduisent par une remontée rapide de la charge virale. Vivre avec le sida est aujourd'hui devenu, pour les malades des pays développés mais aussi progressivement pour une part des malades des pays en développement, une réalité dans laquelle la médecine joue un rôle déterminant.

Aujourd'hui le sida n'est plus d'abord une affaire de pays développés, il constitue un enjeu mondial. Véritable fléau pour nombre des pays moins avancés de la planète dans lesquels il garde ses caractéristiques épidémiques, son coût humain est énorme. 35 millions de personnes vivaient en 2010 avec le VIH dans le monde, 2,5 millions sont infectées chaque année et 2 millions meurent du sida dont plus des deux tiers en Afrique subsaha-rienne. Le défi posé par la maladie tient désormais dans l'adéquation entre localisation des malades et des traitements : « les malades sont au sud, les traitements au nord ». La question des brevets et des génériques constitue un des enjeux principaux d'une pathologie qui n'a plus grand chose à voir aujourd'hui avec ce qu'elle était il y a 25 ans.

*(Laurent Visier)*

**Références :**

N. Dodier, *Leçons politiques de l'épidémie de sida*, EHESS, 2003.

S. Epstein, *Histoire du sida. 2/ La grande révolte des malades*, Les empêcheurs de penser en rond, 2001.

M. Grmek, *Histoire du sida*, Payot, 1989.

E. Langlois, *L'épreuve du sida. Pour une sociologie du sujet fragile*, Presses Universitaires de Rennes, 2006.

A. Morelle, *La défaite de la santé publique*, Paris, Flammarion, 1996.

http://www.unaids.org/en/

## 54. Définition et sens du handicap

La médecine traite un nombre croissant de patients porteurs de patho-logies chroniques, et l'issue des interventions thérapeutiques n'est souvent plus la guérison ou le décès, mais un nouvel état de santé, pouvant com-porter ce qu'on appelle parfois un « handicap ». De ce fait, la compréhen-sion de quelques notions théoriques définissant ce qu'est le handicap est utile, sinon indispensable, à l'analyse de la situation de nombre de patients et des propositions d'intervention qui peuvent être faites. La façon dont les sociétés considèrent les personnes handicapées est révélatrice de leurs valeurs et croyances, et elle peut s'analyser au travers de traces culturelles (fictions, peintures, *etc.*) ou encore des corpus législatifs. Au niveau collec-tif il est ainsi possible d'analyser les processus à l'œuvre dans la définition, la discrimination ou l'intégration des personnes handicapées. Ces compor-tements collectifs ont leur traduction dans les relations inter-individuelles, dans les contextes familiaux, sociaux, professionnels, ainsi que dans la rela-tion de soin.

### Définitions du terme de handicap

Le terme « handicap », dérivé de l'anglais « *hand in cap* », désigne initia-lement une pratique de turf destinée à égaliser les chances des concurrents en imposant aux chevaux jugés plus performants un poids supplémentaire. Depuis le terme a pris des sens variés.

L'Organisation Mondiale de la Santé l'a défini de manière plus précise en 1975. Un groupe d'épidémiologistes (dirigé par Philip Wood) distingua trois notions permettant d'analyser l'état de santé : la déficience, l'incapacité et le handicap.

*La déficience* est la perte de substance ou l'altération d'une fonction ou d'une structure psychologique, physiologique ou anatomique. C'est le niveau d'analyse le plus fréquemment utilisé par le médecin pour décrire la situation d'un patient. Une lésion cutanée, un infarctus myocardique, l'amputation d'un membre, sont des déficiences.

*L'incapacité* est la réduction, résultant d'une déficience, de la capacité d'accomplir une activité d'une façon normale ou dans des conditions normales pour un être humain. L'incapacité décrit donc la situation fonctionnelle d'un individu. Une déficience donnée peut entraîner ou non une incapacité selon les possibilités de compensation internes ou externes.

*Le handicap* est l'impossibilité, dans un environnement donné, d'assumer du fait des déficiences ou incapacités un rôle normal compte tenu du sexe, de l'âge et des facteurs socio-culturels. Dans cette définition, le handicap n'est pas une caractéristique intrinsèque d'un individu mais le résultat d'une confrontation individu/situation. Un homme paraplégique en fauteuil n'a pas de handicap professionnel s'il est professeur, que son lieu de travail est accessible et que la société accepte que le rôle de professeur puisse être tenu par un homme en fauteuil.

Cette réflexion a un double intérêt :
– elle permet de sortir d'une analyse Maladie / Traitement / Guérison qui est particulièrement mal adaptée à de nombreuses situations de pathologies chroniques pour lesquelles les interventions thérapeutiques limitent les incapacités, ou pour lesquelles les adaptations sociales (accessibilité des lieux publics par exemple) limitent le handicap, alors même que les déficiences persistent et ne peuvent être « traitées » ;
– elle permet de poser que le handicap n'est pas un fait naturel, caractéristique d'un individu, mais le résultat des interactions individu / environnement et des normes instituées par une société.

L'analyse déficience / incapacité / handicap trouve cependant ses limites et reste issue d'un modèle dit « médical » ou « individuel » du handicap, qui, bien qu'admettant le rôle de l'environnement, centre l'ensemble de l'analyse sur l'individu porteur de déficiences. Progressivement, dans le courant des années 1990 et 2000, s'est développé un modèle alternatif dit « social » ou « environnemental » dans lequel les conditions extérieures sont considérées comme prédominantes. Les associations de personnes dites handicapées ont en ce sens pu dire qu'il n'y avait pas de personne handicapée, mais seulement des situations handicapantes. Ce modèle a conduit à un deuxième travail de l'OMS identifiant pour chaque individu ses déficiences, son fonctionnement et sa participation. Le terme « fonctionnement » recouvre presque exactement ce que la première classification appelait « incapacités », mais est une formulation positive des possibilités fonctionnelles. Le terme « participation » rassemble les différentes modalités d'intervention dans la vie sociale. Les termes « restriction de participation » de la nouvelle nomenclature et « handicap » de l'ancienne correspondent à des notions proches. Ce modèle propose ensuite d'ajouter à l'analyse de la situation les facteurs environnementaux extrinsèques à l'individu (par exemple l'accessibilité de l'architecture) et les facteurs intrinsèques (par exemple son niveau d'éducation ou ses valeurs). Le terme « handicap » ne désigne plus un des niveaux d'analyse, mais l'ensemble d'un processus dans lequel les caractéristiques de l'individu et les facteurs environnementaux interagissent.

### Les processus sous-jacents à l'intégration/exclusion

Le processus d'exclusion des personnes handicapées repose sur différents mécanismes qui peuvent pour certains être communs à d'autres discriminations fondées sur le sexe, la religion ou la race et sont pour d'autres spécifiques.

La stigmatisation est un processus qui attribue à un individu un ensemble de propriétés négatives inférées à partir d'une caractéristique visible. Il s'agit d'association d'idées toutes faites nées de représentations sociales primaires : le noir est un être qui a le rythme dans la peau, une femme est patiente, une personne en fauteuil est malheureuse. Ce processus place la personne qui en est victime dans une situation où il existe en permanence un hiatus entre ce qu'elle est et ce que l'interlocuteur, *a priori*, pense d'elle. Il s'installe ainsi d'emblée un malentendu que la personne en situation de handicap doit en permanence dépasser pour pouvoir entrer dans un processus de communication. Plusieurs options lui sont alors ouvertes. La première est de se comporter conformément aux attentes de l'interlocuteur et de négocier ainsi son acceptation à une place sociale désignée, le plus souvent celle de la victime d'un sort injuste ou du « pauvre handicapé ». Une autre option possible est l'utilisation d'un ensemble de stratégies ayant pour objectif d'amener progressivement l'interlocuteur à percevoir lui aussi le hiatus entre ses représentations et la personne réelle. L'abord de sujets d'intérêt commun, l'information sur des activités que l'interlocuteur n'aurait pas supposées, l'humour, l'inclusion dans la relation de tiers ayant déjà dépassé ces représentations peuvent être utilisées. Enfin, la relation peut être refusée, le fossé étant infranchissable, ou présentant un coût que la personne en situation de handicap ne peut en permanence supporter. Elle conduit à une limitation des relations sociales à un cercle de pairs en situation de handicap ou de personnes « initiées ». Cette situation où la communication avec autrui est en permanence rendue difficile par la nécessité de lever d'abord des barrières de représentation est habituellement décrite par les personnes comme l'élément le plus négatif de la situation de handicap. Il conduit à proposer que le handicap, c'est la façon dont les autres considèrent le handicap. La stigmatisation des personnes handicapées partage des points communs avec d'autres processus d'exclusion, tel le racisme, mais a également plusieurs particularités. Les préjugés présents dans les représentations de l'interlocuteur sont à la fois positifs et négatifs, les personnes handicapées étant par exemple perçues comme « plus courageuses ». Ces stéréotypes « positifs » partagent la même caractéristique que des stéréotypes « négatifs » niant à l'interlocuteur une pluralité de comportements normaux, mais sont moins facilement perçus comme préjudiciables et encore plus difficiles à déconstruire. Ils sont profondément intriqués dans nos sociétés avec une vision rédemptrice de la souffrance et une vision charitable de la relation de soins. Une autre différence est l'absence de communauté protectrice spontanée. L'individu noir victime du racisme d'une société majoritairement blanche vit habituellement dans un environnement familial et privé partageant sa caractéristique et fournissant donc un ensemble de situations quotidiennes où les difficultés de communication ne surgissent pas. À l'inverse, en particulier dans le cadre de handicaps acquis, la famille est également le lieu d'exercice de ces préjugés et les relations intimes sont les premières dans lesquelles la personne doit négocier de n'être pas d'abord considérée comme « handicapée ». Ceci peut conduire, comme pour les minorités sexuelles, au développement d'une sociabilité « entre pairs » permettant d'économiser l'effort de lever chaque fois les malentendus. Enfin, dans le cas du handicap, les préjugés sont étroitement mêlés avec des constats effectifs objectifs liés aux déficiences et aux barrières environnementales. Si la représentation qu'un noir n'a pas d'opinion digne d'intérêt sur tel sujet est purement le reflet d'un préjugé raciste, sans lien objectif aucun avec sa pigmentation, la même concernant un adulte paralysé cérébral dont l'élocution est rendue très difficilement compréhensible est construite à la fois à partir des représentations et à partir des difficultés objectives, les premières rendant le dépassement des secondes impossibles.

L'exclusion des personnes handicapées repose aussi sur des mécanismes plus spécifiques et en particulier sur la peur qu'elles créent chez l'interlocuteur, dont elles menacent la propre identité. La catégorie du « monstre » pose la question des limites de l'humanité, ou de l'humanité souhaitable. Ces questions ont au cours de l'histoire eu des réponses collectives, ou politiques, de l'élimination des nouveaux-nés malformés de la Grèce antique aux pratiques criminelles du régime national-socialiste. Elles gardent aujourd'hui un écho, tant individuel que collectif. Dans les relations individuelles la personne handicapée, notamment lorsque son apparence est très éloignée des canons de la normalité statistique ou sociale, renvoie à l'interlocuteur un miroir déformant de ses propres insuffisances et de sa propre vulnérabilité. L'autre handicapé est d'autant plus insupportable qu'il est perçu comme à la fois radicalement différent et victime d'un sort qui pourrait potentiellement nous atteindre, mettant donc en cause le sentiment de permanence de soi. Sur un plan collectif, les questions posées au cours de l'histoire persistent en changeant de formes, en particulier dans les décisions de dépistage anténatal, d'interruption de grossesse et de limitation des soins en période néonatale.

Le préjugé probablement le plus partagé concernant les personnes handicapées est l'affirmation au maximum que leur vie est misérable, ou du moins qu'il leur manque quelque chose et que leur qualité de vie est inférieure. Le concept de qualité de vie pose de nombreux problèmes théoriques et d'utilisation, en particulier dans le contexte des personnes handicapées. Les études utilisant des échelles de qualité de vie montrent pour leur majorité deux choses : l'absence de corrélation importante entre qualité de vie et déficiences ou incapacités ; la différence systématique entre la qualité de vie perçue par les personnes handicapées et celle que des « valides » supposeraient être la leur dans cette situation qui est toujours jugée inférieure. Cette discordance est pour une part liée aux mécanismes d'adaptation à la situation de handicap qui conduisent les personnes à déplacer leurs priorités et valeurs pour réinvestir positivement le champ des activités possibles. Ainsi les activités impossibles peuvent être jugées par les personnes en situation de handicap comme sans incidence particulière sur leur qualité de vie. Ces mécanismes d'ajustement par focalisation des valeurs sur le champ des activités possibles opèrent différemment selon les situations de handicap, et notamment selon le caractère congénital, acquis et stable, ou évolutif des incapacités.

### Le handicap et la pratique de la médecine

Les difficultés de communication existent également dans la relation de soin ; les soignants dans leur ensemble partagent les mêmes préjugés vis-à-vis des personnes handicapées que le reste de la population. Les études faites auprès de populations d'étudiants et de soignants confirment ce point et ne montrent pas d'amélioration au cours des études. Il est même possible que le biais induit par le fait que les personnes handicapées rencontrées par les soignants sont évidemment plus souvent en situation de détresse que celles ne recourant pas aux soins majore la perception négative du handicap. Formulé autrement, les soignants n'ont pas plus d'occasion que les autres citoyens d'entrer en relation sur un pied d'égalité avec des personnes handicapées « qui vont bien », et sont plus que d'autres exposés à une relation asymétrique avec des personnes handicapées en situation (parfois transitoire) de vulnérabilité. Ils risquent donc, au moins autant que le reste de la population, de céder au préjugé du « pauvre handicapé ». Ces représentations interviennent dans la relation de soin. Elles placent d'abord le patient handicapé dans la même difficulté de communication vis-à-vis de ses soignants que vis-à-vis de tout autre, à savoir devoir d'abord négocier sa reconnaissance en tant qu'individu, indépendamment de son handicap.

Elles interfèrent également dans les décisions médicales, et notamment dans le niveau de soins proposé. De nombreuses études montrent un moindre accès aux soins de santé primaire, et notamment au dépistage, des personnes en situation de handicap, comme d'ailleurs d'autres « minorités ». Cet état de fait est lié à la conjonction de barrières environnementales (accessibilité des lieux de soins par exemple) et d'une modification des comportements des soignants. Ainsi des soins *a priori* proposés à des patients « normaux » pourront être jugés « excessifs » pour des patients présentant des handicaps. La sous-estimation par les soignants de la qualité de vie perçue par les personnes en situation de handicap est un des mécanismes qui conduisent à cette distorsion des priorités.

L'intervention médicale peut également viser spécifiquement la condition créant le handicap, et c'est là le domaine spécifique de la médecine physique et de réadaptation. Le modèle de Wood, puis la classification internationale du fonctionnement fournissent alors des outils pour concevoir des interventions thérapeutiques qui dépassent l'imaginaire de la « guérison ». L'évaluation diagnostique d'une personne en situation de handicap va comprendre une analyse sémiologique traditionnelle, mais aussi la mesure des différentes activités possibles. Des tests fonctionnels (vitesse de marche, tests de préhension, *etc.*) ont été développés ainsi que des échelles d'indépendance, décrivant de façon globale les activités que peut ou ne peut pas réaliser un individu, ainsi que le degré d'aide matérielle ou humaine requis. Cette évaluation va se poursuivre par une analyse de la participation de l'individu, qui ne découle pas directement de celle des activités possibles mais dépend des facilitateurs et obstacles présents dans l'environnement. Les propositions thérapeutiques vont alors comporter des mesures visant l'augmentation des activités, à déficience égale. L'exemple le plus simple est l'appareillage permettant la marche malgré la persistance de l'absence de membre. Le processus de réadaptation dépassera les mesures médicales et visera la meilleure participation possible, notamment par l'effacement des barrières environnementales. C'est par exemple l'intervention d'une ergothérapeute pour aider à définir l'aménagement d'un logement et l'obtention des financements nécessaires permettant une vie autonome. Ces interventions thérapeutiques s'organisent elles-mêmes autour de normes sociales et de références sur ce qui est souhaitable, normal. La marche dans de grandes orthèses, contraignantes et peu fonctionnelles, a par exemple été la norme de la rééducation du paraplégique dans les années 1970 avant de devenir une exception et les patients sont maintenant fortement encouragés à investir la déambulation en fauteuil, y compris quand des possibilités de marche appareillées existent. La « rééducation » (et il est toujours surprenant que ce terme survive à sa large utilisation par les régimes totalitaires) est comme le reste de la médecine une activité normative, courant le risque de définir *a priori*, et à la place de l'individu concerné, ce qui est souhaitable pour lui.

(*Isabelle Richard*)

**Références :**

*CoFemer Handicap Incapacités Dépendance*, Paris, Masson, 2010.

C. J. Gill, « Divided understandings ; The social experience of disability », G.L. Albrecht, K.D. Seelman, M. Bury (dir.), *Handbook of disability studies*, Londres, Sage Publications, 2001.

E. Goffman, *Stigmate. Les usages sociaux des handicaps* (1963), Paris, Éditions de Minuit, 2003.

J.-M. Mouillie, V. Saout, I. Richard, « Rehabilitation and Norms », J.P. Didier (dir.), *Rethinking physical medicine and rehabilitation*, Paris, Springer, 2010, p. 53-69.

H.-J. Stiker, *Corps infirmes et sociétés*, Paris, Dunod, 3ᵉ édition 2005.

## 55. Le handicap : une expérience singulière et collective

Le terme « expérience » englobe un spectre large de formes de savoirs acquis dans les épreuves de la vie. On parle parfois de « vécu » ou de « ressenti » pour évoquer cette expérience perceptive dans une situation particulière comme une maladie ou un traumatisme. Mais l'expérience est également le fruit d'un apprentissage plus ou moins long, acquis dans l'usage, la répétition : savoir incorporé lorsqu'il s'agit par exemple de la pratique d'un sport, d'un instrument de musique ou encore d'une aide technique comme un fauteuil roulant. L'expérience renvoie encore à une connaissance réflexive qui engage une élaboration cognitive de signification. En ce sens, l'expérience de déficiences n'atteint pas seulement l'intégrité corporelle des personnes, elle touche également au sens de soi, de son histoire, aux représentations que les personnes produisent d'elles-mêmes, de leurs relations aux autres et au monde. L'expérience du handicap intègre ces trois niveaux.

Il ne faudrait toutefois pas déduire trop rapidement de ce qui précède qu'une telle expérience est le fruit d'une activité intérieure, intime, limitée à la sphère privée. Elle est au contraire tributaire d'une forme d'épreuve dont les contours varient selon les modalités sociohistoriques du traitement du handicap.

### Quand le handicap devient une expérience

Penser le handicap comme une expérience, soit comme une situation dont on peut apprendre quelque chose et par là même valorisable, n'est pas toujours allé de soi. Cette signification apparaît entre les deux guerres dans « l'entre-soi » des premiers collectifs de personnes handicapées. Le contexte sociopolitique du solidarisme et de la dette sociale qui s'impose au tournant du XXᵉ siècle contribue à faire émerger une différence de traitement social des infirmes selon que leurs déficiences surviennent dans le cadre d'une activité collective, d'un service rendu à la nation (la guerre, le travail) ou dans le domaine privé. Les mutilés de guerre et les accidentés du travail bénéficient alors d'indemnisations financières et de l'accès aux dispositifs de la réadaptation. L'origine des déficiences est donc pourvoyeuse de sens et de ressources ; elle détermine le statut des personnes concernées. Les infirmes « civils », victimes de la nature et du hasard, ne trouvent pas de place dans le droit social de l'époque.

Ce traitement différentiel de l'infirmité provoque un déplacement de la signification du handicap. Obtenir une reconnaissance équivalente à celle qui est attribuée aux mutilés de guerre et aux accidentés du travail suppose de dépasser la catégorisation fondée sur l'origine des déficiences et de faire prévaloir une perspective élargie sur la situation des infirmes, qui fasse sens pour tous. Tout en mettant en place les dispositifs devant suppléer à leur exclusion du droit social[1], les premiers collectifs d'infirmes civils vont proposer une nouvelle signification du handicap qui déplace l'attention de la situation collective de survenue de l'infirmité vers l'expérience de l'infirmité pour elle-même[2]. Le handicap devient, indépendamment de sa cause ou des circonstances de sa survenue, une épreuve que l'on peut travailler de manière réflexive, dont on peut apprendre sur soi même, sur les valeurs de l'existence et dont on peut sortir grandi. Autrement dit, le handicap se conçoit comme une expérience constitutive du sujet, à travers laquelle le soi s'éprouve, se développe et se transforme. Une telle signification marque l'entrée du sujet dans le débat public. Au-delà des difficultés auxquelles il faut faire face, les expressions qui en témoignent allient réflexivité (ce que la personne apprend de sa situation, les nouvelles valeurs et conceptions qu'elle développe) et intersubjectivité (la richesse des échanges, les qualités de l'écoute et du partage avec les autres, ces deux aspects semblant indissociables). En effet, la signification du handicap comme une expérience propre ne peut s'imposer que si elle est travaillée collectivement. Ce qui nécessite que les personnes se rencontrent et échangent. C'est à partir de la comparaison des expériences singulières et du repérage de similitudes que se construit une expérience collective. Ce processus appelle, en retour, l'occurrence de cas similaires en offrant une ressource signifiante permettant à d'autres personnes d'analyser leur situation selon la nouvelle perspective. Cette seconde condition est réalisée par le rassemblement dans les centres de cure et les sanatoriums qui permet aux pionniers d'inventer, de valider, puis de diffuser dans leur collectif l'expérience du handicap. Ces premières expressions de l'expérience du handicap illustrent bien le double mouvement de « montée en généralité » de l'expérience (qui permettra dans les années 1980 avec la publicisation des mouvements de personnes handicapées de porter des revendications dans l'espace public) et de « descente

---

1. Les premières associations de personnes handicapées vont en effet mettre en place les dispositifs permettant d'assurer leur propre réadaptation.

2. I. Ville, « From inaptitude to work to trial of the self. The vicissitudes of meanings of disability ». *Alter, European Journal of Disability Research*, 4(1), 2010, p. 59-71. Version française : http://halshs.archives-ouvertes.fr/docs/00/48/53/85/PDF/Version_HAL.pdf.

en singularité » par laquelle des acteurs singuliers s'approprient des typifications forgées dans l'intersubjectivité des collectifs[3].

### La réadaptation ou la fabrique de l'expérience

Pendant un demi-siècle la signification du handicap proposée par les premiers collectifs de personnes handicapées restera cependant cantonnée à l'entre-soi des associations. Dans le contexte de plein emploi des années d'après guerre, le traitement social du handicap est dominé par la réadaptation qui vise le retour à la productivité des infirmes par la réparation et l'entraînement des corps ; il s'agit alors pour les personnes handicapées de « faire comme les autres », notamment en travaillant et en fondant une famille. Les acteurs de ce champ préféreront une signification psychologique de l'expérience du handicap, mieux en adéquation avec la mise à l'épreuve des personnes handicapées par les institutions sociales et son objectif de normalisation. Cette expérience est alors définie comme le difficile parcours qui permet d'accéder à une normalité commune. Il s'agit moins de se construire à travers elle que d'y faire face et de surmonter l'épreuve en déployant les qualités psychologiques requises. Une constitution psychologique forte et volontaire autorise l'accès à la normalité. À défaut, la personne handicapée est anéantie. La réponse à l'épreuve est binaire : on la surmonte ou on ne la surmonte pas ; elle produit dans les représentations collectives des héros et des victimes[4].

Les personnes qui ont connu le parcours de la normalisation reprennent pour partie à leur compte ces représentations, donnant des descriptions de soi homogènes qui valorisent « la volonté », la « force de caractère » qui l'emportent sur les appartenances ordinaires de genre et d'âge. Ainsi, les institutions de réadaptation encadrent l'expérience du handicap et marquent l'identité même des personnes ; « faire comme les autres » conduit paradoxalement à exprimer un soi différent. Mais comment qualifier cette expérience qui n'est donc pas seulement singulière ? D'ordre symbolique pour Goffman, elle résulte de l'intériorisation de codes de conduite et de la manière dont ils sont maniés dans les interactions sociales. L'intériorisation des rôles sociaux amène à une communauté d'expérience des « personnes affligées d'un stigmate [qui] acquièrent en général une même expérience de leur sort et connaissent des évolutions semblables quant à l'idée qu'elles ont d'elles-mêmes, parcourent, en d'autres termes, un même "itinéraire moral" »[5].

---

3. D. Céfaï, « Type, typicalité, typification », B. Fradin, L. Quéré, J. Widmer (dir.), *Raisons pratiques. L'enquête sur les catégories. De Durkheim à Sacks,* Paris, EHESS, 1994, p. 105-128.

4. J.F. Ravaud, I. Ville, « Représentation sociale des personnes handicapées physiques. Surmonter son handicap. Effet de la situation familiale et du revenu », *International Journal of Rehabilitation Research,* 8, 3, 1985, p. 291-302.

5. E. Goffman, *Stigmate. Les usages sociaux des handicaps* (1963), Paris, Éditions de Minuit, 1975.

On peut toutefois proposer une lecture pragmatique de cette expérience commune comme l'expression culturelle de formes d'action induites par les attentes institutionnelles. Dans cette perspective, les « itinéraires moraux » communs aux personnes stigmatisées sont indissociables d'itinéraires praxiques, soit de l'engagement de ces personnes dans des formes d'actions communes. Le paradoxe évoqué plus haut réside alors dans un amalgame consenti entre actions et résultats des actions. « Faire comme les autres », à savoir participer à la vie sociale, suppose, quand on a des limitations fonctionnelles importantes, de déployer des actions spécifiques que ne font justement pas les autres. D'où la production d'un « soi différent », ancré dans des expériences spécifiques. À ces actions « nécessaires[6] » d'anticipation des actions et des situations correspondent, dans notre psychologie quotidienne, des modes de qualification des personnes que les personnes handicapées s'attribuent à elles-mêmes tout en en aménageant le sens.

Ainsi plus qu'un processus cognitif d'intériorisation, l'expérience du handicap relève d'une incorporation de certains types d'actions comme l'illustre A. Marcellini[7] en observant la pratique sportive de jeunes paraplégiques. En inventant des modalités de pratique qui leur sont spécifiques, les jeunes acquièrent un véritable savoir-faire : un « savoir-rouler » que les anciens transmettent aux novices. Ces compétences mobilisées dans les interactions sociales ordinaires permettent d' « éduquer les valides », voire de les séduire par une mise en scène valorisée du corps en fauteuil.

### *L'identité collective comme levier politique*

À la fin des années 1970, sous l'impulsion du mouvement international des personnes handicapées et des *disability studies* qui s'y sont adossées, l'expérience du handicap est radicalement questionnée. Pour l'approche anglaise (modèle social du handicap), elle est la conséquence, non pas des déficiences et des limitations des fonctions corporelles, comme il est traditionnellement admis dans le modèle réadaptatif, mais des obstacles de l'environnement physique et social à la pleine citoyenneté des personnes handicapées, imposés par la société[8]. L'approche culturaliste, plus prégnante aux USA, définit les personnes handicapées comme un « groupe minoritaire » ; l'aspect culturel de la différence est alors valorisé à travers la notion de *disability pride*[9]. Mouvements des personnes handicapées et *Disability Studies* ont permis le rapprochement, sur la base d'une expérience commune, de

---

6. La nécessité répond alors à l'exigence sociale d'autonomie. Les personnes qui ont des déficiences motrices sévères hésitent à s'aventurer dans des lieux où l'accessibilité ou l'aide d'un tiers n'est pas assurée ; pour les mêmes raisons, elles tendent à entretenir avec soin les aides techniques qu'elles utilisent.

7. A. Marcellini, *Des vies en fauteuil. Usages du sport dans les processus de déstigmatisation et d'intégration sociale.* Paris, CTNERHI, 2005.

8. V. Finkelstein, *Attitudes and disabled people. Issues for discussion*, New York, World Rehabilitation Fund, 1980. M. Oliver, *The politics of disablement*, London, Macmillan, 1990.

9. R. Anspach, « From stigma to identity politics: Political activism among the physically disabled and former mental patients », *Social Science and Medicine*, 13, 6, 1979, p. 765-773.

personnes vivant avec des déficiences différentes, de dénoncer l'oppression des personnes handicapées et de porter dans l'espace public des revendications visant l'émancipation de ces personnes, le respect de leurs droits et de leur volonté d'être impliquées dans les décisions qui les concernent. Le travail réflexif dans l'intersubjectivité offre de nouvelles grilles de lecture de l'expérience du handicap qui, tout en contrant les significations négatives traditionnelles, engagent à « renverser le stigmate » pour en faire le support d'une identité positive, réalisant ainsi l'émancipation individuelle par la subjectivation collective[10]. Dans cette perspective, il ne s'agit plus d'opposer mais plutôt d'articuler le particulier et l'universel, la reconnaissance du premier devant permettre de procurer le moyen d'atteindre le second.

La mobilisation a eu un impact important. Les personnes handicapées devenues des experts incontournables de leur propre condition ont participé aux débats internationaux sur la définition même du handicap. Ces débats ont donné lieu à la Classification Internationale du Fonctionnement, du handicap et de la santé (OMS, 2001) et ont contribué à l'élaboration de diverses conventions et législations nationales[11] et internationales. Sur le plan individuel, le constat est plus nuancé. Si, sous certaines conditions, il est possible de « retourner » l'épreuve que constitue la survenue de déficiences en une expérience positive, ce phénomène reste distribué selon la structure sociale traditionnelle et contribue ainsi à reproduire les inégalités sociales[12]. Par ailleurs, les personnes handicapées, en France et en 1995 du moins, semblent toujours préférer la voie de la normalisation, quand elle est possible, à l'identification communautaire[13]. La forte et ancienne structuration du milieu associatif ainsi que l'universalisme républicain à la française qui ne reconnaît pas la représentation des appartenances ont pu constituer des freins à la mobilisation des personnes handicapées dans notre pays[14].

---

10. M. Wieviorka, *La différence*, Paris, Balland, 2001. I. Ville, « Biographical work and returning to employment following a spinal cord injury », *Sociology of Health and Illness*, 27, 2005, p. 324-350.

11. Pour la France, la loi du 11 février 2005 « pour l'égalité des droits et des chances, la participation et la citoyenneté des personnes handicapées ».

12. I. Ville, D. Ruffin, « Maladie et handicap : les conditions d'une expérience 'positive' », F. Guérin-Pace, O. Samuel, I. Ville (dir.) *En quête d'appartenance. L'enquête Histoire de vie sur la construction des identités*, Paris, Ined, p. 181-197.

13. I. Ville, M. Crost, J.F. Ravaud, Tetrafigap Group, « Disability and a sense of community belonging : A study among tetraplegic spinal cord injured persons in France », *Social Science and Medicine*, 56, 2003, p. 321-332.

14. I. Ville, J.F. Ravaud, « French disability studies : differences and similarities », *Scandinavian Journal of Disability Research*, 9, 3-4, 2007, p. 138-145.

*Gouvernance de l'expérience*

Qu'en est-il aujourd'hui alors que le principe de normalisation par la réadaptation a été mis à mal et que l'injonction sociale n'est plus tant de « faire comme les autres » que d' « être soi-même » et de construire un parcours de vie singulier ? Dans le contexte de la gouvernance politique des subjectivités, les phénomènes innovants de « retournement de l'épreuve » ne seraient-ils pas en train de se retourner à leur tour pour constituer le mode actuel d'héroïsation, emblème d'une nouvelle forme de normalisation ? Cette dernière ne visant plus l'alignement sur les comportements de l'homme moyen mais la capacité à produire ses propres normes[15]. De l'égalité entre les individus, caractérisée par l'accès de tous aux mêmes idéaux, qui contribuait à une identité au sens de similarité, on est passé à l'égalité des chances, ou égale possibilité d'être singulier, de mener à bien son propre projet. C'est du moins ce que suggère la politique récente du handicap en France, qui fait reposer le principe de compensation sur le projet de vie de chaque personne. On peut alors se demander si la sortie de l'entre soi des collectifs et la publicisation du travail collectif sur l'expérience vécue du handicap et des significations qui en sont issues, à laquelle les sociologies contemporaines ont largement participé, ne portent pas en elles le risque d'annuler ce qu'elles ont initialement permis.

(*Isabelle Ville*)

**Références :**

A. Blanc, *Le handicap ou le désordre des apparences*, Paris, Armand Colin, 2006.

C. Hamonet, *Les personnes en situation de handicap*, Paris, PUF, 2010.

*Classification internationale du fonctionnement, du handicap et de la santé*, Genève, OMS, 2001.

E. Goffman, *Stigmate. Les usages sociaux des handicaps* (1963), Paris, Minuit, 1975.

H.-J. Stiker, *Corps infirmes et société*, Paris, Aubier Montaigne, 1982.

---

15. M. Winance, « Handicap et normalisation. Analyse des transformations du rapport à la norme dans les institutions et les interactions », *Politix*, 66, 2004, p. 201-227.

# *Souffrance*

## 56. Approches psychologiques de la douleur

En 1974, à l'occasion de la création de l'*International Association for the Study of Pain*, un consensus s'établit pour définir la douleur comme « une expérience sensorielle et émotionnelle désagréable associée à une lésion tissulaire réelle ou potentielle, ou décrite en des termes évoquant une telle lésion ». Cette définition reconnaît que la douleur est un phénomène complexe où se mêlent l'organique et le psychologique. Elle place l'individu souffrant au premier plan et met l'accent sur le caractère subjectif de la perception douloureuse.

La prise en compte du facteur temporel est importante. Ainsi, on distingue la douleur aiguë de la douleur chronique. La première peut être considérée comme un symptôme ou un « signal d'alarme ». C'est la brûlure qu'occasionne par exemple la prise d'une boisson trop chaude ou la sensation désagréable consécutive à un choc. À ce titre, la douleur aiguë peut être utile lorsqu'elle signale l'existence d'une lésion. Elle ne l'est pas lorsque, dans un contexte de douleur induite par les soins, on ne met pas en œuvre l'ensemble des moyens disponibles pour la prévenir. Lorsque la douleur persiste plus de trois mois, on parle de douleur chronique. La lombalgie et les céphalées chroniques sont deux exemples courants de douleur chronique. Dans ces situations, la douleur peut alors avoir les mêmes conséquences psychosociales qu'une maladie chronique.

Outre le facteur temporel, on distingue aussi trois mécanismes générateurs de douleur : l'excès de stimulations nociceptives, le dysfonctionnement du système nerveux, les difficultés sociales et psychologiques. Malgré la commodité de ces distinctions entre douleur nociceptive, neurogène et psychogène, il convient de rester prudent et souple dans l'appréhension du patient douloureux. La nécessité d'une approche psychologique de la douleur en parallèle à l'investigation médicale est à l'origine des premières consultations pluridisciplinaires de la douleur dans les années 1960 aux États-Unis.

### *Quels modèles psychologiques pour la douleur ?*

Il existe plusieurs modèles qui proposent différentes approches psychologiques de la douleur aiguë et de la douleur chronique. Ces modèles renvoient à des conceptions de l'individu et à des manières différentes de les étudier. On peut distinguer deux approches principales pour comprendre le fonctionnement psychologique lié à la douleur. Tout d'abord la psychologie clinique. En France, à la suite des travaux de Daniel Lagache, on entend généralement par psychologie clinique l'étude de l'individu « en situation ». Cette psychologie aborde donc le sujet dans sa singularité et dans « la vie de tous les jours » par opposition à la psychologie expérimentale dont on peut dire pour simplifier qu'elle étudie des sujets « de laboratoire » dans des conditions expérimentales. La psychologie clinique française s'appuie largement sur la psychanalyse. En Amérique du nord et plus généralement dans les pays anglo-saxons, la psychologie clinique est plus éclectique dans ses références. La psychologie de la santé propose une autre modélisation de l'expérience douloureuse. « *La psychologie de la santé essaie de décrire, de comprendre et d'expliquer les différences interindividuelles en matière de santé, de bien-être, de qualité de vie, mais aussi de maladie (initiation et évolution)* ». Elle s'intéresse à tous les facteurs psychosociaux (environnementaux, dispositionnels ou transactionnels) pouvant protéger ou au contraire fragiliser les individus et étudie, en collaboration avec d'autres disciplines scientifiques, les « chemins » qui mènent à la santé et à la maladie »[1].

### Psychologie clinique et douleur

Il n'existe pas de théorie psychanalytique spécifique de la douleur. Pourtant Freud et d'autres psychanalystes ont intégré ce phénomène dans leurs réflexions cliniques et théoriques. On peut retenir qu'il existe des liens complexes entre les notions de traumatisme et de douleur. En effet, la douleur peut, lorsqu'elle est particulièrement intense ou chronique, provoquer un réel traumatisme psychique. À l'inverse, des conflits psychologiques traumatiques peuvent se traduire par des tableaux cliniques de douleur d'allure organique[2].

L'expérience douloureuse entrave le fonctionnement psychologique normal. Le mécanisme ressemble en partie à celui du deuil et de la dépression. Il y a en effet un désinvestissement de l'ensemble du corps et un surinvestissement de la zone douloureuse. Dans des situations de douleur intense, tout se passe comme si l'identité du sujet se réduisait à son membre douloureux : « Dans le cas de la douleur corporelle, il se produit un investissement élevé, et qu'il faut qualifier de narcissique, de l'endroit du corps douloureux, investissement qui ne cesse d'augmenter et qui tend pour ainsi dire à vider le moi »[3]. Le moi est dès lors dans une position critique. Il n'a plus à sa disposition les moyens de remplir ses fonctions d'adaptation à la réalité.

Le mécanisme de la douleur n'est cependant pas le même que celui de la mélancolie. En effet, la personne qui souffre dans son corps a généralement conscience de l'origine du phénomène. Passé le temps de la sidération, on observe la mise en place de mécanismes de traitement de l'angoisse. Ainsi, la douleur va modifier les représentations mentales de la zone atteinte. Ces modifications ne sont pas seulement le résultat d'un « surinvestissement » de la zone douloureuse, mais bien des tentatives de maîtrise et de contrôle.

---

1. M. Bruchon-Schweitzer, *Psychologie de la santé*, Paris, Dunod, 2002.
2. JL. Pedinielli, G. Rouan, « Douleur et traumatisme : lecture psychanalytique », *Douleur et analgésie*, 3, 1997, p. 95-100.
3. S. Freud, *Inhibition, symptôme et angoisse*, Paris, PUF, 1951.

Cela se traduit par des *scenarii* plus ou moins fantaisistes sur l'origine de la douleur ou de son maintien, par des représentations imagées de la sensation ou de la zone algique, et plus largement par la mise en œuvre de mécanismes de défense.

Par ailleurs, au-delà de ces remaniements psychiques, la douleur peut modifier les rapports de la personne avec les autres. Il y a certes l'inévitable attitude de repli, mais cela peut aussi se traduire par des conduites régressives. La douleur nous met en effet dans une position de dépendance vis-à-vis de l'entourage et des soignants. Elle nous ramène à une position infantile de recherche de secours physique et affectif.

La clinique de la douleur, notamment chronique, nous confronte aussi à un rapport inverse entre douleur et traumatisme. Certains phénomènes psychologiques d'intensité traumatique peuvent en effet causer des douleurs intenses, mais *sine materia*. Ainsi, la plainte douloureuse occupe une place de choix dans l'hypocondrie. Véritable « malade imaginaire », l'hypocondriaque souffre pourtant d'une authentique douleur morale qui s'exprime en termes de pathologie organique. La tendance maladive à rechercher uniquement dans son corps les causes de ses maux « psychologiques » conduit le patient à une relation ambiguë avec la médecine : il est le porteur d'une plainte organique qui nécessite avant tout une écoute psychologique. La douleur constitue l'un des symptômes classiques de la plainte hypocondriaque.

La conversion regroupe un ensemble de troubles qui, comme l'hypocondrie, n'ont aucun *substratum* organique mais qui, contrairement à elle, ne s'accompagne généralement pas de manifestation d'angoisse. On parle ainsi de la « belle indifférence » des hystériques pour désigner l'attitude paradoxale qui consiste à présenter des symptômes plus ou moins graves avec une importante distance émotionnelle. Ces troubles fonctionnels peuvent se manifester sous la forme de paralysie, d'anesthésie ou encore de douleurs diverses. Selon la perspective psychanalytique, ce symptôme se substitue à une représentation refoulée et a donc une signification symbolique. La « douleur psychogène hystérique » est une plainte certes organique mais liée à un conflit psychique et que l'on doit entendre au-delà du registre du somatique.

C'est cette dimension symbolique qui fait défaut dans ce que l'on désigne sous l'étiquette de « maladie psychosomatique ». Il est difficile de proposer une définition simple de cette notion sujette à controverse. Au sens large, les maladies psychosomatiques correspondent à toute pathologie où des facteurs psychologiques jouent un rôle important. On peut citer certains types de céphalées et de réactions allergiques. Dans la perspective française de l'École de Paris initiée par Pierre Marty, les organisations psychosomatiques se caractérisent par une forme particulière d'économie psychique. Les psychanalystes psychosomaticiens désignent sous le vocable « pensée opératoire » les difficultés voire l'absence de mentalisation des conflits psychiques. Tout se passe comme si ces difficultés à penser (à mentaliser) se traduisaient par des symptômes corporels. Ce déficit de symbolisation pourrait entrainer le développement de symptômes et de maladies psychosomatiques aux rangs desquels les affections douloureuses tiennent une place de choix. Dans une perspective clinique, ces développements métapsychologiques[4], certes utiles, ne doivent cependant pas se substituer à une indispensable écoute de la parole du patient douloureux. C'est en effet bien la « maladie du malade » qui doit intéresser en priorité la psychologie clinique d'inspiration psychanalytique.

### Psychologie de la santé et douleur

La douleur et plus généralement la maladie chronique suscitent inévitablement des émotions désagréables (colère, peur, anxiété, tristesse). La psychologie de la santé s'intéresse aux manières de réagir des individus face à ces difficultés. L'objectif est de fournir des modèles théoriques qui rendent compte des principales réactions et qui permettent notamment d'évaluer les interventions thérapeutiques. À ce titre, la douleur peut être assimilée à un stresseur face auquel l'organisme va tenter de s'adapter. Dans la perspective de Lazarus et Folkman, le stress est une « transaction particulière entre un individu et une situation dans laquelle celle-ci est évaluée comme débordant ses ressources et pouvant mettre en danger son bien être »[5]. Cette définition prend en compte l'idée que les événements de vie n'ont pas tous le même impact. Selon les individus un même événement peut avoir un retentissement émotionnel et une signification différente. Il y a donc bien une transaction – une négociation – entre un événement et l'individu, qui peut produire plus ou moins de stress.

Face à ces situations de stress, l'individu va réagir et tenter de maîtriser, de réduire ou simplement de tolérer la situation. On désigne sous le terme de *coping* les différentes stratégies qu'il va pouvoir élaborer face à la douleur et à tout événement aversif. Il peut s'agir de cognitions (évaluer la situation, ses ressources, ou encore rechercher des informations), d'affects (exprimer ou réprimer ses craintes, ses peurs ou sa détresse) et de comportements (résolution de problème, recherche d'aide). Lazarus et Folkman définissent le *coping* de la manière suivante : « l'ensemble des efforts cognitifs et comportementaux destinés à maîtriser, réduire ou tolérer les exigences internes ou externes qui menacent ou excèdent les ressources d'une personne »[6]. Le *coping* n'est donc pas seulement lié à des caractéristiques situationnelles (propres à la situation) ou dispositionnelles (propres à l'individu), c'est un processus qui implique des actions réciproques entre le sujet et l'environnement. Il ne faut pas confondre les

---

4. La métapsychologie désigne en psychanalyse le fonctionnement et les processus inconscients.

5. R.S. Lazarus, S. Folkman, *Stress, Appraisal, and Coping*, New-York, Springer, 1984.

6. *Ibidem*.

mécanismes de défense (perspective psychodynamique) et les stratégies de *coping* (psychologie de la santé). Les mécanismes de défenses sont en général rigides et inconscients et renvoient au fonctionnement psychique. Les stratégies de *coping* sont en général flexibles, conscientes et liées à un problème qui se pose à l'individu face à un environnement. Il n'y a pas de stratégie efficace en elle-même. Chacune peut cependant être plus ou moins adaptée à la situation.

Classiquement, on distingue trois types de stratégies :

– le *coping* centré sur le problème vise à réduire les exigences de la situation ou à augmenter ses propres ressources pour y faire face. Avant une intervention chirurgicale, on peut par exemple questionner avec insistance l'anesthésiste sur les moyens de prévention de la douleur en postopératoire et à la maison afin de mieux « maîtriser » la situation ;

– le *coping* centré sur l'émotion vise à gérer les réponses émotionnelles induites par la situation difficile. Par exemple, à la suite d'un soin particulièrement douloureux, un individu peut réévaluer positivement cette expérience pour mieux tolérer ce souvenir pénible (« je suis sorti plus fort de cette épreuve ») ;

– la recherche de soutien social implique des efforts pour solliciter et obtenir l'aide d'autrui pour affronter une situation difficile. Face à la douleur physique, on peut rechercher la présence physique de proches pour atténuer la souffrance.

En parallèle de ces types de stratégies, la notion de catastrophisme connaît un important succès dans les travaux qui portent spécifiquement sur les stratégies mises en place par les patients douloureux. Le terme de catastrophisme a été développé par Albert Ellis et Aaron Beck pour désigner un style cognitif[7] inadapté (anticipation négative et irrationnelle) chez les patients anxieux et dépressifs. Le catastrophisme lié à la douleur désigne une tendance à surestimer les menaces algiques, à se sentir impuissant dans un contexte de douleur et à être envahi par des pensées liées à la douleur. De nombreux travaux ont établi que le catastrophisme était lié à une diminution des seuils de perception de la douleur, à des niveaux supérieurs de troubles psychologiques comorbides et à une utilisation plus importante des systèmes de soin[8].

En psychologie, et de manière plus générale en sciences humaines et sociales, il est rare que l'on dispose d'une seule manière de saisir un objet de recherche. Ainsi, la douleur est-elle appréhendée de manières différentes en psychologie clinique et en psychologie de la santé. La première approche se concentre sur les mécanismes psychiques liés à l'expérience de la

---

7. La notion de style cognitif désigne en psychologie cognitive un mode de fonctionnement caractéristique et cohérent des activités intellectuelles et perceptives.

8. P.J. Quartana, C.M. Campbell, R.R. Edwards, « Pain catastrophizing : a critical review », *Expert Review of Neurotherapics*, 9, 2009, p. 745-758.

douleur. La deuxième privilégie les processus intersubjectifs et sociaux. Ces deux approches sont particulièrement fécondes pour le soignant confronté à la douleur car elles proposent des modèles pour comprendre les conduites des individus, mais ce ne sont pas les seules envisageables. La présente étude aurait très bien pu envisager le point de vue de la psychologie du développement – par exemple le rôle du développement intellectuel sur la perception et les réactions face à la douleur – ou encore celui de la psychologie cognitive – par exemple le rôle des processus attentionnels dans la modulation de la nociception.

(Rémy Amouroux)

**Références :**

A. Aubert, *La douleur. Originalité d'une théorie freudienne*, Paris, PUF, 1996.

G.-N. Fischer (dir.), *Traité de psychologie de la santé*, Paris, Dunod, 2002.

## 57. Douleur et souffrance

La douleur désigne un phénomène psychophysiologique de réaction à un *stimulus.* Sa prise en charge est devenue, au cours des dernières décennies, un objectif majeur de l'activité soignante ; les outils se sont multipliés visant à la quantifier, ils ont notamment une fécondité dans l'auto-évaluation de la douleur par le malade pour adapter les doses d'antalgiques, d'analgésiques, voir d'anesthésiants. De façon plus essentielle, si la douleur peut faire l'objet d'une évaluation, elle peut difficilement être objectivement mesurée. Comme le soulignait déjà le clinicien Leriche, la douleur ne constitue pas une variation quantitative d'un état normal, mais une modification qualitative de l'existence. Si la douleur est difficile, voire impossible à mesurer, c'est parce qu'elle est difficilement séparable de la souffrance, c'est-à-dire de l'épreuve émotionnelle, subjective et singulière qu'elle constitue. Même si la douleur provient d'un fait physiologique objectif, celui-ci n'est pas éprouvé de façon neutre, mais vécu comme une atteinte. Cette atteinte n'est pas seulement ressentie, mais elle est aussi pensée et représentée.

### Les enquêtes anthropologiques sur la douleur

Le lien entre douleur et souffrance apparaît notamment dans l'extrême variabilité de l'expérience de la douleur selon les cultures. En 1952, dans la première enquête sur cette question, Marc Zborowski[1] analysait les

---

1. M. Zborovski, « Cultural components in responses of pain », *Journal of Social Issues*, 9, 1952, p. 16-30.

composantes culturelles de l'expérience de la douleur à travers l'examen de trois groupes d'origine culturelle différente aux États-Unis (un groupe d'Américains d'origine italienne, un groupe d'Américains d'origine juive et un groupe d'Américains issus de familles protestantes implantées depuis longtemps aux États-Unis). L'enquête montre qu'aux mêmes faits physiologiques répondent des réactions très différentes sur le plan de la douleur. Les premiers présentent des plaintes vives qui cessent avec la douleur ; les seconds ont également une réaction émotionnelle vive à un seuil de stimulation très bas et se préoccupent des conséquences à long terme : tournée vers l'avenir, l'anxiété ne disparaît pas avec la douleur. Enfin, les derniers ont tendance à minimiser la douleur, tandis que leur inquiétude est entièrement tournée vers le futur ; ils adoptent une attitude pragmatique, acceptant notamment bien l'hospitalisation. En outre, à une intensité de réaction semblable peuvent correspondre des attitudes différentes face à la douleur.

Des enquêtes similaires ont conduit à étendre cette analyse au problème plus global de la discrimination des symptômes et de la formulation de la plainte, telle l'enquête d'Irwin Zola[2] portant sur un groupe d'américains d'origine italienne et un groupe d'américains d'origine irlandaise, sur lesquels avait été formulé un même diagnostic en ophtalmologie. Les premiers présentent des symptômes plus diffus et plus nombreux (maux de tête, rougissement des yeux). Les seconds localisent plus précisément les symptômes et décrivent un dysfonctionnement défini (par exemple, le fait de ne pas pouvoir enfiler une aiguille). Les patients ne sont donc pas atteints de la même façon par un dysfonctionnement organique semblable ; ils ressentent et se représentent différemment l'atteinte. Enfin, la diversité culturelle se manifeste aussi dans l'objet de la plainte. Selon les sociétés, on attache un intérêt variable à différents organes ou différentes parties du corps. Non seulement l'expérience de la maladie se construit de multiples façons, mais on rencontre aussi des pathologies différentes d'un horizon culturel à un autre.

### Douleur et souffrance : la modification du rapport au monde

Les enquêtes anthropologiques soulignent que la douleur ne peut être réduite à un fait objectif : elle relève d'une expérience vécue. On connaît l'étymologie du terme valeur, qui vient du latin « *valere* » : se bien porter. La douleur apparaît comme une expérience exemplaire de l'évaluation de sa situation dans le monde. Nous sommes toujours situés dans un monde, non sur le mode de la neutralité objective, mais en lui accordant un sens et une valeur, comme le manifestent la tristesse et la joie. Le corps apparaît comme le lieu du rapport de l'individu à un monde, non seulement physique, mais aussi intersubjectif, social, culturel et historique. C'est cet

---

2. I. Zola, « Culture and Symptoms. An analysis of patients pressenting complaints », *American sociological review*, 31, 1966, p. 615-630.

engagement dans le monde que la douleur et la souffrance modifient quali-tativement, ce que le philosophe M. Merleau-Ponty évoque comme l'éclate-ment du monde quotidien[3] et que E. Scarry [4] décrit comme la « *démolition du monde* » du malade.

La douleur limite les moyens d'accès au monde et rompt la familia-rité avec le quotidien dans laquelle nous trouvons l'assurance insouciante de notre intégrité. C'est sur la nature de cette modification du rapport au monde que l'on situe généralement la différence entre douleur et souf-france. À la première, on attribue une cause objective (un *stimulus*), impli-quant une réponse pharmacologique, à la seconde une cause subjective (un traumatisme), nécessitant éventuellement une prise en charge psycho-logique. Néanmoins, la douleur dévastatrice devient « *expérience totale* » et souffrance existentielle, comme l'ont montré, dans des domaines diffé-rents, le clinicien K. Goldstein au début du XXᵉ siècle et l'anthropologue B. Good à l'époque contemporaine[5]. Inversement, la souffrance qui per-dure finit par se traduire somatiquement et douloureusement.

### *La modification du rapport à l'autre : comment aider l'autre souffrant ?*

Douleur et souffrance sont aussi des modifications du rapport à l'autre. Dans certaines sociétés traditionnelles, le soutien social, à travers des rites de réconciliation et d'intégration, constitue un remède à part entière. En Europe occidentale se multiplient aujourd'hui des réseaux sociaux, informels ou associatifs, visant à apporter au malade un soutien émotionnel. Au sein de la relation soignante, la relation d'aide s'accomplit, en deçà de la prise en charge institutionnelle, dans le « *face-à-face* », dans la relation interper-sonnelle où, comme le soulignent P. Berger et T. Luckmann[6], « *l'autre est tout à fait réel* », c'est-à-dire rencontré.

Du point de vue existentiel, la demande de soins est demande de secours. M. Balint a montré qu'elle s'accompagne du besoin d'être écouté, voire soutenu par un autre. E. Levinas évoque la souffrance endurée, non comme passivité par opposition à l'activité, mais comme attente à l'égard de l'autre qui constitue le noyau éthique de la relation d'aide. L'écho de ce que G. Canguilhem nomme l'« appel pathétique »[7] que le malade adresse au médecin nous enjoint à comprendre que douleur et souffrance ne se laissent pas définir objectivement et qu'elles nous conduisent au cœur de l'expérience subjective de la vie. Comme l'écrit M. Merleau-Ponty, on n'a pas le choix entre l'explication physiologique des causes et la compréhen-sion du sens d'un mal-être : les deux aspects sont indissociables.

---

3. M. Merleau-Ponty, *Phénoménologie de la perception*, Gallimard, 1945, p. 126.
4. E. Scarry, *The body in pain*, Oxford University Press, 1985.
5. B. Good, *Comment faire de l'anthropologie médicale ? Médecine, rationalité et vécu*, Les empêcheurs de penser en rond, 1998, p. 301 et *sq*.
6. P. Berger, T. Luckmann, *La construction sociale de la réalité*, Armand Colin, 1996, p. 45.
7. G. Canguilhem, *Le normal et le pathologique*, PUF, 1996, p. 153.

La suggestion, la compassion, la consolation sont les modalités classiques de l'aide. La suggestion vise, en détournant le sujet de sa souffrance, à changer l'aspect suivant lequel il l'évalue et regarde les choses de manière générale : ce ne peut être qu'une aide provisoire, qui s'évanouira dès que le sujet demeurera seul avec l'étrangeté qui l'habite. À la souffrance initiale, elle peut même ajouter celle de ne point trouver d'oreille attentive. C'est une attitude fréquente face à celui qui souffre, et auquel on s'efforce de parler de choses futiles.

Au contraire du déni qui anime la suggestion, la compassion s'exprime dans le partage de la souffrance de l'autre. Elle est souvent perçue comme le moment préliminaire de toute aide : si elle ne peut être partage réel de l'expérience, elle est partage d'une commune condition. C'est le moment de la reconnaissance de l'épreuve que vit l'autre. Cependant, la compassion trouve sa limite dans le fait que personne ne peut se substituer à la personne souffrante.

Reste la consolation, qui emprunte aux deux attitudes antérieures : elle suppose que soit explicitement reconnue l'épreuve vécue et elle apparaît comme une relativisation de cette épreuve. La tradition philosophique antique offre de nombreux textes de méthodes et de conseils de consolation, de Boèce à Sénèque, fondés sur le courage, la banalisation des épreuves, et la distinction entre ce qui dépend de nous et ce qui n'en dépend pas. Mais, si l'on peut aider l'autre à regarder les choses différemment, on ne peut se substituer à lui ; tout au plus peut-on, comme le suggère T. Moro[8], assumer par l'écoute le rôle de passeur. Comme elle le souligne, l'inconsolable attend au moins de nous de la considération.

Le pilier d'une aide, toujours difficile, fondée sur la reconnaissance de l'autre comme tel, c'est-à-dire sur le respect, réside dans un travail de compréhension par lequel il s'agit d'accéder à l'expérience de l'autre. À côté de l'objectivation quantitative des seuils de douleur qui sert de guide à l'action pharmaco-dynamique, parfois parallèlement au travail d'analyse qui exhume les conflits inconscients qui portent atteinte à l'intégrité psychique, le travail de compréhension s'élabore dans la relation comme une tentative pour accéder au sens que la personne donne consciemment à cette atteinte au quotidien. Cette démarche apparaît problématique lorsque se trouvent confrontées des logiques différentes et des références différentes. C'est ainsi que s'est développée dans les sciences humaines et sociales la méthodologie compréhensive visant à ressaisir le sens de l'expérience et de la conduite de l'autre, en particulier souffrant[9]. Le témoignage de

---

8. T. Moro, « La consolation », *L'autre – cliniques, cultures et sociétés, revue transculturelle*, La pensée sauvage, vol. 1, n°3, 2000, p. 538.
9. Introduite par W. Dilthey (*Introduction à l'étude des sciences humaines*, 1883), et plus spécifiquement dans les sciences sociales par M. Weber, elle est mise en œuvre dans le domaine de l'anthropologie de la maladie notamment par les travaux d'A. Schutz (« On multiples realities », *Collected papers*, Martinus Nijhoff, 1971).

la personne souffrante dessine une histoire perturbée par la rupture que constitue la maladie, histoire dans laquelle peut s'inscrire un projet de soin. Comprendre, c'est d'abord écouter, mais aussi décrypter le récit de l'autre, dégager le fil suivant lequel se construit l'incursion du mal-être dans l'existence quotidienne[10].

(*Catherine Draperi*)

**Références :**

L. Benaroyo, C. Lefève, J.C. Mino et F. Worms (dir.), *La philosophie du soin*, Paris, PUF, 2010.

B. Good, « Le corps, l'expérience de la maladie et le monde vécu : un compte rendu phénoménologique de la douleur chronique », *Comment faire de l'anthropologie médicale ?, Médecine, rationalité et vécu*, Le Plessis-Robinson, Synthélabo, 1998, p. 245-280.

Dossier « Douleur et souffrance », *Éthique et Santé*, Paris, Masson, vol. 4, n°3, 2007.

Dossier « Dire la souffrance », *L'autre*, Grenoble, La pensée sauvage, vol. 1, n°21, 2001.

## 58. La souffrance, la plainte et l'écoute

*La souffrance de quelqu'un*

La plainte surgit de la souffrance de la vie affrontée à l'adversité. Cette parole est prononcée, soupirée, exprimée par des mots précis ou manifestée par le corps, les expressions, les mimiques, les émotions. Quelqu'un souffre et prend un autre à témoin. Il fait part de sa douleur. Sa vie ne lui convient plus. Il peine à l'habiter.

Il fait l'expérience de la finitude, tantôt brutalement affronté à l'angoisse de mort, tantôt ordinairement affronté à l'écart entre ce qu'il sait et ce qu'il peut, entre ce qu'il peut et ce qu'il doit, entre ce qu'il dit et ce qu'il fait. Cet écart constitutif de la vie des humains n'est pas un déficit de quelques-uns, mais témoigne de la limite avec laquelle tous ont à négocier. Cette limite fait souffrir. Bien qu'elle soit ordinaire, elle n'est jamais banale.

Dans la pièce de théâtre *Voilà* (création théâtrale de Stephen Shanks avec l'association AIDES), l'acteur témoigne du parcours d'un homme alcoolique qui déclare : « entre le "il faut" et le "je veux", il y a un écart et "je ne sais pas comment c'est relié chez moi". Je me suis mis à boire. ».

Écarts constitutifs de toute vie, plus ou moins supportés, oubliés, négociés. Il ne suffit pas de comprendre pour ne plus souffrir, mais quand on cherche à la comprendre la souffrance s'humanise.

---

10. C. Draperi, « Dire la maladie : regard philosophique et anthropologique », *Éthique et santé*, Masson, vol.1, n°1, février 2004, p. 24-25 ; « Regards croisés sur les récits dans le monde du soin - connaître et reconnaître », *Éthique et santé*, Masson, vol. 2, n°2, mai 2005, p. 72-75.

L'adversité peut aussi se caractériser par l'événement traumatique, l'accident, la maladie, la séparation. Quand l'image de soi est attaquée au point de faire violence au sujet, celui-ci est aux prises avec le sentiment de perte. Il a perdu ce qui le rendait présentable à ses propres yeux et au regard d'autrui : un statut social, la santé, un métier, un proche. Quelquefois, il pense même perdre sa dignité. « Quand je vois ce que je suis devenu » : expression de déception, parole de désolation, poids qui s'impose à la vision dont le travail sera justement d'avoir à se dégager de ce qu'elle voit. Comment rester soi-même en n'étant plus le même ? Comment sauvegarder son identité de sujet au-delà des accidents de la vie, au-delà de la perte de ses capacités ? Passagèrement ou durablement, la plainte permet de continuer à être quelqu'un. Le danger serait qu'elle devienne le lieu d'un enfermement. Mais quand l'inquiétude d'avoir à vivre en n'étant plus « comme avant » pousse à chercher de nouveaux signes de reconnaissance, la plainte joue son office de médiation.

Souffrir, c'est en partie subir ce qui arrive en éprouvant une certaine passivité, mais c'est parfois aussi porter ce qui peut construire. Se manifestant de façon agressive sous l'angle de la destruction, la souffrance interroge aussi, de manière positive, le sujet sur la possibilité de la re-construction.

Faire face à « la souffrance de l'autre dérange fondamentalement et défait la belle ordonnance de nos vies car ce qui est insupportable pour l'autre – ce qu'il ne peut en aucune façon intégrer à sa vie – pèse d'un poids redoutable sur la nôtre »[1], d'où une tentation de s'en tenir à l'indifférence.

Nous avons un travail à faire sur nous-mêmes pour que naisse la possibilité d'un consentement à voir et à entendre, premier pas d'une solidarité. Quand les soignants écoutent la plainte et rejoignent les patients, quand l'entourage des aidants fait de même, les uns et les autres signifient la position éthique fondamentale qui atteste que le sujet est reconnu pour lui-même et que sa place est irréductible aux conditions de son existence.

Considérer l'autre, c'est s'intéresser à lui et chercher avec lui quelles sont les ressources dont il est porteur pour faire face à ce qui lui arrive. Les modalités du vivre ensemble, du soin les uns pour les autres, se découvrent à cette condition que nous ne renoncions pas à reconnaître l'autre comme un sujet à part entière, avec la plainte qui est la sienne mais à laquelle sa vie ne saurait être réduite. C'est de cette irréductibilité du sujet dont nous avons à témoigner. Se tenir en présence, c'est avoir à définir une attitude d'ouverture qui ne va pas de soi et n'aura jamais le statut d'évidence. Pourtant, seule cette position peut nous éviter de basculer dans la violence. Il convient pour cela que nous puissions nous entre-

1. C. Chalier, *La persévérance du mal*, Cerf, 1987, p. 129.

tenir, nous soutenir par le récit de ce que nous vivons, accepter d'être des interlocuteurs.

### L'insistance d'une parole

La plainte permet de déverser le trop plein qui affecte, premier soulagement lié au fait même qu'un autre soit là pour entendre. Partage de ce qui encombre, de ce qui est trop lourd à porter, la plainte espère pouvoir déposer sa charge auprès de quelqu'un qui accepte de l'accueillir et ainsi aide à la contenir en lui redonnant mesure.

La fonction soignante est un cadre pour accueillir la plainte. Quand cette fonction n'est pas remplie et que le patient estime être lésé, ce dernier a en France la possibilité, conformément au décret du 2 mars 2005, de déposer une plainte auprès de la Commission des Relations avec les Usagers et de la Qualité de la prise en charge, instance de l'hôpital habilitée à traiter des contentieux et réclamations ne présentant pas un caractère juridictionnel. Enfin, autre niveau de la plainte, celui du recours en justice : en portant plainte, le patient dénonce alors un méfait dont il estime être victime et vient demander réparation et parfois indemnisation.

La plainte peut user celui qui la prononce. Elle demeure là où la réalité qui fait souffrir n'est pas transformée et parfois fait douter qu'elle soit transformable. Le sujet lui-même peut se décourager de dire encore sa plainte. Il entend qu'il se répète, pris dans le double constat d'une part qu'il n'arrive pas à susciter les changements souhaitables, d'autre part que les autres semblent incompétents pour l'aider. La plainte naît là où la vie a perdu sa mobilité. Un pan de la vie s'est figé, que le sujet ne sait pas comment réanimer. Il peut craindre de se fixer lui-même à cet endroit en en parlant encore, et appréhender de ne plus arriver à intéresser l'autre qui écoute ce qu'il sait déjà ! Comment est-il possible de continuer d'accueillir soi-même ce que l'on a déjà dit ? D'accueillir de l'autre ce que l'on a déjà entendu ? Cela suppose une écoute centrée non pas sur le contenu informatif d'une nouveauté à découvrir ou à faire connaître, mais sur le repérage de ce qui insiste dans l'attente d'être entendu autrement, interprété de manière nouvelle. La plainte rythme une parole qu'on ne saurait enrayer au simple prétexte qu'on l'aurait déjà dite ou qu'elle serait déjà connue. Elle atteste de la recherche d'un chemin. Tant que la plainte est adressée à autrui, il convient de la reconnaître comme ce qui laisse ouverte la possibilité d'une transformation.

*La place des soignants*

Il peut arriver que les soignants soient profondément dérangés par la souffrance des patients, particulièrement quand ils n'arrivent pas à agir sur elle. Le travail engagé depuis une quinzaine d'années pour une meilleure prise en charge de la douleur a porté ses fruits, même s'il reste encore beaucoup à faire. Mais trouver les moyens adéquats de faire face à la souffrance d'autrui reste un problème. La grande dépendance, par exemple, échappe à la prise en charge d'une action professionnelle dont la technicité se polariserait sur la seule recherche d'efficacité visant à mettre en œuvre une action censée résoudre la question. L'action antalgique ne supprime pas la souffrance. Au-delà de l'évaluation de la douleur, l'expérience de la souffrance, avec la diversité des représentations qu'elle suscite, est un point central sans cesse à travailler entre soignants et patients. La confrontation durable à la souffrance de l'autre conduit chacun à la nécessité de clarifier sa propre position dans l'existence. En effet, les soignants sont interrogés sur un autre registre que l'efficacité. De là peut ressortir une inquiétude à se tenir aux côtés de celui qui souffre. Il ne s'agit plus seulement de réaliser un diagnostic ou de mettre en œuvre un nouveau protocole thérapeutique mais, au-delà de ces tâches, d'assumer une présence. Pour des soignants formés d'abord à l'art de la conduite efficace, il s'agit alors d'entrer dans une autre symbolique.

Pour que les soignants puissent entendre la plainte et la recevoir – ce qui est l'enjeu du soin – il faut qu'ils puissent se dégager du souci d'agir directement sur elle, qu'ils ne cherchent pas à faire taire le patient en supprimant le symptôme, et réalisent qu'accueillir la plainte est déjà une façon de la contenir. Une usure de l'écoute accompagne au contraire un durcissement de la position des soignants, germe d'une violence renvoyée au patient.

Quand on ne sait plus que faire, ni comment être, il devient difficile de rester en présence de l'autre vulnérable, et on peut se surprendre à ne plus vouloir voir ; c'est cela la négligence – et à ne plus pouvoir entendre ; c'est cela l'incapacité. La plainte devient alors motif de détournement, alors qu'elle devrait être un indice d'alerte pour chercher encore un ajustement. Personne ne peut prétendre être à l'abri de cette mise à distance.

Il relève de la responsabilité du soignant, constatant qu'il n'est pas en mesure, pour le moment, d'assurer la présence dont le patient aurait besoin, de passer le relais à un autre collègue. Il touche alors à ses propres limites. La faute serait que, n'arrivant plus à prendre soin du patient, il laisse aller la situation sans demander l'aide d'une autre personne.

De la lassitude devant la plainte répétée à l'incertitude ressentie devant ces patients qui ne trouvent pas les bons mots pour qualifier ce qu'ils éprouvent ou devant ces autres qui gémissent et ne parlent plus, comment tenir le lien de parole et continuer à nous adresser à eux ? Se tenir en proximité d'humanité suppose de continuer à parler à quelqu'un même s'il ne répond plus, comme on pourrait le faire pour un enfant qui ne parle pas encore. Il s'agit de proposer une symbolique relationnelle qui soit au service de l'autre vulnérable, fut-il une personne âgée, prostrée, grabataire et non communicante.

Assumer une position d'humanité demande d'entretenir avec chacun le lien de parole, y compris avec celui qui ne parle plus, et de continuer à le nommer. Quand la réciprocité n'est plus possible, alors il nous faut pouvoir garantir les uns par les autres, que nous gardons celui qui souffre dans ce lien de parole entre nous. Lui qui est privé de mots, nous le reconnaissons comme parole au milieu de nous, présence souffrante qui appelle une réponse et sollicite notre responsabilité.

### L'offre d'écoute, l'expérience d'une hospitalité

« Écouter, c'est être-là, l'oreille ouverte, et laisser dire ce qui se dit.

Cette écoute nue est la relation nécessaire d'humanité, le ce sans quoi l'homme est pour l'homme le pur étranger, l'abîme d'absence. Mais il est vrai que c'est en même temps le plus rare et le plus difficile ».

« Écouter, c'est se faire l'hôte de celui qui vient »[2].

Nous écoutons à partir de nos corps, de nos histoires personnelles et de nos compétences. Il importe d'écouter le récit de l'autre pour comprendre la place qu'il tient dans son histoire de vie avant de caractériser ce récit comme plainte. Quelqu'un se confie et prend le risque de s'adresser à un autre. Cet acte de confiance est à reconnaître comme tel avant de chercher à qualifier le contenu du dit.

L'écoute est située. Elle s'inscrit dans un lieu et une temporalité. Elle varie selon qu'elle est proposée depuis un lieu de soins, d'accompagnement social, de suivi éducatif, de démarche spirituelle. Elle n'est pas la même en temps ordinaire ou en temps de crise (les urgences, SOS amitié, la maladie chronique), elle peut être ponctuelle ou régulière. Elle se module. Elle suppose de se préparer et de lâcher les multiples autres préoccupations pour se rendre disponible, entrer en patience et se recentrer sur ce que la rencontre a d'unique. L'écoute demande d'être là, disponible au présent de la présence. Faire offre d'écoute, c'est prendre appui sur le repérage de ce qui est dit, la manière dont cela est dit et aussi laisser place à ce qui n'est pas formulé.

Écouter la plainte de l'autre quand elle se précise n'est pas nécessairement devoir agir sur elle pour en effacer ou réparer le motif. Écouter suppose de n'être pas prisonnier du désir « que l'autre quitte sa plainte », ni de l'inciter à s'intéresser à autre chose ! Quand le sujet se plaint, ce n'est pas de diversion dont il a besoin, mais d'écoute pour être rejoint ou pouvoir lui-même se retrouver dans les méandres de son histoire. Pour que ce chemin se fasse, il lui faut percevoir que l'autre ne cherche pas à le déta-

---

2. M. Bellet, *L'écoute*, DDB, 1989, p. 41.

cher de sa plainte, mais qu'il est simplement là, disponible pour que quelque chose se passe, se dise.

« Écouter l'autre, ce n'est pas seulement écouter ce qu'il dit, mais ce à quoi, du monde ou d'autres paroles, sa parole répond, ce qui l'appelle, la requiert, la menace ou l'atterre… »
« Et c'est quand j'écoute ainsi que moi, j'écoute vraiment, car écouter avec l'autre ne revient pas à se fondre avec lui, ni à coïncider : nous entendons deux fois, depuis deux lieux distincts, ce qui a appelé notre échange. »[3]

*(Catherine Perrotin)*

# *Parole*

## 59. L'éthique narrative

Pourquoi s'attacher au récit dans le monde de la santé et du soin ? Dans des situations de soin souvent dominées par une technologie pointue et hermétique, et confrontées à une souffrance existentielle parfois difficilement communicable, la compréhension réciproque ne va pas toujours de soi. Mais pourquoi se mettre à l'écoute des récits des uns et des autres, et pour comprendre quoi ? La maladie est toujours un événement qui s'inscrit dans une biographie où elle introduit une crise, non seulement physiologique, psychologique et sociale, mais aussi existentielle : une crise du sens. La clinique, elle, vise à préserver ou restaurer chez un sujet des possibilités menacées par la maladie. Née dans les années 1980, la notion d'éthique narrative s'est d'abord élaborée dans l'exigence de redonner une dimension humaniste à la pratique médicale en introduisant dans la formation l'étude de textes littéraires évoquant l'expérience de la maladie et du soin[1]. Visant d'abord la sensibilisation au sens que les acteurs donnent aux situations dans le cadre de la pratique clinique, elle cherchait également à susciter la réflexion sur le processus du raisonnement clinique, à travers la hiérarchisation dans la narration des diverses observations ; enfin, elle orientait l'attention sur le dialogue constitutif de la consultation.

---

3. J.-L. Chrétien, *L'arche de la parole*, PUF, 1998, p. 15.

1. G. Jobin, « Les approches narratives en éthique clinique : typologie et fondement critique », 14, *Ethica*, 2002, p. 9-36.

Le récit que fait le malade de sa propre histoire offre un accès à son expérience telle qu'il la vit ; la narration le constitue comme le sujet de cette histoire. L'attention à ce témoignage apparaît à ce titre comme un travail de connaissance, visant à comprendre la situation de l'autre, et comme une exigence de reconnaissance du sujet par la valeur accordée à sa parole.

Il ne suffit pas qu'une histoire soit racontée pour qu'elle soit facile à entendre : pour celui qui écoute, elle se propose dans son étrangeté, traversée d'incohérences, par exemple sur le plan chronologique, voire de contradictions.

Narrer son histoire, ce n'est jamais en livrer un résumé objectif : c'est reconstruire une expérience, exprimer une certaine vision des choses[2] ; chaque histoire de vie est d'autre part articulée avec d'autres histoires de vie. Pas plus que le regard que chacun de nous porte sur le monde, le récit n'est jamais « éthiquement neutre ». Évaluant sa propre situation, la personne souffrante, en attente d'aide, initie le médecin ou le soignant à ses propres valeurs. Comme l'a montré le philosophe P. Ricœur, c'est sous l'angle de la narration qui donne un sens au vécu raconté que l'éthique prend toute son épaisseur. Dans cette optique, la rencontre constitutive de toute consultation, mais aussi de toute situation de soin, confère d'emblée à la clinique une dimension éthique.

Les malades se présentent majoritairement avec une demande médicalisée[3], qui traduit souvent en termes symboliques un mal-être dont le médecin devra rechercher les indices en suscitant un récit plus circonstancié. À l'affût d'informations objectives, il se trouve confronté à une personne qui lui livre une souffrance souvent liée à une histoire compliquée. Depuis les années 1990 s'est constitué un courant de pensée qui met au centre de la réflexion éthique sur la pratique clinique l'écoute du récit des malades. L'apprentissage de la sémiologie (lecture des signes) et de l'élaboration du diagnostic passe par un travail d'objectivation : on se forme à déceler, dans le récit du patient, les informations objectives tandis que l'expérience subjective est laissée de côté. Ce travail d'objectivation, nécessaire pour identifier des symptômes qui se prêteront à une classification et pour analyser les dysfonctionnements physiologiques par rapport à la norme, risque, si l'on n'y prend garde, de faire oublier la personne et sa singularité au profit de sa maladie. Tandis que l'attitude explicative mise en œuvre dans les sciences de la nature fournit au médecin des outils pour appréhender les processus physiologiques en jeu dans les phénomènes pathologiques, par comparaison avec la norme obtenue expérimentalement, l'attitude compréhensive offre des outils pour appréhender leur signification au sein d'une histoire, leur manifestation différenciée, enfin leurs implications variables. La notion de compréhension, introduite en sciences humaines par l'historien Dilthey, renvoie à la prise en considération de l'ensemble des facteurs

---

2. P. Ricoeur, *Temps et récit*, Seuil, 1983.
3. F. Laplantine, *Anthropologie de la maladie*, Payot, 1992.

intentionnels ou signifiants qui entrent en jeu dans les comportements. Le travail de compréhension consiste à tenter d'accéder à la signification du comportement et des positions de l'autre, à entrer dans son monde pour entendre ses raisons. Les premiers théoriciens de la notion de compréhension estimaient que celle-ci passait par l'empathie, c'est-à-dire la faculté de se mettre à la place de l'autre, de coïncider avec sa propre position. Si tel était le cas, la compréhension résiderait davantage en un échange affectif qu'en une posture de connaissance. Or, la position de l'observateur est par définition différente de celle de l'acteur impliqué dans une situation ; le premier ne peut s'engager que « virtuellement » dans le monde de l'autre, qui ne coïncide pas avec celui de son expérience personnelle. La difficulté réside ici en ce que cette méthode de compréhension consiste à reprendre cette attitude quotidienne qui sous-tend nos relations sociales, sans être soi-même engagé dans l'action et le monde qu'on étudie[4].

La *compréhension* n'est pas seulement une qualité humaine, mais bien une compétence : inscrire un mal-être, non seulement dans l'espace du corps organique, mais aussi dans l'expérience temporelle de la personne, telle est bien une exigence fondatrice d'une relation thérapeutique. Accéder au récit de l'autre, ce n'est pas s'intéresser à l'énumération des événements qu'il relate : plus essentielle que cette dimension épisodique du récit[5], la dimension narrative réside dans la façon dont ces expériences sont réorganisées dans la temporalité du sujet : ce n'est pas l'ordre chronologique qui importe, mais l'inscription de l'histoire dans une existence chargée d'un passé et tendue vers l'avenir ; en l'occurrence, pour le malade, vers la perspective d'un projet de soin. Dès lors qu'il se met à l'écoute, le médecin ou le soignant prend lui-même une place dans l'histoire qui lui est narrée, ne serait-ce que parce que la présence d'un interlocuteur modifie la façon de regarder les choses. Dégager la temporalité d'une situation de mal-être, c'est accéder à la relation entre l'avenir qu'on s'efforce de construire en recréant de nouvelles possibilités pour la personne[6] dont l'horizon est menacé par la maladie, le passé où s'est tissée l'histoire du malade et le « rendre présent » de la dynamique thérapeutique.

(*Catherine Draperi*)

---

4. P. Berger et T. Luckmann, *La construction sociale de la réalité* (1966), Armand Colin, 2003.

5. P. Ricœur distingue ainsi l'aspect épisodique du récit qui réside dans l'énumération d'événements de la dimension « configurée », c'est-à-dire de la construction de l'histoire qui lui confère un sens (*Temps et récit*, 1, Point Seuil, 1983, p. 300 et *sq.*).

6. Dans le sillage de la notion de normativité développée par G. Canguilhem, L. Benaroyo définit ainsi l'activité clinique comme « une activité de re-possibilisation : elle ne se contente donc pas de prévoir pour le patient un retour à la norme physiologique, mais se concentre également sur les capacités de guérison du malade ». Voir « Responsabilité éthique au quotidien, la narration au cœur du soin », *Éthique et santé*, Masson, vol. 2, n°2, « Récits sur la maladie », mai 2005.

**Références :**

L. Benaroyo, *Éthique et responsabilité en médecine*, Genève, Éd. Médecine et hygiène, 2006.

M. Dion-Labrie, H. Doucet, « Médecine narrative et éthique narrative en Amérique du nord : perspective historique et critique. À la recherche d'une médecine humaniste », *Éthique et Santé*, vol. 8, n° 2, Paris, Masson, juin 2011.

Dossiers thématiques *Éthique et Santé*, Paris, Masson : « Dire la maladie », vol. 2, n° 2, juin 2010 ; « Récits sur la maladie », vol. 2, n° 2, mai 2005 ; « Vécu de soignants en milieu palliatif » (G. Belouriez, C. Draperi, « La narration au sein d'une unité de soins palliatifs »), vol. 7, n° 2, juin 2010.

P. Ricoeur, *Soi-même comme un autre*, Sixième étude : « Le soi et l'identité narrative », Paris, Seuil, 1990.

## 60. Les mots qui font peur, les mots qui font mal, le soin des mots

L'objectif premier du soignant est, lorsqu'il emploie des termes médicaux, de donner l'information dont le patient a besoin et qu'il est capable d'entendre à ce moment précis. Il n'en demeure pas moins, y compris pour un médecin aguerri, qu'il n'est pas toujours facile de bien « apprécier », en un temps court, ce qui peut être entendu. S'il est difficile, voire absurde, d'élaborer une liste fermée des mots à éviter ou les règles du ton à employer (le moins docte possible tout en gardant une distance rassurante) pour les dire, il est toutefois aisé de proscrire certaines attitudes et de se rappeler que les entretiens peuvent être fractionnés, répétés, progressifs ou étayés si besoin par un autre entretien avec un autre médecin (dans une collaboration, par exemple, entre un médecin référent et un spécialiste) ou un autre type d'intervenant. Une difficulté supplémentaire à prendre en compte étant alors de ne pas penser que le patient va dire la même chose à chaque interlocuteur, ce qui n'est jamais le cas. L'objectif est un relai de parole, de proche en proche, pour, au gré d'échanges différents autour d'un même thème, acheminer le sujet à entendre. En outre, il convient de s'interroger sur ce que les mots disent et sur ce qu'ils signifient pour celui qui les entend.

### Le poids des mots

Il y a le mot que prononce le sujet : « ce n'est quand même pas un cancer » ; et celui que dit le médecin, on aimerait avec tact et mesure, mais certains mots ne le permettent pas, tant ils véhiculent, sans ambiguïté possible, la certitude et la peur. Les mots prononcés pour parler d'une maladie laissent en effet une empreinte indélébile. Le mot énoncé peut être par lui-même péjoratif (cancer, sida, maladie d'Alzheimer). Il faut en outre se rappeler qu'il peut renvoyer à plusieurs significations et que d'autres associations, plus individuelles, peuvent également survenir. Par exemple, dire qu'un sujet a un syndrome démentiel, une maladie démentielle, ou une démence, véhiculera l'idée de la perte des capacités intellectuelles, de la perte d'autonomie (ce qui est la définition médicale du terme), mais aussi l'idée d'être fou ou pire d'être fou furieux (« il va être méchant, docteur ? »). Certains mots se passent de commentaires : comme le rapprochement de « tumeur » avec « Tu meurs ». Le « poids » des mots est parfois aggravé par le « choc » des photos : il n'est pas rare que l'on montre sur le champ au sujet « la grosse boule sombre sur l'image » sans se soucier de savoir si la personne peut entendre et si elle veut « voir ».

Les mots s'accompagnent des représentations individuelles que les sujets peuvent avoir du fait de leur histoire personnelle : « un cancer du colon, comme mon père » ; « une maladie de Parkinson, mon voisin en a eu une : c'est terrible ». Devant une telle réponse, il sera précieux, avant même de parler avec le sujet de « sa » maladie, de parler de la maladie du proche. Telle cette jeune femme présentant une tumeur bénigne digestive que le médecin avait rassurée en lui disant que le traitement était assez « lourd », mais la guérison « certaine », et qui lui avait répondu que l'on avait utilisé les mêmes termes avec sa sœur et qu'elle était morte en 6 mois ! Mêmes mots, même destin.

En dehors de l'expérience personnelle de la maladie, il est pertinent de rechercher systématiquement le sens et les représentations qu'évoque la maladie. Le point de vue du patient, « ses mots », doivent alors permettre de parler ensemble de la maladie et de l'idée qu'on s'en fait, de redire les choses en commun avec des mots appropriés. Les mots savants prononcés sans explicitation, donc sans égards pour le sujet, créent une distance, installent un rapport de pouvoir et suscitent parfois des interprétations qui peuvent en « dire long » sur la compréhension que le patient y attache. Pendant un stage d'externat, une femme raconta ainsi un accouchement épouvantable (l'enfant était mort-né) dont la conclusion avait été pour elle d'avoir subi le « force sexe ».

Toutes ces questions, relatives à ce qui peut être dit, entendu, et à ce qui l'est, sont difficiles à aborder lors de « l'annonce du diagnostic » et pourront être posées à un autre moment : on sait bien que le sujet n'est pas en situation d'entendre, ou d'entendre plus, lorsque le nom redouté ou inattendu de la maladie grave a été prononcé. Le terme « cancer » crée ainsi souvent un véritable moment de sidération lors de son annonce : plus rien ne peut être entendu, le sujet est abasourdi par ce mot qui occulte tous les autres, qui arrête la pensée. Il ne faut pas non plus oublier que le sujet a le droit de ne pas savoir et que la sidération, le déni, peuvent suggérer une reconfiguration de la volonté de savoir en désir de ne pas en entendre davantage.

L'information fait partie de chaque consultation. Elle est ainsi « rejouée » et progressive. En médecine, l'information est une nécessité légale, technique et éthique, au nom du droit de chacun à disposer de lui-même. Mais cette parole doit être compréhensible et être respectueuse de la personne en termes de besoins et de ressources. L'annonce ne doit pas être considérée comme le temps de l'information. L'information doit être un outil, un ferment, de la relation à chaque échange. L'annonce est uniquement le temps de la première fois. Cette première fois doit éviter le non-dit, le paternalisme, la pose d'une étiquette, le « baptême » (je vous déclare malade) ou l'information à valeur d'abandon, comme si dire valait quittance. Le sujet, une fois le mot entendu, aura la liberté de s'informer ou non par lui-même (lectures, recherches internet, contact avec des associations de malades, *etc.*). Le mot énoncé est au centre de la relation médecin-malade, soutenu par le face à face, le dialogue, la possibilité des questions et des réponses, l'expression des émotions et l'usage d'autres mots.

### Des mots qui font peur

Il y en a tant ! Trois exemples : cancer, sida et maladie d'Alzheimer. Le premier est un nom de constellation céleste, le deuxième un acronyme qui ne veut pas dire grand chose pour le commun des mortels et le troisième porte le nom de son découvreur. Ils ont un sens médical déterminé :

« Cancer » renvoie à un ensemble de cellules indifférenciées qui, échappant au contrôle de l'organisme, se multiplient indéfiniment, envahissent les tissus voisins en les détruisant et se répandent dans l'organisme en métastases.

« S.I.D.A. » est l'acronyme de syndrome immunodéficitaire acquis : maladie infectieuse contagieuse, transmissible par voie sexuelle ou sanguine, représentant la phase terminale de l'infection par le VIH.

La « maladie d'Alzheimer » désigne une maladie dégénérative neurologique de cause inconnue, présénile, caractérisée par une atrophie diffuse du cortex cérébral provoquant une démence progressive.

Tous, pourtant, se chargent d'une signification toute autre et traumatisante lorsqu'ils sont entendus par le patient. Le mot « cancer » est terrible car on sait bien que si « l'on peut en guérir », on sait aussi que ce n'est pas toujours le cas ou que c'est souvent au prix de traitements pénibles. La définition du dictionnaire en fait une chose effrayante et répulsive par son aspect « contre-nature ». Les cellules évoluent pour leur propre compte, sans fin et sans limite si l'on n'intervient pas (« est-ce pris à temps ? »). Et le sujet ne peut intervenir ni par la volonté ni par une quelconque décision : la maladie est hors de son contrôle. Il ne sera que le champ d'une lutte entre l'avancée monstrueuse de l'inhumain « crabe »[1] et la riposte d'un traitement oncologique souvent associé à un vocabulaire guerrier : traitement de choc, bataille à livrer, tir, cible, usage de « la grosse artillerie », *etc.* Le mot sida n'est guère moins redouté, mais s'est quand même allégé ces dernières années avec l'arrivée des trithérapies. Il ne veut pas dire grand chose hormis que si pour le cancer on échappe au contrôle, ici « on l'attrape », ce qui offre immédiatement prise à la culpabilité[2]. La maladie d'Alzheimer

---

1. « Cancer » semble venir de crabe d'après, selon Galien, le dessin des veines, pareil à des pattes de crabe, autour de la tumeur maligne que le mot désigne dans l'Antiquité. Le mot renvoie aussi aux pinces du bourreau pour torturer sa victime. Voir Omicron, *Mots & Maux*, *La Revue du Praticien*, Paris, Jean-Baptiste Baillère, 2001.

2. Voir les deux essais classiques de S. Sontag, *La maladie comme métaphore* (1977), Paris, Christian Bourgois, 1993. S. Sontag, *Le sida et ses métaphores* (1988), Paris, Christian Bourgois, 1993.

terrifie. Processus long et progressif, sans espoir de guérison, elle annonce le naufrage de la pensée et du rapport à soi. On parle d'ailleurs de « désintégration psychique ». C'est l'une des pires déchéances : une démence.

Ces simples définitions recèlent les éléments qui suscitent la peur et l'angoisse : fin de l'état de bien santé et du sentiment de bien-être, souffrance possible (physique et psychique), deuil de soi et de la jouissance de la vie, promesse d'une déchéance, condamnation à mort. L'effrayant est cette précipitation du sujet dans une perspective de renoncements à faire : renoncements personnel, familial et social. Le sujet entre dans un travail de deuil, dans le meilleur des cas le deuil de sa vie de bien portant et, dans le pire, son propre deuil.

Cette condamnation (avec ou sans sursis) prend un relief singulier pour chaque individu en fonction de la façon dont la maladie est reçue, intégrée, investie. Selon l'histoire du sujet, la fin de la bonne santé est une blessure plus ou moins grande, que le sujet surmonte, contourne, ou qui l'écrase, de sorte que la maladie crée des ravages avant même son stade virulent. Des patients trouvent en eux des ressources inattendues, d'autres sont incapables de faire face. Le traumatisme psychique peut être majeur et n'est pas lié à la nature seule de l'événement : il traduit l'inscription du sens symbolique de la maladie dans le tissu des affects et l'histoire de vie du sujet. Il n'est pas rare que les sujets se sentent coupables de ce qui leur arrive. Leur isolement de malade au sein des bien portants aggrave ce sentiment. Certains traquent la faute dont ils doivent être coupables : « je n'ai pourtant pas fumé, pas bu » ; « comment ai-je pu attraper cela ? ».

Les mots de maladies qui font peur sont ceux de maladies mortelles. Le sujet découvre que son temps est compté. Les affirmations du type : « à un an, il n'y a que 5 % de survie possible » sont ici d'une grande violence. Mais édulcorer une information demandée, voire la cacher au sujet qui dit la souhaiter, ne saurait se défendre. Le mensonge infantilise le sujet et dénie la réalité, aggravant éventuellement l'angoisse. Le médecin doit donc, autant que possible, ne pas nier la peur du sujet (et dominer la sienne) pour l'encourager à en parler, à l'exprimer, voire à y répondre (relaxation, nouvelles activités, *etc.*). L'annonce et l'information demandent une formation spécifique et soulignent une nouvelle fois la nécessité de travailler en équipe ou avec un réseau de compétences autour de soi. Le travail d'équipe doit comprendre des échanges et des transmissions autour de ce qui s'est dit. Le contenu de l'annonce doit être également partagé avec le médecin référent, qui aura le rôle difficile de reprendre celle-ci avec un sujet encore sidéré. Il ne peut le faire « sans mot du spécialiste » comprenant un minimum de détails médicaux (le stade de la maladie, *etc.*), mais également les termes et le climat de l'annonce. Le suivi des mots « lâchés » par le spécialiste est notoirement insuffisant, certains patients se présentant chez leur médecin pour leur annoncer la nouvelle, le courrier hospitalier connaissant trop souvent une lenteur inacceptable, ce type de lettre étant à rédiger avec attention et en tenant compte de la situation singulière.

Plus que tout, les mots font peur par les images qu'ils véhiculent de mort lente et progressive, de souffrances psychiques, physiques, de délabrement du corps ou de l'esprit, insupportables pour soi comme pour autrui. Certains sujets choisiront de se suicider pour ne pas connaître cette étape et le plus souvent pour ne pas l'imposer à un être cher. La réponse ne peut pas être simplement que « maintenant on ne souffre plus » ou « qu'il y a des services de soins palliatifs » : les patients ne sont pas dupes. Plus que la douleur elle-même, ce que les sujets redoutent est de ne pouvoir (eux-mêmes ou avec l'aide d'autrui) interrompre cette étape si elle devient trop difficile. Si le médecin délivre le mot qui fait peur, il doit être prêt à entendre à son tour des mots durs, expression parfois des ultimes ressources du sujet. Un certain nombre de pays ont mis en œuvre une réflexion sur l'assistance en fin de vie, ce qui contribue à aider les sujets à parler de leur peur du destin qui les attend et de la souffrance. Ceci exige du médecin qu'il puisse recueillir cette parole et, sinon y répondre en toute situation, du moins y mettre à son tour des mots, des mots qui soignent, qui rassurent, qui apaisent.

### Les mots qui font du bien

À l'opposé de la parole (et du silence) qui est une violence, la parole (et le silence) peut aussi être un baume. Il y a des mots blessants et il y a des mots rassurants. Selon les situations et les sujets, un mot apparemment « innocent » peut blesser, un autre mot que l'on a des réticences à prononcer peut apaiser, cicatriser une blessure intérieure. Dans le film de J. Itami *La dernière danse* (1993), le malade se fâche lorsque le médecin sort de sa chambre en lui souhaitant une énième fois, d'une façon trop « facile », trop « mécanique », le convenu « bon courage ». Il se sent au contraire respecté, et non plus infantilisé, lorsque le médecin lui dit enfin la vérité, prononce enfin devant lui le mot « cancer ». Au-delà des principes élémentaires de politesse et de bon sens, il n'y a pas, ici, de règles absolues : de mots à dire ou à taire[3]. La norme est la norme intime du sujet. La relation dessinera les possibles et les limites de la parole échangée. L'usage de la parole est partie intégrante du soin et la plus extrême attention devrait être accordée dans la formation et la pratique médicales au langage, au dire, à l'écoute, à la richesse des mots. Parce que la parole échangée est l'une des dimensions essentielles du rapport à autrui, on ne saurait concevoir d'éthique médicale isolée d'un rapport de vigilance et de responsabilité au langage. Une des sources essentielles de cette éducation à la perception des mots est la littérature. La formation médicale ne saurait se couper d'une éthique de la perception qui suppose, entre autres pratiques, l'expérience de la lecture des

---

3. Éviter le mot « cancer » fut un précepte de certains services hospitaliers. On usait de substituts à vocation euphémisante ou dissimulatrice. On disait par exemple « néo » pour « néoplasme » ou selon les cas « sarcome », « épithéliome », *etc.*

œuvres qui introduisent à la complexité et à la pluralité des vies humaines (expériences de vie, émotions, conduites, pensées), et qui sont susceptibles d'élargir notre imagination et notre compréhension. Cette éducation du sentiment s'opère non sous forme de « leçons » (démarche moralisatrice), mais par « communication » de styles et contextes de vie (enrichissant ainsi chez le lecteur des ressources d'empathie) et elle affine une sensibilité aux mots au sein desquels se configurent pour nous et pour autrui les pensées. L'apprentissage continu de la plasticité et des ressources de la langue par la lecture participe de l'éthique immanente à l'expérience littéraire, laquelle est d'ailleurs intégrée à ce titre dans l'éthique du *care*[4]. Prendre soin de l'autre signifie rejoindre son expérience propre, prendre soin de ce qu'on partage avec lui, et en premier lieu de la façon de s'adresser à lui, de permettre sa parole et en somme de prendre le temps des mots. Soigner est déjà une façon de briser le silence de la souffrance, de l'angoisse, de la solitude que crée la blessure ou la maladie. Par le langage, le corps est celui d'un sujet, le sujet est reconnu. Dispenser les mots qui font du bien, et non distribuer la bonne parole, revient à faire preuve de sollicitude, à prendre soin. Un médecin doit entendre ce qu'un patient lui dit et trouver les mots utiles ou justes. La médecine hippocratique recommandait de s'adresser avec douceur et tact au malade, ce qui est à rappeler face au mutisme des outils, au formalisme des rapports conventionnels, administratifs, routiniers, au manque de temps du personnel soignant, lequel a aussi besoin de cette parole échappant aux stéréotypies verbales professionnelles et aux non dits.

### Péril et ressources de la parole

Ici commencent d'autres problèmes : sait-on jamais complètement ou vraiment ce que l'on dit ? Ce que l'autre entend ? Ce que les mots eux-mêmes « disent » ? Les malentendus et les approximations parsèment la communication humaine, et font de l'entente un problème constant. Dire « rémission » n'est pas dire « guérison », mais il est fréquent que le malade comprenne « guérison ». Le mot, de même qu'il peut faussement inquiéter (il y a des cancers qui ne sont pas graves et qui se guérissent très bien), peut ainsi faussement rassurer : la rémission ne signifie que la disparition des symptômes. On peut aussi se comprendre à demi-mots : le malade a saisi ce que le médecin lui a dit sans dire, il n'en demande pas plus, il a entendu[5]. On peut aussi ne pas entendre ce qui a été explicitement dit, voire répété : le malade refuse d'accepter sa maladie, ou même sa guérison (parce qu'il n'y croit pas, ou qu'il n'en veut pas). D'innombrables associations d'idées, le plus souvent inaperçues, « passent » par les mots entendus ou prononcés. La linguistique a souligné ces différences entre parler et

---

4. Voir *Éthique, littérature, vie humaine*, S. Laugier (dir.), Paris, PUF, 2006 et S. Laugier, « Le sujet du *care* : vulnérabilité et expression ordinaire », *Qu'est-ce que le care ? Souci des autres, sensibilité, responsabilité*, P. Molinier, S. Laugier, P. Paperman (dir.), Paris, Petite bibliothèque Payot, 2009, p. 159-200.

5. H. Jonas, *Le droit de mourir*, Paris, Rivages, 1999.

dire, entre sens univoque et sens plurivoque, sens latent et sens patent, *etc.* La psychanalyse a, elle, montré l'importance du signifiant et que chaque parole met en jeu le sujet, d'une façon qui, de manière double, le cache et le dévoile à lui-même.

Le soignant doit être sensible au fait que le langage n'est pas réductible à un instrument de communication. Parler, c'est être. C'est dépasser la simple manipulation de symboles dans l'épaisseur d'une langue traversée des affects et de l'histoire, intime et sociale, du sujet. Chacun de nous naît à une langue, dans une langue. La langue (natale, maternelle) est un foyer, notre lieu d'existence. On parle d'une langue natale pour dire non que le sujet naît parlant (l'enfant est l'*infans* : celui qui n'a pas la parole), mais que la langue le fait naître à lui-même et aux autres. La naissance humaine s'accompagne d'ailleurs de l'attribution par autrui d'un nom. Ce nom signifie que l'enfant vient au monde. C'est de garder le sujet dans le monde humain qu'il s'agit dans la langue. Le médecin ne peut l'ignorer sans induire des effets de violence. Une personne atteinte d'une maladie n'est pas uniquement un « malade », encore moins un « cancéreux », encore moins un « cancer », encore moins le « 12 » (du numéro de sa chambre), *etc.* Cette écoute du sens induit par les mots, par souci éthique de respect et de compréhension, appartient de part en part à la relation de soin. Le souci de responsabilité envers la parole revient donc à dire qu'il faut parler de façon à communiquer (prendre le temps de l'entretien, éviter le jargon professionnel, l'agression verbale, *etc.*), communiquer ne signifiant pas tant pour le soignant imposer son discours (médical, informatif, prescriptif) que mettre en commun, faire lien, avec la personne de l'autre afin de favoriser une solidarité, la compréhension, c'est-à-dire le sens social et humain de la médecine.

Si certains mots font inévitablement peur, d'autres sont rassurants. Toutefois, il faut se garder de penser qu'il peut y avoir des recettes et des phrases « magiques » qui anesthésient la peur du sujet. Il y a sûrement en revanche un certain ton, ferme et doux selon la suggestion hippocratique, apte à apaiser le patient et diminuer ses tensions. Il faut de même choisir les phrases courtes, les mots simples, la voix claire. Il convient pour améliorer « la portée du discours », comme l'apprend la pragmatique, de soigner la prosodie, notamment les affirmations et interrogations. Ayant entendu et vu le sujet, il faut lui donner à entendre les mots qu'il peut supporter et qui lui conviennent. Ainsi certains sujets veulent entendre de leur chirurgien comment on va les « débarrasser » de leur cancer et sont rassurés par le praticien qui peut leur exposer avec assurance et clarté le geste à venir. Certains chirurgiens aiment faire un petit croquis d'explication, évitant ainsi le malaise que suscitent « les vraies images » de la maladie, fournissant une sorte de mode d'emploi, permettant que le document soit emporté, établissant comme un pacte avec le futur opéré. D'autres sujets demanderont surtout un encouragement verbal et il suffira d'y répondre selon le code qu'ils auront établi. Le soin des mots, le souci d'éviter la maltraitance par le langage, l'ouverture au dire et à l'écoute éclairent la nécessité éthique d'une médecine sensible aux sens de la parole et du silence, d'une médecine enracinée dans un rapport de responsabilité au langage.

*(Jean-Marc Mouillie, Catherine Thomas-Antérion)*

Références :

I. Moley-Massol, *L'annonce de la maladie. Une parole qui engage*, DaTeBe Éditions, 2004.

P. Maguire, A. Faulkner, « How to improve the counselling skills of doctors and nurses involved in cancer care », *British Medical Journal*, 297, 1988, p. 847-849.

S. Rezvani, *L'éclipse*, Le Méjan, Actes Sud, 2007.

## 61. Littérature et psychiatrie : *4.48 Psychose* de Sarah Kane

Sarah Kane est née en 1971. Après des études d'art dramatique aux universités de Bristol et de Birmingham, elle se lance dans la composition de ses propres pièces, qui sont représentées sur diverses scènes anglaises à partir de 1995. Les réactions sont violentes, à l'image des pièces elles-mêmes, et Kane est bientôt cataloguée représentante-phare du *In-yer-face theater*, une dramaturgie expérimentale qui, à l'opposé du théâtre de divertissement, veut faire réagir le spectateur en l'appelant à se reconnaître dans la représentation crue et sans concession d'un monde présent que caractérisent le sordide et la violence[1]. Certains critiques se scandalisent de l'abjection gratuite et de l'inutilité à leurs yeux de son théâtre, tandis que de grands dramaturges, dont Harold Pinter, prennent sa défense et soulignent sa qualité expressive.

*4.48 Psychose* est la cinquième et dernière pièce de Kane[2]. Elle se compose de 23 séquences de longueur et de nature disparates, séparées par des tirets. Certaines séquences s'apparentent à du dialogue, à un dossier médical, ou se présentent sous forme de listes. D'autres, apparemment plus désorganisées, consistent en un flux langagier parfois ténu, parfois abondant. D'autres encore prennent la forme de jeux sonores (assonances, rythmes) ou se composent uniquement de nombres alignés ou éparpillés sur la page. Le texte est déstabilisant, ne fût-ce que parce qu'il est dépourvu de ponctuation, que sa syntaxe est souvent déstructurée, et que les mots sont spatialisés sur la page.

---

1. Sur ces questions, voir G. Saunders, *Sarah Kane et le théâtre*, Paris, L'Arche, 2004.
2. Les autres sont *Blasted* (1995), *Phaedra's love* (1996), *Cleansed* (1998) et *Crave* (1998).

Cette recherche formelle dans *4.48 Psychose* s'organise autour de certains sujets récurrents, tels que la fragmentation de l'identité ou la relation médecin-patient. Ainsi, dans la troisième séquence[3] qui se compose d'une liste de propositions brèves, le *je* perd toute délimitation du fait même de sa réitération quasi obsessionnelle (« Je suis triste / Je sens que l'avenir est sans espoir et que tout ça ne peut pas s'arranger / Je suis fatiguée et mécontente de tout /Je suis un échec total sur le plan humain / Je suis coupable, je suis punie / J'aimerais me tuer [*etc.*] »). D'une séquence à l'autre, la voix qui correspond à ce *je* problématique se cite elle-même, se reprend, adopte un vocabulaire biblique, se teinte d'intonations shakespeariennes ou s'inspire d'ouvrages de psychiatrie tels *Malignant Sadness* de Lewis Wolpert ou *The Suicidal Mind* d'Edwin Shneidman que Kane lisait au moment de composer sa pièce. Cet éclatement de la voix traduit le morcellement de l'identité du patient psychotique. C'est une des raisons pour lesquelles le dialogue avec « la douce voix psychiatrique de la raison qui me dit qu'il y a une réalité objective où mon corps et mon esprit ne sont qu'un » (p. 14) est si difficile. Apparemment incapables de prendre la mesure de cette pluralité, les médecins sont traités avec cruauté dans la pièce (« Dr Ci et Dr Ça et Dr C'est quoi qui fait juste un saut et pensait qu'il pourrait aussi bien passer pour en sortir une bien bonne […] Médecins impénétrables, médecins raisonnables, médecins excentriques, médecins qu'on prendrait pour des putains de patients si on ne vous prouvait pas le contraire, et qui posent les mêmes questions, parlent à ma place, proposent des remèdes chimiques contre l'angoisse congénitale » [p. 13, 14]) .

Du point de vue formel, *4.48 Psychose* offre l'exemple d'une poétique qui procède par rapprochements tout en occultant les termes de liaison afin de laisser ouvertes toutes les potentialités de jeu sémantique. On peut en prendre pour exemple la « phrase » suivante, extraite de la deuxième séquence :

« une conscience consolidée réside dans une salle de banquet assombrie près du plafond d'un esprit dont le parquet bouge comme dix mille cafards quand entre un rai de lumière comme toutes les pensées en un moment d'entente s'unissent au corps sans plus de répulsion comme les cafards portent une vérité que personne jamais ne profère » (p. 9).

Les cafards, par leur tonalité lugubre et par leur grouillement, sont emblématiques de la cohabitation entre des images caractéristiques de la dépression (obscurité, idées noires) et une forme d'excitation psychique et de dispersion de soi. Du coup, l'évocation d'un moment d'unité lumineuse entre le corps et la pensée surprend. L'image des cafards, qui se retrouve ailleurs dans l'œuvre, ouvre également des possibilités de circulation non linéaire à travers les séquences. Syntaxiquement, l'absence de ponctuation

---

3. Sarah Kane, *4.48 Psychose*, Paris, L'Arche, 2001, p. 10-12. Désormais, les références à cette édition sont données entre parenthèses à la suite des citations.

et la juxtaposition des trois comparaisons entraînent une dispersion sémantique. Les *comme* perdent leur fonction explicative dès lors qu'on ne peut
savoir s'ils se rapportent chacun respectivement à la proposition qui les précède ou s'ils réfèrent à un même comparé : ils peuvent exprimer une série
tout aussi bien qu'une simultanéité.

L'étrangeté formelle culmine dans la quatrième séquence (p. 13), qui
se compose de nombres disséminés sur la page. Cette séquence appelle
de nombreuses hypothèses d'interprétation : les nombres sont-ils disposés selon une logique mathématique ? Offrent-ils une clé de circulation
chiffrée entre les séquences ? S'expliquent-ils par cette autre séquence de
*4.48 Psychose* (p. 41), où des nombres sont disposés en colonne par ordre
décroissant de 7 à la manière des tests neurologiques d'attention soumis à
certains patients psychiatriques ? Faut-il relier les nombres pour obtenir un
dessin, comme dans certains jeux d'enfants ? Compter est-il une manière
d'échapper à une réalité trop douloureuse, à la manière des *Enfants terribles* de Cocteau ? Faut-il donner une place structurante au 69 central, qui
ferait écho au désir sexuel exprimé par ailleurs dans le texte ? *Etc.* De plus,
toutes ces interprétations, qu'elles soient de type logique, contextuel, inter-
textuel, psychologique, graphique, symbolique ou médical peuvent être
multipliées et combinées entre elles. Pour le lecteur, la recherche de significations devient une fin en soi, dont l'intérêt réside moins dans les réponses
avancées que dans l'interfécondité des hypothèses échafaudées. Elle revêt
une dimension ludique, qui comprend aussi bien l'excitation de la découverte que l'abattement lié à l'impossibilité d'aboutir (car on se rend bientôt
compte qu'aucune d'entre elles n'épuise la signification de la séquence).

Ces potentialités sémantiques sont encore multipliées par le réseau des
liens internes à *4.48 Psychose* (renvois, reprises, réminiscences). Ils autorisent une infinité de possibilités de déplacements différentes à l'intérieur de
l'œuvre (une lecture linéaire commençant par le début n'est qu'un parcours parmi d'autres). Le texte apparemment désorganisé se révèle alors
être multi-organisé : on « part dans tous les sens » parce que tout est articulé avec tout.

C'est là la grande force de cette œuvre ; elle nous emporte consciemment dans l'excitation de notre propre effervescence interprétative. *4.48
Psychose* ne décrit pas un état de la pensée, mais l'exprime en entraînant le
lecteur dans des associations signifiantes multiples. Par ce dispositif, Kane
nous donne à éprouver ce qu'elle a vécu elle-même, soit cette accélération
de la pensée caractéristique, selon la nomenclature psychiatrique moderne,
de certains états mixtes qui combinent des syndromes dépressifs et mania-
ques[4]. Elle nous fait entrer dans un mécanisme de pensée à la fois stimulant
et inquiétant, où ne jouent plus les processus rationnels de direction et de

---

4. Voir *Diagnostic and Statistical Manual of Mental Disorders*, version IV, Text Revision,
2000, p. 359 *sq.*

choix. Ainsi, elle se fait l'interprète de la perte de la structure narrative de l'identité personnelle[5] dans la pensée psychotique.

Au cours d'un entretien avec des étudiants en novembre 1998, Kane définissait ainsi son projet : « La pièce parle d'une dépression psychotique. Et de ce qui arrive à l'esprit d'une personne quand disparaissent complètement les barrières distinguant la réalité des diverses formes de l'imagination. Si bien que vous ne faites plus la différence entre votre vie éveillée et votre vie rêvée. En outre, vous ne savez plus – ce qui est très intéressant dans la psychose – vous ne savez plus où vous vous arrêtez et où commence le monde. Donc, par exemple, si j'étais psychotique, je ne ferais littéralement pas la différence entre moi-même, cette table et [mon interlocuteur]. Tout ferait partie d'un continuum. Et diverses frontières commencent à s'effondrer. Formellement, je tente également de faire s'effondrer quelques frontières – pour continuer à faire en sorte que la forme et le contenu ne fassent qu'un. » *4.48 Psychose* n'offre donc pas à proprement parler d'intrigue, ni même de récit. Une voix fragmentée clame la souffrance de la dépression, les difficiles relations avec les psychiatres hospitaliers, la fragmentation identitaire qu'entraînent certaines maladies mentales. Ce chaos apparent exerce une force de fascination et de captation sur le lecteur car, si les idées noires et la dépression semblent fournir un premier principe unifiant de l'œuvre, on se rend vite compte que la pièce est également tenue par une inquiétude agitée, une ébullition de pensée et même une forme de rage et d'agressivité perceptible dans le cynisme antipsychiatrique et l'ironie des propos.

Rédigée au cours de l'automne 1998, *4.48 Psychose* est jouée pour la première fois en juin 2000 à titre posthume. Kane, qui avait été traitée pour une dépression sévère au cours de l'été 1998 et qui avait été hospitalisée à King's College au début de 1999 après une première tentative de suicide, sera retrouvée pendue en février de cette même année. En abordant *4.48 Psychose*, on peut d'autant moins en occulter les circonstances de rédaction que les éditions comportent souvent une notice biographique liminaire. Cette connaissance peut s'avérer problématique dès lors qu'elle entraîne le risque d'assigner à Kane le statut facile de jeune auteure suicidée à l'égal de certaines icônes pop-rock, et de ne la lire que dans cette optique. La réaction du critique Michael Billington dans *The Guardian* est probante : « Judging *4.48 Psychosis* is difficult. How on earth do you award aesthetic points to a 75-minute suicide note? - which is what the play, written shortly before Kane's death, effectively is »[6]. La fascination biographique fait écran au caractère *écrit* du texte, elle le réduit à une lettre testamentaire ou un document pathologique.

---

5. Voir K. Montgomery Hunter, « Narrative », Stephen G. Post (dir.), *Encyclopedia of Bioethics*, New York, MacMillan, 2003, p. 1875-1880.

6. M. Billington, « How do you judge a 75-minute suicide note ? », *Guardian.co.uk*, Friday June 30, 2000 : [http://www.guardian.co.uk/stage/2000/jun/30/theatre.artsfeatures].

L'œuvre problématise son propre objet avec une grande lucidité réflexive : « c'est mon esprit le sujet de ces fragments troublés » (p. 15) : « Comment-puis-je retrouver la forme / maintenant qu'est partie ma pensée formelle ? » (p. 18) En schématisant, *4.48 Psychose* pourrait donc faire l'objet de deux lectures polarisées. D'une part, le texte est un document pathologique. La voix qui s'y exprime est celle de Kane. Son interprétation relève d'un geste diagnostique, effectué en fonction d'une nosographie psychiatrique préexistante. D'autre part, le texte est une œuvre. La voix est celle d'un narrateur ou d'une narratrice. Son interprétation est exégétique et « gratuite », attentive aux déterminations esthétiques. Il ne s'agit pas de trancher entre ces deux lectures, mais de considérer selon quelles modalités elles s'alimentent mutuellement. À travers sa forme singulière, *4.48 Psychose* nous permet en effet de problématiser nos présupposés d'interprétation et d'interroger la manière dont nous comprenons un objet.

On se trouve donc face à ce texte comme un clinicien face à un patient dont il doit appréhender la complexité. À plusieurs reprises, Kane oppose deux logiques apparemment dichotomiques, celle de soigner et celle de comprendre : « S'il vous plaît. Ne m'éteignez pas l'esprit en essayant de me remettre d'aplomb. Écoutez et comprenez » (p. 27), ou encore : « L'angoisse que les médecins ne savent pas soigner / Et ne se soucient pas de comprendre » (p. 49). Au praticien qui affirme : « Vous n'avez pas besoin d'un ami, vous avez besoin d'un médecin », elle répond : « Vous vous trompez tellement. » (p. 46). L'œuvre présente une situation face à laquelle le cloisonnement des grilles de lecture traditionnelles (littéraire *ou* clinique) s'avère réducteur, au même titre qu'il y a des patients dont la compréhension déborde les schémas disciplinaires préconçus. La spécialisation disciplinaire se présente alors comme un enfermement. C'est une des raisons pour lesquelles la question du regard posé sur la maladie est si présente dans cette œuvre[7] qui nous met face à notre statut d'interprétant et à la place que nous laissons à l'objet interprété.

En fin de compte, si *4.48 Psychose* constitue une fulgurante transcription de la dépression mixte – un concept qui n'est pas neuf[8] mais que la psychiatrie moderne a eu de la peine à intégrer dans ses nosologies officielles –, elle est surtout une œuvre qui porte sur le langage et sur sa capacité de mise en forme de la réalité. En effet, le médecin qui reçoit l'anamnèse d'un patient et la convertit en cas médical fait œuvre de traducteur. Il cherche à transformer le retentissement émotif en notions intellectuelles et à changer les images concrètes en éléments abstraits de diagnostic. Or, Kane résiste à ce passage de l'ordre sensitif à l'ordre intellectuel. Le langage médico-psychiatrique, au même titre que n'importe quel autre discours organisé, se présente comme un empêchement à une pleine compréhension du sujet.

---

7. Pour des exemples, voir *4.48 Psychose*, p. 13, 36, 53, 55.
8. Voir en particulier E. Kraepelin, *Psychiatrie. Ein Lehrbuch*, Leipzig, 8. Auflage, 1913.

« Rien qu'un mot sur la page et le théâtre est déjà là » (p. 19) : *4.48 Psychose* est une farce tragique dont les protagonistes sont des voix qui se bousculent dans leurs tentatives d'exprimer la douleur psychotique. Mais par l'expérience de déstructuration des formes dans laquelle la pièce de Kane nous entraîne, elle constitue aussi une expérience de liberté.

(*Alexandre Wenger*)

# *Fin de vie*

## 62. L'expérience du vieillissement

> « Et eripitur personna, manet res. »
> « Et le masque est arraché, reste la chose »
> Lucrèce, *De rerum natura*

Dans leur fulgurance laconique, ces vers du poète philosophe éclairent, en la démystifiant, la portée existentielle du vieillissement. À condition toutefois d'en décrypter le sens. Car tout se passe comme si les faits biologiques et l'histoire conspiraient avec notre désir de persévérer dans la fleur de l'âge, pour nous empêcher de reconnaître la réalité blessante du vieillir.

On peut cependant reconnaître au vieillissement trois caractères. Vieillir est un processus et non un état, un devenir actif, organisé, progressif, l'évolution irréversible d'un ensemble complexe de phénomènes organiques et mentaux, une suite de transformations graduelles, implacablement destructives, qui autorisent à parler d'une involution. Le second trait caractéristique du vieillissement, c'est qu'il est une découverte. Une découverte désagréable pour celui ou celle dont il s'empare toujours par surprise. Une découverte dérangeante pour nos sociétés, qui, du fait de l'accroissement de l'espérance de vie, se voient confrontées à des problèmes économiques, sociaux, politiques et culturels dus à un déséquilibre démographique croissant entre les « actifs » et les vieux, « passifs ». Le regard que nous portons sur le vieillissement est socialement et culturellement variable. Le vieillissement n'est donc pas seulement une nécessité naturelle inscrite dans le programme génétique des vivants ; des variables historiques et sociales rétroagissent sur le processus, le modifient dans sa durée et ses effets. Enfin, dernier caractère du vieillissement, il est vécu comme un destin scandaleux, incompatible avec l'idée que l'homme se fait de sa dignité. Nous y voyons une douloureuse, injuste et inéluctable déchéance, un scandale révélateur de la précarité, de la caducité de la vie humaine, capable de ruiner nos convictions les plus solides et de ridiculiser l'aspiration à l'absolu qui habite nos passions. Un frisson métaphysique nous saisit lorsque le vieillissement nous dévoile la vanité de ce que nous avons tenu, notre vie durant, pour essentiel. Cet ébranlement de l'existence est parfois plus profond que le cortège des maux qui jalonnent ce déclin de notre vie.

Aussi cherchons-nous à nous soustraire à l'évidence de ce bilan des derniers jours de notre vie. « C'est le sens de la vie qui est en question dans cet avenir qui nous attend », soulignait Simone de Beauvoir. C'est l'approche du mourir qui nous épouvante. Et cette hantise nous accompagne tout au long des dernières années de notre vie.

En dépit de nos récents savoirs et pouvoirs, scientifiques et médicaux, concernant le vieillissement, cette angoisse, qui en est la trame affective, appelle la réflexion. Il est à la fois indispensable et cependant quasi impossible de conférer du sens à cette ultime épreuve. Indispensable, parce qu'il n'est pas de chagrin plus inconsolable que des tourments inintelligibles, injustifiés comme ceux que suscite l'obligation de devoir faire son deuil, non seulement de sa vie, mais des attachements et des finalités désirables qui lui donnaient sens et valeur. La réflexion se doit de relever ce défi, en interrogeant ce sphinx.

Pour fonder en raison cette quête de sens, il faut soumettre à un examen critique les finalités, réelles ou prétendues ; les effets, désirés et indésirables ; bref, la valeur et les limites des sciences et des thérapeutiques du vieillissement. Il faut établir pourquoi gérontologie et gériatrie s'avèrent, en dépit de leur bienfaisance, impuissantes à apaiser la tristesse et le chagrin de vieillir. C'est sur la base de cet examen critique qu'il sera possible de fonder la possibilité et l'obligation philosophique de penser ce vécu déstabilisant, d'en problématiser le contenu, de mettre en lumière les vertus démystificatrices du rapport de l'homme vieillissant à l'être et au temps. Alors peut-être pourrons nous dégager une éthique rationnelle, réaliste et courageuse du vieillissement, tenter de tirer des leçons de vie de cette épreuve existentielle sous le surplomb de la mort.

### L'analyse scientifique et le traitement médico-psychologique du vieillissement

À la fin du XXᵉ siècle s'opère une rupture dans les attitudes et les institutions à l'égard du vieillissement. Considéré hier comme le déclin nécessaire de toute vie, le vieillissement est aujourd'hui pris en charge par des sciences et une médecine qui le traitent comme un phénomène objectif et comme un syndrome spécifique.

Pour la science, le vieillissement est un phénomène polysystémique, relevant d'approches multiples et complémentaires, un concept d'une compréhension plus complexe et d'une extension plus vaste que ceux de sénescence ou de sénilité, qui renvoient à des domaines strictement biologique ou médical. Il y a ainsi une neurologie et une endocrinologie du vieillissement. La neurologie analyse l'accélération avec l'âge de la dégradation continue des neurones et l'appauvrissement quantitatif et qualitatif de la plasticité des synapses. L'anatomopathologie et la physiopathologie confrontent les effets destructeurs de certaines maladies du cerveau

(Alzheimer, Kreutzfeld-Jacob) aux modifications neurologiques du vieillissement. En relation avec la neurologie, l'endocrinologie constate les déficits de certains enzymes actifs dans la synthèse des neuro-transmetteurs et leur impact sur le dysfonctionnement des neurones préfrontaux et de l'hippocampe. Mais, force est de reconnaître que nous ne sommes pas égaux devant le vieillissement, et que ces inégalités sont dues aussi à des facteurs exo-somatiques : les hasards de l'histoire singulière de chaque individu, les différences de statuts économiques et sociaux, et du milieu culturel.

Les sciences de l'homme prennent ici le relais des sciences biologiques. Elles observent que l'usure ou le stress sont fonction des normes et valeurs des cultures et de leur impact sur le statut social des vieillards : solitude ou sollicitude sont des variables décisives repérées par des enquêtes statistiques. La psychologie examine la crise globale de la subjectivité, composante importante de la qualité du vieillissement : dépréciation de soi, sentiment d'humiliation, *etc.* La psychanalyse fait remonter des profondeurs du sujet inconscient les affects responsables de souffrances psychiques : retour du refoulé, résurgence de l'Œdipe, perturbations de la sexualité, agressivité et dépression, crise d'identité par dissipation des personnages.

Sans dénier aux sciences biologiques et humaines leur apport à la connaissance du pourquoi et du comment du vieillissement, ni aux thérapies somatiques ou psychologiques le mérite de ne pas tricher avec la souffrance des derniers temps de la vie, on peut craindre que ces disciplines n'enferment le vieillissement dans des systèmes conceptuels, explicatifs ou curatifs, qui en masquent la dimension existentielle. Or, vieillir c'est avant tout pour un être humain une manière cruelle d'exister. Et il n'y a pas de concepts ou de systèmes de l'existence. Échappe donc à ces savoirs et savoir-faire la portée redoutablement déstabilisante du drame du vieillir, juge ultime de l'authenticité du sens et de la valeur que nous attachons à la vie. Méconnaissant le choc de ce vacillement de toutes nos assurances qu'est le vieillissement, ces théories et ces pratiques ne risquent-elles pas d'en être une sorte de dénégation ? N'en écartent-elles pas l'enseignement essentiel en croyant le découvrir ?

### *Une philosophie du vieillissement est-elle possible ?*

C'est à la réflexion philosophique de prendre en charge la dimension métaphysique du vieillissement, à savoir qu'il dévoile ce qu'il y a de problématique, de paradoxal et d'incertain dans la réalité humaine. La philosophie permet de reconnaître lucidement que nous nous heurtons brutalement dans le vieillissement à ce que Lucrèce appelait la « chose », le réel, le lent et impitoyable déchirement des liens qui tissaient notre vie d'homme, jusqu'à ce que Hegel nomme « l'absolu déchirement » : la mort. La philosophie met en question le recours soit à la fantastique immortalité des religions, soit à quelque substance qui demeurerait sous les changements. La leçon du vieillissement ne serait-elle pas celle que nous a laissée Montaigne « Nous n'allons pas, on nous emporte… Nous n'avons aucune communication à l'être » ?

Le vieillissement opère un renversement de la temporalité, qui provoque une altération de l'être. C'est un reflux du temps, d'un avenir bouché par le rétrécissement des possibles vers un passé revisité par d'illusoires reviviscences (rumination, radotage) et pesant de plus en plus lourd sur l'existence. Ce nouveau rapport au temps isole le sujet dans un irréel passé qui, conjugué avec sa dépendance, l'affecte dans sa dignité et introduit le soupçon de l'absurdité de l'existence. Certes, l'homme sait, bien avant de vieillir, qu'il doit mourir. Mais l'homme vieillissant éprouve, dans sa chair et au plus profond de son intimité, qu'il entre dans l'ombre de la mort.

Or, à cette angoisse, ni la gérontologie ni la gériatrie n'apportent d'apaisement. Se révolter contre le vieillissement, soit par les artifices d'un illusoire regain de jeunesse, soit par un stoïque détachement préventif de tous et de tout, pour anticiper l'inévitable renoncement à soi, ce sont là des parades dérisoires, ou complices du déchirement qu'elles prétendent neutraliser.

Est-il pourtant un bon usage du vieillissement ? Un art rusé de retourner ses carences en nouvelles efficiences ? Ainsi, le rétrécissement des possibles ne peut-il être compensé par la redécouverte de potentialités sacrifiées à l'affairement de la vie adulte ? Et, si des automatismes gagnent le vieillard, d'autres ne le quittent-ils pas : routines parentales, professionnelles, du moi social ? Même le retour sur le passé ne peut-il donner l'occasion d'un travail sur soi, méditation ou poétisation de l'existence, vie contemplative ? Enfin, la solitude ne peut-elle donner le loisir de retrouver l'importance de l'autre, de le rencontrer ?

Soit. Mais ces ruses bienfaisantes calmeront-elles la violence d'une épreuve existentielle qui consiste, nécessairement, à s'attendre et à apprendre à mourir ? Le vieillissement nous arrache les masques derrière lesquels nous cachons l'angoissante et double certitude d'être ici, maintenant, et de n'être plus, ni ici, ni sans doute ailleurs, demain.

Cela étant, où trouver la force de garder quand même courage ? Peut-être dans la fierté légitime d'avoir extorqué au vieillissement sa signification cachée, à savoir qu'il est l'ultime et la seule irréfutable vérification de l'authenticité de la dignité humaine ? Sa grande leçon n'est-elle pas de nous enseigner, toutes illusions perdues, que l'existence n'a que le sens et la valeur que nous lui donnons, lorsque, jusqu'au bout, nous éprouvons la pertinence de la formule de Sartre « l'homme est condamné chaque jour à inventer l'homme ».

Cependant, il n'est pas nécessaire, ni souhaitable, d'attendre la vieillesse pour tirer du vieillissement ses leçons de vie. Avant d'être trop avancé en âge, en prêtant attention, affection et secours à la fragilité angoissée des vieillards, nous pouvons reconnaître la contingence de l'existence, et nous faire un devoir d'en assumer – et de les aider à en assumer – les enseignements pratiques. Si le vrai de l'homme n'est pas ce qu'il peut faire de médiocre ou de pire, mais ce qu'il peut faire de meilleur, il ne peut s'en assurer qu'à la fin et en relevant le défi de sa propre fin. Ne doit-il pas à l'estime qu'il s'accorde à lui-même et aux autres de laisser autant que possible à ses semblables l'image d'un être humain qui, au déclin de sa vie, n'a pas reculé d'effroi, mais est parvenu à se maintenir, lucide et résolu, à hauteur d'homme ? N'évite-t-il pas ainsi, à ceux qui lui sont chers, le spectacle et le chagrin inconsolable de sa déchéance ? Ne leur épargne-t-il pas aussi la hantise et la peur de cet avenir qui les attend ?

« La lumière d'une lampe brille jusqu'à ce qu'elle s'éteigne et elle ne perd pas son éclat ; la vérité qui est en toi, la justice, la tempérance, s'éteindront-elles avant toi » ? (Marc-Aurèle)

*(Lucien Guirlinger)*

**Références :**

S. de Beauvoir, *La vieillesse,* 1950, Gallimard, 1970.

L. Guirlinger, *Vieillir : art ou destin ?,* Pleins Feux, 2001.

C. Olivenstein, *Naissance de la vieillesse,* Odile Jacob, 1994.

### 63. Fin de vie : sédation, limitations et arrêts de traitement, suicide assisté, euthanasie. Un « droit de mourir » ou un « droit du mourir » ?

Il est paradoxal de parler d'un « droit de mourir ». Il n'est nul besoin d'un droit pour mourir - c'est un fait que nous mourrons tous - et le premier droit garanti par les grands textes internationaux, européens ou nationaux est le droit à la vie, c'est-à-dire à la protection de la vie[1]. Mais l'institutionnalisation de la mort (on meurt à l'hôpital, en institution), la médicalisation et la technicisation de la fin de vie (réanimation, traitements lourds de maladies chroniques) et le mouvement des droits propres aux démocraties (individualisme, minorités agissantes, mouvements libertaires) semblent expliquer la revendication controversée et médiatisée[2] d'un nouveau droit, le « droit de mourir »[3].

---

1. *Déclaration universelle des droits de l'homme* de l'O.N.U. de 1948, art. 3 ; *Convention européenne de sauvegarde des droits de l'homme* de 1950, art. 2, France. *Déclaration des droits de l'homme et du citoyen* de 1789, Préambule de *Constitution de 1958,* art 2.

2. L'article de M. L. Landa, *La mort : un droit,* publié dans *Le Monde* du 17 novembre 1979, marque les débuts de l'Association pour le droit de mourir dans la dignité (ADMD), née en 1980.

3. F. Sarda, *Le droit de vivre et le droit de mourir,* Paris, Seuil, 1975 ; H. Jonas, *Le droit de mourir* (1978), tr. P. Ivernel. Paris, Rivages poche, 1996 ; J.L. Baudoin et D. Blondeau, *Éthique de la mort et droit à la mort,* Paris, P.U.F., 1993 ; M.O. Padis, « Sur un prétendu droit de faire mourir par humanité », *Esprit,* 6, novembre 1998, p. 74-80 ; J. Pohier, *La mort opportune : les droits des vivants sur la fin de leur vie,* Paris, Seuil, 1998 ; B. Legros, *Les « droits » des malades en fin de vie,* Bordeaux, Les Études Hospitalières/Thèses, 1999.

Face à une expression si paradoxale, le premier travail est de se mettre au clair sur les mots car, selon la belle formule d'A. Camus, « mal nommer les choses, c'est ajouter au malheur du monde ».

*Éclaircir le vocabulaire*

Il convient de distinguer cinq actes en rapport avec la fin de vie d'un patient[4].

(a) Donner des antalgiques à forte dose, au risque d'abréger la vie

(b) Limiter ou s'abstenir d'un traitement curatif vital ou de support vital

(c) Arrêter un traitement curatif vital ou de support vital

(d) Fournir une substance mortelle à un patient (suicide assisté ou aide au suicide, par un médecin ou un tiers)

(e) Faire un acte délibérément mortel sur un patient en grande souffrance (euthanasie)

Cette distinction[5] apparaît dans des textes très divers, législatifs ou judiciaires, nationaux ou européens, indépendamment de leur position favorable ou défavorable à une dépénalisation du suicide assisté et/ou de l'euthanasie, (7) (21) ou (12) (13) (16)[6].

À propos de la licéité de ces cinq actes, on peut distinguer deux positions politico-morales : l'une « continuiste », l'autre « discontinuiste ». La première soutient que si (a) (b) et (c) sont légitimes alors (d) et (e) le sont aussi. La seconde reconnaît la légitimité de (a) (b) et (c) mais non celle de (d) et (e).

Précisons que la loi française est discontinuiste (1) (2) (3) (4). En particulier, la loi du 22 avril 2005 relative aux droits des malades et à la fin de vie, dite « loi Léonetti », explicite la justification des trois premiers actes et encadre leur décision et leur application.

Tout d'abord, examinons les actes (a) (b) et (c) et leur légitimité.

*Donner des antalgiques à forte dose, limiter ou arrêter des traitements*

Les limitations ou abstentions de traitements (b) et les arrêts de traitement (c) posent-ils les mêmes problèmes moraux ?

La morale commune distingue légitimement l'action de l'omission[7] : provoquer un dommage est pire que s'abstenir de l'empêcher. En effet, poser des obligations morales irréalisables décourage de les suivre et détourne

---

4 M. de Hennezel, *Fin de vie et accompagnement*, rapport remis au Ministre de la Santé, 16 octobre 2003.

5. P. Verspieren, *Face à celui qui meurt. Euthanasie, acharnement thérapeutique, accompagnement*, Paris, Desclée de Brouwer, 1984 ; P. La Marne, *Éthiques de la fin de vie : acharnement thérapeutique, euthanasie, soins palliatifs*, Paris, Ellipses, 1998, N. Aumonier, B. Beignier, P. Letellier, *L'euthanasie*, Paris, PUF, 2001 ; J. Ricot, *Philosophie et fin de vie*, ENSP, 2003.

6. Les chiffres entre parenthèses renvoient aux références notées en fin d'article.

7. Art. « Acte et omission » « Action » « Conséquentialisme », M. Canto (dir.), *Dictionnaire d'éthique et de philosophie morale*, Paris, PUF, 1996.

de la moralité ; or, si l'on peut prendre la mesure du mal que l'on ne doit pas faire personnellement, on ne peut prendre celle de tout le mal que l'on devrait empêcher. Ne pas entreprendre (omission) ou interrompre (action) un traitement sont-ils donc deux actes moralement différents ?

Dans certains cas, par exemple si la vie d'autrui est menacée, la distinction entre ne pas faire ou faire n'est pas moralement pertinente. L'omission peut être un acte criminel, par exemple, ne pas sauver celui qui se noie. D'autre part, dans le cas d'une obligation de moyens, il n'y a pas de différence morale entre faire le bien, s'abstenir du mal et empêcher le mal. C'est le cas dans les situations de soins. L'obligation de moyens rend moralement équivalents : faire le bien (soigner raisonnablement), ne pas faire le mal (s'abstenir d'une obstination déraisonnable) et empêcher le mal (arrêter ce qui est devenu obstination déraisonnable). C'est pourquoi il est légitime d'utiliser les mêmes outils d'analyse pour les limitations et les arrêts de traitement, même si, pour des raisons compassionnelles et psychologiques, l'abstention ou la limitation « progressive » peuvent être préférées à l'arrêt « brutal ». Le législateur (3) ne distingue pas « suspendre » et « ne pas entreprendre ».

Il y a deux grands principes de justification morale des actes (a), (b) et (c) : le principe de proportionnalité (ou interdit de l'obstination déraisonnable) et le respect de la volonté du patient en matière de traitements médicaux.

*Justification par l'interdit de l'obstination déraisonnable*

Un acte médical n'est légitime que s'il satisfait au principe de proportionnalité. En effet, dans les États démocratiques, la personne est protégée de toute intrusion sur son corps et de toute atteinte à son intégrité. Il s'agit du principe fondateur du « *noli me tangere* » : « ne me touche pas ». L'article 16 du Code civil français stipule que « il ne peut être porté atteinte à l'intégrité du corps humain qu'en cas de nécessité médicale pour la personne ». Le médecin (et par délégation les soignants) peut toucher les corps parce qu'il jouit d'un « privilège thérapeutique » qui lui est reconnu par la loi et dont il ne peut se prévaloir que dans les limites définies par celle-ci. La première est le principe de proportionnalité. Le serment d'Hippocrate interdisait déjà de nuire au patient. Le médecin doit donc éviter toute obstination déraisonnable. Cet interdit légitime politiquement et moralement les limitations et arrêts de traitements, même vitaux. Ces décisions sont non seulement autorisées mais imposées. En effet, la question que doit se poser un médecin dans l'usage de tout traitement médical, en particulier des traitements lourds comme la réanimation ou certaines chirurgies, est : de quel droit puis-je faire cela sur un être humain ? De quel droit puis-je - l'état du patient étant devenu ce qu'il est - continuer à faire cela sur un être humain ? Ce qui était obstination raisonnable légitime contre la pathologie peut devenir acharnement thérapeutique illégitime sur le patient. Tout traitement qui est ou devient inutile et disproportionné n'est pas ou n'est plus un acte médical légitime ; le médecin doit s'en abstenir ou l'arrêter. «*Ces actes (médicaux) ne doivent pas être poursuivis par une obstination déraison-nable. Lorsqu'ils apparaissent inutiles, disproportionnés ou n'ayant d'autre effet que le seul maintien artificiel de la vie, ils peuvent être suspendus ou ne pas être entrepris.* » (3) Mais comment faire un acte qui a un lien causal avec la mort d'autrui, même si ce lien est indirect ? En effet, ce n'est pas la limita-tion ou l'arrêt de traitement qui tue le patient, mais la pathologie dont les complications vitales ne sont alors plus empêchées.

La justification repose sur le principe de proportionnalité de l'acte médi-cal et sur l'argument du « double effet ». Si un acte peut avoir deux effets, l'un bon, direct et voulu (soulager la douleur, ne pas condamner à une survie inhumaine) et l'autre mauvais, indirect et non voulu (la mort du patient), l'acte (donner des analgésiques à haute dose, limiter ou arrêter un traitement vital) est cependant moralement permis sous réserve de cinq conditions : 1/ l'acte n'est pas intrinsèquement mauvais, 2/ l'effet indirect mauvais est non voulu même s'il peut être prévu, 3/ l'effet mauvais n'est pas le moyen pour atteindre l'effet bon, 4/ le bienfait de l'effet bon l'em-porte sur la nocivité de l'effet mauvais, et, enfin, 5/ il n'existe aucun autre moyen pour obtenir l'effet bon. Le raisonnement justificatif de la propor-tionnalité et du double effet est omniprésent en médecine : chirurgie et risque anesthésique, examen et/ou traitement endoscopique et risque de perforation, médicaments et effets secondaires, *etc.* Il apparaît dans des tex-tes très divers, indépendamment de leur position vis-à-vis du suicide assisté et/ou de l'euthanasie, (21) ou (3) (4) (16) (17).

L'argument du « double effet » – construit et formulé par Thomas d'Aquin dans sa théorie de la légitime défense[8] – est très critiqué par les tenants de la position continuiste car il ne justifie que les trois premiers actes et fonde une position discontinuiste cohérente. On lui reproche d'être ancien, théo-logico-dépendant et hypocrite. Les deux premières critiques sont peu per-tinentes : l'isonomie (égalité des hommes devant la loi), principe politique actuel, a été inventée par Solon au IVe siècle avant J.C. ; d'autre part, il n'est nul besoin d'être croyant pour reconnaître un droit de légitime défense ou de guerre défensive juste, en droit national et international. En revanche, le reproche d'hypocrisie est à prendre au sérieux. Comment soutenir qu'en cas d'analgésie à forte dose, de limitation ou d'arrêt de traitement vital, la mort du patient – qui peut-être prévue[9] – n'est pas voulue ? Les limitations

---

8. *Somme théologique* (1266-1273), IIa IIae, Question 64, article 7.

9. É. Ferrand et *al.*, « Withholding and withdrawal of life support in intensive-care units in France : a prospective survey », *Lancet,* 2001 Jan 6; 357 (9249), p. 9-14. (Enquête multicen-trique française LATAREA, Limitations et Arrêts de Traitements en Réanimation Adulte. Sur 113 unités de réanimation adulte, février et mars 1997, 7309 patients, 1175 décès. Les décisions de LAT concernent 11% des patients (807 patients) et 53% des décès en réanimation (628 sur 1175 décès). Limitation seule = 4,6% (336 patients), taux de décès consécutifs 58,6%. Arrêt seul : 1,5% (113 patients) 94,7%. Limitation puis arrêt : 4,5% (358 patients) 90,5%. Absence de décision de LAT : 89% (6502 patients) 8,4%. L'étude LATAREA-2, dans les 113 unités, publiée en 2008, indique des chiffres proches. Toutes décisions de LAT = 55,7% des décès en réanimation.

et arrêts de traitement vitaux ne sont-ils pas des euthanasies indirectes, plus lentes, moins visibles, non reconnues comme telles ? Dans ce cas, pourquoi ne pas admettre expressément le suicide assisté et/ou l'euthanasie ?

Pour ces trois actes médicaux (a), (b) et (c), il est donc crucial de garantir la justesse morale de l'intention. Comment être sûr qu'il n'y a aucune intention homicide et que la seule et unique intention de la décision médicale est soit de traiter la douleur et la souffrance soit d'éviter tout acharnement thérapeutique ?

Nous disposons de cinq outils majeurs pour évaluer nos intentions.

L'examen de conscience est fort utile mais nous pouvons nous tromper nous-mêmes de bonne foi, surtout dans des situations émotionnellement fortes. En revanche, les quatre autres sont précieux et prônés par diverses recommandations[10] comme des garde-fous efficaces contre des intentions homicides, plus ou moins conscientes :

– La concertation : la décision de limitation ou d'arrêt doit être précédée d'une réflexion collégiale, menée par l'équipe de soins, et d'une discussion avec un consultant (5). Le but de cette délibération collective est d'éliminer, par le fait même de les exposer à autrui, les raisons d'agir qui seraient immorales ou non pertinentes (fatigue de l'équipe, émotion envahissante, gestion du personnel, manque de lits).

– La discussion argumentative : si l'incertitude morale subsiste malgré la concertation, la discussion argumentée peut faire émerger une solution consensuelle unanime. L'éthique de la discussion[11] repose sur l'hypothèse que le travail argumentatif mené à plusieurs fait émerger chez les participants – par les contraintes mêmes qui pèsent alors sur la rationalité – une capacité morale normative inter-subjective supérieure à celle d'un individu seul, sous réserve que les participants soient des agents rationnels, de bonne volonté morale et libres. Ceci suppose qu'il n'y ait pas, ou le moins possible, d'entraves sociale ou psychologique ou idéologique au travail argumentatif de chacun dans le groupe.

– La transparence : le troisième garde-fou est la « publicité » de la décision, c'est-à-dire sa visibilité dans l'espace public. Informer les proches de la décision et l'inscrire avec ses motivations dans le dossier du patient, c'est mettre en œuvre le « principe de publicité » kantien[12]. Ce principe se formule ainsi : ce dont nous ne voulons pas dire en public que nous le faisons nous savons que c'est immoral. La formulation négative est essentielle : ce que l'on expose dans l'espace public n'est pas nécessairement moral mais ce que l'on cache est immoral.

---

10. Société de réanimation de langue française, « Les limitations et arrêts de thérapeutiques actives en réanimation adulte. Recommandations de la SRLF », *Réanimation*, 11, 2002, p. 442-449 ; Société française de médecine d'urgence, « Éthique et urgences. Réflexions et recommandations de la SFMU », *JEUR*, 16, 2003, p. 106-120.

11. J. Habermas, *De l'éthique de la discussion* (1991), Paris, Cerf, 1992. Voir étude 29.

12. E. Kant, *Projet de paix perpétuelle*, Appendice II, 1795.

– La responsabilité individuelle : le quatrième garde-fou est l'engagement direct de la responsabilité individuelle, puisque la limitation ou l'arrêt de traitement est une prescription médicale, faite sous l'autorité du prescripteur responsable. On pourrait ajouter que celui qui prescrit l'acte doit le réaliser lui-même ou assister à sa réalisation sous son contrôle (voir note 10).

Ces garde-fous apparaissent dans la loi du 22 mars 2005 et dans les décrets d'application du 6 février 2006 (5) et du 29 janvier 2010 (6) modifiant l'article 37 du *Code de déontologie médicale*, comme des procédures obligatoires de prise de décision et de mise en œuvre. Celles-ci ne garantissent pas la moralité de la décision et l'élimination de tout « désir de mort », mais elles augmentent la probabilité d'une intention droite (éviter l'obstination déraisonnable) et la probabilité de la meilleure détermination du déraisonnable. Une décision prise de manière solitaire, sans consultation des soignants ni d'un collègue, contre l'avis des proches, pour des raisons que l'on ne peut pas motiver de manière rationnelle et que l'on ne veut pas écrire dans un document accessible à un tiers et sans mise en place de soins palliatifs, a une probabilité d'être immorale beaucoup plus élevée qu'une décision prise après réflexion avec l'équipe de soins, avec avis motivé d'un consultant, en accord avec l'avis des proches, pour des raisons que l'on peut formuler rationnellement et inscrire dans un document accessible à des tiers, et associée à des mesures de préservation de « *la qualité de fin de vie et la dignité du mourant* » (5).

Ainsi, en raison du principe de proportionnalité, le médecin peut, et même doit, limiter ou arrêter tout traitement « *inutile, disproportionné*[13] *ou n'ayant d'autre effet que le seul maintien artificiel de la vie* » (3) même avec la conséquence éventuelle ou probable du décès du patient.

Ainsi, en raison du principe de proportionnalité, le médecin peut, et même doit, devant un patient « *en phase avancée ou terminale d'une affection grave et incurable* » et qui souffre, faire prévaloir sa qualité de fin de vie sur sa quantité de vie, par un traitement antalgique jusqu'à la dose nécessaire[14] même si celui-ci « *peut avoir pour effet secondaire d'abréger sa vie* » (3).

*Justification par le respect de l'autonomie : le refus de traitement*
La seconde justification des limitations et arrêts est le droit du patient de refuser tout traitement, de même que celle de l'analgésie au risque d'abréger la vie est le droit du patient au traitement de la douleur.

---

13. Les anglo-saxons emploient les termes de « *futile* » et « *futility* ».

14. Ces traitements antalgiques à haute dose se distinguent de la « sédation terminale » (qui n'a rien à voir avec une « sédation létale »). Pour des grands blessés ou brûlés ou certains cancéreux qui sont en train de mourir et qui sont très douloureux, au-delà des ressources actuelles de traitement de la douleur, on utilise une sédation qui crée un coma artificiel pour les derniers jours : le patient meurt de sa pathologie mais sans reprendre conscience, sauf pendant des « fenêtres » très brèves de conscience sans douleur (planifiées avec le malade), pour la visite de proches par exemple. Le mot de « terminale» est malheureux car il peut faire penser à « mortelle » mais il s'agit simplement d'une sédation dans la phase terminale de la maladie.

La justification par le respect de la volonté du patient apparaît dans des textes très divers[15] (21) ou (2) (3) (16). Dans les États démocratiques, le respect de la liberté individuelle fonde l'État de droit : aucun acte médical n'est légitime – sauf urgence ou incapacité – sans le consentement du patient. Le médecin a l'obligation de respecter « *la volonté de la personne de refuser ou d'interrompre <u>tout</u> traitement* » (3). La loi du 22 avril 2005 développe longuement cette seconde justification. Elle distingue les « *personnes en phase avancée ou terminale d'une affection grave et incurable* », dont le refus doit être respecté sans condition, de celles qui ne sont pas dans cette situation et pour lesquelles elle impose le même respect de leur refus, s'il est réitéré « *après un délai raisonnable* » et après, éventuellement, un deuxième avis médical. La loi s'intitule précisément loi *relative aux droits des malades et à la fin de la vie* dans la droite ligne de la loi du 4 mars 2002 *relative aux droits des malades et à la qualité du système de santé*, c'est-à-dire dans une conception de la relation médecin-patient qui fait une place de plus en plus importante à l'autonomie du patient. C'est lui qui désormais « *prend, avec le professionnel de santé, ....les décisions concernant sa santé* » (2).

Mais le principe d'autonomie pose deux problèmes majeurs.

Le premier, d'ordre théorique, est de définir jusqu'où la volonté du patient doit déterminer la décision, c'est-à-dire jusqu'où l'équipe médicale est tenue légalement et moralement de suivre la volonté du patient. Cela dépend de l'interprétation morale et politique du principe d'autonomie. Très schématiquement, ce principe admet aujourd'hui en éthique médicale deux interprétations : une « forte », que l'on considère plutôt comme nord-européenne ou nord-américaine, et une « tempérée », que l'on considère plutôt comme sud-européenne. Dans la première interprétation, individualiste, dite aussi « autodétermination des préférences », la moralité consiste à respecter tous les choix singuliers du patient – sous réserve qu'ils ne portent pas atteinte à un tiers – car nul ne peut définir un bien objectif qui s'imposerait à tous et qui justifierait qu'on juge ou qu'on limite la forme de vie choisie par autrui. Le médecin peut être amené à faire des limitations ou des arrêts de traitement qui lui paraissent tout à fait irrationnels. Dans la seconde interprétation – qui prévaut aujourd'hui (2011) en France – la personne autonome (de *autos*, soi-même, et *nomos*, la loi, en grec) se donne à elle-même sa loi d'action mais au sens propre du mot loi, c'est-à-dire au sens d'un principe universel. Dans ce cas, un être autonome n'agit pas selon des préférences singulières ; il a des conduites singulières dans les faits mais universalisables dans leur principe. Autrement dit, respecter l'autonomie c'est considérer que tout patient doit prendre les décisions qui le concernent et que nul ne peut se substituer à lui, mais c'est aussi supposer qu'un patient autonome ne peut – et même ne doit – pas vouloir quelque chose d'irrationnel ou de dangereux, « d'irresponsable » pour lui. La rationalité partagée et la solidarité

---

15. Loi 94-653 du 29 juillet 1994 *relative au respect du corps humain*.

entre les personnes, surtout lorsqu'elle est institutionnalisée – par les obligations professionnelles des médecins, par exemple, – ainsi que la crainte d'une manipulation des personnes vulnérables par des tiers légitiment une protection d'autrui contre lui-même si sa liberté n'est plus jugée comme une véritable autonomie, c'est-à-dire si le sujet fait pour lui des choix jugés irrationnels, qui ne pourraient être partagés par tous, comme un gréviste de la faim qui refuserait la réanimation ou un témoin de Jéhovah qui refuserait une transfusion vitale en urgence[16].

Le second problème, posé par le principe d'autonomie, est d'ordre factuel. En raison de la gravité de leur état, qui ouvre précisément la problématique des limitations et arrêts de traitements vitaux, de nombreux patients sont inconscients et, parmi ceux qui sont conscients, nombre sont « incompétents ». Ils ne sont pas en situation d'incapacité juridique (sous tutelle, par exemple) mais ils ne disposent plus des capacités cognitives et volitives nécessaires pour comprendre des informations et prendre des décisions. Quoique autonomes *de jure* ils ne le sont pas *de facto*. Les outils manquent pour évaluer cette compétence, cognitive et décisionnelle et, ainsi, donner tout son poids légitime à la volonté du patient. Comment s'assurer, pour le patient conscient, que ce qu'il dit exprime bien sa volonté propre et comment, pour le patient inconscient, connaître sa volonté ? On peut se référer à une expression antérieure de la volonté par des directives anticipées[17] (avec la réserve de la variation des souhaits au fil du temps) ou à une expression déléguée à une personne de confiance[18] (avec la réserve, importante, de la fragilité des témoignages et du doute sur la connaissance de la volonté humaine par autrui). Le respect de l'autonomie impose de rechercher activement toutes les informations sur ce que pourrait être la volonté actuelle du patient afin d'en tenir compte dans la décision, comme le préconise la récente loi française (3).

Quelle que soit leur justification, par l'interdit de toute obstination déraisonnable ou le respect du refus de traitement par le patient, les limitations et arrêts de traitement ne sont que la cause indirecte de la mort du patient : le patient meurt de sa pathologie dont l'aggravation et les complications ne sont plus empêchées ou limitées par les traitements vitaux. Le patient meurt donc « du fait des choses » et non « du fait de l'homme ». Il ne s'agit pas de « faire mourir » mais de « laisser mourir », c'est-à-dire de ne plus retarder ou empêcher la mort, processus naturel du cours de la pathologie mortelle.

Dans le cas d'un traitement antalgique qui risque d'abréger la vie pour un patient « *en phase terminale ou avancée d'une affection grave et incurable* »,

---

16. S. Rameix, « La décision médicale. Du paternalisme des médecins à l'autonomie des patients », *Cahiers philosophiques,* CNDP, 98, juin 2004, p. 42-69.
17. Instaurées par (3) (nouvel article L.1111-11 du *Code de la santé publique*).
18. Instaurée par (2) (nouvel article L.1111-6 du *Code de la santé publique*).

le principe de proportionnalité et le droit au traitement de la douleur imposent de privilégier la qualité de vie par rapport à la quantité de vie. Même si le décès est accéléré par une complication de l'antalgie, le patient meurt de sa pathologie, cause de la douleur rebelle.

En revanche, dans le cas d'une aide, médicale ou non, au suicide (d) (procurer une substance mortelle à un patient qui l'ingère ou se l'injecte lui-même) ou d'une euthanasie par injection volontaire d'une substance mortelle (e) (cocktail lytique ou chlorure de potassium ou antalgique à dose supérieure à la nécessité antalgique), le patient meurt « du fait de l'homme ». La causalité directe est avérée et l'intention mortelle est indéniable.

Cependant, une limitation ou un arrêt de traitement vital qui serait fait volontairement par un médecin pour provoquer la mort d'un patient que l'on pourrait encore soigner sans obstination déraisonnable serait aussi une euthanasie. Le patient mourrait de sa pathologie, c'est-à-dire « du fait des choses », mais seulement en apparence car le danger vital et l'obligation de moyens raisonnables qui pèse sur le médecin transformeraient la causalité : le patient mourrait « du fait de l'homme » par l'omission ou l'interruption des moyens vitaux obligatoires[19]. Il y aurait bien euthanasie[20]. L'euthanasie se définit donc comme l' «acte délibéré pratiqué par un tiers, destiné à entraîner la mort d'une personne malade pour éviter sa souffrance»[21].

Peut-on légitimer les actes (d) et/ou (e) ?

### La demande d'aide au suicide ou d'euthanasie

Il convient d'abord de distinguer les demandes réelles d'aide au suicide ou d'euthanasie de la question politico-morale d'une dépénalisation du suicide assisté et/ou de l'euthanasie, voire d'un droit au suicide assisté et/ou à l'euthanasie.

Les demandes doivent être prises au sérieux, elles expriment une douleur insupportable, une souffrance immense, une angoisse insondable. En effet, comment imaginer qu'un être humain adresse une telle demande à un tiers ?

---

19. Pour tous les citoyens, l'obligation d'assistance à personne en danger transforme l'omission en acte : s'abstenir devient un acte, punissable comme tel. Cette obligation est renforcée pour les médecins qui disposent, en droit et en fait, des moyens d'agir.

20. Toute euthanasie n'est pas une injection. Symétriquement, toute injection mortelle n'est pas une euthanasie, par exemple, une injection involontaire par erreur de flacon ou de dosage ou une injection de KCL sur un condamné à mort au Texas. L'expression d'euthanasie « passive » - par opposition à l'euthanasie « active » par injection mortelle - est à proscrire. Surdoser volontairement un antalgique ou arrêter un traitement vital pour provoquer la mort sont des actions, ce sont des actes euthanasiques qui n'ont rien de passif.

21. Définition du député J. Leonetti, président de la Commission parlementaire sur la fin de vie et rapporteur de la loi du 22 avril 2005, utilisée au cours du débat parlementaire. « Il y a lieu d'entendre par euthanasie l'acte, pratiqué par un tiers, qui met intentionnellement fin à la vie d'une personne à la demande de celle-ci. » (7) « L'euthanasie est l'acte d'un tiers qui met délibérément fin à la vie d'une personne dans l'intention de mettre un terme à une situation jugée insupportable. » (17).

*Signification de la demande*

Il faut chercher pourquoi des bien-portants expriment une telle demande. L'analyse des courriers d'adhésion de l'A.D.M.D.[22] montre que la grande majorité des adhérents ont vu un/des proche(s) mourir dans des circonstances affreuses de douleur, d'angoisse, d'abandon, ou survivre à un acharnement thérapeutique « inhumain ». Ceci est effectivement insupportable et inadmissible. Quelle réponse donner à cette demande ? Dépénaliser le suicide assisté et/ou l'euthanasie ? Par une médecine de qualité, par des soins palliatifs du meilleur niveau, par une vigoureuse politique anti-douleur, par des projets de soins négociés avec les grands malades et blessés, éliminer toutes les causes de la demande ?

Pour les patients, ces demandes[23] sont souvent le symptôme de douleurs, de difficultés relationnelles avec proches ou soignants, de dépression, d'anxiété, de désordres mentaux d'origine organique, de troubles de la personnalité. Elles peuvent également être l'intériorisation par le patient de jugements sociaux dominants : le rejet de ceux qui sont dépendants, laids, infirmes, vieux, inutiles, *etc.* Le souhait de mourir n'est pas la même chose que la demande d'être tué par un tiers ou d'obtenir les moyens de se tuer. Dans la plupart des cas, si l'on est attentif aux demandes d'euthanasie, elles s'estompent. Elles sont, en fait, des appels au traitement de la douleur, de la souffrance, des inconforts insupportables et humiliants, des appels à l'écoute, la reconnaissance, la sollicitude, l'empathie[24].

Pour les demandes qui subsistent, examinons la problématique politico-morale d'une dépénalisation du suicide assisté[25] et/ou de l'euthanasie, voire d'un droit au suicide assisté et/ou à l'euthanasie.

*Les arguments pour le suicide assisté et l'euthanasie*

À ce jour (avril 2011), trois[26] États démocratiques occidentaux et deux États des U.S.A. se sont dotés de lois dépénalisant l'euthanasie et/ou le suicide assisté : loi hollandaise du 10 avril 2001(7) (étendant et complétant les lois du 2 décembre 1993 et du 15 avril 1994), loi belge du 16 mai 2002 (8), loi du Luxembourg du 16 mars 2009 (9) et aux U.S.A. les lois de l'Ore-

---

22. R. Courtas, « Étude de quelques lettres adressées à l'A.D.M.D. », S. Novaes, *Biomédecine et devenir de la personne,* Paris, Seuil, 1991, p. 314-344 ; A. Hocquard, *L'euthanasie volontaire,* Paris, PUF, 2000 ; C. Baschet, J. Bataille (dir.), « La mort à vivre », *Autrement,* n°87, février 1987.

23. L'observatoire de la fin de vie doit publier en 2012 une enquête nationale en cours sur le devenir des demandes d'euthanasie formulées par les patients.

24. P. Verspieren, « La demande d'euthanasie et ses significations », *Laennec,* (45) 1, octobre 1996, p. 5-8 ; M. Abiven, C. Chardot et R. Fresco, *Euthanasie. Alternatives et controverses,* Paris, Presses de la Renaissance, 2000.

25. Le débat porte généralement sur le suicide médicalement assisté, c'est-à-dire l'aide au suicide dont la réalisation est confiée par la loi à un médecin, qui fournit au patient la substance mortelle à ingérer ou à s'injecter.

26. La loi des Territoires Nord de l'Australie du 25 mars 1995 a été abrogée par la loi fédérale *Euthanasia Laws Act* n°17/1997 du 27 mars 1997.

gon (8 novembre 1994) (10) et de Washington (5 mars 2009) (11) dépénalisant uniquement le suicide médicalement assisté. D'autre part, le code pénal suisse de 1907 (art. 114), reprenant des jurisprudences cantonales du XIXe siècle relatives à des « suicides d'honneur », permet de ne pas poursuivre l'aide au suicide désintéressée, « non égoïste », par un tiers qui n'est pas nécessairement un médecin.

Sur le plan pragmatique, le but affiché est de réduire la clandestinité de certains actes puisque des euthanasies et suicides assistés se pratiquent, d'encadrer précisément par la loi une pratique qui, de fait, existe, en réduisant « l'inégalité » entre ceux qui trouvent un médecin « compatissant » et ceux qui n'en trouvent pas, et enfin d'empêcher qu'une loi subsiste alors qu'elle n'est pas respectée, avec tous les effets délétères d'une telle situation.

Sur le plan moral, l'argumentation est de type conséquentialiste. Pourquoi distinguer les sédations, limitations et arrêts de traitement du suicide assisté ou de l'euthanasie puisque le patient meurt ? Les cinq actes sont moralement équivalents puisque le résultat est le même. Autrement dit, les sédations, limitations et arrêts de traitement sont en fait des euthanasies (ralenties, indirectes, cachées, hypocrites…) : on provoque délibérément la mort du patient dans tous les cas, simplement c'est sous une forme plus ou moins directe et plus ou moins immédiate. La thèse est « continuiste » : il n'y a pas de différence de nature entre les cinq actes, il y a un *continuum*. Si les trois premiers actes – sédation, limitation, arrêt – sont légitimés moralement, alors les deux autres – suicide assisté et euthanasie – doivent l'être aussi.

Sur le plan politique, l'argumentation se réfère à la liberté individuelle. Puisque le suicide n'est plus pénalisé dans les États démocratiques, il y a une liberté de se suicider que l'on peut interpréter comme un droit de disposer de sa vie. Si une personne est entravée dans l'exercice de ce droit – lorsque sa maladie même l'empêche de se suicider – elle peut légitimement demander à être aidée par un tiers qui lui fournit une substance mortelle (si elle peut encore ingérer ou s'injecter cette substance) ou à être euthanasiée par un tiers. La valeur fondatrice de la liberté individuelle de déterminer soi-même la conduite de son existence et le droit de *privacy* (sphère privée inaliénable au contrat social) soutiennent la revendication d'un droit à être aidé pour se suicider, voire à être tué par un tiers, quand on ne peut pas matériellement le faire soi-même. Le second argument politique défend le principe d'une non-discrimination entre ceux qui peuvent se suicider ou qui peuvent demander l'arrêt d'un traitement vital (par exemple, un patient ventilé mécaniquement et dépendant du respirateur artificiel) et ceux qui ne le peuvent pas ( leur maladie les empêche de se suicider tout seuls et ils ne dépendent pas d'un support vital artificiel que l'on pourrait arrêter) : une loi qui pénalise l'aide au suicide ou l'euthanasie est inégalitaire, donc injuste. Elle instaure une discrimination antidémocratique qui est contraire, par exemple, comme le plaident les avocats, au XIVème amendement de la Constitution des États-Unis ou à l'article 14 de la Convention européenne des Droits de l'Homme (13) (14).

*Les arguments contre le suicide assisté et l'euthanasie*

À ce jour, tous les autres États démocratiques, même s'ils ont dépénalisé le suicide, condamnent l'aide au suicide et l'euthanasie[27]. La jurisprudence est instructive. La Cour Européenne des Droits de l'Homme (13) a reconnu, à l'unanimité des juges, que n'était pas contraire aux Droits de l'Homme[28] la loi britannique qui interdit l'aide au suicide[29]. La jurisprudence des États-Unis et du Canada, pays de *common law* et de l'*habeas corpus*, grands défenseurs des libertés individuelles, voire de la « souveraineté personnelle » et du droit de *privacy* contre toute ingérence de l'État[30], va dans le même sens. La Cour Suprême des États-Unis (14), à l'unanimité des juges, a refusé de déclarer inconstitutionnelles les lois des États qui interdisent l'aide au suicide, malgré la force des amendements constitutionnels sur la liberté individuelle et la non discrimination. De même, la Cour Suprême du Canada (15) n'a pas considéré comme inconstitutionnelles les dispositions du Code criminel qui interdisent l'aide au suicide.

Sur le plan pragmatique, la législation hollandaise a pour but d'encadrer la pratique de l'euthanasie et d'éliminer la clandestinité, ses dangers et ses injustices. Il semble – au vu des données publiées – que ce but ne soit pas atteint. Encore aujourd'hui, environ 20 % des euthanasies légalement exécutées – en respectant les critères imposés par la loi – ne sont pas déclarées alors que c'est obligatoire ; la loi hollandaise a, en effet, instauré une déclaration *a posteriori* des euthanasies avec contrôle par une commission spécialisée. La clandestinité persiste donc, la loi n'est pas efficace. De plus, le danger de « pente glissante » est attesté : il y a une augmentation importante des euthanasies illégales, c'est-à-dire sans demande du patient[31] ou

---

27. En laissant une marge d'appréciation aux juges d'instruction en matière de poursuites (non lieu du 27 février 2006 dans les cas M. Humbert et F. Chaussoy ) et aux tribunaux en matière de condamnation (condamnation par les cours d'assises à des peines courtes et avec sursis pour des euthanasies compassionnelles familiales réalisées en privé : fév. 1996, C Ass de l'Hérault ; mai 2000, TC de Valence ; mars 2001, C Ass. des Côtes d'Armor ; janv. 2003, C Ass du Vaucluse. Condamnation pour six assassinats pour une infirmière dans l'exercice de ses fonctions : janv. 2003, C Ass. de Versailles, 10 ans de réclusion criminelle, portés à 12 ans en oct. 2003, C Ass. d'appel de Paris).

28. Articles 2, 3, 8, 9 et 14 de la *Convention Européenne des Droits de l'Homme* de 1950 invoqués par la requérante.

29. La Chambre des Lords, siégeant en Cour Suprême (9), avait jugé de même. D. Pretty (atteinte de SLA en phase terminale) requérait l'aide de son mari pour se suicider par ingestion mortelle. En revanche, cette même Chambre des Lords a autorisé, le 22 mars 2002, l'arrêt de la ventilation artificielle demandé par Miss B. (atteinte de maladie neurodégénérative). Différence fondamentale entre un suicide assisté et un arrêt de traitement sur refus.

30. Aux U.S.A., le *Patient Self-Determination Act* de 1990 contraint les établissements à proposer à tout patient hospitalisé d'énoncer ses directives anticipées et de désigner son mandataire. La volonté du patient, même devenu incompétent, s'impose aux professionnels de santé.

31. H. Jochemsen, « Euthanasie. Leçons des Pays-Bas : la régulation est-elle opérante ? », Laennec, 48(6), 2000, p. 4-9 ; B. Onwuteaka-Philipsen et *al.*, « Euthanasia and other end-of-life decisions in the Netherlands in 1990, 1995 and 2001 », Lancet, August 2, 362, 2003, p. 395-399.

pratiquées sous forme d'analgésies volontairement massivement surdosées pour provoquer la mort (18). Finalement, on glisse de l'euthanasie concernée par la loi - sur demande réitérée et expresse du patient et déclarée par le médecin, qui doit attester qu'il a respecté tous les « critères de minutie » - a des gestes euthanasiques illégaux. En Belgique, on assiste au même phénomène de glissement. Entre 2002 (date de la loi) et 2008, par exemple, neuf cas d'euthanasie pour affections neuro-psychiatriques, dont quatre pour dépression majeure, ont été déclarés (18). Le pragmatisme atteint ses limites, voire les dépasse.

Sur le plan moral, on peut être « discontinuiste » et considérer qu'il y a un abîme entre, d'une part, la sédation, la limitation et l'arrêt de traitement qui peuvent être moralement justifiés (traitement de la douleur, non acharnement thérapeutique, proportionnalité, respect de la liberté de refus d'un patient) et qui relèvent de bonnes pratiques médicales, et, d'autre part, l'aide au suicide ou l'euthanasie qui sont des pratiques homicides, sans rapport avec la profession médicale. Dans un cas on cesse de retarder ou d'empêcher la mort, qui sera causée par la maladie, dans l'autre on provoque la mort, qui sera causée par la substance mortelle. Prévoir que la mort pourra suivre l'acte (une sédation forte, une limitation, un arrêt de traitement) n'est pas la vouloir[32]. L'intention de traiter la douleur, de ne pas faire d'acharnement thérapeutique ou de respecter la liberté d'un malade ne peut se confondre avec celle de tuer ou d'aider à se tuer. Nier la valeur morale de l'intention dans un acte, c'est rendre le droit et la morale inconsistants : des « coups et blessures » par imprudence (par exemple, lors d'un accident d'automobile) ne sont pas la même chose que des violences avec préméditation, même si le résultat est le même : l'état grave de la victime. Un des premiers schèmes de la construction du jugement moral chez l'enfant (v. 30-36 mois) est la distinction *faire exprès/ne pas faire exprès*. Bien sûr, dans les décisions de fin de vie, la frontière peut être étroite et obscure entre prévoir la mort et la vouloir, et le reproche d'hypocrisie est effectivement très difficile à écarter ; l'important alors est de chercher des garanties de la droiture de l'intention (voir *supra*).

Sur le plan politique, l'euthanasie pose la question d'une dépénalisation – voire d'une légalisation – d'un homicide avec intention. En effet, en termes politiques, la difficulté est de penser non la demande d'euthanasie du patient mais l'acte de celui qui la pratiquerait. Un État démocratique peut-il donner à certains citoyens un droit de provoquer délibérément la mort d'autrui ? Quant à la « liberté » de se suicider elle n'est pas un « droit » au suicide. En effet, comment convertir la liberté subjective de se tuer (l'État

---

32. Prévoir n'est pas vouloir. Un des juges de la Cour Suprême US commence son argumentation de façon inattendue mais parlante : « Quand le Général Eisenhower fit débarquer les soldats américains sur les plages de Normandie, il *savait* qu'il envoyait de nombreux soldats américains à une mort certaine mais ce qu'il *voulait* [...] c'était libérer l'Europe des nazis.» (11) « La distinction entre laisser mourir un patient et le faire mourir est importante, logique, rationnelle et bien établie. » poursuit-il. *Ibid.*

n'entrave ni ne poursuit l'action) en un droit objectif, garanti par l'État, à être aidé pour se tuer ou à être tué si on le demande (l'État garantirait la réalisation d'un droit), alors que le premier droit garanti par les États démocratiques et fondement de tous les autres – qui sinon seraient illusoires – est le droit à la vie ? Le système juridique serait contradictoire. Le suicide ne peut donc être objet que d'une liberté. Cependant, cette liberté elle-même s'entend dans un sens très restreint : il n'y a « liberté » que parce qu'il n'y a pas de poursuite pénale[33] contre le suicidé (saisie de l'héritage, par exemple) ou le suicidant. L'État ne peut ni empêcher ni poursuivre. Cette « liberté » n'en est une qu'au sens pauvre « d'absence de contrainte » et non au sens plein de liberté publique garantie par l'État de droit. L'une des priorités de santé publique des pays occidentaux est la prévention du suicide dont les statistiques sont toujours interprétées négativement et non comme un indicateur de liberté. L'incitation et l'aide au suicide sont interdites, or comment penser que l'incitation ou l'aide à l'exercice d'une liberté soient condamnées ? Symétriquement, la non-assistance à personne en danger est un délit : tout citoyen doit retenir autrui s'il tente de se suicider ou s'efforcer de le sauver, sans crainte d'être poursuivi pour atteinte à sa liberté. Comment les pompiers, SAMU et services d'urgence prendraient-ils en charge environ 160 000 tentatives de suicide par an en infraction à l'exercice d'une liberté ? Peut-on donc parler d'une liberté de se suicider au sens politique du terme ?

Admettons même que l'interdiction de l'aide au suicide soit une atteinte à l'autodétermination des personnes, cette atteinte pourrait être justifiée par un droit d'ingérence de l'État au nom des « valeurs supérieures des États démocratiques », comme la valeur de la vie ou la protection des plus faibles et des plus vulnérables ou la protection de l'intégrité morale des professionnels du soin (13).

En ce qui concerne l'argument de l'inégalité entre ceux qui peuvent se suicider seuls ou refuser un traitement vital et ceux qui ne le peuvent pas, il faut se demander s'il y a effectivement discrimination et injustice. L'État est, certes, garant de l'égalité mais il s'agit de l'égalité devant la loi : l'État assure l'égalité des droits. S'il n'y a pas de « droit au suicide » l'inégalité invoquée par les partisans du suicide assisté n'est qu'une différence factuelle de situations personnelles, ce n'est pas une injustice ou une discrimination qui serait du « fait de l'homme ». C'est par le « fait des choses », c'est-à-dire de leur pathologie particulière, que certains patients atteints de maladies ou handicaps graves dépendent de traitements vitaux et d'autres non.

Admettons même que l'État, par la solidarité (principe de fraternité), ait des obligations positives d'agir devant ces situations tragiques, ressenties subjectivement comme injustes. Il reste que si l'État peut, effectivement,

---

33. L'incrimination du suicide a été abolie en France en 1791. La loi 87-1133 du 31 décembre 1987 incrimine la provocation au suicide ; elle est reprise dans l'art. 223-13 à 15 du nouveau *Code pénal*.

légitimement traiter différemment des personnes qui sont dans des situations substantiellement différentes, il ne peut le faire que dans le sens de leur protection : protection accrue des mineurs, des personnes vulnérables en raison de leur âge ou de leur santé, des incapables majeurs, des personnes détenues ou en situation de précarité, *etc.* Les « discriminations positives » ne sont légitimées que si elles augmentent la protection des personnes. Instaurer des poursuites judiciaires pour l'aide au suicide des personnes valides (dans la crainte fondée de pressions d'héritiers, de proches maltraitants, de concurrents, voire de pressions maffieuses) mais – comme le demandait D. Pretty – lever ou alléger les poursuites judiciaires pour l'aide au suicide des personnes alitées ou handicapées ou en fin de vie serait, non pas une restauration de l'égalité par une discrimination positive à leur égard, mais une discrimination négative au maléfice des plus vulnérables : ils bénéficieraient d'une moindre protection du droit.

Enfin, dans le champ médical, les conséquences que l'on peut craindre d'une dépénalisation du suicide médicalement assisté et/ou de l'euthanasie, si elle devait être pratiquée par des professionnels de santé, sont triples. Il y aurait atteinte à la nécessaire réciprocité des droits et devoirs des soignés et des soignants. Par exemple, le droit du patient de refuser un traitement correspond au devoir symétrique pour le médecin de respecter la libre volonté du patient, mais à quel devoir du médecin renverrait la demande d'un suicide médicalement assisté ou d'une euthanasie ? Même si l'on instaurait une clause de conscience permettant à un médecin – individuellement – de ne pas faire l'acte, la possibilité, ouverte par la loi, d'être aidé pour se tuer ou d'être tué par un tiers ferait peser une obligation – collective – sur les professionnels de santé. Il y aurait, d'autre part, atteinte à l'intégrité psychologique et morale des soignants : seraient-ils ceux qui soignent ou ceux qui tuent ou aident à se tuer ? Enfin, il y aurait atteinte à la justice et à l'équilibre social démocratique. Quel serait le sort des plus vulnérables, les grands malades, les grands infirmes, les plus vieux, les plus pauvres, les plus ignorants, les plus isolés, les exclus, *etc.* ? Des pressions économiques, institutionnelles, sociales, familiales, *etc.* ne manqueraient pas de leur faire demander cette « aide à mourir » (13). Ainsi, des personnes âgées hollandaises commencent-elles à porter sur elles une Déclaration de Volonté de Vivre, calquée sur le document de l'ADMD, qui commence ainsi : « Le soussigné manifeste qu'il ne désire pas qu'on lui applique l'euthanasie »[34]. Le droit de mourir défini comme un droit d'être aidé pour se tuer ou comme un droit d'être tué pourrait dériver vers un devoir de mourir fondé sur une « citoyenneté létale » par « harmonisation des finances publiques et des désirs privés de mort »[35].

---

34. R. Feningsen, « Dutch euthanasia revisited », *Issues in Law*, 13, 3, Winter 1997, p. 301-311.

35. A. Hocquard , *op. cit.* ; B. Legros, « Sur l'opportunité d'instaurer une exception d'euthanasie en droit français », *Méd. et Droit*, 46, jan-fév 2001, p. 7-16.

Quand on voit les enjeux et le poids de ces arguments contre la dépénalisation de l'aide au suicide et de l'euthanasie, on doit se demander si le débat sur cette dépénalisation, si facilement et souvent partialement médiatisé, n'est pas un faux débat sur la fin de vie qui occulte les problèmes réels de notre société.

Les problèmes réels de notre société sur la fin de vie sont, nous semble-t-il, au nombre de quatre :

La confusion dans les esprits entre sédation, limitation, arrêt de traitement et, d'autre part, suicide assisté ou euthanasie, est cause d'angoisse, de méfiance, de non-dits, voire de mensonges, et même de l'idée d'un « droit à la transgression », autocontradictoire et dangereux. La fin de vie, au contraire, nécessite pour tous, pour ceux qui meurent mais aussi pour les proches et les soignants, un climat de clarté, de sérénité, de confiance et de dialogue. Le fardeau de la mort est suffisamment lourd en lui-même.

Des demandes d'aide au suicide ou d'euthanasie persistent, chez certains malades et chez des bien-portants par anticipation angoissée, parce qu'il y a encore des douleurs non soulagées, des abandons, des négligences graves, d'affreuses souffrances ignorées, un manque de soins palliatifs nécessaires et d'accompagnement. Il faut pallier ces dysfonctionnements dramatiques. Douleur et souffrance doivent être soulagées par tous les moyens. Aucun malade ou mourant ne doit être oublié, négligé, abandonné.

Il y a des pratiques euthanasiques clandestines sous des apparences de sédation, limitation ou arrêt de traitement, voire des euthanasies par injection mortelle (cocktail lytique, chlorure de potassium, antalgiques à dose mortelle) ou, symétriquement, des acharnements thérapeutiques immoraux (par routine ou prouesse technique, inertie et paresse, crainte non réfléchie que limitations ou arrêts de traitement soient des euthanasies), par manque de dialogue dans les équipes, de moralité, de formation des professionnels sur la mort, sur la décision, sur les bonnes pratiques, sur la démarche et les traitements palliatifs. Le vrai scandale de la clandestinité est celui des euthanasies sans demande du patient (à son insu), qui sont des meurtres.

Enfin, tout ceci se rattache à un problème fondamental : on meurt mal aujourd'hui en France. La mission parlementaire sur l'évaluation de la loi du 22 avril 2005, l'enquête d'É. Ferrand d'avril 2008[36] ou le rapport plus récent de l'IGAS (22) mettent en chiffres terribles ces douleurs et souffrances non traitées, ces solitudes et ces abandons que trop de nos contempo-

---

36. Cette enquête, MAHO, publiée en avril 2008 dans les *Archives of internal Medicine*, porte sur 3700 décès dans plus de 1000 services en France et montre, par exemple, que 12% des mourants souffrent, que 25% seulement meurent entourés de leurs proches ou que 35% des infirmier(e)s seulement estiment satisfaisante la qualité de fin de vie des patients.

rains connaissent à l'approche de leur mort. La création de l'Observatoire de la fin de vie en février 2010, la courbe ascendante des crédits affectés aux soins palliatifs et leur développement[37] et la diffusion de la réflexion sur la fin de vie devraient permettre d'inverser ces chiffres.

C'est à ces problèmes que la loi du 22 avril 2005 devrait apporter des réponses. La commission parlementaire préparatoire avait conclu : « Quelles sont les attentes de la société ? Les malades et leurs proches refusent la douleur, veulent voir affirmer les droits des malades (information, droit de refuser tout traitement) et se préoccupent du bien-être des personnes âgées ; les professionnels refusent l'euthanasie comme l'acharnement thérapeutique, veulent de meilleures définitions de leurs pratiques et la sécurité judiciaire et plébiscitent les soins palliatifs. »

La loi et ses décrets d'application (3) (5) (6) clarifient, explicitent et renforcent les droits des malades et assurent la sécurité judiciaire des professionnels par des compléments ou de nouveaux articles du *Code de la santé publique* : traitement de la souffrance au risque d'abréger la vie si nécessaire, limitations et arrêts de traitements vitaux si obstination déraisonnable, droit de refuser tout traitement même vital, même pour des patients qui ne sont pas en fin de vie, expression de la volonté du patient par sa personne de confiance et/ou ses directives anticipées, procédure collégiale des limitations et arrêts de traitements, renforcement de l'obligation et des moyens des soins palliatifs.

Tout ceci constitue donc non pas un prétendu « droit de mourir » qui, selon nous, comporte des risques moraux, psychologiques, sociaux et antidémocratiques et se révèle inadéquat aux problèmes et aux attentes des sociétés démocratiques contemporaines, mais un « droit du mourir » large, cohérent et légitime, aussi bien politiquement que moralement. La démocratie a tout à gagner dans l'application et le respect de ce droit pour faire sa juste place à chacun d'entre nous au moment où il est ou sera en train de mourir.

*(Suzanne Rameix)*

**Textes de référence :**

1) Loi du 9 juin 1999 *visant à garantir le droit à l'accès aux soins palliatifs.*

2) Loi du 4 mars 2002 *relative aux droits des malades et la qualité du système de santé* (dite Loi Kouchner).

3) Loi du 22 avril *2005 relative aux droits des malades et à la fin de vie* (dite Loi Léonetti).

4) *Code de déontologie médicale* du 6 septembre 1995.

5) Décret 2006-120 du 6 février 2006 modifiant l'article 37 du code de déontologie médicale (art. R4127-37 du *Code de la santé publique*).

---

37. *Rapport annuel du Comité national de suivi du développement des Soins Palliatifs et de l'Accompagnement*, Paris, Documentation française, janvier 2011.

6) Décret 2010-107 du 29 janvier 2010 modifiant l'article 37 du code de déontologie médicale.

7) Pays-Bas. Loi du 10 avril 2001 *sur le contrôle de l'interruption de la vie sur demande et de l'aide au suicide.*

8) Belgique. Loi du 16 mai 2002 *de dépénalisation de l'euthanasie.*

9) Luxembourg. Loi du 16 mars 2009 *sur l'euthanasie et l'assistance au suicide.*

10) Oregon (U.S.A.) Loi du 8 novembre 1994 *dépénalisant le suicide médicalement assisté.* Reconduite par référendum du 27 octobre 1997.

11) Washington (U.S.A.) Loi du 5 mars 2009 *sur la mort dans la dignité.*

12) Chambre des Lords (en tant que Cour Suprême), *arrêt D. Pretty v. Director of Public Prosecutions and Secretary of State for the Home Department,* du 29 novembre 2001.

13) Cour Européenne des Droits de l'Homme, CEDH, *arrêt D. Pretty v. Royaume-Uni*, du 29 avril 2002.

14) Cour Suprême des États-Unis, arrêts *Vacco (attorney general of New-York) v. Quill* et *Washington v. Glücksberg* du 26 juillet 1997.

15) Cour Suprême du Canada, *arrêt Rodriguez v. Colombie brit.* du 30 septembre 1993.

16) Conseil de l'Europe, *Recommandation n°1418, Protection des droits de l'homme et de la dignité des malades incurables et des mourants* du 25 juin 1999.

17) Assemblée Nationale, Rapport de la mission d'information sur *L'accompagnement de la fin de vie* du 30 juin 2004 (préparatoire à la loi du 22 avril 2005).

18) Assemblée Nationale, Rapport de la mission d'évaluation de la loi du 22 avril 2005, *Solidaires devant la fin de vie,* décembre 2008.

19) Conférence de consensus 14-15 janvier 2004, *L'accompagnement des personnes en fin de vie et de leurs proches.*

20) Conseil de l'Europe, Rapport *L'euthanasie, Perspectives nationales et européennes*, Éditions Conseil de l'Europe 2004.

21) Comité Consultatif National d'Éthique, CCNE, Avis n°63, *Fin de vie, arrêt de vie, euthanasie* du 27 janvier 2000.

22) Inspection Générale des Affaires Sociales, *La mort à l'hôpital*, Documentation française. Paris, Janvier 2010.

## 64. L'euthanasie et la question de la mort

*Le mot*

L'euthanasie (*eu-thanatos* : la « belle » mort, la mort « heureuse ») désigne d'abord la mort douce. Construite sur un paradoxe qui articule le bon (« *eu* ») et le mauvais, la mort (*thanatos*), l'idée se compose historiquement de plusieurs évocations. Elle apparaît dans des textes antiques, grecs[1], où il s'agit de couronner la vie heureuse d'une mort heureuse selon un idéal esthétique où la belle mort accomplit la belle vie. On en demande la grâce

---

1. « *euthanatos* » semble apparaître comme adverbe chez Kratinos (dramaturge du Vᵉ siècle avant J.-C., qui précède Aristophane) puis comme substantif chez Poseidippos (poète du IVᵉ siècle avant J.-C.).

aux Dieux ou bien on se la ménage. On lit chez l'historien Polybe (IIᵉ siècle av. J-C.)[2] le récit de la mort de Cléomène, roi de Sparte qui, plutôt que d'être pris par l'ennemi, se donne la mort afin de trouver « une mort honorable » (*euthanatesai*). L'idée est présente dans les textes latins : ainsi Suétone (IIᵉ siècle) raconte-t-il que l'empereur Auguste se souhaitait une mort douce, à savoir prompte et sans souffrances, en employant l'expression grecque « *euthanasia* », et qu'elle fut telle qu'il la désirait : elle le surprend dans les bras de son épouse[3]. Là encore, la « bonne » mort est objet d'un vœu. Le sens de mort choisie n'est pas absent. Un texte de Flavius Josèphe (Iᵉʳ siècle) décrit la résolution de quatre lépreux bannis de la ville de se faire tuer par l'ennemi plutôt que de mourir de faim : on y lit expressément la volonté de choisir la mort la moins pénible[4]. Dans l'ordre des maux, l'homme peut encore faire un choix, de sorte que la façon de mourir puisse valoir pour enjeu moral.

Le mot s'efface, semble-t-il, au cours des siècles suivants. La tradition chrétienne va éloigner l'idée de la mort choisie ou aidée pour lui substituer celle de la préparation spirituelle à la mort. C'est Thomas More qui, dans *Utopie* (1516), mais sans employer le mot « euthanasie », reprend l'idéal d'une mort douce à l'esprit autant qu'au corps en y ajoutant l'idée que mourir est aussi une conduite qui importe aux autres : sur Utopia, prêtres et magistrats conseillent la mort au malade condamné pour qu'il ne souffre pas ni ne fasse souffrir les autres. Une formule du texte (Livre II, ch. 6) enjoint le mourant à « ne pas survivre à sa propre mort, en demeurant ainsi à charge à soi-même et aux autres ». Le malade reste toutefois libre de hâter sa mort ou non[5], comme il est libre de recevoir ou de refuser les soins « affectueux et les plus assidus » que les médecins prodiguent (II, ch. 4). Ce qui rend la mort opportune est l'inutilité de poursuivre une vie synonyme de souffrances (II, ch. 6[6]), et ce qui rend la mort glorieuse est de l'accueillir positivement (II, ch. 8), mais la mention d'une condition d'autonomie est explicite : c'est le mourant qui choisit sa fin. Enfin, la perspective d'une mort médicalement donnée n'est pas opposée à ce qu'on appellerait aujourd'hui, *mutatis mutandi*, des soins palliatifs : « Ceux qui se laissent persuader mettent fin à leurs jours par l'abstinence volontaire, ou bien on les endort au moyen d'un narcotique mortel, et ils meurent sans s'en apercevoir. Ceux qui ne veulent pas de la mort n'en sont pas moins l'objet des attentions et des soins les plus délicats » (II, ch. 6).

---

2. *Histoires*, chap. V § 38, 9.
3. *La vie des douze Césars*, « Auguste » XCIX.
4. *Antiquités Juives*, livre 9, ch. 4.
5. Les Utopiens condamnent cependant le suicide individuel dont la raison n'aurait pas été au préalable reconnue par le magistrat et le prêtre (II, ch. 6).
6. « Les malheureux affligés de maux incurables reçoivent toutes les consolations, toutes les assiduités, tous les soulagements moraux et physiques capables de leur rendre la vie supportable. Mais, lorsque à ces maux incurables se joignent d'atroces souffrances, que rien ne peut suspendre ou adoucir, les prêtres et les magistrats se présentent au patient, et lui apportent l'exhortation suprême » (tr. V. Stouvenel, 1842, texte en ligne).

Sage, volontaire et prise en charge par la communauté, la mort devient expressément une tâche médicale avec F. Bacon, qui remet en avant le mot « euthanasie » (1605) : la médecine doit prendre en charge l'adoucissement des douleurs et ne pas abandonner les malades en leur procurant « une mort douce et paisible »[7]. Au médecin d'adoucir l'agonie en aidant le mourant à avoir une fin apaisée.

La constante de cette idée est donc son sens de bienfait. Il faut cependant garder à l'esprit qu'elle est pensée dans un contexte d'impuissance thérapeutique. Et lorsque fut réclamé en médecine un droit d' « homicide », c'était pour poignarder ou empoisonner le cadavre et conjurer ainsi la peur populaire d'être enterré vivant : on souhaitait s'assurer, une fois épuisées les tentatives de réanimation, que le présumé mort était bien mort (les cas de léthargie ou encore de commotion cérébrale ont effectivement pu donner lieu à des inhumations par erreur)[8].

L'euthanasie comme mode d'exécution violente des personnes n'a pas de tradition philosophique. Certes, il existe des pratiques antiques et traditionnelles d'élimination des vieillards impotents ou des enfants dits « monstrueux », mais l'idée d'euthanasie ne s'y associe pas spécifiquement. Le programme criminel dit « euthanasie »[9] mis en œuvre sous le 3e Reich (de 1939 à 1941) est un exemple du détournement des mots dont le nazisme était coutumier. Il est vrai que lorsque l'usage du terme devient commun au XIXe et au XXe siècle, il le fait dans le contexte des théories prônant l'eugénisme, ce qui contaminera son sens pour longtemps. Dès 1895, le médecin allemand Ploetz envisage l'euthanasie des handicapés et des enfants malformés. Le psychiatre suisse Forel (1848-1931) recommande une « narcose charitable » des nouveaux-nés infirmes. L'idée d'une euthanasie légitime pour des êtres jugés « inférieurs » (au premier rang desquels les infirmes mentaux et les criminels) dont la vie serait « sans valeur » se répand bien avant 1933, notamment en Allemagne où le Pr Lenz (théoricien de l'eugénisme) déclare qu'elle est « une question d'humanité »[10] et où le juriste K. Binding et le psychiatre A. Hoche publient *La libéralisation de la destruction d'une vie qui ne vaut pas d'être vécue* qui envisage une euthanasie au nom de l'intérêt collectif (1920[11]). Des résistances existent : en 1921, l'assem-

---

7. *Novum Organum* (1620), Livre II, ch. 4.

8. Voir F. Guilbert, *Le pouvoir sanitaire*, thèse de l'université de Strasbourg, 1992, p. 34-37.

9. Ce programme appelé aussi par les Nazis « *Aktion T 4* » et encadré par les médecins fit 70 000 victimes (dont 5 à 6 000 enfants handicapés) ; il fut la « matrice intellectuelle et technique du meurtre de masse » (G. Bensoussan, *Histoire de la Shoah*, Paris, PUF, 2006, p. 54).

10. Voir B. Massin, « L'euthanasie psychiatrique sous le IIIe Reich. La question de l'eugénisme », *L'information psychiatrique* n° 8, octobre 1996, p. 811-822.

11. *Die Freigabe der Vernichtung lebensunwerten Lebens*, Leipzig, Meiner, 1920, tr. *La libéralisation de la destruction d'une vie qui ne vaut pas la peine d'être vécue* (1920), tr. R. Thalmann, « Classer / penser / exclure ; de l'eugénisme à l'hygiène raciale », *Revue d'histoire de la Shoah*, n° 183, juillet / décembre 2005, p. 227-264.

blée des médecins allemands rejette à l'unanimité un projet de loi visant à supprimer les vies « indignes d'être vécues ».

Cependant, il faut se garder de trop lier euthanasie et eugénisme, qui sont deux débats distincts. Même après 1933, les partisans de l'hygiène raciale ne sont pas nécessairement pour l'euthanasie, dont l'argumentaire repose plus sur des considérations de coût économique : certaines existences sont vues comme des fardeaux pour la société. Cet argumentaire discriminatoire et les crimes qui ont suivi justifient l'actuel consensus pour exclure du débat sur l'euthanasie tout argument invoquant le coût des soins ou du maintien des traitements. Mais l'association de l'idée d'euthanasie à celle d'un meurtre légal, voire moral, mise en œuvre sous le régime nazi a contribué à effacer la condition d'autonomie et de consentement qui était constitutive de sa signification traditionnelle. Aujourd'hui, en Allemagne, le mot « euthanasie » garde cette empreinte criminelle et l'on parle plutôt, dans le débat sur les fins de vie, d'une « aide à la mort » (*Sterbehilfe*), qui était le vocabulaire utilisé sous Weimar pour désigner un geste qui hâte la mort d'un patient autonome et en fin de vie à sa demande. Pour la réflexion éthique, il s'agit précisément d'examiner la possibilité pour l'euthanasie de ne pas être réduite à un acte criminel, de retrouver et d'évaluer le bien-fondé moral de l'inspiration première qui associe le terme à un geste respectueux ou apaisant, et l'art médical à la liberté individuelle de choisir sa mort.

Une deuxième constante de l'idée d'euthanasie est d'exprimer un souci portant sur le moment même de la mort. Jamais l'euthanasie n'est opposable à des soins de fin de vie. On l'a vu, les textes évoqués de T. More et F. Bacon associent l'adoucissement des souffrances et l'adoucissement de la mort, sans poser de signe d'égalité entre eux : adoucir la fin de vie et adoucir la mort sont des actions distinctes répondant à des préoccupations distinctes, et compatibles. Si les soins palliatifs ont notamment pour objet la réduction des souffrances, l'euthanasie est une question qui émerge face à des souffrances irréductibles et au sein d'une prise en vue par le sujet lui-même de sa mort. L'action palliative ne doit pas dissimuler (*pallium* est le manteau qui protège et le voile qui dissimule) qu'elle ne résorbe pas nécessairement la souffrance ou l'angoisse du sujet qui peuvent conduire à la demande de mort.

On remarquera enfin que la « mort douce » est, dans la tradition, une fin de vie évaluée à l'avance par celui qui va mourir et qu'elle peut être provoquée pour éviter un déshonneur ou les souffrances : la « bonne mort » n'est pas toujours celle qui vient d'elle-même ; elle peut être celle que l'homme se ménage. Cette idée s'impose d'autant plus depuis que s'est constituée et renforcée la notion d'un sujet libre en droit de ses croyances et de ses pensées. Une difficulté se fait cependant jour entre une volonté d'autonomie (qui invite à s'approprier sa propre mort), qui rencontre dans nos sociétés la revendication croissante de l'autodétermination individuelle, et la demande d'aide faite à autrui pour accomplir la mort voulue, qui interdit de considérer l'euthanasie simplement du côté d'un droit individuel et qui conduit parfois au vœu d'un dispositif social (législatif). La problématique de la mort assistée implique autrui et le corps social. De sorte que si l'opinion dans nombre de pays industrialisés semble soutenir majoritairement l'accès à une euthanasie encadrée, notamment en situation de fin de vie douloureuse[12], le monde médical, qui est directement le destinataire des demandes formulées, se montre plus réticent ou hésitant.

L'idée d'euthanasie est donc l'idée que la situation de fin de vie peut ne pas être subie, que la mort, ou une certaine forme de mort, peut être un choix, et que la donner est dès lors l'objet possible d'un acte légitime. Ici une objection éclate d'évidence : à qui profite un acte qui supprime celui qui le demande ? Pas au demandeur lui-même, qui n'est plus. Le raisonnement vaut pour le suicide : quel bénéfice l'agent peut-il tirer de l'acte qui lui ôte la vie ? Mais précisément la mort désirée l'est pour échapper à une situation ressentie comme invivable et sans autres « possibles ». Le sujet ne sera certes pas soulagé de sa souffrance, mais c'est qu'il projette de ne plus être. Osera-t-on condamner la mort volontaire parce qu'elle n'est pas logique ? Ce serait rester aveugle à la logique propre d'un tel geste qui consiste à ne plus projeter de futur. Ce serait ne pas comprendre la détresse et la résolution de la personne qui ne souhaite pas ou plus vivre sa situation. Préférer la mort n'est pas rejeter la vie, mais une forme de vie. La valeur de l'acte est dans le sens qu'il prend avant son exécution. Cette précision éclaire en creux à la fois le sens de l'aide en fin de vie (soins palliatifs) et le sens possible d'une demande de mort comme refus de vivre indépendamment de certaines valeurs et de certaines possibilités. Vivre pour simplement vivre, vivre sur le seul plan organique, ou vivre à tout prix, quitte à endurer une souffrance inextinguible, ne suffit pas nécessairement à fonder la volonté de vivre d'une existence humaine. Tenir à la vie repose sur une expérience subjectivement constituée du désir d'être susceptible d'être altérée, voire abolie. La volonté de mourir peut être maladive dans la dépression comme elle peut valoir pour remède, tel un geste assumé de légitime défense et d'affirmation de soi face à l'adversité des choses. L'homme est l'être qui éprouve sa vie, qui l'évalue, et qui peut penser à sa mort. Rien, en principe, ne s'oppose à ce qu'il refuse une vie à ses yeux sans valeur. De même que mettre sa vie en danger dans certaines actions n'est pas lui nier une valeur, mais au contraire viser pour elle ou celle des autres un sort meilleur, de même une mort peut être désirée par refus d'une situation. La mort n'est alors pas tant choisie pour elle-même que pour affirmer un désir d'être qui n'est pas inconditionnel. En ce sens, la « bonne mort » déterminée pour soi enveloppe une affirmation de soi. Si nul ne saurait sans violence déterminer pour autrui la norme de la vie « à vivre », et donc de la mort « à avoir »,

---

12. Voir par exemple Y. Kenis « L'euthanasie et l'opinion publique. Un divorce entre les médecins et la société ? », C. Susanne (dir.) *L'euthanasie ou la mort assistée*, Bruxelles, De Boeck, 1991.

c'est précisément parce que le sens de ce qu'un individu vit est ouvert. Voilà pourquoi les soins palliatifs sont indispensables, puisqu'ils ont la capacité de reconfigurer pour partie le vécu de la maladie et la tournure de la fin de vie en protégeant ou reconstruisant le plus possible l'accès à un sens, en réduisant la souffrance (psychique et physique), mais voilà pourquoi aussi l'individu peut vouloir et demander ne plus vivre.

L'infléchissement existentiel d'une telle approche, s'il tend à privilégier le principe d'autonomie, bute cependant sur deux problèmes. Le premier concerne le statut assigné au tiers sollicité pour exécuter le geste. Le second touche la question de savoir qui décide de « laisser vivre » ou « faire mourir » lorsque cette autonomie n'existe pas, face à un sujet radicalement privé de « vécus » (faute de capacités relationnelles et de compréhension), et au nom de quoi cette décision entend se justifier.

### La distinction des différentes formes d'euthanasie

L'intuition spontanée que nous avons aujourd'hui de l'idée d'euthanasie est celle d'une mort qu'il serait légitime de provoquer délibérément pour mettre fin aux souffrances irréductibles d'un malade. Il y a plusieurs façons médicales de hâter la mort : administrer des analgésiques à forte dose, limiter ou interrompre des traitements, suspendre les dispositifs de maintien en vie, aider au suicide, injecter une substance mortelle. Des débats existent pour ne pas appeler euthanasies certains de ces actes (notamment les trois premiers) et qualifier d'euthanasies les autres, selon qu'ils provoquent plus ou moins directement et délibérément la mort.

Parler de l'euthanasie de manière générale paraît donc problématique, et ce d'autant qu'il est devenu classique de distinguer plusieurs cas de figures selon que le sujet concerné est consentant ou hors d'état de consentir (euthanasie dite « volontaire » si elle est demandée par le patient en situation d'autonomie ou « non volontaire » si ce n'est pas le cas[13]), selon que l'intention du soignant est prioritairement de donner la mort (euthanasie active, « faire mourir ») ou est de s'abstenir d'une obstination jugée déraisonnable, la mort, non visée en tant que telle, se produisant par suite de l'évolution naturelle de la maladie (euthanasie passive, « laisser mourir »), ou encore selon que l'acte médical entraîne directement la mort (euthanasie directe) ou que la mort advienne à titre de conséquence « éloignée » et non recherchée (euthanasie indirecte), par exemple suite à une adminis-

---

13. Parler d'euthanasie « volontaire » pour dire la volonté de celui qui est destinataire d'un acte est incorrect. Peut-être peut-on y entendre une expression cherchant à confondre le suicide, mort que l'on se donne, avec l'homicide, mort que l'on reçoit. En toute rigueur, parler d'euthanasie volontaire devrait renvoyer à la volonté de l'agent. L'euthanasie dite « involontaire » à laquelle on l'oppose symétriquement est une expression elle-même ambiguë, suggérant que l'acte désigné serait accidentel. Là encore, ce n'est pourtant pas de l'agent dont on parle mais du patient. Raison pour laquelle on jugera plus rigoureux de parler d'une euthanasie « contre la volonté » du patient (J.-Y. Goffi, *Penser l'euthanasie*, Paris, PUF, 2004, p. 47), elle-même à distinguer d'une euthanasie « non volontaire » : aller à l'encontre d'une volonté exprimée et agir sans pouvoir connaître cette volonté ne sont pas des situations similaires.

tration de sédatifs, si tant est qu'on puisse toujours distinguer l'effet proche de l'effet second.

Ces caractères (portant successivement sur la volonté du patient, l'intention du soignant, l'effet de l'acte) peuvent se combiner : l'euthanasie peut être volontaire et indirecte, ou non volontaire, active et indirecte, *etc.* Ils peuvent aussi se recouper : le geste actif de l'administration délibérée de substances létales provoque directement la mort (euthanasie active et euthanasie directe se confondent), tandis que l'administration de produits destinés au soulagement des souffrances (en principe relative à l'euthanasie indirecte) peut également préparer (« directement ») le geste actif euthanasiant pour le rendre non douloureux. Mais au-delà de ces variantes le débat éthique porte sur la légitimité d'une euthanasie non opposée à la volonté exprimée du patient, et en particulier sur la légitimité d'une euthanasie appelée par la pleine volonté autonome du patient. L'euthanasie pratiquée contre la volonté exprimée de la personne ou envers une personne douée d'une vie relationnelle patente désigne un geste criminel ne faisant pas débat : il s'agit d'une non-assistance à une personne en danger ou d'un meurtre avec préméditation. Quant au cas d'une mort provoquée par le patient lui-même avec des moyens que lui procure un médecin, il désigne le suicide assisté ; il appartient davantage au champ de réflexion portant sur l'euthanasie au sens large de mort choisie qu'à celui de l'euthanasie comprise comme geste médical « actif » au sens où même l'euthanasie dite « passive » peut, on va l'expliciter, être comprise comme un geste actif dans un contexte de soins.

Ces distinctions, pour être utiles, ne laissent pas d'être problématiques.

Il faut parfois les préciser. Ainsi, l'euthanasie dite « non volontaire », pratiquée sans que soit connue la volonté du patient parce qu'il est impossible de la connaître, n'est pas identique à une euthanasie (dite parfois « involontaire ») qui s'oppose à la volonté exprimée du patient autonome ou qui ne la sollicite pas alors qu'il est possible de le faire. Par ailleurs, l'euthanasie dite « volontaire », souhaitée par le patient, peut concerner une situation en fin de vie (pour échapper à une dégradation de son état ou à des souffrances ressenties comme insupportables) ou non (lorsqu'elle est motivée par des handicaps lourds n'affectant pas, ou pas directement, la survie). Il peut aussi s'agir d'une volonté exprimée avant une situation où le patient n'est plus en état de formuler sa volonté (selon la valeur que l'on attribuera à des directives anticipées).

Il faut parfois aussi en interroger la pertinence. Ainsi, jusqu'où l'euthanasie « passive », qui renvoie à l'arrêt ou à l'abstention d'un traitement à visée curative, est-elle distincte de l'euthanasie « active », geste qui abrège la vie de manière délibérée ? Un geste de suspension n'est-il pas un acte délibéré qui peut[14] abréger lui aussi la vie ? Ne rien faire, c'est bel et bien faire

---

14. Il s'agit en la circonstance d'une évaluation souvent impossible : comment savoir si la mort est *hâtée* ? Le destin de l'individu sous traitement ne peut être comparé avec le destin du même individu sans traitement.

quelque chose, et en ce sens l'euthanasie n'est jamais « passive » : suspendre un traitement est un acte qui peut avoir pour conséquence de hâter la mort[15]. Pour garder son sens à la distinction entre agir et s'abstenir d'agir, on réfère la différence aux intentions de celui qui pose le geste : l'intention « directe » de donner la mort, constitutive de l'euthanasie « active », ne serait pas l'intention de celui qui s'abstient de poursuivre un traitement inutile ou nocif, donc excessif (ce qu'on appelait d'une façon contestable « l'acharnement thérapeutique »[16]). Par cette distinction, on réserve « euthanasie » à la volonté « active » de mettre fin à une vie, pour en général la condamner, et on dit légitime dans certaines circonstances l'acte qui, même s'il abrège la vie, ne lutte plus contre une mort inéluctable. Mais ne pourrait-on pas soutenir que si une abstention d'acte reste un acte, alors l'euthanasie dite « passive » est bel et bien une euthanasie ? Dire qu'il n'y a pas d'euthanasie passive ne signifierait-il pas une volonté de « criminaliser » le mot ? Jusqu'où peut-on distinguer l'interruption des soins visant à prolonger la vie, si elle a pour effet possible de hâter la mort, d'une façon de « provoquer délibérément la mort » ? Dans quelle mesure « laisser mourir » n'est-il en rien « faire mourir », déterminer une forme de mort ? Il semble qu'on ne souhaite pas appeler « euthanasie » ce dont on veut préserver le caractère licite et défendable (on parle de « limitation de traitement »). De manière générale, il est difficile d'écarter le soupçon que l'intention ne détermine pas seulement le sens des actes, mais également celui des distinctions que l'on fait pour éclairer ces derniers.

La ressource justificatrice principale en la matière, pour tracer une frontière entre euthanasie et non euthanasie, consiste à distinguer l'effet recherché d'un acte de ses effets secondaires, prévisibles mais non voulus. C'est l'argument dit du « double effet ».

Selon ce principe les conséquences mauvaises d'une action bonne peuvent ne pas empêcher de faire cette action. Ainsi peut-on soulager les souffrances d'un malade incurable en fin de vie même si l'administration intensive d'antalgiques précipite sa mort. Mais cette possibilité n'autorise pas à faire le mal. L'esprit du principe du double effet consiste à dire que si on ne peut jamais vouloir le mal, même pour un bien, on peut cependant vouloir un bien quitte à ce qu'arrive un mal. L'avantage est de sortir d'un conflit moral entre des devoirs opposés : soulager la souffrance, protéger la vie. Ainsi n'y a-t-il pas euthanasie, le désir n'étant pas de provoquer la mort, mais de soulager un malade de façon proportionnée. C'est-à-dire que la conséquence prévue mais non voulue de l'acte, la mort hâtée, se trouve

---

15. Voir J. Rachels, « Active and passive euthanasia », *Journal of Medicine*, 1975.

16. Cette expression peut en effet renvoyer également à tous les efforts déployés dans l'histoire de la médecine pour accroître les chances de survie. Il y a une vertu de l'obstination ou de l'acharnement dans le « combat » médical contre la maladie, le tout étant bien entendu d'apprécier dans quelle mesure le patient consent aux actes et s'il y a bénéfice *pour lui*. C'est cette dernière préoccupation qui marque le progrès d'un souci éthique, non la régression d'un « investissement » combatif du médecin.

compensée par ce que vise l'acte, réduire la souffrance des derniers jours. Raison pour laquelle les monothéismes acceptent le soulagement des souffrances en fin de vie même si la durée de vie en est écourtée. Grâce à l'argument du double effet, le principe de la sacralité de la vie peut s'assouplir et devenir compatible avec un souci de qualité de vie.

Ce principe de compréhension de la responsabilité de l'agent vis-à-vis de son acte semble être un héritage de saint Thomas. On remarquera que le passage source de la *Somme Théologique* (II-II, Qu. 64, Art.7) évoque la situation de la légitime défense (tuer pour sauver sa vie) et que, s'agissant du débat sur l'euthanasie, il pourrait se transposer à la personne en fin de vie désirant prioritairement se protéger d'une forme de vie vécue comme menace ou agression ultime, sa propre mort étant non seulement le moyen mais l'effet non voulu comme tel de cette volonté.

La critique de l'argument du double effet en dénonce un aspect ou un usage rhétorique. Elle souligne que l'intention d'agir ne peut s'arrêter aux premiers effets de l'acte pour en qualifier le sens. L'intention porte bien sur la mort au sens où il y a intention que la mort ait lieu de cette façon. Un refus absolu de la mort conduirait à un autre acte. La doctrine du double effet semble donc introduire à titre de solution (il n'y a pas intention de donner la mort, donc pas d'euthanasie) ce qui fait problème (déterminer la mort à travers le choix d'une façon de mourir). On peut dès lors en faire la lecture même qu'elle cherche à éviter : de deux maux (les souffrances, la mort hâtée) on choisit le moindre (la mort hâtée) pour soulager du pire (la souffrance) après avoir pesé le pour et le contre des effets prévisibles de l'acte (ce qui renvoie à notre lecture renversée du double effet du point de vue de la personne en fin de vie souhaitant l'euthanasie comme « légitime défense »). On peut donc suspecter la faiblesse de l'argument du double effet lorsqu'il nie la présence d'une forme d'euthanasie au sens large dans la limitation d'un traitement lorsqu'elle entraîne le décès. Cela ne lui ôte cependant pas toute portée éthique puisqu'il a pour sens de dire que ce qui est voulu n'est jamais la mort pour elle-même mais telle fin de vie, c'est-à-dire une certaine mort.

### Le problème

#### Un geste qui ne violerait pas l'interdit d'homicide ?

Délimiter ce qui est et ce qui n'est pas « euthanasie » est donc une question ouverte et tous les actes qualifiés d'euthanasie ne sont pas équivalents. Mais il n'y a de problème éthique lié à l'euthanasie que dans la mesure où des motifs eux-mêmes éthiques sont invoqués pour la justifier : mettre fin à une existence irrémédiablement et gravement altérée, respecter la volonté d'autrui vis-à-vis de sa fin de vie. L'euthanasie dont on débat renvoie toujours dans le contexte médical (et vétérinaire sous cet aspect[17]) à une façon

---

17. Il existe également une réflexion ancienne et riche sur l'euthanasie animale.

de mourir qui a été décidée puis mise en œuvre de main humaine[18] aux antipodes d'une volonté de nuire.

L'euthanasie est un problème car elle peut faire entendre soit l'expression d'un droit, soit la violation d'un droit. Vis-à-vis de l'individu autonome, le droit invoqué désigne soit la garantie d'une liberté (comme respect du libre choix que l'individu fait de sa vie) soit la protection de l'individu (comme respect de l'intégrité physique d'autrui), l'alternative de fond étant : privilégier la volonté individuelle ou privilégier un devoir inconditionnel (protéger la vie des personnes, ne jamais donner la mort). Vis-à-vis de l'existence privée d'autonomie, de conscience de soi, dramatiquement handicapée (enfant acéphale, sujet gravement lésé sur le plan neurologique, patients en état végétatif chronique), l'euthanasie pose la question du droit de supprimer des vies sans valeur pour elles-mêmes et douloureuses pour autrui (au sens restreint des parents et des proches).

Ainsi les droits invoqués le sont-il tous à la lumière d'un bien. Peut-on donc soutenir que dans l'euthanasie il ne s'agit pas de « tuer » quelqu'un ? Que l'interdit d'homicide n'est pas violé puisque l'on préfèrerait dans l'absolu qu'autrui puisse vivre et que ce n'est pas sa mort qui est voulue ? L'interdit d'homicide comme institution symbolique et légale qui protège la socialité ne saurait être remis en cause. En France, provoquer la mort d'autrui pour lui épargner des souffrances est qualifié d'homicide volontaire dans le code pénal (art. 221). La loi protège la personne. Mais la question posée est celle d'une solidarité avec telle personne dans telle situation désespérée où l'on reconnaît que la valeur de l'existence n'est pas suffisamment déterminée par le fait de vivre, que l'être-en-vie ne suffit pas à la *vie humaine*, et que la vie humaine est d'abord le destin singulier d'un sujet au sein du lien avec autrui. Si le droit à la vie est inaliénable, celui qui aide à l'abolir est dans la transgression. Or, le médecin entend à la fois respecter la personne et mobiliser son art en faveur de la vie pour la protéger, la prolonger, en améliorer les conditions. La question est donc celle de savoir si et jusqu'où *la* vie (le principe de respect d'une valeur) est opposable à *telle* vie (la situation d'une personne).

Qu'il s'agisse d'un malade incurable ou non, d'un patient en fin de vie ou non, que le patient soit conscient (et demandeur) ou non, ce problème tient aussi sa signification éthique du fait que l'euthanasie implique

---

18. La loi pour le mourant votée en Israël en 2005 se flattait de contourner le problème de la responsabilité humaine en installant des timers sur les respirateurs. Pour ne pas à avoir à « débrancher » un malade du respirateur (action intentionnée de causer ou d'accélérer la mort, formellement interdite par cette loi), il a été proposé qu'un patient qui aurait laissé des directives anticipées ou qui aurait demandé l'arrêt du traitement pour abréger sa souffrance et mourir serait transféré sur le respirateur muni d'un timer qui fonctionnerait un temps limité décidé d'avance. Ne pas rebrancher le respirateur sera considéré comme une omission, permise par la loi, visant à « laisser mourir », la mort résultant non d'une intention humaine, mais de l'arrêt du respirateur (un petit nombre de ces appareils fut livré, il n'existe pas encore de données officielles quant à leur usage). Voir Yael Edelstein, « La Loi pour le Mourant de 2005 en Israël en tant qu'État juif et démocratique », *The Journal of Medicine and Law*, 42, July 2010, p. 55- 63.

directement autrui ; il ne s'agit pas de porter la main sur soi (cas du suicide) mais d'un geste d'une personne sur une autre. Car il ne suffit pas d'accueillir « théoriquement » l'idée d'euthanasie, il faut déterminer quel est pour l'agent le statut du geste qui hâte la mort. Or, comment articuler ici les volontés sans que l'une n'aliène l'autre ? Comment le patient peut-il demander une aide pour mourir sans qu'il s'agisse d'asservir autrui à sa volonté ? Le CCNE accorde en ce sens qu'on ne peut « considérer comme un droit dont on pourrait se prévaloir la possibilité d'exiger d'un tiers qu'il mette fin à une vie » (Avis n°63).

*Un geste qui ne violerait pas la finalité médicale ?*

Ce sont les médecins et le personnel de santé qui, par leurs compétences et la médicalisation de la fin de vie, sont le plus à même d'accomplir des actes d'euthanasie. Certains s'ouvrent à cette possibilité. Mais pour la plupart l'art médical et le geste de donner la mort sont contradictoires, et même doivent s'exclure. À insister sur cette incompatibilité, on aboutirait à nier que la question de l'euthanasie appartienne au champ de réflexion de l'éthique médicale. Que les médecins y soient confrontés n'impliquerait en rien que cela relève de leur responsabilité professionnelle. L'on fait valoir, ce faisant, une doctrine affirmant de manière figée ce qui relève ou ne relève pas des fins de la médecine. C'est le cas de la déontologie médicale qui, du Serment hippocratique au *Code de déontologie* français actuel (art. 38), interdit par principe de donner la mort. Autant dire que la question est effacée plutôt qu'affrontée alors qu'elle se pose dans la pratique à partir de situations souvent créées par les techniques médicales de prolongation de la vie, et vis-à-vis d'une certaine demande sociale.

Il faut donc s'efforcer de dépasser cet « éthos » spontané de la déontologie et de la morale traditionnelles, non pas pour affirmer de manière moralement symétrique qu'il est mauvais, mais précisément pour faire droit à la question : donner la mort peut-il être un soin, un geste d'aide ? L'agir médical est fondamentalement un geste qui porte secours à autrui souffrant. Lorsque Pasteur et Tillaux décident une nuit de 1886 à l'Hôtel-Dieu de mettre fin aux souffrances des malheureux Russes de Smolensk qu'on avait tenté en vain de guérir de la rage[19], lorsqu'un médecin procède à une

---

19. « Pendant les répits, ils nous suppliaient, dans leur langue, de les achever, de mettre un terme à leur supplice. Après une consultation entre le pharmacien en chef, Tillaux et Pasteur, on s'y résolut. Le pharmacien prépara cinq pilules – le premier enragé étant mort enfin – qui furent administrées aux cinq autres, avec toute la discrétion d'usage en pareil cas. Quand le silence retomba, tel qu'un grand suaire, sur la maison des maux sans nombre, nous nous mîmes tous à pleurer d'horreur. » (Léon Daudet, *Souvenirs des milieux littéraires, politiques, artistiques et médicaux*, Paris, Robert Laffont, 1992, p. 171). Axel Munthe, médecin suédois qui assista aux premiers travaux de Pasteur à Paris, raconte lui aussi cet acte d'euthanasie (*Le livre de San Michele*, 1929). Louise Lambrichs qui rapporte ce témoignage (*La vérité médicale*, Paris, Robert Laffont, 1993, p. 98-103) fait remarquer qu'il fut censuré dans la traduction française de 1934. Il faudrait aussi s'interroger sur la compréhension de la demande (« ils nous suppliaient, dans leur langue, de les achever » : y avait-il une personne russophone ?).

injection mortelle pour soulager un patient en fin de vie, leur intention n'est pas de faire violence aux personnes, au contraire. Mourir en y étant aidée peut être préférable pour la personne livrée à de cruelles souffrances physiques et/ou psychiques. Le tortionnaire le sait, lui dont l'art (parfois assisté par un médecin) est de prolonger un supplice sans faire mourir (rappelons aussi que le Dr Guillotin défendit la guillotine, instrument d'une mort rapide, pour faire acte d'humanité[20]).

On objectera que la demande de mort dans le contexte médical vient souvent, précisément, d'un état douloureux et de détresse, et qu'elle formule une demande d'apaisement, de soulagement, non de mort. Mais l'euthanasie ne dit pas autre chose s'il s'agit d'y entendre non pas tant un désir de mort (ou de tuer) qu'un refus de vivre (ou de faire vivre) certaines épreuves dénuées de sens pour le sujet. De fait, des sujets autonomes la réclament. Des sujets privés d'autonomie et incapables d'exprimer une telle demande, dont les possibilités d'accéder à une vie personnelle sont nulles, peuvent également en susciter la demande chez les proches et les soignants. L'existence de telles situations signifie que la médecine ne peut esquiver cette réflexion en s'abritant derrière la déontologie, la loi du moment, une idéologie (par exemple la sacralité de la vie) ou l'affirmation qu'aucune douleur n'est aujourd'hui sans réponse possible car la détresse et la résolution d'une personne ne sont pas toujours déterminées par la seule souffrance physique. C'est l'attention à autrui – écouter la voix de l'autre, éprouver de la compassion envers des souffrances irréductibles, se soucier de la qualité de vie d'un être gravement lésé – qui confronte le médecin au problème. Jusqu'au bout, le mourant ne reste-t-il pas un vivant, un semblable et un prochain qui ne doit pas être abandonné face à sa mort ? Nombre de médecins, même hostiles à titre personnel à l'idée d'euthanasie, ne sont-ils pas dans les faits, face à la détresse d'autrui, des accompagnants solidaires de leurs patients, abrégeant leurs souffrances dans des pratiques confidentielles ou raisonnées dans le double effet ? Ne devrait-on pas essayer d'articuler plus explicitement la fonction symbolique de la médecine, protectrice de la vie et de la santé, avec l'exigence de ne pas opposer cette fonction à la volonté d'une personne ou à sa situation désespérée lorsqu'elle ne peut s'exprimer ?

Il est symboliquement fondamental que le soignant apparaisse toujours comme celui dont la fonction est de prodiguer des soins bénéfiques à son patient sans que le moindre doute plane à ce sujet. Il ne s'agit pas « d'achever » quelqu'un ou de lui imposer la mort. L'euthanasie, geste ultime relatif

---

20. Le Dr Guillotin, député du Tiers-État à l'Assemblée constituante, présenta le 10 octobre 1789 une proposition demandant l'égalité du supplice pour mettre fin à une discrimination entre des exécutions brèves et « nobles » pour les aristocrates (décapitation) et des supplices souvent longs et « infamants » pour le peuple, variables selon les délits (roue, flagellation, *etc.*). Il appela de ses vœux à titre « humanitaire » une machine de mort égalitaire ne laissant pas au condamné le temps de souffrir. La « guillotine » fut mise au point par Antoine Louis de l'Académie de chirurgie et essayée sur des animaux et des cadavres à l'hôpital Bicêtre (1792).

à certaines circonstances déterminées, doit garder sa valeur profondément paradoxale : elle dit l'attachement à la vie et le respect de la vie, non comme vie biologique ou comme vie sacrée, mais en tant qu'elle est la vie vécue par une personne.

*Un geste récusé par les soins palliatifs ?*

Nous avons dit que l'euthanasie traditionnelle se pensait dans un contexte d'impuissance thérapeutique. L'idée garde-t-elle la même signification depuis les progrès considérables accomplis dans le traitement de la douleur ? La disponibilité et l'efficacité plus grandes des dérivés morphiniques, l'éducation aux soins dit « palliatifs », la formation technique, psychologique et éthique à l'accompagnement, la création d'unités de fin de vie sont des réponses réelles qui, mises en œuvre, limitent la revendication de l'euthanasie en tant qu'ultime recours désespéré face à la douleur.

D'où ce paradoxe que si cette revendication semble aujourd'hui se développer en s'appuyant sur une sensibilité croissante vis-à-vis de l'idée d'autonomie, elle le fait au moment où, pour la première fois historiquement, la médecine peut soulager les douleurs. Sa persistance appelle donc un autre éclairage. Sans doute renvoie-t-elle à la fois à une préoccupation archaïque (échapper à une mort « indigne » est, avec des déterminations très variables de cette « indignité », un souci constant des hommes), à la mobilisation des émotions (les affects, l'empathie et la compassion sont plus puissants que les informations) et à un contexte « individualiste » (les progrès faits dans la prise en charge de la douleur et de la fin de vie n'effacent pas le désir de choisir sa fin de vie). La revendication d'avoir le choix n'est d'ailleurs pas sans ambiguïtés vis-à-vis du pouvoir médical : contesté au sein de la revendication, c'est ce même pouvoir qu'on souhaite charger de l'exécution de ces nouvelles demandes. On entend lui reprendre et on lui redonne. Preuve s'il en est besoin que l'imaginaire et le symbolique jouent un rôle majeur dans ces questions, au delà sans doute des situations et des enjeux réels. En ce qu'ils visent la qualité de vie du patient, les soins palliatifs sont en tout cas un droit et une obligation éthiques (lorsque la volonté du patient ne s'y oppose pas). Ils appartiennent même au suivi de la maladie et pas seulement à la phase terminale, après abandon de l'action curative. Mais ils ne sont pas une réponse parfaite : il existe des douleurs non réductibles, les souffrances psychiques ne se taisent pas avec celles du corps, le rapport du sujet conscient à sa situation reste une question ouverte, et l'absence irrémédiable et assurée de conscience de soi de certains patients très gravement lésés peut limiter le sens du maintien en vie.

*Quelle est la valeur des directives anticipées ?*

La formulation de « directives anticipées » permet à un sujet d'anticiper l'éventualité d'une situation qui le priverait de l'expression de sa volonté. L'argument qu'on peut opposer à cette disposition est le changement toujours possible de la volonté d'une personne, d'autant que la volonté est fonction d'un vécu en situation : il ne revient pas au même de penser à ce qu'on souhaiterait dans telle situation et de penser à son bien au sein de cette situation. Mais l'argument, tout convaincant qu'il soit relativement à l'expérience humaine, laquelle se reconfigure continuellement en fonction des vécus, postule une réélaboration de la volonté contraire au principe même des directives. Ce peut-être également précisément parce que la situation change le point de vue que l'on tient à fixer une volonté à l'avance (cas d'Ulysse à l'approche de l'île des sirènes…). Tenir pour nulle une volonté exprimée en direction d'une possibilité une fois que celle-ci se produit reviendrait à ôter à l'individu toute légitimité de déterminer à l'avance son existence en fonction de ses valeurs et de sa réflexion. Un sujet incapable de formuler sa volonté sur le moment se trouve livré aux autres. L'idée du testament de vie ou des directives anticipées n'est-elle pas conçue pour limiter cela ?

Si l'éthique s'accorde avec la déontologie médicale pour exiger de protéger tout particulièrement les personnes inconscientes ou vulnérables, elle est moins catégorique lorsqu'il s'agit de savoir s'il faut privilégier la protection de la vie du corps sur le respect de la volonté exprimée. Si la plupart se consolent de savoir que leur proche est parti sans souffrir, ou de la façon dont il le souhaitait, comment défendre de manière générale que l'on doit opposer à l'individu un « être-en-vie » qu'il refusait ou qui ne lui apportera que souffrance ? L'individu perdrait-il le droit à une considération personnalisée faisant valoir une continuité avec sa vie antérieure dès lors qu'il n'est plus en état de communiquer avec les tiers qui, dans le présent, le prennent en charge ? Le Conseil de l'Europe (25 juin 1999) a condamné l'euthanasie en évoquant un « droit à la vie » que les États auraient pour devoir de protéger. Mais un tel « droit » peut-il être opposable sans contradiction aux individus dans leur capacité d'auto-évaluation de leur vie ?

Enfin, on peut se demander dans quelle mesure nier que l'individu soit le mieux placé pour savoir ce qu'il acceptera ou non n'est pas, au fond, à son tour un argument « de surplomb » et de bien-portant, extérieur à la situation. D'une part, seul le sujet peut se projeter dans une éventualité avec ses affects, avec son histoire, avec ses ignorances et ses certitudes, avec ses ressources et ses limites. D'autre part, les coordonnées existentielles changent avec la maladie ou le handicap, mais pas toujours ou pas seulement dans le sens d'une réappropriation ou d'une réadaptation comme le pense G. Canguilhem qui évoque la capacité pour le sujet de « normaliser » pour lui une situation d'abord pathologique ou inadaptée à l'environnement, en rupture avec ses anciennes normes de vie[21], ou comme le suggère A. Damasio qui fait l'hypothèse que des malades cloîtrés dans leurs corps souffrent moins que la représentation cauchemardesque que l'on s'en

---

21. Voir *Le normal et le pathologique*, Paris, PUF, 1966.

fait de l'extérieur[22]. Le changement parfois bouleversant de vécu qu'elle désigne rend l'expérience intérieure de la maladie ou du handicap difficilement appréhendable par le soignant ou le proche.

Que le sujet puisse énoncer sa volonté vis-à-vis de situations éventuelles où il ne sera pas en état de le faire est un progrès dans le respect du principe d'autonomie. Le législateur, pour s'assurer (dans la mesure du possible) de l'investissement du sujet dans cette volonté et de son adéquation avec l'évolution toujours possible d'une pensée, donc pour protéger cette autonomie, oblige à un renouvellement régulier de l'expression de la volonté pour la reconnaître (en France, la loi d'avril 2005 demande que son expression écrite soit antérieure à 3 ans). Reste le problème de déterminer la valeur contraignante ou non pour les médecins de cette volonté exprimée. S'il s'agit de simples souhaits, de directives au sens faible, laissés à l'appréciation du médecin, le respect de l'autonomie se replie vers le modèle d'une décision prise en dernier lieu par le médecin, à la lumière cependant de cette volonté. S'il s'agit d'une volonté plénière valant consentement ou refus de soin, de directives au sens fort, alors le respect « formel » de l'autonomie se coupe d'une appréciation collégiale en situation, mais accorde un respect de principe au sujet capable de prendre des décisions pour lui-même, en accord avec ses pensées . Le législateur français a choisi (avril 2005) la première orientation[23].

### La question de la mort

L'étude de référence MAHO a montré combien les conditions de la mort à l'hôpital en France demeurent problématiques : malades qui meurent seuls alors que le décès est prévisible, analgésies insuffisantes, absence de sédation en situation de détresse respiratoire, non généralisation des consultations de soins palliatifs, temps d'accompagnement restreint, insatisfaction majoritaire des soignants infirmiers vis-à-vis des conditions de fin de vie des patients[24]. Un rapport de l'IGAS (« La mort à l'hôpital », 2009) en vient à demander que la prise en charge de la mort soit expressément inscrite dans les missions hospitalières[25]. Les sentiments de colère, les frustrations, les violences sont légion tant du côté des proches que du côté des soignants, parfois désemparés (effectifs insuffisants, manque de commu-

---

22. Voir *Le sentiment même de soi*, Paris, Odile Jacob, 1999. Précisons que le « locked-in syndrome » ne paraît pas entraîner de volonté suicidaire particulière chez les personnes qui en sont frappées, dont la volonté de vivre est intacte ; une enquête menée pour l'association « alis » en 2003 montre qu'elles sont très majoritairement désireuses de réanimation et apprécient positivement leur qualité de vie. Nous sommes souvent abusés par notre représentation « négative » et stigmatisante du handicap. Ce qui n'exclut pas qu'un sujet ne « s'y fasse » pas ou en rejette à l'avance l'éventualité.

23. Voir D. Thouvenin, « La loi n° 2005-370 du 22 avril 2005, dite loi Leonetti : la médicalisation de la fin de vie » (à paraître).

24. É. Ferrand *et al.*, « Circumstances of Death in Hospitalized Patients and Nurses' Perception. French Multicenter MAHO Survey », *Arch Intern Med,* 2008.

25. http://lesrapports.ladocumentationfrancaise.fr/BRP/104000037/0000.pdf

nication dans les équipes, solidarité intermittente entre infirmières, infirmiers, et médecins, déficit de formation face à la souffrance des patients, besoin de réflexion face à leur propre souffrance de soignants[26], *etc.*). La difficile reconnaissance des soins palliatifs dans le contexte d'une médecine adonnée à la performance, soumise à une pulsion de maîtrise, témoigne de ce déni de la mort. Les signes de ce déni sont encore aujourd'hui déchiffrables, au-delà même de la lenteur de la formation à ces soins et de leur présence encore insuffisante. Dès la formation médicale, l'épreuve de la mort vue (agonie, décès, cadavre) est davantage une initiation pour ne plus se laisser affecter qu'une invitation à la penser. Les problèmes de communication ne sont pas rares. Comment ignorer les effets de violence que produit la dissymétrie entre des soignants plus ou moins habitués à la mort et des patients, des proches, pour qui se joue un moment tragique, parfois hors du sens ? Comment admettre que de jeunes étudiants soient parfois placés dans la situation d'accompagner seuls, sans préparation, les derniers moments d'une personne ? Comment passer sous silence les conflits entre les normes de l'institution et celles des sujets concernées, lorsque par exemple, par tradition culturelle, c'est toute une fratrie qui vient dans un service hospitalier pour accompagner la fin de vie d'un proche et le veiller ? *Etc.* La question du « mourir », dans ses aspects les plus concrets, ne peut sans doute pas être isolée d'un questionnement en direction de la mort, qui est d'abord la mort d'une personne, de même que le soin s'adresse toujours à un sujet particulier.

Ce qui pourrait bien fausser les discussions sur l'euthanasie est la mobilisation d'un couple de notions abstraites : « vie » et « mort », là où il s'agit en vérité de prêter attention à une situation individuée. Ce n'est pas à « la vie » ou à « la mort » qu'un sujet est confronté mais à sa vie et à sa mort. On appréhende toujours l'euthanasie dans son résultat (la mort provoquée), la mort en général, quand son sens principal pourrait bien résider en amont, dans une démarche, une préoccupation, une ressource possible pour la personne concernée, relatives à son histoire, ses choix, ses désirs et ses angoisses. La mort n'a de sens pour le sujet que comme une possibilité intégrable à son histoire. La possibilité de l'accès au suicide médicalement assisté dans l'État de l'Oregon semble montrer sa valeur apaisante : peu de demandes, encore moins de recours effectifs à l'injection létale, mais une satisfaction générale vis-à-vis de cette possibilité protégée et encadrée par la loi[27]. Savoir qu'il existe une porte ouverte permet au sujet de se rassu-

---

26. Voir par exemple les témoignages rassemblés la revue *Pratiques* « Choisir sa vie choisir sa mort » (octobre 2000).

27. L'Oregon autorise légalement depuis 1994 (*The Death with dignity Act*) la prescription médicale de substances létales destinées à faciliter la mort dans des conditions de non souffrance et au moment choisi par le patient en fin de vie. Les conditions sont restrictives, mais cette loi, adoptée par référendum, et faisant l'objet d'une évaluation continue, n'est pas remise en cause par la population.

rer. Il n'y a pas de « dérives »[28], mais un respect de l'individualisation possible de la fin de vie. Si l'on admet qu'il n'y a pas de vérité ou d'accord sur ce qu'est la mort préférable et sur les questions existentielles engageant les choix et les convictions intimes de chacun, vouloir en imposer une serait contraire au principe qui reconnaît autrui comme être raisonnable libre. Qu'une question de cet ordre puisse accueillir plusieurs réponses de dignité égale ne discrédite ni la question ni l'ensemble des réponses qui s'écartent de celle que chacun fera sienne.

Plus avant, la question se fait jour de savoir s'il ne serait pas important d'éclairer le débat sur l'euthanasie par l'idée que les hommes, mortels angoissés, cherchent à s'apaiser vis-à-vis de la mort, certains en projetant sa maîtrise possible (la mort sera mienne, je déciderai de ma fin de vie), d'autres en l'effaçant derrière la perspective d'une fin de vie adoucie par des soins adaptés (je n'ai pas ou pas trop à craindre les conditions de ma fin de vie, la mort pourra venir à son heure). Vis-à-vis de l'idée d'euthanasie, partisans et opposants seraient dans une même stratégie d'adoucissement de la mort, l'éthique médicale se trouvant confrontée à un désir d'humaniser la mort parallèlement à sa médicalisation. Le médecin tiendrait sous cet angle un rôle paradoxal : il résiste par vocation à la perspective de faciliter la mort, mais il peut chercher au nom même de son souci de soin à épargner une certaine mort à son patient « au profit » d'une fin plus souhaitable, ou en reconnaissant que certains états de vie contestent le sens du soin et de la protection. L'euthanasie passive et indirecte est, de fait ou de droit, communément acceptée. L'euthanasie active est en débat pour les situations les plus dramatiques. Mais si le médecin peut accéder à cette limite où laisser telle personne vivre telle situation est plus « inhumain » que moralement justifié, où la mort paraît préférable, il ne doit jamais abandonner pour autant son rôle symbolique de protection des personnes.

Humaniser la mort reste cependant une expression ambiguë, suspecte d'envelopper des euthanasies compassionnelles arbitraires qui aimanteraient des pulsions criminelles chez certains soignants ou certains proches, ou, à l'inverse, un refus dogmatique de toute euthanasie au nom de « normes » définissant la bonne mort. Peut-être convient-il alors de penser que c'est à la mort d'humaniser la médecine, chacun (médecin, soignant, patient, proche) ayant à s'ouvrir à notre condition de mortels, et à l'envisager à la double lumière de la situation singulière et des principes fondamentaux du respect des personnes. Plutôt que d'encourager à une discorde où chacun

---

28. L'argument de la dérive ou de la pente fatale porte à faux : soit une chose est en elle-même mauvaise et il ne faut pas la permettre, soit elle ne l'est pas et la question porte sur les moyens d'en éviter les aspects ou les conséquences indésirables. S'il vise des risques inconnus, posant qu'il y aura nécessairement des dérives même s'il n'est guère possible d'imaginer leur façon de survenir ou leur contenu, il rejoint une interprétation caricaturale du principe de précaution posant qu'il faudrait ne rien entreprendre qui entraîne des risques. Cet argument, en s'opposant aux revendications des sujets en termes de liberté et de droits, s'apparente souvent à une forme de censure.

cherche à définir ce qu'il faut que la mort soit, cette pensée regarde vers une existence qui reconnaît cet incommensurable qu'est la mort et qui, s'éclairant d'un souci éthique, veille à l'accompagnement sans préjugés ni violences du « mourir » de l'autre.

La médecine contemporaine « administre » la mort au double sens du terme : elle accompagne ou « gère » techniquement la fin de vie et peut (nous ne disons pas doit) en décider. Dès lors qu'il fait survivre le patient, qu'il dispose de moyens de prolonger la vie, d'intervenir sur les états du corps, le geste médical est lié à la mort qui advient. La mort dépend en un sens de lui. De lutter contre la mort (ce que l'on pourrait appeler le programme cartésien de la médecine), la médecine a fini, les techniques se développant, par disposer d'un pouvoir vis-à-vis de la vie finissante qui a inscrit le rapport au « mourir » au cœur de son action. La question contemporaine de l'euthanasie n'est donc pas seulement l'insistance d'une question morale traditionnelle, elle est un problème spécifique de la médecine moderne. En même temps, il s'agit à travers cette médecine technicisée et accroissant sa puissance, d'entendre la voix humaine, de faire sa place à la présence toujours singulière d'un sujet cherchant à être jusqu'au terme l'acteur de sa vie, en lien de solidarité avec d'autres. Le problème de fond n'est pas celui de l'usage des techniques, ni des finalités de la médecine, ni des droits reconnus aux uns et aux autres par la loi. Les questions de la mort et du mourir sont des questions intimes. Le problème est de savoir si, traversant le lien social, ces questions appellent pour réponses des normes collectives ou une attention à la singularité de l'existence de chacun. Sans doute les deux orientations ont-elles à penser leur solidarité. Ne peut-on interpréter le développement des soins palliatifs, visant au mourir apaisé, comme l'accomplissement même des traditions antique et classique de l'euthanasie, et comme une tentative double de « resocialiser la mort » en faisant droit à l'inquiétude intime du sujet ? Prend-on le risque dans cette quête palliative de renouer avec une idéologie normative qui définit le « bien mourir » et attend que l'on meurt « exemplairement », dans le calme, sans perturber l'ordre des vivants[29]? Dédramatiser la mort, voire la valoriser, serait-il l'utopie sociale exerçant ses effets moralisateurs et normatifs sur la conduite à tenir du bon mourant, protégeant en retour le soignant et le proche d'une mort abyssale, incontrôlable, odieuse, source d'effroi, violente ? Si la mort peut rappeler l'humain, c'est peut-être au contraire en substituant le sens individuel à la norme, en exposant l'institution du soin à l'intime du sujet, en laissant place aux affects, à la fragilité, à la singularité d'une voix, d'une histoire, sauf à entretenir un déni dont personne n'est en vérité dupe.

Plutôt que de se forger une « opinion morale » sur la question, ne s'agit-il pas de reconnaître, selon la formule de l'avis 63 du CCNE, qu'en ce lieu, l'individu « surpasse la règle » ? La question de savoir s'il faut être pour ou contre l'euthanasie serait en ce sens non seulement à déconstruire à la

---

29. Voir M. Castra, *Bien mourir, sociologie des soins palliatifs*, Paris, PUF, 2003.

lumière des différentes significations du terme, mais à dépasser. L'éthique invite à ouvrir l'interrogation qu'est la mort et sa mort pour chacun. Avoir à mourir nous singularise ultimement et, en même temps, être à nos propres yeux des mortels nous rend humains les uns pour les autres. Ce que le sujet éprouve face à l'abîme ne peut être dicté dans la norme des autres ni abandonné des autres. La présence d'autrui, dans l'irréductible solitude du mourir, ne devrait-elle pas avoir pour sens une affirmation de « l'être avec », qui permet au sujet d'être reconnu et respecté ? Reconnaître l'euthanasie comme problème et possibilité n'est pas dire qu'elle est bonne, ou morale, ou un droit à fixer dans une loi. C'est dire qu'il existe des sujets avec chacun une façon d'exister sa vie plus fondamentale que les raisonnements et les doctrines formulées en extériorité. Que le moralisme qui ne parle que d'une voix et le formalisme qui oppose son protocole au « dire » sont plus mortifères que le sujet qui s'invente et se dit sa mort. Pour lors, la question paraît à reprendre, en dialogue, chaque fois qu'elle émerge avec telle situation, tel sujet. Les glissements de la relation de soin et de compréhension vers une relation d'abus de pouvoir et d'infraction sont régulièrement, dans les affaires d'euthanasie criminelle, le fait d'une absence de collégialité et de communication. La question a même une portée générale si la façon de s'y ouvrir peut à terme plaider pour une meilleure attention à « l'être-ensemble ». Encore bien souvent lieu de discorde dans les discours et de silence dans les pratiques, l'euthanasie, ainsi éclairée à distance de la présupposition moraliste, ayant pour enjeu de reconnaître l'intime du sujet et le sens d'une liberté humaine au cœur du lien social, invite à la parole échangée, à la présence solidaire, à promouvoir un être-avec-autrui dénué de violence et d'idéologie. Pas de thèse pour ou contre donc. La mort rend modeste le discours. Et autrui, en sa liberté, en son histoire, est une existence subjective irréductiblement singulière, au-delà de toute norme. La parole et l'interrogation partagées n'en sont que plus nécessaires.

*(Jean-Marc Mouillie)*

**Références :**

M. Castra, *Bien mourir. Sociologie des soins palliatifs*, PUF, 2003.

É. Ferrand et *al.*, « Circumstances of Death in Hospitalized Patients and Nurses' Perception. French Multicenter MAHO Survey », *Archives of Internal Medicine*, 2008.

J.-Y. Goffi, *Penser l'euthanasie*, PUF, 2004.

*Fin de vie, arrêt de vie, euthanasie*, Avis n° 63 (2000) du CCNE : http://www.ccne-ethique.fr

*Rapport parlementaire français sur l'euthanasie* (2004) : http://www.assemblee-nationale.fr

# *Justice, équité*

## 65. Théories de la justice et systèmes de santé

Les États démocratiques s'efforcent de proposer à leurs citoyens un système de santé qui soit juste, supportable et pérenne. Or aucun ne semble avoir totalement réussi et les réformes et propositions se succèdent depuis quarante ans. Pourquoi ? Comment construire un système de santé juste ?

*Qu'est-ce que la justice ?*
L'intuition première est que l'inégalité est injuste. Pourtant l'égalité stricte (donner à tous la même chose) ne serait ni juste ni sensée. La justice est l'égalité mais proportionnelle (A/B = C/D) : ce que le bien A est pour la personne B, le bien C doit l'être pour la personne D[1].
Mais quel critère de proportion choisir ? Les sociétés démocratiques ont éliminé des critères « injustes » (force, carte du Parti, appartenance à religion ou ethnie dominante, *etc.*) et distribuent tous les biens, matériels ou immatériels, selon trois critères : à chacun selon son besoin ou son mérite[2] ou le marché[3].
Comment construire une société juste ?

*L'hypothèse des sphères de justice*
La théorie des sphères de justice, proposée par M. Walzer[4] reprend une intuition de Pascal[5]. Tous les biens constituent des sphères : la société est juste si chaque sphère est définie, régulée par un critère prioritaire de distribution reconnu comme légitime. Ce qui est injuste c'est de s'approprier ou d'attribuer un bien selon un critère étranger à sa sphère : acheter ou vendre (marché) un diplôme (mérite). De plus, il ne doit y avoir ni monopole à l'intérieur d'une sphère ni sphère dominante.
En France les biens sont distribués selon l'égalité stricte (droit de vote : « un homme, une voix »), selon le mérite (postes professionnels ou fonctions publiques, par concours ou par élection), selon le besoin (aide sociale aux plus démunis, familles nombreuses, personnes dépendantes) ou selon le marché (biens de consommation).
Les biens de santé constituent-ils une sphère ? Quel en est le critère de distribution ? Et comment le justifier ?
Il y a deux grandes hypothèses :

---

1. Aristote (mort -322 av. J.C.), *Éthique à Nicomaque*, Livre V.
2. Sens social et économique et non moral : compétence, temps de travail, qualités physiques, intellectuelles, artistiques, rang familial, *etc.*
3. Loi de l'offre et de la demande.
4. M. Walzer, *Spheres of Justice* (1983), Paris, Seuil, 1997.
5. B. Pascal, *Pensées* (posthume 1670), 332, éd. Brunschvicg.

1/ le critère du marché : laisser jouer la liberté des individus (la propension à payer pour ces biens). La théorie libérale de la justice légitime, par exemple, le système de santé nord-américain.

2/ Le critère du besoin : faire jouer la solidarité. Les biens de santé sont attribués à ceux qui en ont besoin. Les théories solidaristes de la justice présentent deux variantes :

– la solidarité progressive à partir des besoins individuels : des systèmes à l'origine libéraux intègrent progressivement les besoins individuels et deviennent redistributifs ; ils sont dits « bismarckiens »[6].

– la solidarité initiale forte à partir de l'utilité collective : des systèmes de santé sont dès l'origine construits sur une solidarité d'égalitarisme utilitariste ; ils sont dits « beveridgiens »[7].

Le système français est mixte[8] : bismarckien à sa fondation en 1945, il devient béveridgien depuis trois décennies et conserve ou instaure des mécanismes libéraux.

Présentons chacun des systèmes très schématiquement, nous verrons la logique de chaque système, ensuite comment, malheureusement, chaque critère produit des effets injustes et, enfin, comment chaque système tente de les corriger en introduisant l'un des autres critères.

### Le marché : théorie libérale de la justice
#### Un système
La valeur première est la liberté : la société est juste si elle respecte la même liberté maximale pour tous, injuste si elle entrave la conduite par chacun de sa propre existence. La justice est l'égalité formelle des droits.

Cette théorie procédurale, non conséquentialiste*, est insensible aux états finaux. Il n'est pas injuste qu'il y ait des riches ou des pauvres, en bonne santé ou non, si le libre jeu de la production et des échanges n'est pas faussé. La production et l'allocation optimales des biens sont réalisées par le jeu de l'offre et de la demande : la « main invisible » du marché fait que la recherche par chacun de son meilleur intérêt maximise, à son insu, le bien-être général. Si on laisse aux individus la disposition maximale de leurs biens (minimum de prélèvements ou cotisations obligatoires) ils les géreront au mieux de leur intérêt dont ils sont les responsables et les meilleurs juges. Les inégalités initiales de santé existent mais ne sont pas injustes, personne n'en est responsable (sauf à s'en prendre à Dieu ou au destin). Chacun gère librement son capital santé en l'entretenant, l'augmentant ou le dégradant. Les soins ne constituent donc pas une « sphère » particulière. L'État n'a pas à fixer la valeur de la santé à la place des gens (prélèvements obligatoires) ni d'obligation de fournir des soins ou une assurance maladie. Ne lui incombent que les programmes de santé publique (impossibles à mener pour des

---

6. Allemagne, Autriche, Belgique, Luxembourg et Pays-Bas.
7. Royaume-Uni, Danemark, Irlande, Finlande et Suède.
8. Pays de système mixte : France, Italie, Portugal, Grèce, Espagne.

agents individuels) portant sur la pollution, la sécurité au travail, l'innocuité des produits de consommation, y compris les médicaments[9]. Chacun achète des soins, directement ou par une assurance maladie, en fonction de l'importance relative qu'il attache à sa santé : il y a des assurances libres, privées, en concurrence, proposant des contrats très divers, et des producteurs-offreurs de soins, libres, en concurrence. La justice est l' « *equity as choice* ». Telle est l'hypothèse qui fonde l'organisation des soins aux États-Unis.

### Des problèmes

Une théorie libérale de la justice pose problème pour la distribution des biens de santé. Tout d'abord, les inégalités finales en matière de santé - même si le processus qui y a conduit n'était pas injuste - heurtent le sens de la justice : quel est le sort de ceux qui sont malades et pauvres ?

D'autre part, le marché n'est pas optimal[10] pour la production et l'allocation des soins. Par exemple, la forte asymétrie d'information entre les trois agents – patient (demandeur), médecin (producteur), assureur (offreur) – fausse le marché. Du côté du patient, il y a sélection adverse de l'assurance* et fort risque moral* contre l'assurance entraînant un mauvais état de santé (risques courus, prévention négligée) et une surconsommation de soins. L'assurance sélectionne demandeurs et offreurs et cherche à minimiser les prestations. Quant au médecin – expert discrétionnaire devant des besoins de santé flous et subjectifs – il induit la demande. Surproduction et surconsommation sont d'autant plus fortes que les soins sont un bien de première nécessité sans substitution. Ainsi, le système nord-américain est-il le plus coûteux au monde en part de PNB investie, sans que les indicateurs de santé soient meilleurs que dans les pays comparables.

Enfin, en matière de santé une théorie libérale de la justice est très problématique sur le plan théorique. La maladie par elle-même est une entrave à la liberté, elle impose une valeur accordée à la santé qui n'est pas choisie librement. Le diabétique ou l'insuffisant rénal peuvent-ils ne pas mettre leur santé en bonne place dans la hiérarchie de leurs valeurs ?

### Des solutions

Face aux inégalités finales en matière de santé, le sort des malades pauvres ou âgés a conduit aux assurances sociales (USA, 1965) : *Medicaid* (financé par des impôts fédéraux et locaux) pour les familles pauvres et *Medicare* (financé par des assurances obligatoires salariés/employeurs et cotisations des affiliés) pour les personnes handicapées ou de plus de 65 ans. La dépense publique (solidarité fondée sur le besoin) représente aujourd'hui 45 % des dépenses de santé. Mais les discriminations positives posent elles-mêmes des problèmes moraux par les effets de seuil, de désincitation et de stigmatisation. La réforme de 2010, sous l'égide du Président Obama, a pour

---

9. R. Nozick, *Anarchy, State and Utopia* (1974) Paris, P.U.F., 1988.
10. Travaux de K. Arrow dès 1963.

but d'assurer les 32 millions de citoyens non assurés, par une extension de *Medicaid* et par des obligations pour les citoyens (assurance maladie obligatoire, éventuellement crédits d'impôts), pour les assureurs (obligés d'assurer et contrôlés) et pour les entreprises (assurance de leurs salariés). Mais on connaît les résistances à cette réforme et à sa mise en œuvre.

Sur le deuxième point, on peut améliorer le marché et, par exemple, réduire l'asymétrie d'information entre producteurs et payeurs par le PMSI\*, les évaluations et accréditations, les *guidelines*, les réseaux de soins coordonnés, *etc.* Mais ces procédés, efficaces et équitables, ont des effets négatifs par la standardisation et les risques sacrificiels qui en découlent. En effet, isoler des GHM, groupes homogènes de malades, annule les innombrables spécificités individuelles, pourtant lourdes de sens en matière de santé pour les personnes. On peut aussi penser que le respect des libertés est plus important que l'optimalité de la distribution économique : les soins « coûtent cher », c'est le prix à payer pour la liberté individuelle. Mais l'on se heurte au problème théorique cité en troisième point.

Pour pallier ces difficultés, faut-il - en matière de santé - remplacer le critère du marché par celui du besoin ?

### Le besoin : théories solidaristes de la justice

Le critère de justice est le besoin : à chacun selon ses besoins et à besoin égal, soins égaux. Les droits réels se substituent aux droits formels. Les théories solidaristes sont conséquentialistes : certains états finaux - pauvreté, maladie, handicap - sont injustes même si les différences initiales de capacité ou de santé ne le sont pas. La protection de la santé est un droit fondamental : les soins sont des biens premiers dont la production et la distribution relèvent de la solidarité. Ils constituent une « sphère » propre.

Deux types de systèmes de santé relèvent de cette théorie de la justice :
– les systèmes bismarckiens d'assurance sociale, fondés sur le besoin individuel, de solidarité progressive.
– les systèmes nationaux de santé beveridgiens, fondés sur l'utilité collective, de solidarité initiale.

### Solidarité progressive et besoins individuels (systèmes bismarckiens)
#### Un système

Dans les systèmes bismarckiens d'assurance sociale[11], les droits sociaux sont des attributs des travailleurs cotisant obligatoirement à une assurance face à des risques également partagés de perte de revenu (accident du travail, maladie, vieillesse, surcharge familiale). Les cotisations, versées par employeurs et salariés, sont proportionnelles aux salaires ; les prestations sont proportionnelles à la réalisation du risque ; la gestion du système assu-

---

11. Du nom de leur initiateur, le Chancelier Bismarck, mis en place en 1883-89 dans l'Allemagne unifiée en 1871.

ranciel est confiée aux partenaires sociaux, syndicats d'employeurs et de salariés.

En France, le mode bismarckien des ordonnances de 1945 s'est substitué au mode libéral hérité du XIXᵉ siècle, déjà en mutation. L'assurance contre les risques de l'existence par la famille, la communauté villageoise ou l'Église est ébranlée par la révolution industrielle. La protection se déplace vers l'entreprise : des salariés créent des caisses de secours mutuels, des patrons assurent leurs salariés en « pères de famille ». Progressivement, l'État va encourager, fixer un cadre légal, généraliser, rendre obligatoire la protection sociale, au niveau de l'entreprise, de la branche professionnelle, puis interprofessionnel, enfin national.

Le système libéral mutualiste devient progressivement solidariste redistributif. L'assurance est rendue obligatoire : « redistribution horizontale » entre bien-portants et malades ou « solidarité faible* » assurancielle par mutualisation du risque. Ensuite, la couverture est étendue aux ayants droit des travailleurs et les cotisations sont déplafonnées : « solidarité forte* » avec « redistribution verticale » des célibataires aux familles et des riches aux pauvres. Ce changement est majeur : la solidarité change de nature. Puis, l'assurance est étendue aux non-travailleurs non-cotisants (chômeurs, détenus, allocataires du R.M.I., Revenu Minimum d'Insertion, ou d'allocation veuvage). Enfin, l'égalitarisme redistributif est maximal par l'égalité d'accès aux soins formelle (C.M.U., Couverture Maladie Universelle) et réelle (offre suffisante en tout lieu du territoire). La logique est bien : à chacun selon ses besoins.

*Des problèmes*

Mais une théorie solidariste, fondée sur le besoin individuel, pose de nombreux problèmes.

Le besoin « objectif « individuel de santé se mue inévitablement chez l'être humain en désir d'immortalité, c'est-à-dire en demande subjective illimitée. D'autre part, plus on élève le niveau de santé d'une population plus le seuil de tolérance devant la maladie baisse et plus augmente la demande de santé. Autrement dit, le critère du besoin ne peut être qu'inflationniste. Comment dès lors établir des priorités dans l'allocation des ressources ? La souveraineté du consommateur, par exemple, qui régule le marché, ne peut jouer. Doit-on et peut-on offrir à tout le monde tout ce qui est techniquement possible en matière de biens de santé ?

De plus, si la solidarité solvabilise les risques, comment réintroduire une exigence d'efficacité? Le risque moral* du patient contre l'assurance joue fortement : la couverture du risque engendre la prise de risque, et augmente le besoin de soins.

Enfin, les mécanismes libéraux d'origine qui subsistent (choix du médecin par le patient, accès direct aux spécialistes, paiement à l'acte, liberté d'installation et de prescription des médecins producteurs-offreurs) confrontés au seul critère du besoin induisent nécessairement une surproduction et une surconsommation massives.

*Des solutions*
Schématiquement, on peut compenser la dérive inhérente au besoin, soit par l'autonomie (marché ou mérite), soit par une solidarité utilitariste, beveridgienne.

On introduit des mécanismes de quasi-marché par une concurrence fictive.

Du côté de la demande, le forfait hospitalier ou le ticket « modérateur » jouent le rôle d'un signal prix* pour le patient consommateur, contre la surconsommation et le risque moral. Mais ces outils peuvent être injustes : les 26 % de dépenses à la charge des ménages en France aujourd'hui sont pour les plus démunis - sans mutuelle complémentaire - facteur d'inégalité d'accès aux soins. Ils sont aussi injustes et inefficients : les plus démunis attendent d'être très malades pour se soigner. D'où des mécanismes de tiers-payant ou d'exonération, pour des personnes (faibles revenus) ou pour des soins (traitements lourds ou traitements des Affections de Longue Durée). La C.M.U.C. (France 1999) est une assurance complémentaire gratuite pour les malades à faibles revenus. D'autre part, l'autorisation d'assurances complémentaires ruine l'effet modérateur du forfait hospitalier ou du ticket modérateur : le patient se sait « couvert » et rien ne freine le risque moral et la surconsommation. Les franchises (Allemagne, France 2004), elles, sont non remboursables par les assurances complémentaires (signal prix du marché) mais si elles sont trop faibles elles sont peu incitatives, si elles sont trop élevées elles sont inéquitables et inefficientes. D'où des plafonnements (50 €/an) ou des exonérations (femmes enceintes, mineurs, patients CMU) (critère du besoin). On voit la complexité du mélange des critères.

Du coté des offreurs, des pays[12] tentent la concurrence réelle entre les caisses d'assurance maladie. Le choix et le changement de caisse d'assurance sont possibles mais la marge de manœuvre des caisses est assez réduite : l'essentiel du panier de soins* est fixé par voie législative, la concurrence joue peu sur les prestations, elle ne joue que sur les cotisations et faiblement.

On peut aussi introduire de l'autonomie par le mérite, c'est-à-dire la responsabilisation.

Du côté des demandeurs, des avantages sont accordés aux assurés ayant un comportement efficient : tiers-payant ou meilleur taux de remboursement pour les patients affiliés et fidélisés à un médecin traitant (Allemagne, Espagne, Italie, Pays-Bas, France 2004), baisse des cotisations pour les assurés non consommateurs de soins, taux de prise en charge lié au comportement sanitaire des assurés (prévention, dépistage, évitement des risques) (Pays-Bas). Le mérite est à la fois efficient (par les gains en santé) et juste (sont récompensés ceux qui par leurs efforts « pèsent » moins sur des ressources collectives) mais, dans un système égalitariste, il peut être injuste par sa composante sociale : ceux qui ont plus d'éducation et de moyens,

---

12. Réformes Dekker-Simons (Pays-Bas, 1989) Seehofer (Allemagne, 1992) Amato (Italie,1992-93).

gèrent mieux leur santé. Il peut être injuste également à cause des différences initiales, c'est-à-dire intrinsèques, en matière de santé : à comportement identique, nous sommes inégaux devant le risque d'obésité ou de
dépendance alcoolique. Enfin, il y a un danger de normalisation des comportements et de définition moralisatrice de la vie « saine » avec stigmatisation des comportements à risques, dont les contours peuvent être flous
et idéologiques.

Du côté des offreurs, la responsabilisation des médecins de ville est complexe (Allemagne, « point flottant* » abandonné en 1997. France, ONDAM[13]
de 1996 qui bute sur le problème juridique des reversements collectifs). Les
récents C.A.P.I., Contrat d'Amélioration des Pratiques Individuelles (France,
2009) semblent efficaces, les médecins de ville y adhèrent massivement.

L'autre solution est une solidarité forte utilitariste*.

On peut limiter la liberté des demandeurs : accès indirect aux spécialistes et
à l'hôpital, sur prescription du généraliste et ciblé sur un traitement défini.

On peut limiter la liberté des offreurs : *numerus clausus* des médecins et
paramédicaux, installation géographique réglementée, âge maximal d'activité, R.M.O.* (Références Médicales Opposables) pour limiter les soins inutiles, taux imposé de médicaments génériques prescrits, *etc.* Les systèmes
bismarckiens introduisent tous des enveloppes globales de ville et/ou des
budgets globaux hospitaliers (France 1984) contre la surproduction des
prestataires (maximisation des revenus en médecine de ville ; prix de journée et biais bureaucratique hospitalier).

La question morale est dans le choix du mode de calcul des enveloppes
globales. Prendre la base historique, *a posteriori*, (France 1984, Allemagne
1992) suppose que la dépense correspondait aux besoins objectifs réels.
Les défauts de cette méthode sont connus. On peut préférer un calcul *a
priori* des besoins et une maîtrise médicalisée. Ceci suppose possibles une
évaluation de l'efficacité des soins et de leurs coûts et une protocolisation
des pratiques par les R.M.O.*, l'accréditation, les « bonnes pratiques » ou
le P.M.S.I.* (France 1997) et la T2A, Tarification Activité (France 2005) permettant de moduler la base historique. Mais il est probable que la rationalisation médicalisée des besoins ne permet pas de donner leur juste
proportion aux dépenses de soin. Enfin, on peut calculer les dotations globales selon une solidarité utilitariste, c'est-à-dire en fonction de la participation des soins à la maximisation de l'intérêt général[14], en comparant les
soins et leur coût à tous les autres biens alloués par l'État qui participent à
la santé publique (traitement des eaux, sécurité sanitaire, industrielle et des
transports, éducation, logement, *etc.*). Cette dernière hypothèse fonde les
systèmes beveridgiens.

---

13. Objectif National des Dépenses d'Assurance Maladie. Ordonnances du 24 avril 1996,
dites Plan Juppé.

14. Les soins ne participent que pour 10 % à 20 % à l'état de santé d'une population.

### Solidarité initiale et utilité collective (systèmes beveridgiens)

#### Un système

Dans les systèmes beveridgiens de solidarité utilitariste[15], les droits sociaux s'attachent à la citoyenneté.

L'utilitarisme donne priorité aux actions qui maximisent le bien-être pour un maximum de personnes. Les dépenses et actions de santé ne sont pas distinctes des autres dépenses et interventions de l'État ; elles sont fiscalisées et leur budget, intégré à celui de l'État, est défini par le point d'équilibre entre la propension collective à payer (impôt consenti) et la maximisation de l'intérêt général (niveau de santé publique souhaité). On suppose possible de comparer des actions (aménager un carrefour dangereux, contrôler les abattoirs, créer une unité de cardiologie, *etc.*) et de calculer les utilités produites pour choisir celles qui produisent le maximum de mortalité/ morbidité évitée et de qualité de vie gagnée. Le critère n'est plus le besoin individuel mais la maximisation du bien-être collectif. Ce qui implique un contingentement de l'offre et des rémunérations au forfait comme pour les autres budgets nationaux.

Au Royaume-Uni, des prestations égales pour tous sont délivrées par un Système National de Santé, NHS, *National Health Service,* gratuit, accessible à tout résident. Les médecins sont fonctionnaires (spécialistes, hospitaliers) du NHS ou rétribués à la capitation\* (médecins de ville) dans le cadre d'enveloppes globales négociées à différents niveaux, national et local, sous le critère de maximisation de l'avantage collectif et par allocation des ressources en fonction de la structure démographique et de la morbidité de la population concernée.

Ce système présente les traits d'un égalitarisme fort : système national, accès à tous, gratuité.

#### Des problèmes

Ce système pose le problème de tout utilitarisme : comment mesurer les utilités ? Comment les agréger sans faire intervenir la distribution même du bien-être ? Les paradoxes sur la maximisation de la somme ou de la moyenne des utilités surgissent très vite. Surtout, comment éviter les effets sacrificiels ? La maximisation de l'avantage global pousse à passer de l'utilité médicale à l'utilité économique et sociale (soigner mieux ceux qui ont une forte utilité sociale). Même entre malades, malgré des pondérations, les calculs de coût-efficacité restent désavantageux pour les mal lotis à l'entrée du système (pathologies très invalidantes, grand âge, précarité délabrante, *etc.*).

D'autre part, un système national public, unique, centralisé, planificateur, peut être inefficient par inertie bureaucratique et effets désincitatifs pour les demandeurs (fort risque moral) comme pour les offreurs de soins (salariat ou capitation).

---

15. Du nom de leur initiateur au Royaume-Uni, Lord Beveridge, en 1942.

Enfin, l'utilitarisme peut être injuste. Si les limitations imposées par les enveloppes globales produisent des listes d'attente, l'émergence d'un secteur marchand par financement privé d'assurances supplémentaires (non pas complémentaires) crée une médecine « à deux vitesses » contraire à l'égalitarisme de principe du système.

*Des solutions*

Pour échapper aux effets sacrificiels, on introduit des discriminations positives en faveur des plus mal lotis, quitte à perdre en efficacité globale. Mais, comme on l'a vu, elles posent problème. De plus, la priorité accordée aux défavorisés peut marquer un retour à une logique d'assistance charitable, propre à une théorie libérale de la justice, mais étrangère à une théorie égalitariste.

Du côté des demandeurs, le critère du mérite peut contrer le risque moral et hiérarchiser les utilités (« Affaire de Manchester » : pas de deuxième chirurgie cardiaque lourde pour un fumeur « récidiviste » qui a trahi sa déclaration sur l'honneur d'arrêt du tabagisme). Mais le mérite pose problème pratiquement et moralement : il est souvent difficile de faire la part du « terrain » et de la liberté des personnes dans la maladie et, par ailleurs, une société entièrement méritocratique serait invivable.

Du côté des offreurs une solution est de réintroduire du marché (Thatcher 1991) : la dépense totale reste prédéterminée, le NHS reste l'offreur et l'État le financeur, mais les fournisseurs de services sont en concurrence dans un quasi-marché : les médecins traitants, regroupés en cabinets, achètent eux-mêmes soins spécialisés ou paramédicaux, médicaments ou examens complémentaires pour leurs patients (*Fund Holders*). Les patients mettent en concurrence les médecins en choisissant leur cabinet de rattachement et ceux-ci mettent en concurrence les fournisseurs. Mais les résultats ne sont concluants que pour un nombre limité de patients et d'actes.

La réforme travailliste (1999) annule les *Fund Holders*, revient à la solidarité mais instaure la décentralisation et la coordination médico-sociale par des « réseaux intégrés de soins primaires » avec enveloppe budgétaire fixe et affiliation obligatoire pour les médecins de ville et les patients. Les résultats ici aussi ne sont pas suffisamment concluants. La 2ème réforme travailliste (Blair, 2004-08) mixe des outils utilitaristes (augmentation du budget du NHS) et des outils libéraux (choix des hôpitaux par les patients, ouverture du NHS au secteur privé, rétribution complémentaire des cabinets de médecins à la performance, mise en concurrence des hôpitaux et des cabinets de généralistes pour les soins spécialisés).

Chaque système se heurte donc aux effets « pervers » du critère fondateur reconnu comme légitime et cherche à annuler ou compenser ces effets par des mécanismes empruntés à un autre critère (réintroduire du marché ou du mérite dans un système solidaire des besoins, faire des discriminations positives pour ceux qui en ont besoin dans un système libéral de marché). Ces mécanismes « correcteurs » comportent eux-mêmes des effets pervers que l'on cherche à compenser par un autre critère lui-même problématique, comme le montre l'exemple du ticket modérateur et des franchises *supra*.

### « *Justice oblige* »
#### Obligations morales des médecins
Pour les médecins, les conséquences des options françaises sont considérables : leur responsabilité est immense. La mise hors marché (majoritairement) et hors mérite des soins fait d'eux les principaux régulateurs de leur production et de leur allocation. Un système solidariste suppose des médecins « vertueux »[16] puisqu'ils ont la charge d'évaluer les besoins médicaux qui sont - qui devraient être - le seul critère de production et d'allocation des soins et, d'autre part, de prodiguer les soins correspondant à ces besoins, et ceux-là seulement. De lourdes obligations pèsent sur eux : détermination du besoin « objectif », évaluation, comparaison (médecine et autres actions, préventif et curatif, *etc.*), interdiction de tout soin inutile, compétence maximale, devoir de résistance à la demande et à l'offre, participation à l'évaluation du coût, obligation à efficacité égale de prodiguer le soin le moins coûteux.

Ce moindre coût peut rester très élevé mais si le soin est reconnu comme utile le médecin doit le prodiguer. En effet, s'il fallait faire intervenir le rapport coût/efficacité comme critère d'attribution et établir une priorité des besoins, ce choix serait politique et appartiendrait à la souveraineté nationale. Le médecin « au lit du patient » n'est pas décideur du juste. La confusion des rôles serait préjudiciable à la démocratie, aux patients et à l'éthique de la médecine. Comment l'éviter ?

#### Responsabilité du politique et des citoyens
Tout d'abord, par la transparence des critères de justice et de leur champ d'application. Si plusieurs critères s'interpénètrent par accumulation, poids de l'histoire et multiples rapports de force, le système est opaque et devient inéquitable et inefficient. C'est le cas du système français, « mille-feuille » hétérogène : des origines libérales conservées (paiement à l'acte, choix du médecin, accès direct au spécialiste, liberté de prescription et d'installation), une évolution solidariste assurantielle (cotisations obligatoires sur le travail, versées par employés et employeur, gestion paritaire, diversité des régimes), puis une évolution solidariste utilitariste (tutelle de l'État sur la santé publique depuis 1945, ordonnances de 1967, créant les Caisses Nationales de Sécurité Sociale sous tutelle de l'État, budget global hospitalier, fiscalisation par C.S.G., Contribution Sociale Généralisée, et R.D.S, Remboursement de la Dette Sociale, ordonnances de 1996 et Loi de Finances de la Sécurité Sociale, c'est-à-dire budget voté par le Parlement, et ONDAM, Objectif National

---

16. Commissariat général du Plan, Soubie R. (dir.), *Santé 2010*, Paris, 1993.

des Dépenses d'Assurance Maladie, loi Hôpital, Patient, Santé , Territoire de juillet 2009 et ajustement contraignant de l'offre de soin régionale aux besoins des populations par les Agence Régionales de Santé) enfin, des outils libéraux (ticket modérateur, forfait hospitalier, franchise, parcours de soin). Qu'est-ce qui est pris en charge par la solidarité et pourquoi ? Quels mécanismes de marché sont admis et pourquoi ? Comment le critère du mérite joue-t-il et pourquoi ? Les choix doivent être clairement posés et connus de tous, médecins et patients, offreurs et demandeurs, prescripteurs et payeurs, sinon le système ne peut que dysfonctionner. La relation médicale doit s'instaurer dans un cadre économique transparent, seul gage d'une responsabilisation de tous les acteurs concernés.

Ces questions nous permettent de penser le lien entre morale individuelle et morale collective. Si l'autonomie est le nouveau principe prioritaire[17] de la relation médicale conçue comme un contrat cela suppose la symétrie d'agents libres et égaux, liés par des droits et devoirs réciproques. Par exemple, un patient ne peut revendiquer le droit à des soins, collectivement solvabilisés, et se comporter en assisté, laisser jouer le risque moral, pratiquer le nomadisme médical ou refuser la prévention. Il conviendrait de soutenir l'autonomie par une information des citoyens-assurés sociaux sur la protection sociale, une éducation sanitaire, des incitations (meilleur remboursement) ou des pénalisations (moindre remboursement). Sous réserve que ces mécanismes ne jouent pas pour des états de santé mais pour certains comportements ciblés, objectivement et simplement identifiables (présenter son carnet de santé et les résultats des examens précédents à chaque consultation, faire telle visite de contrôle, *etc.*).

Pour maintenir la solidarité, d'autre part, il faut définir clairement sa forme, sa justification et son extension. Ceci n'est possible que par un débat sur les besoins et leur hiérarchie. Telle est la responsabilité du politique. Les choix que nous faisons individuellement, y compris dans une hiérarchie vitale (marche à pied *versus* voiture et minimisation du risque vital *versus* gain de temps), il appartient au politique de les faire au niveau collectif sur les besoins prioritaires et les risques afférents à leur satisfaction. Gouverner c'est choisir. Accepter la démocratie républicaine c'est faire le choix ensemble que certaines choses valent plus que la vie à n'importe quel prix. Le Bien commun n'est-il pas de construire une société juste, qui aura su établir démocratiquement, dans la transparence et avec courage, une hiérarchie et des priorités dans les besoins inhérents à la dignité des hommes, acceptant leur commune finitude et assumant leur angoisse de la mort ? Beaucoup de nos problèmes ne sont-ils pas ultimement les problèmes d'une société qui refuse la mort ? « A mesure que se creuse l'écart entre le techniquement possible et l'équitablement accessible, l'éthique

---

17. Loi du 4 mars 2002 *relative aux droits des malades et à la qualité du système de santé.*

consiste de moins en moins à faire tout ce qu'on peut pour offrir l'éternité à chacun. Elle consiste toujours plus à apprendre à mourir »[18].

*(Suzanne Rameix)*

**Références :**

J. Affichard, J.B. de Foucauld, *Justice sociale et inégalités*, Paris, Esprit, 1992.

A. Grimaldi, C. Le Pen, *Où va le système de santé français ?*, Paris, Prométhée, 2010.

A. L. Le Faou, *Les systèmes de santé en questions. Allemagne, France, Royaume-Uni, États-Unis et Canada*, Paris, Ellipses, 2003.

C. Prieur, *Financer nos dépenses de santé : que faire ?*, Paris, L'Harmattan, 2011.

C. Schneider-Brunner, *Santé et justice sociale. L'économie des systèmes de santé face à l'équité*, Paris, Economica, 1997.

Articles et données actualisées à consulter sur les sites de la DREES, de l'HAS et de la CNAM.

Petit lexique :

*Capitation* : rémunération forfaitaire par patient (selon ses caractéristiques : âge, sexe, pathologie, *etc.*).

*(Théorie) conséquentialiste de la justice* : une théorie non conséquentialiste de la justice suppose que si les distributions de départ, initiales (capacités naturelles, état de santé à la naissance) ne sont pas injustes (elles ne résultent pas d'une injustice commise par quelqu'un) et que suivent une production et des échanges justes (droit du travail, marché transparent et concurrentiel, ni fraude ni manipulation) alors les résultats, les états finaux, ne sont pas injustes. Une théorie conséquentialiste est, au contraire, sensible aux états finaux.

*Panier de soins* : ensemble des actes et produits médicaux pris en charge par une assurance maladie (paiement direct au prestataire et « tiers payant » pour le bénéficiaire ou remboursement au bénéficiaire après avance de frais)

*PMSI, Programme Médicalisé des Systèmes d'Information* : En France depuis 1997, pour les budgets globaux hospitaliers, l'information donnée au payeur (assurance maladie) par le producteur de soins (hôpital) est renseignée, non en journées d'hospitalisation mais en actes cotés en points ISA (indice synthétique d'activité), valeur attribuée à chaque GHM (groupe homogène de malades) en fonction du coût.

*Point flottant* : tout acte médical a une valeur en points. Tous les mois/ trimestre/année le budget global est divisé par le total de points de tous les actes réalisés : la valeur monétaire des actes fluctue. Moins il y en a plus la valeur de chaque acte augmente et réciproquement. Si des « passagers

---

18. P. Van Parjis P., *Qu'est-ce qu'une société juste ?*, Paris, Seuil, 1991.

clandestins » font beaucoup d'actes en espérant que tous les autres en feront moins et que la valeur du point augmentera, le mécanisme se retourne contre les médecins « vertueux » qui ont joué le jeu de la responsabilisation et de la qualité.

*Risque moral ou alea moral* : plus un risque est couvert par une assurance plus il est couru par l'assuré qui néglige de l'éviter.

*RMO, Références Médicales Opposables* : mises en place en France à partir de 1993, les références de bonne prescription et de bonne pratique, fondées sur des consensus scientifiques, sont opposables aux médecins de ville qui risquent des sanctions s'ils ne les respectent pas. Pour diverses raisons les sanctions sont peu appliquées.

*Sélection adverse* : si l'assurance est libre, les personnes à risque élevé (coûteuses en prestations pour l'assurance) s'assurent plus que les personnes à faible risque, les primes augmentent de plus en plus (par définition, les risques élevés se réalisent), les personnes à faible risque s'assurent de moins en moins, finalement ne s'assurent plus que les personnes à risque élevé.

*Signal-prix* : le prix est un signal qui incite l'acheteur-consommateur d'un bien à être un payeur rationnel qui ne dépense qu'à « bon escient ». Un signal-prix reproduit ce mécanisme pour limiter la consommation.

*Solidarité faible (ou horizontale ou mutualiste)* : elle unit des assurés qui courent potentiellement le même risque, par exemple en souscrivant une assurance multirisque habitation pour des logements similaires.

*Solidarité forte (ou verticale ou redistributive)* : elle unit des assurés en situation inégale face au risque. Des bien-portants versent des cotisations d'assurance maladie – liées à leur revenu et non à leur risque – qui couvrent les soins de malades qui reçoivent des prestations – liées à leur maladie déclarée et non à leurs cotisations. Un célibataire (risque unique) soumis à la même cotisation d'assurance maladie qu'un père de famille (plusieurs risques) est dans une solidarité forte vis-à-vis de lui.

*Utilitarisme* : théorie morale, élaborée au Royaume-Uni au XVIIIe siècle, par la recherche d'un critère objectif de la moralité des actions. Supposant possible de mesurer et d'agréger les quantités de bien-être ou de souffrance produites par nos actions, cette théorie – souvent incomprise et très exigeante – déclare morale l'action qui maximise le bonheur, ou minimise le malheur pour un maximum de personnes concernées. Le risque est l'*effet sacrificiel* : augmenter une quantité de plaisir par de la souffrance (souffrir un instant chez le dentiste pour éviter un abcès dentaire plus douloureux) est admissible pour un individu mais sacrificiel pour un groupe. Le calcul même de la maximisation est problématique : on peut maximiser une quantité globale de bien-être en augmentant le bien-être de certains seulement comme en augmentant seulement un peu le bien-être de beaucoup.

## 66. Les inégalités sociales de santé

Historiquement, les définitions de la santé et de la maladie ne sont pas indépendantes des considérations sociales. Ainsi l'hôpital resta longtemps le lieu d'accueil des pauvres, et non seulement des malades. Les soins y étaient d'ordre au moins autant social que sanitaire. Il s'agissait d'abord d'assurer le gîte et le couvert avant de se préoccuper d'un traitement de type médical qui ne devient central à l'hôpital qu'à la fin du XVIIIᵉ siècle. Le lien entre action sociale et maladie est renouvelé au cours du XIXᵉ siècle avec les assurances sociales, puis au milieu du XXᵉ siècle avec la sécurité sociale. La maladie est alors pensée comme relevant des aléas sociaux contre lesquels les travailleurs et leurs ayants droit doivent être protégés. L'idée d'« action sanitaire et sociale » détermine aujourd'hui encore notre organisation administrative de la santé (comme en témoignaient encore il y a peu les Directions de l'Action Sanitaire et Sociale).

### Définition des inégalités sociales de santé

Parler d'inégalités sociales est l'une des manières les plus directes d'indiquer que la santé appartient au champ du social et non seulement au domaine du biologique, alors que ce dernier nous apparaît aujourd'hui comme autonome du fait du développement des sciences de la vie. La santé, les maladies et même la mort sont liées aux différentes dimensions du monde social. L'organisation des hommes entre eux, les modes de vie, les habitudes, le rapport à la nature, la définition de ce qui est considéré ou non comme normal, de ce qui peut et doit être traité, sont autant d'éléments qui façonnent la santé et contribuent à sa distribution de façon non uniforme.

On parle d'inégalités sociales de santé pour signifier que selon le lieu où l'on vit, la place que l'on occupe, le métier qu'on exerce, la probabilité de contracter une pathologie déterminée est différenciée. De même, les soins prodigués et l'espérance de vie moyenne varient selon divers groupes d'appartenance (la profession mais aussi la région de résidence, le quartier, l'appartenance ethnique, le genre). Ainsi, on vit, aujourd'hui encore, moins longtemps dans le Nord de la France que dans le Sud.

On peut formuler l'existence des inégalités sociales de santé de la manière suivante : les catégories sociales conditionnent le type de maladie, l'espérance de vie et la consommation de soins. Autrement dit, il existe une inscription du social dans le corps des individus. Ainsi, même des traits physiques aussi élémentaires que la taille et le poids peuvent être corrélés à des appartenances sociales. On sait aujourd'hui très précisément comment, avant d'être un indicateur de pathologie, l'obésité est un indicateur de pauvreté.

### L'histoire des recherches en sciences sociales sur les inégalités de santé

La question des inégalités de santé est conceptualisée à la fin du XVIIIᵉ siècle à partir du constat d'une mortalité différente suivant les couches sociales. Inspirés de la philosophie des Lumières et rendus possibles par le développement de la statistique, des travaux mettent au jour la surmortalité dont sont victimes certaines catégories sociales. En France, dès le début du XIXᵉ siècle, on tente de donner des explications aux inégalités de santé. L. R. Villermé, médecin et observateur de la condition ouvrière, tente de distinguer la pauvreté de l'insalubrité de l'environnement comme facteurs explicatifs des écarts de mortalité au sein de la population parisienne. Dès cette époque, l'analyse des causes des inégalités de mortalité, plus faciles à démontrer que les inégalités de santé qui ne seront analysées que plus tard, fait débat. La publication en 1840 de son fameux *Tableau de l'état physique et moral des ouvriers employés dans les manufactures de coton, de laine et de soie* donne lieu à des lectures divergentes : certaines privilégient la dégradation morale des ouvriers ; d'autres insistent sur la primauté des conditions de l'industrialisation afin d'expliquer la misère ouvrière et son incidence sur l'état physique et la durée de vie des individus[1].

Les premiers constats argumentés des inégalités de santé se produisent ainsi en regard de l'industrialisation et de ses effets sur le corps des individus. La condition ouvrière – cœur de la question sociale – est appréhendée à partir d'une lecture des corps, et particulièrement des corps en croissance. De telles analyses conduisent tout d'abord à des changements dans la réglementation du travail des enfants. L'analyse des inégalités de mortalité selon la catégorie sociale est plus précoce et plus développée en Grande-Bretagne qu'en France, de même que ses effets sur la dénonciation de l'organisation industrielle, puis sur les réglementations du travail.

Ce moindre intérêt et ce retard français sur cette question se retrouvent encore aujourd'hui. Ils s'expliquent par la faiblesse de la culture épidémiologique et de santé publique en France, mais aussi par l'organisation du système de soins fondé sur une politique de remboursement centrée sur l'offre, alors que la gratuité en vigueur dans le NHS (*National Health Service*) britannique donne lieu à de multiples études de besoins. Dans ces dernières, des populations cibles sont déterminées afin d'organiser la répartition des allocations de ressources. Sont ainsi précocement mises au jour des inégalités territoriales aussi bien que sociales.

Le *Black Report*, publié en 1980 au début des « années Thatcher », marque un temps fort de la lecture des inégalités sociales de santé et a des effets bien au-delà de la Grande-Bretagne. Il montre comment, sur le demi-siècle qui vient de s'écouler, marqué par un accroissement fort de l'espérance de vie pour toutes les catégories sociales, les inégalités sociales de mortalité non seulement ne régressent pas, mais ont tendance à augmenter malgré l'amélioration générale des conditions de vie et l'instauration d'un accès égalitaire au système de soins. Plus encore, les différences de mortalité ne

---

1. L.-R. Villermé, *Tableau de l'état physique et moral des ouvriers employés dans les manufactures de coton, de laine et de soie*, 1840, classiques.uqac.ca/classiques/villerme_louis_rene/tableau_etat_physique_moral/tableau_etat_physique.html.

s'observent pas seulement entre les plus pauvres et les autres, mais tout au long de l'échelle sociale, dessinant ce qu'on nomme désormais un « gradient social de santé ». Les cohortes *Whitehall* ont été déterminantes sur ce point en montrant, à partir de la population des fonctionnaires britanniques, des écarts continus sur l'ensemble de la pyramide sociale. On ne peut donc plus se contenter d'explications causales fondées sur la précarité des conditions matérielles de vie de la seule partie de la population la plus déshéritée. Les inégalités sociales de santé, pensées désormais comme touchant l'ensemble de la population et non plus seulement des catégories extrêmes, deviennent un mode de lecture du social. Un champ de recherche s'ouvre, donnant lieu à de multiples travaux dans le domaine de l'économie, de la sociologie, de l'épidémiologie et de la santé publique.

La France intègre tardivement ces problématiques. Il faut attendre le milieu des années 1990 pour voir apparaître un secteur de recherche structuré autour de ces questions. Pour différentes raisons, la dimension sociale de la maladie et de la mort émerge plus difficilement en France que dans le monde anglo-saxon et les pays nordiques. L'idée fausse selon laquelle les progrès médicaux et l'amélioration des conditions de vie se traduiraient mécaniquement par une diminution des inégalités y reste vivace. Non pas que la population française serait épargnée par les inégalités sociales de santé mais la considération de la maladie sous l'angle à la fois biologique et individuel semble freiner une appréhension collective de cette réalité. Les comparaisons européennes récentes montrent, au contraire, la particularité de la situation française concernant la mortalité prématurée chez les hommes : les différences entre professions non manuelles et manuelles sont ainsi notoirement plus élevées chez nous que chez nos voisins européens.

### Les causes sociales des inégalités de santé

Les travaux systématiques entrepris ces dernières années permettent de préciser à la fois la nature des inégalités de santé, leur évolution et les facteurs de causalité qui peuvent leur être associés.

Certaines inégalités sont mieux connues que d'autres. On sait ainsi depuis longtemps que les femmes vivent en moyenne plus longtemps que les hommes. Pourtant, il ne s'agit pas seulement d'une différence biologique fondée sur une plus grande robustesse et une moindre vulnérabilité avérée des femmes, mais aussi d'une différence sociale liée à la place des unes et des autres dans la société et à des conditions de vie et des pratiques différenciées. Il faut distinguer le sexe (biologique) du genre (social). On sait moins que les femmes présentent des taux de morbidité supérieurs à ceux des hommes, c'est-à-dire qu'elles sont plus fréquemment, mais moins gravement, malades. L'étude des inégalités sociales de santé montre surtout qu'elles sont beaucoup plus importantes chez les hommes que chez les femmes. Ainsi, à titre d'exemple, l'espérance de vie des hommes ayant le statut « cadre » dans les années 1990 est supérieure de sept ans à celle des ouvriers, alors que l'écart est de trois ans entre les femmes « cadres » et les ouvrières. La population masculine semble donc beaucoup plus sensible aux inégalités de santé que la population féminine et les écarts d'espérance de vie constatés entre hommes et femmes sont plus importants en France que ceux qu'on observe entre les catégories sociales.

Le genre, la catégorie professionnelle, le niveau de revenu, le niveau d'éducation, le lieu de résidence sont autant de critères sociaux qui conditionnent le niveau de santé et l'espérance de vie. Pourtant, alors que les inégalités de santé entre hommes et femmes tendent à diminuer doucement ces dernières années, celles qui prévalent entre catégories professionnelles sont plutôt en augmentation – en tout cas en ce qui concerne les catégories extrêmes.

Au-delà de cette analyse, l'élucidation des causes sociales des inégalités de santé s'avère complexe du fait du grand nombre de facteurs potentiellement impliqués. Plusieurs axes peuvent toutefois être distingués, même si les facteurs qu'ils détaillent peuvent être interdépendants et plus ou moins superposables.

Les *conditions matérielles de vie des personnes* sont un premier élément qui contribue à maintenir ces inégalités de santé. Assez largement corrélées au revenu économique, elles comprennent le logement, l'alimentation, *etc.* Elles sont d'autant plus difficiles à appréhender qu'elles ont un effet tout au long de la vie. Des conditions de vie particulières dans l'enfance vont ainsi influer sur l'état de santé plusieurs décennies plus tard. Le capital économique détermine également l'accès aux soins et le niveau de consommation médicale. Si la France est dotée d'un large système de protection sociale, avec une proportion de la population bénéficiant d'une assurance-maladie qui ne cesse de croître, la part des soins restant à la charge du patient continue elle aussi à augmenter, représentant aujourd'hui un peu plus de 25 % des dépenses de santé. Dans ce contexte, détenir une couverture complémentaire, surtout lorsqu'elle assure les soins les moins bien remboursés, est un facteur essentiel de l'accès à l'offre de soins. Une part non négligeable de la population (jusqu'à 30 % selon certaines enquêtes) déclare avoir déjà renoncé à se faire soigner pour des raisons financières (consulter un médecin, se procurer des médicaments, faire une analyse biologique ou un examen radiologique). Ces personnes délaissent surtout les « soins de base », le suivi dentaire et de lunetterie, qui sont les moins bien couverts et pour lesquels les inégalités s'accroissent, alors qu'elles tendent à diminuer pour les actes mieux remboursés (le nombre moyen de consultations en médecine générale est aujourd'hui assez proche entre les couches sociales).

Des dispositifs tels que la Couverture Maladie Universelle (CMU), instaurée en 2000, ou l'Aide Médicale Gratuite (AME) visent, et réussissent en partie, à ouvrir le système de santé aux plus défavorisés mais ils sont loin de résorber les différentiels d'indicateurs de santé constatés pour ces catégories. Un dispositif réglementaire ne suffit pas à produire de l'équité et plusieurs enquêtes ont montré comment les bénéficiaires de la CMU se voyaient régulièrement opposer, sous divers prétextes, des refus de soins chez les médecins spécialistes libéraux. Ces bénéficiaires décrivent également leur expérience sociale, marquée par la stigmatisation et un certain sentiment de honte, de mésestime de soi, du fait de leur dépendance vis-à-vis de la collectivité. Ajoutons la complexité de ces systèmes de protection supplémentaires, qui exigent des démarches administratives spécifiques et que méconnaissent les personnes qui ont le droit d'en bénéficier et les personnels de santé. Aussi, un système de soins accessible et ouvert à tous apparaît comme une condition nécessaire, mais non suffisante de la réduction des inégalités de santé.

*L'environnement social* des personnes, très souvent corrélé à leurs conditions matérielles, constitue un second facteur explicatif, en tant qu'il expose (ou protège) à des risques spécifiques sur la santé. L'environnement de vie peut être dommageable pour l'état de santé lorsqu'on habite dans des zones de pollution (chimique, sonore) ainsi que pour l'accès aux soins dans des régions médicalement désertifiées. Il en est de même pour l'environnement de travail qui peut aussi exposer aux poussières d'amiante, au travail dans une atmosphère bruyante, ou encore au travail de nuit, à des rythmes décalés, avec des postures pénibles. Dans ce cadre, on a tendance à intégrer aujourd'hui les nuisances psychologiques : le stress (découlant des exigences de rentabilité économique ou d'un travail en contact permanent avec un public d'usagers), le manque de reconnaissance et l'absence d'autonomie dans son travail. À l'inverse, la satisfaction intellectuelle, la congruence entre le poste occupé et ses qualifications, et le prestige social accordé à sa profession sont autant d'éléments protecteurs pour la santé. Deux autres phénomènes liés au travail, et touchant davantage les personnes socio-économiquement les plus fragiles, ont un effet néfaste sur la santé : l'insécurité, avec la précarisation de l'emploi, et surtout l'absence de travail. On observe une sur-morbidité et une sur-mortalité des chômeurs et des inactifs, l'exclusion du monde du travail générant une dévalorisation personnelle, un sentiment d'inutilité sociale et un isolement social. D'une manière générale, le degré d'insertion sociale et de sociabilité, son inscription et sa participation aux différentes sphères de la vie sociale ont un fort impact sur la santé : les personnes qui n'ont pas d'activités de loisirs ou encore les personnes célibataires ont un plus mauvais état de santé.

*Les conduites individuelles dites « à risques »* : la consommation de tabac, d'alcool, l'alimentation occupent une grande part dans l'explication des inégalités de santé. Ces comportements ne sont pourtant pas strictement individuels dans la mesure où ils sont fortement corrélés aux catégories sociales. Plus encore, la qualification d'une consommation comme porteuse de risques pour la santé et les campagnes d'information qui l'accompagnent ont tendance à renforcer les inégalités. Ces conduites à risque peuvent être interprétées comme une moindre attention portée à sa santé chez les personnes en situation de vulnérabilité sociale, aux prises avec des difficultés économiques, d'accès au logement et d'insertion sur le marché du travail, sur lesquelles elles se concentrent prioritairement. À l'inverse, les couches sociales favorisées consultent plus précocement (quand elles perçoivent une manifestation corporelle inhabituelle), à la fois les médecines « conventionnelles » et les médecines « alternatives ». Sur le plan préventif (dépistages, activités sportives), elles sont particulièrement observantes, si bien que l'écart de recours aux soins entre les catégories sociales est aujourd'hui plus important concernant les soins préventifs que les soins curatifs. De plus, elles ne visent pas seulement à préserver leur capital santé mais également à le maximiser, en recourant aux différentes thérapies et *coaching* de mieux-être corporel et psychique.

Enfin, parce qu'elles fréquentent et connaissent davantage le monde de la médecine, de la santé et du mieux-être, les personnes socialement favorisées bénéficient d'une meilleure *qualité de soins* : elles accèdent rapidement aux innovations médicales et aux nouvelles informations de prévention et s'orientent plus aisément vers les professionnels spécialistes des troubles de santé qu'elles présentent. Constatons également qu'elles se définissent par leur proximité socio-culturelle des médecins, partageant ainsi les mêmes normes et référents sociaux, notamment langagiers, qui facilitent la compréhension réciproque dans la rencontre médicale. Des enquêtes ont montré que les personnes d'un plus faible niveau social étaient les moins satisfaites des relations entretenues avec les médecins, décrivant le sentiment de ne pas être suffisamment comprises et de ne pas recevoir assez d'informations.

À ces schémas de causalité sociale des inégalités de santé, il faut encore ajouter le fait que la santé peut être considérée non seulement comme conséquence mais également comme cause d'inégalité sociale. Ainsi des problèmes spécifiques de santé (maladie, handicap, *etc.*) peuvent eux-mêmes constituer un facteur de baisse de revenu, de moindre niveau d'éducation et de niveau social. Cet élément peut se combiner avec les facteurs précédents et agir en chaîne : des conditions matérielles, un environnement physique, des conduites de consommation et un faible niveau de soins déterminent des situations de santé qui peuvent elles-mêmes être cause d'un niveau social plus bas.

### Accroissement des inégalités sociales de santé et organisation de l'action
Les inégalités sociales de santé sont aujourd'hui bien documentées même si nombre de données brutes sont encore manquantes en France. La démonstration n'est plus à faire que la situation française sur ce point est médiocre en comparaison de celle de nombre de ses voisins européens. Les différents plans de santé publique, à l'instar du Plan Cancer II, intègrent

la lutte contre les inégalités comme un impératif majeur. Pourtant les iné-galités sociales de santé restent encore largement présentées comme un archaïsme, une sorte de réminiscence d'un monde passé dont il conviendrait de se défaire par la mise en œuvre de quelques actions bien pensées. Loin d'une telle image, un regard analytique permet de comprendre combien ces inégalités sont prégnantes et comment elles ont tendance à s'accroître avec la connaissance et les progrès médicaux. Ainsi les inégalités sociales n'apparaissent plus comme les restes d'un monde ancien mais bien comme un attribut de la société de la connaissance et du risque.

À titre d'exemple, on constate aisément comment les savoirs sur les méfaits du tabac sur la santé se sont traduits par une baisse de la consom-mation bien plus marquée chez les cadres que chez les ouvriers. De même, les campagnes d'information pour une alimentation plus riche en fruits et légumes se traduisent par une différenciation accrue des modes alimentaires selon les catégories sociales encore renforcée par l'aspect économique de la question (il est plus onéreux de manger des fruits et des légumes frais que des pâtes et des produits issus de l'industrie agro-alimentaire).

De façon plus troublante, des pathologies comme le cancer du sein ou le sida qui paraissaient atypiques en France dans les années 1980 par une distribution socialement tirée vers le haut ont tendance en quelques décen-nies à se normaliser et à se caler sur le gradient social ordinaire.

L'impératif de santé publique de nos sociétés contemporaines, caracté-risé par la connaissance, l'information et la promotion de la santé, semble donc non pas aller dans le sens de la diminution des inégalités sociales de santé mais bien d'un renforcement de celles-ci.

L'analyse des inégalités sociales de santé conduit à brouiller la distinc-tion entre le biologique et le social, qui paraissent toujours plus intriqués au sein des situations individuelles et collectives. Les études les plus récen-tes tendent à faire des indicateurs de santé des éléments sociaux comme les autres. Ce ne sont pas les revenus, l'accès aux soins ou les comporte-ments qui déterminent le niveau d'inégalité de santé : ce dernier paraît finalement lié d'abord à la structure et à l'organisation de chaque société. Au-delà des problèmes de chiffrage et de conceptualisation, les inégalités de santé sont bien un mode de lecture de l'ordre social, une façon d'ac-céder à la compréhension de cet ordre. Les inégalités de santé dépassent la seule opposition entre catégories extrêmes. L'espérance de vie suit un continuum selon les positions relatives de chacun dans l'échelle sociale. La répartition de la santé apparaît ainsi comme une marque de la cohé-sion sociale d'une société. Non plus conséquence de l'inégalité sociale mais partie intégrante de celle-ci, la santé est un élément constitutif de la structuration des sociétés.

(*Laurent Visier, Anne-Laurence Penchaud*)

**Références :**

P. Aïach, *Les inégalités sociales de santé*, Paris, Éditions Economica, 2010.

D. Black, J. N. Morris, C. Smith, P. Townsend, *The Black report*, London, Pelican, 1980.

A. Leclerc, D. Fassin et al., *Les inégalités sociales de santé*, Paris, INSERM/La Découverte, 2000.

HCSP, T. Lang (dir), *Les inégalités sociales de santé. Sortir de la fatalité*, Paris, 2009. www.hcsp.fr/explore.cgi/hcspr20091112_inegalites.pdf

## 67. L'économie de la santé

Occupant une place reconnue tant dans le champ académique et universitaire que pour les administrateurs des institutions de soins et des systèmes collectifs de santé, en France comme dans le monde développé, l'économie de la santé n'en demeure pas moins une discipline relativement récente dont on peut situer l'origine au tournant de la décennie 1960. Paru en 1963, un article devenu mythique de Kenneth J. Arrow[1], qui sera prix Nobel d'économie en 1972, est unanimement considéré comme le texte précurseur de la discipline. Au travers de l'incertitude, sont alors posées certaines spécificités des biens que constituent les soins médicaux. Elles justifient que les seuls mécanismes du marché ne puissent assurer que leurs modes de production, de consommation ou de financement sont nécessairement les plus efficients et les plus équitables. Ce résultat prend toute son importance après la démonstration par Kenneth Arrow et Gérard Debreu (prix Nobel d'économie en 1983) qu'en toute rigueur un équilibre général de marché de concurrence pure et parfaite n'est possible que sous conditions précises et très restrictives. Un autre résultat connu comme le *paradoxe d'Arrow*, montrant qu'il est impossible de définir l'intérêt général à partir des choix individuels, inspire également la réflexion originelle de l'économie de la santé qui s'ancre ainsi dans les débats essentiels de la science économique : les mécanismes de choix et les coûts d'opportunité alternatifs, ou la rationalité des agents économiques.

À la même période, la consommation de soins et l'attention portée à la santé prennent aussi place dans un courant de recherche s'intéressant aux mécanismes d'accumulation des richesses[2]. À l'Université de Chicago, Gary Becker (prix Nobel 1992) élabore une théorie du capital humain mobilisant l'éducation, la formation et la santé en tant que capacités à développer puis à maintenir, tels des investissements susceptibles d'engendrer des revenus accrus[3]. Investir dans la santé est ainsi pro-

---

1. K. J. Arrow, « Uncertainty and the welfare economics of medical care », *The American Economic Review*, 1963, LIII, 5, p. 941-973.
2. V.R. Fuchs, *The Contribution of Health Services to the American economy*, New York, Milbank Memorial Fund Quaterly, 1966, 44.
3. G.S. Becker, *Human Capital, A Theoretical and Empirical Analysis*, New York, Columbia University Press, for the National Bureau of Economic Research, 1964.

posé comme une source potentielle de richesse pour l'individu ou pour la nation. Cependant le financement des coûts relatifs aux soins, même partiel, au travers notamment de l'État ou de l'assurance, est susceptible de modifier l'arbitrage et les choix des individus et d'influencer de façon non optimale la demande individuelle et globale. Cette approche théorique du capital humain sera ensuite critiquée, notamment par les sociologues en raison de l'absence de prise en considération d'éléments contextuels essentiels comme le poids des institutions, les inégalités et les rapports de pouvoir, ou encore l'influence des valeurs et des représentations dominantes. Mais elle a ouvert la voie à une démarche plus générale qui vise à identifier une part de rationalité économique dans les actions les plus personnelles ou les plus quotidiennes.

Ces théories et ces débats sont relativement vite connus en France même si le milieu intéressé ne compte alors que quelques personnes. Le contexte français est marqué historiquement par certaines particularités qui situent le développement de l'économie de la santé au carrefour de trois mondes : le monde de l'administration publique, le monde universitaire et le monde médical. Ces trois mondes ne sont bien sûr pas disjoints et un certain nombre de personnalités circulent de l'un à l'autre. Mais l'intérêt de chacun de ces mondes pour l'économie de la santé se fonde néanmoins sur des logiques et des problématiques un peu différentes dont on continue de trouver la trace aujourd'hui.

L'immédiat après-guerre voit la promulgation en 1945 des ordonnances Laroque sur la sécurité sociale qui mettent en place l'assurance-maladie pour les travailleurs salariés selon un mécanisme qui disjoint radicalement la logique de recueil des cotisations assise sur les salaires de celle qui gouverne les dépenses de soins prescrites par les seuls médecins. Le dispositif a vocation à s'étendre à l'ensemble de la population française. Il contribue à justifier l'adage selon lequel la santé n'aurait pas de prix tout au moins pour l'individu et à légitimer l'implication de la collectivité pour garantir le financement des besoins de soins dés lors qu'ils sont identifiés par un médecin sans autre modalité de régulation. La reconstruction française est pensée à l'époque dans un cadre de planification piloté par le Commissariat Général au Plan qui montre dès le quatrième Plan puis au fil des plans successifs, un intérêt de plus en plus marqué pour la production des services non marchands dans le cadre de l'activité des administrations publiques et pour les interventions sociales de l'État dont le développement est considérable. L'ampleur croissante des coûts sociaux à laquelle les dépenses de santé participent fortement, qui sont bientôt identifiés annuellement dans des comptes dits satellites de la Comptabilité Nationale Française, conduit les responsables de la planification sociale à s'intéresser de plus près aux logiques de croissance des secteurs concernés. Le développement de la statistique sociale et le besoin d'études sur leur utilité sociale augmentent simultanément, ouvrant un champ de recherche en expansion d'autant que le montant du budget social de la nation rejoint rapidement celui du budget de l'État et lui deviendra supérieur en 1972. Le secteur social et particulièrement le secteur de la santé sont ainsi rattrapés par des questionnements économiques et financiers. Outils de planification et d'aide à la décision publique, des études économiques sur la santé comme sur d'autres secteurs sociaux, impulsées par le Commissariat au Plan et conduites notamment, dés 1955, par la division d'études médicales (DEM) du Centre de recherche et d'études sur la consommation (CREDOC), deviennent ensuite le support du processus de rationalisation des choix budgétaires et des dépenses publiques. Ainsi la question de la maîtrise des dépenses de santé qui mobilisent une part croissante des budgets nationaux comme des budgets familiaux, et déséquilibrent durablement les comptes de l'assurance-maladie (le fameux trou de la sécurité sociale), est posée dés le début des années 1970[4], et le reste encore en 2011. Même si, sous l'impulsion répétée de multiples plans de régulation financière visant tout à tour depuis plus de deux décennies à réduire l'offre de soins ou à contraindre la demande, on observe désormais un net ralentissement de leur rythme de croissance.

Dans le monde académique, les enseignements d'économie sociale restent dans les années 1950 des cours optionnels souvent ouverts à tous les étudiants des facultés françaises de droit et d'économie mais ils n'attirent pas autant les étudiants que ceux qui traitent des courants novateurs de la science économique tels que les modèles de croissance. Cette demande nouvelle de travaux sur la santé, l'éducation ou encore la pauvreté, redonne progressivement à l'économie sociale une certaine actualité académique et réserve, par exemple, à côté de l'analyse théorique de la fonction de production, une place pour celle plus empirique des producteurs et des contraintes de leurs contextes d'activité, ou pour les mesures du bien-être au travers notamment des indicateurs sociaux. Au tout début des années soixante-dix, des enseignements et unités de recherche en économie de la santé se développent à Paris, Aix-Marseille, Lyon, dédiés à cette discipline tout juste naissante et contribuent à la construction de cet objet économique nouveau[5]. Des appels d'offre sont lancés sur l'analyse de la croissance des dépenses de santé, la gestion et l'organisation hospitalière, les représentations de la santé et de la maladie, les inégalités face aux soins, les relations en travail et santé. La recherche française en économie de la santé prend alors toute sa place dans le développement international de la discipline qui, au travers de ses enseignements et de ses revues spécialisées, devient une branche reconnue des sciences économiques et y apporte sa contribution autant théorique qu'appliquée.

---

4. E. Levy, M. Bungener, G. Duménil, F. Fagnani, *La Croissance des dépenses de santé*, Paris, Economica, 1982.

5. A. Letourmy, S. Darbon, « La Micro-économie des soins médicaux doit-elle nécessairement être d'inspiration néoclassique ? », *Sciences Sociales et Santé*, I, 2, 1983, p.31-77.

Le monde de la médecine ne peut rester longtemps extérieur à ce mouvement. La mise en place, en 1945, de mécanismes collectifs de financement, en rendant solvables, au travers de l'assurance-maladie, les demandes individuelles adressées à une offre professionnelle de plus en plus performante (du fait de l'avancée des connaissances et des technologies biomédicales et pharmaceutiques), induit peu à peu un essor continu des soins. C'est une transformation considérable[6], les notions d'économie et de santé apparaissant depuis longtemps fondamentalement antinomiques ; les soins relevant essentiellement de la sphère privée ou, à défaut, de la charité publique, et la vocation du médecin étant en apparence dégagée de toute préoccupation mercantile, excluaient de fait le domaine d'intervention de la médecine du regard économique en dépit de la dénonciation récurrente par les médecins de la pléthore médicale, mécanisme économique fondamental qui lie un montant défini de ressource au nombre d'individus pouvant y prétendre. Confronté à cette situation économique et médicale inédite d'expansion de la demande de soins et des moyens scientifiques et techniques d'y répondre, le monde médical s'empare progressivement des outils de l'analyse économique, en particulier, au travers de la mobilisation du calcul économique et financier, pour déployer et justifier ses interventions de plus en plus coûteuses. Des travaux cherchent ainsi dés cette période à calculer le coût de la maladie en général ou de telle ou telle affection, et à mesurer les ressources mobilisées pour y faire face, ouvrant la problématique toujours d'actualité de la valorisation des coûts indirects de la maladie, notamment des pertes de production induites par les arrêts de travail, ou celle controversée de la valeur de la vie humaine. Médecins et économistes travailleront alors de consert à l'avancée de la discipline[7].

Si la plupart des questions posées dés l'origine restent largement d'actualité, elles se sont élargies et fortement complexifiées. D'autres sont apparues, les travaux d'économie de la santé s'adaptant aux évolutions de la situation épidémiologique, des connaissances médicales et du système de santé, elles-mêmes liées aux mutations plus générales des sociétés et de l'économie mondiale de ces dernières décennies[8]. L'évaluation au service d'une efficience accrue en devient le maître-mot, imposant au monde médical, selon des méthodes parfois discutables et avec des degrés d'acceptation divers, une transformation radicale de ses rapports avec la société.

Du côté de la médecine, ces évolutions sont bien connues : liés pour une part aux gains d'efficacité médicale, le vieillissement de la population dans les pays développés et la montée des pathologies chroniques gagnent dorénavant d'autres pays, côtoyant ou remplaçant selon les cas les maladies

---

6. C. Herzlich, M. Bungener, G. Paicheler, P. Roussin, M.-C. Zuber, *50 ans d'exercice de la médecine en France. Carrières et pratiques des médecins français, 193-1980*, Paris, ed Doin-Inserm.

7. D. Bénamouzig, *La santé au miroir de l'économie*, Paris, PUF, 2005.

8. CES, « Les vingt ans du Collège des économistes de la santé », *Les Tribunes de la Santé*, SEVE, Hors Série, Paris, Les Presses de SciencesPo, septembre 2010.

infectieuses. Cette transition épidémiologique conjuguée à l'avancée des connaissances médicales, à la technicisation continue des soins, à la multiplication des médicaments et des examens de diagnostic comme de surveillance, accentue la pression constante sur les coûts des soins et suscite partout l'élaboration et la mise en place de mécanismes économiques et financiers de régulation et d'évaluation promouvant l'efficience et la qualité des soins. Au-delà ce sont les modalités économiquement supportables de l'innovation diagnostique et thérapeutique en regard de sa mise à disposition rapide et équitable pour tous les patients concernés au niveau national ou international, y compris dans les pays du Sud, qui sont en cause. La définition de modes de coordination entre acteurs relève aussi des sciences économiques et de gestion qui ont donc vocation à interroger les mutations en cours de la place et du rôle de l'hôpital dans le système de santé qui outrepassent l'appréciation de ses activités (systèmes d'information, résumés de sortie standardisés, indicateurs de qualité) et de leurs modalités de financement (prix de journée, budget global, tarification à l'activité), face à un fonctionnement de plus en plus coûteux associé à une réduction significative des durées de séjour des patients y compris les hospitalisations d'une journée.  La question de la coordination des multiples acteurs du soin comme celle des soins eux-mêmes a pris une dimension inédite du fait de l'augmentation des processus de spécialisation et de concentration tant en ville qu'à l'hôpital, et de l'allongement du parcours de soins. Elle s'impose également du fait de la redéfinition des soins primaires ainsi induite et des changements des modes d'exercice notamment en médecine générale, donnant naissance à des formes d'organisation nouvelles : réseaux, structures de concertation, maisons médicales, et modulant pour ce faire la rémunération des soignants impliqués, hors du principe jusqu'alors dominant en France du paiement libéral à l'acte, en accord avec les enseignements de la théorie économique des incitations ou des contrats.

Du côté du monde social et politique, les transformations ne sont pas moindres et mobilisent tout autant les théories et les méthodes de l'économie de la santé. Ainsi en est-il de l'irruption de nouveaux acteurs que sont en particulier les pouvoirs publics et les patients, dans le fonctionnement quotidien des services de santé effritant de ce fait l'autonomie quasi totale d'intervention déléguée originellement à la profession médicale. Ce sont maintenant les différentes agences de santé et le Parlement qui interviennent sur les aspects financiers mais aussi réglementaires en matière par exemple de sécurité sanitaire et pharmaceutique ou de bioéthique et face aux risques environnementaux ou de pandémies mondiales.

Portée par des aspirations sociales grandissantes envers la santé, l'affirmation des droit des patients en matière de représentation, d'information, de consentement éclairé et de partage de la décision tant au niveau individuel qu'institutionnel ou lors de la définition des politiques de santé publique, au travers notamment de la reconnaissance d'un rôle pour les associations d'usagers, de malades ou de familles de patients, introduit la notion de démocratie sanitaire. C'est alors le principe de l'asymétrie d'informations qui est bousculé mais, avec lui, ce sont aussi la responsabilité et l'implication des malades et de leurs proches dans la prise de décision, le choix des traitements, le déroulement même des soins ou leur accompagnement, qui sont modifiées, les rendant parfois coproducteurs des soins avec des conséquences financières et sociales à considérer. L'appel à la responsabilité des familles dans la prise en charge des personnes atteintes par la maladie d'Alzheimer en témoigne. C'est ainsi qu'après la place accrue qu'occupent aujourd'hui le paiement direct par les usagers et le recours volontaire aux assurances complémentaires, s'ouvre un débat majeur portant sur le financement du risque de dépendance. Confrontées à ces nouvelles sources potentielles d'inégalités, la persistance d'inégalités de santé à tous les niveaux d'intervention du système sanitaire, et particulièrement en prévention, pose un problème dont les solutions financières telles que la CMU (couverture maladie universelle) n'apportent qu'une réponse partielle. Ce sont plus largement les conditions sociales de vie, de travail et d'organisation économique, par les comportements individuels et collectifs qui en résultent, qui sont alors les premières concernées dans la survenue de certains troubles morbides physiques ou psychiques ainsi qu'on peut l'appréhender en matière de facteurs de risques par exemple du cancer, de la dépression ou de l'obésité. Au-delà de l'appel à la responsabilité individuelle dans la préservation et le maintien de sa santé, c'est aux théories de la justice et à l'économie politique qu'il faut aussi en appeler.

*(Martine Bungener)*

**Références :**

I. Baszanger, M. Bungener, A. Paillet (dir.), *Quelle médecine voulons-nous ?*, Paris, La Dispute, 2002.

D. Bénamouzig, *La santé au miroir de l'économie*, Paris, PUF, 2005.

P.-L. Bras, G. De Pouvourville, D. Tabuteau, *Traité d'économie et de gestion de la santé*, Paris, Presses de sciences Po, 2009.

V. Fargeon, *Introduction à l'économie de la santé*, Presses universitaires de Grenoble, 2009.

A. K. Sen, *L'idée de justice*, Paris, Seuil, 2009.

# Santé, travail, risque

## 68. Comprendre et intervenir sur la santé au travail : le cas des troubles musculo-squelettiques

La « santé au travail » a pour objectif de promouvoir et de maintenir au plus haut degré le bien-être physique, mental et social des travailleurs, de prévenir tout dommage causé à la santé par les conditions de travail et d'offrir des conditions d'emploi adaptées aux aptitudes physiologiques et psychologiques des travailleurs[1]. Cette vision large de la notion de santé au travail est prise en compte dans la législation française depuis 2002, puisque le code du travail précise que le chef d'entreprise doit prendre les mesures nécessaires pour protéger la santé des salariés, en précisant qu'il s'agit de la santé physique et mentale. Son projet est donc vaste puisqu'il vise non seulement à prévenir les risques liés à l'outil de travail, mais aussi à améliorer les conditions matérielles, relationnelles et organisationnelles de travail, y compris dans leur dimension managériale. Pendant longtemps, les atteintes à la santé au travail n'ont guère été considérées comme un problème de santé publique, mais plutôt, pour son versant politique, comme une question sociale relevant de la négociation entre partenaires sociaux arbitrée par l'État et, pour son versant médical, comme un domaine d'experts centrés sur les questions d'imputabilité médico-légale des maladies professionnelles.

Progressivement, les questions de santé au travail ont émergé à la suite de la catastrophe sanitaire liée à l'amiante et de l'émergence depuis une vingtaine d'années de « nouveaux » risques professionnels, tels que les troubles musculo-squelettiques (TMS), le stress au travail, les effets possibles des nanotechnologies. Les TMS, qui regroupent des atteintes neurologiques (syndromes canalaires) et musculo-tendineuses des membres et du rachis (lombalgies) liées à l'activité professionnelle, sont emblématiques des questions de santé au travail actuelles. La surveillance épidémiologique dresse avec une précision croissante la cartographie du risque de TMS-MS en milieu de travail. Ainsi, dans l'État de Washington, neuf entreprises sur dix exposaient leurs salariés à un risque de TMS-MS en 2002[2]. Dans la région des Pays de la Loire (2002-2004), seuls 10 % des salariés n'étaient pas exposés au risque de TMS-MS, 25 % l'étaient à un seul facteur de risque et 65 % à deux facteurs de ris-

---

1. Commission mixte Organisation Internationale du Travail/Organisation Mondiale de la Santé, 1995.
2. R. Wells, « Why have we not solved the MSD problem », *Work*, 34, 2009, p.117-21.

que ou plus[3]. Les trois quarts des ouvriers restaient exposés à un risque élevé de TMS-MS après 50 ans, ce qui témoigne d'un manque de prise en considération par les entreprises des phénomènes de vieillissement des salariés les plus exposés au travail répétitif sous contrainte de temps. Près de 11 % des hommes et 15 % des femmes souffrent d'au moins un TMS-MS diagnostiqué par le médecin du travail, et presque le double après 50 ans. Les TMS représentent l'une des questions les plus préoccupantes du fait d'un coût humain et socioprofessionnel considérable en termes de douleurs et de gênes dans le travail et la vie quotidienne, de séquelles fonctionnelles parfois irréversibles, de réduction d'aptitude au travail et de risque de rupture de carrière professionnelle. Les douleurs chroniques et les limitations fonctionnelles qu'ils entraînent fragilisent des ouvriers ou employés souvent peu qualifiés et exposés à un contexte d'incertitude économique et sociale. En cela, les TMS sont une source importante d'inégalité sociale de santé.

### Un exemple de désordres du travail

L'augmentation des TMS depuis la fin des années 1980 représente un signal fort des dysfonctionnements et de la dégradation des conditions de travail liés aux nouvelles organisations du travail et aux exigences de rentabilité : *lean management* (production au plus juste), travail à flux tendu, absence de stock, recours de plus en plus fréquent à la sous-traitance et à l'intérim[4], sont autant d'éléments qui contribuent au développement des TMS en générant des rythmes de travail soutenus et une pression temporelle importante. Ainsi, la perte des capacités collectives de régulation des contraintes fait que les individus se retrouvent seuls pour faire face aux situations de travail, à leurs contraintes et aléas, ce qui les fragilise encore plus. Cela pénalise particulièrement les salariés souffrant de TMS, ou plus généralement d'un handicap de situation, mais ayant réussi à trouver des compromis opératoires leur permettant de « tenir au travail ». Le travail peut devenir de plus en plus exigeant et donc de plus en plus sélectif alors même que les contraintes « objectives » semblent stables (cadence par exemple). En d'autres termes, les systèmes de production actuels de biens et services exigent une performance optimale et tendent à exclure tout salarié en situation de handicap. Le système fonctionne en tout ou rien, c'est-à-dire soit « être en pleine possession de ses moyens ou bien exclu » de la production de biens ou de services. Cela explique que la majorité des victimes de TMS préfèrent se taire, intériorisent leur souffrance, tentent de tenir au travail et renoncent à déclarer leur TMS en maladie professionnelle. Les TMS peuvent être considérés comme le marqueur des désordres du travail générés

---

3. C. Ha, Y. Roquelaure, A. Leclerc, A. Touranchet, M. Goldberg et E. Imbernon, « Troubles musculo-squelettiques d'origine professionnelle en France. Où en est-on aujourd'hui ? », *Bull Epidémiol Hebd.*, 5-6, 2010, p. 35-56.

4. M. Gollac et S. Volkoff, *Les conditions de travail*, La découverte, Paris, 2007.

par le « productivisme réactif » ou « néostakhanovisme » décrit par Philippe Askenazy[5] et dont ils semblent être consubstantiels.

### Un besoin de politique de santé au travail

Face à l'incidence croissante des TMS, est apparue une demande sociale d'intervention relayée ensuite par les pouvoirs publics à travers les plans Santé Travail gouvernementaux. Pourtant, malgré quelques tentatives pour améliorer la situation dans certaines entreprises conscientes du coût social, sociétal et économique du problème, plusieurs enquêtes et études permettent d'observer que les méthodes managériales, commerciales et industrielles identifiées comme délétères pour la santé des travailleurs n'ont pas été modifiées ces dix dernières années. Tout laisse à penser que l'épidémie de TMS s'accroîtra dans les années à venir en raison des effets conjugués du vieillissement structurel de la population active et de l'intensification du travail en l'absence de politique structurée de santé au travail adaptée à l'ampleur du phénomène.

### Un déficit de recherche sur l'intervention de prévention en santé au travail

Des travaux récents montrent qu'une proportion importante de TMS serait évitable[6] si une politique de prévention cohérente était mise en œuvre. Des interventions pluridisciplinaires de prévention des TMS sont efficaces lorsqu'elles associent (dans des proportions diverses) éducation pour la santé, dépistage précoce, programmes de médecine physique, interventions ergonomiques et coordination des acteurs au sein de réseaux de soins et de prévention[7]. Cependant, l'expérience montre que les effets de la prévention des TMS en entreprise s'essoufflent et s'avèrent peu durables compte tenu des évolutions permanentes des entreprises[8].

Ceci questionne non seulement la volonté politique des entreprises et des institutions de prévention, mais aussi la pertinence des modèles de risque de TMS et la qualité du transfert des connaissances scientifiques vers l'intervention ergonomique et la prévention. Mettre en place une politique de prévention des TMS impose une réflexion sur les conditions d'un travail soutenable tout au long de la vie professionnelle et une forte mobilisation des acteurs du monde économique, politique, syndical et de la prévention des risques professionnels. Elle nécessite également un effort de recherche en santé au travail, à la fois fondamentale afin de comprendre les mécanismes d'apparition des altérations de la santé et d'identifier les déterminants de ces altérations dans le milieu de travail, mais aussi appliquée à la conduite

---

5. P. Askenazy, *Les désordres du travail*, Paris, Seuil, 2004.

6. C. Ha et *al., op. cit.*

7. G. Lasfargues, Y. Roquelaure, B. Fouquet et A. Leclerc, *Pathologies ostéoarticulaires par hypersollicitation d'origine professionnelle*, Paris, Masson, 2003.

8. F. Daniellou (coord.), S. Caroly, F. Coutarel, E. Escriva, Y. Roquelaure, J.M.Schweitzer, « La prévention durable des TMS, Quels freins ? Quels leviers d'action ? », Recherche-action 2004-2007, *Rapport de recherche pour Direction Générale du Travail* : http://www.anact.fr/, 2008.

d'intervention de prévention. L'amélioration de l'efficacité des interventions de prévention en santé au travail est un enjeu majeur de santé publique qui nécessite certes d'accroître les connaissances sur les effets du travail sur la santé et leurs mécanismes, mais surtout de développer la recherche sur l'intervention de prévention en tant que telle et les stratégies d'implémentation de ces interventions dans le milieu de travail. Cette dernière facette du problème est souvent négligée alors qu'il s'agit d'un obstacle majeur à la mise en œuvre d'une politique structurée de santé au travail.

### Difficultés d'intervention dans le champ de la santé au travail

Le cas des TMS illustre les difficultés d'intervention dans le champ de la santé au travail en raison de l'interrelation de questions relevant de domaines aux objectifs parfois contradictoires et sources de conflit de logique : domaine scientifique, médical, technologique, économique, social et politique. En effet, la prévention des TMS, et plus généralement en santé au travail, se heurte non seulement à la complexité des mécanismes en cause, mais aussi aux conflits de logiques des multiples acteurs concernés : travailleurs, préventeurs, médecins, entreprises, institutions de prévention et pouvoirs publics. C'est pourquoi l'intervention de prévention en santé au travail ne peut se cantonner au strict champ médical mais doit mobiliser des ressources techniques (ergonomiques, techniques, organisationnelles) mais aussi économiques et politiques (organismes d'assurances sociales, institutions de prévention) pour aider les entreprises à prendre en compte l'importance du problème, mobiliser ses acteurs et ses ressources et conduire un projet de transformation de l'organisation du travail visant l'amélioration des conditions de travail. En d'autres termes, les acteurs de la santé au travail, notamment le médecin du travail et l'équipe de santé au travail, ne peuvent intervenir directement sur le problème de santé, tel un médecin usant d'un scalpel ou d'une thérapeutique, mais plutôt indirectement, comme celle d'un médecin disposant d'un pouvoir d'influence impulsant une intervention décidée, planifiée et mise en œuvre par les intéressés eux-mêmes et leurs représentants, c'est-à-dire le chef d'entreprise, l'encadrement et les travailleurs dont le médecin du travail est légalement le conseiller. Ce rôle de conseil est important, car les acteurs de la santé au travail n'ont pas de pouvoir de décision mais uniquement de conviction, puisque la responsabilité des conditions de travail incombe légalement au chef d'entreprise. Ceci explique le poids important du dialogue social et l'importance de la qualité de la négociation sociale dans les questions de santé au travail. Cela explique également l'importance des représentations des questions de santé au travail construites par les différents acteurs engagés dans la prévention[9]. Plus qu'ailleurs en santé publique, les questions de santé au travail ne relèvent pas uniquement du domaine de l'État ou du monde médical, mais des

---

9. M. Loriol, *Le temps de la fatigue. La gestion sociale du mal-être au travail*, Paris, Anthropos, 2000.

intéressés eux-mêmes, entreprises, dirigeants et travailleurs. Convaincre les décideurs à agir et aider les entreprises à se transformer est par conséquent une tâche complexe, difficile, et peu commune en médecine qui nécessite d'acquérir des savoir-faire spécifiques à la conduite de projets de prévention et à la mobilisation des partenaires sociaux.

### *La nécessité d'une approche systémique pour passer de la compréhension des phénomènes à l'intervention de prévention*

Les connaissances scientifiques accumulées sur les TMS depuis les années 1990 permettent d'établir un lien de causalité avec certaines caractéristiques de l'activité professionnelle, ce qui apporte une justification rationnelle aux efforts de prévention. La biomécanique a mis en évidence le faisceau de mécanismes en interactions reliant les contraintes de la situation de travail d'un individu avec l'apparition de lésions musculo-squelettiques. L'épidémiologie parle dans ce cas de facteurs de risque ou de déterminants des TMS, tels que la répétition des gestes, l'intensité des efforts ou la posture de travail. Le caractère multifactoriel des TMS est exemplaire des problèmes actuels de santé au travail (psychopathologie du travail, cancers professionnels, risques reprotoxiques) et montre que nous sommes loin du modèle unicausal de la maladie professionnelle classique, celui du saturnisme secondaire à une exposition au plomb. Il ne suffit pas d'agir sur un facteur d'exposition (le plomb) pour réduire les effets sur la santé, mais il faut agir de manière combinée et coordonnée sur un faisceau de causes, ce qui complique singulièrement la prévention des altérations de la santé. Tous les modèles de risque actuels incluent, dans des proportions variables, des facteurs de risque directement liés aux TMS (dits « proximaux »), comme les contraintes biomécaniques (par exemple, intensité et répétition des efforts de préhension), des facteurs de susceptibilité individuelle (fragilisation tissulaire d'origine dégénérative ou inflammatoire) et des facteurs de risque indirects. Ces derniers sont appelés facteurs « distaux » car situés plus en amont dans la chaîne de causalité, comme les facteurs d'exposition au stress et à certaines contraintes liées à l'organisation du travail. L'introduction de variables générales, comme « l'organisation du travail », souligne que les équations proposées doivent être comprises comme des représentations simplifiées de la réalité, c'est-à-dire des « modèles ».

L'ergonomie a également montré l'existence de relations plus générales entre les contraintes de la situation de travail (par exemple, travailler à la chaîne ou sous contrainte de temps dans l'industrie automobile) et un ensemble de déterminants « généraux », macroscopiques, liés aux modalités d'organisation économiques et sociotechniques de l'entreprise (par exemple, la sous-traitance de la production dans l'industrie automobile). Dans ce cas, l'épidémiologie (sociale) parlerait de déterminants des déterminants, c'est-à-dire de variables d'ordre supérieur qui déterminent les facteurs de risque directement liés aux TMS, allant de l'environnement économique à l'individu.

*Environnement socio-économique => entreprise => situation de travail => individu*

Ce type d'approche ergonomique des TMS montre que le modèle bio-psycho-social de l'individu est insuffisant pour comprendre le phénomène TMS et qu'il est nécessaire d'élargir les perspectives d'analyse à des modèles d'ordre supérieur, le modèle sociotechnique et organisationnel de l'entreprise, lequel s'intégrant à son tour dans un modèle économique et social plus large. Néanmoins, les approches multi-niveaux de ce type posent des problèmes scientifiques difficiles, puisque l'approche épidémiologique doit différencier à la fois de nombreux déterminants des TMS en interaction mais aussi différents niveaux d'analyse : situation de travail, atelier, entreprise et environnement socio-économique de l'entreprise. Ceci a été longtemps impossible méthodologiquement jusqu'à l'apparition de modèles statistiques multi-niveaux sophistiqués permettant la prise en compte des facteurs de risque des TMS situés à différents plans de chaîne de causalité, c'est-à-dire des facteurs « proximaux » (comme les gestes et postures) et des facteurs « distaux » (les facteurs liés à l'organisation du travail) qui influencent les facteurs « proximaux » selon des schémas causaux complexes. Ce type de modélisation permettrait de mieux distinguer les « effets propres » des facteurs d'exposition des « effets d'interaction » et d'éviter de mettre « sur le même plan » statistique des facteurs de risque d'ordre différent. Ici l'interaction des disciplines est importante car l'ergonomie et la sociologie du travail peuvent aider à définir les déterminants des déterminants, par exemple le travail en sous-traitance d'une part et les contraintes temporelles d'autre part. C'est pourquoi, la coopération entre épidémiologistes et ergonomes et le développement d'approches mixtes, quantitatives et qualitatives, doivent être encouragés dans le domaine de la santé au travail.

## Modélisation du risque et variabilité du travail

L'approche scientifique classique des TMS, principalement biomécanique et épidémiologique, se heurte à la difficile question méthodologique de la prise en compte de la variabilité du travail et des travailleurs. Historiquement, les modèles épidémiologiques inspirés du modèle bio-psycho-social ont principalement mis en évidence des facteurs de risque directement liés aux TMS, comme les contraintes biomécaniques et des facteurs de risque indirects, comme les facteurs d'exposition au stress, mais rarement liés à l'organisation du travail proprement dite, comme le travail en sous-traitance ou en flux tendu. Ceci peut s'expliquer par des raisons méthodologiques, car il s'agit de modélisations du risque essentiellement centrées sur le sujet – lequel est vu comme une unité statistique exposée à des facteurs de risque (par exemple des mouvements répétitifs les bras en hauteur) – et très peu sur la situation de travail (dans ses dimensions organisationnelles, psychologiques et sociales). Ce type de modélisation propose une vision épurée et statique du problème qui n'appréhende pas assez la complexité et la dynamique des situations de travail et le contexte social, technologique et économique des entreprises. Surtout, elle tend à neutraliser le rôle actif des travailleurs face aux contraintes de leur situation de travail qui pourtant joue un rôle déterminant dans la prévention des TMS en leur permettant d'adopter des stratégies d'allègement des contraintes[10].

### Les TMS : un marqueur du dysfonctionnement de l'organisation du travail

L'approche organisationnelle des TMS enrichit le modèle bio-psycho-social des TMS en reprenant à son compte des concepts-clés de l'ergonomie, comme la variabilité des situations de travail, la régulation individuelle et collective de l'activité et la marge de manœuvre[11]. Les marges de manœuvre, qui peuvent être définies par la possibilité (ou liberté) dont dispose un travailleur (et qu'il utilise) pour élaborer différentes façons de travailler afin de rencontrer les objectifs de production, et ce, sans effet défavorable, peuvent être de différentes natures dans l'entreprise : organisationnelles, spatiales, temporelles, collectives. Leur caractère préventif dépend non seulement de leur existence effective (objective, constatable), mais aussi de la capacité des travailleurs à s'en saisir opportunément en situation. Ceci introduit nécessairement dans le modèle de risque (ou d'intervention) la question du développement des capacités des travailleurs dans leur connaissance du milieu professionnel et leur expertise à percevoir en direct les variations discriminantes des situations de travail, supposant des ajustements opératoires réguliers. L'ergonomie ne se contente donc pas seulement d'une vision statique des perceptions subjectives des facteurs organisationnels du travail, comme dans le modèle bio-psycho-social, mais envisage une perspective dynamique prenant en compte les variabilités de l'état du travailleur. Ceci est difficile à appréhender par une enquête épidémiologique classique alors que la variabilité permanente de l'environnement de travail est un élément majeur du risque de TMS et un impensé des modèles et pratiques organisationnels en vigueur dans les entreprises. Ces difficultés méthodologiques expliquent que la portée des connaissances épidémiologiques puisse être limitée dans le champ de l'intervention ergonomique qui agit plus sur les situations de travail que sur les personnes elles-mêmes (par exemple, actions indirectes sur le développement des compétences en augmentant les marges de manœuvre) contrairement aux interventions biomédicales. Là encore, les approches mixtes sont nécessaires pour prendre en compte les marges de manœuvre et les moyens mis en œuvre par les salariés et les collectifs de travail pour compenser leur déficience, se préserver des douleurs et construire des ressources ou compétences pour éviter précocement les TMS.

---

10. Y. Roquelaure, *Les activités avec instruments et préservation de la santé : approche interdisciplinaire*, Thèse de Doctorat d'Ergonomie, École Pratique des Hautes Études, Paris I, 1999.
11. F. Daniellou et *al., op. cit.*

*Quel modèle de l'intervention de prévention ?*

La modélisation de l'intervention est envisageable sur le plan théorique puisque les modèles épidémiologiques permettent de simuler les effets d'interventions ergonomiques en envisageant différents scénarios : que se passerait-il si l'exposition à tel facteur était réduite ? Agir sur tel déterminant serait-il plus efficace que d'agir sur tel autre ? Concernant les facteurs « proximaux », les pistes de prévention pourraient différer selon les troubles rencontrés, ce qui peut, selon les cas, compliquer ou simplifier les démarches de prévention. Les principales caractéristiques individuelles des travailleurs (l'âge, le sexe, l'état de santé) ne sont pas ou peu modifiables alors que la plupart des facteurs de risque liés aux conditions de travail sont potentiellement évitables (la répétitivité élevée des gestes ou le climat social). C'est pourquoi il est logique de concentrer la prévention sur les principaux déterminants des TMS modifiables par des interventions en entreprise, c'est-à-dire en cherchant à réduire l'exposition aux contraintes biomécaniques (intensité des efforts, conditions posturales de réalisation des efforts, répétitivité des efforts, environnement de travail) ou aux contraintes psychologiques et sociales de réalisation du travail (interruptions de tâches, autonomie dans le travail et marges de manœuvre, soutien collectif et hiérarchique, *etc.*). Ainsi, un travail théorique sur le risque de TMS chez les salariés des Pays de la Loire montre que les gains les plus importants seraient attendus en ciblant les interventions sur les caractéristiques des postes de travail différentes chez les ouvriers et les ouvrières[12]. Cependant, ces scénarios sont « théoriques » et différents sans doute de ce qui se passerait si les actions envisagées étaient réellement menées. Le décalage tiendrait à ce que les modèles décrivent imparfaitement la réalité, mais aussi que la « réalité » se modifie en présence d'une intervention, l'existence même d'une intervention pouvant modifier des paramètres, complètement ou partiellement ignorés par le modèle, autres que ceux censés être modifiés. L'écart entre la « réalité » et son approximation issue de mesures peut aussi se modifier. Par exemple, on sait que la façon de répondre à des questions portant sur la santé dépend du contexte, des connaissances des sujets, et de leurs attentes, toutes choses qu'une intervention et le contexte dans lequel elle est menée peuvent modifier.

*Le transfert des connaissances scientifiques vers la prévention* en entreprise est particulièrement difficile du fait de la multiplicité des acteurs et des conflits de logiques entre les acteurs de terrain et institutionnels de la prévention et ceux du monde socioéconomiques. La construction des indicateurs de santé et d'exposition est une première étape indispensable, car la description de la situation avant intervention du point de vue

---

12. M. Melchior, Y. Roquelaure, B. Evanoff, et *al.*, « Why are manual workers at high risk of upper limb disorders? The role of physical work factors in a random sample of workers in France », *Occup. Environ Med.*, 63, 2006, p. 754-761.

de la santé est non seulement susceptible d'orienter les interventions sur les secteurs les plus à risque mais aussi de préciser ce qui peut en être attendu[13]. Cela suppose que l'analyse du travail ne se focalise pas uniquement sur la situation de travail et les individus mais explore aussi l'entreprise de manière systémique en élargissant le périmètre d'analyse au « réseau d'exigences et de contraintes » dans lequel elle se trouve : clients, fournisseurs, population de travailleurs, réglementation, implantation locale, *etc.* Cette approche systémique permet de dépasser l'évaluation des facteurs de risque directs, sur lesquels il est difficile d'agir en prévention, et d'identifier les mécanismes et facteurs indirects à l'origine des facteurs de risques directs de TMS (« les déterminants des déterminants ») et sur lesquels les possibilités d'intervention sont plus larges. Cette phase d'identification des déterminants des déterminants est une étape essentielle de l'intervention[14], puisqu'ils représentent les leviers d'action pour réduire l'exposition aux facteurs de risque identifiés par l'épidémiologie. Ceci pose la question des méthodes à mettre en œuvre et des données à recueillir en entreprise pour évaluer ces déterminants des déterminants et étayer l'intervention ergonomique.

*Les conditions permettant d'évaluer l'efficacité d'une intervention* du point de vue de la santé sont, en réalité, difficiles à remplir. Il est habituel de juger une intervention efficace si elle améliore l'état de santé ou si elle modifie, dans un sens positif, l'exposition à des facteurs qui jouent un rôle causal. La question de la mesure de la santé au travail est complexe. Ainsi, pour les TMS, différentes dimensions peuvent être quantifiées, examens cliniques standardisés, auto-déclarations, conséquences médico-sociales (arrêts de travail) ou médico-administratives (déclarations de maladies professionnelles), qui fournissent une représentation du phénomène très différente selon l'indicateur retenu[15]. L'intervention est susceptible de modifier les fréquences de telles ou telles dimensions de santé, sans que l'on puisse pour autant conclure à une amélioration ou une détérioration de l'état de santé (par exemple, l'existence de douleurs musculo-squelettiques). Elle peut rendre les salariés plus attentifs aux troubles dont ils souffrent et les amener à mieux identifier les liens avec le travail, ce qui peut se traduire par une augmentation paradoxale de la prévalence des troubles assez souvent observée en pratique. Dans ce cas, faut-il en conclure que l'intervention a été inefficace ?

Le cas des TMS illustre bien les difficultés de la prévention en santé au travail. Les connaissances scientifiques fournissent une base rationnelle aux interventions de prévention et des modèles d'intervention, mais doivent

---

13. F. Daniellou et *al., op. cit.*
14. *Ibid.*
15. C. Ha et *al., op. cit.*

être confrontées aux contextes des situations et aux données ergonomiques pour orienter la conduite des projets d'intervention et donc la prévention. Le contexte d'intervention est particulièrement important dans ce domaine et doit tenir compte non seulement des conditions de travail dans toutes leurs dimensions mais aussi des acteurs locaux de la prévention. Il s'agira notamment de faire la part des conditions internes de la conduite de l'intervention et des conditions externes collectives et sociétales. Progresser sur l'évaluation des interventions en entreprise favorisera l'acceptabilité de démarches de prévention multidimensionnelle et permettra de progresser dans l'élaboration de politiques de santé au travail efficientes.

(*Yves Roquelaure, René Brunet, Audrey Petit-Le Manach*[16])

**Références :**

P. Askenazy, *Les désordres du travail*, Paris, Seuil, 2004.

F. Douguet, J. Muñoz, *Santé au travail et travail de santé*, Rennes, Éditions EHESP, 2008.

M. Gollac, S. Volkoff, *Les conditions de travail*, Paris, La découverte, 2007.

G. Lasfargues, Y. Roquelaure, B. Fouquet et A. Leclerc, *Pathologies ostéoarticulaires par hyper-sollicitation d'origine professionnelle*, Paris, Masson, 2003.

M. Loriol, *Le temps de la fatigue. La gestion sociale du mal-être au travail*, Paris, Anthropos, 2000.

## 69. Santé au travail et politique

À première vue, les enjeux liés à la santé au travail apparaissent faire l'objet d'une attention sociale croissante et semblent de mieux en mieux pris en compte par les pouvoirs publics. L'attention publique dont bénéficient les troubles psychosociaux, les suicides professionnels ou les troubles musculo-squelettiques pourrait facilement conduire à une conclusion de ce type. Or, à y regarder de plus près, on constate au contraire une difficile prise en compte des enjeux spécifiques aux risques professionnels.

### L'amiante : problème professionnel ou environnemental ?

L'exemple de ce qu'il est convenu d'appeler aujourd'hui la crise de l'amiante met bien en évidence ce paradoxe. La question de l'amiante s'est en effet imposée au milieu des années 1990 comme un scandale à un moment où les politiques de santé publique sont fortement remises en cause. Cette période est marquée par une succession de crises importantes (sang contaminé, vache folle) qui conduisent notamment à un renforcement

16. Nous remercions Fabien Coutarel (UFR STAPS, université de Clermont-Ferrand) et Annette Leclerc (INSERM) pour leur participation à cette réflexion.

de l'administration de la santé en France avec la création des agences de sécurité sanitaire[1]. Lorsqu'en 1995 l'amiante est dénoncé comme un scandale de santé publique à la une de l'ensemble des médias d'information, les principaux acteurs politiques sont conduits à annoncer et mettre en avant des décisions fortes à son sujet comme l'interdiction de ce minéral cancérogène[2]. Pour autant, si l'émergence publique du problème de l'amiante a souvent été perçue comme une « découverte » du problème, comme une « prise de conscience », voire comme le terme mis à une « conspiration du silence », une analyse plus précise montre qu'elle correspond avant tout à une redéfinition du problème en termes environnementaux. L'amiante est en effet reconnu comme un produit dangereux depuis le depuis le début du siècle pour le risque de provoquer l'asbestose, une maladie proche de la silicose, depuis les années 1950 pour le risque de cancer du poumon et depuis 1970 pour le risque de mésothéliome. Or tant que ce problème a été perçu comme un risque menaçant essentiellement des professionnels travaillant au contact de l'amiante, il a été traité par les spécialistes de la gestion de ces risques sur le même modèle que les autres toxiques professionnels, sans susciter d'intérêt au-delà de ces groupes. Peu de journalistes s'emparent des enjeux liés aux usages de ce qui est le premier cancérigène professionnel pour en faire une préoccupation de premier plan. Ce n'est que lorsque le risque apparaît toucher une population différente qu'il devient pour eux un objet d'intérêt. Ainsi, en 1995-1996, les affaires qui focalisent leur attention sont la contamination du site de Jussieu ou la présence d'amiante dans les locaux scolaires. Durant cette période de forte exposition médiatique, les aspects professionnels du problème deviennent publiquement périphériques et ne retrouvent droit de cité que progressivement, avec le suivi des nombreux procès intentés par les victimes professionnelles. Si l'amiante connaît une très forte publicité à partir de cette période, on ne peut donc pas dire pour autant que les dimensions strictement professionnelles du problème se soient à cette occasion mieux diffusées. Ce constat dressé à partir du cas de l'amiante pourrait l'être dans ses grandes lignes sur l'ensemble des risques professionnels qui émergent dans l'espace public le plus souvent sur un *quiproquo*, en mettant en avant l'aspect le plus environnemental ou en insistant sur les risques touchant le grand public. Ainsi la publicisation de l'amiante ou d'autres risques professionnels n'a pas véritablement conduit à engager un débat sur les tenants et les aboutissants des politiques de santé au travail.

---

1. D. Benamouzig, J. Besançon, « Administrer un monde incertain : les nouvelles bureaucraties techniques. Le cas des agences sanitaires en France », *Sociologie du Travail,* 47, 3, 2005, p. 301-322.
2. E. Henry, « Quand l'action publique devient nécessaire. Qu'a signifié "résoudre" la crise de l'amiante ? », *Revue française de science politique,* 54, 2, avril 2004, p. 289-314.

*Admettre l'exposition de certaines populations*

Or les fondements de ces politiques sont tout sauf évidents puisqu'ils se situent au point de rencontre de deux exigences : protéger les travailleurs et ne pas trop imposer de contraintes à l'activité économique des entreprises. Pour simplifier à l'extrême, une politique de santé au travail se définit en plaçant le curseur à un certain niveau entre ces deux exigences, c'est-à-dire en déterminant ce qui va être considéré comme un risque « acceptable », démarche qui est évidemment loin d'être évidente. Le risque « acceptable » – terme très courant dans le langage des experts et des décideurs – ne peut être défini que comme un risque effectivement accepté, sans qu'il soit possible de préjuger si cette situation sera durable. Le risque accepté (et, de fait, défini comme « acceptable ») est donc un risque perçu comme nécessaire du point de vue des acteurs décidant à son propos et imposé avec succès aux personnes qui auront à le subir.

Cela signifie que, contrairement aux politiques de santé publique dont le but est de protéger la population vis-à-vis de certains risques pour sa santé, celles relatives à la santé au travail sont des politiques de gestion de risques connus. En d'autres termes, tous les acteurs qui interviennent dans ce domaine savent que les travailleurs sont exposés à des dangers et courent des risques parfois élevés. Cette caractéristique place l'État et les différentes parties prenantes face à des contradictions difficiles à assumer publiquement. En effet, s'il est facile de mettre en avant le côté protecteur des politiques de santé au travail, il est délicat de revendiquer qu'elles sont *aussi* des politiques qui imposent, ou du moins entérinent, des niveaux de risque plus élevés pour certaines catégories de populations exposées dans le cadre de leur travail.

Ainsi, on peut formuler l'hypothèse que ces politiques, qui sont des politiques de gestion différentielle de la santé des populations, ne peuvent être légitimes que si elles reçoivent peu de publicité et restent assez discrètes. C'est ce que montre en creux la publicité donnée à la question de l'amiante. Sa mise en visibilité a rendu impossible la poursuite de sa gestion selon les mêmes modalités que celles appliquées à l'ensemble des toxiques professionnels, comme c'était le cas jusqu'alors. Face à la contrainte de devoir publiquement rendre compte des choix effectués, les acteurs politiques et administratifs n'ont pas eu d'autre recours que de présenter l'amiante comme une exception, comme un scandale qu'il était impossible de généraliser à l'ensemble des risques professionnels. Il n'a jamais pu être assumé publiquement que les arbitrages rendus, préconisant un « usage contrôlé » du matériau, impliquaient de maintenir un certain niveau de risque dans les secteurs concernés. La seule option a été d'interdire l'amiante, en 1997, en espérant que cela suffirait à éviter une remise en cause plus générale des modalités de gestion de la santé au travail[3].

---

3. Sur les tensions entre définitions publiques et discrètes de problèmes de santé publique, voir C. Gilbert, E. Henry (dir.), *Comment se construisent les problèmes de santé publique*, Paris, La Découverte, 2009.

*L'héritage de la loi de 1898*

Cela ne doit pas conduire à interpréter la discrétion de ces politiques comme le résultat d'un complot des industriels avec la complicité des pouvoirs publics. Bien que certains acteurs – en premier lieu les industriels – profitent plus directement de cette situation, il ne faut pas en conclure qu'ils ont la capacité à organiser de bout en bout l'invisibilité des risques professionnels. Ces mécanismes renvoient à des logiques sociales beaucoup plus vastes. Tout en en tirant directement profit, les industriels n'ont souvent que peu d'énergies à investir pour maintenir cette situation.

Bien que touchant à la santé publique, les politiques de santé au travail relèvent, dans leurs modalités de fonctionnement, des politiques liées aux relations sociales. Elles reposent sur la recherche d'accords, de consensus entre partenaires sociaux autour des orientations à leur donner. En matière de risques professionnels, les relations entre syndicats, employeurs et État sont marquées par le compromis historique de la première loi sur l'indemnisation des accidents du travail de 1898, étendue aux maladies professionnelles en 1919 : cette loi assure juridiquement l'automaticité de l'indemnisation, en contrepartie de sa forfaitisation et de l'abandon des poursuites judiciaires de la part des victimes (sauf cas particuliers). Cette logique de compromis pèse fortement sur les décisions, puisque les réglementations adoptées au sein du ministère du travail le sont presque toujours avec l'accord de l'ensemble des partenaires sociaux. Souvent, notamment pour les réglementations apportant une protection supplémentaire aux salariés mais générant des coûts pour les entreprises, l'attente d'un accord entre partenaires sociaux correspond à un blocage dû aux représentants des employeurs. La lenteur de la création des tableaux pour l'indemnisation de certaines maladies professionnelles en est un exemple assez révélateur[4].

Cette dépendance vis-à-vis des représentants patronaux est renforcée par les fortes différences dans les capacités à mobiliser une expertise scientifique. Même si la création d'agences d'expertise (Département santé travail de l'Institut de veille sanitaire et Agence française de sécurité sanitaire de l'environnement et du travail AFSSET, devenue ANSES suite à la fusion avec l'agence de l'alimentation) change progressivement cette situation, les principales ressources scientifiques sont généralement issues des employeurs, ne serait-ce que parce que ce sont eux qui peuvent autoriser ou interdire l'accès aux informations. Face aux moyens médicaux ou scientifiques que peut mobiliser une multinationale, les ressources à disposition du ministère du travail ou des organisations syndicales sont sans commune mesure. Les compromis auxquels aboutissent ces équilibres sont ainsi souvent favorables aux employeurs, d'autant plus qu'une série de facteurs renforce leur position dominante sur les arbitrages effectués.

---

4. M.-O. Déplaude, « Codifier les maladies professionnelles : les usages conflictuels de l'expertise médicale », *Revue française de science politique,* 53, 5, octobre 2003, p. 707-735.

*Parent pauvre de l'administration du travail*

Tout d'abord, les moyens de l'administration sont très minces. Sans parler de la faiblesse des capacités de contrôle de l'application de la réglementation (1 200 inspecteurs et contrôleurs du travail pour 15 millions de salariés), les effectifs limités des bureaux de la direction générale du travail en charge de ces questions ne leur permettent pas d'instruire l'ensemble des dossiers de leur ressort de façon autonome.

Ensuite, au sein du ministère du travail, une hiérarchie entre différentes préoccupations existe et les questions de santé au travail paraissent souvent moins centrales que celles relatives au développement de l'emploi et à la lutte contre le chômage. Dans le domaine des risques professionnels, le travail des fonctionnaires du ministère se déroule, en règle générale, sans susciter d'attention spécifique de la part du personnel politique, sauf face à certains problèmes connaissant un fort retentissement médiatique. Le poids des acteurs administratifs, qui n'ont que de façon assez ponctuelle l'appui des politiques, s'en trouve encore affaibli vis-à-vis des autres acteurs.

Enfin, les questions de risque professionnel font souvent l'objet de négociations assez techniques (définition de valeurs limites d'exposition professionnelle ou de normes à respecter, par exemple), difficiles à s'approprier pour les non-spécialistes. Ces décisions techniques ont un statut réglementaire (arrêté, décret) menant rarement à l'adoption d'une loi, qui obligerait au contraire à ouvrir un débat public devant la représentation nationale.

Tous ces facteurs conduisent donc à ce que les politiques de santé au travail rencontrent un faible écho social. À ces facteurs s'ajoute le fait que souvent les acteurs qui participent aux négociations et discussions ne sont pas particulièrement demandeurs d'une plus forte publicité. Si l'on saisit bien pourquoi les représentants des employeurs ne cherchent pas à attirer l'attention sur des situations qui favorisent leurs intérêts, cette attitude est plus difficile à comprendre de la part des représentants des salariés et/ou des organisations syndicales.

*Des concessions pour sauvegarder le système d'indemnisation*

Les organisations syndicales sont en premier lieu prises au piège de la contradiction entre les exigences d'amélioration des conditions de travail et les risques réels – ou simples menaces – de perte d'emplois par délocalisation ou perte de compétitivité des entreprises. Elles éprouvent par ailleurs une certaine réticence à faire état publiquement de compromis dans lesquels entre en jeu la santé d'êtres humains. Autant il peut être facilement rendu compte de négociations sur le temps de travail ou les salaires en assumant les concessions faites par les salariés sur ces sujets, autant il paraît difficile de dire publiquement que des concessions ont été faites sur la santé ou l'intégrité physique des travailleurs.

Il faut enfin tenir compte du contexte actuel, dans lequel les remises à plat du système de protection sociale aboutissent de façon récurrente à une réduction des droits des salariés ou des assurés sociaux. On peut comprendre que les syndicats ne cherchent pas outre mesure à attirer publiquement l'attention sur les injustices générées par ce système ou ses insuffisances. Ils semblent préférer un système qui, bien qu'imparfait, a le mérite d'exister et d'apporter un certain nombre de garanties aux travailleurs. Ce contexte contraint les organisations syndicales à accepter des compromis de plus en plus insatisfaisants, dans le but de retarder une renégociation de l'ensemble du système.

Les questions de santé au travail sont donc l'objet d'un intérêt de la part de groupes relativement restreints, qui se trouvent directement concernés par ces questions, que ce soit sur un plan professionnel ou militant. En dehors de ces acteurs qui détiennent une certaine spécialisation sur le sujet, la méconnaissance ou le désintérêt dominent. Ainsi, la faible sensibilité des journalistes, des acteurs politiques ou des magistrats dans leur ensemble à ces questions n'est qu'un cas particulier de la faible diffusion des informations relatives à la santé au travail hors des groupes directement investis sur ce thème.

### La fragilisation actuelle des équilibres

Depuis le retentissement de « l'affaire de l'amiante » au milieu des années 1990, les équilibres du secteur de la santé au travail sont progressivement fragilisés. Même si la publicité accordée aux risques professionnels repose parfois sur des *quiproquos*, l'attention qui leur est portée se révèle croissante, ne serait-ce qu'indirectement, dans des espaces sociaux de plus en plus larges. Depuis l'amiante, les contaminations dues aux éthers de glycol, les troubles musculo-squelettiques ou les pathologies psychologiques reçoivent une attention plus suivie. En prenant une dimension publique importante, ces questions s'imposent comme appelant une réponse urgente et immédiate de la part des acteurs politiques, et une réponse qui soit en phase avec les objectifs des politiques de santé publique de protéger au mieux les populations.

Cette publicité s'accompagne de l'émergence d'organisations telles que l'Association nationale des victimes de l'amiante (Andeva) et du repositionnement d'une structure comme la Fédération nationale des accidentés du travail et des handicapés (Fnath, devenue association des accidentés de la vie). Situés un peu à l'écart des accords entre syndicats et représentants des employeurs, ces acteurs affichent des points de vue plus radicaux, qui poussent à normaliser les questions de santé au travail par rapport aux autres questions de santé publique. Elles investissent aussi de nouveaux répertoires d'action, notamment en portant, pour la première fois de manière si massive depuis 1898, ces problèmes dans les arènes judiciaires. La multiplication des procédures fait réapparaître de manière plus visible la responsabilité des producteurs du risque, qui reste en arrière-plan dans un système dominé par des logiques d'assurance. La judiciarisation constitue par ce biais un vecteur de rapprochement des questions de santé au travail des autres questions de santé publique.

Malgré leur importance, ces évolutions récentes n'ont cependant pas conduit à un bouleversement de la santé au travail. Ce secteur d'action publique reste encore marqué par une forte inertie, qui se traduit par une transformation extrêmement lente de ses modes de fonctionnement.

*(Emmanuel Henry)*

**Références :**

S. Buzzi, J.-C. Devinck, P.-A. Rosental, *La santé au travail. 1880-2006,* Paris, La Découverte, 2006.

F. Ewald, *L'État providence,* Paris, Grasset, 1986.

M. Gollac, S. Volkoff, *Les conditions de travail,* Paris, La Découverte, 2000.

E. Henry, *Amiante : un scandale improbable. Sociologie d'un problème public,* Presses universitaires de Rennes, 2007.

A. Thébaud-Mony, *Travailler peut nuire gravement à votre santé : sous-traitance des risques, mise en danger d'autrui, atteintes à la dignité, violences physiques et morales, cancers professionnels,* Paris, La Découverte, 2007.

## 70. La construction culturelle des risques de santé

La notion de risque trouve son origine dans les systèmes d'assurance chargés de couvrir les aléas du commerce maritime, puis elle se développe dans le calcul statistique où elle acquiert son acception probabiliste. Elle s'est étendue à des domaines très divers comme la technologie, l'environnement, les questions de santé et de société. En se généralisant, elle a perdu son acception probabiliste pour désigner un danger potentiel[1]. Dans le domaine de la santé, elle s'est substituée à la notion de fléau pour aborder les grands problèmes posés par le développement des maladies et par leur prévention. Selon Beck[2], la place centrale occupée par le risque s'inscrit dans les mutations sociales et culturelles des sociétés contemporaines qui se caractérisent par le fait que les individus sont appelés à décider pour eux–mêmes dans un environnement d'incertitudes et de dangers et que les inégalités sociales se transforment en inégalités devant les risques.

La notion de construction des risques part de l'idée que le risque n'existe pas en soi, mais qu'il procède d'un travail d'élaboration qui mobilise des systèmes de croyances et de positions sociales[3]. Il est une catégorie de connaissance qui articule des incertitudes et des dangers pris en compte dans un groupe social avec les principes et les valeurs qui le caractérisent. Il

---

1. J. Arnoldi, *Risk,* Cambridge, Polity Press, 2009.
2. U. Beck, *La société du risque. Sur la voie d'une autre modernité* (1986), Paris, Aubier, 2001. Voir également étude 71.
3. D. Lupton, *Risk,* London, Routledge, 1999.

oriente les demandes que le groupe formule à l'égard de ses membres pour répondre à des incertitudes ou des dangers qu'il a sélectionnés.

Les analyses qui se réclament de cette approche s'attachent à montrer l'importance des phénomènes d'appartenance sociale, des relations de pouvoir, ainsi que des valeurs et des principes culturels qui structurent les groupes sociaux, dans l'élaboration des risques. Elles analysent la façon dont des situations dangereuses ou marquées par l'incertitude sont pensées en termes de risques comme elles ont pu être considérées en termes de fléaux, de péchés ou de tabous dans d'autres contextes culturels[4]. Elles s'intéressent également aux implications de cette catégorisation sur les relations sociales. Le domaine de la santé permet d'illustrer la portée de cette approche.

### L'approche épidémiologique des risques

Dans le domaine de la santé, le risque est un concept central de l'épidémiologie dont l'objet est d'établir les causes des maladies dans les populations en vue de fonder des actions de santé publique. Le risque désigne alors « *la probabilité qu'un événement [de santé] va survenir[5]* ». Il se rapporte à une population et prend appui sur la distribution constatée d'événements de santé. Le facteur de risque associe la survenue de ces événements de santé à des caractéristiques des individus, comme des caractéristiques génétiques, des comportements individuels, des habitudes de vie, des situations dans l'environnement, *etc.*

Ces définitions appellent des précisions pour lever les confusions qu'elles sont susceptibles d'entraîner. D'une part, la définition des risques et des facteurs de risque se rapporte à un individu théorique qui est le produit d'une construction statistique, et non à une personne particulière pour laquelle la probabilité de survenue d'une maladie se présente selon une alternative ($p = 0$ ou $p = 1$). D'autre part, le facteur de risque n'est pas la cause de la maladie, mais il provoque une augmentation de sa probabilité de survenue[6]. Les études épidémiologiques permettent, par exemple, de montrer que le développement des cancers des voies aérodigestives supérieures (VADS) est significativement associé à la consommation d'alcool et de tabac. Dire que ces consommations sont des facteurs de risque signifie qu'un individu consommant du tabac et de l'alcool présente une probabilité plus grande de développer un cancer des VADS. Mais, tous les consommateurs réguliers de tabac et d'alcool ne développent pas de cancer et certaines personnes développent ces cancers sans avoir consommé de tabac et d'alcool. La consommation de tabac et d'alcool n'est donc pas la cause du cancer, qui dépend le plus souvent d'une multitude de facteurs. La notion de risque est ainsi une construction scientifique qui porte sur des popula-

---

4. M. Douglas, *Risk and Blame. Essays in Cultural Theory*, London, Routledge, 1992.

5. R. Salmi, « La notion de risque en santé publique », A. Tursz, Y. Souteyrand, R. Salmi, *Adolescence et risque*, Paris, Syros, 1993, p. 63-74.

6. D. Schwartz, *Le jeu de la science et du hasard. La statistique et le vivant*, Paris, Flammarion, 1994.

tions et qui permet de caractériser le poids de facteurs spécifiques dans les variations des états de santé.

L'estimation des risques et l'identification des facteurs de risque offrent aux acteurs de la santé publique un ensemble de connaissances pour orienter leurs interventions en vue de prévenir ou de diminuer les problèmes de santé individuels et collectifs. Elle peut ainsi les conduire à préconiser des mesures visant à réduire la consommation du tabac ou de l'alcool, par exemple l'augmentation des prix ou l'interdiction de consommation dans des endroits publics. Elle peut également conduire à développer des campagnes d'information et de communication en vue de réduire les consommations individuelles. C'est à partir de ce point que, classiquement, on s'intéresse à la construction culturelle des risques.

### Les risques de santé comme argument culturel

La notion épidémiologique de risque entre dans le débat public par l'intermédiaire des actions d'information et de prévention. Elle y rencontre des sensibilités culturelles qui mobilisent des principes et des valeurs relatifs aux solidarités nécessaires pour traiter des incertitudes et des dangers qui ont retenu l'attention collective. Le risque porte ainsi sur les façons de vivre ensemble et sur les conduites de santé souhaitables devant des incertitudes et des dangers auxquels les populations sont sensibles et peuvent être exposées.

Dans le débat social, le risque émerge comme un argument pour qualifier des situations, des groupes sociaux, des individus ou des conduites qui, en fonction des connaissances disponibles et valorisées à un moment donné, sont considérés comme une menace pour l'individu lui-même, pour son groupe d'affiliation ou pour la société. Ainsi, dans le domaine du sida, les notions de « groupe à risque » et de « comportement à risque » ont été largement utilisées dans le débat public pour désigner et stigmatiser des populations associées à la diffusion du virus. Le risque y a un statut ambigu de possibilité d'exposition au virus pour les personnes considérées, mais aussi de danger potentiel que ces personnes peuvent représenter pour l'ensemble social. Il peut ainsi être mobilisé pour favoriser l'adaptation des conduites des individus ou le développement de solidarités collectives devant le virus, soit en incluant les personnes contaminées soit en revendiquant leur mise à l'écart.

Le risque est également mobilisé par les acteurs sociaux pour critiquer l'emprise des institutions sur leur vie en invoquant les dangers auxquels elles les exposent, ainsi que les effets négatifs qui pourraient résulter de décisions sur lesquelles elles n'ont pas de prise et qu'elles considèrent comme des abus de pouvoir. Compte tenu du consensus sur la valeur de la santé, accuser les autres de mettre en danger la santé d'individus ou de groupes est sans aucun doute un argument fort pour critiquer les autres et pour faire valoir ses revendications, sous réserve que cette accusation soit plausible. Ainsi, dans le travail hospitalier, l'exposition des personnels aux risques liés aux soins prodigués aux malades est une composante du débat sur les conditions de travail et un argument pour revendiquer une maîtrise plus grande de leur propre travail par les soignants et le développement de mesures de sécurité.

L'argument du risque peut aussi permettre de faire entendre la voix des dominés ou des groupes sans accès à la parole publique en invoquant les dangers auxquels les puissants les exposent. Ainsi des personnes électro-sensibles invoquent les risques de santé que génère la multiplication des antennes de radiotéléphonie mobile, sur laquelle elles n'ont aucun contrôle pour faire valoir leur situation d'exposition. Enfin, par la référence à l'absence d'un « risque zéro », le risque peut également être invoqué par les pouvoirs publics ou par d'autres détenteurs de pouvoirs pour expliquer la survenue d'événements défavorables dans un contexte où on leur demande d'assurer la sécurité.

La notion de risque organise ainsi le débat social sur les solidarités sociales, la distribution du pouvoir et les responsabilités des individus en prenant appui sur l'éventualité de la survenue d'événements de santé.

### Le risque et la transformation des conduites de santé

Les actions de santé publique visent à conduire les individus qui en sont la cible à se déterminer à l'égard des risques pris en compte. Ces individus leur apportent des réponses en fonction de leurs connaissances et des préférences qu'ils affirment pour un mode de vie. Ces réponses les font apparaître comme preneurs de risque ou précautionneux[7]. Devant les injonctions publiques qui leur sont faites, par exemple dans le domaine de la consommation d'alcool et de tabac, certains considèrent qu'ils n'ont jamais été à risques, qu'ils ont une bonne santé et qu'ils ne mourront pas d'un cancer ; d'autres considèrent que fumer et boire constituent des plaisirs qui sont une composante d'un mode de vie et qu'ils ne sont pas prêts à y renoncer ; d'autres vont accorder du crédit à ces recommandations de santé publique et, parce que ces interrogations correspondent à un moment spécifique de leur trajectoire, vont renoncer à ces consommations ou bien vont les modérer ; d'autres encore considèrent que, s'ils doivent développer un cancer, ils le feront compte tenu de leurs consommations passées et qu'une adaptation à ces recommandations n'a ni intérêt ni valeur. Les réponses que les personnes apportent à ces demandes procèdent de leur mode de vie et des principes et des valeurs qui l'organisent.

Les facteurs de risques mis en avant dans les actions de santé publique sont rapportés à l'individu, à ses comportements, à son environnement. Mais ils engagent également sa trajectoire biographique et ses relations avec les autres. Cockerham[8] en donne une illustration à propos de l'usage

---

7. M. Douglas, M. Calvez, « L'individu comme preneur de risque. Une théorie culturelle de la contagion en lien avec le sida (1990)», *Tracés*, 2011, n° 21.
8. W. Cockerham, *Social Causes of Health and Disease*, Cambridge, Polity Press, 2007.

du tabac et la consommation de boissons alcoolisées. Fumer ou boire sont certes des actions de l'individu, c'est aussi le produit d'un apprentissage qui passe par différentes phases et qui s'inscrit dans des tissus de relations au sein desquels ces usages acquièrent des significations. Alors que la première cigarette ou le premier verre d'alcool peuvent avoir un goût détestable ou des effets indésirables, c'est par l'intermédiaire des groupes de pairs que l'individu apprend à les apprécier et à les consommer selon des modes reconnus au sein des réseaux sociaux auxquels il participe. Progressivement, il peut être conduit à développer des habitudes de consommation qui deviennent une composante de son monde social. De surcroît, les consommations de tabac et d'alcool ne sont pas les mêmes selon le sexe et la position sociale ; elles reflètent donc la structure sociale. Les individus sont conduits à interpréter les notions de risque et de facteurs de risques qui leur sont présentées à partir des contextes sociaux et culturels dans lesquels leurs pratiques se développent et acquièrent du sens pour eux. C'est en fonction du sens qu'ils donnent à ces risques qu'ils apportent des réponses aux demandes qui leur sont faites pour maintenir ou préserver leur santé.

### La construction culturelle des risques

La notion de construction culturelle des risques renvoie ainsi aux processus d'interprétation des incertitudes ou des dangers auxquels les acteurs sociaux accordent une attention. Elle mobilise les croyances, les connaissances dont ils disposent et les valeurs auxquelles ils se réfèrent dans leurs relations sociales.

Dans le domaine de la santé, certains risques sont mis en avant au nom d'impératifs de santé publique qui en appellent à la raison des individus pour limiter des comportements dommageables pour leur santé. Les acteurs sociaux mobilisent les connaissances et les valeurs qui caractérisent leurs contextes sociaux et culturels pour donner du sens à ces risques et pour leur apporter des réponses. Les risques qu'ils construisent se situent sur un autre registre que le risque épidémiologique (qui fonde les demandes de la prévention) ; celui de leurs modes de vie et de leurs relations par lesquels ils donnent du crédit à l'existence de situations incertaines ou dangereuses qui leur sont signalées.

Les risques de santé peuvent être directement construits par des individus ou des groupes à partir de leur conviction du caractère atypique ou de la fréquence inhabituelle de certaines pathologies. Il en est ainsi de risques de santé associés aux ondes électromagnétiques ou aux émanations d'un site chimique qui conduisent des acteurs locaux à se mobiliser pour réclamer la mise en œuvre de précautions au nom de la préservation de la santé de la population[9]. Ils peuvent également être appréhendés à partir de

---

9. M. Calvez, « Les signalements profanes de clusters : épidémiologie populaire et expertise en santé environnementale », *Sciences sociales et santé*, 27, 2, 2009, p. 79-106.

leurs conséquences jugées néfastes pour l'individu ou son groupe, comme les effets sociaux de pratiques alcooliques. Les risques que ces individus ou groupes mettent en avant cristallisent leur expérience d'incertitudes, de dangers ou de situations à problème. Ils peuvent être remis en cause ou validés par les experts, mais ils ne se placent pas sur les mêmes terrains parce qu'ils engagent leur jugement social et non une référence médicale ou de santé publique.

La construction culturelle des risques procède ainsi des cadres sociaux et culturels dans lesquels les individus agissent. Elle porte sur les incertitudes et les dangers qui retiennent leur attention en fonction des préoccupations des groupes dans lesquels ils agissent. Elle produit un jugement sur le futur qui mobilise des connaissances dont ils disposent et des principes qui caractérisent leur attachement à des façons d'être et d'agir avec les autres. C'est en fonction de cette élaboration qu'ils répondent aux demandes de la prévention ; d'où l'importance de la prendre en compte.

(*Marcel Calvez*)

**Références :**

J. Arnoldi, *Risk,* Cambridge, Polity Press, 2009.

U. Beck, *La société du risque. Sur la voie d'une autre modernité* (1986), Paris, Aubier, 2001.

M. Calvez, *Des environnements à risque. Se mobiliser contre le cancer : Saint-Cyr l'École, Vincennes et Nivillac,* Paris, Presses des Mines, Coll. sciences sociales, 2011.

W. Cockerham, *Social Causes of Health and Disease,* Cambridge, Polity Press, 2007.

M. Douglas, M. Calvez, « L'individu comme preneur de risque. Une théorie culturelle de la contagion en lien avec le sida (1990)», *Tracés,* 2011, n° 21.

## 71. Risque et société du risque

Risques sanitaires, risques environnementaux, risques psycho-sociaux, risques financiers, risques terroristes : rares sont désormais les secteurs où le risque n'est pas évoqué ou convoqué. Le risque semble pouvoir se décliner à l'infini, envahissant un nombre croissant de sphères d'activités, colonisant sans cesse des nouveaux territoires. Il est devenu en effet une des caractéristiques majeures des sociétés contemporaines. Il est aujourd'hui un pivot autour duquel s'articulent des discours, des pratiques professionnelles et institutionnelles, des politiques publiques, des relations internationales et au-delà une façon de penser le social et le politique.

De nombreux dictionnaires définissent le risque comme étant la probabilité qu'un danger se réalise. Cette définition des mathématiciens et des économistes ne couvre pas l'ensemble des usages rhétoriques et pratiques qui sont faits du risque. L'analyse de ces usages fait apparaître que le risque est une notion polysémique qui ne se laisse pas saisir aisément. Il apparaît comme un ensemble de concepts, de savoirs mis en forme dans des équations, des statistiques, des tableaux de maladies, des listes de polluants ou de facteurs de risque. Il apparaît également comme un ensemble de pratiques qui s'alimentent de ces savoirs et qui, en retour, contribuent à les modeler et à les transformer. Le risque peut aussi être considéré comme un liant professionnel qui contribue à structurer de multiples communautés professionnelles dans les domaines des assurances, de la sécurité technique, de la gestion des maladies professionnelles ou liées à l'environnement, de la finance, ou encore de la sécurité tout court. Le risque apparaît enfin comme un ensemble de prescriptions et de normes auxquelles doivent se conformer des individus, des groupes ou des secteurs d'activités pour gérer des débordements ou des effets indésirables, ceux de l'obésité, des médicaments, des accidents industriels ou du terrorisme par exemple.

Ces multiples significations ne peuvent être pleinement saisies qu'en revenant sur l'histoire du risque. Le cadre actuel de gestion par le risque d'un ensemble d'activités hétérogènes est, en effet, le résultat de la combinaison et de l'imbrication de plusieurs logiques qui se sont développées sur un temps long. La notion risque est devenue la référence incontournable qu'elle est aujourd'hui à la suite d'un long cheminement qui a emprunté de nombreuses voies. Il a acquis son statut actuel au prix de nombreux tâtonnements, essais et expérimentations et à partir d'une juxtaposition de conceptions. Pour comprendre comment le risque est devenu le paradigme dominant qu'il est aujourd'hui, il est utile de revenir sur quelques unes des trajectoires de son développement. Dans ce qui suit, l'accent est mis sur deux trajectoires importantes, l'une renvoyant au monde des assurances et l'autre à celui de l'épidémiologie. Il ne s'agit pas tant de retracer leur histoire précise que de comprendre comment des logiques et des pratiques forgées dans ces domaines ont contribué à faire ce qu'est le risque aujourd'hui.

### La logique assurancielle : risque et responsabilité

Plusieurs travaux, dont ceux de François Ewald, ont mis en avant le rôle déterminant des assurances dans la naissance et l'extension du risque comme une catégorie de définition et de gestion d'un ensemble d'activités[1]. Dès le XVIe siècle, dans le cadre de l'essor du commerce maritime international, pour parer aux pertes engendrées par des tempêtes pour lesquelles il était impossible d'imputer la faute à quelqu'un, la solution retenue fut la socialisation et la mutualisation du danger à travers la mise en place de systèmes d'assurances. Les différents transporteurs, en cotisant à des caisses communes, s'assuraient contre les naufrages des bateaux et les

---

1. F. Ewald, *L'État-Providence*, Paris, Grasset, 1986.

pertes conséquentes qu'ils pouvaient engendrer[2]. Par la suite, le développement des assurances contribua à « mettre en risques » un ensemble très hétérogène de dangers : inondations ou séismes en « risques naturels », accidents ménagers et de bricolage en « risques domestiques », maladies et intoxications en « risques sanitaires ». L'efficacité de la notion de risque tient au fait qu'elle ne désigne pas une catégorie particulière d'événements mais une façon de les penser, de tenter de les objectiver, de les évaluer et de les traiter.

Le succès du risque pour désigner et gérer un danger potentiel témoigne d'une part de la volonté de limiter l'impact des caprices de la nature sur divers secteurs d'activités humaines et, d'autre part du développement de l'usage des statistiques et du calcul probabiliste[3]. Le recours à cette notion s'accompagne d'une transformation importante de la manière de penser et gérer des activités humaines potentiellement dangereuses. L'objectif n'est pas d'éradiquer les dangers potentiels mais de tenter de les contrôler, et à défaut, de proposer une réparation financière des dommages qu'ils engendrent. Cette solution a un avantage pragmatique et politique décisif : elle permet de poursuivre une activité même si elle est dangereuse. Il suffit, pour ce faire, de l'encadrer et de proposer un système de réparation des dommages. Seuls les abus sont sanctionnés, à savoir des dommages induits par des risques excédant ceux jugés « normaux » pour une activité donnée, la « normalité » étant régulièrement négociée et redéfinie dans un cadre donné.

L'extension de la logique assurantielle s'accompagna de transformations juridiques et sociales importantes. L'assurance a correspondu et correspond encore à une répartition sociale. Cette socialisation des dommages va de pair avec une disqualification du droit de la responsabilité. Elle opéra en effet une substitution d'un mode de régulation par un autre : des dispositifs d'assurances remplacèrent la régulation juridique au sein de laquelle la responsabilité d'un dommage était imputée à un individu ou un groupe. Il y a là une transition d'une logique de la responsabilité morale et légale à une logique purement économique d'indemnisation. Les modalités du traitement des accidents de travail au XIXᵉ siècle illustrent les transformations à l'œuvre dans ce processus. Tout au long du XIXᵉ siècle, les industriels comme les autorités publiques eurent à résoudre une équation difficile. Cette dernière avait pour premier paramètre la nécessité de trouver des moyens pour gérer un nombre croissant d'accidents aux conséquences dramatiques et visibles, objet de critiques et de

---

2. A. Giddens, *Les conséquences de la modernité,* Paris, L'Harmattan, 1994 ; P.-C. Pradier, *La notion de risque en économie,* Paris, La Découverte, 2006.

3. P. L. Berstein, *Against The Gods: The Remarkable Story of Risk,* New York, John Wiley & Sons, 1996 ; A. Desrosières, *La politique des grands nombres : histoire de la raison statistique,* Paris, La Découverte, 1993 ; T. M. Porter, *The Rise of Statistical Thinking, 1820-1900,* Princeton University Press, 1986 ; I. Hacking, *The Taming of Chance,* Cambridge University Press, 1990 ; I. Hacking, *L'émergence de la probabilité* (1975), Paris, Seuil, 2002.

mobilisations syndicales et politiques. Elle avait pour second paramètre la contrainte de ne pas entraver la marche forcée de l'industrialisation, jugée nécessaire à la prospérité. Le résultat du compromis entre ces différentes contraintes déboucha en France sur la loi des accidents du travail de 1898 qui reposait sur le concept d'accident sans faute. Dans ce cadre, le risque avait un rôle central. Les dommages engendrés par les accidents du travail sont socialisés, pris en charge non pas par l'employeur mais par des mutuelles ou des assurances sociales. Ce cadre met l'accent encore aujourd'hui sur l'idée qu'une responsabilité peut être assumée sans que lui soit attachée ni faute ni sanction. Sur un modèle similaire, la mise en place d'assurances obligatoires avec des garanties plus ou moins importantes de l'État social fut le pivot autour duquel ont été bâties les protections sociales tout au long du XXe siècle, selon des modalités différentes d'un pays à l'autre[4].

Ainsi, l'apport du risque tel qu'il se construisit avec l'approche assurantielle est d'être un instrument de gestion des aléas ou des débordements liés à un ensemble d'activités économiques par la socialisation des dommages. Il pose ainsi un cadre qui permet la protection des entrepreneurs et la mise en valeur de l'innovation. De plus, en forgeant l'idée d'une responsabilité sans faute, le risque fait apparaître les dangers engendrés par des innovations ou des activités économiques comme un mal indispensable, inhérent à la vie en société, nécessaire à la civilisation, et la condition même de tout progrès.

### La logique épidémiologique : facteurs de risque et individualisation

La seconde trajectoire importante dans le développement de la gestion par le risque d'un ensemble de questions sociales, comme le chômage, la délinquance ou les drogues fut l'essor de la logique épidémiologique. Ce qui peut être désigné comme le « paradigme épidémiologique » articule une gestion des « populations dangereuses » et une « approche par les facteurs de risques ». L'approche épidémiologique correspond à une autre modalité de transition du danger vers le risque, différente de celle que l'on retrouve dans le domaine des assurances. Un ensemble de travaux en sciences sociales, se réclamant du concept de biopolitique de Michel Foucault, mettent en avant qu'au XIXe siècle le concept de danger témoignait de l'émergence d'une nouvelle manière de penser le gouvernement des populations[5]. La « dangerosité », telle qu'elle fut dessinée par les jugements experts, était alors une des caractéristiques des modes de vie des groupes sociaux, généralement celle de la classe ouvrière, et devant être la cible prioritaire d'interventions gouvernementales. Le recours au risque découlait alors d'une

---

4 P. Rosenvallon, *La Crise de l'État-providence*, Paris, Le Seuil, 1981 ; P. Rosenvallon, *Repenser l'État-providence*, Paris, Le Seuil, 1995.

5. D. Lupton, *Risk*, New York, Routledge, 1999.

volonté d'anticipation des problèmes et d'élaboration de dispositifs permettant la gestion et le contrôle des populations[6].

Dans le cadre du paradigme épidémiologique, l'élaboration des politiques de prédiction et de prévention repose sur la réunion d'informations grâce à un ensemble de technologies de surveillance et de collecte de données sans cesse mises à jour. Ces données, recueillies par plusieurs corps professionnels, comme des travailleurs sociaux, des professions médicales, des policiers ou des pédagogues, dans des cadres coercitifs ou consentis, peuvent faire l'objet de multiples investissements et usages. Elles peuvent servir à des experts dans l'élaboration de normes, de lignes de conduite et de conseils destinés aux individus. Elles leur indiquent, avec un degré de précision plus ou moins grand, des manières de faire et d'être dans leurs rapports aux autres, à leur corps et à eux-mêmes. Ces données servent également à identifier des caractéristiques de populations à travers lesquelles des individus sont comparés afin de déterminer le degré de « conformité » à la norme. Ceux qui s'écartent des normes de façon importante sont identifiés comme étant des « individus à risque ». Ce travail sert alors à la collecte de données sur des individus présentant un « profil à risque » ou appartenant à une « population à risque », définis sur la base de caractéristiques démographiques, géographiques ou ethniques.

L'histoire du déploiement de la rationalité épidémiologique et de ses techniques permet de saisir l'importance du paradigme épidémiologique dans l'extension et dans le renforcement du risque. L'histoire de l'épidémiologie est souvent structurée autour de trois périodes. La première, qui couvre la période 1850-1900, correspond à l'essor des statistiques médicales dans le cadre du développement de la santé publique et de la constitution d'une science qui cherchait à comprendre et contrôler les épidémies[7]. Au tournant du XXe siècle, l'épidémiologie fut menacée par la bactériologie qui occupait une place de plus en plus importante dans l'étiologie des maladies infectieuses. La chaîne de contamination microbienne permettait d'une part, de mieux expliquer une maladie que les concepts d'environnement ou de climat qui prévalaient au XIXe siècle et, d'autre part, d'avoir une prise plus directe sur ces maladies. Mais comme la bactériologie n'arrivait pas à embrasser l'ensemble des infections : les épidémiologistes, en particulier en Grande-Bretagne, poursuivirent leur travail de statistiques en introduisant une conception plus complexe des causes des maladies qui tenait compte de différents facteurs en jeu. L'épidémiologie ne concentrait plus son attention sur les seules maladies infectieuses. Elle étendit son

---

6. G. Kendall, G. Wickham, « Health and Social Body », S. Scott, G. Williams, S. Platt, H. Thomas (dir.), *Private Risks and Public Dangers*, Aldershot, Avebury, 1992.

7. Sur l'histoire de l'épidémiologie avant 1900 : A. Hardy, *The Epidemic Streets, Infectious Disease and the Rise of Preventive Medicine, 1856-1900*, Oxford University Press, 2003 ; W. Coleman, *Yellow Fever in the North. The Methods of Early Epidemiology*, Madison, The University of Wisconsin Press, 1987 ; A. Lilienfeld (dir.), *Times, Places, and Persons, Aspects of the History of Epidemiology*, Baltimore et Londres, John Hopkins University Press, 1980.

champ d'étude à d'autres maladies touchant un grand nombre de personnes, en premier lieu le cancer.

Dans l'histoire de la discipline, l'après Seconde Guerre mondiale est souvent présenté comme un moment de refondation avec la structuration de ce qui est baptisé l'« épidémiologie moderne » par le célèbre épidémiologiste américain Kenneth Rothman. Et ce fut effectivement en Grande-Bretagne et aux États-Unis que l'épidémiologie connut des transformations de ses objets et de ses méthodes. Un double déplacement prit place. Le premier fut un recentrement sur les maladies chroniques, le cancer et les maladies cardiovasculaires. Le second déplacement consista à privilégier des enquêtes d'observation de populations délimitées, avec la mise en œuvre d'outils statistiques plus sophistiqués pour l'analyse d'étiologies complexes. La formalisation des concepts et des méthodes de cette nouvelle épidémiologie prirent place dans le cadre d'enquêtes fondatrices, dont les plus célèbres sont celles relatives à l'épidémiologie du cancer, en particulier celle recherchant un lien entre cancer et tabac menée par les britanniques Bradford Hill et Richard Doll au sein de l'unité de statistiques du *Medical Research Council*[8] et celle conduite aux États-Unis, dite enquête de Framingham, du nom de la ville dont la population était étudiée, et qui portait sur l'épidémiologie des maladies cardiovasculaires[9]. Dans l'histoire de l'épidémiologie, la place centrale accordée aux Britanniques est justifiée par le fait que c'est Bradford Hill qui synthétisa et formalisa les critères de scientificité de la discipline au milieu des années 1960. Ce qui est notable est que cette nouvelle épidémiologie s'articula autour du risque et des facteurs de risques. C'est au sein de l'étude américaine de Framingham, centrée sur l'épidémiologie cardiovasculaire, que l'approche dite par les « facteurs de risques » naquit dans un dialogue entre cliniciens et statisticiens.

Les apports des techniques épidémiologiques issues de l'approche par les facteurs de risques sont de deux ordres. L'épidémiologie s'appuie sur un ensemble de statistiques, d'examens de contrôle et de dépistage pour collecter des données permettant d'établir un lien entre un état sanitaire et des variables causales, dans une population donnée. Son premier apport est que tout en traitant de la maladie, du corps et de la mort, elle a contribué à rendre abstraits les problèmes posés, à mettre à distance des situations concrètes, à diluer le sujet souffrant dans des données, des agrégats ou des toiles de causes. Le second apport des techniques épidémiologiques concerne la question de la responsabilité. Contrairement à la rationalité assurantielle et sa mutualisation des pertes, la rationalité épidémiologique contribue à l'individualisation de la responsabilité. Elle impute aux individus les conséquences de leur prise de risques : chacun doit entretenir son corps comme un

---

8. L. Berlivet, « Association and Causation : the Controversy over the Scientific Status of "Risk Factor" Epidemiology c.1947-c.1965 », V. Berridge (dir.), *Networks of Knowledge and Power : Science, Research and Policy since 1945*, Londres-Amsterdam, Rodopi, 2005 p. 43-74.

9. É. Giroux, *Épidémiologie des facteurs de risque : genèse d'une nouvelle approche de la maladie*, thèse de doctorat, Université de Paris 1, 2006.

capital, par l'exercice physique, par la surveillance de l'alimentation ou par la prévention contre un ensemble de maladies. Cette recherche de l'individualisation de la responsabilité peut être observée même dans des cas où des risques sont collectifs, touchant des populations entières, sans laisser de choix possibles aux individus. Ainsi, dans des territoires contaminés par des pollutions importantes, par la radioactivité à Tchernobyl ou par un pesticide, le chlordécone dans les Antilles Françaises, les populations qui n'ont d'autres choix que de rester sur place doivent apprendre à mesurer les contaminations, connaître les seuils d'exposition et gérer les quantités de produits contaminés dans leur alimentation. Elles deviennent responsables de la mise en œuvre de règles supposées les protéger et, dans le cas de contamination, elles sont tenus responsables de ne pas les avoir respectées.

### Risque, individualisation et société du risque

En 1986, le sociologue allemand Ulrich Beck publiait un ouvrage intitulé *La société du risque* qui connut un immense succès. Il y développe une analyse de la société post-industrielle. Beck propose de nommer cette nouvelle ère sociale « société du risque » et s'attelle à décrire sa nature et les changements dont elle est porteuse. L'une des transformations majeures de nos sociétés concerne l'origine et le statut des dangers auxquels font face les humains. Il met en avant que le danger était conçu comme relevant d'une fatalité et des aléas du destin, alors que dans la nouvelle société du risque, la responsabilité humaine est engagée dans sa production comme dans sa gestion. De ce fait, des catastrophes d'origine technologique (comme l'accident majeur à l'usine de pesticides de Bhopal en 1984) supplantent désormais les catastrophes naturelles. À ces catastrophes majeures, s'ajoutent des risques diffus comme les pollutions chimiques, parfois invisibles. L'une des caractéristiques des risques auxquels doivent désormais faire face nos sociétés est qu'ils ne résultent donc pas de l'incapacité humaine à faire face aux aléas de la nature mais plutôt d'un développement technologique aux conséquences de moins en moins contrôlées, voire incontrôlables. Beck souligne le fait que cette situation a contribué à la perte progressive de ce qui cimentait traditionnellement et structurait la vie et les identités des individus.

L'ouvrage de Beck est emblématique des transformations des discours sur les risques. En effet, à partir du milieu des années 1980, le risque occupe une place croissante dans les discours publics, présenté bien souvent comme une donnée inhérente à l'existence individuelle et collective. Dans ces différents discours relatifs au risque, il s'agit tout d'abord d'acter que nous vivons dans une société en profondes mutations, un nouveau monde peuplé de risques, un monde incertain et fluctuant qui appelle à transformer les manières d'être et de faire face aux aléas. Chacun doit être acteur et participer à ce processus, prendre les dispositions nécessaires pour maîtriser les risques qu'il rencontre, pour les contrôler, et limiter leurs conséquences sur sa vie, ses biens et son corps.

L'un des déplacements importants qui accompagne l'essor du risque dans nos sociétés concerne l'injonction faite aux individus de s'auto-réguler, de participer activement à la réduction de leurs facteurs de risque à travers une série d'activités qu'ils peuvent engager ou éviter[10]. Ainsi, les individus peuvent et doivent être « responsables » et « entreprenants ». La reconnaissance de la responsabilité individuelle de chacun prend la forme d'une solution libératrice, d'un « empowerment » des individus. À travers ces techniques, l'individu devient un entrepreneur de la construction de soi, cherchant à maximaliser son capital humain. Une telle conception suppose que chaque individu soit doté d'une capacité cognitive et d'une flexibilité qu'il met au service de la maximisation de ses espoirs et ses chances. Elle suppose également que chacun a, ou doit trouver des ressources intellectuelles et matérielles pour faire fructifier sa vie et son corps sur le modèle d'une entreprise capitaliste. Ces logiques ont profondément imprégné nos sociétés. Elles ont donné lieu à l'essor d'un marché de la sécurité personnelle sans précédent, de l'alarme domestique aux placements d'assurance-vie, avec au même moment un affaiblissement des dispositifs d'assurances collectives et solidaires. Elles ont également généré à une série d'activités et de produits destinés à assurer le bien-être physique et psychique de chacun. Il y a là une extension du style de penser et de vie des entrepreneurs à l'ensemble des membres d'une société, une manière de l'universaliser.

Ainsi, le risque apparaît à la fois comme le résultat d'une histoire et en même temps une technologie performative qui a fait advenir un monde, celui que nous connaissons aujourd'hui.

(*Soraya Boudia*)

**Références :**

U. Beck, *La société du risque* (1986), Paris, Les éditions Aubier, 2001.

S. Boudia, N. Jas (dir.), *Risk and Risk Society in Historical Perspective*, numéro spécial, *History and Technology*, 23, 4, 2007.

R. Castel, *La montée des incertitudes. Travail, protections, statut de l'individu*, Éditions du Seuil, 2009.

F. Ewald, *L'État-Providence*, Paris, Grasset, 1986.

P. Peretti-Watel, *La société du risque*, Paris, La Découverte, 2001.

---

10. D. Lupton, *Illness, Disease and the Body in Western Societies*, Londres, London ; Thousand Oaks, Sage, 2003. N. Rose, *Politics of Life itself : Biomedicine, Power and Subjectivity in the Twenty-First Century*, Princeton, Princeton University Press, 2006.

## 72. Santé et environnement

Les problèmes de risques liés aux expositions environnementales, qu'elles prennent place dans le cadre d'activités professionnelles ou pour l'ensemble de la population, n'ont cessé de gagner en importance en France ces deux dernières décennies. Les alertes, les controverses et les mobilisations critiques se sont en effet multipliées, autour de dossiers comme celui de l'amiante, des pesticides, des OGM, ou de la radioactivité, témoignant de l'importance croissante des questions sanitaires au sein des préoccupations relatives à l'environnement. La structuration progressive du domaine santé-environnement se fait dans un premier temps autour d'un ensemble d'activités de recherche et d'expertise qui vont mettre en évidence les dangers représentés par certains agents susceptibles d'avoir un impact sanitaire et chercher à mesurer les conséquences sanitaires et sociales de l'exposition humaine aux nuisances environnementales. Progressivement se structure un espace d'intervention publique vis-à-vis de ces questions dont l'émergence apparaît fortement dépendante des capacités de mobilisation de victimes ou plus largement de groupes plus ou moins directement touchés par ces risques.

### Jalons pour une histoire du domaine santé-environnement

Si les problèmes sanitaires environnementaux sont aujourd'hui largement débattus publiquement et investis d'enjeux multiples, les questions qui les sous-tendent ont une longue histoire contribuant largement à façonner leur mode d'existence contemporain dans des espaces d'expertise, de décision comme dans l'espace public. Cette histoire plonge ses racines dans différents domaines qui se sont développés depuis le XVIIIᵉ siècle : l'hygiénisme, l'hygiène industrielle, l'analyse chimique, la médecine coloniale et la toxicologie. Chacun de ces domaines a contribué à élaborer des concepts tels que ceux de milieu, de salubrité, de poison, de seuil et d'acclimatation, à étendre des pratiques et à forger des schémas de pensée et d'action qui se déploient tout au long du XXᵉ siècle[1]. Nous avons choisi dans ce qui suit de mettre l'accent sur un aspect central du développement du domaine santé-environnement : la question des pollutions industrielles et de ses effets.

Les transformations industrielles galopantes du XIXᵉ siècle ne prennent place qu'en entraînant des modifications profondes de l'environnement et au prix de pollutions chimiques, d'accidents techniques et d'empoisonnement des corps ouvriers[2]. Elles entraînèrent assez rapidement un ensemble

---

1. C. Hamlin, *A Science of Impurity. Water Analysis in Nineteenth Century Britain*, Berkeley, CA, University of California Press, 1990.
2. T. Le Roux, *Nuisances et pollutions industrielles. Paris, laboratoire de leur légitimation, 1770-1830*, Paris, Albin Michel, 2011 ; G. Massard-Guilbaud, *Histoire de la pollution industrielle en France, 1789-1914*, Paris, Éditions de l'EHESS, 2010 ; C. Moriceau, *Les douleurs de l'industrie, L'hygiénisme industriel en France, 1860-1914*, Paris, Éditions de l'EHESS, 2010 ; C. Bernhardt (dir.), *Environmental Problems in European Cities in the 19th and 20th Century*, Münster, Waxmam, 2004.

d'actions et de réactions qui concernaient autant les politiques publiques, la création d'administrations dédiées, le développement de nouveaux savoirs scientifiques que des procès de riverains, des critiques et mobilisations syndicales et politiques. Dans ce paysage, des scientifiques et des médecins jouèrent un rôle croissant d'experts chargés de statuer publiquement sur les effets des pollutions. Leur champ scientifique, l'hygiène industrielle, s'est structuré sous contraintes, ayant à arbitrer entre des impératifs parfois contradictoires, le développement économique d'un côté et la protection de la santé publique de l'autre.

D'après l'historien américain Christopher Sellers, ces tensions sont à l'origine de la transition de l'hygiène industrielle vers la santé environnementale. Sellers met en avant que la dénomination de santé-environnement (*environmental health science*) remonte à une conférence d'hygiène industrielle qui a fait date, celle organisée en août 1936 sur le thème *The environment and its Effects Upon Man*. On y observe un tournant environnemental qui traduit la volonté d'une partie des scientifiques et des médecins de prendre des distances avec un environnement professionnel fortement conflictuel par les oppositions sociales, parfois frontales qui le structuraient. Ces scientifiques et ces médecins se référaient désormais à des savoirs, des effets et des méthodes de mesures relatives par exemple à des substances toxiques sans faire aucun lien avec l'environnement de travail. Ils participaient ainsi à construire une science abstraite, qui transcende les conflits du monde du travail. Et c'est en effet aux États-Unis que le domaine dénommé « santé-environnement » tel que nous le connaissons aujourd'hui s'est structuré et professionnalisé. Son institutionnalisation doit beaucoup aux transformations d'après la Seconde Guerre mondiale. L'entrée de plain-pied dans un monde dominé par la chimie synthétique et par la puissance du nucléaire transforma les représentations des dangers sanitaires liés aux dégradations de l'environnement et la nature des problèmes qu'ils posent. La dilatation des échelles de risque, leur expression sur une multitude de terrains et l'institution d'un domaine santé-environnement se poursuivent également durant la Guerre froide. Dans un contexte d'urgence et de mobilisation générale, l'objectif affiché des autorités américaines est d'exercer un contrôle sur tous les paramètres qui permettent l'amélioration de l'environnement pour faire face à des menaces devenues globales et à une guerre potentielle contre l'Union Soviétique[3].

Un des autres aspects de la Guerre froide qui contribua à façonner le domaine santé-environnement fut la question des essais atomiques et de leurs retombées radioactives[4]. Les années 1950 sont marquées par des

---

3. A. Dahan, D. Pestre (dir.), *Les Sciences pour la guerre, 1940-1960*, Paris, Presses de l'EHESS, 2004.

4. S. Boudia, « Naissance, extinction et rebonds d'une controverse scientifique : les dangers de la radioactivité pendant la Guerre froide », *Mil neuf cent. Revue d'histoire intellectuelle*, 25, 2007, p. 157-170.

controverses et des mobilisations publiques internationales sur les effets de ces essais. L'analyse des discours de l'époque laisse clairement apparaître que des transformations importantes sont à l'œuvre : le danger encouru apparaissait clairement comme un danger de nature nouvelle se déployant à des échelles très diverses. L'inquiétude concernait autant l'avènement d'une guerre nucléaire apocalyptique que les effets d'une radioactivité invisible, insidieuse que les tests atomiques disséminaient à travers le globe et qui s'infiltrait partout, dans l'air, dans l'eau, dans le sol, dans les aliments, dans les plantes et dans les os humains.

Depuis, l'une des caractéristiques de ces risques est la dilatation des échelles spatiales et temporelles auxquelles ils opèrent désormais. Les pollutions ne sont pas uniquement locales mais peuvent toucher l'ensemble de la planète ; elles ne concernent pas seulement la santé mais l'ensemble de l'écosystème ; leurs conséquences ne sont pas qu'immédiates mais peuvent se prolonger sur plusieurs générations. Du fait de la multiplicité et de la latence des effets, s'ajoutait une extension dans le temps de la chaîne des causalités qui appelle à imaginer une responsabilité rétroactive. Ces dangers qui touchent la vie dans sa capacité de se reproduire comme dans ses conditions d'existence se déploient désormais de l'infiniment petit, avec l'exposition à de faibles doses de polluants responsables de dizaines de milliers de cancers, à l'infiniment grand avec des risques technologiques majeurs comme un accident nucléaire. Ces risques, qui peuvent proliférer sans fin et dont on connaît mal l'ensemble des conséquences, sont difficiles à définir *a priori* et encore plus difficiles à quantifier malgré des travaux multiples. Par ailleurs, leur ampleur, leurs conséquences irrévocables, leur latence et leur déploiement potentiel sur plusieurs générations, rendent l'évaluation de leurs conséquences très malaisée et leur prise en charge par une assurance presque impossible, aucune institution n'ayant la capacité financière de les couvrir entièrement dans l'espace et dans le temps. Ces problèmes aux dimensions globales contribuèrent à créer des instances de régulation internationale comme l'Organisation mondiale de la santé (OMS), la *Food and Agriculture Organisation* (FAO), l'Agence atomique de l'énergie nucléaire (AIEA), et plus tard au sein des Nations-Unies un programme pour l'environnement (PNUE).

Un autre moment important dans l'histoire du domaine santé-environnement est celui de la fin des années 1960. Cette période a en effet vu la multiplication des mobilisations locales autour du thème de l'environnement, avec une transformation profonde de ses significations. Parmi les acteurs de l'environnement, avait prévalu jusque-là une préoccupation de « conservation » avec une vision utilitaire centrée sur la gestion rationnelle des ressources naturelles, la création de parcs naturels et la préservation des sols souffrant de l'érosion et des conséquences de l'intensification de l'agriculture (par exemple le phénomène du *Dust Bowl* aux États-Unis). L'environnementalisme qui se développait au début des années 1970 mettait en avant une série de nouveaux questionnements relatifs à la place de l'homme dans la biosphère, l'épuisement des ressources naturelles ou encore les pollutions environnementales et leurs effets sur l'homme. Dans ce cadre, un lien fort était établi entre environnement et santé[5]. L'idée selon laquelle l'homme avait contribué à rendre son environnement toxique pour sa santé n'avait cessé de gagner en importance depuis le milieu des années 1950. Après la vague de controverses sur les effets des retombées radioactives, les pollutions chimiques, en particulier liées aux pesticides, devinrent l'objet d'un large débat amplifié par la publication de l'ouvrage de Rachel Carson, *Le printemps silencieux*[6]. Ce best-seller inaugure une nouvelle période marquée par une multiplication des problèmes de santé-environnement qui accèdent à l'agenda politique : pesticides, pollutions chimiques, pollutions de l'air ou encore de l'eau. L'importance d'engager des travaux sur les effets sanitaires des pollutions environnementales fut renforcée à partir de 1967 par la perspective de la conférence de Stockholm, prévue pour 1972, et dont l'objectif était de discuter de l'état général de l'environnement afin de définir les problèmes nécessitant une collaboration internationale. On assista alors à une transformation notable des conceptions et de l'organisation de la santé publique. Un nouveau domaine labellisé « santé environnementale » réunissait désormais un ensemble varié de problèmes, ayant en commun d'être produits par les activités humaines, dans les sociétés technologiquement avancées. Dans le contexte français, l'émergence des préoccupations relatives à l'environnement est dans cette période moins marquée par la dimension sanitaire, les principales mobilisations écologistes se cristallisant sur le nucléaire[7]. Ainsi la création du premier ministère de l'environnement en 1971 se fait sous le label de la « Protection de la nature et de l'environnement » avec un rapprochement avec les thèmes de la « Qualité de la vie » dans les années qui suivent. Ce n'est qu'en 1997 que la dimension sanitaire des enjeux environnementaux entre dans l'attribution du ministère de l'environnement.

### Un domaine entre politiques publiques et mobilisations critiques

L'institutionnalisation du domaine santé-environnement a ainsi suivi des chemins et des rythmes très différents d'un pays à l'autre avant de devenir une priorité des politiques sanitaires européennes. Sous la double égide de l'Union européenne et de l'Organisation mondiale de la santé (OMS Europe), les États européens (UE + 30 pays périphériques) ont chacun élaboré en 2004 un Plan national santé environnement (PNSE). Ces dispositions sont l'aboutissement d'un processus d'une trentaine d'années qui a

---

5. J.-P. Deléage, *Histoire de l'écologie, une science de l'homme et de la nature,* Paris, La Découverte, 1992 ; V. Scheffer, *The Shaping of Environmentalism in America,* Seattle, University of Washington Press, 1991.

6. R. Carson, *Le printemps silencieux,* Wildproject Éditions, 2009 (1er version en anglais 1962, 1re version en français 1968).

7. S. Ollitrault, *Militer pour la planète : Sociologie des écologistes,* Presses universitaires de Rennes, 2008.

vu une authentique configuration prendre forme avec l'essor d'une nébuleuse d'actions de revendications et de création d'institutions. S'il existe de nombreuses connaissances et données issues de travaux dans différentes disciplines (sciences biomédicales, sciences humaines et sociales, sciences de la terre, de l'univers et de l'environnement, sciences chimiques et physiques), les dispositifs politiques existants n'étaient pas en mesure de saisir et de traiter la complexité d'une série de problèmes devenus visibles avec des crises sanitaires ou des accidents comme celui de Tchernobyl, ni de répondre aux demandes de précaution formulées de façon croissante par des organisations non gouvernementales.

Malgré cette incitation publique, la situation du domaine reste très hétérogène d'un pays à l'autre. En France, dans son rapport rendu public en février 2004, la Commission d'orientation pour le Plan national santé-environnement constate la faiblesse de la recherche française dans le domaine. Dans ses conclusions : « la Commission insiste sur l'urgence qu'il y a à développer et à structurer ce champ de recherche, en mobilisant plus largement les équipes sur cette thématique et en organisant la pluridisciplinarité »[8].

Il serait erroné de croire que les préoccupations liées aux conséquences sanitaires de la dégradation de l'environnement s'imposent de façon croissante au fur et à mesure d'une prise de conscience qui se ferait dans la population et parmi les acteurs politiques. Bien au contraire, les considérations sanitaires restent, tout comme au XIXe siècle, prises dans un étau de contraintes et d'impératifs contradictoires. Aujourd'hui, les politiques de santé-environnement ont rarement pour objectif effectif de protéger les populations vis-à-vis de risques émergents ou d'interdire les pollutions industrielles. Leurs objectifs et leurs modalités d'intervention cherchent à concilier des intérêts sociaux divergents (comme ceux d'industriels voulant continuer à développer leur activité économique, de travailleurs voulant préserver leur emploi *et* leur santé, de riverains cherchant à éviter une dégradation de leurs milieux de vie, *etc.*)[9]. Ainsi l'importance accordée aux questions de santé environnementale apparaît fortement dépendante de la façon dont s'établissent des rapports de force entre les différents acteurs cherchant à intervenir sur ces questions.

La question des liens entre santé et environnement a ainsi surtout émergé au travers de mobilisations autour de différents types de risques. Alors que les mobilisations ayant eu lieu aux États-Unis ont fait l'objet d'études nombreuses dont certaines sont devenues des classiques de ce

---

8 . I. Momas, J.-F. Caillard, B. Lesaffre, Ministère des affaires sociales du travail et de la solidarité, Ministère de l'écologie et du développement durable, Ministère de la santé, de la famille et des personnes handicapées, Commission d'orientation du Plan santé environnement, *Rapport de la Commission d'orientation du Plan national santé-environnement,* Paris, Premier ministre, 2004, p. 248.

9. P. Lascoumes, *L'éco-pouvoir. Environnements et politiques,* Paris, La Découverte, 1994.

type de littérature[10], leur rôle en France reste à documenter de façon plus précise. Les études faites sur les risques liés à la téléphonie mobile ou sur les boues d'épuration par exemple montrent que ces mobilisations sont loin d'être univoques, le rattachement aux domaines de la santé publique ne se produisant pas de façon automatique ou spontanée. Le cas des risques liés aux antennes relais de téléphonie mobile est particulièrement évocateur. Alors que dans un premier temps, les mobilisations liées à ce problème se centrent sur les dimensions esthétiques et sur les conséquences de ces installations sur le paysage, ce n'est que progressivement que ce problème est appréhendé en termes d'effets sur la santé. Ceci s'est notamment produit à l'initiative de parlementaires qui cherchent à profiter des préoccupations liées au déploiement des antennes mobiles pour promouvoir la création de l'Agence française de sécurité sanitaire de l'environnement (AFSSE) et plus largement faire émerger les problématiques liées à la santé environnementale[11].

Cet exemple montre bien les contraintes qui encadrent l'émergence de ces questions et leur donne un caractère parfois assez aléatoire. Étant donné les divergences des intérêts en présence et le poids économique de certains des acteurs impliqués dans ces conflits, les enjeux liés à la santé environnementale sont fortement controversés et donnent souvent lieu à des conflits assez tendus. Ceci aide à comprendre pourquoi l'AFSSE a été l'agence la plus fragile des différentes agences de sécurité sanitaire créées au tournant des années 1990-2000. Créée en 2002, donc plus tardivement que les autres agences créées par la loi du 1er juillet 1998, elle se verra adjoindre le travail en 2005 pour devenir l'AFSSET puis devra fusionner avec l'AFSSA pour former l'ANSES en 2010. Ces transformations institutionnelles, loin de répondre de façon univoque à une transformation des problèmes à traiter, sont au contraire un indicateur assez sûr des rapports de force entre les différents secteurs ministériels concernés par ces questions (Santé, Environnement, Travail) et de la place croissante que prennent les contraintes budgétaires dans la conduite des politiques publiques. Les controverses sur la téléphonie mobile qui marquent les débuts de l'agence montrent qu'un des points de crispation vis-à-vis de ces questions porte sur la question de l'expertise scientifique et de son indépendance. La remise en cause des premiers rapports de l'AFSSE sur les effets sanitaires de la téléphonie mobile pour cause de relations trop proches entre les experts de l'agence et les industriels de la téléphonie

---

10. P. Brown, *Toxic Exposures: Contested Illnesses and the Environmental Health Movement,* Irvington NY, Columbia University Press, 2007 ; A. D. Pellow, *Resisting Global Toxics: Transnational Movements for Environmental Justice,* Cambridge, MA, MIT Press, 2007 ; B. Allen, *Uneasy Alchemy: Citizens and Experts in Louisiana's. Chemical Corridor Disputes,* Cambridge, MA, MIT Press, 2003.

11. O. Borraz, « Le cadrage par les risques sanitaires. Le cas des antennes relais de téléphonie mobile », C. Gilbert, E. Henry (dir.), *Comment se construisent les problèmes de santé publique,* Paris, La Découverte, 2009, p. 91-111.

mobile révélait bien les enjeux économiques induits par l'instruction de ces questions. Ces difficultés ont conduit les agences publiques à mettre en place des procédures de plus en plus codifiées pour produire des expertises, notamment à travers une norme AFNOR consacrée à ces processus (NFX-50-110).

Ainsi si le constat d'une émergence croissante des problématiques relevant de la santé environnementale est incontestable, il doit toutefois être relativisé ou remis en perspective et ce, pour plusieurs raisons. Il faut tout d'abord souligner que l'émergence de ces questions n'est tout d'abord que le résultat de choix souvent anciens de commercialiser des produits ou de mettre en œuvre des processus de production dangereux. D'une certaine manière, les questions telles que nous les posons aujourd'hui résultent assez directement de choix de développements scientifiques, techniques et économiques des décennies précédentes à ceci près que n'émergent que les dimensions des problèmes que nous sommes en mesure aujourd'hui de percevoir et de mesurer. Ensuite, le décalage temporel est souvent très long entre les conséquences sanitaires telles qu'elles se développent dans les populations touchées par une contamination ou une pollution et l'émergence d'un problème de santé environnementale dans l'espace public, puis sa prise en compte par les pouvoirs publics. Ceci conduit à un retard structurel de la réponse publique aux problèmes posés, retard d'autant plus grand que les effets seront difficiles à mesurer ou à imputer à une cause précise ou que les intérêts économiques en jeu seront importants[12]. Enfin, tous les problèmes n'ont pas la même capacité à s'imposer comme prioritaires aux yeux du public ou des décideurs. Ceci est particulièrement net si l'on s'interroge sur la différence dans la priorité accordée aux questions de santé environnementale concernant la population générale et aux questions de santé au travail touchant les travailleurs. L'intégration progressive de la santé au travail dans un domaine plus large « santé-environnement et santé-travail » n'est pas sans produire des contradictions puisqu'à mesure que l'on augmente les protections de la population générale vis-à-vis de certains risques, les écarts avec les faibles protections apportées aux travailleurs apparaissent de plus en plus problématiques. Alors que ces deux séries de problèmes sont très proches l'une de l'autre, autant on constate une prise en charge renouvelée des risques menaçant la population générale, autant les transformations du secteur de la santé au travail sont extrêmement lentes et en définitive assez peu impactées par les transformations ayant bouleversé les politiques de santé publique[13]. Ainsi si on assiste à une redéfinition des contours de la santé environnementale, elle n'est pas sans

---

12. R. Proctor, *Cancer Wars : How Politics shapes what we know and don't know about Cancer*, New York, Basic Books, 1995.

13. E. Henry, « Nouvelles dynamiques de savoirs et permanence des rapports de pouvoir. L'impact – limité – des transformations – importantes – de l'expertise en santé au travail », *Revue française de science politique*, vol. 61, 4, 2011.

contradictions ni remises en cause régulières comme le montre le cas récent des perturbateurs endocriniens.

(*Soraya Boudia, Emmanuel Henry*)

**Références :**

S. Boudia, N. Jas, *Powerless Science? The Making of the Toxic World in the Twentieth Century,* New York et Oxford, Berghahn Books, à paraître.

S. P. Hays, *Beauty, Health and Permanence: Environmental Politics in the United States,* Cambridge, Cambridge University Press, 1989.

G. Mitman, M. Murphy, C. Sellers (dir.), *Landscapes of Exposure: Environment and Health in Historical Perspective,* Osiris, 19, 2005.

I. Momas, J.-F. Caillard, B. Lesaffre, Ministère des affaires sociales du travail et de la solidarité, Ministère de l'écologie et du développement durable, Ministère de la santé, de la famille et des personnes handicapées, Commission d'orientation du Plan santé environnement, *Rapport de la Commission d'orientation du Plan national santé-environnement,* Paris, Premier ministre, 2004. Téléchargeable : http://www.ladocumentationfrancaise.fr/rapports-publics/044000068/index.shtml.

C. Sellers, *Hazards of the Job: From Industrial Disease to Environmental Health Science,* Chapel Hill, University of North Carolina Press, 1997.

# *Universalité de la réflexion bioéthique*

## 73. Le relativisme éthique a-t-il un sens ?

Le relativisme éthique peut être caractérisé, en première approximation, comme la thèse selon laquelle aucun code moral n'a d'autorité absolue : les valeurs et les normes n'étant pas détachables du contexte dans lequel elles se sont constituées, elles sont relatives à celui-ci et ne sauraient ni s'imposer ni obliger dans un autre contexte. Mais il faut préciser. Il est d'usage, en effet, de distinguer le relativisme normatif du relativisme méta-éthique et la formule qui précède ne fait pas bien la différence entre les deux.

### Le relativisme normatif

Il trouve probablement son origine dans l'expérience déconcertante de la rencontre avec des croyances et des pratiques morales radicalement différentes de celles que l'on tient pour les mieux établies. Il est généralement admis que c'est l'historien grec Hérodote (V$^e$ siècle avant J.-C.) qui a le premier mesuré toute la portée du défi relativiste. Dans son *Enquête* (III, 38), il rapporte l'anecdote suivante : Darius, l'Empereur perse, fait demander un jour à des Grecs qui séjournaient à sa cour s'ils consentiraient à manger, à leur mort, le corps de leur père ; les Grecs réagissent à la question,

comme on pouvait s'y attendre, en manifestant la plus véhémente répulsion. Mais ensuite, Darius fait demander à des Indiens, les Callaties, qui
mangent le cadavre de leurs parents après leur décès, s'ils accepteraient
de voir le corps de leur père brûler sur un bûcher : devant une suggestion aussi scandaleuse et sacrilège à leurs yeux, les Callaties manifestent
alors le même écœurement et la même indignation que les Grecs quelques instants auparavant. Hérodote, qui n'hésite pas par ailleurs à présenter la guerre entre les Perses et les Grecs comme une espèce de « choc
de civilisations » entre l'Europe et l'Asie, opère ici un retournement d'une
extrême audace : à propos d'une pratique tenue, à bon droit, pour constitutive de l'humanité, le respect devant le cadavre de ses parents, il suggère à son lecteur le plus probable, un homme de culture grecque que,
tout Grec qu'il est, il n'en est pas moins le Barbare de quelqu'un. Brûler
rituellement le corps des défunts n'est pas invariablement une marque de
piété filiale et de respect ; d'autres estiment qu'il s'agit là d'un acte abo-
minable et monstrueux. Inversement, manger le cadavre de son géniteur
n'est pas invariablement l'indice de la bestialité la plus dépravée : d'autres
estiment qu'il s'agit là d'un comportement approprié, recommandable
et approuvé par les dieux. On voit ici vaciller les certitudes morales les
mieux établies : du Grec ou du Callatie, lequel est un être humain digne
de ce nom, lequel est un Barbare ? Il semble que l'on ne puisse répondre
sans arbitraire à une telle question. Hérodote dégage en termes assez dis-
tanciés la leçon de l'anecdote qui vient d'être rappelée : « chacun juge
ses coutumes supérieures à toutes les autres ». Il semble adhérer par là à
une sorte de conventionnalisme : « Que chacun s'en tienne aux coutumes qui sont les siennes ». Montaigne (1533-1592) va plus loin. Dans ses
*Essais* (I, 31, « Des Cannibales »), il s'inspire très probablement de l'historien grec lorsqu'il écrit : « chacun appelle barbarie ce qui n'est pas de son
usage ». Mais il ne se contente pas de relever, comme un fait universel de
la nature humaine, que « nous n'avons d'autre mire de la vérité et de la
raison que l'exemple et idée des opinions et usances du pais où nous sommes » ; il considère que les façons de faire des « nations barbares » découvertes aux Amériques par les Européens expriment une naïveté originelle,
pure et simple : chez elles, les lois naturelles commandent encore, « fort
peu abastardies par les nôtres ». Les croyances et pratiques morales des
autres, dans leur étrangeté même, acquièrent là une véritable positivité :
elles ne sont plus simplement l'indice de l'attachement de chacun aux
coutumes immémoriales de sa communauté d'appartenance. Elles prennent une valeur exemplaire et deviennent des modèles possibles de la vie
bonne. À tout le moins, les cannibales nous donnent une leçon de modes-
tie : « Condamner ainsi résolument une chose pour fauce et impossible,
c'est se donner l'avantage d'avoir dans la teste les bornes et limites de la
volonté de Dieu et de la puissance de nostre mere nature ; [...] il n'y a
point de plus notable folie au monde que de les ramener à la mesure de
nostre capacité et suffisance » (*Essais*, I, 27, « C'est folie de rapporter le

vray et le faux à notre suffisance »). Ce que Montaigne dit là des prodiges et des miracles vaut également pour cette forme particulière de l'inusité que constituent les pratiques et les croyances morales les plus étrangères aux nôtres. Il n'est pas question de chercher à déterminer si Montaigne est, de part en part, relativiste ou bien s'il estime que la reconnaissance de la puissance de variation infinie de la nature n'est qu'une étape avant la soumission à la volonté de Dieu. On retiendra surtout que le relativisme normatif consiste en l'affirmation selon laquelle nul ne doit juger et, spécialement, déprécier un code moral qui n'est pas le sien.

## Le relativisme méta-éthique

L'éthique normative cherche à déterminer ce qui peut justifier des prescriptions morales telles que, par exemple :

(1) On doit s'abstenir de déprécier un code moral qui n'est pas le sien.

La justification en termes relativistes de cette prescription consiste, on l'a vu, à alléguer, d'une part l'incommensurabilité des codes moraux ; d'autre part l'impossibilité de départager en termes autres qu'arbitraires les prétentions des uns et des autres à valoir universellement. La méta-éthique ne se propose pas d'énoncer ou de justifier des prescriptions morales, même très générales ou très importantes. Elle cherche plutôt à préciser le sens des termes qui figurent dans les jugements spécifiquement moraux ; à déterminer si de tels jugements sont susceptibles d'être vrais (en ce sens qu'ils pourraient satisfaire à des conditions de vérité) ; à départager ce qui est factuel et ce qui ne l'est pas dans un jugement moral ; et autres questions du même genre. On peut donc dire que la méta-éthique pose des questions non morales (« Que veut dire "moralement répugnant" ? » ; « [Comment] pouvons-nous savoir que brûler les cadavres est moralement approprié ? », *etc.*) à propos des jugements moraux. La méta-éthique est, en quelque sorte, la logique des jugements moraux. Ces précisions apportées, qu'est-ce que le relativisme méta-éthique ? Il s'agit, à tout le moins, d'une thèse relative à la sémantique du jugement moral, c'est-à-dire à ce qui constitue la signification de celui-ci. Selon cette thèse, un énoncé comme :

(2) Il est moralement condamnable de brûler des cadavres humains,

est aussi radicalement incomplet et inintelligible qu'un énoncé comme :

(3) La somme des angles d'un triangle est égale.

Bien entendu, (2) et (3) ne sont pas incomplets et inintelligibles pour les mêmes raisons. On laissera (3) de côté et on se demandera ce qui pourrait rendre (2) complet et intelligible. Un partisan du relativisme méta-éthique dira que si (2) est modifié de la façon suivante :

(2') Pour des Callaties du VIe siècle avant J.-C., il est moralement condamnable de brûler des cadavres humains,

il devient un énoncé parfaitement respectable : complet, intelligible et vrai de surcroît (à supposer que les Callaties mis en scène par Hérodote soient représentatifs des Callaties de cette époque, ou du moins de la majorité d'entre eux). Cela revient à dire que le relativisme méta-éthique dans sa version sémantique est la thèse selon laquelle un jugement moral est essentiellement incomplet aussi longtemps qu'il ne comporte pas d'indications relatives à ceux qui le formulent et y adhérent : pour un partisan du relativisme éthique, les jugements moraux complètement décontextualisés, comme l'est (2), ne sont tout simplement pas porteurs de sens. Mais si on se donne la peine de les mettre en contexte, comme en (2'), la situation change du tout au tout. Dans la mesure où un relativiste soutient que les jugements moraux sont susceptibles, sous certaines conditions, d'être vrais ou faux, il est évident que le relativisme éthique se distingue du scepticisme éthique : un sceptique, en effet, considère qu'un jugement moral, quel qu'il soit, ne pourra jamais être vrai ou faux.

La thèse qui vient d'être exposée se redouble d'une thèse relative à l'épistémologie morale (analyse des procédés – intuition, raisonnement – par lesquels nous avons accès aux propriétés ou aux principes moraux), voire à l'ontologie morale (analyse de la nature des entités morales – valeurs, normes – ou des propriétés morales – obligatoire, mauvais). Il s'agit de la thèse selon laquelle il n'existe pas de point de vue objectif à partir duquel les codes moraux pourraient être évalués, ni de critères objectifs au nom desquels ils pourraient être critiqués. C'est d'ailleurs ce que l'on entend, en fait, communément par « relativisme éthique ».

L'argument typiquement avancé à l'appui de cette thèse est celui de la pluralité des codes moraux. Les choses sont censées se passer de la façon suivante : évaluer un code moral présuppose l'usage de concepts moraux (par exemple : « [moralement] supérieur », « [moralement] condamnable »). Or les concepts moraux de l'évaluateur ne sont pertinents qu'à l'intérieur de son propre code moral et ne peuvent être légitimement appliqués à l'extérieur de celui-ci. On en conclut qu'il n'existe pas de « point de vue de nulle part » d'où il serait possible d'évaluer en toute objectivité les codes moraux.

### Évaluation du relativisme éthique

Le relativisme éthique fait souvent figure d'épouvantail. Il est facile de comprendre pourquoi : si l'exigence de tolérance du relativisme normatif s'adosse à une forme radicale de relativisme méta-éthique, on est près de passer de la bienveillante sympathisante envers les différences à un laxisme normatif, selon lequel il faut tolérer même l'intolérable : les mutilations sexuelles dont sont victimes les petites filles dans certains pays du tiers-monde deviennent des pratiques exotiques au même titre que la culture du manioc, et ainsi de suite. Si l'on admet qu'il n'y a pas de point de vue neutre à partir duquel il serait possible d'évaluer les codes moraux, que restera-t-il à répondre à quelqu'un qui en conclura que tous les codes moraux se valent ? Entre le relativisme éthique et le nihilisme éthique, la frontière semble bien poreuse.

Mais la situation n'est peut-être pas aussi désespérée qu'on pourrait croire. En premier lieu, le relativisme (méta-éthique) comporte ses propres difficultés. Il pose en principe la nécessité de contextualiser les jugements moraux pour que leur sens apparaisse. Mais contextualiser jusqu'à quel point ? Jusqu'à faire figurer dans les jugements moraux des noms de cultures ? D'époques ? De segments de société ? D'individus ? On aurait là autant de variétés et de niveaux du relativisme que de types de nom accepté (relativisme culturel, historique, social, individuel). Existe-t-il de bonnes raisons de se déterminer en faveur de l'un plutôt que de l'autre ? L'argument de l'arbitraire se retourne très facilement, comme on voit. En outre, on constate qu'un jugement contextualisé, comme l'est (2'), est simplement descriptif. Il se borne à énoncer ce que sont les croyances morales des Callaties du VIe siècle avant J.-C. ; mais il est difficile, dans ces conditions, d'expliquer la force motivante des jugements moraux. Si les Callaties réagissent aussi vivement à la suggestion de l'Empereur Darius, ce n'est pas parce que leurs croyances morales sont correctement décrites par (2'). C'est parce qu'ils admettent que des énoncés tels que (2) ont un contenu normatif qui mérite de dicter leur conduite. Les jugements moraux acceptables pour un relativiste sont dépourvus de toute force prescriptive : ce sont les éléments d'un reportage au pays des croyances et des pratiques morales, et non les guides pour l'action dont un agent cherche à se doter afin d'agir de façon correcte. Enfin, de la reconnaissance de la pluralité des codes moraux à l'affirmation de leur incommensurabilité, la conséquence n'est pas bonne. Il est tout à fait possible de soutenir qu'un Grec typique comme un Callatie typique cherche, chacun de son côté, à mettre en œuvre une même prescription qui pourrait, par exemple, se formuler comme suit :

(4) On doit honorer les cadavres des défunts.

La situation décrite par Hérodote trouverait alors son origine dans le fait que les Grecs et les Callaties ont des croyances factuelles différentes en ce qui concerne le statut des morts ou de leurs âmes, non en ce que leurs valeurs et croyances morales divergent radicalement. On sait que les Grecs pensaient que si des rites funéraires précis, comportant la crémation (ou, à d'autres époques, l'inhumation) du corps du défunt, n'avaient pas été observés, l'âme du mort ne trouverait pas le repos et pourrait même revenir tourmenter les vivants. Peut-être les Callaties pensaient-ils qu'en s'assimilant une partie du corps du défunt le survivant permettait à la personnalité de celui-ci de survivre en lui. Quoi qu'il en soit de cette conjecture, elle suggère que les pratiques des Grecs et des Callaties peuvent aussi bien être interprétées comme des façons différentes d'observer une même prescription que comme l'obéissance à des prescriptions différentes. Évidemment, un partisan du relativisme éthique pourrait toujours réagir en contestant la pertinence de la distinction entre les faits d'une part, les normes et les valeurs d'autre part (en soutenant, par exemple, que les prétendus énoncés factuels sont toujours chargés en valeur). Mais c'est quitter le domaine du relativisme éthique pour aborder le domaine du relativisme épistémique, selon lequel il n'y a pas de connaissances objective portant sur le monde, mais seulement des façons de l'interpréter : la discussion ne mobilise plus les mêmes arguments ni les mêmes enjeux.

Au total, si on donne au relativisme éthique une fonction pragmatique de mise en garde contre l'arrogance ethnocentrique, il n'y a rien à redire là-contre. Si on veut en faire un système éthique complet et définitif, c'est une autre affaire.

*(Jean-Yves Goffi)*

**Références :**

J. Rachels, *The Elements of Moral Philosophy* (1986), McGraw-Hill, 1993.

R. Rorty, *Objectivisme, relativisme*, Paris, PUF, 1994.

D. Sperber, « Remarques anthropologiques sur le relativisme moral », J.-P. Changeux (dir.), *Fondements naturels de l'éthique*, Paris, Odile Jacob, 1993.

C. Tiercelin, *Le Doute en question. Paradigmes pragmatistes au défi sceptique*, Éditions de l'éclat, 2005.

D. B. Wong, « Relativisme moral », *Dictionnaire d'éthique et de philosophie morale*, M. Canto-Sperber (dir.), Paris, PUF, 1996, p. 1290-1296.

## 74. Bioéthique et diversité culturelle

Au cœur du XXe siècle, un discours éthique a émergé, avec une conscience de nouveauté, à la suite du constat de l'échec des traditions morales[1] qui balisaient la médecine et la recherche médicale. Un passé récent, tragique, avait imposé cette nouvelle réflexion éthique sur le respect dû à l'être humain. Un présent mouvant cherchait des réponses aux nombreux scandales en recherche médicale et aux revendications d'une société en constante évolution. Un futur inquiétant posait problème face aux progrès vertigineux de la science et des technologies redéfinissant la nature humaine, la vie, la mort, la maladie[2]. Passé, présent et futur ont alimenté la recherche d'une nouvelle morale pour faire face aux multiples défis de la société. La bioéthique[3], datée et située, revendique ce statut. En 1971, l'oncologue V. R. Potter en appelle à une « nouvelle sagesse », la bioéthique, pour réaliser un pont entre deux cultures[4], celles des sciences et des « humanities », qui semblent incapables de communiquer et n'avoir plus rien à se dire. D'abord conçue comme « une éthique globale pour la survie de l'être humain et de

---

1. Voir T. H. Engelhardt, *The Foundations of Bioethics*, Oxford Univ. Press, 1986.
2. H. Jonas, *Le principe responsabilité. Une éthique pour la civilisation technologique* (1979), Éd. du Cerf, 1990.
3. Voir étude 75.
4. V. R. Potter, *Bioethics : Bridge to the Future*, Prentice-Hall Inc, 1971.

la planète »[5], la bioéthique a supplanté en quelques décennies la morale médicale traditionnelle. « La bioéthique est ici identique à l'éthique biomédicale » écrit le théologien Hubert Doucet[6]. Bioéthique et éthique médicale sont souvent prises pour synonymes, comme le suggère la consultation des dictionnaires[7]. Certains experts vont dans le même sens en considérant le livre de Joseph Fletcher *Morals and Medicine* datant de 1954 comme la première œuvre de bioéthique[8].

Une réflexion éthique se voulant séculière et qui se déployait sous l'étiquette de la bioéthique a rapidement pris de l'ampleur. Ainsi, de nombreuses institutions dédiées à la bioéthique ont vu le jour, dont, parmi les plus connues, le *Hastings Center* et le *Kennedy Institute of Ethics*, et l'enseignement de la bioéthique s'est imposé dans les universités américaines. Cependant, au fil du temps, le terme même de bioéthique, sous lequel sont habituellement regroupées l'éthique clinique, l'éthique de la recherche et l'éthique publique[9], a été peu à peu délaissé, du moins pour ce qui concerne la littérature outre-Atlantique. Aussi, dans les publications et dans les programmes facultaires, l'emploi d'une terminologie axée sur le domaine médical a-t-il été favorisé. Les facultés de médecine offrent dorénavant des cours d'éthique médicale, d'éthique clinique, d'éthique biomédicale ou d'éthique des soins de santé (health care ethics). Le dynamisme de la réflexion n'a pas été freiné pour autant. Ainsi, l'apparente singularité du terme, « la » bioéthique, dissimule un nombre significatif de théories. L'éthique des quatre principes (autonomie, bienveillance, justice et non malfaisance), connue sous le nom quasi polémique de « principlism » de Beauchamp et Childress[10] demeure certes la théorie la mieux connue et la plus répandue. Néanmoins, d'autres modèles lui font concurrence. Certains auteurs, comme Pellegrino et Thomasma, insistent uniquement sur l'un des quatre principes, tel le principe de bienfaisance[11] ou celui de justice chez N. Daniels[12]. D'autres modèles rejettent l'appel aux principes, voire l'appel à la rationa-

---

5. G. Durand, *Introduction générale à la bioéthique. Histoire, concepts et outils*, Éditions Fides, 1999, p. 19.

6. H. Doucet, *Au pays de la bioéthique. L'éthique biomédicale aux États-Unis*, Labor et Fides, 1996, p. 39.

7. Ainsi le *Larousse* livre la définition suivante de Bioéthique : ensemble des problèmes posés par la responsabilité morale des médecins et des biologistes dans leurs recherches, dans les applications de celles-ci. Synonyme : Éthique médicale. *Le Petit Robert* (2004) donne une définition équivalente.

8. H. Doucet, *op. cit.*, p. 19.

9. Voir notamment D. J. Roy et *al.*, *La bioéthique, ses fondements et ses controverses*, ERPI, 1995, p. 51-61. Dans son compte-rendu, G. Durand utilise le terme « éthique des politiques de santé » plutôt que « éthique publique », *op. cit.*, p. 151-161.

10. T. Beauchamp et J. Childress, *Principles of biomedical ethics*, Oxford Univ. Press, 2001.

11. E. Pellegrino, D. Thomasma, *For the patient's good : The restoration of beneficence in health care*, Oxford Univ. Press, 1988.

12. N. Daniels, *In search of equity, health needs and the health care system*, Plenum, 1983 et *Just health care*, Cambridge Univ. Press, 1985.

lité, en faveur d'un certain émotivisme. Ainsi, les théories éthiques ou des sous-théories les plus diverses sont-elles enseignées et mises en pratique : l'éthique médicale de Drane fondée sur la vertu[13], l'éthique de la sollicitude de Nel Nodding[14] ou l'éthique narrative de Burrel et Hauerwas[15] et même des approches compatibles avec plusieurs théories comme la casuistique de Jonsen et Toulmin[16]. Bien que limitée, cette énumération suggère déjà qu'au niveau théorique, la bioéthique ne fait pas l'unanimité dans son propre pays. De plus, elle est confrontée à la réalité des pratiques du terrain, c'est-à-dire au multiculturalisme, au pluralisme et au relativisme éthiques, bref à plusieurs approches qu'elle n'a pas réussi à circonscrire malgré le foisonnement des idées et l'investissement dans son programme.

Née aux États-Unis, la bioéthique n'a pas tardé à essaimer dans le monde. Partout, l'éthique médicale se trouvait dans une impasse face aux progrès de la science et au pluralisme des sociétés contemporaines dans une atmosphère de critique et de rejet de la raison. Les pays anglo-saxons, le Canada, l'Amérique du Sud, les pays européens ont accueilli diversement le discours bioéthique qui tentait d'offrir une réflexion renouvelée et proposait des solutions. Ainsi, dans le domaine de la recherche, l'avènement de la bioéthique a-t-il radicalement changé les pratiques, entre autres par le biais des comités d'éthique de la recherche. On peut raisonnablement croire qu'une certaine interdépendance entre la recherche et les exigences de publication, dont l'approbation des projets par un comité d'éthique, a joué un rôle non négligeable dans l'adoption des nouvelles pratiques. Dans le domaine de la pratique médicale, la réception des tentatives théoriques de la bioéthique, principalement dans sa version de l'éthique des principes, seront modulées en fonction des « affinités électives » des différents environnements culturels. Ainsi, dans les pays anglo-saxons, l'accueil semble-t-il plus rapidement favorable. Même dans les pays qui ont semblé moins réceptifs, certains concepts prônés par la bioéthique ont été rapidement intégrés en pratique, par exemple le consentement éclairé ou le droit à la vérité, répondant ainsi à des exigences d'une culture où le sujet humain individuel tient une place irréductible. Par ailleurs, les pays occidentaux sont confrontés aux mêmes situations et questions problématiques liées à la procréation artificielle, à la demande d'euthanasie et d'aide au suicide, à la génétique et l'utilisation des cellules souches, au clonage, *etc.* La création de comités de bioéthique, ou d'éthique, locaux, régionaux, nationaux, voire supra-nationaux, tel le Comité directeur de Bioéthique (Steering Committee on Bioethics)

---

13. J. F. Drane, *Becoming a good doctor : The place of virtue and character in medical ethics*, Sheed & Ward, 1988.

14. N. Nodding, *Caring : A feminist approach to ethics and moral education*, University of California Press, 1984.

15. D. Burrel, S. Hauerwas, « From system to story : An alternative pattern for rationality in ethics », Engelhardt H. T., Callahan D., *Knowledge, value and belief*, The Hasting Center, 1983.

16. A. Jonsen et S. Toulmin, *The abuse of casuistry*, University of California Press, 1988.

du Conseil de l'Europe, permet d'apporter certaines réponses à ces controverses en tenant compte du pluralisme axiologique de la société. La quasi totalité des pays s'inspiraient de la lettre, des principes et même des procédures de l'éthique des principes. En effet, les résultats des travaux des deux commissions présidentielles américaines[17] s'appuyaient sur les principes de second niveau (que sont l'autonomie, la bienfaisance, la non-malfaisance et la justice ou tout autre), malgré le désaccord des individus sur les fondements premiers ou sur les points de vue normatifs de leurs actions. Dans les sociétés démocratiques caractérisées par la diversité des opinions, sinon la divergence, le dialogue, la recherche commune ou communicationnelle de décision, voire la négociation ou le compromis s'avère un moyen essentiel pour encadrer les pratiques.

La montée de la bioéthique, que ce soit sous ce nom ou sous celui d'éthique médicale, ne se limite pas aux pays occidentaux et industrialisés. L'« universalisation » de la bioéthique se concrétise de plus en plus. Ainsi, en octobre 2005, l'UNESCO publiait une Déclaration universelle sur la bioéthique et les droits de l'homme, dont les articles 3 à 17 portent sur les principes qui doivent sous-tendre les décisions et les pratiques. De même, l'Association Médicale Mondiale (AMM) publiait en 2005, le Manuel d'éthique médicale, réalisant un « programme de base universel pour l'enseignement de l'éthique médicale » destiné aux « médecins et étudiants en médecine du monde entier ». L'AMM reconnaît que « l'éthique médicale [diffère] d'un pays à l'autre »[18], mais soutient qu'« il existe un nombre plus grand encore de similitudes »[19]. La médecine occidentale, technoscientifique, est devenue le modèle dominant à travers le monde ; la bioéthique qui lui est intimement liée semble également s'imposer. « Les débats théoriques concernant les multiples politiques de santé [...] sont largement déterminés par les pratiques et les valeurs occidentales »[20]. Comment des pays aussi différents que le Japon, la Chine, l'Inde, les pays d'Afrique ou d'Amérique du Sud, où la médecine occidentale se concentre dans les grandes villes et où les pratiques médicales s'appuient probablement encore sur des cultures et des valeurs distinctes, accordent-ils les valeurs nouvelles avec les anciennes ? Par exemple en Chine, dans les débats sur l'euthanasie, les technologies de reproduction, la contraception et l'avortement, comment les concepts normatifs, éthiques et légaux de la bioéthique font-ils sens dans une culture

---

17. La *National Commission for the Protection of Human Subjects of Biomedical and Behavioral Research*, dont les travaux étaient centrés sur la recherche, qui donna en 1978 le célèbre Rapport Belmont, et la *President's Commission for the Study of Ethical Problems in Medicine and Biomedical and Behavioral Research* de 1980 à 1983 qui combinait l'étude des problèmes en pratique et en recherche médicales.

18. J. Williams, *Manuel d'éthique médicale*, A.M.M., 2005, p. 23, http://www.wma.net/e/ethicsunit/resources.htm.

19. *Ibid.*, p. 24.

20. Traduction libre de « The conceptual debates over various health policy issues [...] have become largely framed by Western practices and values. », R. H. Blank, J. C. Merrick (dir.) *End-of-life decision making. A cross-national study*, MIT Press, 2005, p. 7.

modelée par les « Trois Enseignements » du confucianisme, du taoïsme et du bouddhisme ? Comment les conceptions de la vie, de la maladie et de la mort, des rapports de l'individu à la communauté issues de ces traditions s'articulent-elles avec les définitions techniques de la vie, de la mort et de la personne issues de la pensée biomédicale occidentale?

Doit-on conclure de ce qui précède qu'il faut « une même éthique pour tous ? »[21] Deux questions au moins s'imposent : Quelle éthique ? Qui est ce « tous » ? Dès 1984, dans l'article « Medical Morality is not Bioethics »[22], par la mise en perspective de l'éthique médicale en Chine et la bioéthique aux États-Unis, les auteurs démontrent par l'exemple de la « Chinese-ness » de l'éthique médicale, que toute éthique médicale ne saurait être confondue avec la bioéthique. Plus, analysant les valeurs et les bases de la bioéthique américaine, elles mettent l'accent sur les limites et le « provincialisme » de la théorie et la pratique de ce paradigme. À l'échelle planétaire, croyons-nous, l'éthique médicale nécessite d'être enracinée dans le contexte socio-culturel de chaque pays au risque de perdre tout sens pour les individus, qu'ils soient praticiens ou profanes. À la question « Une même éthique pour tous ? », les auteurs français ont répondu : « oui, [...] à condition d'en faire l'effort »[23]. Mais les différences demeurent pertinentes et ne sauraient être ignorées au profit d'une universalité de façade qui se voudrait une pensée unique, appelée à dominer. Certes, on trouve ça et là des positions concilian-tes : « il n'y a pas d'exclusion entre doctrines éthiques, mais, au contraire, complémentarité dans la recherche de règles de conduite rationnelles et raisonnables, fussent-elles issues de traditions philosophiques ou religieuses différentes. Le débat éthique n'est pas simplement pluraliste dans sa forme, mais dans la nature même de ses réflexions éthiques »[24]. Sur quoi repose-raient cette complémentarité et cette conciliation entre théories éthiques biomédicales ? Pour lors, la complémentarité reste un vœu. Car, au pays même de la bioéthique, la multiplicité des théories en éthique médicale démontre que la réponse à la question (une même éthique pour tous ?) est rien moins qu'évidente. De plus, la bioéthique, dans sa version de l'éthique des principes, fait face à un constat d'échec[25]. Les auteurs plaident pour un « réexamen critique des principes, des normes, des jugements pratiques et des politiques publiques à la lumière des croyances fondamentales, des pré-supposés et des perceptions qui ont été à la source de l'ordre moral »[26]. La

---

21. Titre du recueil dirigé par J.-P. Changeux, *Une même éthique pour tous ?*, Odile Jacob, 1997.

22. R. C. Fox, J. P. Swazey, « Medical Morality is not bioethics. Medical ethics in China and the United States », Jecker, Jonsen, Pearlman (dir.), *Bioethics. An introduction to history, methods and practice*, Jones and Bartlett Publishers, section 4 « Cultural assumptions in bioe-thical methods », 1997.

23. *Une même éthique pour tous, op. cit.*, p. 37.

24. *Ibid.*, p. 39.

25. D. J. Roy, R. D. Lambert, « L'éthique des sciences de la vie à un carrefour ? », *Sélections de médecine/sciences*, 20, février-mars 2002, p. 6.

26. *Ibid* .

bioéthique américaine, de loin la plus prolifique, peut certes apporter des réponses pertinentes aux problèmes découlant des progrès de la médecine technoscientifique. Cependant, loin d'être la réponse ultime, elle doit s'ouvrir au dialogue dans son propre pays comme ailleurs.

(*Yvette Lajeunesse, Lukas Sosoe*)

## 75. Qu'entend-on par « bioéthique » ?

La bioéthique et l'éthique médicale sont souvent confondues. Une distinction est pourtant nécessaire. La bioéthique renvoie aux perplexités et aux questions suscitées par les récents progrès des sciences de la vie et le développement des technosciences, confrontés à la promotion du droit des individus et du débat public dans les États démocratiques. Elle a pour objet, et c'est sa définition la plus simple, les « problèmes nés de la recherche dans les sciences de la vie et de la santé, et des pratiques nouvelles qui en résultent »[1]. Pour sa part, l'éthique médicale concerne les problèmes que tout médecin rencontre en tant que son métier implique un rapport de responsabilité à autrui, et ouvre la déontologie au questionnement qui lui est nécessaire. Son objet est essentiellement la relation de respect entre le médecin et son patient, le rapport de responsabilité du praticien avec les entourages (professionnels, associatifs, familiaux), et de manière plus indirecte, mais non moins importante, à la société.

L'une et l'autre, contemporaines et souvent entrelacées, se rejoignent comme veille, éveil continu, d'une réflexion critique, et toutes deux mettent en jeu le lien social. Mais la bioéthique s'adresse à une réflexion « d'horizon » car elle concerne des enjeux collectifs et l'identité humaine en général, tandis que l'éthique médicale renvoie à l'expérience, ressentie comme plus proche, de la relation entre le médecin et le patient. Les problèmes liés aux utilisations des cellules souches embryonnaires ou des nanotechnologies sont dignes de réflexion par chacun, mais peu de citoyens sont (ou se sentent) directement concernés. Au contraire, les enjeux de l'éthique médicale (respect, compétence, information claire et loyale, consentement, confidentialité, égalité d'accès aux soins, coûts des actes, *etc.*) sont perceptibles dans l'existence quotidienne.

Cependant, exprimer ainsi les choses en termes de distance et de proximité rend moins nette la distinction des deux sphères. L'offre biotechnologique s'introduit en effet dans la pratique médicale usuelle des pays développés. Elle suscite alors du sein même de la médecine des demandes qui ne sont pas toujours relatives au traitement d'une maladie, des

---

1. L. Sève, *Pour une critique de la raison bioéthique*, Paris, O. Jacob, 1994, p. 12.

questions portant sur le sens et la légitimité de l'usage de ces techniques, des prises de position impliquant des choix sociaux, économiques, voire politiques. Tel peut être le cas, selon les situations, de l'assistance médicale à la procréation, du diagnostic prénatal, de la réanimation, des essais cliniques, des manipulations génétiques, des prélèvements et des greffes, ou encore de certains actes chirurgicaux et de certaines prescriptions onéreuses supportées par la collectivité. Ainsi, l'accès aux techniques de procréation assistée s'est répandu : en France, en 2004, l'agence de biomédecine fait état de 113 000 actes d'assistance médicale à la procréation (permettant 17 791 naissances). Intégrées au soin, c'est-à-dire dans une relation individualisée entre praticien et patient, ces techniques n'en restent pas moins porteuses de problèmes excédant le colloque singulier médecin – patient : toutes les techniques ont-elles le même sens[2] ? Est-ce à la solidarité nationale de prendre en charge le coût de demandes qui ne sont pas motivées par une pathologie ? Faut-il interdire toute pratique des « mères porteuses » (dite aussi de gestation pour autrui) ? Limiter l'accès à ces techniques selon les configurations familiales ? *Etc.* L'introduction dans le soin de nouvelles possibilités techniques sous forme d'applications médicales de la recherche (ainsi justifiée) tend à faire se superposer le champ de la bioéthique et celui de l'éthique médicale, éclairant un double enveloppement. La bioéthique peut englober l'éthique médicale. On a ainsi pu définir la bioéthique comme ce qui « a pour champ d'investigation les questions éthiques de la naissance, de la vie et de la mort, *notamment* en relation aux nouvelles découvertes et possibilités de la recherche biologico-médicale »[3] (nous soulignons). De même, en arabe, le mot « bioéthique » se traduit littéralement par « éthique médicale et des sciences du vivant »[4]. En retour, l'expression parfois employée « éthique biomédicale » exprime cette vue large où l'éthique médicale s'enrichit des aspects bioéthiques qui la concernent.

On attribue le terme « *bioethics* » au cancérologue américain Van Rensselaer Potter. Dans un article publié en 1970 : « Bioethics, the Science of Survival »[5], suivi en 1971 d'un livre intitulé *Bioethics : Bridge to the Future,* il défend l'idée d'une alliance entre sciences biologiques et éthique, d'une « bio-éthique », comme projet d'éthique environnementale destiné à garantir notre survie par l'usage contrôlé et judicieux des savoirs scientifiques. Potter dit avoir « choisi "bio" pour représenter le savoir biologique, la science des systè-

---

2. Par exemple, la technique de l'ICSI (*Intra Cytoplasmic Sperm Injection*), inventée en 1992 et utilisée en France en 1994, qui consiste à injecter un spermatozoïde dans l'ovule, a pu apparaître aux yeux du chercheur français J. Testard comme un « viol de l'ovule » (voir J.-Y. Nau, « Le viol de l'ovule », *Le Monde*, 26-27 juin 1994).

3. O. Höffe, « Bioéthique », O. Höffe (dir.), *Petit dictionnaire d'éthique*, Paris-Fribourg, Cerf, 1993.

4. Voir A. Courban, « Éthique de la Bio-Éthique », *Travaux et Jours*, n° 73, 2004.

5. *Perspectives in Biology and Medicine*, 14, 1970, p. 127-153.

mes vivants, et "éthique" pour représenter la connaissance des systèmes qui s'intéressent aux valeurs humaines »[6]. La bioéthique emprunte donc d'abord à l'idée d'une écologie pro-scientifique que Potter rapproche du projet, défini par Aldo Leopold (1887-1948), d'une *land ethic*, d'une éthique globale visant la meilleure survie de l'humanité.

Or, l'usage du terme de « *bioethics* » s'est presque immédiatement restreint au domaine médical sous l'effet de la création, en 1971, à l'université de Georgetown (Washington), par André E. Hellegers, du *Kennedy Institute of Ethics* qui s'est essentiellement préoccupé de médecine et des techniques de procréation. Le terme « bioéthique » apparaissait même dans la dénomination fondatrice de ce centre : *The Joseph and Rose Kennedy Institute for the Study of Human Reproduction and Bioethics*. La bioéthique devint ainsi un champ d'études universitaires tourné vers l'éthique clinique et ses enjeux sociaux. Il faut ici mentionner l'impact de l'ouvrage de Paul Ramsey, *The Patient as Person*, paru en 1970, conçu sur la base d'entretiens avec des médecins et le personnel hospitalier. Penseurs protestants d'abord, puis catholiques, sont pour partie à l'initiative du mouvement par lequel la bioéthique devient un champ de travail spécifique tourné vers le monde médical.

En 1987, Potter prendra acte du dédoublement de la signification du terme pour défendre sa perspective d'une réflexion bioéthique globale, écologique, soucieuse des conditions d'existence de l'humanité, non restreinte au champ de la médecine dont les vues lui paraissent limitées aux situations cliniques[7].

Il y a un angle large où la bioéthique, à partir même de sa saisie « médicale », met en jeu les aspects fondamentaux de la vie humaine et pose la question du devenir de notre « humanité » : « Avec les progrès révolutionnaires des sciences de la vie et de la santé, l'humanité est en passe d'acquérir une triple maîtrise bouleversante : sur la procréation, sur l'hérédité, sur le système nerveux. Dans les finalités comme dans les modalités de la recherche, le destin de notre identité d'hommes est désormais nettement en jeu » (CCNE, *Recherche biomédicale et respect de la personne humaine*[8]). On peut certes faire remonter la bioéthique à un passé lointain, dire qu'elle plonge ses racines dans l'histoire occidentale, en l'assimilant à une éthique de la responsabilité devant la vie et la mort. Ainsi le juriste Jean-Pierre Baud reconnaît dans la question de l'embryotomie (lorsqu'il fallait choisir de sauver l'enfant ou la parturiente), explicitement posée par le médecin allemand Naegele en 1826 comme question du droit de vie et de mort qui revenait au médecin lors de l'accouchement, « la première question authentique-

---

6. Cité par H. Doucet, *Au pays de la bioéthique*, Genève, Labor et Fides, 1996, p. 38.
7. « Aldo Leopold's Land Ethic revisited : two kinds of bioethics », *Perspectives in Biology and Medicine*, 30, 2, 1987.
8. Paris, La Documentation Française, 1988.

ment de bioéthique »[9]. Mais l'apparition récente du concept de bioéthique, « concept contemporain » (G. Hottois[10]), accompagne à l'évidence un nouveau rapport de l'homme à la nature et à lui-même, marqué par des pouvoirs inédits de manipulation du vivant, par la perception inquiète d'une technique proliférante qui scelle notre enfermement planétaire[11]. Le succès même du terme s'éclaire de la conscience grandissante que la croissance des problèmes est fonction d'une limitation parallèle des réponses possibles, de l'intuition de plus en plus partagée, sans être nécessairement liée à une attitude technophobe et anti-scientifique, d'un péril grandissant dont le philosophe Hans Jonas a formulé le spectre et l'enjeu dans la préface de son livre paru en 1979, *Le Principe Responsabilité* : « Le Prométhée définitivement déchaîné, auquel la science confère des forces jamais encore connues et l'économie son impulsion effrénée, réclame une éthique qui, par des entraves librement consenties, empêche le pouvoir de l'homme de devenir une malédiction pour lui [...] la promesse de la technique moderne s'est inversée en menace »[12].

Sous cet angle large, la médecine n'est que l'un, mais éminent, des lieux où se dévoile l'inquiétude vis-à-vis d'une vie humaine objet jusqu'en sa chair d'interventions techniques (greffes, prothèses, nanotechnologies, *etc.*), exploitable, modifiable et manipulable comme jamais auparavant, sans que les limites du possible et du légitime soient bien définies. Jonas en fait la source d'un appel à la responsabilité dans son livre, au sous-titre explicite : « Une éthique pour la civilisation technologique ». Cette éthique se fonde sur « l'heuristique de la peur »[13], qui est à comprendre comme une attitude méthodique et rationnelle de recherche des risques. S'inquiéter des menaces identifiables d'une nouvelle technique, de tel choix social, « invite à agir »[14]. Cette éthique de la sagacité s'articule à une éthique du respect et de la protection : le but est de préserver l'intégrité de « l'image de l'homme ». Ce n'est pas d'une essence déterminée de l'homme, d'une nature humaine définie, dont il s'agit sous cette « image » et ce respect, mais de la vie humaine comme possibilité. L'homme est l'être qui se « possibilise » (son histoire est « ouverte ») et qui a accès à un certain nombre de possibles (par exemple, l'homme d'aujourd'hui peut encore connaître une nature bio-diversifiée, avec des paysages préservés, une faune sauvage, *etc.*). Or, l'indétermination de l'homme est menacée, selon Jonas, par les « utopies technologiques », en particulier par les projets visant à

---

9. J.-P. Baud, *Le droit de vie et de mort*, Paris, Aubier, 2001, p. 281. Naegele fit prévaloir le choix de la parturiente malgré les oppositions religieuses. Le droit de vie et de mort de l'enfant à naître tomba néanmoins aux mains des médecins autoproclamés protecteurs et gestionnaires du « capital humain » (p. 283).
10. *Qu'est-ce que la bioéthique ?*, Paris, Vrin, 2004, p. 9.
11. Voir les travaux d'A. Lebeau.
12. Paris, Seuil, 1990, p. 13.
13. *Op. cit.*, p. 13, 49-50, 300-302.
14. *Op. cit.*, p. 300.

« améliorer » l'homme actuel[15]. La bioéthique se saisit ainsi d'une responsabilité envers l'avenir de l'humanité (Jonas forge l'idée du souci des générations futures) comme responsabilité de maintenir ouvert « l'horizon de la possibilité » que connaît l'humanité. Tel est le principe de « l'éthique de la survie qui nous incombe »[16]. Ce qui rappelle la pensée de Potter.

Tout se passe donc comme si le terme, conçu dans un contexte de confiance théorique envers la science, avait cristallisé une problématique collective ambiante de défiance et de désenchantement, en contraste avec l'optimisme scientiste du XIXe siècle. Aux camps d'extermination nazis, symboles du crime rationalisé, appuyé par la médecine, la science et l'industrie, ainsi qu'à Hiroshima et Nagasaki, symboles de la destruction possible de l'humanité de la main de l'homme, se sont ajoutés après guerre Tchernobyl (26 avril 1986), symbole de l'accident technique comme mise en danger de l'humanité, la dégradation massive et irréversible de l'environnement (réduction de la biodiversité), les crimes industriels (Minamata[17]), les expérimentations abusives ou criminelles, les prescriptions nocives (affaires du distilbène, de la thalidomide, du sang contaminé, *etc.*), comme autant de perversions ou d'échecs d'entreprises savantes, techniques, qui remettent en cause l'évidence, comme progrès et maîtrise, d'une certaine rationalité instrumentale. Cette désillusion sera évoquée dans le discours fondateur du CCNE (1983)[18].

Il y a cependant caricature du débat bioéthique aussi longtemps qu'on le réduit à une opposition entre des conservateurs hostiles au progrès des sciences et des scientistes irresponsables. La bioéthique est une réflexion, non une opinion. Elle se construit dans des distinctions rationnelles, argumentées et nuancées et ne saurait être identifiée ni à un alibi servant à promouvoir l'entreprise scientifique, ni à la défense d'un caractère sacré de la vie ou de la dignité humaine dans la mesure où l'invocation d'une atteinte à « la vie » ou à cette « dignité » ne ferait qu'exprimer une censure dogmatique, indifférente aux éventuels bénéfices sociaux ou individuels des nouvelles possibilités techniques. L'exigence s'est ainsi précisée de passer d'une bioéthique « morale » à une bioéthique davantage tournée vers le droit, la philosophie et l'éthique de la discussion.

Plusieurs histoires de la bioéthique sont possibles, partant du droit de vie et de mort, de l'institution d'une gestion politique et sociale de la vie,

---

15. Voir étude 94.

16. *Op. cit.*, p. 191.

17. Intoxication au mercure qui fit, par le biais de la pêche, des milliers de victimes (décès, malformations congénitales, graves lésions neurologiques) suite aux rejets d'une usine d'engrais dans une baie du Japon entre les années 1950 et 1970. L'industriel poursuivit son activité. Le gouvernement japonais, qui tenta de cacher les faits, révélés par un journaliste américain, fera ses excuses en 1995. C'est la première grande catastrophe écologique médiatisée.

18. Allocution prononcée par F. Mitterrand le 2 décembre 1983 à l'occasion de la mise en place du CCNE.

de l'histoire de l'expérimentation humaine, des rapports du droit et de la médecine, des crimes nazis contre l'humanité, d'avancées scientifiques dans la maîtrise du vivant et de leur résonance sociale, ou encore des élaborations théoriques du concept. Parmi les événements fondateurs de la diffusion médiatique du terme, on peut notamment penser aux premières naissances consécutives à une fécondation *in vitro* : celles de Louise Brown le 25 juillet 1978 en Grande-Bretagne et d'« Amandine » en France (prénom d'emprunt, pour protéger l'anonymat) en 1982. Le retentissement considérable du « bébé-éprouvette », extraordinaire formule qui renvoie à la fois au fantasme d'une vie « sortant » du laboratoire, d'une science toute puissante, et à celui d'une vie dénaturée, artificialisée, n'a pas été étranger à la création du premier comité consultatif national d'éthique, en France, en 1983. Aux États-Unis, c'est sans doute l'affaire Karen Ann Quinlan qui est par sa médiatisation le moment charnière. En avril 1975, cette jeune fille de 21 ans tombe dans le coma et est placée sous respirateur artificiel. Les parents, bien que croyants, souhaitent l'arrêt de la ventilation mécanique par compassion face à l'état de leur fille, droit que leur refuse la cour du New Jersey, les autorités médicales et leur contestent les mouvements religieux. La Cour suprême du New Jersey donne raison aux parents en 1976, mais les médecins et l'administration de l'hôpital n'acceptent pas la décision. Finalement, Karen Ann Quinlan est « débranchée » et, surprise, respire par ses propres moyens. Transférée dans un autre établissement et maintenue sous alimentation artificielle, elle mourra en 1985. Cette affaire a promu l'idée d'abstention thérapeutique ainsi que le droit des individus de s'opposer à une morale corporatiste et religieuse et de décider pour leur proche, et donc *a fortiori* pour eux-mêmes, de la limite des soins. Dans les deux cas, naissance assistée et refus du maintien artificiel en vie, la conscience des citoyens fut interpellée par de nouvelles possibilités médicales.

La bioéthique s'est pensée en tant que telle aux États-Unis sous l'impulsion de travaux de théologiens au lendemain de la seconde guerre mondiale dans un souci de vigilance morale. Son essor s'est produit sous l'effet d'une convergence complexe entre avancées de la biologie, attentes médicales, puissance du développement technique soutenu par des lobbies financiers, demandes et inquiétudes sociales (défiance vis-à-vis des experts, revendication de droits individuels), imaginaires collectifs, médiatisation de « premières médicales » (par exemple la transplantation cardiaque que Christian Barnard tente au Cap en 1967), perplexité du législateur, sentiment collectif et individuel de désorientation devant la prolifération exponentielle des nouvelles possibilités techniques et l'absence d'un consensus moral. Le livre de Joseph Fletcher, *Morals and Medicine* (1954), qui confronte le respect de l'être humain autonome aux perspectives de plus en plus manipulatrices de la médecine, est à cet égard pionnier.

Renée C. Fox, sociologue américaine, distingue trois étapes[19]. Une étape de prise de conscience des problèmes (années 1960), une étape d'élaboration de cadres réglementaires, enfin, à partir des années 1990, la montée en puissance des questions économiques et des débats théoriques sur les fondements et limites de la bioéthique.

Jusqu'à la naissance de la bioéthique, l'éthique médicale se réduisait à une codification morale et déontologique de la conduite des médecins. L'année 1966 marque un tournant au sujet de l'expérimentation humaine. Henry Beecher dans un célèbre article du *New England Journal of Medicine*[20] révéla de nombreuses expérimentations criminelles cautionnées par la science et financées par des fonds publics (par exemple l'injection de cellules cancéreuses vivantes à des personnes séniles vivant en institution pour éprouver leur résistance immunologique). Peu après (1967), Maurice Pappworth publie sur le même sujet sensible *Human guinea pigs* qui alerte l'opinion publique. Mais, de manière plus générale, c'est l'apparition de nouvelles questions, comme celles qui sont liées aux techniques de réanimation, aux greffes, à la nécessité de choisir entre les patients ceux qui bénéficieront de nouveaux traitements (ainsi le problème de l'accès à la dialyse suscite la constitution d'un comité de réflexion entre médecins et non médecins à Seattle en 1962), qui font ressentir de manière croissante la nécessité d'une réflexion impliquant d'autres acteurs que les professionnels. Des théologiens protestants, rapidement rejoints par des penseurs catholiques, sont les premiers à investir ce champ.

Dans les années 1970, philosophes et juristes interviennent et transforment la bioéthique en une entreprise séculière, argumentative et juridique où prime la nécessité d'une réflexion rationnelle et consensuelle, au-delà des traditions et des convictions religieuses, soucieuse des droits fondamentaux et des aspirations sociales. Des principes fondamentaux sont reconnus : le respect de l'autonomie, qui promeut l'exigence du consentement informé et éclairé, non-malfaisance, bienfaisance, justice. Le *Rapport Belmont* (1978) présente ces principes « cadres » comme des structures d'analyse, ce qui sera explicité dans l'ouvrage devenu classique de T. Beauchamp (co-auteur du *Rapport Belmont*) et J. Childress : *Principles of Biomedical Ethics* (1ère édition 1979[21]). L'idée est de fournir une table d'orientation dans l'abord des problèmes, en tenant compte du pluralisme moral, diversité légitime en démocratie, et en défendant l'idée qu'il est possible de construire des accords de fait indépendamment des différences de convictions privées ou des divergences théoriques. La primauté

---

19. « The Evolution of American Bioethics : A Sociological Perspective », G. Weisz (dir.), *Social Science Perspectives on Medical Ethics,* Dordrecht, Kluwer, 1990. P.-A. Taguieff en fait l'exposition dans *Res publica*, n° 21, 1999.

20. « Ethics and clinical research », *New England Journal of Medicine*, 74, 1966.

21. T.F. Beauchamp, J.L. Childress, *Les Principes de l'éthique biomédicale*, Paris, Les Belles Lettres (1979, 5e éd. 2001), 2008.

est donnée à l'exercice du jugement qui module le poids des principes entre eux en fonction de la situation analysée ou en précise le contenu selon le domaine considéré. Ce type d'approche, pragmatique, s'inquiète donc moins de trancher un débat théorique que de formuler les conditions d'un accord privilégiant le lien social dans un cadre laïc. La bioéthique vise dès lors, selon l'expression du philosophe T. H. Engelhardt, à « développer une structure séculière de rationalité dans une ère d'incertitude » (*The Foundations of Bioethics*, 1986).

À partir des années 1980-1990, les questions bioéthiques évoluent pour faire droit de manière croissante aux préoccupations économiques face à la limite des ressources (nouvelles technologies rares, insuffisances des greffons, des structures d'accueil, coût des traitements, *etc.*). La diffusion d'une idéologie de la performance qui encourage à la consommation des soins de santé, le vieillissement des populations des pays industrialisés et le projet biomédical d'accroître l'espérance de vie en bonne santé créent une convergence dispendieuse. Une interrogation plus générale sur les finalités des systèmes de santé et leur solvabilité s'est engagée et n'est plus dissociable des interrogations bioéthiques, soucieuses d'équité et de justification sociale.

L'appropriation du vivant devient une autre problématique majeure de la réflexion bioéthique, qui en réactive l'inspiration écologique initiale. Le brevetage, résultant d'une manipulation technique innovante (il faut qu'il y ait nouveauté, inventivité ou « ingéniosité » réelle, utilité), du végétal (*Plant Act*, 1930, première plante transgénique : 1985), du micro-organisme (arrêt *Chakrabarty*, 1980, portant sur une bactérie génétiquement modifiée) et de l'animal (brevetabilité établie en 1987 lors de l'examen de la demande de brevet, rejetée, pour une huître dont on avait modifié le goût, et appliquée pour la première fois à un mammifère avec la souris oncogène de Harvard, en 1988), conduit à la question du brevetage d'éléments du corps humain. Celle-ci se fait jour avec l'affaire John Moore (1984, décision en appel 1990), qui revendiqua, en vain, la propriété de ses cellules, prélevées, transformées et commercialisées à son insu par son médecin et les chercheurs, le critère du brevetable restant que la matière vivante concernée résulte principalement d'une invention humaine, ce qui était le cas selon la Cour suprême de Californie. Les affaires de biopiratage (par exemple la demande de brevet déposée en 1991 par les *National Institutes of Health* des États-Unis portant sur une lignée cellulaire dérivée de l'ADN d'un donneur d'un peuple autochtone de Nouvelle-Guinée), l'accès à des ovocytes, le décryptage du génome humain, *etc.*, suscitèrent d'autres polémiques relançant le débat sur les règles qui régissent l'appropriation commerciale du vivant et l'accès aux ressources du corps humain. Elles sont souvent portées devant le droit, mais demeurent indissociables d'une réflexion bioéthique ainsi en dialogue permanent avec les nouvelles « propositions » techno-scientifiques.

La réflexion bioéthique suppose donc l'espace de la discussion rationnelle, pluraliste, sans magistère[22], cadre qu'elle peut d'ailleurs contribuer à promouvoir en suscitant des débats dans des contextes institutionnels, politiques et culturels où l'échange ouvert n'est pas encore la norme. La bioéthique est sous cet angle une partie de l'éthique et « la question fondamentale de la bioéthique demeure bien celle de l'éthique ou de la morale »[23]. La bioéthique est moins une éthique spécifique, une discipline dépendant de la connaissance d'un domaine particulier que l'exigence d'une réflexion qui interroge techniques et projets scientifiques sur leurs finalités et leurs justifications sociales. Cela signifie que si une formation et une information spécifiques sont nécessaires (ce qui légitime un enseignement sensibilisant aux questions éthiques dans les domaines concernés et l'existence de comités spécialisés qui entretiennent et affinent une « culture » de réflexion et de discussion sur des thèmes déterminés), la bioéthique ne saurait être l'apanage de « bio-éthiciens ». On doit exprimer de fortes réserves sur le caractère suffisant des comités d'experts ou de « sages »[24], et dénoncer l'annexion de l'éthique à un discours de compétence. Le déficit en France d'une culture de la communication et de la consultation citoyenne s'est confirmé avec le peu de débat public sur les nanotechnologies comparativement à ce qui s'est fait par exemple dans les pays de l'Europe du Nord.

Le débat bioéthique est cependant essentiel pour ouvrir « l'impératif technicien » (expression de G. Hottois pour décrire la propension à réaliser toutes les possibilités techno-scientifiques[25]) à un impératif de valeur sociale. Ne pas faire tout ce qu'il est possible de faire, distinguer entre ce qui est permis et ce qui ne l'est pas, constitue le principe même de la conduite responsable. La détermination de celle-ci rejoint les exigences de l'éthique : la bioéthique doit être pluridisciplinaire, collective, évolutive, élaborée dans un cadre pluraliste. Les comités d'éthique, les colloques, le débat public, le travail de réflexion et la pédagogie en sont les lieux et les modes d'expression nécessaires. Un important corpus de travaux, de documentaires, de textes s'est ainsi constitué sur plusieurs axes : recherches théoriques, études historiennes et sociologiques, recommandations collégiales, juridictions, *etc.* L'élaboration de normes internationales et transculturelles est un chantier ouvert (travail du Comité de bioéthique international de l'Unesco, déclarations de référence de l'A.M.M., directives européennes, *etc.*).

---

22. Ainsi G. Hottois propose-t-il par contraste de parler de « biomorale » pour désigner le type de discours qu'énonce l'Église catholique romaine sur ces questions (*Qu'est-ce que la bioéthique ?*, Paris, Vrin, 2004, p. 21).

23. G. Hottois, *op. cit.*, p. 8

24. Voir Y. Lajeunesse et L. Sosoe, *Bioéthique et culture démocratique*, Paris, L'Harmattan, 1996.

25. Voir G. Hottois, « Liberté, humanisme, évolution », *Évaluer la technique*, Paris, Vrin, 1988.

La bioéthique peut se concevoir comme une recherche prudentielle des normes au sein d'une éthique de l'argumentation et de la discussion, visant un consensus provisoire sur les normes balisant le recours à certaines techniques. Elle écarte aussi bien toute diabolisation de la recherche que la position scientiste pour laquelle la question éthique ne se pose pas ou se présente comme une entrave. L'un des arguments de cette position mérite l'attention. Il consiste à dire que la science résout elle-même les problèmes qu'elle pose. Formulée comme une loi ou une auto-justification, il serait pur mythe et immoralité (en quoi la science pourrait-elle « réparer » les crimes et les erreurs qu'elle a causés dans sa compromission avec le totalitarisme ou dans ses certitudes excessives ?). Mais l'argument peut aussi s'entendre dans une perspective responsable où la science travaille aux problèmes nés de l'activité technique (ainsi des perspectives de nanotechnologies détruisant des particules nocives, d'un clonage reproductif préservant des espèces animales en voie d'extinction ou encore de cellules souches obtenues à partir de cellules humaines adultes et non plus d'embryons humains[26]).

Il y a donc bien deux champs de réflexion distincts entre bioéthique et éthique médicale. L'un qui porte sur les biotechnologies et qui n'a pas de précédent dans l'histoire, et l'autre attentif au patient dans la relation de soin. Mais ces champs ne sont pas sans chevauchement. Plus précisément, il s'agit d'un échange où la bioéthique ouvre l'éthique médicale à son contexte social, économique, voire politique, tandis que l'éthique médicale inscrit la question bioéthique dans l'horizon de la relation à autrui et des finalités du soin. Renouvellement, approfondissement ou partie de l'éthique, réflexion spécialisée sur des problèmes inédits ou écho d'une inquiétude traditionnelle vis-à-vis de la science, exigence d'un contrôle social et risque d'un jugement d'expertise non démocratique, la bioéthique a aussi pour principe de s'interroger sur sa propre définition.

(*Jean-Marc Mouillie*)

## 76. Le principe de précaution

Le principe de précaution (PP) présente la particularité inédite d'être un *nouveau* principe de régulation d'action ; la chose est rare, car les philosophes ne font généralement que *reformuler* ou *expliciter* des principes déjà existants. Présent dans la Constitution française depuis mars 2005 à travers

---

26. Des travaux récents (2007) font état de cellules prélevées sur des souris adultes et transformées en cellules souches embryonnaires.

la Charte de l'environnement[1], le PP est né à la fin des années 1970, dans le contexte d'un siècle marqué à la fois par :
– une *emprise technologique croissante* sur le *monde environnant* (avec pour effet sa détérioration : pollution de la mer, de la terre et des airs, trou d'ozone, épuisement des ressources d'énergie fossile, *etc.*) entraînant des problèmes de non maîtrise (OGM, effets secondaires ou à long terme des médicaments, affaire du sang contaminé, de la vache folle, *etc.*) et sur l'homme lui-même (biotechnologies, neurosciences) ;
– un *pouvoir qui est plus grand que notre savoir* : nous pouvons faire un grand nombre de choses, mais nous n'en connaissons pas les répercussions, soit qu'elles sont éloignées dans le temps, soit qu'elles sont invisibles (nanotechnologies), soit qu'elles sont imprévisibles.

### Prévenir les risques en situation d'incertitude

Le PP est né dans cette constellation, pour y faire face. Que dit-il au juste ? Dans la jungle de ses innombrables formulations, une idée centrale se dégage : lorsqu'il y a présomption raisonnable d'un risque déraisonnable, l'absence de certitude scientifique quant à la réalisation de ce risque ne doit pas être prétexte à retarder l'adoption de mesures visant à limiter ou à éliminer ce risque. C'est ce que dit la formulation canonique de Rio (« Sommet de la Terre », juin 1992) : « En cas de risques de dommages graves ou irréversibles, l'absence de certitude scientifique absolue ne doit pas servir de prétexte pour remettre à plus tard l'adoption de mesures effectives visant à prévenir la dégradation de l'environnement ».

Qu'est-ce que cela veut dire ? Face à une action envisagée (une action technologique : implantation d'une nouvelle centrale nucléaire, autorisation de la culture et de la vente d'OGM, commercialisation de produits et de techniques nanotechnologiques), notre ignorance de ses répercussions possibles doit être prise en compte. Et plus exactement : notre ignorance n'est plus une excuse, au cas où cette technologie entraînerait des dommages graves et irréversibles. Ce n'est pas parce que nous ne savons pas que nous ne sommes pas responsables des répercussions des actions technologiques envisagées. Ce n'est donc pas parce qu'il n'y a pas de preuves scientifiques bien établies de la possibilité d'une répercussion grave et irréversible que cette répercussion ne doit pas être prise en compte dans la décision concernant l'action envisagée. L'établissement scientifique de la possibilité d'un risque n'est plus le seul critère de décision concernant l'action envisagée. Ceci a évidemment d'importantes conséquences quant à la prise de décision en politique publique.

---

1. Disponible notamment à l'adresse : http://www.ecologie.gouv.fr/IMG/pdf/affiche_charte_environnement.pdf. Le PP apparaît à l'art. 5.

*Les critiques faites au principe de précaution*

Depuis qu'il occupe le devant de l'actualité, le PP se heurte essentielle-ment à trois types de préjugés :

– le préjugé de *paralysie de l'action*. Le PP conduirait à une inaction géné-ralisée, parce que la peur panique du risque entraverait dès le départ toute initiative ;

– le préjugé du *risque zéro*, selon lequel absolument aucun risque ne devrait être pris, de peur de créer un quelconque dommage. Cette aversion géné-ralisée du risque conduirait à la paralysie de l'action, donc au blocage de toute initiative : ces deux préjugés sont donc solidaires ;

– le préjugé *d'irrationalité*, voire de *haine de la science* : le PP serait irration-nel, parce qu'il institutionnaliserait la peur au détriment de la réflexion scien-tifique, mettant au premier plan nos craintes exagérées face à l'avenir.

*Qu'est-ce qu'un risque ?*

Mais ces trois préjugés représentent une lecture indéfendable du PP. Il n'est pas question de nier que le risque soit inhérent à toute activité humaine, ou que la prise de risque soit même quelque chose d'éminem-ment méritoire dans les entreprises humaines. Le contexte dans lequel a émergé le PP, puis le PP lui-même ont au contraire permis d'approfondir la réflexion sur les risques, et de distinguer entre plusieurs types de risques. Il ne s'agit donc pas d'éviter à tout prix tout risque, ce qui serait évidem-ment absurde, mais d'éviter certains risques, que la réflexion sur le PP a per-mis de caractériser avec plus de précision[2]. Ainsi, on peut distinguer trois grands types de risques :

– les *risques* proprement dits, ou *simples risques*, liés à des activités où l'on connaît à la fois le risque et sa probabilité d'occurrence. L'exemple type est la roulette russe : si vous vous lancez dans cette activité, vous savez que vous avez une chance sur six de vous tirer une balle dans la tête ;

– l'*incertitude*, liée à des situations où l'on connaît la répercussion d'une action, mais pas sa probabilité d'occurrence. Un exemple en a été donné par la grippe aviaire (hiver 2005-2006) : on connaît sa répercussion (une pandémie mortelle), mais pas sa probabilité d'occurrence (on ne sait pas si cela va arriver ; peut-être n'arrivera-t-elle jamais) ;

– enfin, ce que les scientifiques eux-mêmes appellent *ignorance* : on sait qu'il peut exister des effets non anticipables mais on ne sait pas lesquels, on ne connaît exactement ni la répercussion possible, ni *a fortiori* sa pro-babilité d'occurrence.

Or, selon la formulation qui en a été donnée, le PP ne concerne *que* cette troisième catégorie de risques, liée à l'ignorance, avec un élargissement possible, sous certaines conditions, à la deuxième catégorie, liée à l'incer-

---

2. Voir par exemple EEA – European Environmental Agency (2001), *Late Lessons from Early Warnings : the Precautionary Principle 1896-2000*, Environmental issue report 22, Copenhagen, EEA.

titude. C'est certes une question de définition et d'usage. Mais ce qui est sûr, c'est que le PP est taillé à la mesure d'un certain degré de *non savoir*, incertitude ou ignorance, qui concerne à la fois les répercussions possibles et les probabilités d'occurrence.

Le PP ne s'applique donc précisément *pas* aux situations où le calcul coûts / bénéfices, optimalités / sub-optimalités, reste rationnellement possible. Ce sont là des situations de risques simples. Le PP est un nouvel outil de pensée inventé pour affronter notre ignorance face aux conséquences d'un pouvoir technologique devenu plus grand que notre savoir.

Aux préjugés de paralysie de l'action et de visée du risque zéro, il faut donc répondre que le PP n'est pas une théorie de la prudence généralisée, mais qu'il ne s'applique qu'à certaines catégories de risques bien identifiés par le double paramètre des répercussions possibles et de leur possibilité d'occurrence. Il ne pousse donc pas à l'inertie ou au blocage de l'innovation, mais oblige bien plutôt à un travail supplémentaire d'identification des risques, auquel la recherche scientifique doit éminemment participer, même si les risques scientifiques ne sont pas les seuls à envisager (il faut parler aussi de risques « culturels », ou « symboliques », par ex. si l'on contraint une population à changer de mode d'alimentation – OGM – ou si l'on bouleverse ses relations de parenté – clonage reproductif). En ce sens, le PP apparaît même comme un incitateur à la connaissance en général, notamment mais pas uniquement à la connaissance scientifique, en l'obligeant à formuler sans cesse de nouvelles hypothèses et à les tester.

*(Mark Hunyadi)*

**Références :**

M. Callon, P. Lascoumes, Y. Barthe, *Agir dans un monde incertain, essai sur la démocratie technique*, Seuil, 2001.

J.-P. Dupuy, *Pour un catastrophisme éclairé*, Seuil, 2002.

O. Godard (dir.), *Le principe de précaution dans la conduite des affaires humaines*, INRA, 1997.

M. Hunyadi (dir. ), *Les usages de la précaution*, Genève, Librairie Droz, 2004.

H. Jonas, *Le principe responsabilité*, éd. du Cerf, 1990.

# L'expérimentation

### 77. Histoire de l'expérimentation humaine

Dans son *Introduction à l'étude de la médecine expérimentale*, charte de la méthode expérimentale en médecine publiée en 1865, Claude Bernard affirme que l'acte médical peut être assimilé à une expérimentation sur l'homme[1]. Chaque organisme est unique et de ce fait tout geste médical porte en lui une part d'incertain. En ce sens, l'histoire de l'expérimentation humaine est banale, quotidienne et ancienne. À l'opposé de cette conception, Pierre-Charles Bongrand affirme en 1905 dans une thèse de médecine consacrée à la question de l'expérimentation sur l'homme que certains « se sont attribués le droit effrayant de se servir de la chair d'autres hommes comme d'un matériel de laboratoire »[2]. Dans cette perspective, l'expérimentation humaine en tant que moyen de production de connaissances sur des organismes vivants régis par des lois naturelles et en tant que pratique systématique est récente. Datant de la deuxième moitié du XIXe siècle, elle connaît un essor important avec l'avènement de la microbiologie médicale et la naissance de la recherche pharmaceutique industrielle. Ainsi, elle constitue dans l'histoire médicale un chaînon intermédiaire indispensable entre la thérapeutique individuelle et empirique ancienne et la nouvelle forme thérapeutique rationnelle, universelle, fondée sur la méthode expérimentale et la notion d'essais contrôlés. Ce qui distingue les deux approches est leur intention et leur finalité immédiate : si la première vise directement un bénéfice potentiel pour le sujet participant à l'essai, la seconde vise d'abord une meilleure connaissance qui peut, mais ce n'est pas son objet, être directement bénéfique pour le sujet expérimental.

Ajoutons encore une remarque introductive pour éviter les malentendus. Pour le médecin confronté à la maladie, intervention ne signifie par nécessairement expérience, pas plus que non-intervention ne vaut abstention d'expérimentation. En 1861 déjà, le clinicien Armand Trousseau affirmait « qu'il n'est pas permis à un médecin, digne du sacerdoce auquel il s'est voué, de mettre de côté ses croyances pour expérimenter sur des malades et attendre curieusement ce que pourra faire l'expectation »[3]. Dans une situation thérapeutique, l'abstention peut constituer une expérience lorsqu'une intervention mettrait un terme à l'évolution « naturelle » d'une maladie, et donc aux moyens de la connaître. Telle a été l'origine de l'affaire très médiatisée après coup de l'étude de Tuskegee aux États-Unis (1972) dans

---

1. C. Bernard, *Introduction à l'étude de la médecine expérimentale* (1865), Paris, Flammarion, 1984, p. 151-152.
2. P.-C. Bongrand, *L'expérimentation sur l'homme. Sa valeur scientifique et sa légitimité*, Thèse de Médecine, Faculté de Médecine de Bordeaux, 42, Bordeaux, 1905.
3. A. Trousseau, *Clinique médicale de l'Hôtel-Dieu de Paris*, Paris, Baillière, 1861.

laquelle, depuis 1932, des médecins observaient les effets de la syphilis sur 400 personnes noires maintenues sans traitement malgré l'invention de la pénicilline depuis la Seconde Guerre mondiale[4].

Une première étape de l'histoire de l'expérimentation, c'est-à-dire de l'observation provoquée, est attestée dans l'Antiquité comme tâtonnement expérimental réfléchi (empirisme scientifique), notamment dans le corpus des écrits hippocratiques. En tant que pratique isolée, sous forme de dissection et de vivisection, elle est attribuée par Celse à Hérophile et Érasistrate (école d'Alexandrie). L'expérimentation reste qualitative dans ses résultats dans le sens où, selon l'historien Robert Joly[5], l'Antiquité est l'époque du règne de la qualité (quatre qualités essentielles des corps : chaud, froid, sec, humide). Une deuxième étape s'accomplit avec la « première révolution biologique » des XVIe et XVIIe siècles[6]. Elle signe le passage de l'expérience vécue (subjective) à l'expérience mesurée (quête d'objectivité). L'expérimentation sur les être vivants se place dans le cadre d'une interprétation mécaniste, comme dans le cas de Santorio Santorio (1561-1636) qui propose dans sa *Medicina statica* (1614) une quantification par mesure, poids, et nombres. Les deux siècles suivants voient les noms des expérimentateurs se multiplier depuis le *De motu cordis* de William Harvey (1628) jusqu'aux travaux sur la génération et la digestion de Spallanzani (1783). En 1747, un groupe de médecins britanniques cherche à établir des preuves aussi fiables que possible pour l'évaluation de leur pratique. Le plus connu, James Lind, est l'auteur d'une « étude contrôlée » du traitement du scorbut chez les équipages de la marine royale par une alimentation contenant des oranges et des citrons et avec constitution d'un groupe témoin. Entre observation et expérimentation, le centre de leur démarche vise une deuxième forme de quantification, celle de résultats en grand nombre parallèles ou répétés.

L'expérimentation systématique, ou encore la production artificielle des phénomènes en vue de leur observation précise, complète et méthodique, devient à la fin du XIXe siècle une pratique courante, au point de donner un sens radicalement nouveau au terme d'expérimentation humaine[7]. Des mutations épistémologiques de méthode et des transformations des pratiques fondent ce qui devient au tournant du siècle une véritable industrie expérimentale du corps humain. La principale rupture consiste surtout en ce changement d'échelle. Elle est ressentie comme une menace par la société. Bongrand affirme ainsi que l'expérimentation non thérapeutique

---

4. J.H. Jones, *Bad Blood. The Tuskegee Syphilis Experiment* (1981), New York, The Free Press, 1993.

5. R. Joly, *Le niveau de la science hippocratique : Contribution à la psychologie de l'histoire des sciences*, Paris, Les Belles Lettres, 1966 ; M. D. Grmek, *Le chaudron de Médée. L'expérimentation sur le vivant dans l'Antiquité*, Paris, Synthélabo, 1997.

6. M.D. Grmek, *La première révolution biologique*, Paris, Payot, 1990.

7. C. Salomon-Bayet, « Expérimentation humaine », D. Lecourt (dir.), *Dictionnaire de la pensée médicale*, Paris, PUF, 2004, p. 470-475.

existe en 1905, et il soutient qu'elle est dans bien des domaines indispensable. Indispensable et effrayante, ces qualificatifs dessinent les deux repères essentiels des débats, des pratiques et de la régulation de l'expérimentation humaine au XX^e siècle.

### Les débats

La plupart des historiens font remonter l'évolution des attitudes à l'égard de l'expérimentation humaine aux années 1930. Le récit, un peu réducteur, mais devenu classique, affirme que dans l'entre-deux-guerres une prise de conscience des risques accrus de l'expérimentation se serait traduite progressivement par l'élaboration de textes de référence. La tradition hippocratique et la conscience du chercheur sont complétées, d'abord en Allemagne, par des textes juridiques. Des « directives pour l'expérimentation sur l'homme » (« *Richtlinien* ») de 1931 au *Code de Nuremberg* de 1947, l'inscription des règles s'accompagne rarement de sanctions en cas de non-observance. Ainsi leur application reste aléatoire. Enfin, en 1964, la profession médicale, sous la forme de l'Association médicale mondiale, se donne des règles de déontologie applicables aux activités de recherche : la déclaration d'Helsinki[8]. En France, l'Ordre national des médecins n'en fait pas de même. En 1975, la France intègre dans sa législation nationale une directive européenne qui exige des essais médicamenteux contrôlés avant la commercialisation d'un nouveau médicament. Cette exigence se trouve en stricte opposition avec la déontologie courante et avec les codes civil et pénal qui interdisent toute expérimentation sans bénéfice individuel direct. En 1988, la promulgation de la loi Huriet-Sérusclat reconnaît et réglemente l'expérimentation médicale dans son ensemble, thérapeutique et non thérapeutique. Anne Fagot-Largeault résume l'évolution de 1930 à 1988 comme « le passage d'une déontologie professionnelle coutumière à une déontologie professionnelle explicitement formulée, et la transition d'un quasi-vide juridique à une prolifération législative et réglementaire »[9].

À y regarder de plus près, on s'aperçoit qu'avant même les directives et codes cités, il existe une période, entre 1859 et 1945, où l'expérimentation sur l'homme semble pourtant déjà poser des questions aux médecins et à la société dans son ensemble. En 1859, le tribunal correctionnel de Lyon condamne deux médecins pour avoir inoculé à des fins expérimentales la syphilis à un enfant hospitalisé dans leur service. En 1891, deux expériences sur des greffes et inoculations de cancer chez l'homme sont présentées à l'Académie de médecine et mènent à un débat public. En 1900, en Allemagne, l'affaire Albert Neisser, qui concerne aussi une contamination expérimentale de patientes par la syphilis, émeut les médecins, la jus-

---

8. P. Amiel, *Des cobayes et des hommes. Expérimentation sur l'être humain et justice*, Paris, Les Belles Lettres, 2011.

9. A. Fagot-Largeault, *L'homme bio-éthique. Pour une déontologie de la recherche sur le vivant*, Paris, Maloine, 1985.

tice, les pouvoirs politiques et l'opinion publique[10]. Si ces « abus » d'une médecine qui « nuit au lieu de guérir » sont perçus comme des faits isolés concernant une minorité de praticiens et de patients, le scandale des accidents de vaccination par le BCG à Lübeck rompt définitivement avec cette représentation. L'étendue de la catastrophe (76 décès en quelques mois), le fait qu'il s'agisse de nouveau-nés ainsi que la couverture médiatique internationale de la catastrophe et du procès font bel et bien de Lübeck le point de départ d'une ère nouvelle dans le domaine des catastrophes sanitaires et des poursuites judiciaires avec, en son centre, la question de l'expérimentation humaine.

L'affaire Neisser conduit à une première formulation explicite d'un règlement pour l'expérimentation sur l'homme, les « Directives du ministre des Affaires culturelles de Prusse sur les expérimentations sur l'homme » de décembre 1900. On dispose ainsi pour la première fois de directives relatives à l'expérimentation sur l'homme que les médecins et les juristes tiennent pour la plus problématique, à savoir celle qui est pratiquée sans intention thérapeutique, dans le seul but d'augmenter les connaissances scientifiques. À cette première réglementation écrite, explicite et contraignante, s'ajoute au moment de l'affaire de Lübeck en 1931 la promulgation par le ministère de l'Intérieur du *Reich* allemand des « Directives pour les thérapeutiques nouvelles et la pratique d'expérimentations scientifiques sur l'homme » *(Richtlinien)*. Celles-ci fixent en détail les règles d'une expérimentation acceptable et affirment de manière générale le principe d'un consentement éclairé[11].

On peut donc considérer que la préoccupation suscitée par l'expérimentation humaine s'exprime de façon récurrente : 1900, 1930, 1946, 1988. La question pertinente devient alors de savoir pourquoi à un moment précis une société ressent la nécessité de s'alarmer et de fixer des règles de manière explicite et écrite. Les débats répétés autour de l'expérimentation humaine peuvent également être interprétés comme un lieu où s'exprime la critique sociale de la profession médicale et de ses pratiques.

### Les lieux, les pratiques et les acteurs

La pratique de l'expérimentation humaine étant inséparable de la question de l'autorité médicale, son histoire est intimement liée à celle de l'hôpital. D'un lieu de charité et d'accueil, l'hôpital se transforme progressivement au XIXᵉ siècle en un lieu d'observation systématique, puis d'enseignement et enfin d'investigation et de recherche. Si la première moitié du XIXᵉ siècle réinvente l'hôpital et le diagnostic, la deuxième moitié du siècle crée le laboratoire et y établit les causes (l'étiologie) physiologiques, ou fonctionnelles,

---

10. K. Sabisch, *Das Weib als Versuchsperson. Medizinische Menschenexperimente im 19. Jahrhundert am Beispiel der Syphilisforschung,* Bielefeld, Transcript, 2007.

11. Une traduction française des textes des directives se trouve dans C. Bonah, É. Lepicard, V. Roelcke (dir.), *La Médecine expérimentale au tribunal : Implications éthiques de quelques procès médicaux du XXᵉ siècle européen,* Paris, Éditions des Archives Contemporaines, 2003.

de la pathologie. L'objectivation du malade et du mal se poursuit. Cette fois ils sont déplacés vers ce lieu de production de la preuve qui, selon Claude Bernard, « disloque » et interroge les corps en souffrance[12]. En même temps, le questionnement scientifique cherche des substituts au sujet malade sous la forme de l'expérimentation animale qui se généralise. Dans le domaine de la thérapeutique, on demande aux expériences de laboratoire d'établir les moyens et les indications qui guideront la prise en charge des malades.

Au début du XXe siècle, les personnes qui participent aux expériences médicales le font souvent sans le vouloir et en ayant rarement connaissance des risques. Les populations essentiellement concernées sont des enfants, des soldats, des « pauvres » et des « indigents ». Depuis la première formulation de l'expression *Fiat experimentum in corpore vili* – faites l'essai sur un corps de peu de valeur – attribuée à Marc Antoine Muret (1526-1585), l'expérimentation sur l'homme, si elle est estimée nécessaire et incertaine, pose la question des conditions et des techniques d'acquisition des corps/sujets expérimentaux. La formule de Muret renvoie aux corps « vils »[13]. Reste à définir selon les époques et les lieux ce qui socialement est identifié comme un corps de peu de valeur, facile à acquérir. Dans un temps long, Grégoire Chamayou identifie quatre dispositifs à cet effet. Un premier dit de souveraineté, où par délégation le corps d'un condamné sert de doublure au corps du souverain ; un deuxième au XIXe siècle qui établit une alliance entre la justice pénale et le corps médical afin que les corps des condamnés à mort bénéficient à la société dans son ensemble. Le troisième dispositif d'accès au corps est formé au XIXe siècle par la clinique et les salles des hôpitaux accueillant pauvres et marginaux. Le XXe siècle serait caractérisé par une contractualisation de l'expérimentation qui concède aux sujets de disposer librement de leur corps et donc d'en faire un objet de contrat.

Dans la perception publique, à la frayeur causée par l'atteinte portée au corps s'associe la crainte d'une injustice sociale sous la forme de l'exploitation d'une situation défavorable. L'histoire de la vaccination BCG illustre le dilemme qui se pose depuis un siècle. La morale de nombre de scientifiques leur interdit de rechercher la rigueur de l'expérimentation de laboratoire en l'exerçant sur des êtres humains, sous forme d'inoculations d'épreuve qui consisteraient à contaminer volontairement les sujets expérimentaux pour observer et mettre à l'épreuve des thérapeutiques. La démarche de l'époque, et d'aujourd'hui, consiste à rechercher des situations sociales où les circonstances données deviennent un terrain d'expérimentation « naturelle »[14]. Il peut s'agir de choisir des fractions socialement défavorisées de la population, ou bien de délocaliser les expériences vers des pays et des civilisations où la prévalence de la maladie – par absence de soins – est telle

---

12. C. Bernard, *op. cit.*, p. 173.
13. G. Chamayou, *Les corps vils. Expérimenter sur les êtres humains aux XVIIIe et XIXe siècles*, Paris, La Découverte, 2008.
14. C. Bonah, *L'expérimentation humaine. Discours et pratiques en France, 1900-1940*, Les Belles Lettres, Paris, 2007.

que la situation « naturelle » se rapproche d'une inoculation d'épreuve moralement illicite[15].

Autant les situations concrètes posent la question de savoir si tel ou tel acte est « une expérimentation humaine » – ainsi des premières campagnes d'une vaccination –, autant les discours sur l'expérimentation ne posent pas la question de son essence mais plutôt celle de ses limites et de son bien-fondé, c'est-à-dire celle de son encadrement et de sa régulation.

## Les régulations, les enjeux et leurs paradoxes

D'un point de vue juridique, l'expérimentation humaine renvoie à la question de la responsabilité médicale et de ses sanctions sous forme de pour-suites juridiques. De manière générale, la responsabilité se définit comme l'obligation pour l'auteur d'un fait qui a causé un dommage de le réparer, soit envers sa victime en l'indemnisant (responsabilité civile), soit envers la société en subissant certaines peines (responsabilité pénale). Dans les codes civil et pénal, la responsabilité médicale n'est pas inscrite en termes exprès, elle renvoie à la responsabilité en général.

À la fin du XIXᵉ siècle, la jurisprudence semble établir un partage entre les sphères médicale et juridique qui aboutit à une responsabilité restreinte sauvegardant les intérêts publics tout en maintenant la dignité et la liberté de la profession médicale. La simple application de théories ou de méthodes sérieuses ne doit pas entraîner de responsabilité pénale. La responsabilité restreinte renvoie à l'idée qu'un médecin ne peut pas être tenu responsa-ble pour des faits qui par leur nature relèvent de l'incertitude de la science médicale. En revanche, la non-observation des règles générales de prudence et de bon sens auxquelles est soumis l'exercice de toute profession peut et doit entraîner cette responsabilité (responsabilité pour des faits qui se com-pliquent par négligences, imprudences ou légèretés). Où se situe l'expéri-mentation humaine dans ce partage ?

Loin d'être l'objet d'un vide juridique ou d'un tabou, l'expérimenta-tion humaine expose l'expérimentateur, du moins en théorie, à une res-ponsabilité pénale totale. De ce fait, les premières codifications du début du XXᵉ siècle n'inscrivent pas seulement dans la loi la notion de consente-ment nécessaire, mais établissent simultanément le droit d'expérimenter sans bénéfice thérapeutique direct. Il est tout à fait significatif de ce point de vue que les *Richtlinien* de 1931 affirment dans leur premier paragraphe : « La science médicale ne peut pas, si elle veut progresser, [...] s'abstenir de toute expérience scientifique sur l'homme. [...] De ce droit découle pour le médecin l'obligation particulière de demeurer constamment conscient de sa grande responsabilité quant à la vie et à la santé de chaque individu

---

15. Pour une actualisation de cette question voir D. Rothman, « Les nouveaux cobayes de la recherche médicale. Nord-Sud : le dilemme des essais cliniques (*New guinea pigs for medi-cal research*) », *La Recherche*, t. 342, 2001, p. 29-37.

qu'il traite de manière nouvelle ou sur lequel il procède à l'expérience »[16]. Si la jurisprudence s'adoucit avec le temps, elle reste flexible et varie selon le contexte des faits mais aussi de la société à un moment donné. De fait, les codes et lois édictés au XXe siècle autonomisent l'expérimentation humaine et retiennent comme principes centraux de légitimation l'autonomie du patient, la notion de consentement éclairé et la possibilité qu'a le sujet expérimental d'interrompre l'expérience à tout moment.

L'une de ces conditions est fondamentale depuis le début du XXe siècle : l'obligation pour l'expérimentateur de conclure un contrat avec celui qui va devenir son sujet, afin « d'établir le consentement du sujet et surtout que ce consentement fût donné en toute connaissance de cause après que lui eurent été exposés les risques à courir en un tableau qui, pour être sincère, aura dû être poussé au noir »[17]. Libre et éclairé, le consentement protègerait le sujet expérimental. Mais il protège aussi le médecin devant la loi. Les directives de 1900 et les *Richtlinien* de 1931 établissent de manière positive la nécessité d'un consentement. En France la reconnaissance explicite de l'expérimentation humaine par la loi attendra encore plus d'un demi-siècle. Le véritable problème au sujet du consentement concerne sa valeur juridique. Considérant qu'un contrat ne peut pas exonérer d'avance des préjudices ultérieurs éventuels, les juristes estiment au début du XXe siècle qu'il n'a pas de valeur du point de vue juridique. Par ailleurs, le corps médical français semble s'écarter des pays anglo-saxons en prônant une information partielle des malades sous le motif qu'une compréhension totale par le patient serait impossible. Ceci revient à considérer que le consentement éclairé, s'il doit être obtenu, est de portée restreinte puisque les éclaircissements eux-mêmes sont restreints.

Dans la compréhension actuelle, « expérimentation humaine » et « consentement libre et éclairé » sont deux notions devenues quasiment inséparables. L'histoire montre que la question du consentement éclairé n'est certainement pas une invention qui jaillit du tribunal militaire américain de Nuremberg. Le statut juridique du consentement change avec les directives allemandes en 1900 et 1931 et, à l'échelle internationale, avec le procès de Nuremberg et la lente intégration du code qui en est issu dans les législations nationales[18]. Après la Seconde Guerre mondiale, le consentement a tendance à devenir un élément légal obligatoire dont l'absence conduit à une condamnation. Facile à saisir juridiquement, il constitue la pierre angulaire de l'argumentation devant un tribunal. Son érection en principe règlementaire fondamental balaie les réserves juridiques initiales.

---

16. C. Bonah, É. Lepicard, V. Roelcke, *op. cit.*, p. 429.

17. P.-C. Bongrand, *op. cit.*

18. V. Roelcke, G. Maio (dir.), *Twentieth century ethics of human subjects research. Historical perspectives on values, practices, and regulations*, Stuttgart, Steiner, 2004 ; W. U. Eckart (dir.), *Man, medicine and the state: The human body as an object of government sponsored research, 1920-1970*, Stuttgart, Steiner, 2006.

Nonobstant, le consentement éclairé est d'abord une construction juridique. La complexité et les nuances multiples de ce qu'« expérimenter » signifie en pratique, posent la question de savoir si la notion d'information éclairée préalable sur les risques encourus par un sujet expérimental est une proposition qui peut être transposée de manière efficiente de son origine juridique vers la pratique scientifique.

Entre une vision de la science faite (universelle, éprouvée et sûre) et celle d'une science toujours à faire (fragmentaire, instable et réfutable), le statut et le degré de certitude que les juristes et le public d'une part, les médecins chercheurs d'autre part, attribuent à la science varient. De fait, la notion d'un consentement « éclairé » en tant qu'élément crucial légitimant l'expérimentation humaine trouve difficilement sa traduction claire et simple en pratique. Elle s'appuie sur une vision positiviste de la science qui ne correspond pas à la pratique. Et pourtant, c'est bien cette perception affirmative et normative de la science qui sert de pierre angulaire au jugement moral et juridique lorsque le « faire scientifique » est porté dans les arènes publiques ou devant les tribunaux. Une compréhension plus nuancée de la science en train de se faire révèle une certaine fragilité des données scientifiques qui exigerait qu'elle soit prise en compte dans une réflexion sur l'éthique de la recherche biologique et médicale.

En conclusion, on peut relever quatre paradoxes qui caractérisent l'histoire de l'expérimentation humaine au XXᵉ siècle. Premièrement, autant les situations concrètes de la pratique de la recherche mettent en question la caractérisation d'un acte comme « expérimentation humaine », autant les discours sur l'expérimentation ne posent pas la question de son essence mais plutôt celle de ses limites et de son bien-fondé. Deuxièmement, l'encadrement juridique de la pratique de l'expérimentation humaine vise avant tout la protection des personnes qui y participent, mais lui donne en même temps une existence légale. Troisièmement, l'éthique de la recherche médicale et la bioéthique ne se situent pas en dehors des enjeux politiques et sociaux d'une société donnée. Elles ne constituent pas seulement l'effort louable de faire réfléchir les praticiens et les publics sur des questions existentielles de la pratique médicale, mais elles participent aussi à la médiatisation et à la mise en scène de l'expérimentation humaine, sujet permanent de curiosité. Enfin, quatrième paradoxe, la réponse administrative et procédurale consistant à encadrer la recherche biomédicale a pour enjeu son efficacité réelle. L'établissement souhaitable et salutaire d'un cadre juridique et de comités qui autorisent les protocoles d'expérimentation humaine, mène en même temps à une délégation de pouvoir. Celle-ci comporte le risque d'une bureaucratisation au détriment du sentiment d'une responsabilité personnelle, risque qui conduirait à remplir une formalité administrative plutôt qu'à réfléchir à une exigence morale. Prenant peu en compte les pratiques concrètes de la recherche et les limites d'une information fondée sur des données scientifiques toujours partielles et instables, les codes et comités, et leur principe central d'un consentement éclairé, nécessitent d'être interrogés dans leur fonctionnement concret, leur valeur symbolique de protection et leur capacité à promouvoir un contrôle réel.

Il reste à souligner que la loi du 4 mars 2002 sur les droits des malades procède à une extension du cadre réglementaire inauguré dans le domaine de l'expérimentation humaine. Le malade devient un sujet usager de soins et son autonomie est affirmée par la généralisation d'un consentement éclairé écrit. Le consentement en tant que document, contrat et forme administrative est importé de l'expérimentation humaine à la pratique de soins courants. Cette évolution donne d'une certaine manière raison à Claude Bernard quand il affirme que presque tout acte médical peut être assimilé à une expérimentation humaine. Mais elle pousse aussi à se demander si cette dernière conséquence de la médecine expérimentale issue de Claude Bernard, la généralisation d'un consentement éclairé écrit pour les actes de soin courants et réguliers, contribue à orienter favorablement un projet thérapeutique et accroît l'autonomie du malade quand elle établit la contrainte d'une procédure administrative préalable.

(*Christian Bonah, Anne Rasmussen*)

**Références :**

P. Amiel, *Des cobayes et des hommes. Expérimentation sur l'être humain et justice*, Paris, Les Belles Lettres, 2011.

C. Bonah, *L'expérimentation humaine. Discours et pratiques en France, 1900-1940*, Paris, Les Belles Lettres, 2007.

G. Chamayou, *Les corps vils. Expérimenter sur les êtres humains aux XVIII<sup>e</sup> et XIX<sup>e</sup> siècle*, Paris, La Découverte, 2008.

Centre d'Études Laennec, *L'expérimentation humaine en médecine*, Paris, Lethielleux, 1952.

S. Lederer, *Subjected to science : Human experimentation in America before the Second World War*, Baltimore, Johns Hopkins University Press, 1995.

## 78. L'expérimentation sur l'être humain : éthique et droit

La recherche pratiquée sur l'être humain est l'un des instruments du développement de la connaissance biologique et médicale et, particulièrement, de la mise au point des thérapeutiques nouvelles. Les expressions « recherche biomédicale », « expérimentation sur l'être humain », « expérimentation humaine », « essais (bio)médicaux », « essais cliniques » ou « études cliniques », « essais thérapeutiques » (lorsque la visée est la mise au point d'un traitement) renvoient (avec des connotations différentes) à la même réalité : des expérimentations pratiquées sur des êtres humains désignés, selon les contextes, comme des « personnes », des « malades », des « volontaires », des « sujets ».

Des règles juridiques valables pour tous les pays qui expérimentent encadrent très étroitement la conduite des expérimentateurs. Elles n'épuisent pas le questionnement éthique qui doit être conduit à propos de chaque situation d'expérimentation prise avec ses traits singuliers. C'est à cet examen que procèdent les comités d'examen préalable à la mise en œuvre des projets de recherche (*Institutional Review Boards*, IRB, dans le monde anglo-saxon ; comités de protection des personnes, CPP, en France). Non pas seulement parce que les règles juridiques peuvent poser des problèmes d'application face aux situations concrètes (elles en posent), mais parce que les dispositions juridiques ne sont pas un référent suffisant pour établir l'acceptabilité d'une recherche biomédicale sur l'être humain ; s'y ajoute l'exigence éthique.

Éthique et droit sont deux sphères de normativité complémentaires, mais distinctes. On peut dire, en simplifiant, que, dans la sphère juridique (ou déontologique), il s'agit de ne *rien faire contre* les règles ; dans la sphère éthique, il s'agit de *tout faire pour* réaliser les valeurs qui sous-tendent les principes. Il est caractéristique de l'encadrement normatif des pratiques biomédicales que les préoccupations et règles éthiques et juridiques se cumulent. À ces deux niveaux, les débats antérieurs et les décisions et textes normatifs en vigueur composent un encadrement des pratiques d'expérimentation sur l'être humain appuyé aujourd'hui sur un très large consensus. Au point que des débats qui étaient aigus il y a vingt ans paraissent aujourd'hui appartenir à l'histoire. Néanmoins, la connaissance des débats éthico-juridiques antérieurs reste indispensable pour nourrir le raisonnement sur les situations rencontrées et elle permet de situer les fronts de questions réellement nouveaux qui appellent le débat. Ces débats et l'élaboration normative qui en découle suivent l'évolution des pratiques et des méthodes de l'expérimentation humaine. Les accidents et les scandales qui émaillent l'histoire des essais biomédicaux (et en premier lieu la révélation des expérimentations conduites dans des conditions abominables sous le nazisme) furent l'occasion des principales avancées normatives. La formation des pratiques et des méthodes de l'expérimentation humaine doit, en tout état de cause, être connue (I) pour saisir la logique de concrétisation de l'encadrement normatif actuel de la recherche biomédicale (II) et faire ressortir les questions éthico-juridiques en suspens (III).

### Formation des pratiques et des méthodes

La notion d'expérimentation sur l'être humain en médecine, au sens moderne de recherche à visée essentiellement cognitive guidée par un plan d'expérience (le « protocole »), s'applique à des pratiques qu'on peut faire remonter au début du XVIIIe siècle, mais guère au-delà. L'expérimentation, en ce sens, se distingue des tentatives risquées et audacieuses par lesquelles, quand elles réussissaient, la médecine a longtemps progressé, et dont on trouve la trace dans les temps les plus reculés (des crânes datant du Néolithique, c'est-à-dire vieux de 10 000 ans, portent des marques de trépanation). On peut retenir les repères suivants.

Décrite dans l'*Encyclopédie* de Diderot et d'Alembert à l'article « inoculation » (1765), l'expérience de Maitland sur l'innocuité et l'efficacité de l'inoculation préventive de la variole peut être tenue pour l'acte inaugural des pratiques d'expérimentation modernes. En 1721, à la demande du roi Georges Ier et sous la surveillance attentive d'un collège de médecins, chirurgiens et apothicaires, Maitland teste l'innocuité et l'efficacité de la « variolisation » sur des condamnés à mort ; on leur avait promis, en échange de leur participation, une grâce royale. Les expériences réussirent, laissant les sujets indemnes. La variolisation consistait à inoculer à des individus sains du pus ou des squames prélevés sur des malades atteints de formes de la maladie présumées peu virulentes. On avait remarqué que l'on n'est pas atteint deux fois de la variole ; il y avait avantage (espérait-on) à contracter volontairement la maladie dans sa forme la plus légère et à l'âge où l'on est en état de le supporter[1]. L'inoculation présentait des bénéfices (la protection) et des risques (la mort prématurée que la maladie inoculée occasionnait parfois). Elle suscita un formidable développement du calcul des probabilités (d'Alembert, Condorcet, La Condamine, Bernouilli, travaillèrent sur le cas). Et des prises de position tranchées : Voltaire (comme les encyclopédistes) militait pour l'inoculation, Kant y voyait une prise de risque de nature suicidaire. En Angleterre, encore, l'expérience menée par Lind en 1747 a suffisamment marqué pour que le *Royal College of Medicine* d'Édimbourg lui dédie sa (remarquable) bibliothèque électronique sur l'histoire des essais cliniques (jameslindlibrary.org). Médecin de la marine anglaise, Lind, à bord de la *Salisbury* où s'était déclenché le scorbut, testa six remèdes sur six groupes de deux marins atteints ; il montra la supériorité de l'administration d'agrumes pour traiter la maladie.

Les méthodes se développent de manière significative avec la statistique. Louis (1787-1872) est le promoteur de la « méthode numérique » qui « compte les faits, groupés selon leur ressemblance, pour savoir à quoi s'en tenir sur la valeur des agents thérapeutiques » et qui substitue des nombres aux expressions vagues telles que « plus ou moins », « rare » ou « fréquent »[2]. Contre une sommité comme Broussais, il établit par comparaison rétrospective de deux groupes de 41 et 36 malades que les sangsues n'apportent pas d'avantages par rapport à la non-intervention dans le traitement des pneumonies (1828). Louis a bien vu la nécessité de séries d'observations suffisamment nombreuses pour « lisser » les contingences individuelles. Mais si sa clinique est très sûre, sa statistique se borne à des comptages

---

1. Une première expérience fut conduite « sur trois hommes et trois femmes d'âge et de tempérament différent » qui résistèrent à l'inoculation et à la maladie qu'ils contractèrent. Une expérience complémentaire eut lieu, un test d'efficacité qui consista à faire dormir durant six semaines l'une des femmes-sujets inoculées, avec un enfant atteint par la maladie. Elle ne contracta pas la maladie.

2. P. C. A. Louis, *Recherches sur les effets de la saignée dans quelques maladies inflammatoires et sur l'action de l'émétique et des vésicatoires dans la pneumonie*, Paris, Librairie de l'Académie royale de médecine, 1835, p. 85. En ligne (Google books).

et à des moyennes. C'est avec Jules Gavarret (1809-1890) que se fonde véritablement la statistique médicale au sens moderne. Polytechnicien avant d'être médecin, Gavarret affirme en 1835 (*Principes généraux de statistique médicale*) que « les principes de la loi des grands nombres sont rigoureusement applicables aux recherches de thérapeutique »[3]. À peu près oubliés en France, Louis et Gavarret sont honorés dans les pays anglo-saxons comme des précurseurs de la médecine fondée sur les preuves.

Dans la première moitié du XXᵉ siècle, le foyer de l'innovation méthodologique se déplace en Angleterre : Ronald Aylmer Fisher (1890-1962), statisticien et généticien (et l'inventeur du « test de Fisher » pour l'analyse de la variance), met au point, à partir de plans d'expérimentation en agriculture où il alloue au hasard les semences à des parcelles, les principes de la randomisation et les outils d'analyse statistique appropriés (1926)[4]. Austin Bradford Hill (1897-1991), un autre statisticien non médecin, est le méthodologue de l'essai, conduit sous l'égide du British Medical Council au sortir de la Seconde Guerre mondiale, qui compare l'efficacité de la streptomycine contre placebo. La publication de l'essai, en 1948, consacre la méthode, aujourd'hui canonique, des essais cliniques « randomisés » et « contrôlés » (c'est-à-dire avec un groupe de comparaison – « groupe contrôle » – qui ne reçoit pas le traitement à l'étude). À la fin du XXᵉ siècle, les essais cliniques sont devenus les instruments essentiels du développement des connaissances biomédicales, le cœur du modèle de l'*Evidence Based Medicine*. Des normes de plus en plus précises, éthiques et juridiques, mais aussi méthodologiques et techniques, soutiennent ou accompagnent le mouvement.

### Le développement des normes

Le « procès des médecins » à Nuremberg en 1946-1947, qui jugea les expérimentateurs criminels nazis, est un moment clé de l'élaboration normative en matière d'expérimentation sur l'être humain. Mais ce n'est nullement le commencement de la réflexion éthique et juridique sur l'expérimentation humaine : les notions qui organisent la protection des sujets humain d'expérimentation ont été forgées longtemps avant Nuremberg.

#### Avant Nuremberg

C'est aux États-Unis, qu'on trouve la trace, dans les années 1830, d'une préoccupation formelle pour la protection des sujets d'expérience : stationné dans un poste avancé du Michigan, le Dr William Beaumont, un chirurgien militaire, soigne et recueille un jeune trappeur dont la blessure accidentelle par balle laisse une fistule permettant l'accès d'une sonde directement dans l'estomac. Rempli de scrupules, Beaumont prit soin de passer un contrat à

---

3. J. Gavarret, *Principes généraux de statistique médicale ; ou développement des règles qui doivent présider à son emploi*, Paris, Bechet jeune & Labé, 1840, p. 246. En ligne (Google books).

4. R. A. Fisher, « The arrangement of field experiments », *Journal of the Ministry of Agriculture*, 33, 1926, p. 503-513. Cet article *princeps* trouve son aboutissement dans *The Design of Experiments,* Edinburgh, Oliver and Boyd, 1935.

deux reprises avec le jeune trappeur pour étudier *in vivo* l'action des sucs gas-
triques sur la digestion. Les observations qu'il publie en 1833 font avancer
de manière décisive la compréhension de la digestion et de sa chimie[5]. En
même temps qu'il fondait la gastroentérologie moderne, Beaumont préfigu-
rait un mode de relation avec les sujets d'expérience fondé sur la participation volontaire dans un cadre de règles explicites (le contrat ou la loi). Quoi
qu'il en soit des pratiques, les principes protecteurs des sujets (au premier
rang desquels le consentement préalable libre et éclairé) sont connus, compris et admis au début du XXe siècle. En attestent les expériences de Walter
Reed à Cuba sur la transmission de la fièvre jaune, en 1900-1901. En 1900,
une expédition médico-scientifique américaine (Yellow Fever Commission)
s'installa à La Havane dans le sillage de l'armée des États-Unis (qui venait
de prendre possession de Cuba) pour étudier et tenter d'éradiquer cette
maladie à l'origine d'épidémies dévastatrices dont l'île était réputée être
l'épicentre. L'expédition recruta des sujets qui acceptaient de se faire piquer
volontairement par le moustique soupçonné d'être le vecteur de la maladie.
Un contrat, rédigé en anglais et en espagnol, fut passé, permettant d'attester qu'ils étaient volontaires et informés ; la convention détaillait les risques
(de manière, à vrai dire, assez optimiste) auxquels s'exposaient les volontaires, et les contreparties, financières notamment[6].

Les publications médicales montrent que, à l'orée du XXe siècle, on expérimente beaucoup dans tous les grands pays scientifiques. Des témoignages
du temps[7] et des scandales (procès Neisser, en 1900[8]) révèlent le peu de cas
qu'on fait, en pratique, du consentement, voire de la sécurité des sujets.

En France, le tribunal correctionnel de Lyon avait condamné en 1859
un chef de service et son interne ayant inoculé à des fins expérimentales
la syphilis à un enfant de 10 ans qui consultait pour une teigne[9]. Le jugement relève la circonstance aggravante que l'expérience a été conduite
sur un enfant « incapable de tout consentement libre » du fait de sa minorité. La peine fut légère (une amende) et la carrière des praticiens ne souf-

---

5. W. Beaumont, *Experiments and Observations on the Gastric Juice and the Physiology of
Digestion* [1833], Boston, Lilly, Wait, and company, 1834. En ligne (Google books).

6. P. Amiel, *Des cobayes et des hommes. Expérimentation sur l'être humain et justice*, Paris,
Les Belles Lettres, 2011, p. 46.

7. Voir C. Bonah, *Histoire de l'expérimentation humaine en France. Discours et pratiques
1900-1940*, Paris, Les Belles Lettres, 2007.

8. En 1898, Neisser, découvreur du gonocoque (l'agent infectieux de la blennorragie),
publie un article sur un essai de « sérum-thérapie » contre la syphilis, conduit sur des prosti-
tuées qui n'en étaient pas informées. Lorsque certaines d'entre elles contractèrent la syphilis, Neisser tira la conclusion que sa vaccination ne marchait pas ; on l'accusa d'avoir inoculé
la maladie. Neisser fut condamné à une amende non pas parce qu'il aurait inoculé la syphilis (l'activité prostitutionnelle fut jugée responsable) mais parce qu'il n'avait pas recherché
le consentement des patientes. Lutz Sauerteig, « Règles éthiques, droit des patients et ethos
médical dans le cas d'essais médicamenteux (1892-1931) », p. 31-64, C. Bonah, É. Lepicard,
V. Roelcke (dir.), *La médecine expérimentale au tribunal. Implications éthiques de quelques procès médicaux du XXe siècle européen*, Paris, Archives contemporaines, 2003.

9. En ligne : http://descobayesetdeshommes.fr/Docs/083-1859Lyon.PDF.

frit nullement de la condamnation. Mais cette jurisprudence rappelait que les atteintes aux personnes par le médecin dans l'exercice de son art bénéficient d'une permission de la loi pénale qui ne va pas au-delà du soin dans l'intérêt exclusif du malade : à défaut d'une permission spéciale que la loi ne donnera qu'en 1988 (et en l'assortissant de multiples conditions), le médecin n'était pas autorisé à expérimenter par « pure curiosité scientifique ». Les pages de Claude Bernard sur l'expérimentation humaine dans l'*Introduction à l'étude de la médecine expérimentale* (1865) ne disent pas autre chose : l'expérimentation n'est moralement acceptable (et juridiquement licite) que si elle entend profiter au malade et est lisible comme un acte thérapeutique. Ce point de vue pesa longtemps, en France, sur la reconnaissance du caractère spécifique de l'acte de recherche médicale (dont la visée est d'abord cognitive et non pas curative), contribuant au développement dans la discrétion de pratiques sur lesquelles la société fermait les yeux tant qu'on pouvait encore les lire, quitte à biaiser un peu, comme des actes « médicaux ». L'expérimentation sur des sujets non malades rentrait difficilement dans ce cadre, mais dans ce cas les sujets étaient, en principe, des volontaires avérés, intéressés au résultat scientifique : des médecins expérimentant sur eux-mêmes (Yersin, Cl. Bernard et bien d'autres) ou des étudiants futurs médecins (qui, d'ailleurs, n'avaient peut-être pas toujours une totale liberté de refuser).

Pendant que les expérimentations pouvaient, aux États-Unis, être encadrées (quand elles l'étaient) par un contrat entre expérimentateur et sujet, alors qu'en France seul le juge pénal rappelait à l'ordre dans les rares cas qui lui étaient soumis, l'Allemagne d'avant le nazisme avait édicté des règles juridiques dès 1900. En 1931, des *Directives concernant les nouveaux traitements médicaux et l'expérimentation scientifique sur l'être humain* étaient fixées par une circulaire du ministère de l'Intérieur établissant des règles dont la cohérence et la modernité ne seront guère dépassées par les réglementations contemporaines[10]. Ce texte distingue nettement entre ce qui relève du « traitement faisant appel à des moyens et procédés nouveaux encore insuffisamment expérimentés » et ce qui relève spécifiquement de l'« expérimentation scientifique sur l'homme ». Il dispose que l'expérimentation « est interdite dans tous les cas où le consentement fait défaut ». La « nullification des individus » au bénéfice de « l'être communautaire » dans le régime totalitaire nazi[11] balaya cette réglementation et les valeurs qu'elle traduisait de respect de l'individu. C'est ce que révèle le « procès des médecins » qui se tient à Nuremberg en 1946-1947 et dont le jugement contient une liste de critères définissant les expérimentations médicales sur l'être

10. *Recueil de législation sanitaire*, 31 (2), 1980, p. 464-467. Reproduit et commenté dans C. Bonah, É. Lepicard, V. Roelcke (dir.), *op. cit.* p. 428-434.

11. O. Jouanjan, « Justifier l'injustifiable », *Astérion*, 4, 2006, p. 123-156. En ligne : http://asterion.revues.org/docannexe.html?id=662.

humain « acceptables » (c'est-à-dire, du point de vue du juge pénal, *licites*), liste désignée par la suite comme « code de Nuremberg »[12].

### Le procès et le « code » de Nuremberg

Le jugement rendu dans le « procès des médecins » à Nuremberg le 19 août 1947 par le Tribunal militaire américain (TMA) agissant dans le cadre de dispositions internationales s'est imposé, à travers le « code de Nuremberg », comme une référence centrale de l'éthique de la recherche biomédicale sur les êtres humains.

La décision du TMA clôt un procès dont les acteurs savent qu'il est historique. Les faits reprochés aux 23 accusés[13] étaient abominables[14] et les preuves accablantes, mais l'accusation se heurta à une défense remarquablement efficace, qui mobilisait des avocats entraînés à l'occasion du procès des hiérarques du régime devant le Tribunal militaire international (TMI) de Nuremberg en 1946. Leur stratégie de défense visait à miner la consistance des principes normatifs auxquels référait continûment l'accusation, concrétisés par le serment d'Hippocrate. Les débats autour de la valeur du serment traditionnel des médecins révélèrent sa fragilité intrinsèque comme instrument de régulation du comportement médical, particulièrement lorsqu'il s'agit de l'expérimentation, pratique que le serment d'Hippocrate ne vise pas explicitement. La défense ne chercha pas à nier les faits ; elle affirma seulement qu'aucune norme valide n'interdisait l'expérimentation humaine. Plus fondamentalement, c'est l'idée même du caractère universel (« en tout temps, en tout lieu ») des principes de la moralité médicale qui était contestée : l'éthique allemande de la période incriminée n'est pas l'éthique américaine d'aujourd'hui, protestait la défense. En outre, affirmèrent les accusés, les nations au nom desquelles ils étaient jugés avaient expérimenté et expérimentaient encore couramment de façon analogue (ce qui est évidemment

---

12. Le « code de Nuremberg » est un extrait du jugement *Trials of War Criminals Before the Nuernberg Military Tribunals Under Control Council Law No. 10*, Washington, U.S. Government Printing Office, 1949-1953, vol. II, p. 181-183. Nouvelle traduction dans P. Amiel, *op. cit.*, p. 296-300. En ligne : http://descobayesetdeshommes.fr/Docs/NurembergTrad.pdf

13. Parmi les accusés, vingt étaient médecins. À l'issue du procès, sept accusés furent acquittés, seize furent condamnés, dont sept à la peine capitale, cinq à l'emprisonnement à vie, quatre à des peines de dix à vingt ans d'emprisonnement.

14. Les expérimentations humaines incriminées portaient : (A) sur la haute altitude, (B) sur le froid, (C) sur la malaria, (D) sur le gaz moutarde, (E) sur les sulfamides, (F) sur la régénération des os, muscles et nerfs, et sur la transplantation osseuse, (G) sur l'eau de mer, (H) sur l'ictère infectieux, (I) sur la stérilisation de masse, (J) sur le typhus et des vaccins, (K) sur des poisons, (L) sur les bombes incendiaires ; les débats firent apparaître en outre des expériences sur le phlegmon, sur le polygal (un coagulant du sang), sur le phénol et sur l'œdème gazeux. *Trials...*, *op. cit.*, p. 175-178. Certains accusés étaient prévenus, de surcroît, d'être impliqués dans les meurtres de juifs pour la constitution de la collection de squelettes de l'Université allemande de Strasbourg ; dans l'extermination des tuberculeux polonais en Pologne pour protéger de la contagion les allemands de Pologne ; dans l'extermination massive des « bouches inutiles » (personnes âgées, aliénés, enfants malformés, incurables, *etc.*) et dans l'envoi de médecins pour aider à l'extermination massive des juifs dans les pays occupés.

spécieux : les expérimentateurs américains, en tout état de cause, ne détrui-saient pas le « matériel humain » après « utilisation »).

Les juges prirent conscience progressivement de l'insuffisance du maté-riau normatif fourni par le serment d'Hippocrate : il n'allait plus de soi, après les débats, que le serment personnel du médecin garantisse une lecture commune, universelle, de ce qui est bon et juste en la matière ; la situation appelait le recours à des critères explicites, spécifiques et détaillées qui per-mettaient de dire ce qui est licite et ce qui ne l'est pas en matière d'expéri-mentation. C'est le sens premier du « code de Nuremberg »[15].

Le « code de Nuremberg » et la section entière du jugement qui définit les « expériences médicales acceptables » ne traitent, au fond, que d'une seule question : « Qu'est-ce qui fait la différence entre un sujet et une vic-time ? » Le tribunal prit soin de préciser que les critères qu'il mobilisait préexistaient au procès, qu'il se bornait à récapituler des « principes fonda-mentaux » conformes à « l'éthique de la profession médicale en général », sur lesquels « tous s'accordent » pour considérer qu'ils doivent être obser-vés afin de répondre aux exigences « morales, éthiques et légales ». Ces critères visent, d'une part, *le comportement et la qualité des acteurs* (sujet et expérimentateur), incluant la façon de conduire l'expérience (articles 1, et 4 à 10) ; d'autre part, *les caractéristiques intrinsèques des expériences* (arti-cles 2 et 3).

L'article 1 rappelle que « Le consentement volontaire du sujet humain est absolument essentiel » ; il détaille les conditions que doit remplir le sujet (compétence légale à consentir, compréhension), et les obligations qui pèsent sur l'expérimentateur (information préalable, absence de pression ou de duperie) ; il insiste sur la responsabilité personnelle qu'a l'expérimen-tateur de ne pas se contenter d'un accord qui serait donné à la légère. Les autres critères intéressant l'expérimentateur visent, outre sa compétence scientifique et ses qualités morales qui doivent être du plus haut niveau (art. 8 et 10), son comportement dans la conduite de l'expérience : éviter toute souffrance ou atteinte non nécessaire (art. 2), ne jamais entrepren-dre aucune expérience dont on redoute qu'elle blesse ou tue (art. 5), pro-portionner dans tous les cas les risques à l'importance de la question (art. 6), interrompre l'expérience si nécessaire (art. 10). Toutes les expériences, au demeurant, ne peuvent pas être tentées : encore faut-il qu'elles puis-sent apporter à la société des avantages impossible à obtenir par d'autre moyens (art. 2), que les résultats attendus justifient l'entreprise, et qu'elle s'appuie sur des études animales antérieures ou sur une connaissance de l'histoire naturelle de la maladie (art. 3).

Le « code de Nuremberg » est la première synthèse à valeur internatio-nale (le jugement de Nuremberg est une jurisprudence internationale) des règles de l'expérimentation licite. Son ancrage est celui du point de vue

---

15. Voir P. Amiel, *op. cit.*, p. 77 et s.

pénal ; pour autant, les qualités intrinsèques du texte contribuèrent à ce qu'il circulât comme une liste de préceptes déontologiques (au point que furent souvent oubliées l'origine du texte et les conditions exactes de son élaboration).

Le jugement de Nuremberg consacre des principes connus, mais il les fait découler du droit international plutôt que d'une universalité vague. C'est là que réside la grande innovation de Nuremberg. La puissance historique du « code de Nuremberg » fut de consacrer un mode d'encadrement normatif particulier de l'expérimentation humaine, fondé sur l'idée d'une vulnérabilité des sujets potentiels telle que leur protection, et celle de l'humanité en ces matières, ne peut être assurée que par des normes impératives contraignant les expérimentateurs au nom de l'ordre public et, en l'espèce, de l'ordre public *international*. Le « modèle de Nuremberg », qui organise la protection « de victimes potentielles contre des bourreaux éventuels »[16], s'impose dans le droit international dont dérivent, sur ces questions, les réglementations nationales.

### Postérité de Nuremberg

Le procès de Nuremberg resta longtemps sans effets sur une communauté médicale qui ne se sentait pas visée. « Le point de vue dominant était que [les accusés] étaient d'abord et avant tout des nazis ; par définition, rien de ce qu'il firent et aucun code établi en réponse à cela n'étaient pertinents pour les États-Unis[17] », indique l'historien D. Rothman. « C'était un bon code pour les barbares, mais un code inutile pour les médecins normaux[18] », résume J. Katz. S'ensuivit une longue période de silence normatif pendant laquelle le développement de l'expérimentation humaine est ininterrompu. C'est seulement en 1964, après le scandale de la thalidomide[19] et la réforme de la réglementation américaine qui en découla (1962), que la déclaration initiale d'Helsinki de l'Association médicale mondiale[20] fut le point de départ d'un essor normatif continu depuis lors.

#### La Déclaration d'Helsinki (1964)

Cette Déclaration marque la reprise en main du problème de l'expérimentation par les médecins : les principes du « code de Nuremberg » sont suivis, mais adaptés et parfois édulcorés (dans certains cas, le médecin

---

16. P. Amiel, *op. cit.,* p. 100.

17. D. J. Rothman, *Strangers at the Bedside. A History of How Law and Bioethics Transformed Medical Decision Making,* Basic Books, 1991, p. 62-63.

18. J. Katz, « The Consent Principle of the Nuremberg Code », p. 227-239, G. J. Annas, M. A. Grondin, *The Nazi doctors and the Nuremberg Code. Human rights in human experimentation,* New York, Oxford University Press, 1992, p. 228.

19. La thalidomide est un médicament qui n'avait pas été suffisamment testé et qui provoqua une épidémie de phocomélies (atrophie des membres à la naissance).

20. Texte en vigueur, en ligne : http://www.wma.net/ Versions antérieures (1964-2004) en français et en anglais, en ligne : http://descobayesetdeshommes.fr/Docs/032-HelsinkiVersions1964-2008.pdf.

peut s'affranchir d'informer et de recueillir le consentement). Surtout, la Déclaration introduit une dualité dans la protection, sur-protégeant les sujets soumis à des expériences « non thérapeutiques » et assouplissant les conditions pour les malades sujets d'expériences « thérapeutiques », c'est-à-dire visant la mise au point de traitements, l'expérience étant susceptible de leur procurer un bénéfice. L'idée sous-jacente est que les malades sujets sont déjà sous la protection de leur médecin dans le cadre de la relation de soins. Cette dualité qui organise l'encadrement de la recherche biomédicale partout dans le monde jusqu'à la fin du XXᵉ siècle n'a pas peu contribué à brouiller la distinction fondamentale entre acte de soin (à visée curative) et acte de recherche (à visée essentiellement cognitive : si on teste, c'est qu'on ne sait pas ; dans ce cadre, le bénéfice du malade peut être recherché de surcroît, et il l'est en pratique le plus souvent, mais il n'est pas la préoccupation première).

### Le Rapport Belmont

En juillet 1972, le New York Times, révéla qu'une expérience entreprise en 1932 par le Public Health Service américain dans la ville de Tuskegee, consistant à suivre l'évolution de la syphilis non traitée chez des hommes noirs non informés, était toujours en cours malgré l'existence de traitements. La nouvelle fit scandale aux États-Unis ; une enquête fut conduite, qui recommanda l'arrêt de l'étude, l'indemnisation des victimes et la mise en place d'une commission nationale sur l'expérimentation humaine avec autorité sur les recherches financées par des fonds publics. À l'émotion de l'opinion répondit le National Research Act de 1974, loi fédérale sur la recherche médicale qui instituait, entre autres dispositions, une Commission nationale pour la protection des sujets humains dans la recherche biomédicale et comportementale. Après une série de rapports remarquables sur les questions épineuses que pose l'expérimentation humaine (cas des enfants, des détenus, de déficients mentaux ; recherches en psychologie, *etc.*), la Commission choisit de donner à la synthèse de ses travaux la forme d'une recommandation d'éthique (plutôt que d'une proposition de réglementation) : le rapport Belmont (du nom du centre de conférences où cette synthèse fut discutée) formalise les principes éthiques de l'activité de recherche sur l'être humain et continue aujourd'hui de faire référence. Le rapport Belmont réaffirme, comme le faisait la circulaire allemande de 1931, la « frontières » entre pratique clinique et recherche médicale, entre traitement innovant et expérimentation. Il traite également des principes et de leur réalisation, présentés selon la symétrie suivante : le principe de *respect des personnes*, fondé sur la « conviction éthique » que « les individus doivent être traités comme des agents autonomes », se réalise dans l'exigence du consentement informé préalable à la participation des sujets ; le principe de *bienfaisance* se réalise dans l'évaluation soigneuse, dans le calcul, de l'équilibre entre les risques et les bénéfices (pour le sujet et pour la société, y compris le risque de perte substantielle si la recherche n'est pas conduite) ;

le principe de *justice* se réalise dans la répartition équitable des chances et des risques, en particulier dans le recrutement des sujets (la commission évoque les situations où des patients pauvres hospitalisés contribuent à la mise au point de traitements que seuls les clients riches de la consultation privée pourront s'offrir)[21] .

### La révision de Tokyo de la déclaration d'Helsinki (1975)

La révision de Tokyo de la déclaration d'Helsinki est une avancée majeure. Elle consacre le caractère inconditionnel du consentement préalable à la participation de tous les sujets et prescrit un examen préalable obligatoire des projets de recherche par un comité indépendant. La recommandation, inscrite dans cette révision, que les recherches ne satisfaisant pas aux règles posées par la Déclaration ne puissent plus être acceptées pour la publication fut prise au sérieux par les éditeurs de journaux scientifiques. La perspective de ne plus pouvoir publier eut, à partir de la fin des années 1970, un effet déterminant, à l'échelle mondiale, sur l'organisation et les pratiques de la recherche sur l'être humain.

### Règles contemporaines

Les années 1980 sont marquées par le développement du « techno-droit », c'est-à-dire des réglementations techniques. L'Europe s'est dotée d'une réglementation pour la mise sur le marché des médicaments, qui prévoit explicitement, dès 1965 et surtout en 1975, que les dossiers de demande d'autorisation de mise sur le marché (AMM) devront comporter le résultat de tests sur l'être humain ; les règles méthodologiques à respecter sont détaillées. Un dispositif d'harmonisation des réglementations sur les essais lie depuis 1990 l'Europe, les États-Unis et le Japon, permettant que les tests sur l'être humain n'aient pas à être répétés pour les demandes d'AMM dans chacune des aires géographiques parties prenantes[22].

### La Loi Huriet-Sérusclat (1988)

La France avait besoin d'une loi pour autoriser explicitement les essais biomédicaux sur l'être humain, et en particulier les essais de première administration sur « volontaires sains » qui étaient interdits en droit, sinon en fait, puisque ne présentant, par nature, aucune perspective médicale curative pour le sujet. Le jeune Comité consultatif national d'éthique (créé en 1983) a consacré, en 1984, un avis richement informé à la question, plaidant pour une autorisation contrôlée respec-

---

21. Sur ce terrain de la justice, la question de la recherche dans les relations entre pays pauvres et pays riches est particulièrement traitée par un texte postérieur issu, en 1981, d'organisations du système ONU (l'OMS et de l'UNESCO, principalement) : la déclaration de Manille.

22. International Conference on Harmonisation of Technical Requirements for Registration of Pharmaceuticals for Human Use (ICH).

tant les règles éthiques admises en la matière[23]. Les pharmacologues cliniciens et l'industrie, qui se voient comme les premiers exposés en cas de contentieux, y poussaient. Mais les tentatives de l'administration lors des avant-projets se heurtèrent à une certaine frilosité politique (le souvenir des expérimentations nazies était vivace ; l'idée d'autoriser l'expérimentation humaine faisait peur). Finalement, en accord avec le gouvernement Rocard et épaulée par les juristes du Conseil d'État, une proposition de loi consensuelle fut portée en 1988 par deux sénateurs de bords politiques opposés (Claude Huriet, centriste UDF, et Franck Sérusclat, socialiste). Présentée comme une loi de protection des sujets, la loi d'autorisation fut, après discussion approfondie, votée à l'unanimité et promulguée aussitôt le 20 décembre 1988.

La loi de 1988 suit l'essentiel des dispositions des textes à portée internationale en la matière ; elle reprend notamment de la déclaration d'Helsinki la division entre recherches thérapeutiques et non thérapeutiques. Une indemnisation des volontaires sains est possible alors qu'elle est interdite aux malades. Pour le reste, l'encadrement est beaucoup plus rigide pour les études sur volontaires sains que pour les essais sur les malades (réalisation dans des centres agréés, notamment). Dans la réalité, pourtant, il s'avère, partout où l'on expérimente, que la situation qui menace le respect de l'éthique n'est pas tant l'expérimentation sur les volontaires sains (la situation est sans ambigüité, les règles fonctionnent, il y a peu d'accidents) que l'expérimentation combinée avec des soins : la situation fait courir un risque élevé que le malade prenne pour un traitement innovant ce qui n'est qu'une expérimentation de traitement. En 1998, le CCNE juge la distinction entre recherche avec et sans bénéfice individuel direct « trompeuse ». La révision d'Édimbourg de la déclaration d'Helsinki, en 2000, l'abandonne et renverse la perspective traditionnelle : « Quand la recherche est associée à des soins médicaux, les patients se prêtant à la recherche doivent bénéficier de règles supplémentaires de protection » (art. 28). La législation européenne suit : la directive 2001/20 CE sur le médicament ne distingue plus. En 2004, la France transpose cette directive en droit interne par une révision majeure de la loi de 1988 qui ne distingue plus non plus, dès lors, entre finalités thérapeutique et non thérapeutique des recherches.

### Questions actuelles

La question de l'autonomie des sujets – critère central, éthique autant que juridique – a fait l'objet de nombreux débats et travaux (incluant des enquêtes de terrain)[24], souvent menés par des équipes médicales, sur la

---

23. CCNE, *Avis sur les essais de nouveaux traitements chez l'homme. Réflexions et propositions*, avis [et rapport] n° 2, 9 oct. 1984. En ligne : http://www.ccne-ethique.org/
24. Pour l'année 2008, on pouvait dénombrer près de 500 travaux publiés sur ce thème en cancérologie (93 en 2003). Requête « Informed consent process AND cancer AND trial » (http://www.authormapper.com/).

« qualité du consentement », c'est-à-dire sur le point de savoir ce que retiennent et comprennent les sujets qui ont consenti. L'idée sous-jacente, et souvent inaperçue, est celle d'un sujet idéal, pleinement autonome parce que pleinement informé et prenant sa décision à la manière dont un médecin la prendrait. L'idée que la décision du malade sujet puisse obéir, comme pour le vote politique, à des raisons valables par principe qui lui sont propres et qui ne relèvent pas de la rationalité médicale a, en revanche, été moins discutée.

La question de la bienfaisance a surtout été traitée sous l'angle de la balance bénéfice/risque, notion qui organise aujourd'hui l'encadrement normatif éthico-juridique et technique de l'expérimentation sur l'être humain.

C'est sur le front de la justice que se sont déplacés les questions et les travaux les plus contemporains. Après des débats déjà anciens sur l'expérimentation dans les pays pauvres au profit des pays riches, des travaux se focalisent (aux États-Unis, principalement) sur le recrutement socialement biaisé des sujets (les pauvres intègrent les essais où les chances de bénéfice thérapeutique personnel sont faibles ou nulles ; les riches, à l'inverse sont sur-représentés dans les essais à fort potentiel de bénéfice direct)[25]. Ces données valables pour les États-Unis sont largement dépendantes de la structure du système de santé dans ce pays (où la participation aux essais peut être une façon d'accéder à des soins) et ne sont pas nécessairement transposables en France, par exemple.

La question émergente sur ce terrain est celle de l'équité dans l'accès aux essais cliniques. Déjà posée par les malades du VIH-sida dans les années 1980, quand l'accès aux essais était la seule prise en charge médicale offrant un espoir d'amélioration, la question ressurgit à l'initiative de malades du cancer. L'idée que la participation aux essais cliniques est un droit (sous réserve d'éligibilité médicale et d'essais ouverts au recrutement) prend à contre-pied toute la réflexion et l'édifice normatifs qui sont, depuis Nuremberg, orientés vers la protection des sujets contre les essais (l'expérimentation humaine étant vue comme potentiellement abusive plus ou moins par nature). La revendication actuelle, par des associations de patients, d'un « droit à l'essai », appelle désormais attention et débats.

(*Philippe Amiel*)

---

25. S. Epstein, *Inclusion: the Politics of Difference in Medical Research,* The University of Chicago Press, 2007.

## 79. Essais cliniques et médecine « des preuves »

Dans un article publié dans le *British Medical Journal* en janvier 1996, David L. Sackett *et al.*, définissent la « médecine des preuves » par « l'utilisation consciencieuse, explicite et judicieuse de la meilleure preuve (donnée) actuelle dans la décision de soin d'un patient ». Sa pratique, toujours selon ces derniers, doit intégrer l'expérience clinique singulière de chaque médecin, aux meilleures données existantes, résultant de recherches cliniques systématiques – lesquelles englobent essentiellement les essais randomisés et les méta-analyses. Ainsi, selon les tenants de cette conception de la pratique médicale, la décision clinique doit conjuguer les connaissances théoriques, le jugement situé et l'expérience du praticien hospitalier (ce qu'ils associent aux aspects « traditionnels » de la pratique médicale) et les « preuves scientifiques » récoltées et construites lors d'essais cliniques systématiques : les essais randomisés.

Qu'une telle conception de la pratique clinique ait cours, cela ne fait plus aucun doute. Pourtant, sa mise en place n'avait rien d'évident et a suscité, et suscite encore de nombreuses critiques. Un retour historique sur quelques épisodes marquants de son établissement nous permettra de mieux comprendre les enjeux qui ont présidé à son instauration et par là même les débats et critiques qui purent d'emblée les accompagner. Chemin faisant, nous en viendrons à expliciter davantage les caractéristiques de ces essais cliniques. Enfin, nous tenterons de comprendre que ce qui se présente souvent comme une « simple » méthode d'évaluation thérapeutique implique et génère des conceptions morales, politiques et épistémologiques du soin et de la maladie.

L'histoire des essais cliniques comparés et en « double aveugle » et celle de l'usage de la randomisation peuvent remonter, selon les points de vue adoptés, à la fin du XVIIIe siècle pour l'une et à la fin du XIXe siècle pour l'autre[1]. Cependant, la généralisation des essais cliniques contrôlés comme mode d'évaluation des thérapies est l'une des caractéristiques de la biomédecine[2] d'après guerre. L'historienne des sciences Ilana Löwy nous apprend qu'à partir des années 70 tout patient est idéalement intégré à un protocole d'expérimentation. En même temps, l'organisation et l'évaluation des essais sont devenues l'activité fondamentale des spécialistes d'oncologie clinique. On remarque ainsi que les recherches moins collectives et plus

---

1. Avec, pour la première, une référence aux expérimentations de James Lind sur le rôle des agrumes dans la prévention du scorbut et, pour l'autre une mention du test de l'efficacité d'un sérum antidiphtérique par Émile Roux. À noter que l'inscription d'une histoire dans un événement premier a toujours des conséquences (au moins symboliques) sur l'existence contemporaine des objets de cette histoire.
2. Par biomédecine, nous nous contenterons d'entendre ici l'intensification des circulations de savoirs et de pratiques entre laboratoire et clinique, dont l'un des effets est de rendre bien difficile la distinction entre médecins et chercheurs, examen des corps et manipulation des molécules, expérimentation et soin.

individualisées qui caractérisaient majoritairement l'expérimentation thérapeutique d'avant guerre sont progressivement remplacées par un nouveau
mode d'organisation et d'évaluation de l'expérimentation.

### Le transfert d'une méthode agronomique

Deux explications sont souvent mises en avant pour rendre compte de
cette inflexion remarquable de la pratique clinique. La première est le rôle
croissant donné aux statisticiens et le progrès de leurs méthodes. Dans cette
perspective, le recours à la « randomisation », qui consiste à répartir au hasard
les patients et des remèdes testés, afin de réduire l'interférence de variables
autres que celles étudiées, a été une étape essentielle. Le modèle de « l'essai
contrôlé », où est tiré au sort l'appartenance des patients au groupe traité
ou au groupe contrôle, mobilise une procédure inventée dans le cadre de
la recherche agronomique par Ronald Fisher (1890-1952). Ronald Fisher,
statisticien à la station agricole expérimentale de Rothamsted, cherchait
une méthode à même d'obtenir un maximum d'informations à partir d'une
seule expérience et d'évaluer la fiabilité et la pertinence des résultats obtenus. Le problème qu'il rencontrait consistait à réussir à déterminer ce qui,
dans le test d'un échantillon de graines et dans la récolte subséquente, revenait à ces dernières. Comment distinguer en effet la qualité d'une graine
des différentes variables de son développement : qualité du sol, température, humidité et lumière ? Sa proposition consistait à diviser le champ en
bandes étroites et à répartir au hasard les graines à tester, de sorte que les
effets des variations de divers paramètres soient fortement atténués. Pour
cela, il développa une méthode statistique lui permettant de traiter et de
maximiser les informations recueillies.

### L'essai Streptomycine : la version classique de cette histoire

L'histoire de sa transposition en médecine est classiquement associée à
l'organisation, peu après la Seconde Guerre mondiale, d'un essai sur l'efficacité de la streptomycine dans le traitement de la tuberculose pulmonaire,
essai organisé par A. Bradford Hill et Richard Doll (1912-2005), deux statisticiens du *Medical Research Council* britannique.

Les variables ou « biais » dont il s'agissait d'atténuer les effets, afin de
mesurer l'efficacité du « seul » traitement, étaient de deux ordres. Objectifs,
ils résidaient dans la singularité de chaque patient ; subjectifs, par la conviction des médecins et des patients que le traitement qu'ils prescrivaient ou
prenaient était efficace, autrement dit l'effet placebo. Cet essai associait
dès lors des techniques que ces deux statisticiens considéraient comme
essentielles pour contourner ces variables. L'essai streptomycine était alors
organisé en « double aveugle » et randomisé, un protocole standard d'administration devait être respecté pour tous les patients, enfin l'analyse des
images radiographiques, retenues comme preuve de l'action de l'antibiotique, était effectuée par des médecins extérieurs au cercle des prescripteurs,
avant que le bilan ne soit confié au groupe de statisticiens.

Cette ignorance dans laquelle furent tenus les médecins participait d'une remise en cause de la confiance en leur impartialité et en leur capacité à élaborer un jugement pertinent à l'égard d'une nouvelle substance thérapeutique. Cette confiance était reportée sur la qualité de la méthode d'investigation et ne résidait plus en tant que telle dans l'expérience des chercheurs. En effet, avec ce modèle de contrôle maximal et d'externalisation du jugement, les médecins qui voyaient les patients ne décidaient plus ni du traitement, ni de son déroulement, ni de l'analyse de ses effets. Ceci n'allait pas sans les objections de certains cliniciens. Ces objections combinaient trois registres. D'une part, ils tenaient pour non scientifique cette procédure bureaucratique ne prenant pas en compte les spécificités des cas individuels, et refusant la flexibilité nécessaire à l'adaptation des thérapies. D'autre part, ils considéraient la causalité statistique sur laquelle reposait l'évaluation de la thérapie comme partielle, ne les informant que sur les effets de cette dernière et non sur la cause biologique de la pathologie traitée. Enfin, ils interrogeaient la valeur éthique de l'administration de placebos à des patients atteints d'une maladie mortelle, alors même qu'on avait de bonnes raisons de croire à l'efficacité du nouveau médicament[3]. Ce modèle d'évaluation n'était un modèle que pour une minorité acculturée à la raison statistique. D'où l'idée selon laquelle la généralisation de ce type de procédures n'était possible que grâce à l'intervention de l'État qui imposa la norme des « essais contrôlés et randomisés » dans les évaluations administratives des médicaments : aux États-Unis dès les années soixante, en France vingt ans plus tard.

### Une alliance entre les universitaires et les autorités de régulation : une autre version de cette histoire

L'historien Harry Marks a proposé dans son ouvrage *La médecine des preuves* une lecture moins « étatique » de l'expérimentalisation de la clinique. Au sortir de la Seconde Guerre mondiale, le marché du médicament était constamment alimenté par de nouvelles substances thérapeutiques. Cette période a par ailleurs souvent été qualifiée de période « miracle » pour la pharmacie, avec notamment la production de nouvelles molécules qui allaient transformer le paysage biomédical, comme les antibiotiques et des stéroïdes. La publicité massive dont faisait usage l'industrie pharmaceutique tant auprès des médecins que des patients a alors été une source d'inquiétude pour certains médecins universitaires et pour les autorités de régulation. Il semblait qu'il devenait bien difficile de savoir ce qui dans le choix d'une thérapeutiques revenait à la qualité intrinsèque des médicaments ou à la croyance distillée par les campagnes publicitaires en sa vertu thérapeutique.

---

3. Sur ce point, l'expérience politique très importante des protestations des associations de malades du sida a été cruciale dans la manière dont l'organisation de ces essais a progressivement été modifiée. N. Dodier, *Leçons politiques de l'épidémie Sida*, Paris, EHESS, 2003.

Dans cette perspective, Marks a notamment insisté sur l'alliance entre l'élite de la profession médicale – les médecins des grandes écoles de médecine comme Harvard ou Johns Hopkins – et les responsables de la *Food and Drug Administration*. Cette alliance était fondée sur la conviction partagée que la plupart des annonces des firmes pharmaceutiques étaient peu fiables et que les médecins n'avaient pas la compétence pour s'en apercevoir. De la sorte, les deux parties envisageaient les essais comme un moyen pour réguler le marché sur une base plus objective, imposant de « faire la preuve » de l'utilité des agents thérapeutiques. Dans ce contexte, ce qui comptait était moins le tirage au sort ou les tests statistiques que l'existence d'une comparaison contrôlée des usages et Marks revient sur les nombreuses tentatives émanant de cliniciens universitaires ou d'autorités comme l'*American Medical Association* pour organiser, dès les années 20, des essais collectifs.

Une des premières opérations menées avec la FDA a ainsi porté sur les sulfamides. L'essai comportait un protocole commun mais adaptable, le comité de coordination décidant de l'inclusion ou non de tel ou tel malade dans le bilan. Ces opérations ponctuelles ont débouché sur une pratique du contrôle où chaque patient traité était mis en regard d'un patient non traité, mais « équivalent » pour tous les critères pris en compte dans la prescription et l'action du médicament. Dans ce cas, une composition optimale des deux groupes était obtenue en choisissant, en connaissance de cause clinique, qui allait prendre quoi. Ces formes de collectivisation ont ensuite été relayées par la médecine de guerre. Le premier essai « contrôlé » à grande échelle fut pratiqué à l'initiative du service santé des armées américaines et portait sur le traitement de la syphilis par la pénicilline. Trois facteurs entraient en conjonction pour que les négociations sur le déroulement ne débouchèrent pas sur une balkanisation des actions : l'intégration de la centaine de médecins impliqués dans une structure de commandement hiérarchique, la rareté de la pénicilline alors accessible uniquement par ce biais, la difficulté à juger des effets sur une infection de longue durée caractérisée par des phases asymptomatiques. Les « réformateurs de la thérapeutique », car tel est le nom que Marks donne à ce groupe hétérogène de médecins et d'administrateurs ayant promu les essais contrôlés, ont ainsi introduit des formes de contrôle et de standardisation du travail clinique qui ne recoupent que partiellement la culture statistique de l'essai Streptomycine de 1947.

### Débats et discussion

L'intérêt de cette inscription du système des essais dans les régulations internes du travail médical ne relève pas que de l'historiographie. Elle aide à comprendre les parentés entre la discussion de l'après-guerre et le débat contemporain sur la « médecine des preuves ».

Comme nous l'avons vu au travers des critiques émises par certains cliniciens à l'égard des premiers essais, ce qui se présente aujourd'hui comme une approche « scientifique » évidente de l'évaluation ne constitue pas de manière univoque une forme de preuve supérieure que les tenants actuels de ce courant lui prêtent. Une des manières de considérer cette transformation est de l'envisager comme un changement de ce que veut dire « faire science » en médecine, transformation qui a justement accompagné la généralisation de ces tests. Ces critiques nous apprennent notamment que les critères de la scientificité peuvent résider davantage dans l'intégrité et l'expertise des chercheurs individuels à produire une connaissance fiable, non biaisée, sur les effets d'un traitement médical que dans un critère impersonnel (une méthode standardisée) d'intégrité scientifique, qui s'y est pourtant progressivement substitué.

Ainsi, se trouve au cœur de ces débats la détermination de ce qui « fait science », de ce que sont des critères « rationnels » d'évaluation, mais aussi de ce qui compte dans les processus de guérison (avec ici l'exclusion de ce qui est perçu comme relevant de la croyance et de la suggestion). En ce sens, certaines critiques mettent en avant le caractère désincarné de la pratique médicale que supposent de telles évaluations, réduisant entre autre l'acte thérapeutique à la délivrance d'une molécule. Pourtant, la mise en place de ces évaluations et leur défense contemporaine s'accompagnent bien d'une croyance selon laquelle l'augmentation des critères supposés scientifiques de l'évaluation s'accompagne d'une amélioration des pratiques de la clinique.

Croire que les essais cliniques sont le meilleur ou le seul instrument pour atteindre les objectifs d'évaluation des substances thérapeutiques est ainsi une question qui déborde largement le cadre technique de leur élaboration. Il en va de même quant à la question de l'importance que nous accordons à cet objectif. Ces quelques critiques portées depuis leur début et qui sont présentées ici sans souci d'exhaustivité, nous invitent à considérer le caractère profondément historique et situé des catégories scientifiques et des enjeux qui leur sont attachées.

En 1972, le médecin épidémiologiste britannique A.L. Cochrane publiait un ouvrage dénonçant les errements de la pratique thérapeutique et la multiplication des mauvaises enquêtes. Il prônait une exploitation beaucoup plus systématique et « rigoureuse » des essais. Il encourageait ainsi une lecture comparative et critique des résultats, souvent contradictoires, que livraient les essais courants. Cette lecture devait se doubler d'une réévaluation de leurs données brutes par le biais de méta-analyses statistiques. Ce déplacement du mouvement dit d'*evidence-based medicine* (*EBM*) avec des centres « Cochrane » dont il a depuis suscité la création tient moins à la défense de telle ou telle procédure statistique qui serait « l'étalon or » de la preuve qu'à la revendication d'une expertise critique des pratiques médicales débouchant sur l'écriture de recommandations ou de *guidelines*. Celle-ci est multiforme et émane aujourd'hui aussi bien d'une élite clinique prenant pour cible les errements engendrés par l'opinion d'administrateurs des systèmes de soin et des assurances revendiquant le contrôle des dépenses médicales, que de médecins généralistes visant l'inutilité de nombreuses spécialités. Ainsi, cette « méthode » critique a des effets qui dépassent et infléchissent les pratiques médicales bien au-delà de la stricte sphère clinique, en même temps que les pratiques cliniques s'en trouvent profondément modifiées, en devenant notamment l'instrument de politiques de gestion et de disqualification de certaines pratiques médicales.

*(Jean-Paul Gaudillière, Alexis Zimmer)*

**Références :**
J.-P. Gaudillière, *La médecine et les sciences, XIXᵉ - XXᵉ siècles,* Paris, La découverte, 2006.
O. Keel, *La médecine des preuves. Une histoire de l'expérimentation thérapeutique par essais cliniques contrôlés,* Montréal, Les presses de l'université de Montréal, 2011.
I. Löwy, « Essai Clinique », Dominique Lecourt (dir.), *Dictionnaire de la pensée médicale,* Paris, PUF, 2004.
H. Marks, *La Médecine des preuves. Histoire et anthropologie des essais cliniques,* Paris, Les empêcheurs de penser en rond, 2000.
S. Timmermans, M. Berg, *The Gold Standard. The Challenge of Evidence-Based Medicine and Standardization in Health Care,* Philadelphia, Temple University Press, 2003.

# *Biopouvoir et médicalisation*

## 80. La médicalisation de la société

Nos sociétés contemporaines économiquement développées sont parfois définies à partir d'une de leurs caractéristiques : on parle ainsi de sociétés de consommation, d'information, de communication, de scolarisation. On peut aussi décrire nos sociétés comme des sociétés médicalisées. La médicalisation traduit un mouvement historique qui définit notre monde par l'emprise des catégories de pensée et d'action médicales qui s'exercent sur lui. Pourtant ce mouvement, loin d'être univoque, regroupe des faits qu'il importe de distinguer.

*La médicalisation de la société à la lumière de la démographie médicale*
La médicalisation peut d'abord être lue à la lumière de la démographie médicale. Au cours du XXᵉ siècle, le nombre de médecins comme celui des membres d'autres professions médicales et paramédicales ne cesse d'augmenter. En France, il y avait 16 000 médecins au début du XXᵉ siècle, 50 000 dans les années 1950. Ils sont près de 200 000 aujourd'hui (ce qui représente un nombre de médecins par habitant trois fois plus important aujourd'hui qu'il y a un demi-siècle). Lorsque l'on évoque aujourd'hui le manque de médecins, il faut nuancer cette affirmation avec ce constat simple : l'individu contemporain rencontre plus souvent un médecin qu'il

ne l'a jamais fait auparavant. L'idée d'un manque de médecins dans une société doit donc être maniée avec prudence et référée à la façon dont les besoins sont éprouvés et définis[1].

Ce changement démographique s'accompagne de modifications à l'intérieur de la population médicale. La médecine qui est traditionnellement une profession masculine (encore au début des années 1960, seulement 10 % des médecins sont des femmes) se féminise très rapidement. Les femmes représentent aujourd'hui 40 % du corps médical ; elles sont plus nombreuses que les hommes chez les moins de 40 ans et deviendront majoritaires dans la profession d'ici une quinzaine d'année. Aujourd'hui, près des deux tiers des étudiants passant en deuxième année sont des étudiantes. D'autre part, la proportion de spécialistes par rapport aux généralistes s'accroît depuis une trentaine d'années. La démographie médicale montre ainsi simultanément une médicalisation et une évolution de la définition sociale du médecin et de la médecine. Si on évoque parfois la perte de prestige du médecin, cette « massification » des professions médicales ne se traduit cependant pas par une perte de revenus économiques.

### La médicalisation de la société à la lumière de l'économie

La médicalisation peut être appréhendée, d'autre part, à partir d'un indicateur économique simple comme celui des dépenses de santé d'une population. Un secteur économique de santé toujours plus important signifie un accroissement de l'investissement qu'une société engage dans ce domaine. L'aspect économique peut être considéré comme révélateur d'un intérêt plus large. La société française consacre ainsi bien plus de 10 % de son Produit Intérieur Brut à la santé, c'est-à-dire environ deux fois plus qu'en 1970 (INSEE). Si l'augmentation des dépenses de santé alimente régulièrement le débat public, ce dernier ne porte pas sur l'opportunité de la croissance de ce secteur mais sur le niveau de l'augmentation. La médicalisation n'est pas remise en cause de manière collective ; c'est seulement le rythme auquel elle se développe qui fait l'objet de débat.

Croissance des dépenses et augmentation de la démographie médicale ne sont pas des phénomènes indépendants. Le mécanisme que les économistes nomment la « demande induite » considère que la consommation de soins est proportionnelle à l'offre de soins et que l'augmentation du nombre de professionnels se traduit mécaniquement par une augmentation de la demande de soins. C'est en se fondant sur cette observation que le *numerus clausus* à la fin de la première année de médecine avait été instauré en 1973 puis considérablement resserré dans les années 1980. On pensait alors qu'il suffirait de réduire le nombre de professionnels pour réguler les

---

1. De même l'affirmation d'un manque de généralistes ou d'une pénurie de psychiatres se heurte au constat que la France montre une densité médicale élevée pour ces deux spécialités par rapport à la plupart de ses voisins européens.

dépenses. Un moindre nombre de professionnels devait se traduire par une « démédicalisation », ou au moins par une maîtrise de la médicalisation.

### La santé, valeur moderne

Démographie et économie ne constituent pourtant pas le cœur de la médicalisation ; elles en sont des marques tangibles et quantifiables. L'essentiel de ce mouvement pourrait être défini par le fait que notre société contemporaine est conquise aux idéaux de santé. Cette évolution imprime ses marques sur des domaines toujours plus larges et elle devient un des modes de compréhension majeurs de notre monde. Pourtant cette emprise ne se limite pas aux dernières décennies. Si le mouvement prend de l'ampleur depuis un demi-siècle en s'appuyant sur les grandes victoires thérapeutiques de la médecine moderne (antibiotiques, *etc.*), la médicalisation est repérable au moins depuis le début du XXe siècle, voire depuis le siècle précédent avec l'hygiénisme et la révolution pasteurienne. La politique d'assurance maladie, entamée dès le début du XXe siècle et systématisée en France cinquante ans plus tard avec la Sécurité Sociale, offre les conditions de possibilité de la médicalisation. Par un mécanisme économique de solidarité et de mutualisation, l'individu devient solvable, et dispose des conditions qui vont lui permettre d'être soigné. Dans un monde industriel fondé sur le travail, la maladie devient une cause – la cause essentielle même – d'exemption légitime du travail. Une société moderne en vient à être définie comme une société composée d'individus en bonne santé. La définition de la santé adoptée par l'OMS après la Seconde Guerre mondiale (un « état de complet bien-être physique, mental et social [ne] consistant pas seulement en une absence de maladie ou d'infirmité », 1947) est révélatrice de cet élargissement de la notion de santé et est souvent citée pour se féliciter d'une conception qui ne s'appuie pas sur la seule considération biologique. Pourtant, en s'émancipant d'une définition étroite de la santé relative à l'absence de maladie ou de troubles biologiques, cette formulation élargit le champ de la santé à de nouveaux domaines de la vie humaine : le psychologique et le social, apparaissant comme composantes de la santé, deviennent objets de médicalisation.

### L'extension sociale de la norme médicale

L'élargissement du champ de l'expertise médicale fait l'objet depuis les années 1970 d'une analyse critique. Ivan Illich a popularisé[2], dans *Nemesis médicale*, le thème de la « iatrogénie sociale » et insisté sur la responsabilité de la médecine moderne dans l'invention de nouvelles maladies. On parle aujourd'hui plutôt de « médicalisation des problèmes sociaux » pour signifier l'extension croissante du champ médical[3]. La consommation d'alcool, la délin-

---

2. I. Illich, *Nemesis médicale. L'expropriation de la santé*, Paris, Seuil, 1975.
3. P. Aïach, D. Delanoë, *L'ère de la médicalisation. Ecce Homo Sanitas*, Paris, Economica, 1998.

quance, les drogues, le sommeil, l'alimentation, la sexualité, la maltraitance, les comportements deviennent autant d'objets médicaux. La médecine montre une forte capacité à étendre ses domaines d'activité vers des sphères qui ne relevaient pas auparavant de sa juridiction : l'enfant turbulent devient un sujet « hyperactif », le consommateur intempérant devient un sujet « addictif », *etc.* L'extension des catégories, des grilles de lecture, des modes d'action relevant de la médecine s'opère à propos de problèmes qui étaient antérieurement du ressort de la déviance, mais aussi sur des phénomènes relevant préalablement de la vie naturelle : la grossesse, la vieillesse, la ménopause, la régulation des naissances, l'infertilité, la puissance sexuelle notamment. La mort se médicalise sous la forme euphémisée de la « fin de vie ». Cela fait à peine plus de 30 ans en France que les décès à l'hôpital sont plus nombreux que les décès à domicile[4]. Les soins palliatifs, l'acharnement thérapeutique, le questionnement relatif à l'euthanasie peuvent être considérés, au-delà des oppositions qui caractérisent les courants et les options, comme autant de formes de médicalisation de la mort.

### La médicalisation de la société au-delà de la référence à l'autorité médicale

Pourtant, si la médecine produit des catégories toujours plus extensives, le patient ne se conforme pas toujours à ses cadres, comme le montre l'accroissement des pratiques d'automédication. La santé n'est pas seulement du ressort de l'expertise médicale ; elle relève d'abord de l'individu qui la définit sur d'autres modes que celui de la médecine. S'il y a bien un monopole médical de l'exercice de la médecine depuis le début du XIXe siècle (loi du 19 ventôse an XI – 10 mars 1803), l'information médicale n'y est pas soumise et se développe dans la presse générale ou spécialisée mais aussi à travers les nouveaux canaux d'information (internet, émissions télévisées, conférences). Les groupes de malades, les associations, la non compliance (le fait de ne pas suivre le traitement médical tel qu'il est prescrit), le nomadisme médical, le recours à des médecines parallèles sont ainsi autant de phénomènes qui peuvent être analysés comme l'autre face de la médicalisation. On peut cependant analyser ces pratiques comme une forme de « démédicalisation », considérant qu'elles permettent de se défaire de l'emprise du médecin. On peut *a contrario* les lire comme des formes alternatives de médicalisation à condition d'admettre que la médicalisation de la société n'est plus aujourd'hui (l'a-t-elle d'ailleurs jamais été ?) une affaire qui concerne uniquement les médecins. La médicalisation peut ainsi dépasser le strict cadre de la médecine professionnelle. L'achat de molécules thérapeutiques sur internet peut ainsi à la fois court-circuiter la prescription médicale classique et, par l'adhésion qu'elle manifeste au modèle biologique de traitement de la maladie, relever d'une médicalisation plus prononcée.

---

4. Selon les statistiques de l'INSEE, en 2004 64 % des décès ont eu lieu en hôpital, clinique ou maison de retraite et 27 % à domicile.

*Médicalisation et santé publique*

Plus encore que la médecine curative ou réparatrice, c'est dans le domaine de la prévention et de la santé publique que la médicalisation exerce aujourd'hui le plus massivement son effet sur la société. Depuis les premières études anglaises sur les relations entre consommation de tabac et cancer du poumon dans les années 1950[5], l'épidémiologie développe la notion de facteur de risque qui se traduit en information, en prévention puis en « éducation à la santé ». La rencontre entre médecine et mathématiques va donner lieu à une nouvelle médecine ne recourant pas nécessairement aux causes biologiques mais établissant des corrélations statistiques. Cette médecine qui prend pour objet les populations, et non plus les individus, prend une place toujours plus importante dans nos sociétés contemporaines. Les campagnes de plus en plus nombreuses de dépistage, la lutte contre le tabagisme et sa traduction en réglementations, les recommandations alimentaires sur la consommation de fruits et de légumes sont autant d'expressions de cette nouvelle forme de médicalisation. Les médecins généralistes se changent progressivement en agents de santé publique qui informent, dépistent, éduquent.

La médicalisation se traduit alors en impératif de santé publique. Celui-ci vient constituer une nouvelle morale qui paraît d'autant plus légitime qu'elle peut difficilement être mise en cause du fait de son identification au bien commun. La distinction entre profanes et professionnels s'estompe car les uns et les autres adhèrent massivement à cette définition de l'intérêt général. La lutte qui s'organise autour de l'épidémie de sida dans les années 1980 constitue un exemple de cet impératif de santé qui vient heurter puis remplacer les normes de la morale traditionnelle. Ainsi l'autorisation en 1987 de la publicité sur les préservatifs et de la vente libre de seringues illustre le passage d'une morale sociale auparavant fondée sur la lutte contre la débauche et la licence à une morale de santé publique. Les normes sociales de santé s'appuient aujourd'hui sur des risques toujours mieux évalués, des indicateurs toujours plus précis, passant de la quantité de vie gagnée à l'estimation chiffrée de la qualité de vie.

Le développement même de la médicalisation peut nous amener aujourd'hui à considérer ce terme comme impropre. Ne convient-il pas mieux désormais de parler de sanitarisation de la société et des individus que de médicalisation ? L'impératif de santé apparaît bien au-delà de la médecine et s'adresse aux populations autant qu'aux individus. Après le recul de l'hygiénisme suite à la révolution pasteurienne et aux grandes découvertes thérapeutiques de la fin du XIXe et de la première moitié du XXe siècle, la santé des populations prend aujourd'hui une revanche

---

5. Cette histoire est relatée dans J.-P. Gaudillière, *Inventer la biomédecine. La France, l'Amérique et la production des savoirs du vivant (1945-1965)*, Paris, La Découverte, 2002.

assumée dans le cadre du renouveau d'une santé publique qui définit le bien commun.

*(Laurent Visier)*

**Références :**

P. Aïach, D. Delanoë, *L'ère de la médicalisation. Ecce Homo Sanitas*, Paris, Economica, 1998.

U. Beck, *La société du risque. Sur la voie d'une autre modernité* (1986), Paris, Éditions Aubier, 2001.

B. Hauray, D. Fassin, *Santé publique. L'état des savoirs*, Paris, INSERM / La Découverte, 2010.

I. Illich, *Nemesis médicale. L'expropriation de la santé*, Paris, Seuil, 1975.

G. Vigarello, *Histoire des pratiques de santé. Le sain et le malsain depuis le Moyen Âge*, Paris, Seuil, 1993.

## 81. Catégories raciales et ethniques en médecine

La plupart des articles traitant de médecine clinique, d'épidémiologie, ou de science biomédicale présentent leurs résultats en catégorisant les populations de malades étudiées selon des critères « raciaux » ou « ethniques » : Caucasiens, Noirs, Afro-américains, Hispaniques, Maghrébins, Asiatiques, *etc.* En général, ces catégories sont présentées comme allant de soi, ne nécessitant ni définition ni mesure[1]. Curieusement, à l'heure de la médecine fondée sur les preuves, cette référence (d'ailleurs souvent inutilisée dans l'interprétation des données) à des concepts raciaux considérés comme largement obsolètes par l'anthropologie moderne ne semble pas choquer. Pourquoi les blancs sont-ils appelés *Caucasiens* ? Que recouvrent les concepts de race et d'ethnicité ? Ces catégories gardent-elles une pertinence pour la médecine moderne ou représentent-elles uniquement la survivance d'un racisme déguisé par l'habitude et le conformisme[2] ? On doit s'interroger sur l'usage des catégories raciales et ethniques dans la littérature médicale.

### Brève histoire des « races » humaines
Le terme de race sert à désigner une subdivision de l'espèce humaine fondée sur des critères morphologiques et biologiques, et « prétend, implicitement ou explicitement, ordonner ce qui dans la diversité humaine est

---

1. K. J. McKenzie, N. S. Crowcroft, « Race, ethnicity, culture, and science », *BMJ*, 309, 2004, p. 286-287.
2. P. Cathébras, « Race », P. Bagros, A. L. Le Faou, M. Lemoine, H. Rousset, B. de Toffol (dir.), *ABCDaire des sciences humaines en médecine*, Paris, Ellipses, 2004, p. 198-199.

de nature génétique »[3]. Le concept de races humaines s'est construit sur la base des travaux des naturalistes du XVIIIe siècle qui classaient les espèces (définies par Buffon sur le critère d'interfécondité) autour de spécimens appelés « types ». Ainsi Linné subdivisait l'espèce *Homo sapiens* en cinq sous-espèces qui, outre celle des « monstres », comportaient quatre variétés géographiques : européenne blanche, dont il soulignait « l'ingéniosité et l'esprit d'invention », américaine rouge, composée d'individus « irascibles et basanés », asiatique, qualifiée de « jaunâtre et mélancolique », et africaine, regroupant des « noirs, rusés, paresseux et négligents »[4]. On voit que se mêlaient étroitement des critères physiques et moraux dans ces classifications.

Johann Friedrich Blumenbach, l'inventeur du terme « caucasien » pour désigner les européens blancs et considéré par beaucoup comme le père de l'anthropologie physique, y ajoutera une dimension esthétique. Le terme n'apparaît que dans la troisième édition de son traité *De generis humani varietate nativa* (1795). Il baptise l'une des cinq races qu'il fonde en théorie sur la couleur de peau et la forme du crâne comme « caucasienne » pour des motifs esthétiques. Il considérait, à la suite de grands voyageurs de l'époque, les peuples de la Géorgie comme d'une incomparable beauté, et reprenait l'idée d'une race « originelle » issue des descendants de Noé, dont l'arche aurait accosté sur le mont Ararat, qu'on croyait à tort situé dans le Caucase, région dont l'aura mythologique a toujours été grande (mythe de Prométhée)[5]. Blumenbach établit une classification qui perdurera jusqu'au XXe siècle, en distinguant principalement cinq « races » : Caucasienne, Mongole, Éthiopienne, Américaine et Malaisienne. Au XIXe siècle apparaissent les théories évolutionnistes, et la question de savoir si tous les humains sont ou non issus de la même souche. C'est parallèlement l'âge d'or de la colonisation : le concept de race permet d'exprimer, en l'inscrivant dans le champ de la nature, les différences culturelles perçues par le groupe dominant, en l'occurrence européen. L'anthropométrie, dont le plus zélé théoricien fut le médecin Broca, tentera de légitimer par la statistique la hiérarchisation des « races » humaines[6]. Au XIXe siècle, la diversité humaine est généralement appréhendée comme suit : il existe entre les populations humaines des différences physiques héritables ; le potentiel biologique est déterminant vis-à-vis de la culture et du développement social (« civilisation ») ; il existe des races supérieures correspondant aux peuples civilisés, et des races inférieures auxquelles appartiennent les « sauvages ». Le plus

---

3. J. Herniaux, « Race », P. Bonte, M. Izard, *Dictionnaire de l'ethnologie et de l'anthropologie*, Paris, Presses Universitaires de France, 1991.

4. J. L. Gallien, *Homo. Histoire plurielle d'un genre très singulier*, Paris, Presses Universitaires de France, 2002.

5. N. I. Painter « Collective degradation: slavery and the construction of race. Why white people are called "Caucasian" ? », 2003 ; www.yale.edu/glc/events/race/Painter.pdf.

6. C. Blanckaert, « Anthropométrie », D. Lecourt, *Dictionnaire de la pensée médicale*. Paris, Presses Universitaires de France, 2004.

remarquable exemple de ce type de conviction est *Essai sur l'inégalité des races humaines* de Joseph Arthur de Gobineau (1853), ouvrage dans lequel apparaît le concept de peuples « aryens », nés de l'imagination de l'auteur, dont les populations germaniques formeraient les descendants les plus purs. C'est à cette époque que la crainte de la « dégénérescence » induite par le métissage est la plus vive : les races « mélangées » mèneraient l'humanité à sa décadence. On connaît le triste avenir de cette doctrine au XXᵉ siècle durant lequel, au moins jusque dans sa seconde partie, l'existence de trois grandes « races » fondées sur la couleur de peau (blanche/leucoderme ; jaune/xanthoderme ; noire/mélanoderme) n'a guère été contestée. Mais il est frappant de noter que le mot « race », dans la littérature anthropologique et populaire, pouvait en fait désigner aussi bien un groupe de couleur qu'un type régional, un groupe linguistique, une tribu, *etc.* Aux critères morphologiques ou biologiques se trouvaient donc mêlés de nombreux traits perçus aujourd'hui comme strictement culturels.

### La diversité biologique humaine et la contestation scientifique de la race

Dans la seconde moitié du XXᵉ siècle, les progrès de l'anthropologie biologique et de la génétique des populations ont pour l'essentiel rendu obsolète le concept de races humaines[7]. La certitude est que les hommes actuels sont issus de la même souche, née en Afrique, et ayant supplanté progressivement les espèces antérieures d'hominidés comme l'homme de Néanderthal en Europe. Ce modèle explique que la diversité génétique humaine soit moindre que celle des grands singes, et qu'elle soit plus importante au sein des populations africaines que dans d'autres groupes géographiques[8]. La divergence entre les grands groupes humains date au plus de 200 000 ans, ce qui est très peu au regard de l'histoire de l'humanité. Si les populations humaines avaient vécu longtemps isolées les unes des autres, cet isolement, combiné aux faibles effectifs des populations du passé, aurait conduit à des phénomènes intenses de dérive génétique et à des homogénéisations dans les populations résultantes. Ceci a d'ailleurs été observé, dans une certaine mesure, pour quelques marqueurs comme les groupes sanguins ou tissulaires. Des études ont ainsi permis de distinguer trois grandes populations : groupe d'Afrique noire, groupe indo-européen-nord-africain, groupe oriental prolongé par les océaniens et les amérindiens, ces derniers ayant subi au cours de leur histoire migratoire récente un certain degré de réduction de leur diversité génétique par dérive génétique et effet fondateur, avec, par exemple, quasi disparition des groupes sanguins A et B chez les amérindiens[9]. Mais la quasi-totalité des populations, hormis certains groupes inuit ou océaniens exceptionnellement iso-

---

7. R. Lewontin, *Human diversity*, New York, Scientific American Library, 1995.

8. S.A. Tishkoff, K.K. Kidd, « Implications of biogeography of human populations for "race" and medicine », *Nature Genetics*, 36, 2004, p. S21-S27.

9. A. Langaney, *Les hommes : passé, présent, conditionnel*, Paris, Armand Colin, 1988.

lés, sont restées très polymorphes sur le plan génétique. Il a toujours existé des mouvements de migration et des échanges génétiques entre populations humaines, d'autant que certaines barrières géographiques sont assez récentes (le Sahara était une terre hospitalière il y a deux mille ans). Les populations actuelles sont donc le résultat de migrations permanentes et de multiples métissages.

Les déterminants du polymorphisme humain sont complexes, et seuls certains traits génétiquement hérités ont une valeur adaptative (sélection naturelle), du fait de l'extraordinaire adaptabilité culturelle (et technique) qui est le propre de l'espèce humaine. Les variations à l'intérieur d'une quelconque population sont importantes, et aucune caractéristique physique ne permet à elle seule de définir une population humaine homogène : il suffit par exemple de quatre populations pour parcourir tout le spectre de couleur de peau de l'humanité. L'important polymorphisme de nombreuses protéines a permis d'évaluer la distance génétique entre des populations d'individus. Lewontin a ainsi montré dans les années 1970 que la variation entre individus à l'intérieur d'une population est beaucoup plus importante (85% de la variation totale) que la variation entre populations d'une même « race » (7,5%) et entre « races » (7,5%)[10]. Ces arguments scientifiques contre le concept de « races humaines » ont régulièrement été mis en avant dans la lutte de l'anthropologie moderne contre le racisme, comme en témoigne la position de l'association américaine d'anthropologie[11]. Le racisme est une idéologie se légitimant par de pseudo-concepts scientifiques[12], ce qui n'empêche pas que cette idéologie recouvre en partie un fait biologique, celui des différences physiques et biologiques entre groupes humains.

Peut-on alors combattre le racisme sur des bases scientifiques ? « En cherchant un fondement biologique aux pratiques d'exclusion, comme en s'appuyant sur un discours biologique ou génétique pour les refuser, on persiste dans la même confusion : chercher des fondements biologiques à une éthique »[13]. En pratique, si la notion de race est dépourvue de réalité scientifique, elle n'en reste pas moins perçue comme une « évidence » populaire, et le terme reste usité, encore que celui « d'ethnicité » tende à le supplanter, plutôt comme un euphémisme « politiquement correct » de la « race », que comme un concept pourtant défini bien différemment par les anthropologues.

---

10. R. Lewontin, *op. cit.*

11. American Anthropological Association, « AAA statement on race », *Am Anthropol*, 100, 1998, p. 712-713.

12. M. Lock, « The concept of race: an ideological construct », *Transcult Psychiatr Res Rev*, 30, 1992, p. 203-227.

13. J. Benoist, « Race et racisme : à propos de quelques entrechats de la science et de l'idéologie », P. Blanchard, S. Blanchoin, N. Bancel, G. Boëtsch, H. Gerbeau (dir.), *L'autre et nous*, Paris, Achac/Syros, 1995, p. 21-26.

*L'ethnicité : une identité subjective fondée sur l'appartenance culturelle*

À la différence de la « race » fondée sur l'apparence physique et les critères biologiques, l'ethnicité désigne l'appartenance perçue par un individu à un groupe social et culturel, et a donc la valeur d'une identité subjective, flexible et dynamique[14]. L'origine géographique, l'usage d'une langue, l'adhésion à des pratiques alimentaires, culturelles ou religieuses nourrissent cette identité « fluide » qui ne peut être décrétée du dehors qu'arbitrairement. Les traits physiques, comme la couleur de la peau, ne sont que des marqueurs visibles, mais parfois trompeurs, de l'ethnicité. De plus, le concept d'ethnicité, comme celui d' « ethnie », n'est pas dénué d'ambiguïté, même dans le champ de l'ethnologie. Au sein même de la discipline il est critiqué, entre autres, parce qu'il renvoie à une représentation coloniale des peuples soumis[15]. En témoignent aussi les débats sur les « statistiques ethniques » que certains spécialistes des sciences sociales voient comme « le retour de la race ». Quoiqu'en disent les anthropologues, et malgré leurs efforts pour distinguer ce qui relève de la « nature » ou de « l'inné » (la race au sens biologique) et de la « culture » ou de « l'acquis » (l'ethnicité), les concepts s'interpénètrent dans le discours populaire. De plus, on ne peut nier que des facteurs socioculturels déterminent le « choix du conjoint », favorisant généralement l'endogamie, et conduisant ainsi à une transmission parallèle des patrimoines culturel et génétique. Et lorsqu'il s'agit de déterminer son appartenance ethnique, la couleur de la peau joue encore un rôle déterminant. On nous apprend que sur le formulaire du recensement des États-Unis de 2010, à la question 9 : « race de la personne », Barack Obama a coché la case *Noir, Africain-Américain ou Nègre*. Il aurait pu cocher plusieurs cases, ce qui est permis depuis 2000, ou choisir la ligne *Autre race* pour résumer son parcours hawaïo-américano-indonésien, mais il a sans doute jugé la couleur de sa peau plus représentative de son identité culturelle[16].

*Race et ethnicité à l'heure de la génomique*

Le décryptage du génome humain entamé à la fin du siècle dernier change-t-il la perspective de la médecine sur l'identification « raciale » ? Le séquençage du génome humain qui permet d'approcher la variation génétique de façon beaucoup plus fine que l'étude du polymorphisme des protéines n'a pas remis en question l'histoire du peuplement récent de la terre par *Homo sapiens* à partir de l'Afrique ni le fait que l'essentiel de la variation génétique s'observe davantage entre les individus d'une même population géographique qu'entre populations, « ethnies » ou

---

14. P. Poutignat, J.Streiff-Fenard, F. Barth, *Théories de l'ethnicité*, Paris, Presses Universitaires de France, 1995.

15. J.-L. Amselle, E. M'Bokolo (dir.), *Au cœur de l'ethnie. Ethnies, tribalisme et État en Afrique*, Paris, La Découverte, 1985.

16. C. Lesnes, « Objectif recensement 2050 », *Le Monde*, 20 août 2010.

« races »[17]. Il a aussi permis de distinguer génétiquement, sur la base des études des *single nucleotide polymorphisms* (SNP), des populations correspondant *grosso modo* aux grandes « races » pressenties, c'est-à-dire finalement aux populations respectives des grands continents, avec des groupes génétiquement intermédiaires (comme les Éthiopiens, entre Africains et « Causasiens » d'Europe et du Proche-Orient)[18]. Du coup, l'importance d'identifier la « race », l'ethnicité, ou l'ascendance géographique (*ancestry*) des individus dans la recherche et la pratique médicale est soulignée par certains biologistes et médecins[19] alors que d'autres persistent à considérer cette assignation comme dénuée de sens et moralement dangereuse[20].

L'élucidation de la base génétique de nombreuses pathologies a confirmé que certaines populations étaient préférentiellement porteuses de mutations aux conséquences délétères (drépanocytose en Afrique noire, hémochromatose en Europe, pour ne citer que des pathologies fréquentes). Pour prendre un exemple clinique, il n'y a pas de doute que la connaissance de l'origine arménienne ou méditerranéenne d'un jeune malade puisse aider le médecin à évoquer, devant des accès de fièvre récidivants, une maladie périodique (fièvre méditerranéenne familiale) et à proposer ainsi un traitement efficace (la colchicine) qui va transformer la qualité de vie du patient et le pronostic de la maladie. Des variations selon l'origine géographique existent aussi pour des maladies polygéniques comme les maladies auto-immunes, le diabète et les cancers. Mais il est probable que ces différences ne soient qu'en partie d'origine génétique, certains facteurs d'environnement, socio-économiques et culturels pouvant bien sûr jouer un rôle tout aussi déterminant. Cependant même si le risque trois fois plus élevé de développer une insuffisance rénale chez les « Afro-américains » que chez les « Caucasiens » s'atténue si l'on prend en compte les facteurs tels que la prévalence de l'hypertension artérielle et du diabète dans cette population ou ses difficultés d'accès aux soins, il persiste un net sur-risque que la génomique a permis de relier aux polymorphismes du gène *MYH9*[21]. Il a été récemment proposé des approches thérapeutiques « fondées sur la race », par exemple dans l'hypertension artérielle et l'insuffisance cardiaque, les sujets de « race noire » s'avérant plus souvent résistants à certaines molécules. En santé publique, certains dépistages peuvent raisonnablement se centrer

---

17. N. Risch, E. Burchard, E. Ziv, H. Tang, « Categorization of humans in biomedical research: genes, race and disease », *Genome Biol*, 3 (7), 2002 ; R.S. Cooper, J.S. Kaufman, R.Ward, « Race and genomics », *N Engl J Med*, 348, 2003, p.1166-1170.

18. S.A. Tischkoff et *al.*, *op. cit.*

19. N. Risch, *op. cit.*, E.G. Burchard, E. Ziv, N. Coyle, et *al.* « The importance of race and ethnic background in biomedical research and clinical practice », *N Engl J Med*, 348, 2003, p. 1170-1175.

20. R.S. Schwartz, « Racial profiling in medical research ». *N Engl J Med*, 344, 2001, p.1392-1393 ; R.S. Cooper et *al*, *op. cit.*

21. C.N. Rotimi, L.B. Jorde, « Ancestry and disease in the age of genomic medicine ». *N Engl J Med*, 363, 2010, p. 1551-1558.

sur des catégories ethniques ou géographiques particulières, bien que cela ne soit pas sans poser des problèmes juridiques et éthiques (comme c'est le cas avec l'origine géographique des femmes enceintes dans le calcul du risque de trisomie 21, ou le dépistage de la drépanocytose lors du test de Guthrie). Pourtant, de façon générale, on peut considérer que la « race » ne peut fournir aux cliniciens et aux chercheurs – sauf exception – un substitut pertinent de l'information génétique nécessaire pour établir un diagnostic ou prédire la réponse aux médicaments.

### Recommandations pour l'utilisation des catégories raciales et ethniques dans la littérature biomédicale

Débuter une présentation de cas clinique par « Un patient de 53 ans, d'origine maghrébine (ou antillaise, africaine, asiatique, *etc.*) » peut apporter des informations médicales pertinentes, s'il est ensuite question de diagnostics tels que celui de fièvre méditerranéenne familiale (pour reprendre l'exemple cité plus haut). Mais cela peut aussi introduire subtilement des préjugés et reproduire des stéréotypes. Et s'il est ultérieurement question des croyances, des valeurs, des représentations et des attentes du malade, la catégorisation ethnique ou géographique ne peut en aucun cas se substituer à une enquête individualisée sur ces paramètres. En recherche biomédicale, les catégories « raciales » ou « ethniques » devraient de la même façon n'être utilisées que si elles sont justifiées par des hypothèses explicites[22]. La nature fluide de l'ethnicité doit être reconnue et toute généralisation (par exemple d'une génération sur l'autre, ou d'un contexte de migration à l'autre) devrait être évitée[23]. La manière dont les sujets d'une étude clinique ou épidémiologique ont été classés selon leur appartenance « raciale » ou « ethnique » devrait être explicitée, les critères choisis pouvant d'ailleurs varier en fonction du type de recherche entrepris. Dans les recherches épidémiologiques, la mesure de paramètres socio-économiques devraient toujours permettre de pondérer le poids du facteur spécifiquement racial ou ethnique, ce dernier s'en trouvant le plus souvent très amoindri. Des recommandations sur l'usage des catégories raciales et ethniques dans les publications médicales scientifiques ont été publiées, mais des études ont montré qu'elles étaient en fait rarement suivies[24].

*(Pascal Cathébras)*

---

22. E.J. Huth, « Identifying ethnicity in medical papers ». *Ann Intern Med*, 122, 1995, p. 619-621. R.S . Schwartz, *op. cit.*

23. P.A. Senior, R. Bhopal, « Ethnicity as a variable in epidemiological research », *BMJ* 1994, 309, p. 327-330.

24. G.T.H. Ellison, A. Smart, R. Tutton, S.M. Outram, R. Ashcroft, « Racial categories in medicine: a failure of evidence-based practice ? », *PLoS Med*, 4(9), 2007.

## 82. L'eugénisme

La pensée eugénique doit être considérée comme un mouvement séculaire, tant scientifique que politique. Si l'Allemagne nazie a le triste privilège d'avoir poussé le zèle raciste et eugéniste au-delà de tout entendement, la pensée eugénique quant à elle fut un mouvement global qui alimenta pendant presque un siècle des idéologies, des débats politiques, souvent des lois et toujours des programmes de recherche scientifique de pointe, dans tous les pays les plus développés.

Le lien inextricable des idées eugénistes avec le développement des sciences modernes, associé à celui des idées sociales et politiques, est déjà manifeste lors de la création du concept *eugenics* par Francis Galton en 1883. Car cette nouvelle notion était pour Galton indissociable d'une des idées centrales et fondatrices des statistiques modernes : l'idée d'étudier des corrélations (linéaires). Loin d'être le fruit d'une idéologie extrémiste dont l'influence démesurée devrait nous laisser perplexes, la pensée eugénique fait à l'évidence partie intégrante de l'histoire de notre science moderne.

La refonte de la pensée statistique initiée par Francis Galton prit le relais de l'idée d'une « physique sociale » élaborée par l'astronome et statisticien Adolphe Quételet. De même que l'usage des statistiques en astronomie a pour but de reconstruire la valeur réelle d'un paramètre à partir d'un grand nombre de mesures individuelles, toutes plus ou moins incorrectes, Quételet proposa pour le domaine social de reconstituer « l'homme moyen » à partir d'enquêtes faites sur un grand nombre d'individus. À ce programme, Francis Galton, cousin germain de Charles Darwin, substitua un intérêt à la fois plus dynamique et plus élitiste pour le corps social : valorisant plus les individus exceptionnels que les « moyens », il posa la question de la transmission de telles ou telles qualités d'une génération à l'autre. Analysant la corrélation entre la taille du père (ou des parents) et du fils (l'enfant), il constata une « régression linéaire (vers la moyenne) » selon laquelle « si le père est plus grand que la moyenne, le fils l'est probablement aussi, mais en moyenne il s'écartera moins de la moyenne que ne le fait son père »[1]. Cet exemple peut paraître anodin, mais il fut rapidement généralisé par les contemporains à toutes sortes de propriétés humaines, jusqu'aux dons artistiques et au « génie », et quelques lecteurs apportèrent leurs interprétations biologiques ou sociologiques de la cause de cette régression : la race, qui tire les individus vers une valeur moyenne qui lui est propre, ou la force de cohésion exercée par la classe sociale.

La technique mathématique des statistiques, à laquelle Galton n'était pas formé, fut enrichie et diversifiée surtout par son élève Karl Pearson. Inspiré par les idées eugénistes de son maître, Pearson fut bientôt à la tête

---

1. A. Desrosières, *La politique des grands nombres : Histoire de la raison statistique*, Paris, La Découverte, 2000, p. 147.

de plusieurs institutions statistiques britanniques et en contact constant avec des scientifiques de disciplines diverses. De ce fait, il parraina largement, pendant les premières décennies du XX$^e$ siècle, la diffusion du langage et de la technique statistiques dans notre culture scientifique (des recherches en agriculture jusqu'à la recherche médicale) et dans le domaine social. Le lien avec ce dernier domaine fut d'ailleurs renforcé par le rôle des statistiques dans la gestion des États modernes, à travers la démographie et l'économétrie naissantes et grandissantes. Les statistiques refaçonnèrent ainsi la notion de corps social et de ses parties (par exemple « les pauvres »). Elles créèrent des conceptions scientifico-politiques qui n'étaient pas les mêmes selon les pays, mais dont le caractère hybride est une marque générale du XX$^e$ siècle.

Les variations nationales furent tout aussi importantes dans la réception et le développement des idées, et plus encore dans les pratiques eugéniques, comme le montre la mise en place des lois eugéniques de stérilisation d'abord aux États Unis (loi de l'État d'Indiana en 1907), ensuite en Suisse (canton de Vaud en 1929), puis dans d'autres pays : Danemark en 1930, Suède et Norvège en 1934, Finlande en 1935, Estonie et Lettonie en 1936 et 1937, Islande en 1938[2]. Elles furent évidemment dépendantes des différentes traditions sociales, religieuses et politiques, mais elles furent également le corollaire des diverses cultures scientifiques. Si l'on met à part le rôle des statistiques, ce furent surtout les différentes réceptions nationales de l'anthropologie et de la génétique naissante qui influencèrent les attitudes envers l'eugénisme.

En Allemagne, la redécouverte des lois mendéliennes au début du XX$^e$ siècle marqua dans le même temps le début d'une organisation de type associatif autour du thème de l'hygiène de la race. Mais le terrain véritablement favorable à ce mouvement ne fut créé qu'avec la défaite de 1918 et les énormes problèmes sociaux (et politiques) rencontrés par la République de Weimar. Après 1918, « le programme de l'hygiène raciale sembla prescrire une nouvelle forme de politique biologique capable de sortir l'État et la société des multiples problèmes enchevêtrés laissés par la guerre[3] ». Du côté scientifique, le développement en Allemagne fut marqué dès les années 1910 par l'incorporation des idées de l'hygiène raciale dans la génétique, la psychiatrie et l'anthropologie. C'est ainsi qu'une brochure d'introduction aux méthodes statistiques pour la génétique considéra en 1916

---

2. J. Müller, *Sterilisation und Gesetzgebung bis 1933*, Husum, Blaue Reihe, 1985. M. Schwartz, « Eugenik und 'Euthanasie'. Die internationale Debatte und Praxis bis 1933/45 », K.D. Henke (dir.), *Tödliche Medizin im Nationalsozialismus. Von der Rassenhygiene zum Massenmord*, Köln, Böhlau, 2007, p. 65-83.

3. H.-W. Schmuhl, *Grenzüberschreitungen. Das Kaiser-Wilhelm-Institut für Anthropologie, menschliche Erblehre und Eugenik 1927-1945*, Göttingen, Wallstein Verlag, 2005, p. 31. P. Weindling, « L'eugénisme comme médecine sociale : l'époque de Weimar » : *Classer / penser / exclure ; de l'eugénisme à l'hygiène raciale, Revue d'histoire de la Shoah*, n$^o$ 183, juillet/décembre 2005, p. 135-142.

comme évident de traiter l'interprétation du coefficient de régression de Galton en terme de « race ».

En 1920, parut en Allemagne le livre cosigné par le juriste Karl Binding et le psychiatre Alfred Hoche qui plaidait pour l'élimination de « la vie indigne d'être vécue »[4]. Un autre pas fut alors franchi, qui annonçait la rencontre de l'eugénisme et de l'idéologie raciale et antisémite nazie. Les suites dramatiques de ce mouvement après l'avènement du nazisme sont l'extermination des races et des populations dites « inférieures» (les juifs, les tsiganes, les homosexuels, les asociaux), l'« euthanasie » des malades mentaux ainsi que les expérimentations humaines.

Une comparaison internationale montre que les atrocités allemandes ne mirent pas rapidement fin à une certaine forme de la pensée eugénique ni aux lois et pratiques qui y étaient associées, en dehors de l'Allemagne vaincue. Les situations en Suède, en Suisse, au Japon ou encore aux États-Unis l'indiquent clairement. Il convient de penser l'histoire de l'eugénisme comme une histoire de longue durée. Une confrontation des pratiques occidentales avec l'eugénisme radicalisé en Allemagne à partir de 1934 met en évidence la continuité des pratiques et le devenir des législations dans ce domaine après 1945 et pendant une soixantaine d'années. Le travail historien ne doit pas seulement envisager les discours et les prises de position théoriques d'acteurs de l'époque mais, en s'appuyant sur un corpus d'archives médicales, doit aussi s'orienter vers les applications pratiques adoptées notamment par les autorités et les médecins, plus particulièrement les psychiatres et les gynécologues. Double croisement donc, entre le discours médical théorique et l'histoire des patients d'une part, entre l'histoire de l'eugénisme en psychiatrie et celle des pratiques chirurgicales de la stérilisation d'autre part[5].

La loi pour l'empêchement de la descendance malade héréditaire (*Gesetz zur Verhütung erbkranken Nachwuchses*) a été adoptée le 14 juillet 1933 par le conseil des ministres allemands et est entrée en vigueur le 1er janvier 1934[6]. Elle établit un dispositif obligatoire pour le recensement et la notification de personnes dont un professionnel de santé ou toute autre personne impliquée dans sa prise en charge estime qu'il existe chez elles une prédisposition héréditaire susceptible de transmettre des maladies à sa descendance (Décret d'application de la loi du 5 décembre 1933). Elle institue également

---

4. Karl Binding, Alfred Hoche, *Die Freigabe der Vernichtung lebensunwerten Lebens*, Leipzig, Meiner, 1920. Voir la nouvelle traduction française de R. Thalmann dans *Classer / penser / exclure, op. cit.*, p. 227-264.

5. G. Heller, G. Jeanmonod, J. Gasser, *Rejetées, rebelles, mal adaptées. Débats sur l'eugénisme. Pratiques de la stérilisation non volontaire en Suisse romande au XXe siècle*, Genève, Georg, 2002.

6. J. Girard, *Considérations sur la loi eugénique allemande du 14 juillet 1933*, Thèse de médecine n° 58, Faculté de médecine de Strasbourg, 1934. P. Weingart, J. Kroll, K. Bayertz (dir.), *Rasse, Blut und Gene. Geschichte der Eugenik und Rassenhygiene in Deutschland*, Frankfurt / Main, Suhrkamp, 1988 ; U. Benzenhöfer, *Zur Genese des Gesetzes zur Verhütung erbkranken Nachwuchses*, Münster, Klemm&Oelschläger, 2006.

un cadre médico-juridique (les tribunaux d'hérédité, *Erbgerichte*) pour un « jugement » concernant la décision de rendre une stérilisation obligatoire[7]. Entre 1934 et 1945, cette disposition légale mène en Allemagne à la stérilisation forcée de 380 000 à 400 000 personnes, dont un peu moins de la moitié sont des femmes, selon des données récentes. Dans le cadre d'une procédure présentée par les autorités sanitaires de l'État comme bénigne, elle cause le décès d'au moins 5000 personnes (en grande majorité des femmes) et la souffrance corporelle et psychique d'un grand nombre de ceux et de celles qui sont forcés de s'y soumettre. Pour ses promoteurs, en particulier le médecin et national-socialiste convaincu Arthur Gütt, la loi permet de rejoindre d'autres pays européens et nord-américains[8] dans ce qu'ils considèrent comme la meilleure façon de lutter contre « une colonne interminable d'horreur [qui] envahirait la nation, un malheur sans limite [qui] s'abattrait sur un peuple valeureux qui s'approcherait à pas de géant de sa fin » (commentaire du film *Opfer der Vergangenheit*, 1937) : empêcher la reproduction des « malades mentaux ». Par la loi du 14 juillet, l'Allemagne ne reprend pas seulement à son compte les politiques eugénistes d'autres pays occidentaux, elle en radicalise substantiellement l'esprit et les méthodes, par le caractère obligatoire des stérilisations, leur application forcée à des personnes définies comme « héréditairement malades » (avec toutes les difficultés et tous les impondérables qu'une telle désignation comporte) et par la mise en place d'un vaste système administratif de signalisation et de recensement. C'est ce système qui explique le nombre incontestablement plus élevé de stérilisations en Allemagne par rapport à d'autres pays ayant promu des lois concernant la stérilisation. Mutilés en vertu d'une législation non reconnue comme spécifiquement nazie après 1945, les individus stérilisés ne furent jamais reconnus comme des victimes du nazisme et les médecins impliqués dans sa mise en application ne furent pas poursuivis pour leurs actes.

Le regard que portent le NSDAP et ses sympathisants sur une fraction de la population considérée comme un ramassis « d'idiots, de débiles, d'asociaux, de criminels » (commentaire du film *Erbkrank*, 1934/36) ne rencontre pas spontanément ni partout une adhésion évidente. Mais les efforts du parti nazi et du corps médical pour expliquer la teneur de la loi et son application portent rapidement leurs fruits à des niveaux multiples, allant des cercles professionnels médicaux et juridiques jusqu'au grand public. Tous les moyens semblent bons : conférences, expositions et campagnes de communication audiovisuelles s'associent à de savants commentaires du texte légal pour sensibiliser le plus grand nombre. À la pointe de cette

---

7. En pratique, le signalement de personnes à convoquer par un tribunal de santé héréditaire émanait pour la grande majorité d'hôpitaux, d'orphelinats ou d'institutions de conseils familiaux et médico-sociaux. Les signalements par des médecins traitants généralistes étaient plutôt rares.

8. M. Schwartz, « Eugenik und Euthanasie : Die internationale Debatte und Praxis bis 1933/45 », K.-D. Henke (dir.), *op. cit.*, p. 65-83.

campagne d'explication figure une série de sept films de propagande sanitaire réalisés sur une période de quatre ans entre 1934 et 1937[9]. Les cinq films produits par le bureau de propagande du *Reich* (RPA) sont conçus pour « éclairer les masses sur le danger de dégénérescence et de mort qu'est en train de côtoyer la race » dans le cadre de formations permanentes, le plus souvent internes au parti, mais aussi dans les écoles et les dispensaires. Le film documentaire *Erbkrank* produit en 1934 « plut tellement à Hitler » qu'il commanda une suite sonorisée, *Opfer der Vergangenheit,* et qu'en 1937 il fit projeter le film dans tous les cinémas allemands. Si *Erbkrank* devait « davantage agir sur le spectateur par l'impression immédiate des images que par les textes des intertitres », *Opfer der Vergangenheit* procède à une forte intégration image-son. Le supposé caractère d'enregistrement « objectif » d'un film qui « documente » est employé à la production d'un message perverti par l'idéologie du régime, qui mène à une double négation des personnes présentées. Les images choquantes et tendancieuses des malades visent à la négation même de leur humanité. Bien plus perverse encore est l'utilisation du son direct lorsqu'elle a comme unique intention de prouver ce qui n'est pas visible dans les cas où l'image d'un ou d'une malade ne « trahit pas sa maladie mentale ». Dans ce dispositif de prise de son, l'enregistrement de la parole d'un malade vise à démontrer qu'elle est vide de sens ; la parole enregistrée sert à démontrer son non-sens et par là une absence d'humanité.

En France aussi on interroge le passé sous le régime de Vichy et sous l'occupation allemande. Selon l'historienne Isabelle von Bueltzingsloewen, les faits, rendus publics dès la Libération, sont solidement établis : entre 1940 et 1945, plus de 40 000 « aliénés » internés sont morts de faim, de froid et d'infections causées par la dénutrition dans les hôpitaux psychiatriques français. Comme elle le souligne cette famine a, dès les origines, donné lieu à des interprétations radicalement divergentes et, depuis plus de vingt ans, nourrit une polémique[10]. Les uns estiment que, compte tenu des difficultés insurmontables de ravitaillement, la « surmortalité » des aliénés internés était difficilement évitable. Les autres proclament que la sous-alimentation qui a décimé les aliénés internés a été délibérément provoquée par les autorités de Vichy. Cette thèse de l'extermination volontaire a été formulée par le psychiatre Lucien Bonnafé dès les années d'après-guerre. Mais c'est une troisième lecture, celle d'une extermination « douce », qui domine le champ mémoriel depuis la publication d'une thèse de médecine par le psychiatre Max Lafont en 1987[11] qui considère que le régime de Vichy n'a pas orga-

---

9. C. Bonah, V. Lowy, « D'*Erbkrank* (1934-36) à *Opfer der Vergangenheit* (1937) : les représentations du handicap mental dans le cinéma de propagande nazi », C. Meyer, *Normes et normalisation du travail,* Annecy, GEPSO, 2010, p. 35-49.

10. I. von Bueltzingsloewen, *L'hécatombe des fous. La famine dans les hôpitaux psychiatriques français sous l'Occupation,* Paris, Aubier, 2007.

11. M. Lafont, *L'Extermination douce. La mort de 40 000 malades mentaux dans les hôpitaux psychiatriques en France, sous le Régime de Vichy,* éditions de l'AREFPI, 1987.

nisé la famine mais qu'il a « abandonné à la mort » des êtres improductifs dont l'entretien était jugé aberrant et trop coûteux pour la collectivité. Si la thèse de l'extermination, comme celle de l'extermination douce, est fondée sur une mise en parallèle du sort des aliénés français avec celui des malades mentaux allemands exterminés par le régime national-socialiste entre 1939 et 1945, les travaux historiques récents montrent qu'elle s'appuie sur une utilisation superficielle d'une telle comparaison. La surmortalité des malades dans les hôpitaux psychiatriques français se distingue nettement de l'organisation systématique de la dite « euthanasie » en Allemagne. Si une France affamée s'est bien accommodée de la mort massive des malades mentaux, elle ne l'a pas organisée. Et si l'argument humaniste et solidaire n'a pas été suffisant pour assouplir le rationnement strict des malades en psychiatrie dans bien des endroits, il était suffisamment partagé pour ne pas mettre en place une législation ou une organisation de stérilisation puis d'extermination similaire à la situation en Allemagne.

En France, où aucune loi en faveur des stérilisations des malades mentaux n'avait été promulguée, la pensée eugénique était néanmoins tout à fait présente, au moins dans les cercles des experts[12]. C'est ainsi que la séance du 21 mars 1945 de la Société de statistique de Paris reçut favorablement une intervention d'Henri Decugis qui accusait l'urbanisation d'être la source de « l'accroissement des dégénérés mentaux » et qui proposait pour pallier ce problème de « pratiquer résolument et courageusement une politique d'eugénisme par des mesures sages et pratiques, telles que le certificat prénuptial et par d'autres mesures beaucoup plus énergiques pour lesquelles l'opinion publique n'est pas mûre, parce qu'elle ignore la gravité du péril, notamment la stérilisation chirurgicale des individus affligés de tares héréditaires dont la propagation constitue un immense danger social[13] ». Le cahier numéro onze de l'INED, publié en 1950 par le docteur Jean Sutter[14], nous offre une histoire apologétique de l'eugénisme. Sutter y dresse le tableau détaillé des réalisations de l'eugénisme dans le monde. Il ne consacre à ce qu'il appelle « les excès de l'eugénique » que deux pages à la fin de l'ouvrage. Les excès dont il parle sont ceux de l'Allemagne nazie dont il déplore « les effets fâcheux sur le plan pratique » car les mesures proposées, légitimes quoique trop compliquées, sont difficilement applicables. Alors même que, dit-il, « l'idée de l'eugénique a reçu une approbation universelle, l'effet politique de ces excès allemands a abouti à compromettre les recherches les plus légitimes ». Cette même année 1950, le premier Congrès mondial de psychiatrie sous la présidence du professeur Jean Delay se réunit à Paris sans qu'aucun des rapporteurs généticiens ne fasse mention des

---

12. A. Carol, *Histoire de l'eugénisme en France : les médecins et la procréation*, Paris, Seuil, 1995.

13. H. Decugis, « L'urbanisation moderne et l'accroissement des dégénérés mentaux », *Journal de la Société de statistique de Paris*, 86e année, p. 59-67, 1945, p. 64.

14. J. Sutter, *L'eugénique: problèmes, méthodes, résultats. Travaux et documents*, n° 11, Paris, Institut national d'études démographiques, 1950.

dérives nazies de l'eugénisme. Parmi les motivations profondes de la pensée eugénique figurent l'idée de la perfectibilité de l'homme et une peur, qui est la peur des gènes récessifs qui ne se manifesteront qu'aux générations prochaines et la peur d'une dégénérescence plus ou moins généralisée qui menacerait le peuple, la race, la civilisation.

*(Christian Bonah, Anne Danion-Grilliat,*
*Josiane Olff-Nathan, Norbert Schappacher)*

**Références :**

*Classer / penser / exclure ; de l'eugénisme à l'hygiène raciale,* Revue d'histoire de la Shoah, nº 183, juillet/décembre 2005.

M. Adams (dir.), *The Wellborn Science. Eugenics in Germany, France, Brazil, and Russia,* New York, Oxford University Press, 1990.

A. Carol, *Histoire de l'eugénisme en France : les médecins et la procréation,* Paris, Éd. du Seuil, 1995.

P. Weingart, J. Kroll, K. Bayertz (dir.), *Rasse, Blut und Gene. Geschichte der Eugenik und Rassenhygiene in Deutschland,* Frankfurt /Main, Suhrkamp, 1988.

## 83. Retour sur les catégories de biopouvoir et de biopolitique

Depuis quelques années, on parle beaucoup de biopouvoir, sans que l'on sache toujours ce qu'il faut entendre par là : certains y voient le pouvoir de décision sur la vie et la mort, à présent concentré entre les mains des médecins (et questionné par exemple dans les débats sur la fin de vie) ; d'autres désignent par là les politiques de santé publique (on pense aux campagnes de vaccination contre la grippe, au message inscrit sur les publicités indiquant qu'il faut bouger pour être en forme, ou encore à la manière dont les acteurs du combat contre le sida se sont emparés de ces politiques). Le biopouvoir porte tantôt sur les corps vivants des individus, leur sexe ou leur genre, tantôt sur les populations et leur environnement. En outre, la distinction entre biopouvoir et biopolitique n'est pas très claire. Pour préciser le sens de ces notions, il faut revenir sur les analyses de Foucault : il n'a certes pas inventé le champ de problèmes liés à la manière dont la politique se préoccupe à présent de la vie, mais en mobilisant ces termes, il l'a reformulé dans un sens décisif.

Foucault ressaisit le renversement du pouvoir en biopouvoir par la formule suivante : on passe du droit de « faire mourir et laisser vivre » qui était l'apanage du souverain au pouvoir de « faire vivre et laisser mourir » : ce qui touche au vivant, traditionnellement exclu de la sphère du pouvoir (comme relevant de l'ordre domestique), est alors pris en compte politiquement. La biopolitique, qui caractérise l'ensemble des phénomènes mettant en jeu la santé des populations, est un aspect de l'émergence du biopouvoir. Elle désigne selon Foucault « l'entrée des phénomènes propres à la vie de l'espèce humaine dans l'ordre du savoir et du pouvoir »[1].

Ces catégories larges du biopouvoir et de la biopolitique renvoient à une pluralité de discours et à des pratiques politiques devenues familières. Elles semblent si bien décrire la réalité quotidienne de notre époque qu'on peut se demander si elles conservent une force critique. Foucault avait une intention polémique lorsqu'il les a forgées : faire voir les mécanismes du pouvoir que l'approche en termes de souveraineté finissait par masquer. Même s'il transforme l'hypothèse foucaldienne, Agamben poursuit cette réflexion : le rapport à la vie nue constitue selon lui la structure cachée du pouvoir souverain[2]. Aujourd'hui, on peut considérer que la biopolitique est l'une des formes dominantes que prend la politique. Ce pouvoir, qui pouvait apparaître comme menaçant les libertés en s'exerçant au niveau de la vie elle-même de façon quotidienne et inaperçue, semble être devenu une de nos principales préoccupations. Mais comment répondre ou résister à ces processus de pouvoir ? Une politique de la vie a-t-elle un sens ?

### Biopouvoir, biopolitique : des notions dont la signification évolue
#### Le sens initial du biopouvoir

Revenons sur la manière dont Foucault a introduit les notions de biopouvoir et de biopolitique. Le terme de biopolitique apparaît initialement dans la conférence « La naissance de la médecine sociale » prononcée à Rio de Janeiro en 1974[3]. L'analyse des deux notions est développée dans *La volonté de savoir* (1976) et dans le cours donné au Collège de France *Il faut défendre la société* (1976)[4]. Foucault propose une nouvelle approche du pouvoir en identifiant son mode spécifique d'exercice lorsque la vie entre dans ses préoccupations. À « l'anatomo-politique du corps », c'est-à-dire l'en-

---

1. M. Foucault, *Histoire de la sexualité I, La Volonté de savoir*, Paris, Gallimard, 1994, p. 186.
2. Le rapport entre pouvoir souverain et vie nue est explicité par Agamben à travers une référence à l'*homo sacer*, obscure figure du droit romain archaïque. L'homme sacré est celui qu'on ne peut sacrifier dans les formes rituelles, mais qu'on peut tuer en toute impunité. Sa vie est nue au sens où elle est la simple vie, dépouillée de toute qualification politique, non protégée par le droit. Elle est ainsi radicalement exposée à la violence du pouvoir. À l'aide de cette figure, Agamben met au jour le fonctionnement caché du pouvoir souverain : la manière dont l'état de nature continue à opérer dans l'ordre juridique. Dans cette perspective, il précise la spécificité de la modernité : si, chez les Anciens, la vie humaine dans sa dimension naturelle ou animale est exclue de l'existence politique (vivre une existence politique suppose de s'être délivré de la servitude matérielle), Agamben diagnostique un retour de la vie nue dans la modernité. L'« exception » de la vie nue, le fait de pouvoir tuer en toute impunité, devient la règle. Voir G. Agamben, *Homo sacer. Le pouvoir souverain et la vie nue*, tr. M. Raiola, Paris, Seuil, 2002.
3. Elle a été publiée en 1977. Voir M. Foucault, « La naissance de la médecine sociale », *Dits et Écrits II, 1976-1988*, Paris, Gallimard, 2001, p. 207-228.
4. M. Foucault, *Il faut défendre la société, Cours au Collège de France*, 1976, Paris, Hautes Études, Gallimard Seuil, 1997.

semble des disciplines s'exerçant sur les corps individuels afin de produire leur utilité et leur docilité (la « microphysique du pouvoir » de *Surveiller et punir*), se conjugue une « bio-politique de la population », centrée sur le corps espèce. Des techniques de pouvoir, des mécanismes régulateurs ou assurantiels, encadrent la vie des corps-espèces et contrôlent les processus biologiques affectant les populations. Il y a donc, d'une part, une vie conçue comme force de travail, assise du capitalisme, et d'autre part, une vie « pour elle-même », renvoyant au bien-être et à la santé, qui entre dans les préoccupations scientifiques. Entre ces deux niveaux du biopouvoir, la discipline qui individualise et la biopolitique qui massifie, il y a superposition ou emboîtement : Foucault évoque une double accommodation du pouvoir à des processus qui échappaient « par en bas et par en haut » au pouvoir de souveraineté[5].

Avec cette hypothèse, il s'agit de souligner la productivité du pouvoir. Foucault récuse ainsi l'hypothèse courante d'un pouvoir répressif passant par la loi. La méthode de Foucault consiste à appréhender la multiplicité des jeux de pouvoir selon un modèle stratégique et à interroger la manière dont le pouvoir s'exerce. Si le biopouvoir est en ce sens hétérogène au pouvoir souverain, comme y insiste *La volonté de savoir* (ses mécanismes ne sont pas de l'ordre du « droit mais de la technique », non pas de la « loi mais de la normalisation », non pas du « châtiment mais du contrôle », et « débordent l'État et ses appareils »[6]), le cours *Il faut défendre la société* vient complexifier cette présentation tranchée, notamment avec l'analyse du racisme. Il s'agit d'expliquer la coexistence paradoxale du pouvoir de gestion de la vie et du pouvoir souverain de donner la mort (présente dans le pouvoir atomique et la possibilité de fabriquer des armes biologiques). Foucault montre qu'en fragmentant le champ biologique en races, le pouvoir introduit des césures entre qui doit vivre et qui doit mourir, et relie la vie des uns à la mort des autres. Le racisme est ainsi entendu par Foucault comme « condition d'acceptabilité de la mise à mort dans une société de normalisation »[7].

### Les cours sur la biopolitique

Dans les années qui suivent, Foucault problématise alors de manière croissante la biopolitique en rapport avec le cadre de sa naissance, la rationalité politique libérale, plutôt qu'avec les mécanismes étatiques (les dispositifs et les technologies de la raison d'État et de la police depuis la fin du XVIe). La biopolitique est définie comme « la manière dont on a essayé, depuis le XVIIIe siècle, de rationaliser les problèmes posés à la pratique gouvernementale par les phénomènes propres à un ensemble de vivants constitués en

---

5. M. Foucault, *Il faut défendre la société*, op. cit., p. 222.
6. M. Foucault, *La volonté de savoir*, op. cit., p. 118.
7. M. Foucault, *Il faut défendre la société*, op. cit., p. 228.

population : santé, hygiène, natalité, longévité, races »[8]. L'analyse s'oriente alors vers la question de savoir comment ce biopouvoir est mis en œuvre dans la politique libérale, le libéralisme étant analysé comme « principe et méthode de rationalisation de l'exercice du gouvernement » selon « la règle interne de l'économie maximale » : « au nom de quoi et selon quelles règles » « gérer le phénomène population » dans le cadre du libéralisme[9].

Si la discipline concerne les corps individuels, le passage au niveau des populations auquel s'attache la biopolitique effectue un changement de logique : il ne s'agit plus de considérer les marques du pouvoir sur les corps (les disciplines, les fautes et leurs punitions), mais la prise en charge impersonnelle de risques collectifs pouvant affecter les populations selon certaines probabilités. Cela induit un tout autre rapport au pouvoir, qui dépasse ce qui arrive réellement aux individus (on parle alors de chances, de risques et d'assurances).

### Le souci de soi : éthique et biopolitique

Dans *La volonté de savoir*, Foucault écrit : « La vie est en quelque sorte prise au mot et retournée contre le système qui entreprenait de la contrôler »[10]. C'est dans la vie que s'enracinent les luttes politiques et qu'est recherchée « la réplique politique à toutes les procédures nouvelles de pouvoir qui ne relèvent pas du droit traditionnel de la souveraineté », la résistance aux processus d'assujettissement mis en œuvre par les technologies du pouvoir. Avec l'évolution de son modèle du pouvoir, analysé de manière croissante à partir de la liberté du sujet (la « gouvernementalité » des autres, conduite des conduites ou action sur les actions, est peu à peu doublée d'une analyse du gouvernement de soi), Foucault tient ensemble la constitution du sujet à partir des relations de pouvoir et la possibilité de se libérer de ces relations. On peut alors suivre la trace de la problématique de la biopolitique dans le passage des technologies du pouvoir aux « techniques de soi », passage à la question de l'éthique, qui est au centre des deux derniers volumes de *L'Histoire de la sexualité* avec l'examen des pratiques de soi et du « souci de soi ». En procédant à cette lecture, on est alors tenté de rechercher une réponse purement éthique aux processus politiques, de chercher la libération dans le rapport à soi, dans la réappropriation des techniques du pouvoir. Le risque est alors d'abandonner une réponse politique plus collective, et de s'en tenir à un sujet qui demeure libéral, laissant intacts les processus du libéralisme et du néolibéralisme.

---

8. M. Foucault, *Naissance de la biopolitique, Cours au Collège de France, 1978-1979*, Paris, Hautes Études, Gallimard/Seuil, 2004, p. 323.

9. *Ibid.*, p. 323.

10. M. Foucault, *La volonté de savoir, op. cit.*, p. 46

### Usages du biopouvoir, lectures de Foucault
#### Une reprise politique de l'hypothèse foucaldienne

L'hypothèse foucaldienne est frappante en ce qu'elle paraît décrire précisément ce qui se produit aujourd'hui. On est tenté de l'étendre à d'autres champs, notamment celui du droit et de la politique. Agamben s'engage dans cette direction : il reprend l'hypothèse du biopouvoir pour la faire fonctionner sur le terrain de la souveraineté, délaissé par Foucault. Le biopouvoir est selon lui la structure même de la souveraineté, qui s'appuie fondamentalement sur ce qu'il appelle l'ex-ception ou la capture de la « vie nue ». Le rapport à la vie nue serait ainsi le fondement du pouvoir. Si la biopolitique signifie chez Foucault que « l'homme moderne est un animal dans la politique duquel sa vie d'être vivant est en question »[11], Agamben renverse la formule : « nous sommes des citoyens dans le corps naturel desquels est en jeu leur être politique même »[12].

La thèse d'Agamben est que l'ère du biopouvoir n'est pas spécifiquement moderne, mais est la structure cachée du pouvoir qui vient clairement au jour avec la modernité politique dont le camp est le paradigme – le camp étant ici une structure de mise en rapport du pouvoir et de la vie (et finalement l'impossibilité pour l'homme de distinguer désormais entre sa vie d'être vivant et son existence de sujet politique), plutôt qu'une réalité historique. Dans cette perspective, Agamben analyse la démocratie comme le totalitarisme en tant que biopolitiques, et fait apparaître leur intrication. La vie nue, à travers la préoccupation croissante de la politique pour la vie biologique, y est placée au centre du pouvoir. Dans le totalitarisme, le pouvoir devient décision immédiate sur la vie, c'est-à-dire qualification de sa valeur ou de sa non valeur (ce qui rend possible des pratiques d'euthanasie et d'expérimentation humaine sur la vie « sans valeur »). Le nazisme opère la production d'un peuple à partir de la discrimination et de l'exclusion d'une population, soit d'une certaine vie, la vie inférieure. Le donné biologique y devient ainsi tâche politique : la race est un héritage génétique à assumer politiquement. Agamben poursuit ici l'analyse foucaldienne du racisme : des césures biopolitiques mobiles ne cessent de discriminer et d'exclure une vie pour en faire émerger et en renforcer une autre, l'épanouissement de la race allemande coïncidant avec la lutte contre l'ennemi. Selon Agamben, ce départage se poursuit pour atteindre un seuil où il n'est plus possible d'opérer des césures ; il y a véritablement alors production de la survie. Il introduit ainsi la figure du *musulman*, paradigmatique de l'homme des camps en train de mourir de malnutrition, en phase de survie : devenir musulman, c'est être peu à peu produit comme mort[13]. La survie est ce qui caractérise selon lui la biopolitique du

---

11. *Ibid.*, p. 188.
12. G. Agamben, *Ce qui reste d'Auschwitz. L'archive et le témoin, Homo sacer III*, tr. P. Alferi, Paris, Bibliothèque Rivages, 1999, p. 202.
13. *Ibid.*, p. 64.

XXᵉ siècle, et il faut l'entendre comme le point d'indistinction de la vie et de la mort, qu'Agamben tient pour paradigmatique de notre époque : « non plus faire mourir, non plus faire vivre, mais faire survivre. Car ce n'est plus la vie, ce n'est plus la mort, c'est la production d'une survie modulable et virtuellement infinie qui constitue la prestation décisive du biopouvoir de notre temps »[14].

Agamben dégage la logique de la souveraineté que le camp lui paraît dévoiler, celle d'une violence qui menace la perpétuation même de l'homme. Les démocraties sont aussi caractérisées par la structure de décision sur la vie et sa valeur, que ce soit celle du réfugié, du sans-papiers, ou celle des condamnés à mort sur lesquels des expérimentations humaines semblables à celles des nazis ont pu être pratiquées, ou encore la « vie » du « néo-mort »[15] maintenue grâce aux techniques de réanimation pour d'éventuelles transplantations, son statut légal de cadavre ne croisant pas la définition médicale. Dans tous ces cas, le pouvoir porte sur une zone de la vie nue pénétrée par le scientifique, le médecin et le souverain. Si le rapport à la vie est au fondement de la démocratie, l'« aporie spécifique », de la démocratie tient selon Agamben à ce que les hommes inscrivent leurs revendications de droits et de libertés dans leur corps, lieu même de leur asservissement au pouvoir.

Si Foucault avait aussi lié totalitarisme et démocratie dans son analyse du racisme[16], Agamben va bien au-delà avec sa thèse sur le camp, qui figure des réalités disparates (camp de concentration, d'extermination, de réfugiés, zone d'attente des aéroports). Chez Foucault, le pouvoir n'est pas fixe, il ne fait pas l'objet d'une théorie générale ; chez Agamben, la recherche d'une logique d'ensemble donne parfois l'impression que pouvoir souverain, pouvoir nazi et pouvoir médical ne sont plus différenciés.

*Le sujet et le pouvoir*
Agamben s'efforce de trouver le « point de jonction caché » entre les deux lignes de recherche foucaldiennes, celle des techniques politiques et celles des technologies de soi, autrement dit entre les mécanismes biopolitiques et les processus de subjectivation. En présentant la vie nue comme point de croisement, Agamben doit affronter la difficulté de repenser une politique positive à partir de la vie. Il fait valoir une vie indissoluble, pure puissance soustraite aux identifications[17]. Cela passe par une réappropria-

---

14. *Ibid.*, p. 204.
15. G. Agamben, *Homo sacer, op. cit.*, p. 177.
16. Foucault indique que le stalinisme et le nazisme sont des « surproductions du pouvoir » manifestées à l'état nu, qui prolongent une série de mécanismes préexistants, *Dits et écrits II, op. cit.*, p. 536.
17. Dans *La communauté qui vient*, il l'avait appelé la « singularité quelconque » : une forme de vie libérée de l'État et de toute appartenance codifiée qui devient résistance. G. Agamben, *La communauté qui vient. Théorie de la singularité quelconque*, tr. M. Raoila, Paris, Seuil, 1990.

tion de la vie nue, mais selon un sens plus abstrait, la tâche politique devenant indéterminée[18].

Le parcours des différentes significations qu'ont pu revêtir les notions de biopouvoir et de biopolitique a permis d'esquisser un diagnostic critique des techniques du pouvoir, des mécanismes de régulation des populations et enfin de la structure de la souveraineté et de son rapport à la citoyenneté, entre le faire vivre, le laisser mourir et le faire survivre. Ces notions permettent de décrire et de critiquer certains processus de pouvoir à l'œuvre dans nos sociétés. Face au biopouvoir, on ne peut plus se replier sur une position humaniste faisant valoir un sujet de droits fondé sur la distinction entre vie biologique et existence politique. La réplique est une politisation du corps et de la vie afin d'engager par des luttes un processus de réappropriation du pouvoir qui s'exerce sur eux. Mais la difficulté principale de cette approche émerge dans le fait de généraliser la notion de biopolitique ou de réduire le tout de la politique à son rapport à la vie.

(*Katia Genel*)

**Références :**

M. Foucault, *La volonté de savoir. Histoire de la sexualité*, tome I, Paris, Gallimard, 1976.

M. Foucault, *Naissance de la biopolitique. Cours au collège de France 1978-1979*, Paris, Gallimard / Seuil, 2004.

## 84. Nouvelles parentalités : entre médecine et société

Que signifie aujourd'hui être parent ? Que se passe t-il lorsqu'on introduit sur la scène familiale plus de deux personnes[1], ce qu'implique la procréation médicalement assistée avec recours à des tiers, donneurs de sperme, d'ovocytes ou mères porteuses ? L'anthropologie interroge la technique de l'assistance médicale à la procréation afin de révéler et d'analyser les conceptions culturelles de la filiation à l'œuvre dans nos sociétés.

---

18. « L'assomption de la vie biologique » est la « tâche politique (ou plutôt impolitique) suprême », G. Agamben, *L'Ouvert. De l'homme et de l'animal*, tr. J. Gayraud, Paris, Bibliothèque Rivages, 2002, p.116.

1. M. Godelier, *Métamorphoses de la parenté*, Paris, Fayard, 2004.

*La parentalité dans nos sociétés modernes : une famille que l'on choisit ?*

Dans nos sociétés contemporaines occidentales, la famille est un espace de référence pour l'épanouissement de la personnalité. Il est centré sur les individus et sur la qualité des relations entre conjoints, parents et enfants[2].

La norme du choix y est devenue essentielle : la parentalité voulue tient une place centrale dans la construction des identités contemporaines, à travers le nombre d'enfants, le moment où ils viennent au monde, le choix du co-parent, *etc.* Le droit accompagne cette norme avec la contraception, la dépénalisation de l'interruption volontaire de grossesse, plus récemment le Pacte civil de solidarité (PACS), adopté en France en 1999 et reconnaissant l'union de deux personnes sans considération de sexe, et enfin l'homoparentalité dans certains pays européens. Quand ni le « sang », ni le droit ne viennent assigner *a priori* un rôle ou un statut, que signifie la parentalité, être apparenté – père, mère ?

Plus largement, des questions se posent concernant le statut juridique du co-parent et des possibles filiations additionnelles. Si l'homoparentalité constitue un cas d'école, c'est parce que le couple ne peut jouer la vraisemblance, la nature : il est impossible de dire à des enfants qu'ils sont nés de deux femmes ou de deux hommes.

La maîtrise de la reproduction a cependant provoqué la possibilité de devenir vraiment parent, au-delà du biologique, que cela soit sans conjoint, avec un conjoint du même sexe, ou avec plusieurs conjoints. Ainsi le champ de la famille est travaillé par la possibilité d'émanciper la reproduction de la filiation, avec des parentés sociales fonctionnant sur un mode totalement électif. D'ailleurs, les rapports sexuels entre enfants non apparentés des familles recomposées ne sont pas interdits, mais ils sont socialement transgressifs, posés comme de vrais tabous sexuels[3].

Pourtant, si la parenté sociale présente parfois, dans les fictions[4] comme dans les récits de vie, une valeur supérieure à la parenté biologique, l'examen des règles de l'assistance médicale à la procréation (AMP) permet de mettre au jour un conflit majeur entre deux normes contradictoires qui coexistent dans nos sociétés : d'un côté, le choix qui valorise la parenté sociale et, de l'autre, l'orientation strictement « naturaliste » de la filiation.

*Le renforcement du modèle biologique*

L'ethnologie montre que le système de filiation de nos sociétés modernes est fondé sur un modèle selon lequel chaque individu est issu de façon symétrique de deux autres individus d'une génération ascendante et de sexe différent. La filiation s'aligne donc sur l'engendrement, s'affirmant comme un fait de nature. En effet, chaque individu n'est mis en position

2. Voir notamment les travaux des sociologues F. de Singly et J.- C. Kaufmann.
3. Françoise Héritier parle de l'inceste du deuxième type. F. Héritier, *Les deux sœurs et leur mère*, Paris, Odile Jacob, 1994.
4. Voir notamment la série télévisée américaine *Amour Gloire et Beauté* qui décline ces thèmes.

de fils ou de fille que par rapport à un père et un seul, une mère et une seule. Des motifs conceptuels, comme l'instinct maternel, viennent confirmer ce naturalisme. On utilise spontanément l'adjectif « vraie » pour désigner la mère biologique d'un enfant adopté et on recherche le « vrai » père par analyse de l'ADN.

Or nous faisons l'hypothèse que, si dans les procédures d'AMP avec recours à un tiers, la tendance est à éliminer les géniteurs, c'est pour mieux établir la parentalité sociale mais en gardant l'apparence d'une parenté biologique.

Quelques exemples. D'une part, la loi sur l'anonymat du donneur précise que « le donneur ne peut connaître l'identité du receveur et le receveur celle du donneur » : le donneur n'a pas d'existence juridique, il est seulement producteur de substances. Ce don relève d'un secret légal, dont il faut d'ailleurs préciser qu'il entre en contradiction avec l'article de la Convention internationale de La Haye relatif au droit des enfants à connaître leur origine. D'autre part, les médecins ne répondent qu'à la demande de couples vraisemblables, par la génération (en âge de procréer), le sexe et la situation matrimoniale (mariés ou concubins). Enfin, le donneur est censé présenter des caractères physiques proches de celles des parents. Cette vraisemblance vise à superposer parenté sociale et parenté biologique, filiation et engendrement naturel, dans une entreprise de fiction naturaliste.

La même ambiguïté était déjà à l'œuvre dans l'adoption des enfants dans les sociétés occidentales, longtemps pratiquée dans le secret. Si ce secret n'est plus verrouillé, c'est que d'une part nous sommes hostiles aujourd'hui à l'idée de cacher aux enfants leurs origines, d'autre part c'est que le secret n'est plus tenable compte tenu des dissemblances physiques entre parents et enfants dans les cas d'adoption internationale[5]. Cependant subsiste encore le secret sur l'identité des géniteurs, en particulier en France avec l'accouchement sous X. La fiction de la naissance naturelle est encore plus frappante dans le cas de l'adoption plénière. La légitimité de la filiation sociale y est soumise à sa dissolution dans la filiation biologique. En effet, l'état civil de l'enfant est modifié et son extrait d'acte de naissance affirme qu'il est « né » de ses parents adoptifs.

### Le détour ethnologique

Le détour par des sociétés lointaines permet de porter un « regard éloigné » sur notre propre système. Ainsi il est possible de prendre conscience que la famille est une construction culturelle, et non une donnée « naturelle » et évidente.

Le système de filiation de notre société est bilatéral, cognatique, car il tient compte de manière égale des deux lignes paternelle et maternelle, contribuant aussi bien à fabriquer l'enfant qu'à lui donner sa place dans la

---

5. A. Fine, « Anthropologie de la parenté, qui sont nos parents ? », conférence à l'APGL, Paris, janvier 1999, en ligne.

parenté, son identité sociale. D'autres sociétés ont fait des choix différents, et le système cognatique ne constitue qu'une possibilité parmi d'autres. Nombre d'entre elles distinguent l'engendrement de la filiation, c'est-à-dire de l'appartenance à un groupe. Certaines définissent la filiation par un seul sexe (filiation unilinéaire) : une seule ligne est alors reconnue sur les huit qui unissent un individu à ses arrières grands-parents, celle du père (filiation patrilinéaire), ou celle de la mère (filiation matrilinéaire).

La première leçon de l'ethnologie est que la reproduction sexuée est insuffisante à définir la filiation. Dans certains cas, la femme n'est qu'un réceptacle, elle n'est pour rien dans la formation du fœtus, ce sont les ancêtres qui lui donnent son identité. Pour faire la parenté – nous ne parlons évidemment pas de fabriquer un être humain mais bien de la parenté, pour dire quelle est la place de l'enfant au sein du monde – et donc pour dire son identité, il faut plus que deux organismes. Il y a toujours un ancêtre, un esprit, un dieu qui va l'instituer, le reconnaître[6]. L'enjeu est capital car il s'agit d'un principe universel – il y a toujours des règles d'alliance – mais les formes selon lesquelles ce principe se déploie dépendent de ce qu'on a culturellement, localement, défini comme parenté.

La définition de la parenté se traduit en règles matrimoniales, comme on le voit dans l'exemple du cousin : fils de la sœur de mon père ou fils du frère de mon père, c'est le même terme qui désigne aussi le fils de la sœur de ma mère ou le fils de son frère. Dans les sociétés de filiation unilinéaire, ce cousin unique n'existe pas. Dans une société patrilinéaire, une fille appelle le frère de son père « père », et le fils de cet homme n'est pas pour elle son cousin mais son frère, et c'est ainsi qu'elle le désigne. Elle ne peut évidemment pas l'épouser. En revanche, elle peut épouser le fils de la sœur de son père, qu'elle n'appelle pas « frère » parce qu'il appartient au lignage de son père qui n'est pas le sien.

L'anthropologie a montré que ce n'est pas le degré de parenté qui détermine les règles de l'union, mais les règles locales de la filiation[7]. Dans l'ethnie des Na, agriculteurs dans l'aire himalayenne de la Chine[8], l'enfant appartient dès sa naissance au groupe de sa mère et à chaque génération frères et sœurs élèvent ensemble les enfants. Dans cette société sans mariage, les hommes rendent furtivement visite aux femmes d'une autre maisonnée pour y avoir des relations sexuelles. C'est ainsi que les enfants naissent « sans père ». Les termes de parenté père, grand-père n'existent pas. Si on peut dans certains cas identifier le géniteur, aucun lien social, juridique ou affectif, ne le rattache à l'enfant. Un homme peut théoriquement devenir l'amant de sa fille biologique, puisqu'ils ne sont pas, au sens de la société Na, parents. Cette société ne nie pas le rôle de l'homme dans l'engendre-

---

6. La cérémonie du baptême vient jouer ce rôle dans nos sociétés, introduire ce tiers.

7. A. Fine (dir.), *Adoptions. Ethnologie des parentés choisies*, Paris, Éditions de la Maison des Sciences de l'Homme, 1998.

8. C. Hua, *Une société sans père ni mari. Les Na de Chine*, Paris, PUF, 1997.

ment, mais ne reconnaît en aucun cas la filiation par cet engendrement. Ce système familial est exceptionnel, mais l'ethnologie connaît de nombreux groupes qui distinguent l'engendrement de la filiation paternelle. Chez les Samo du Burkina-Faso étudiés par F. Héritier, groupe de filiation patrilinéaire, la petite fille est promise en mariage dès sa naissance. Avant d'être mariée et lorsqu'elle atteint la puberté, elle doit prendre un amant qu'elle conservera jusqu'à la naissance de son premier enfant. Ce dernier, né de ces premiers rapports sexuels, sera pourtant inscrit dans la parentèle du mari légitime, dans son groupe de filiation, comme son fils : c'est l'institution du mariage qui marque cette appartenance. Le père biologique du premier enfant sera lui aussi père d'un enfant social dans son propre groupe lorsqu'il épousera la femme qui lui est promise depuis la naissance.

Pour conclure sur les apports de la comparaison culturelle, il faut prendre garde à bien se départir de la perspective évolutionniste qui, comme le refoulé, revient souvent au galop : ce n'est pas parce que les membres des sociétés exotiques sont ignorants des lois de la procréation que leurs systèmes sont différents. Aujourd'hui, nous maîtrisons de façon prométhéenne certains aspects de la reproduction, mais cela ne répond pas pour autant « naturellement » à nos questions ou même nos angoisses sur ce qu'est un fils, une fille, une mère ou un père. Répondra t-on un jour favorablement à des demandes d'AMP émanant de célibataires ou de couples homosexuels remettant en cause des règles d'une filiation se fondant sur les principes que nous avons analysés ?

Aujourd'hui et par rapport à une déjà longue histoire d'avis, de rapports et de polémiques, où en est le débat et que nous disent les toutes récentes évolutions en matière législative ? Le texte relatif à la bioéthique, présenté en Conseil des Ministres le 20 octobre 2010[9] par la ministre de la santé et des sports, et adopté en première lecture par l'Assemblée nationale le 15 février 2011, a initialement confirmé le refus de légaliser les mères porteuses et la limitation du recours à la procréation artificielle pour les couples hétérosexuels. Ainsi la question de la gestation pour autrui et celle du droit des homosexuels et des célibataires à l'accès à la procréation médicale assistée est reportée *sine die*. La finalité médicale de la PMA est encore une fois rappelée : c'est bien la condition d'infertilité qui permet à un couple hétérosexuel en âge de procréer de bénéficier de ces techniques, et l'accès à la PMA n'est toujours pas ouvert aux couples homosexuels ou aux femmes célibataires. Il faut noter qu'il élargit cependant les conditions d'accès aux dons de gamètes puisqu'il est désormais ouvert aux femmes et aux hommes n'ayant jamais procréé et qu'il autorise un accès assoupli à la PMA en supprimant la condition exigée de deux ans de vie commune aux couples non mariés.

---

9. Projet de loi relatif à la bioéthique, n° 2911, 20 oct. 2010.

Un seul changement est proposé : il concerne la levée de l'anonymat des donneurs dans le cadre de la PMA. Face aux diverses évolutions législatives sur le don de gamètes dans plusieurs pays européens, le texte a proposé, lors de sa présentation du 20 octobre, de lever, sous certaines conditions, l'anonymat sur le don de gamètes. Il s'agit d'une évolution significative : en effet, depuis la création en 1973 du CECOS (Centre d'étude et de conservation des œufs et du sperme humain), la loi française garantit aux donneurs un anonymat absolu. Si le texte législatif avait voté dans un premier temps contre cette proposition de changement et pour le principe de l'anonymat du don de gamètes sans aucune dérogation, la Commission des Affaires Sociales du Sénat avait pourtant repêché cette mesure-phare du projet de révision des lois de bioéthique : l'enfant pourrait à sa majorité légale connaître l'origine du sperme ou de l'ovocyte dont il est issu sous réserve du consentement exprès du donneur. Il n'y aurait eu aucun effet rétroactif de la loi qui aurait pu s'appliquer un an après son vote. Malgré cela, le Sénat s'est finalement prononcé début avril 2011 par 199 voix contre 93, toutes tendances politiques confondues, pour le maintien de l'anonymat pour les donneurs de gamètes, comme l'avaient fait les députés en première lecture.

Malgré le climat passionné et les débats houleux, il est facile de synthétiser les arguments qui prévalent contre la levée de l'anonymat : ils font valoir la préservation des dons, l'accès à l'identité du donneur risquant d'effrayer les donneurs et de limiter l'offre. Un deuxième argument consiste à critiquer le primat du *biologique sur l'affectif et l'éducatif*, et à se défendre d'une *dérive génétique*. Enfin, la levée de l'anonymat est susceptible de favoriser l'irruption incontrôlée dans la famille d'un géniteur perturbant un équilibre[10]. Motivés par cette crainte, les parents pourraient ainsi être amenés à taire les origines biologiques de leurs enfants. Les données internationales d'enquête ne permettent pas de conclure de façon tranchée à des effets de l'accès à ces sources car l'ensemble des pratiques sont à corréler à des modèles sociaux et culturels, à différentes conceptions de la filiation et de systèmes de droit[11]. Les défenseurs de la levée de l'anonymat rappellent qu'il ne s'agit aucunement de privilégier le biologique ni de bouleverser les filiations, relevant au passage l'hypocrisie du discours à travers le paradoxe de l'importance du modèle biologique des CECOS (Centres d'études et de conservation des œufs et du sperme) en ce qu'ils ont toujours identifié des donneurs ressemblant physiquement aux parents sociaux et par-

---

10. C'est le thème du film américain de Lisa Cholodenko sorti en salles en 2010, *The Kids are All Right*, qui met en scène une famille homosexuelle avec deux grands adolescents en âge légal d'accéder à leur dossier à la banque de sperme et retrouvant leur père biologique. Le film se conclut par l'éviction de ce dernier.

11. R. Landau, « The management of genetic origins: secrecy and openness in donor assisted conception in Israel and elsewhere », *Human Reproduction*, 13, 11, 3268-3273, 1998 ; « L'anonymat du don de gamètes », *Étude de législation comparée*, n° 186, septembre 2008, http://www.senat.fr/lc/lc186/lc1861.html.

tageant un même groupe sanguin[12]. L'anonymat est alors une négation de l'origine d'un être humain, appuyée par un état civil mensonger[13]. Plus constructifs, des arguments en faveur de la levée de l'anonymat du don dans la PMA soulignent le caractère « ontologiquement »[14] discriminatoire de la loi et plaident pour inscrire les débats dans la perspective d'un modèle de filiation multiple qui soit en phase avec l'évolution des pratiques familiales et du droit.

*(Geneviève Zoïa)*

**Références :**

G. Delaisi de Parseval, V. Depadt-Sebag, *Accès à la parenté. Assistance médicale à la procréation et adoption*, groupe de travail de *Terra nova* sur la bioéthique, 2010. http://www.tnova. fr/essai/acc-s-la-parent-assistance-medicale-la-procreation-et-adoption.

M. Godelier, *Métamorphoses de la parenté*, Paris, Fayard, 2004.

F. Héritier, *Les deux sœurs et leur mère*, Paris, Odile Jacob, 1994.

I. Théry, *Des humains comme les autres : bioéthique, anonymat et genre du don*, Paris, Éditions de l'EHESS, 2010.

## 85. Comprendre les relations entre sexes et genres à partir de l'intersexuation : la médicalisation en question

L'approche médicale des questions relatives à la différence des sexes se fait le plus souvent par l'approche biologique du processus de sexuation, caractérisé chez les humains par un dimorphisme sexuel au cours de l'embryogénèse qui tend à distinguer les corps mâles des corps femelles. La discussion avec les sciences sociales commence dès lors qu'il s'agit de considérer cette différence biologique des sexes (mâle / femelle) du point de vue de ses liens avec les différences sociales et culturelles de genre (masculin / féminin, garçon / fille, homme / femme). Le plus souvent, dans les représentations culturelles comme dans le sens commun médical, sexe et genre sont considérés comme équivalents : on est une femme parce qu'on a un corps femelle, on est un garçon parce qu'on a un corps mâle. Autrement dit, lorsqu'à la première échographie le médecin annonce « c'est une fille »

---

12. L'association Procréation médicalement anonyme (PMA) plaide pour la levée de l'anonymat au motif des souffrances endurées par ceux qui ne connaitront jamais une partie de leurs origines.

13. G. Delaisi de Parseval, « Secret et anonymat dans l'assistance médicale à la procréation avec donneurs de gamètes, ou le dogme de l'anonymat « à la française » », *Droit et cultures* [En ligne], 51 | 2006-1, mis en ligne le 21 avril 2009, consulté le 08 juin 2011. URL : http:// droitcultures.revues.org/930.

14. La discrimination ontologique est l'expression utilisée par I. Théry : *Des humains comme les autres. Bioéthique, anonymat et genre du don*, Paris, Les Éditions de l'EHESS, 2010.

/ « c'est un garçon », il ferait deux choses en même temps : décrire les organes génitaux et dire l'identité de genre de la personne à naître, en faisant l'hypothèse implicite que c'est le sexe qui est la cause du genre.

Or cette confusion entre sexe et genre n'est pas évidente, et on le voit bien avec le cas limite qu'est la question de l'intersexuation et de sa médicalisation. Alors qu'on pourrait penser que la nature fonctionne sur la base de deux sexes, auxquels correspondraient deux genres, on observe qu'à mesure que la biologie est capable de décrire la complexité du processus de sexuation, elle rend visible des cas de plus de plus en plus nombreux et divers de sexuation atypique qui multiplient les types de « pseudo-hermaphrodisme »[1]. On entend par là les cas les plus visibles d'ambiguïté génitale à la naissance, mais aussi de nombreux cas d'intersexuation qui n'apparaissent qu'à la puberté ou même plus tard en raison de configurations gonadiques, hormonales ou chromosomiques atypiques. Dans tous ces cas d'intersexuation, la prise en compte du sexe n'est d'aucun recours concernant la détermination du genre de la personne. Pour les cas d'ambiguïté génitale à la naissance, personne n'est capable d'annoncer ni le sexe ni le genre de l'enfant, laissant ainsi en suspend, et dans le trouble, un acte qui n'est plus soutenu par ce qui semblait une évidence, c'est-à-dire la différence naturelle binaire entre mâle et femelle, garçon et fille. Pour les autres cas d'intersexuation, invisibles à la naissance, l'annonce « c'est une fille » / « c'est un garçon » et donc l'attribution sociale, culturelle et psychologique d'un genre (fille / garçon), se fait par contre de façon rituelle alors même que les corps ne sont ni mâles ni femelles, mais intersexes. Le trouble lié à cette disjonction entre l'attribution d'un genre et l'indétermination du sexe s'observe dès lors qu'à la puberté ou à l'occasion d'une plainte lors d'une compétition sportive, on se rend compte que ce qui fait le genre des personnes c'est moins le sexe au sens biologique que la manière dont les corps et les psychismes sont désignés comme masculin ou féminin. Telle adolescente apprend, suite à l'absence de règles, qu'elle a une configuration XY, et qu'elle n'est ni femelle ni mâle au sens reproducteur du terme, mais une personne intersexe. Cette annonce n'en fait pas pour autant un « garçon » en raison de sa socialisation et de son apprentissage à s'identifier comme « fille », mais peut lui ouvrir des horizons précisément en matière d'identification de genre, déliée qu'elle est de tout déterminisme biologique. Dans le roman *Middlesex* de Jeffrey Eugenides[2], le narrateur raconte ainsi comment à cette annonce d'intersexuation, il a préféré devenir un garçon plutôt que de rester une fille, sentant par là que dans les États-Unis des années 1970, son autonomie sociale serait plus importante. Dans la série *Grey's Anatomy*, un épisode

---

1. F. Kuttenn, M.-F. d'Acremont et I. Mowszowicz, « Anomalies de la différenciation sexuelle », *Encyclopédie Médico-Chirurgicale*, Elsevier, Paris, 2003.
2. J. Eugenides, *Middlesex,* Paris, Seuil, 2003.

montre une jeune fille découverte intersexe qui choisit d'assumer de façon plus ferme sa féminité masculine (saison 2, épisode 13). Lorsqu'en 2009 la championne du monde du 800 mètres féminin, Caster Semenya, jeune athlète sud-africaine, est dénoncée par ses rivales pour ses performances atypiques, une enquête médicale montre qu'elle est une femme intersexe possédant deux testicules internes produisant un taux élevé de testostérone. Cela ne fait pas d'elle pour autant un homme, d'autant qu'elle s'identifie comme une femme, rendant ainsi la médecine incapable de déterminer si oui ou non elle doit continuer à concourir puisqu'il n'existe pas de réponse médicale aux inquiétudes sportives concernant un partage biologique « vrai » entre les hommes et les femmes. On voit bien que dans tous les cas il n'y a pas correspondance biologique entre sexe et genre et que c'est l'attribution de genre qui est déterminante[3].

Ce qui conduit à poser la question de la conduite médicale à tenir lors d'ambiguïté génitale à la naissance. On a vu que pour les personnes intersexes, la nature « vraie » du sexe importe moins que l'identification de genre. Dès lors en quoi l'impossible détermination du « vrai » sexe à la naissance devrait empêcher l'identification de genre dès la naissance en cas d'ambiguïté génitale ? Pour comprendre les enjeux et les difficultés de cette question, il faut revenir sur la manière dont la médecine a historiquement défini les rapports entre sexe et genre[4]. En effet, l'idée contemporaine de sens commun selon laquelle c'est la différence de sexe qui est la cause de la différence de genre a été une véritable révolution à partir de l'invention de la médecine moderne fondée sur la connaissance biologique du corps humain. Avant cette révolution biologique, les identités féminines et masculines ainsi que la sexualité en Occident n'étaient pas comprises en termes de « nature » mais à travers des interprétations religieuses, coutumières et sociales. La différence naturelle des sexes n'était pas considérée comme la cause de la différence des genres car la différence des sexes et des genres était le produit d'une même volonté supérieure, d'un même ordre divin du monde qu'il fallait respecter sous peine de péché et de sanctions concernant les transgressions relatives au grand partage de l'humanité entre une féminité dévolue à la famille et à la reproduction et une masculinité dévolue au pouvoir domestique, politique et religieux. Dans ce contexte, les enfants présentant des ambiguïtés génitales étaient considérés comme des curiosités médicales ne pouvant trouver place dans ce grand partage de l'humanité qu'au titre de « monstre » : soit celui qu'on cache de toute vie sociale en le faisant passer pour un homme ou pour une femme, soit au contraire celui qu'on montre préci-

---

3. A. Bohuon A., « Sports et bicatégorisation par sexe : test de féminité et ambiguïtés du discours médical », *Nouvelles Questions Féministes*, 27, 1, 2008.

4. É. Macé, « Ce que les normes de genre font aux corps / Ce que les corps trans font aux normes de genre », *Sociologie*, n° 4, 2010.

sément dans ce cadre admis du « désordre » symbolique qu'étaient les foires foraines.

À partir du XVIIIᵉ siècle et surtout tout au long du XIXᵉ siècle, ces explications traditionnelles vont être remplacées par des explications médicales et biologiques, conduisant à une profonde naturalisation de la sexualité et de la différence des genres : c'est désormais la différence de sexes, et non la volonté de Dieu ou de la tradition, qui est la cause du genre. Autrement dit, si les femmes sont des êtres psychologiquement, culturellement et socialement inférieures aux hommes, ce n'est plus en raison d'un ordre symbolique désormais disparu, mais en raison des nécessités de la nature, qui commande aux humains de respecter ce grand partage, qui se voit encore plus renforcé, entre une féminité reproductive et une masculinité productive. Dans cette définition moderne et naturaliste de la différence des sexes et des genres, on naît simultanément mâle et homme ou bien femelle et femme, en une différence fondamentale conduisant à des destins sociaux organisés comme différents et comme hiérarchisés. Dans ce contexte, les ambiguïtés génitales à la naissance vont devenir un problème médical. On y voit alors une « erreur de la nature » qu'il convient de rectifier dès que, vers le milieu du XXᵉ siècle, les techniques chirurgicales et hormonales le permettent. Tout le problème est de savoir dans quel sens : sur quelle base décider de transformer précocement un enfant intersexe en fille ou en garçon, lorsque précisément la « nature » ne donne pas de réponse ?

C'est paradoxalement un non médecin, le psychologue américain John Money, qui va conduire dans les années 1950 à l'élaboration d'un protocole médical d'assignation de sexe précoce, non pas sur des bases naturelles, mais sur des bases culturelles et sociales. Contrairement aux médecins de l'époque, il pense, avec la plupart des anthropologues, qu'il existe une différence fondamentale entre la différence de sexe et la différence de genre. Si la sexuation est un universel biologique – y compris sous les formes de l'intersexuation – sa signification sociale et culturelle est très relative car il existe dans l'histoire de l'humanité de multiples formes et sens de définition des identités masculines et féminines et des relations entre masculinité et féminité, qui n'existent que par un long apprentissage social et une très forte institutionnalisation des différences entre les hommes et les femmes[5]. Autrement dit, ce n'est pas le sexe qui est la cause du genre des personnes, c'est au contraire la signification accordée au sexe des personnes par les catégories de genre qui est déterminante dans la définition subjective et sociale du genre des individus. En ce sens, lorsqu'on énonce « c'est une fille » / « c'est un garçon » à la naissance, on décrit certes les organes génitaux mais surtout on annonce à tout le monde qu'il va falloir élever cet enfant comme une fille afin que de femelle elle devienne femme ou que

---

5. M. Godelier, *Au fondement des sociétés humaines. Ce que nous apprend l'anthropologie*, Paris, Albin Michel, 2007.

de mâle il devienne homme, et, plus précisément, ce modèle de femme ou d'homme tel qu'attendu par les normes et les rôles sociaux. En résumé, on naît plus ou moins mâle ou femelle, mais on devient – socialement, culturellement – un homme ou une femme[6]. Cette théorie étant valable pour chaque enfant humain à sa naissance, elle est également valable pour les enfants intersexes. Le raisonnement de Money est donc le suivant : puisque l'incertitude du sexe conduit à l'incertitude du genre, puisqu'il est impossible de vivre socialement sans identification de genre (homme / femme), il faut que même les enfants intersexes se voient attribuer un genre à la naissance et que ce soit cette attribution de genre qui permette l'assignation de sexe. Puisque la nature ne peut donner de réponse, c'est à la société et à la culture de le faire. Qu'est-ce qu'un homme dans l'imaginaire social et culturel occidental contemporain ? Celui qui a un pénis, celui qui pénètre. C'est donc la possibilité plastique de modeler un pénis qui doit être le plus déterminant : si c'est possible, la médecine doit conformer le corps vers le masculin (même en cas de XX) ; si cela n'est pas possible (cas le plus courant), la médecine doit conformer le corps vers le féminin (avec la création d'un vagin et de lèvres, voire d'un clitoris)[7]. À partir de là, l'identification de genre devient possible pour l'enfant et ses parents, et leur accompagnement psychologique doit tendre à évacuer toute ambiguïté de genre afin que le processus d'apprentissage des rôles genrés puisse se faire aussi profondément que pour les autres enfants.

Money ira d'ailleurs très loin dans la validation expérimentale de sa théorie à l'occasion d'un cas non pas d'intersexe mais d'accident médical. En 1966, au Canada, des bébés jumeaux masculins, Brian et Bruce Reimer, venaient de subir une circoncision pour raisons médicales, mais le chirurgien avait mal réglé son bistouri électrique, brûlant et détruisant le pénis de Bruce. Appelé en recours, Money avait préconisé, selon sa théorie, de faire de celui qui n'avait plus de pénis une fille, Brenda, convainquant les médecins et les parents du raisonnement. Or la suite s'est très mal passée, et n'a été révélée que 30 ans plus tard : l'enfant en grandissant supportait de moins en moins la pression familiale et médicale concernant son identification de genre (il fallait qu'elle soit en tout une « vraie fille ») et la médicalisation croissante de son corps à mesure que la puberté approchait (Money lui avait fait enlever les testicules à 22 mois). Tandis que Money voulait absolument poursuivre l'expérience (il venait de publier un article sur le cas « John/ Joan » tendant à valider sa méthode et sa théorie), l'adolescente se rebella, apprit la vérité de ses parents, coupa les ponts, puis, jeune adulte, entama une transition psychologique et corporelle vers la masculinité en adoptant le prénom David, avant de se marier et d'élever comme père les enfants de

6. J. Money et A. Ehrhardt, *Man and Woman, Boy and Girl : the Différentiation and Dimorphism of Gender Identity from Conception to Maturity*, Baltimore, Johns Hopkins University Press, 1972.

7. E. Dorlin, « Sexe, genre et intersexualité : la crise comme régime théorique », *Raisons politiques*, n° 18, 2005.

sa compagne. Bien plus tard, apprenant que Money continuait d'exercer et appliquait les mêmes théories et les mêmes méthodes, David décida de raconter son histoire au docteur Milton Diamond, opposé aux méthodes de Money, puis à la presse en 1997[8]. Le scandale écorna durablement la réputation de Money qui ne s'en remit jamais ; les parents témoignèrent également de l'emprise qu'avait eu Money à l'époque sur leur décision et la manière dont ils avaient ensuite accompagné la masculinisation de David. C'est dans ce contexte que le frère jumeau, Brian, qui avait été élevé « normalement » en garçon, frère de sa sœur puis devenu frère de son frère, se suicida en 2002, acte qui sans doute fut pour beaucoup dans le suicide survenu peu après de David en 2004.

À l'occasion de cette affaire, c'est l'ensemble des protocoles d'assignation précoce de sexe, inspirés des théories de Money, qui a été contesté. On dispose aujourd'hui de trois modèles opposés d'interprétation et d'orientation des pratiques cliniques.

Le premier modèle est d'inspiration naturaliste, biologisant, frontalement opposé à celui de Money. Défendu par le docteur Milton Diamond, ce modèle soutient qu'il existe un « noyau d'identité sexuelle » chez tout être humain, formé lors de l'embryogénèse, et qu'indépendamment des formes d'intersexuation, il finira par s'exprimer, conduisant ainsi l'enfant ou la personne à « découvrir » son « vrai » genre fondé sur son « vrai » sexe[9]. Diamond avait ainsi lu dans l'affaire David Reimer la vérification de sa théorie : bien qu'élevé en fille, le corps de David n'avait jamais perdu la vérité de son identité sexuelle, expliquant ainsi sa réticence au traitement de Money[10]. Non vérifiée, cette théorie permet cependant d'avancer des arguments naturalistes, repris par de nombreux acteurs intersexes, pour faire cesser les assignations de sexe précoces, considérées comme des mutilations inutiles et sur lesquelles, à l'exemple de David, il faudra revenir[11].

Le second modèle, toujours en cours de façon dominante, est l'héritier du protocole Money, même si les bases théoriques ne sont plus très bien fermement établies. L'idée est que nous vivons dans un monde genré très normatif et binaire, que les nécessités psychologiques, sociales et juridiques imposent une déclaration de sexe et de genre la plus précoce possible afin de ne pas laisser les enfants, les parents et l'entourage dans un vide facteur d'angoisse, et que cette déclaration précoce impose une assignation médicale précoce de sexe afin que l'angoisse et l'incertitude soit levée,

---

8. J. Colapinto, *As Nature Made Him : The Boy Who Was Raised as a Girl*, New York, Harper-Collins, 2000.

9. M. Diamond, « Sex, Gender, and Identity over the Years : A changing perspective », *Child and Adolescent Psychiatric Clinics of North America*, 13, 2004.

10. M. Diamond et K. Sigmundsen, « Sex reassignment at Birth: A Long-Term Review and Clinical Implications », *Archives of Pediatric and Adolescent Medicine*, 151, 1997.

11. M. Diamond et H. G. Beh, «Changes in Management of Children with Differences of Sex Development », *Nature Clinical Practice: Endocrinology & Metabolism*, 4(1), 2008.

permettant ainsi à l'enfant de grandir dans des conditions dites « normales »[12]. L'argument est ici celui d'un « trouble du développement sexuel »,
que la médecine et l'accompagnement psychologiques peuvent résoudre
pourvu que des équipes spécialisées soient capable de prendre en charge
les « paniques de genre » liées à l'impossibilité d'annoncer à la naissance
« c'est une fille » / « c'est un garçon »[13].

Ce second modèle fait depuis plusieurs années l'objet d'une critique de
plus en plus importante de la part de personnes intersexes adultes opérées
lorsqu'elles étaient bébés, qui considèrent que la médecine joue ici un rôle
qui n'est pas le sien et qui même enfreint les règles élémentaires de l'éthique médicale en décidant de mutiler des enfants et de leur assigner tel ou
tel sexe sans leur consentement et alors qu'il n'existe pas le plus souvent de
nécessité thérapeutique à une telle intervention. Cette médicalisation lourde
et à vie des corps est contestée non seulement pour les conséquences physiologiques et psychiques qu'elle entraine depuis l'enfance, mais aussi en raison du secret porté par les parents puis découvert par l'enfant. Par ailleurs,
à la différence des explications naturalistes de Diamond ou culturalistes de
Money, les militants intersexes s'appuient sur les acquis du féminisme et des
sciences sociales concernant l'analyse des rapports entre sexe et genre[14]. De
nombreux travaux ont ainsi mis en évidence, comme Money, que le rapport entre sexe et genre est un rapport social et non une nécessité naturelle, et qu'il est à ce titre modifiable par la culture, les pratiques et le droit.
Lorsque Simone de Beauvoir écrivait dès 1949, dans son livre fondateur du
féminisme contemporain *Le deuxième sexe*, « on ne naît pas femme, on le
devient », elle soulignait cette distinction fondamentale entre le fait de naître femelle (ou mâle, ou intersexe pourrait-on ajouter) et le fait de « devenir
femme », un « devenir femme » qu'elle dénonçait à l'époque comme étant
préjudiciable aux individus de sexe féminin car réduisant leur existence à
des traits psychologiques (docilité, patience, disponibilité, maternage, disponibilité sexuelle) et sociaux (subordination civile, civique, sociale, juridique) qui lui semblait inacceptables. Depuis, le féminisme a gagné pour
l'essentiel en droit, faisant reconnaître qu'en tout domaine l'égalité entre
homme et femme est normale et légitime. Cependant, on observe que malgré cela, la plupart des pratiques sociales continuent d'être fortement marquées par des inégalités et des discriminations envers non seulement les
femmes mais aussi ceux dont l'identification de genre et les pratiques sociales ne sont pas considérées comme « normales ». C'est le cas de l'homosexualité, qui n'est plus considérée comme une maladie mentale que depuis

---

12. H. F. L. Meyer-Bahlburg, « Lignes de conduite pour le traitement des enfants ayant
des troubles du développement du sexe », *Neuropsychiatrie de l'enfance et de l'adolescence*,
56, 2008.

13. A.-M. Rajon, « Ce que nous apprennent les parents d'enfants porteurs d'ambiguïté
génitale », *Neuropsychiatrie de l'enfance et de l'adolescence*, 56, 2008.

14. C. Kraus et *al.*, « Démédicaliser les corps, politiser les identités : convergences des luttes féministes et intersexes », *Nouvelles Questions Féministes*, 27, 1, 2008.

le début des années 1980, c'est le cas aussi des conduites transgenres, qui demeurent considérées comme une maladie mentale et ne sont pas protégées par le droit contre les discriminations. De sorte que la question de la nécessité et de la légitimité de plier les individus, dès la naissance, à ces normes de genre très réductrices (homme *versus* femme, sexe = genre) se pose de plus en plus au profit d'une lecture plus ouverte d'une identification de genre élaborée tout au long de la vie et même réversible, afin que nul ne soit « obligé » d'être un garçon ou une fille, et, plus précisément, tel modèle « masculin » de garçon ou tel modèle « féminin » de fille. Dans ce cadre, l'opposition à l'assignation médicale précoce de sexe se fait d'une part sur la base du respect de l'intégrité physique et du consentement des patients, d'autre part sur la base d'un accompagnement des enfants, des parents et de l'entourage dans la gestion de cette identification de genre non plus assignée mais construite. Il est ainsi possible d'assigner précocement un genre à l'enfant, sur la base des conformations physiologiques et des imaginaires des parents, sans assigner pour autant un sexe, laissant à l'éducation le soin d'ajuster, préciser voire modifier cette identification de genre, qu'elle conduise d'ailleurs ou pas au choix d'une modification corporelle ultérieure, éduquant d'ailleurs à ce titre l'entourage (familial, scolaire, amical) sur la non nécessité d'enfermement des personnes dans des stéréotypes rigides d'identité de genre (dont les pendants sont le sexisme, l'homophobie et la transphobie). Ce sont ces interrogations éthiques, politiques et culturelles qui conduisent à questionner très fortement, au sein même de la profession médicale, les protocoles en vigueur[15].

D'une façon plus générale, on peut voir dans ces cas minoritaires d'intersexuation, une bonne manière d'interroger les allants de soi faisant correspondre sexe et genre et qui ont longtemps permis, et sans doute encore aujourd'hui, de classer et de hiérarchiser les êtres selon des critères d'inégalité et d'anormalité dont on sait aujourd'hui qu'elle ne doivent rien à la nature mais tout aux rapports de pouvoir entre les groupes sociaux, le plus souvent contre le principe d'autonomie des individus. On lira dans le roman *Le chœur des femmes* de Martin Winckler, le plaidoyer d'un médecin pour une médecine plus attentive aux patients en tant qu'individus plutôt qu'en tant que représentants d'un sexe (ou d'une intersexuation), dénonçant ainsi des pratiques misogynes et normatives (en matière de contraception, d'avortement, de rapports à la douleur, de normes corporelles et psychiques) longtemps ancrées dans les imaginaires culturels et médicaux de la différence des sexes et des normalités de genre.

(*Éric Macé*)

---

15. C. Wiesemann, S. Ude-Koeller, G. Sinnecker et U. Thyen, « Ethical principles and recommandations for the médical management of differences of sex development (DSD)/intersex in children and adolescents », *European Journal of Pediatrics*, 169, 2010.

# Agents thérapeutiques et corps ressource

## 86. Histoire de la thérapeutique

Au XIXᵉ siècle, les dictionnaires médicaux définissaient la thérapeutique comme la « partie de la médecine consacrée à l'étude de la guérison des maladies, ou plutôt à celle de leur traitement, car la guérison est souvent impossible, et dans l'état actuel de nos connaissances beaucoup de maladies sont réputées incurables »[1]. Renvoyée ainsi à l'horizon d'un inaccessible salut du corps, la thérapeutique a durablement constitué la branche dévalorisée d'une médecine qui cherchait plutôt ses lettres de noblesse dans le regard clinique, le geste de l'homme de l'art et le prestige de savoirs conférés par la faculté. Aussi l'histoire classique de la thérapeutique oppose deux moments. Le premier est associé au dénigrement d'un passé thérapeutique identifié à l'inefficacité des traitements des médecins de Molière (purges, saignées, clystères*[2] ou la célèbre thériaque*) et au « charlatanisme » de marchands de remèdes abusant de la crédulité publique. En d'autres termes, un passé caractérisé par « l'impuissance thérapeutique » ou par la tromperie d'une médecine dont la reconnaissance ne se mesurait pas à ses performances curatives. À ce passé réputé obscur, l'histoire héroïque de la médecine oppose un second moment, celui de l'épopée de l'efficacité des traitements, prenant naissance dans la « révolution thérapeutique ». Celle-ci aurait connu ses prémisses dans la médecine expérimentale du XIXᵉ siècle et son triomphe à partir des années 1930 à la faveur d'une étroite association entre médecine, chimie et biologie. L'emblème de ce nouvel âge devenait le médicament, réunissant scientificité de la recherche en laboratoire, standardisation de la production industrielle et rationalisation des essais cliniques. Cette histoire du progrès thérapeutique a mis en valeur « l'invention pharmaceutique »[3], égrenant la liste des nouveaux principes actifs et des nouvelles molécules ponctuant les étapes du succès du médicament, depuis l'isolement et la purification de la morphine et de la quinine au début du XIXᵉ siècle jusqu'à l'émergence des produits phares de la seconde moitié du XXᵉ siècle, des antibiotiques aux antidépresseurs, qui traduisaient le pouvoir nouveau du médecin sur le corps humain.

S'il ne s'agit pas de battre en brèche cette vision optimiste du progrès médical, constatons toutefois que cette grille de lecture binaire opposant la rationalité de la pharmacopée moderne à l'empirisme de la « *materia medica* » ancienne, le scientifique au charlatan et, en somme, le succès

---

1. Guersant, « Thérapeutique », N.P. Adelon, J. Béclard, L.T. Biett et *al.*, *Dictionnaire de médecine*, 2ᵉ éd., Béchet Jeune et Labé, t. 29, 1844.

2. Voir le lexique en fin d'étude.

3. S. Chauveau, *L'invention pharmaceutique : la pharmacie française entre l'État et la société au XXᵉ siècle*, Paris, Institut Sanofi-Synthélabo, 1999.

à l'échec, ne suffit pas à rendre compte de la complexité des logiques à l'œuvre, qu'elles soient sociales, culturelles, économiques, voire politiques. Une grande diversité d'acteurs, d'objets, de pratiques a été enrôlée dans le processus thérapeutique quand il aboutit, au bout de la chaîne, à la prescription d'un traitement à un patient. La perspective historienne, plus soucieuse aujourd'hui de restituer cette complexité à l'œuvre pour mieux comprendre les enjeux de la relation thérapeutique, a élargi le champ de son observation. Elle s'intéresse à la variété des « agents thérapeutiques », qui ne recouvrent pas les seuls médicaments, mais tous les dispositifs sollicités pour améliorer l'état de santé d'un individu, des substances chimiques à la physiothérapie (l'action des agents physiques, comme la chaleur ou l'électricité), de la vaccination à l'intervention chirurgicale, jusqu'aux pratiques hygiéniques (repos, exercice, hydrothérapie, massage, climat, diététique, *etc.*). Tous ces agents font chacun appel à un ensemble de savoirs, mais aussi à des pratiques matérielles (le geste du thérapeute par exemple), à des techniques (qu'expriment notamment les instruments), à des objets (qui prennent forme, goût et couleur, comme le comprimé qu'on ingère ou le soluté qu'on injecte) ou encore à des croyances logées dans un médicament, lequel n'est jamais réductible à sa seule matérialité. Leur histoire est faite de relations entre le producteur, le pharmacien, le prescripteur, le thérapeute, l'usager, qui s'incarnent dans des lieux, du laboratoire à la firme industrielle, de l'officine au cabinet médical et à l'hôpital. Il faut aussi prêter attention au décryptage de leurs usages : que serait l'histoire de la thérapeutique sans la compréhension de la manière dont les patients adoptent ou rejettent, s'approprient ou négocient des traitements qu'on leur propose ou parfois qu'on leur impose ? Attachons-nous ici à la tension entre l'ancien et le nouveau, ainsi qu'à la notion de « révolution thérapeutique » qui en constitue la charnière.

### Du remède au médicament

L'avènement de la pharmacopée scientifique a suscité la vision rétrospective d'un passé rempli de ténèbres dans lesquelles auraient été plongées des populations longtemps réticentes à l'acte médical, méfiantes envers le médicament et convaincues de « nihilisme thérapeutique ». L'histoire sociale et culturelle de la médecine a fait justice de ces interprétations, montrant combien, dès la fin du XVIIIe siècle, la société française a été demandeuse de soins et précocement « médicalisée ». Dans l'expérience quotidienne des malades, la thérapeutique joue alors un grand rôle. Le médecin apportant à son patient sa docte prescription n'est pas le seul intervenant : s'y ajoutent nombre de « médiateurs » de santé qui participent à l'administration du soin, pharmacien préparateur, nourrice, sage-femme, religieux, chirurgien, mais aussi guérisseur ambulant ou local, ou encore herboriste[4]. Les pratiques d'automédication dans le cadre d'une médecine domesti-

---

4. O. Faure, *Les Français et leur médecine au XIXe siècle*, Paris, Belin, 1993.

que connaissent aussi un grand succès, comme l'attestent la renommée du livre du Suisse Samuel Tissot, l'*Avis au peuple sur sa santé*, ouvrage de vulgarisation destiné aux gens éclairés, publié en 1761, ou les dictionnaires médicaux pour les familles. Le recours à l'action thérapeutique prend chez le malade de multiples formes. Les remèdes, que l'on se procure chez le droguiste, sont définis comme des formules douées d'effets sur la santé, dont la composition peut rester secrète et les vertus n'être que symptomatiques. La frontière est mince avec les préparations hygiéniques du ressort du confiseur ou du parfumeur, qui, des infusions aux bouillons et aux sirops, revendiquent aussi le statut de remède. L'engouement pour le thermalisme, sous la forme des bains dans les stations et de l'absorption des eaux de boisson, est un autre témoignage de l'extension populaire de la préoccupation thérapeutique.

Mais la prégnance de cet intérêt pour la santé est surtout lisible dans la diffusion, dans la plupart des couches de la société et tout au long du XIXe siècle, du *médicament*. On entend alors par ce terme une substance obtenue au terme d'opérations de transformation des drogues d'origine, élaborée, présentée dans un but thérapeutique, sous une forme destinée à faciliter son emploi, et enfin prescrite. L'art de la « préparation » du médicament relève de l'exercice du pharmacien, dont la profession s'organise avec la loi de 1803 qui lui confère le monopole de la fabrication et de la vente. Cette loi encadre le combat durable de protection corporatiste contre la concurrence des pratiques jugées déviantes des charlatans de toute obédience. Les officines se multiplient, constituant un lieu hybride qui tient à la fois de la pratique d'une science, de la production artisanale ou déjà manufacturée, et du commerce. La thérapeutique est en effet le vecteur d'un marché, où s'organisent des stratégies commerciales et publicitaires autour de produits dont certains sont présentés comme des panacées universelles, tandis que d'autres, et de plus en plus, adoptent la voie de la spécialisation selon le principe « un médicament pour chaque maladie ».

Le développement de la thérapeutique ne se mesure donc pas à la seule efficacité des interventions de soin, qui suivrait irrésistiblement une courbe ascendante au fil du temps, mais résulte aussi d'authentiques mouvements de mode sanitaire, où les doctrines médicales jouent leur rôle. Ainsi le règne durable de la théorie antique des humeurs, fondée sur l'équilibre interne des fluides, justifie une thérapeutique holiste, visant l'ensemble du corps, que traduisent des régimes « curatifs » et la lutte contre les excès d'humeurs. Ou encore le vitalisme, qui attribue aux variations de la force vitale l'alternance de santé et de maladie, valorise des thérapeutiques stimulantes propres à renforcer l'élan vital[5]. La science médicale n'est toutefois pas seule à commander à l'introduction de la nouveauté. Le public lui-même en est juge qui, par l'affirmation de ses goûts ou de ses répugnances de consomma-

---

5. O. Faure (dir.), *Les thérapeutiques : savoirs et usages*, Lyon, Fondation Marcel Mérieux et Centre Pierre Léon, 1999.

teur, peut influer sur les choix du concepteur en matière de galénique et de mode d'administration. La disparition de formes pharmaceutiques anciennes telles que les apozèmes*, les sinapismes* ou les opiats*, l'apparition de nouvelles comme les comprimés, les gélules ou les ampoules, rappellent que la réception du médicament – ou les résistances à son encontre – passent par les caractéristiques multiples d'un objet aux dimensions matérielles, doté d'un cycle de vie propre qui n'est compréhensible que dans un contexte et selon les standards d'un temps.

### La « révolution chimiothérapique »

Ainsi, l'ancienneté des pratiques et la professionnalisation de la pharmacie montrent que le XIXᵉ siècle n'a rien du désert thérapeutique souvent décrit. De la fin du XIXᵉ siècle au milieu du XXᵉ, les discours médicaux mentionnent de façon contradictoire tantôt l'impuissance de la thérapeutique, tantôt ses pouvoirs miraculeux, et invoquent à chaque époque l'avènement d'une nouvelle révolution thérapeutique, rupture qui serait à la fois cognitive et chronologique, telle une barrière qui se déplacerait à mesure que les traitements progressent.

Le thème de la rupture puise ses principales ressources dans deux grands champs d'action thérapeutique qui inaugurent, dans les dernières décennies du XIXᵉ siècle, une période d'intensification de l'invention pharmaceutique. D'une part le traitement curatif chimique l'emporte sur les soins fondés sur l'hygiène, désormais renvoyés au seul domaine de la prévention. Dans les années 1880, les hypnotiques, aux fins d'induire le sommeil, les anesthésiques et les analgésiques, pour supprimer la douleur, ou encore les antiseptiques destinés à détruire les germes infectieux, ouvrent la voie à la « chimiothérapie » générale[6]. Cette chimie thérapeutique, créatrice de composés organiques doués de propriétés médicamenteuses, connaît de premiers grands succès avec la fameuse médication chimique antisyphilitique, le Salvarsan de Paul Ehrlich (1911). D'autre part, la mise en œuvre des savoirs de la microbiologie, vouée à l'étude des microorganismes dans le cadre du laboratoire, établit une véritable alternative thérapeutique, dont le mode d'action est biologique, et qui trouve pour principaux vecteurs la vaccination, utilisant des préparations d'origine microbienne, et la sérothérapie, fondée sur l'utilisation thérapeutique de sérum sanguin immunisant.

À ces deux champs d'action, correspondent deux types de transformation organisationnelle qui s'inscrivent aussi dans le schéma de la révolution thérapeutique. La première est associée à la revendication de scientificité émanant du laboratoire, lieu de la purification des substances, de l'exactitude quantifiée, de la standardisation des produits[7]. La quête d'une thérapeutique

---

6. G. Dillemann, H. Bonnemain, A. Boucherle, *La pharmacie française*, Paris, Tec & Doc, 1992.

7. C. Bonah, C. Masutti, A. Rasmussen, J. Simon (dir.), *Harmonizing Drugs. Standards in 20th Century Pharmaceutical History*, Paris, Glyphe, 2009 ; C. Gradmann, J. Simon, *Evaluating and Standardizing Therapeutic Agents 1890-1950*, London, Palgrave, 2010.

spécifique qui se fondait d'abord sur la physiologie (les fonctions et le fonctionnement des organismes), prend également appui sur la microbiologie, et ces deux sources nourrissent la représentation dominante d'une thérapeutique rationnelle qui se développerait depuis sa conception au laboratoire jusqu'à ses applications en clinique. Ce cheminement logique, du laboratoire à la clinique, devrait pourtant être nuancé, car les agents thérapeutiques sont souvent encore très indéterminés quand ils sont conçus et produits, et leurs usages restent alors à inventer. Le développement d'un médicament, loin de s'arrêter à sa mise sur le marché, ne fait alors que commencer. La seconde transformation est celle de l'industrialisation : le médicament devient l'objet d'une production de masse, qui émane soit de l'officine pharmaceutique devenant société anonyme et lieu de la fabrication d'usine, soit des grandes entreprises de la chimie qui investissent le domaine du médicament pour rapidement le dominer. Ces mutations s'accompagnent de la systématisation de l'évaluation des thérapeutiques, réclamées par les politiques de santé publique et par les compagnies d'assurance dont l'intervention va croissant. Au XXᵉ siècle, en la matière, ce sont les statistiques qui de plus en plus font preuve.

Le constat du progrès irrésistible de la thérapeutique, fruit du nombre et de l'efficacité croissants des produits, est cependant tempéré par les doléances des pharmaciens et des médecins. Ils regrettent que le médicament ne cesse de proliférer et échappe ainsi au contrôle du monde médical. S'expriment aussi les résistances des usagers. La pression incessante de la nouveauté et l'obsolescence rapide des produits suscitent chez les professionnels du médicament la quête constante de l'innovation et la préoccupation de la concurrence. Le règne sans partage de la « spécialité » pharmaceutique, médicament conditionné et porteur d'une marque, déjà dominant au XIXᵉ siècle, en est l'expression. Il est également le symbole de la marchandisation de la thérapeutique, du poids économique des marchés et de l'intervention des techniques de vente par la production d'une multiplicité de médicaments identiques sous des noms différents.

### Le médicament industriel

La notion de révolution thérapeutique est encore renouvelée dans la seconde moitié du XXᵉ siècle. Le centre de gravité de la thérapeutique connaît de nouveaux déplacements. Aux produits biologiques (vitamines, hormones sexuelles, depuis les années 1930, puis antibiotiques) se substituent de plus en plus des produits issus de la synthèse en chimie organique (psycho-pharmacologie, contraceptifs), puis biotechnologiques. La thérapeutique connaît des changements d'échelle. Sur le versant du laboratoire, ces transformations sont liées aux capacités de synthèse de nouvelles molécules que l'on associe systématiquement à la modélisation biologique des cibles thérapeutiques. Les processus de criblage (*screening*) permettent de sélectionner les composés qui seront essayés en clinique, dans le cadre d'essais contrôlés. Sur le versant de la production, la concentration industrielle tout comme le poids considérable des investissements financiers contraignent fortement la recherche. Sur le versant de la consommation enfin, l'individu n'est plus seul, grâce à l'émergence d'un système d'assurance-maladie à l'échelle de la société, théoriquement accessible à chaque personne, et à la mise en place d'institutions de santé publique chargées de la surveillance épidémiologique des populations, et de la régulation de la circulation et de l'utilisation des produits de santé[8]. L'agent thérapeutique est devenu un bien industriel, soumis à autorisation de commercialisation, évalué selon des normes d'essai standardisées et dont les effets sont justiciables d'une surveillance continue.

Les mises en cause de la thérapeutique se renouvellent elles aussi une fois encore, puisant dans le registre privilégié des effets pervers de l'innovation pharmaceutique. Un premier correctif apporté à la lecture d'une courbe linéaire du progrès thérapeutique réside dans la perception et la médiatisation croissantes des événements indésirables et accidents sanitaires, provoqués par cela même qui est censé soigner. La notion de danger thérapeutique est perçue comme la sanction de l'efficacité, celle d'une évaluation par essais où le médicament apparaît, de façon quasi inévitable, producteur d'effets secondaires négatifs sur des catégories de populations qu'il convient d'identifier. Dans les années 1960, l'affaire de la thalidomide[9], du nom d'un médicament sédatif qui provoqua, à travers le monde, des malformations congénitales majeures chez les milliers d'enfants nés des femmes enceintes qui l'utilisèrent, devint le symbole de la catastrophe sanitaire liée à l'innovation thérapeutique mal contrôlée[10], et le déclencheur d'une prise de conscience publique des nécessités de la régulation. Au-delà encore, émerge la notion de risque iatrogène qui est analysé comme un « dégât du progrès » et lu comme la conséquence d'interventions thérapeutiques complexes et nombreuses, qui ne se limitent pas toujours à des pathologies avérées, mais peuvent ne viser qu'à la prévention ou à l'amélioration de la qualité de vie. En témoignent par exemple les controverses des années 2000 aux États-Unis sur les bénéfices des thérapies hormonales substitutives (THS) employées pour soulager les symptômes douloureux ou inconfortables associés à la ménopause, thérapies qui furent incriminées dans l'augmentation du risque de cancer du sein et d'accidents vasculaires. Un deuxième correctif à la lecture du progrès thérapeutique qui serait la seule conséquence de l'avancement scientifique et médical est formulé dans la revendication du rôle des patients comme acteurs des systèmes de soin. Ceux-ci ne sont pas les simples destinataires passifs d'une médicalisation imposée, comme en témoignent les

---

8. J.-P. Gaudillière, *La médecine et les sciences XIX<sup>e</sup>-XX<sup>e</sup> siècles*, Paris, La Découverte, 2006.

9. A. Daemmrich, « La tragédie de la Thalidomide : Affaires judiciaires et réponses législatives, 1959-1971 », C. Bonah, É. Lepicard, V. Roelcke (dir.), *La médecine expérimentale au tribunal. Implications éthiques de quelques procès médicaux du XX<sup>e</sup> siècle européen*, Paris, Éditions des Archives Contemporaines, 2003, p. 291-318.

10. Voir la contribution « La médecine, l'opinion publique et le scandale ».

controverses publiques issues de la gestion du risque sanitaire, dans lesquelles les patients et victimes entendent peser de plus en plus fortement. Ainsi, par exemple, les collectifs de malades nés dans le cadre de la lutte contre le sida à la fin du XXe siècle n'ont pas seulement agi en groupes de pression afin que l'épidémie devienne une priorité des politiques de santé publique et des investissements cliniques, mais ont souhaité contribuer aux stratégies de recherche en constituant leur propre expertise[11]. À un tout autre niveau, celui de l'individu, la revendication du rôle des patients figure aussi dans l'affirmation de la spécificité de la thérapeutique, prenant en compte l'individualité du malade et la singularité de sa maladie, à rebours de l'évolution du médicament moderne, standardisé, correspondant à des symptômes universels et dont les usages unifiés seraient les mêmes pour tous. Cette affirmation connaît différentes expressions, les unes mettant par exemple l'accent sur l'individualisation de la relation entre un médecin et son patient, les autres théorisant l'importance du placebo qui met en exergue les effets de substances dépourvues de principe actif, ou le fait que la même substance chimique agit différemment sur chaque individu. Un troisième correctif à la lecture optimiste de l'avancement irrésistible de la thérapeutique souligne les effets pervers du progrès, qui s'incarnent dans la question de l'accès au médicament. Si le droit « d'assurer sa santé », en ayant accès aux soins médicaux, est inscrit dans la déclaration universelle des droits de l'homme (« Toute personne a droit à un niveau de vie suffisant pour assurer sa santé, son bien-être et ceux de sa famille, notamment pour l'alimentation, l'habillement, le logement, les soins médicaux ainsi que pour les services sociaux nécessaires », article 25.1), encore est-il soumis à la garantie d'un niveau de vie suffisant. Or les contraintes liées à l'industrialisation de l'invention et de la production des agents thérapeutiques ont, à l'échelle mondiale, écarté les pays moins solvables du droit à la santé publique. Au sein même des pays disposant de systèmes de sécurité sociale, les logiques propres au financement de l'innovation créent des inégalités face au souci permanent d'accéder à la nouveauté des molécules et des traitements, que suscitent entre autres les maladies émergentes ou les risques sanitaires inédits.

L'importance de ces enjeux rappelle qu'une histoire de la thérapeutique ne saurait se dispenser d'une approche éthique liée aux modes de circulation économique et sociale de biens de consommation, pas plus qu'elle ne pourrait passer sous silence leur dimension de biens symboliques, appelant à une philosophie de leurs usages et des valeurs dont ils sont porteurs. L'approche historique souligne quant à elle combien, en deux siècles, des questions récurrentes, mais constamment reformulées, sont logées au cœur

---

11. J.-P. Gaudillière, *op. cit.* S. Dalgalarrondo, « Quelle place pour les associations de malades dans le processus d'innovation médicamenteuse ? Le cas des maladies rares », *Revue française des affaires sociales*, 3-4, juin-décembre 2007, p. 171-191. S. Dalgalarrondo, *Sida : la course aux molécules*, Paris, Éditions de l'EHESS, 2004. J. Barbot, *Les malades en mouvements. La médecine et la science à l'épreuve du sida*, Paris, Balland, 2002.

de la thérapeutique : en particulier, l'interaction entre une valeur médicale qui en appelle à l'éprouvé et à l'efficacité, une valeur économique qui prône la nouveauté, et une valeur marchande qui rend aiguë l'inégalité de la distribution.

(*Christian Bonah, Anne Rasmussen*)

\* thériaque : contrepoison préparé dès l'Antiquité, célèbre pour la multiplicité des ingrédients végétaux, minéraux et animaux qui entraient dans sa composition, dont la fameuse chair séchée de vipère
\* clystère : lavement, qui prend la forme d'un traitement liquide introduit dans le corps à l'aide d'une seringue, très fréquent aux XVIIe et XVIIIe siècles
\* apozème : décoction de substances végétales
\* sinapisme : traitement révulsif par application d'un cataplasme à base de moutarde ou de farine
\* opiat : préparation de consistance molle constituée de poudres mélangées à du sirop, à laquelle on ajoutait de l'opium

**Références :**
C. Bonah, C. Masutti, A. Rasmussen, J. Simon (dir.), *Harmonizing Drugs. Standards in 20th Century Pharmaceutical History*, Paris, Glyphe, 2009.
C. Bonah, A. Rasmussen (dir.), *Histoire et médicament aux XIXe et XXe siècles*, Paris, Glyphe, 2005.
F. Chast, *Histoire contemporaine des médicaments*, Paris, La Découverte, 1995.
J.-P. Gaudillière, *La médecine et les sciences XIXe-XXe siècles*, Paris, La Découverte, 2006.
C. Gradmann, J. Simon, *Evaluating and Standardizing Therapeutic Agents 1890-1950*, London, Palgrave, 2010.

## 87. En quel sens mon corps m'appartient-il ?

### L'expérience du corps propre

L'idée de propriété du corps a une pertinence particulière pour penser la pratique médicale. Elle se décline en plusieurs sens. On peut, tout d'abord, éprouver un sentiment de possession (« ce corps-là, c'est le mien »), que l'on peut décrire comme expérience du *corps qui m'est propre*. L'idée de propriété du corps se décompose ici en deux éléments : j'identifie qu'il s'agit-là de mon corps et j'accepte ce corps. Dans ces deux dimensions, la reconnaissance d'un corps comme sien ne va pas de soi ; elle relève d'un processus d'élaboration qui peut être fragilisé à tout moment au cours de l'existence humaine. On peut tous faire l'expérience d'une non-reconnaissance ou d'un refus d'accepter comme « mien » ce corps. La médecine est particulièrement concernée par cette expérience. Ainsi, à l'occasion d'un examen médical mettant en jeu des techniques d'imagerie médicale, d'une transformation physique (accident, maladie, grossesse), de l'avancée en âge (adolescence, vieillissement), ou dans des comportements pathologiques comme l'anorexie, on peut ne plus identifier ce corps comme *son* corps, et/ou ne pas accepter son corps tel qu'il est. En outre, notre corps lui-même semble parfois échapper à notre contrôle : quotidiennement bien sûr (fatigue, blessures), et aussi au cours de la maladie, où il semble vivre d'une vie propre, et, de façon dramatique, au moment de la mort.

L'expérience de la propriété de soi n'est donc pas nécessairement permanente. Elle relève aussi sans doute d'un processus d'élaboration psychique dont un moment fort a été identifié comme le stade du miroir, moment où l'enfant reconnaît son image dans le miroir entre 6 et 18 mois. Initialement, l'enfant ne vit pas son corps comme une totalité unifiée et n'arrive pas à distinguer son corps de ce qui lui est extérieur. Il le perçoit comme quelque chose de dispersé, de morcelé (comme dans la schizophrénie). C'est le stade du miroir qui va mettre un terme définitif à ce fantasme. Il permet à l'enfant d'accéder à un vécu psychique de son corps, à une représentation de son corps comme une totalité unifiée, en une seule image, et à une identité. Dans ses développements ultérieurs, après les analyses fondatrices de Henri Wallon et Jacques Lacan, et notamment chez Françoise Dolto, un aspect essentiel de cette explication psychanalytique est qu'elle met l'accent sur la médiation du regard maternel dans le processus de reconnaissance, par l'enfant, de son propre corps dans le miroir.

L'expérience du *corps propre* n'est pas l'expérience d'une chose. L'avoir se redouble de l'être : on éprouve sans contradiction le double sentiment d'*être* et d'*avoir* son corps. On perçoit sa chair en tant qu'incarnation de son être, tant à travers le contrôle exercé sur son corps qu'à l'occasion des soins que lui sont prodigués. De ce point de vue, être souffrant, ce n'est pas seulement se voir abandonné par son corps, c'est aussi sans doute perdre une part de soi-même, ce qui rend parfois artificielle la distinction entre la souffrance liée à la maladie et la souffrance « existentielle ». La pensée phénoménologique de Jean-Paul Sartre et de Maurice Merleau Ponty, à partir de la réflexion de Edmond Husserl, a notablement contribué à éclairer cette spécificité de la relation de la personne à son corps. Dans la réflexion sur l'éthique de la médecine et la relation entre patient et médecin, on peut chercher à tirer profit de cette intuition fondatrice de la phénoménologie qui récuse la vision dualiste du rapport entre corps et esprit.

### Quand mon corps devient une chose

La question « possédons-nous notre corps ? » ne se pose pas seulement à propos du rapport de soi à soi. Le corps, mon corps, est toujours pris dans un faisceau de points de vue, de désirs ou d'intérêts qui se recoupent ou non : il y a l'expérience personnelle, individuelle que l'on peut avoir de son corps, mais aussi le rapport au corps de l'autre et le rapport de l'autre, des autres à mon corps. C'est notamment dans le rapport à autrui que l'expérience du *corps propre*, décrite ci-dessus, peut-être remise en cause et que l'expérience d'une « chosification », parfois consentie, le plus souvent forcée, peut avoir lieu. Comme l'a souligné Marthe Nussbaum, la « chosification » de la personne s'entend en plusieurs sens qui mettent parfois directement le corps en jeu. Dans la relation à autrui, elle renvoie aux situations où ce dernier m'instrumentalise, nie mon autonomie, me traite comme un être passif, interchangeable, voire ne respecte pas mon intégrité corporelle, dispose de moi comme un objet commercialisable ou encore fait fi de ma subjectivité. Face aux diverses expériences de « chosification » du corps, qu'elles relèvent d'une contrainte institutionnalisée ou non, peut intervenir la revendication de « libre disposition » de son corps.

La médecine est également concernée par cette seconde signification de l'idée de propriété du corps. Le traitement contemporain, à la fois dans la réflexion morale et juridique, de la question du consentement (aux soins, aux expérimentations liées à la recherche biomédicale, aux usages du corps tels que le prélèvement d'un organe en vue d'une greffe) exprime aujourd'hui le souci qu'ont les médecins, les chercheurs et les citoyens de définir des formes de soins, de participation des individus dans les essais thérapeutiques ou d'usage de leurs corps, respectueuses de leur personne et étrangères à toute « chosification » non acceptée.

À la question « possédons-nous notre corps ? », la réponse de la revendication de libre disposition de son corps coexiste avec celle de l'expérience de reconnaissance. Ce sont néanmoins deux points de vue distincts sur le rapport de l'individu au corps. Ils ne sont pas redondants l'un par rapport à l'autre et ne coïncident pas nécessairement : je peux faire l'expérience positive d'une reconnaissance comme identification et acceptation de mon corps et me voir niée la libre disposition de mon corps par plus fort que moi ou par la loi. Inversement, je peux avoir un rapport perturbé à mon corps propre, sans que soit mise en cause par autrui ou par la collectivité la libre disposition que j'en ai. Enfin, rien n'indique que l'on passe d'une reconnaissance de son « corps propre » à la revendication de la libre disposition de son corps, fût-elle exprimée à des fins de défense et de protection.

### Suis-je propriétaire de mon identité biologique ?

Expérience du *corps propre*, expérience du corps comme sien, revendiqué, assumé, ou comme « chose » de l'autre : à ces éléments d'identification du corps de la personne qui mobilisent l'idée de propriété du corps, il faut ajouter une troisième dimension, également pertinente pour la médecine et surtout pour la recherche. En effet, l'état contemporain des sciences biomédicales débouche sur une représentation du corps qui pose la question de la propriété du corps en un sens différent des aspects précédemment évoqués. Depuis la mise en évidence de la structure de l'ADN en 1953 et la formulation du projet visant à déterminer la structure complète du génome humain en 1986, une nouvelle conception de l'être humain a vu le jour : celle d'un être caractérisé par une identité génétique unique, mais aussi partie prenante d'un ensemble plus vaste, dénommé « le vivant », où l'homme côtoie l'animal, le végétal et le microbe. Notre corps, c'est aussi cet ensemble de gènes susceptibles d'intéresser chercheurs, médecins et entrepreneurs pharmaceutiques à des fins de connaissance, de manipulation ou d'usage, thérapeutique notamment, et d'exploitation commerciale.

Si la question de la propriété se pose à l'égard de cette nouvelle identité du corps de chacun, c'est plus spécifiquement à propos de l'information que je souhaite ou non garder secrète, partager, diffuser, et des ressources que recèle ce corps. Qu'ai-je le droit de conserver par devers moi ou le devoir de faire connaître auprès de ma famille, de mes amis, de mon employeur, de mon agent d'assurances ? La question se pose-t-elle de la même façon selon que je suis suspecté d'un délit ou libre de tout chef d'accusation ? À l'inverse, que puis-je exiger d'autrui en matière de connaissances et d'informations relatives à son corps ? Puis-je, par exemple, me prévaloir d'un droit à connaître mes origines, exiger d'un membre de ma famille qu'il procède au dépistage d'une maladie infectieuse et génétique constatée chez moi ? Ces questions se posent en termes autant juridiques que moraux. Elles renvoient parfois à des problèmes inédits, notamment lorsqu'elles concernent le rapport entre deux libertés, ou du moins à des difficultés qui ne sont pas réglées, dans le champ de la pratique médicale, par la seule invocation du secret professionnel, pilier de la déontologie médicale.

Le droit est le reflet de la complexité de notre identité corporelle. Ainsi, le droit français repose sur l'identification de la personne à son corps. Il renvoie à cet égard d'une certaine manière à l'expérience du *corps propre*, au caractère unique et original de ce rapport de possession qui est une forme de constitution de soi et il entend protéger une telle expérience. Cependant, dès 1994 et le vote des premières lois de bioéthique, il a introduit la mise en commerce juridique de certaines parties du corps humain, dénommées « éléments » ou « produits », afin de répondre aux besoins de la recherche biomédicale et aux nécessités thérapeutiques. Aujourd'hui, le corps en tant que part du vivant, ressource biologique à manipuler et à gérer, fait l'objet de diverses opérations juridiques, parmi lesquelles le contrat. La subtilité de ce régime juridique réside dans le fait que le corps n'est pas pour autant devenu une « chose » commercialisable, mais plutôt une chose protégée (comme le droit en connaît par ailleurs, des sépultures au patrimoine culturel), en fait surtout par rapport à l'individu lui-même à qui l'on n'a pas accordé les prérogatives classiques du droit de propriété (le *fructus* et l'*abusus*). Au médecin tout autant qu'au juriste, il incombe d'avoir en vue toutes ces dimensions de l'idée de propriété du corps. Toute la difficulté, pour le médecin, réside dans la question de l'articulation de ces diverses significations et dans la nécessité de ne gommer aucun des aspects qu'elle recèle, qu'il s'agisse de la relation de la personne à son corps, ou des besoins ou des attentes d'autrui vis-à-vis de celui-ci.

(*Marie Gaille*)

**Références :**
J. Kehr, J. Niewhöner, J. Vailly, *De la vie biologique à la vie sociale*, Paris, La Découverte, 2011
V. Gateau, *Pour une philosophie du don d'organes*, Paris, Vrin, 2009

## 88. Les règles juridiques de la propriété du corps humain

Ainsi que le résume fort bien Michela Marzano, « notre corps est l'une des évidences de notre existence : c'est *dans* et *avec* notre corps que nous sommes nés, que nous vivons, que nous mourons ; c'est *dans* et *avec* notre corps que nous construisons nos relations avec autrui. Mais sommes-nous ou avons-nous notre corps ? »[1]. L'existence corporelle de l'être humain conduit à la double constatation que chaque individu *est* son corps et *a* un corps. Mais bien qu'il existe une réalité matérielle du corps, la personne n'entretient pas avec son corps un rapport de propriété ; en effet, la propriété est un lien de droit d'une personne sur des biens ce qui implique qu'ils soient extérieurs à elle, alors que le corps humain étant celui de la personne est intrinsèquement lié à cette dernière.

Il peut donc paraître étrange de s'interroger sur le point de savoir si le corps humain pourrait être l'objet d'une appropriation ; ce questionnement qui est récent a émergé avec l'utilisation du corps humain comme entité biologique objectivée. C'est cette réalité qui a entraîné l'adoption de règles nouvelles, les lois bioéthiques de 1994 (loi n° 94-653 et n° 94-654 du 29 juillet 1994) qui ont introduit pour la première fois des énoncés juridiques désignant *explicitement* le corps humain, qui fait désormais l'objet de règles juridiques spécifiques. Jusqu'à cette date, le corps humain n'était pas dissocié de la personne ; il était pris en considération de manière indirecte au titre des atteintes volontaires ou involontaires portées à son intégrité physique. Ces dernières régies dès l'origine par des règles pénales – Code pénal de 1791 – relèvent depuis cette date de la catégorie des « crimes et délits contre les *personnes* ».

Cependant, dans le champ des pratiques médicales de soins nécessitant des interventions chirurgicales, il a été admis dès le XIXe siècle que le médecin ou le chirurgien n'encourent pas de responsabilité pénale du fait des atteintes qu'ils font subir à l'intégrité physique de leurs patients, car

---

1. M. Marzano (dir.), *Dictionnaire du corps*, PUF, 2007.

ils sont investis par les lois organisant leur profession de la fonction de soigner les malades. C'est parce qu'il y aurait contradiction à ce qu'un médecin, exerçant les fonctions qu'une loi lui a conférées, tombe sous le coup d'une autre loi pour un tel comportement, que ce dernier bénéficie d'une impunité. Encore faut-il que ces interventions soient entreprises *dans l'intérêt thérapeutique de la personne soignée.*

En revanche, quand le corps humain est devenu intéressant comme *substrat biologique*, soit en tant que moyen d'acquisition de connaissances nouvelles – notamment, expérimentations entreprises sur le corps – soit en tant que gisement précieux d'éléments divers, la question de l'accès au *corps biologique* de la personne s'est posée. C'est à partir des années 1950 que la « scientifisation » accrue de la médecine et sa « biologisation » vont contribuer à faire de la médecine contemporaine une biomédecine. Les connaissances dont on dispose actuellement sont de nature biologique et génétique ; corrélées à l'affinement de nouvelles techniques – telle que la cryoconservation, la transplantation, *etc.* – elles ont contribué au développement d'une médecine de la prothèse et de la substitution biologique ; ainsi peut-on envisager de greffer un rein à un insuffisant rénal, un cœur à un insuffisant cardiaque, d'utiliser une veine saphène pour remplacer une artère. Toutefois, cette médecine de la substitution est *dépendante de l'obtention* d'organes et d'éléments du corps humain, qui ne se trouvent que *dans* le corps humain, constituant à ce titre une source d'éléments biologiques.

L'adoption de règles en la matière a été aussi longue que difficile parce que toutes ces pratiques médicales risquent de réduire les individus à leur structure biologique et ce, d'autant plus, que la grande majorité d'entre elles sont conduites dans l'intérêt thérapeutique *d'une autre personne* que celle sur qui elles sont réalisées. En autonomisant le corps, on le dissocie de la personne, ce qui permet *de le penser comme extérieur à elle-même,* à l'instar d'une chose, d'un objet. Il a donc fallu créer des règles autorisant l'accès au corps humain dans l'intérêt d'autrui, en veillant à conserver la dimension de personne de l'individu, afin que cette dernière ne soit pas réduite à un matériau biologique susceptible d'appropriation.

Pour parvenir à ce résultat, le choix du législateur a été le suivant : d'une part, protéger la personne dans son corps, en écartant toute possibilité pour cette dernière de négociation de gré à gré de son corps et de ses éléments, ceux-ci n'étant pas des biens appropriables ; d'autre part, ne pas empêcher l'utilisation du corps humain ou l'obtention des éléments biologiques issus du corps en reconnaissant aux médecins le pouvoir d'accéder au corps en fixant les conditions autorisant ces différentes pratiques.

### Le corps humain étant celui de la personne, il ne peut, de même que ses éléments, constituer un bien appropriable

Les lois de bioéthique n° 94-653 et n° 94-654 du 29 juillet 1994 ont exclu de manière expresse l'application au corps humain des règles régissant les biens : « le corps humain, *ses éléments* et ses produits *ne peuvent pas faire l'objet d'un droit patrimonial* » tandis que « les conventions ayant pour objet de conférer une valeur patrimoniale au corps humain, à ses éléments ou à ses produits, sont nulles » ; enfin « *aucune rémunération ne peut être allouée à* celui qui se prête à une expérimentation sur sa personne, au prélèvement d'éléments de son corps ou à la collecte de produits de celui-ci ». N'étant pas des biens, le corps humain et ses éléments ne peuvent être appropriés et aboutir à un accord par lequel une personne mettrait son corps à la disposition d'une autre personne pour qu'elle l'utilise ou lui transférerait un des éléments de son corps.

Cette impossibilité existe que la personne se propose de le transférer *moyennant un prix ou à titre gratuit.* Certes, les exposés des projets de lois ainsi que les débats parlementaires n'ont cessé d'affirmer que les règles à mettre en place avaient pour objectif de faire en sorte que le corps humain ne soit pas traité comme une marchandise. Si l'effet recherché était bien la non commercialisation de leur corps par les personnes, les règles adoptées ont une portée bien plus large. Ne faisant pas partie du patrimoine de la personne, le corps comme ses éléments ne sont pas des biens ; ils ne peuvent pas être transférés à quiconque, leur aliénation étant impossible aussi bien à titre onéreux (vente) qu'à titre gratuit (donation), faute que la personne en soit propriétaire.

Cependant, une telle affirmation paraît en contradiction avec plusieurs dispositions des deux lois bioéthiques qui utilisent les termes de « don » et de « donneur », du moins celles qui concernent les éléments ou les produits du corps humain : si la personne « donne », cela ne signifie-t-il pas qu'elle accepte de se dépouiller, à titre gracieux, d'un élément de son corps qu'elle transmet à celui ou à celle qui en a besoin ? Pour que cela soit possible, encore faudrait-il que son corps comme ses éléments soient extérieurs à elle-même.

On voit mal comment la personne pourrait « donner » son corps, sauf à imaginer soit une prise de « possession » par autrui, soit la perte de sa vie. Quant aux éléments biologiques de son corps, voudrait-elle les « donner » qu'elle ne le pourrait pas et matériellement et juridiquement : quelle que soit la chose, sa dévolution est dépendante de sa disponibilité. Or les éléments biologiques d'origine humaine étant intégrés au corps ne sont pas directement accessibles ; ils ne sont disponibles qu'autant qu'ils ont été séparés du corps de la personne. Ainsi Hegel a-t-il fait observer que « je peux me défaire de ma propriété [...] et abandonner ma chose [...] ou la transmettre à la volonté d'autrui, *mais seulement dans la mesure où la chose par nature est extérieure.* Par suite sont inaliénables et imprescriptibles avec les droits afférents, les biens ou plutôt les déterminations substantielles qui constituent ma propre personne » et d'ajouter « les exemples de l'aliénation de la personnalité sont l'esclavage, la propriété corporelle [...] le droit à une telle inaliénabilité est imprescriptible, car l'acte par lequel je prends possession de ma personnalité et de son essence substantielle et par lequel je me rends personne juridique responsable… supprime les conditions d'extériorité et c'est l'extériorité qui seule les rendait capables d'être possédés par autrui ». Aussi, une personne qui souhaiterait faire bénéficier d'éléments de son corps une autre personne qui en aurait besoin, ne le pourrait qu'à condition de pouvoir compter sur la complicité d'un médecin ; pour être transférables à autrui, il faut qu'ils soient au préalable détachés de son corps, séparation qui nécessite une intervention chirurgicale.

Du reste, les règles qui fixent les conditions d'obtention utilisent le terme de prélèvement, rendant explicite la nécessité d'une atteinte à l'intégrité physique de la personne. Pourtant, ces mêmes textes se réfèrent au « don » et au « donneur », semblant induire que c'est la *personne* qui décide de se dépouiller d'une partie d'elle-même. Puisqu'une cession, même à titre gratuit, n'est pas envisageable, on peut proposer l'explication suivante de la référence au « don » : privilégier la générosité de la personne en mettant en avant le don est un moyen d'occulter l'atteinte à l'intégrité corporelle indispensable à l'obtention des éléments du corps humain. C'est l'image des médecins qui est ainsi sauvegardée : ils n'apparaissent pas comme des agresseurs, puisqu'ils semblent réaliser les souhaits de la personne, un don impliquant l'expression d'une volonté. Pourtant, ce ne sont jamais *les personnes elles-mêmes* qui prennent la décision de proposer un de leurs éléments ; certes, l'accès au corps biologique n'est pas possible en cas de désaccord de la personne, mais seuls les médecins peuvent prendre cette décision.

### L'utilisation du corps humain ou l'obtention d'un élément biologique est réservé aux médecins qui seuls ont accès au corps biologique

Le texte qui affirme que « le corps humain, *ses éléments* et ses produits *ne peuvent pas faire l'objet d'un droit patrimonial* » est également celui qui reconnaît à « chacun » le « *droit au respect de son corps* » et proclame l'inviolabilité du corps : ainsi, le corps et ses éléments sont exclus du patrimoine, tandis que l'éminence de la personne au travers de son corps est assurée en érigeant son respect en droit subjectif.

Le corps étant intouchable et la personne ne pouvant faire l'objet d'aucune atteinte à son intégrité physique, à s'en tenir à ces textes, on devrait conclure que non seulement l'utilisation du corps et l'obtention d'éléments par la voie d'un contrat de gré à gré est fermée, mais également que toute utilisation et/ou obtention est impossible. Cette conclusion ne serait pas absurde pour au moins deux raisons : 1) le droit au respect du corps humain pour chacun est un *droit de la personnalité* qui, à ce titre, est insusceptible de renonciation ; 2) en outre, une autre disposition prévoit qu'« il ne peut être porté atteinte à l'intégrité du corps humain *qu'en cas de nécessité médicale pour la personne* ».

Cette nouvelle règle régirait au titre des droits subjectifs des situations jusqu'alors traitées dans le cadre des atteintes subies, donc du droit de la responsabilité, notamment pénale : toute atteinte à l'intégrité physique, sauf dans le cas de soins utiles à la personne, constituerait à la fois l'irrespect du droit à la protection du corps et une infraction volontaire. Mais alors *comment expliquer que, tant la loi relative à l'expérimentation sur l'homme que les lois bioéthiques, autorisent l'accès du corps humain dans un intérêt autre que celui de la personne concernée ?*

La reconnaissance à toute personne du droit au respect du corps humain, droit de la personnalité en principe indisponible, a pour conséquence l'impossibilité pour la personne de renoncer à la protection juridique instaurée par ce texte. Pourtant, le projet de loi relatif au corps humain qui créait ce nouveau droit a explicitement envisagé cette possibilité. Il a en effet prévu que « *le droit de l'individu à l'intégrité de son corps doit être parfois combiné avec d'autres droits, libertés ou intérêts supérieurs* », précisant qu'une « *atteinte à l'intégrité corporelle peut être justifiée par l'intérêt d'un tiers (don et greffe d'organe) ou de la société (recherche scientifique)* ». Toutefois, l'atteinte étant légitimée par l'intérêt d'autrui, elle ne peut être réalisée sans le consentement de la personne qui doit être « recueilli avant toute intervention sur son corps ».

Ainsi, tandis que le code civil édicte des règles protectrices de la personne au travers de son corps, le *Code de la santé publique* fixe les *règles d'accès au corps biologique* dans l'intérêt de ceux qui en ont besoin et qui, par hypothèse, n'est pas celui de la personne qui subit l'atteinte que nécessite l'utilisation du corps pour une recherche ou le prélèvement. Les conditions fixées pour la conduite de ces différentes activités – recherche biomédicale, sang humain, organes, tissus, cellules et produits – sont à la fois très précises et propres à chacune des catégories concernées. Toutefois l'ensemble des dispositions en vigueur présente deux traits caractéristiques :

1) ces activités médicales ne peuvent être exercées que dans le cadre strict de la ou des finalités *explicitement définies par la loi* et seuls les médecins sont habilités à accéder au corps humain dans une finalité thérapeutique et scientifique ; ces règles constituent une *cause d'irresponsabilité pénale* pour les médecins qui sont amenés à prélever des organes, des produits, des cellules du corps humain sur une personne, voire à utiliser son corps sans intérêt thérapeutique pour elle ;

2) l'autorisation de la pratique en question est soumise à la condition de l'obtention de l'accord de la personne : ils ne peuvent rien entreprendre *sans* son consentement ; les énoncés sont construits sur un mode restrictif : ainsi, « le prélèvement d'éléments du corps humain et la collecte de ses produits ne peuvent être pratiqués *sans le consentement* préalable du donneur » ; de même, « aucune recherche biomédicale ne peut être pratiquée sur une personne *sans son consentement* libre et éclairé, recueilli après que lui a été délivrée l'information prévue à l'article L. 1122-1 ». Ce n'est donc pas la personne qui fait la proposition soit de mettre son corps ou les éléments de son corps à la disposition de ceux qui en ont besoin ; ce sont les médecins qui *prennent la décision* de demander cette autorisation – ce qui leur permet d'exercer leur choix et de ne faire une demande que lorsque le « profil biologique » de la personne présente un intérêt.

C'est ainsi qu'en fonction de la nature d'un projet d'expérimentation sur l'homme, ils vont procéder à une recherche active des catégories de personnes susceptibles de s'y prêter ; de même, les organes ou la moelle osseuse seront recherchés sur les personnes compatibles avec les receveurs en attente de greffe. Aussi tous les énoncés des règles applicables au corps humain et à ses éléments *sont-ils référés à ceux qui exercent telle ou telle activité*. C'est *au médecin qu'incombe le choix de la décision* ; mais il ne peut pas l'imposer à la personne à qui il s'adresse, d'où l'obligation qui pèse sur lui d'obtenir l'accord de la personne : en cas de refus, il ne peut passer outre, mais, dans ce système, elle ne fait aucune proposition. Ainsi l'accord donné au médecin opère *acceptation sur soi-même de l'atteinte* qui permettra à un médecin soit d'utiliser le corps, soit de prélever les éléments corporels recherchés.

En définitive, le corps n'appartient pas à la personne au sens où il n'est pas un bien qu'elle pourrait céder comme elle l'entend. Cependant, que le législateur ait pu redouter que des personnes se considèrent comme propriétaires de leur corps exprime la crainte de le voir réduit à une marchandise, les personnes proposant de « vendre » leur corps – ou du moins, son utilisation – et/ou leurs organes. Aussi les textes font-ils référence, de manière répétée et insistante, au « don » marquant ainsi le souhait de conforter le modèle « français » de la « gratuité » ; mais si l'intention gratifiante de la personne était déterminante, c'est elle seule qui prendrait la décision de se défaire généreusement d'éléments de son corps ou proposerait de mettre ce dernier à la disposition des chercheurs. Si tel était le cas, leur obtention et l'utilisation du corps dépendraient entièrement des bonnes volontés qui s'exprimeraient, mais sans qu'on sache très bien dans quel cadre.

Tel n'est pas le cas, dans la mesure où l'une et l'autre situations correspondent à des activités de nature médicale qui sont l'objet d'une organisation très précise et dans la mesure où ce sont les médecins qui ont le pouvoir de faire une demande à une personne. Certes, ils sont dépendants de la réponse favorable qui leur sera faite, mais eux seuls ont un rôle moteur dans la sollicitation de personnes dont le profil biologique est en adéquation avec les besoins dont ils déterminent les contours.

En réalité, le « don » est une manière de gommer le prélèvement en mettant l'accent sur le consentement de la personne : puisqu'elle est d'accord – voire n'a pas exprimé de refus – la possibilité pour les médecins de réaliser un prélèvement paraît d'autant plus légitime, qu'il *ne peut se réaliser sans le consentement de la personne*. Et la nécessité de tenir compte de la volonté de la personne présentée unanimement comme une garantie de qualité est une bien piètre protection, dans la mesure où aussi bien en n'exprimant pas un refus qu'en exprimant un accord, la personne *renonce à la protection de son intégrité corporelle* qui lui est pourtant assurée au titre des principes généraux. Il s'agit là d'une tendance contemporaine problématique qui consiste à faire peser sur le titulaire du droit le choix de ne pas bénéficier d'une garantie reconnue par la loi. Son application ne dépend plus de conditions objectives, mais de la capacité de chaque individu à résister à la demande qui lui est faite de renoncer à ses droits par la partie qui a intérêt à l'inapplication de la protection.

(*Dominique Thouvenin*)

**Références :**

R. Castel, C. Haroche, *Propriété privée, propriété sociale, propriété de soi, Entretiens sur la construction de l'individu moderne*, Fayard, 2001.

D. Le Breton, *Anthropologie du corps et modernité*, PUF, 1990 et *L'adieu au corps*, Métailié, 1999.

M. Mauss, « Essai sur le don, Forme et raison de l'échange dans les sociétés archaïques », *Sociologie et anthropologie*, PUF, 8ᵉ éd. 1983.

## 89. Le corps comme ressource. Éthique de la greffe

« *Un corps mort est au mieux une banque d'organes* »[1]. Du point de vue des médecins, la maîtrise des techniques de greffes d'organes et de tissus a transformé le corps humain en ressource[2]. Cette dimension particulière du corps ne va pas sans poser problème. L'utilisation d'éléments issus du corps humain, qu'il s'agisse d'une autogreffe, à partir de ses propres organes ou tissus, ou d'une allogreffe, la transplantation d'organes ou de tissus prélevés sur un autre individu, ou d'éléments pris sur une autre espèce, la xénogreffe, n'est pas un geste anodin pour celui qui le pratique, ni pour celui qui en bénéficie. Longtemps, alors que la technique de la greffe n'était pas éprouvée, l'acte chirurgical a fait scandale car il était malaisé d'en établir avec certitude la finalité thérapeutique. Cette ambiguïté a marqué l'histoire de la greffe : dans les années 1970, les nombreux échecs de la greffe de foie la réduisent à un geste expérimental. Toutefois à l'aube des années 1980, le succès des premiers traitements immunosuppresseurs (ciclosporine) permet à la greffe d'organe d'accéder au statut de thérapeutique. Dès lors praticiens et patients sont confrontés à des difficultés nouvelles liées à l'émergence d'une véritable économie de la greffe.

En accédant au statut de thérapeutique, la greffe pose désormais des problèmes d'ordre éthique. Ce geste n'est possible que grâce aux prélèvements

---

1. D. Sicard, « La greffe ou le malentendu d'une communication », J. Cinqualbre, *Greffe d'organes*, Paris, Masson, 2004, p. 44.

2. Nous excluons de notre analyse tous les prélèvements à des fins de reproduction et les techniques qui y sont liées (AMP).

d'éléments du corps humain, obligeant à porter atteinte à l'intégrité des corps, ce que la déontologie médicale n'autorise pas si cela nuit à l'individu. L'intérêt médical du geste a rendu nécessaire une réflexion sur les règles du prélèvement, tant pour le sang que pour les organes et les tissus. Bien que l'on parle plus communément de transfusion sanguine, l'utilisation du sang humain à des fins thérapeutiques constitue une activité de greffe : le sang est un élément du corps humain dont certaines parties ou la totalité sont transplantables. Les règles adoptées pour la transfusion sanguine et les organisations établies pour la collecte du sang ont constitué un modèle de référence pour les activités de greffe des autres éléments du corps humain dont l'essor est plus récent.

La greffe d'organes est peu à peu devenue un objet d'analyse pour l'ensemble des sciences sociales, alors qu'elle n'a longtemps intéressé que les médecins, les « bioéthiciens » et les juristes. Ce sont les médecins qui s'interrogent les premiers sur l'éthique des gestes chirurgicaux inédits qu'ils sont en train d'expérimenter, tout comme ils s'étaient déjà inquiétés des règles morales de la pratique médicale dès la fin du XIXe siècle[3]. Les juristes ont proposé à la fin des années 1940 un cadre réglementant les prélèvements de certains éléments du corps humain, comme les cornées (loi Lafay, 1949) puis le sang (loi du 21 juillet 1952). À la fin des années 1970 et au début des années 1980, la conception juridique du corps se transforme considérablement en France. Le principe de non patrimonialité et celui de non disponibilité du corps sont différenciés par les lois de bioéthique en 1994 : notre corps ne nous appartient pas mais nous pouvons en faire don.

Les lois de bioéthique consacrent le principe du don appliqué aux éléments du corps humain. Le recours au don volontaire, anonyme et gratuit ne s'est pas immédiatement imposé comme le moyen d'obtenir le sang, les organes ou les tissus d'origine humaine. D'autres formes d'échange existent : le commerce de ces produits issus du corps humain, présent dans de nombreux pays y compris des pays riches (le plasma sanguin fait l'objet de transactions marchandes en Allemagne et aux États-Unis) ; le recours à des banques de sang ou d'organes (toute personne ayant reçu un don s'engageant à fournir la contrepartie en faisant appel à son entourage). La règle du don est cependant la plus courante : les établissements de collecte de sang ou d'organes sont des organisations hors profit qui ne peuvent pas faire de bénéfices sur les éléments collectés. Ce principe sert à justifier le recours au don. La réalité est assez différente car les substances du corps humains prélevées sur des donneurs bénévoles font l'objet de nombreuses transactions, y compris des échanges marchands. L'activité de greffe s'appuie sur des services hospitaliers, des actes tarifés et des financements par l'assurance maladie ou des assureurs privés selon les pays. L'obtention

---

3. C. Bonah, *Histoire de l'expérimentation humaine en France. Discours et pratiques 1900-1940*, Paris, Les Belles Lettres, 2007.

des organes et des tissus est rendue possible par une politique invitant les individus à faire preuve de solidarité et d'altruisme tandis que les médecins greffeurs ont tout intérêt à rationaliser au mieux leur activité et à l'organiser de la manière la plus efficiente sur le plan économique et financier. Ce changement de nature est inséparable des mutations les plus récentes de la biologie et de l'essor des biotechnologies[4]. Par ailleurs, la transformation du corps en objet marchand est indissociable du phénomène de globalisation des économies[5].

Il n'en reste pas moins que sans donneurs bénévoles, l'utilisation des éléments du corps humain dans de nombreux pays ne serait pas possible. Les activités de greffe ne reposent pas seulement sur le geste du don : celui-ci est rendu possible par une politique d'exhortation, qui s'adresse aux donneurs et à leurs proches, et par une économie d'incitation, qui conduit les médecins à considérer le corps humain comme une ressource[6]. Certains auteurs désignent ceci comme une « comédie du don »[7] qui permettrait de masquer un commerce marchand. En fait il n'y a pas de communication possible entre ceux qui en faisant don d'un organe, font un « don de vie » et perpétuent l'âme des disparus, et ceux qui collectent des éléments du corps humain destinés à réparer des patients. Il y a de fait une rupture quasi idéologique entre le malade receveur de l'organe, sujet de plein droit, et le donneur, anonyme, qui perd rapidement toute dimension humaine. La collecte des organes comme la collecte de sang est une expression des médecins révélatrice de cette instrumentalisation des corps.

Parce que la greffe institue des relations inédites entre les êtres humains et entre les vivants et les morts elle a suscité l'intérêt de la sociologie et de l'anthropologie. L'obtention des éléments du corps humain oblige en effet à s'interroger sur la tension ainsi créée entre un corps objet et un corps sujet et sur la transformation de l'identité. La frontière entre la vie et la mort est redéfinie et plus largement la définition de la mort pose problème. Dans les discours légitimant le don d'éléments du corps humain, et fondant la supériorité du don sur le marché, le don d'organes apparaît comme une construction sociale nécessaire pour rendre acceptable le geste médical du prélèvement[8]. L'accroissement des activités de greffe et la diversification des usages des éléments du corps humain rendent possible une instrumentalisation du corps humain également décrite comme une « commodification ». Parler de commodités à propos des éléments du corps humain utilisés à des

---

4. C. Walby and R. Mitchell, *Tissue Economies. Blood, Organs, and Cell Lines in Late Capitalism*, Durham, Duke University Press, 2006.

5. N. Scheper-Hughes, « Commodity Fetishim in Organs Trafficking », N. Scheper-Hughes and L. Wacquant (dir.), *Commodifying Bodies*, London, Sage Publications, 2002, p. 31-62.

6. P. Steiner, *La transplantation d'organes. Un commerce nouveau entre les êtres humains*, Paris, Gallimard, 2010.

7. P. Steiner, *op. cit.*, p. 12 et sq.

8. K. Healy, *Last Best Gifts. Altruism and the Market for Human Blood and Organs*, Chicago, University of Chicago Press, 2006.

fins thérapeutiques et en particulier pour la greffe témoigne de la confusion des catégories ainsi produites par la diffusion de nouvelles techniques médicales et chirurgicales. Ce constat montre surtout combien le discours que les sciences sociales tiennent sur la greffe et sur les usages du corps est nécessaire pour penser une pratique fondamentalement transgressive.

Ces dynamiques ont déterminé les réponses données en France aux problèmes constitutifs des activités de greffe. Tout d'abord l'obtention des éléments du corps humain est soumise à une rhétorique du don, elle-même conçue comme la solution aux pénuries d'organes. Ensuite, l'accroissement des activités de greffe est tributaire de choix techniques qui garantissent le succès de cette thérapeutique. Enfin les règles de répartition et l'organisation même des activités ont fait émerger une économie de la greffe, obligeant à s'interroger sur la « commodification » du corps humain.

### Collecte et pénurie.

Depuis les années 1970, le nombre des greffes d'organes a considérablement augmenté : à Paris, 129 transplantations rénales sont réalisées en 1973 et 490 en 1986 ; en France, on dénombre un peu plus de 900 transplantations rénales en 1984, plus de 2500 en 1990. Dix ans plus tard, plus de 3200 greffes sont réalisées, tous organes confondus. Toutefois, cet accroissement de l'activité ne permet pas de répondre aux espoirs de tous les malades en attente de greffe : moins d'un malade sur deux reçoit effectivement l'organe qu'il attend. Aujourd'hui, 4600 greffes sont réalisées en France alors que plus de 14 000 malades sont inscrits sur les listes d'attente. Le constat de pénurie demeure l'argument majeur d'incitation au don.

Qu'il s'agisse du sang, des organes ou des tissus, l'accès aux éléments du corps humain n'est pas immédiat. L'obtention de ces produits dépend en France du don bénévole organisé jusque dans les années 1990 par des associations à but non lucratif et par des médecins. L'organisation de la transfusion sanguine telle qu'elle s'est mise en place après la Seconde Guerre mondiale a servi de modèle pour la collecte des organes. La gestion de l'activité est confiée à des médecins qui s'appuient sur des populations de donneurs, elles-mêmes souvent réunies au sein d'associations de donneurs bénévoles. Malgré la mobilisation des donneurs, le nombre des organes collectés ne suffit pas à répondre aux besoins.

Ces besoins sont définis par les médecins. Ce sont eux qui décident des indications dans lesquelles la greffe d'organe peut se substituer à d'autres thérapeutiques. Ce sont aussi eux qui établissent les critères selon lesquels un malade est éligible à la greffe et surtout dans quel ordre de priorité. Ce faisant, ce sont les médecins qui déterminent la demande d'éléments du corps humain. Leur responsabilité dans l'usage des éléments du corps humain comme ressources thérapeutique est donc majeure.

*La rhétorique du don*

La mobilisation des donneurs s'opère pour l'essentiel par la construction de discours qui valorisent le don et le geste altruiste. Depuis les travaux de Richard Titmuss à la fin des années 1960, le don du sang, puis le don d'organes, sont au fondement de l'économie de la transfusion et de la greffe[9]. L'altruisme est le garant de l'organisation du transfert des organes d'un corps à l'autre. Cette relation est médiatisée par les organismes de collecte. Ces organisations ont mis en place des dispositifs incitant à donner son sang ou un organe, en particulier en adoptant des discours rationalisant le geste du don et offrant ainsi aux individus une manière de penser leur comportement altruiste. Le discours sur le don permet de rendre acceptable l'atteinte à l'intégrité corporelle. Des dispositifs incitatifs ont été mis en place : ceux-ci ne sont pas conçus directement comme des rémunérations par leurs promoteurs, telles les aides au paiement des obsèques dans l'état de Pennsylvanie. Par ailleurs, le discours sur le don d'organes développe le thème de la consolation de manière à donner un autre sens à la disparition d'un être cher.

Le développement de la chirurgie de transplantation et le succès des greffes, grâce à la diffusion des immunosuppresseurs, a rendu nécessaire une adaptation de l'organisation de la collecte. Elle oblige les organismes de collecte à trouver des moyens pour accroître le nombre des organes prélevés. Ces organisations sont conduites à « industrialiser » l'altruisme en faisant de la collecte d'organes un problème de ressources. Aux États-Unis, ces organismes de collecte ne sont plus dépendants d'un hôpital ou d'un chirurgien qui se réserverait en quelque sorte la propriété des organes prélevés. Depuis le milieu des années 1980, des réseaux ont été constitués à l'échelle régionale en regroupant plusieurs états. En France, la création de l'Établissement Français des Greffes au début des années 1990 a permis d'introduire davantage de transparence dans la collecte et la répartition des organes. Ces réorganisations témoignent d'une forme de « nationalisation » des corps dans la mesure où l'obtention et l'allocation de la ressource relève désormais d'administrations en principe indépendantes des médecins transplanteurs.

La prise de conscience de l'existence d'un marché des organes soutenu par les demandes des firmes de biotechnologies, des laboratoires pharmaceutiques ou encore des chirurgiens et des malades a renouvelé le débat sur l'éthique du don. L'optimisation de la collecte et l'émergence de marchés fragilisent les principes du bénévolat. Il est en effet difficile d'admettre qu'un élément du corps humain qui a été cédé sans contrepartie puisse ensuite être valorisé par les transformations dont il fait l'objet pour en faciliter l'utilisation thérapeutique. Par ailleurs, l'acte de prélèvement relève du geste chirurgical : ce n'est pas un don en soi. La description de ce geste

---

9. R. Titmuss, *The Gift Relationship. From Human Blood to Social Policy*, New York, Vintage Books, 1971.

comme un don doit le rendre acceptable. Cette rhétorique du don est une construction sociale, pour rendre concevable le prélèvement d'un organe ou la collecte de sang. Le don ou la solidarité qu'il exprime ne constituent pas le but de l'échange de biens humains : le don est ce qui permet de soigner et de sauver des vies.

Cet argumentaire a parfois pris des accents très patriotiques si l'on songe aux appels au don du sang en temps de guerre, comme aux États-Unis pendant la Seconde Guerre mondiale ou pendant les Trente Glorieuses en France, où le don du sang est assimilé à un geste civique. Les campagnes des associations de donneurs d'organes comme France ADOT insistent quant à elles sur le don de vie. Enfin les institutions en charge de la collecte (Agence de Biomédecine, Établissement Français du Sang) ont des discours qui promeuvent la solidarité et l'information sur la décision de donner. La crainte de la pénurie est à l'origine des campagnes invitant les donneurs potentiels à informer leurs proches sur leur position favorable à un prélèvement post-mortem.

### La « bonne pratique » de la greffe

La réussite de la greffe est tributaire de la qualité du greffon, de la compatibilité entre donneur et receveur et de la tolérance des traitements immunosuppresseurs. Le respect de ces principes dessine le cadre de ce que l'on peut appeler une « bonne pratique » de la greffe au sens où l'on parle également de bonnes pratiques dans l'industrie pharmaceutique ou dans la transfusion sanguine. L'élaboration de ces règles pose cependant plusieurs questions. D'une part elles dépendent des savoirs et des techniques acquis dans le domaine de la transplantation, d'autre part, ces standards tendent à banaliser le geste de la greffe.

Le prélèvement du sang, des organes et des tissus est immédiatement suivi d'opérations dites de qualification nécessaires pour déterminer la compatibilité de ces éléments et pour écarter les produits impropres aux usages médicaux. Les poches de sang sont ainsi soumises à des tests et des essais pour le groupage sanguin et la sérologie. Dans le cas des organes, le groupage dans le système HLA permet la sélection des receveurs compatibles.

La qualité du greffon est également importante : les médecins ont longtemps privilégié des prélèvements sur des individus assez jeunes et en bonne santé. La durée du transport et le délai entre le prélèvement et la greffe sont aussi importants pour la qualité du greffon et le succès de l'opération.

À ces critères de sélection se sont ajoutées depuis une trentaine d'années des préoccupations nouvelles répondant aux exigences de sécurité sanitaire. L'introduction de nouveaux règlements concerne d'abord la transfusion sanguine. L'épidémie de sida, les virus des hépatites B et C et la maladie de Creutzfeld-Jakob ont conduit à renforcer considérablement les dispositifs de qualification des poches de sang. Certaines catégories de populations se trouvent exclues du don du sang en raison de leurs orientations sexuelles – qui pourraient les conduire à des pratiques à risques – ou de leur état de santé.

Cette préoccupation de sécurité n'est pas absente non plus du prélèvement d'organes. L'épidémie de sida et l'affaire de l'hormone de croissance ont incité le corps médical à redoubler de précautions dans les actes de prélèvement d'organes et de tissus. S'il est devenu plus fréquent de prélever des organes sur des donneurs cadavériques âgés de plus de soixante ans, les exigences se sont renforcées quant à la sérologie du donneur (virus du sida et des hépatites) et son passé médical. Ceci explique que tous les prélèvements ne fournissent pas systématiquement des organes et des tissus qui soient utilisables à des fins de greffe.

Enfin le succès de la greffe dépend de la tolérance aux traitements immuno-suppresseurs et de la vie du greffon. En 1980, la ciclosporine se révèle particulièrement efficace dans le traitement d'une patiente greffée par T. Starzl. La molécule est autorisée en 1983, elle est commercialisée par le laboratoire Novartis - qui est systématiquement représenté dans les congrès médicaux consacrés à la transplantation. L'usage de la molécule pose néanmoins plusieurs problèmes : il s'agit d'un traitement à vie qui présente des effets indésirables pour le foie. Ces conséquences altèrent quelque peu le discours triomphaliste associé à la greffe. La qualité du greffon aussi bonne soit-elle ne permet pas non plus d'éviter une nouvelle greffe, en particulier dans le cas des maladies rénales.

La « bonne pratique » de la greffe est constitutive d'une représentation du corps humain comme un ensemble de ressources au sein du corps médical. Cette conception préside également à la démarche de « productivisation » de la mort.

### « Productiviser » la mort

« Étrange moisson[10] », l'obtention des organes et des tissus est devenue tributaire d'une mort rendue plus productive par les règles de prélèvement en vigueur. Les critères du décès ont fait l'objet de débats dès la fin des années 1960. En 1968, le comité d'Harvard définit la mort cérébrale comme l'absence de réactivité et de réceptivité, l'absence de mouvements et de respiration, l'absence de réflexes et l'enregistrement d'un encéphalogramme plat à 24 h. Pour les médecins américains qui ont élaboré cette définition, il s'agit de pouvoir mettre fin à des traitements coûteux et souvent problématiques administrés à des individus plongés dans le coma. Certains ont vu dans ces critères qui établissent la mort cérébrale le moyen d'accroître les prélèvements au moment où le recours au donneur vivant se limite aux greffes de reins alors que l'on commence à expérimenter la greffe de foie (T. Starzl, 1963) et la greffe cardiaque (C. Barnard, 1967). S'il est peu discutable que la définition de la mort cérébrale favorise

---

10. Lesley A. Sharp, L. A. Sharp, *Strange Harvest. Organ Transplants, Denatured Bodies and the Transformed Self*, Berkeley, University of California Press, 2006.

les prélèvements cadavériques, la notion offre surtout aux spécialistes de la réanimation une réponse à une question d'éthique, à savoir jusqu'où faut-il poursuivre le traitement de patients dans un état irréversible. Depuis les années 2000, un nouveau protocole de prélèvement dit « à cœur arrêté » (*non-heart-beating donation*) est expérimenté. Le prélèvement des organes est possible après constat de l'arrêt de l'activité cardiaque. Cette procédure a été autorisée en France par le décret du 2 août 2005. Elle fait débat chez les médecins car elle accentue l'instrumentalisation des corps. En effet, à la différence de l'état de mort encéphalique, il est nécessaire de procéder sans attendre au prélèvement des organes. La procédure est expérimentée en France depuis 2007, elle est aussi en vigueur dans d'autres pays européens (Espagne, Pays-Bas). Ce critère suscite des oppositions depuis qu'un prélèvement a été réalisé sur un donneur qui n'était pas complètement mort. Ce processus est décrit comme une « productivisation[11] » de la mort car il s'agit bien d'obtenir davantage d'éléments exploitables à partir des cadavres. La « productivisation » de la mort repose par ailleurs sur les prélèvements multi-organes. Dans un contexte de pénurie d'organes, les médecins s'efforcent d'obtenir le plus de ressources possibles des corps des donneurs. Cette pratique s'est banalisée dès la fin des années 1980 en France.

Le recours au donneur vivant constitue la deuxième solution pour l'obtention d'organes à greffer. Cela n'est possible que pour le rein ou pour des organes dont on peut supprimer une partie (lobe hépatique, portion d'intestin) sans mettre en danger la vie du donneur. Toutefois cette pratique pose problème car elle heurte le principe fondamental de la déontologie médicale qui interdit de porter atteinte à l'individu. En France, le recours au donneur vivant reste encore très marginal alors qu'il représente près de 30 % des prélèvements de reins aux États-Unis au début des années 2000. L'élargissement du cercle des donneurs aux amis fait débat en France. Certes, ce serait une solution pour accroître les disponibilités en organes. Néanmoins, ce mode d'obtention des organes pose d'autres problèmes : comment s'assurer du libre choix du donneur ? Comment vérifier qu'il n'y a pas eu transaction ?

### *Corps ou commodités ? Une économie de la greffe*

Les organes et les tissus prélevés ne passent pas directement d'un corps à l'autre : leur transfert fait l'objet de transactions. La greffe d'organes a un coût, elle s'inscrit dans une économie de marché. Certes, le commerce des organes et des tissus prélevés sur le corps humain est prohibé mais ce sont des activités tarifées. Cette tarification, qui s'applique également aux produits sanguins, permet la circulation de ces objets au sein des organisations de collecte et dans les hôpitaux. L'existence de ces tarifs exige en effet un financement qui rend possible l'activité de prélèvement et de transplantation des éléments du corps humain.

---

11. P. Steiner, *op. cit.*, p. 12.

Dans le cas du sang et des tissus (valves cardiaques, artères, têtes fémo-rales), les opérations de conservation et de conditionnement font entrer ces produits dans une économie de marché, où interviennent des entre-prises industrielles et commerciales. L'obtention de certaines de ces matiè-res premières fait elle-même l'objet de transactions marchandes : dans plusieurs pays, le don de plasma est rémunéré. Ces transactions marchan-des sont justifiées par le haut niveau technique des opérations ainsi réali-sées, permettant en particulier d'offrir des produits sûrs pour des usages chirurgicaux.

Dans le cas de la greffe d'organes, la contrainte économique s'exerce de plusieurs manières. Tout d'abord, le coût de la greffe pour la collectivité a été comparé au coût des traitements existants, en particulier pour la greffe de rein. Ainsi on considère en France qu'il serait moins coûteux pour l'as-surance maladie d'obtenir que les insuffisants rénaux reçoivent une greffe plutôt que de suivre un traitement en hémodialyse. Ces évaluations sont toutefois discutées au regard du confort de vie après la greffe et des effets secondaires difficiles à supporter des traitements immunosuppresseurs. En d'autres termes, peut-on simplement raisonner suivant les termes de l'éco-nomie de marché à propos de la greffe ? Peut-on s'en tenir à une simple évaluation en termes de prix d'une technique qui fait du corps humain une ressource parmi d'autres ?

En France, jusqu'au début des années 1990, ce sont surtout des chirur-giens transplanteurs qui mettent en place les premières organisations de collecte des organes. L'association France-Transplant voit le jour en 1969 à l'initiative de Jean Dausset. Celui-ci a mis en évidence l'existence des grou-pes HLA, grâce à la mobilisation de donneurs de sang qui se sont prêtés à de nombreux prélèvements. France-Transplant a pour mission de recen-ser les organes disponibles pour les attribuer à des malades en attente. L'association est administrée par les spécialistes de la greffe d'organes et n'échappe pas aux rivalités entre professionnels. Ce monde de la greffe s'est recomposé depuis le début des années 1990, lorsque les pouvoirs publics ont entamé la réorganisation de ces activités, dans un souci de sécurité sanitaire et d'éthique.

L'attribution des éléments du corps humain aux receveurs s'effectue selon des critères souvent discutés. Jusqu'au début des années 1990 en France, la répartition des organes à greffer à des équipes de transplantation se fai-sait en fonction de l'importance de leur activité. Ce volume d'activité était mesuré au nombre de malades inscrits en liste d'attente. La capacité de l'équipe de transplantation à fournir des organes prélevés était un indice de son activité. Ces critères ont produit des effets pervers : certains res-ponsables n'hésitaient pas à augmenter le nombre de malades inscrits en ajoutant des patients étrangers. Ces pratiques ont été dénoncées dans la presse au début des années 1990 avant que l'administration de la Santé ne décide d'y mettre un terme. La distribution des organes s'effectue désor-mais selon des règles de répartition géographique : un organe prélevé est proposé aux équipes les plus proches du lieu de prélèvement, et selon des critères d'urgence (ceux-ci s'appliquent en particulier pour la greffe hépatique). Toutefois la mise en œuvre dans les hôpitaux français des nouvelles règles de tarification des actes risque de modifier les pratiques. Dans le cadre de la T2A, plus un acte est pratiqué, moins il est coûteux. Ces dispositions comptables incitent au regroupement et à la rationalisation des activités de greffe au sein d'équipes moins nombreuses mais dont l'activité principale serait la transplantation. Une telle évolution s'observe déjà aux États-Unis où le regroupement de ces activités a été encouragé par souci d'économie. Toutefois, les logiques comptables ne sont pas les seules en cause : dans de nombreuses équipes de transplantation, le nombre d'actes effectués dans l'année est souvent très faible, ce qui peut compromettre la qualité de l'activité réalisée.

La répartition des organes à greffer pose d'autres problèmes. Des règles implicites définissent l'accès à la greffe. L'anonymat du donneur permet que des organes passent entre des individus de races différentes. Le problème s'est surtout posé aux États-Unis et l'existence de différences raciales, en particulier de pathologies propres à certaines populations, a justifié des pratiques de ségrégation. Le destin dramatique de Jesica Santillan est exemplaire de ces débats[12]. Cette jeune immigrée clandestine est victime d'une erreur de compatibilité lors d'une greffe cœur-poumon. Au-delà des discussions sur l'erreur médicale, l'affaire met en jeu le droit à la greffe d'organes en le soumettant à la possession de la citoyenneté américaine. Ce qui revient à réserver les corps à la communauté qui les a fournis.

L'allocation des ressources prélevées sur le corps humain ne s'effectue pas nécessairement en conformité avec l'idéal altruiste. En outre, cette économie du don ne permet pas de faire face aux pénuries créées par la multiplication des indications médicales de la greffe. Face à l'augmentation de la demande, seule une économie de marché permettrait la meilleure répartition possible des ressources, mais cela irait à l'encontre de l'idéal altruiste. Le modèle de l'économie marchande comporte un présupposé implicite, à savoir que les éléments du corps sont des biens de consommation ou des commodités.

### La commodification

En transformant le corps humain en ressource, la greffe contribue à un processus de « commodification » des organes et des tissus. La « commodification » est une transformation d'ordre technique, ces éléments faisant l'objet de plusieurs manipulations pour les rendre disponibles et utilisables. Ces changements affectent le statut même de ces objets, qui ne sont plus des parties du corps humain mais seulement des objets d'origine humaine.

---

12. K. Wailoo, J. Livingston, P. Guarnaccia (dir.), *A Death Retold. Jesica Santillan, the Bungled Transplant, and Paradoxes of Medical Citizenship*, Chapel Hill, The University of North Carolina Press, 2006.

La « commodification » modifie l'organisation des activités du secteur de la santé en permettant qu'existent des producteurs et des utilisateurs de ces produits ainsi qu'un marché. La « commodification » est donc à la fois un processus de création technique et une logique de valorisation des biens, grâce à des échanges marchands.

La « commodification » est une notion venue du marxisme et reprise par les sociologues et anthropologues anglo-saxons qui ont été les premiers à s'interroger sur les problèmes posés par l'utilisation du corps humain (sang, organes, embryons, cellules souches, sang de cordon). Ces questions sont nées de scandales (Alder Hey Hospital, Royaume-Uni, 2001[13]) et de procès (John Moore, États-Unis, 1984[14]). Ces affaires mettent en évidence la transformation de parties du corps humain en objets pour la recherche susceptibles d'exploitation thérapeutique et commerciale.

La notion de « commodification » s'inscrit dans trois dimensions : le changement technique qui affecte le traitement des produits issus du corps humain ; l'émergence d'une économie spécifique pour ces produits ; le statut juridique et plus largement la législation relative à l'usage de ces produits. Les produits sanguins ont été les premiers à faire l'objet d'un tel bouleversement. Le sang peut en effet être transformé en médicaments en utilisant les protéines issues du fractionnement du plasma, comme le facteur VIII. Les produits extraits des organes comme l'hormone de croissance ont également accédé au statut de médicament. Le reconditionnement des valves cardiaques et des têtes fémorales, la constitution de banques de tissus, les collections de lames procèdent également de cette transformation en commodités. Le coût de ces opérations justifie que le produit ainsi obtenu, transformé en commodité, puisse être placé sur le marché et vendu : ainsi il change de statut pour devenir un produit d'origine humaine. L'ensemble de ces opérations relève d'une forme de valorisation. À une autre échelle, la banalisation de ces produits contribue à l'affirmation d'une demande qu'il faut bien satisfaire.

Depuis près d'un demi-siècle, le progrès des techniques médicales et des connaissances scientifiques a permis de transformer la greffe en une thérapeutique, faisant du corps humain une ressource. Cette nouvelle économie du vivant pose de nombreux problèmes et d'abord celui de son acceptabilité par nos sociétés. Le regard des sciences sociales sur la greffe et les usages du corps humain souligne l'opposition fondamentale entre un corps sujet et un corps objet, entre le don et le marché, entre l'exhortation et l'incitation. L'analyse de ces discours montre que ceux-ci ont souvent pour finalité de rendre acceptable un acte longtemps impensable.

13. La découverte de l'utilisation d'organes à des fins de recherche dans le cadre a fait scandale après qu'il a été établi que ces organes étaient prélevés sur les cadavres d'enfants décédés lors d'intervention chirurgicales.

14. John Moore a intenté un procès en 1984 pour obtenir la propriété des lignes de cellules issues des cellules cancéreuses prélevées sur son pancréas. Cette affaire met en question la patrimonialisation du corps humain.

Si les discours transforment les éléments du corps humain en ressources, la pratique médicale en a fait des commodités, faisant surgir d'autres interrogations. En premier lieu, qu'en est-il désormais de l'origine humaine des médicaments dérivés du sang ou des valves cardiaques reconditionnées pour un usage chirurgical ? Insister sur l'origine humaine de ces produits permet de rappeler non seulement l'équivoque de leur statut mais aussi toutes les contradictions de la rhétorique du don mise en œuvre pour obtenir les éléments nécessaires à la préparation de ces objets thérapeutiques. En second lieu, comment délimiter les responsabilités des médecins qui font usage de ces produits ? L'utilisation des médicaments dérivés du sang comme le recours à la greffe d'organe présuppose que l'on accepte de porter atteinte à l'intégrité des individus qui donnent et qu'au nom de la médecine on se place dans la transgression.

L'élaboration des lois de bioéthique en France à partir des années 1990 constitue un début de réponse à ces questions. L'utilisation des éléments du corps humain à des fins thérapeutiques ou des fins de recherche pose en effet le problème de ce qui est acceptable, au vu de nos valeurs culturelles, religieuses et morales. L'appropriation de ces éléments du corps humain, par la voie du brevet, comme cela est possible aux États-Unis, est une autre dimension des problèmes juridiques posés par la commodification du corps humain. Dès lors, est-ce l'esprit du don qui régule l'utilisation des éléments du corps humain ? Est-ce la décision médicale qui fonde l'échange de ces produits du corps humain ? Les règles éthiques ne tranchent pas entre des éléments du corps humain qui appartiennent à chacun et à tous en même temps, en fonction du destin qui leur est assigné.

(*Sophie Chauveau*)

**Références :**

K. Healy, *Last Best Gifts. Altruism and the Market for Human Blood and Organs*, Chicago, The University of Chicago Press, 2006.

M.-A. Hermitte, *Le Sang et le Droit. Essai sur la transfusion sanguine*, Paris, Le Seuil, 1996. S. Lederer, *Flesh and Blood. Organ Transplantation and Blood Transfusion in Twentieth-Century America*, Oxford, Oxford University Press, 2008.

D. Sicard, « La greffe ou le malentendu d'une communication », J. Cinqualbre, *Greffe d'organes*, Paris, Masson, 2004, p. 43-45.

P. Steiner, *La transplantation d'organes. Un commerce nouveau entre les êtres humains*, Paris, Gallimard, 2010.

## 90. Médecine, marchés et santé publique : de la préparation pharmaceutique au biocapital

« Il y a d'après la loi et le simple bon sens incompatibilité entre une composition pharmaceutique utile à l'humanité et une exploitation exclusive au profit d'un seul. [...] Or comme le brevet d'invention est une indication pour une exploitation privilégiée, vous ne pouvez pas l'appliquer à cette nature de composition. [...] On a ajouté que le brevet était accordé aux risques et au péril de celui qui l'obtient : je conçois cela pour une invention de machines. Mais lorsqu'il s'agit de la santé publique, vous délivrez ce brevet non seulement aux périls de celui qui l'obtient mais aussi aux risques et périls de la population » déclarait à la Chambre des Pairs Félix Barthe, parlementaire et pharmacien, en 1843 lors du débat qui devait aboutir à l'exclusion des préparations pharmaceutiques du domaine des inventions brevetables.

Plus d'un siècle après cette décision, le monde de la préparation a vécu. Qu'il s'agisse de médicaments, de rayons, de produits sanguins, de cellules ou plus récemment de séquences génétiques, agents thérapeutiques et outils de diagnostics sont devenus des produits industriels, des biens fabriqués et commercialisés à grande échelle dont le statut économique et juridique est semblable à celui de toute autre marchandise. Du moins c'est ce que pourrait laisser penser la généralisation des brevets, les taux de profits élevés des entreprises pharmaceutiques, la croissance régulière de la consommation médicale ou encore celle du capital risque investi dans les biotechnologies. Mais il est d'autres signes indiquant que les marchés des biens médicaux ne sont toujours pas des marchés comme les autres. Par exemple ces affaires qui à l'instar du « scandale du sang contaminé » ou du cas Mediator® mettent régulièrement en cause industrialisation et course aux marchés. Ou encore, la mise en cause des limitations d'accès aux molécules actives contre le Sida, la tuberculose, la malaria et autres fléaux résultant d'un système de recherche et de prix assis sur l'économie des brevets et la solvabilité des populations du Nord. En d'autres termes les relations entre médecine, marchés et santé publique ne sont rien moins qu'harmonieuses et jusqu'à aujourd'hui leur histoire est celle de compromis fragiles et changeants.

### Naissance du médicament industriel

Durant la première moitié du XXᵉ siècle, la littérature pharmaceutique est obsédée par le problème des « spécialités », c'est-à-dire des médicaments « prêts à l'emploi » que le pharmacien d'officine n'a plus qu'à stocker et distribuer en fonction des ordonnances qui lui sont présentées. Le passage à la production et distribution de masse a pour conséquence directe leur multiplication. Dès les années vingt, la grande majorité des médicaments vendus en pharmacie sont de cette nature. Selon les sources, on compte entre 10 à 30 000 spécialités sur le marché français, correspondant à un nombre bien supérieur de marques.

La transformation de la préparation thérapeutique en entités standard, produite en masse, et facilement transportable s'inscrit dans le contexte de la seconde révolution industrielle associée aussi bien à la croissance des industries électriques ou mécaniques qu'à celle des firmes assurant la transformation des produits alimentaires. Schématiquement, elle a procédé selon deux voies : d'une part la transformation de l'officine en usine et en société anonyme, d'autre part l'entrée sur le marché du médicament des grandes entreprises de la chimie. L'historiographie a longtemps accordé plus d'importance à la seconde qu'à la première, considérant que ce sont les industries chimiques et leur manière d'utiliser les sciences qui ont été le moteur du processus, ce dont témoignerait l'histoire des usages thérapeutiques des colorants mais, comme le montre les travaux récents, il existe bien d'autres sources d'innovation à commencer par l'usage des dérivés du vivant ou la clinique.

L'entrée dans le domaine des médicaments des firmes industrielles s'est accompagnée de changements importants des structures. Organiser la recherche comme un *screening* moléculaire a été une façon de transformer la recherche de colorants à activité antibactérienne en un système, une organisation industrielle de la sélection des molécules potentiellement thérapeutiques. Prenant le cas de Bayer et de l'invention des sulfamides en exemple, l'historien John Lesch insiste sur l'articulation entre synthèse élargie de molécules et pratique systématique des tests bactériologiques. Dans cette perspective, le *screening* n'est pas une activité empirique, mais un système construit sur les allers et retours entre deux types de laboratoires et deux types de savoirs. Il s'agit d'un jeu entre ce que l'on sait chimiquement faire et ce qui est biologiquement intéressant dominé par l'idée selon laquelle l'action thérapeutique dépend uniquement de la nature des structure de base et des radicaux que l'on peut greffer sur celles-ci. La structure même du Prontosil®, le premier sulfamide mis au point par les chercheurs de Bayer (ce qui vaudra en 1939 un prix Nobel à Gerhard Domagk) incarnait cette combinaison avec un noyau central issu de la lignée des colorants et une chaîne latérale sélectionnée au laboratoire de pharmacologie. D'une façon plus générale, à partir de l'entre-deux-guerres, les compagnies, qu'elles soient issues de la chimie ou de l'officine, ont créé de toutes pièces des sections de bactériologie, parfois de physiologie, consacrées à la modélisation des effets des substances ; leurs travaux venaient relayer, stimuler ou entrer en compétition avec ceux des collaborateurs académiques qui avaient jusque là constitué la principale source d'expertise pharmacologique.

Le double rôle des « divisions » médicales qui ont été mises en place au même moment pour organiser les relations avec des cliniciens résume parfaitement les ambiguïtés de ce contrôle des molécules. La première fonction de ces divisions était de « faire remonter » une partie de l'expérience clinique. La seconde fonction des divisions médicales était le marketing et la construction des marchés. À partir des années trente, les plus grandes firmes organisent périodiquement séminaires et réunions « médicaux ». Parallèlement, elles lancent des journaux qui juxtaposent publicités et articles de recherche reproduits de la presse médicale ou émanant de leurs propres laboratoires. Elles ont ainsi systématiquement mis en avant l'idée selon laquelle leurs spécialités offraient de bien meilleures garanties que les préparations officinales : garantie d'approvisionnement grâce à la production en masse, garantie d'homogénéité grâce aux protocoles standards de fabrication, garantie de sécurité grâce aux contrôles internes de qualité. Ces activités de publicité scientifique ne sont toutefois devenues déterminantes dans la définition des usages et le contrôle des marchés que dans l'après-guerre avec l'organisation du système des visiteurs. Le cas des compagnies américaines montre comment la systématisation des visites a pris appui sur les techniques de recherche en marketing pour constituer un dispositif (contesté) d'enregistrement, de discussion et de formatage des prescriptions.

### Normaliser les brevets de médicament

Faut-il breveter les médicaments ? Sûrement pas ont, à l'instar de Félix Barthe, répondu les pharmaciens et les autorités sanitaires de la plupart des pays européens. Dans le cas français, cette exclusion de brevetabilité dura jusqu'à la fin des années cinquante. D'un côté, on trouvait les chimistes arguant de la qualité nouvelle des remèdes, de leur pureté et de la constance de leurs propriétés garanties par la science chimique, de l'importance de l'invention industrielle et de la nécessité de la soutenir. En face, les défenseurs de la pharmacie d'officine insistaient sur l'accès indispensable aux modes de préparation, sur la protection contre les fraudes et la mauvaise qualité apportée par la profession et surtout sur les effets néfastes du monopole garanti par le brevet sur les prix et la santé de la population. À partir de la fin du XIXe siècle, la multiplication des spécialités a rendu le débat sur la propriété intellectuelle du médicament récurrent mais les choses n'ont radicalement changé que dans l'après-guerre. En l'espace d'une quinzaine d'années, les grands pays producteurs se sont dotés d'une législation autorisant les brevets de substances thérapeutiques (France 1959, Allemagne 1965, Grande-Bretagne 1949). Quels sont les ressorts de cette évolution ?

Une première explication met en avant l'industrialisation de la production qui a rapproché le médicament des autres marchandises, les entreprises de ce secteur des autres firmes capitalistes. La brevetabilité n'a fait qu'enregistrer une « normalisation » du marché de la santé. Face à la corporation pharmaceutique qui mettait en avant la scientificité des préparations effectuées selon les normes de la « Faculté » et l'intérêt de la santé publique à un libre usage des procédés, le syndicat des industries du médicament a, dans l'entre-deux-guerres, insisté sur les standards et contrôles industriels et surtout sur l'importance des nouveautés, de leur origine au laboratoire industriel. Une seconde piste est le fait qu'en dépit des exclusions formelles et légales, les procédés de préparation des médicaments pouvaient faire l'objet d'un dépôt de brevet dans la plupart des pays européens. En Allemagne, à partir de la fin du XIX$^e$ siècle, se constitue autour des grandes firmes un véritable « milieu » du brevet associant les juristes des compagnies, les ingénieurs de production, certains universitaires, les fonctionnaires de l'office des brevets. S'appuyant sur cette expertise, les cours ont progressivement étendu la protection par le contrôle des procédés de fabrication. Enfin, l'évolution des systèmes de santé après 1945 a aussi contribué à miner les résistances. Ainsi, en France, la mise à disposition des antibiotiques, ces symboles de la révolution thérapeutique, a été financée par la Sécurité Sociale mais basée sur l'activité d'industriels privés comme Rhône-Poulenc ou Roussel-Uclaf.

Les compromis entre propriété et santé publique n'ont pas disparu avec la normalisation d'après-guerre. Le premier système établi en France était un « brevet spécial du médicament » intégré au *Code de la santé publique*. Dans ce cadre, l'État se réservait le droit de limiter le périmètre et les conditions d'usage des brevets accordés par l'Institut National de la Propriété Industrielle. Pour contrer les possibilités de monopole ou d'abus de position dominante, il pouvait imposer des licences obligatoires au profit de tiers. D'autre part, si l'inventeur n'en faisait aucune exploitation, le brevet pouvait être annulé. En 1968, sous la pression du ministère de l'économie et en lien avec les exigences de construction de la communauté économique européenne, le BSM fut transformé en brevet usuel, au nom du fait que le dispositif de la licence obligatoire n'avait jamais été utilisé.

Les conflits qui, au sein de l'Organisation Mondiale du Commerce, de l'Organisation Mondiale de la Santé ou devant les cours de justice des pays émergents, ont marqué les discussions sur l'accès aux chimiothérapies du Sida pour les pays du Sud et la reconnaissance d'un droit au « générique » pour des raisons de santé publique suffisent à nous rappeler que la frontière entre économie propriétaire du médicament et biens communs est loin d'être stabilisée.

### Biomédecine et biocapital : la nouvelle économie du vivant

Ceci est d'autant plus vrai que l'essor, depuis le milieu des années 80, du domaine des biotechnologies est à l'origine d'une nouvelle économie du vivant et des produits de santé qui s'est superposée à celle de la pharmacie. Celle-ci s'appuie sur les dispositifs de recherche de la biomédecine. Elle renvoie aussi à l'apparition de marchés particuliers, des marchés de connaissances plutôt que de produits.

En 1994, Carl Feldbaum, représentant du syndicat des industriels américains des biotechnologies, déclarait : « Si les gens s'imaginent que les nouveaux médicaments et les nouvelles thérapies sont issus de la recherche fondamentale financée par l'État, ils se trompent. Ce n'est pas le cas et ce ne sera jamais le cas. Toutes les nouvelles thérapies génétiques sont fondées sur des gènes protégés par un brevet. Sans cette protection, les investisseurs ne vont pas mettre leurs millions de dollars dans la recherche ». La nouvelle économie du vivant est en effet indissociable de l'extension des droits de propriété intellectuelle. Sa consolidation est aussi passée par une série de réformes institutionnelles qui, pour stimuler l'innovation, ont profondément déplacé les frontières entre public et privé. Aux États-Unis, les années 80 voient aussi s'enchaîner multiplication des *start ups* associant investisseurs et universitaires, réforme du Nasdaq pour faciliter leur accès au capital, législation (*Bayh-Dole Act*) autorisant la cession exclusive des résultats des recherches financées par l'État fédéral. Ces réformes ont créés de nouveaux liens entre organisation de la recherche, marchés et pratiques médicales. Une bonne manière de les caractériser est de s'intéresser à des trajectoires d'innovation spécifiques, par exemple celle des tests de dépistage génétique.

Jusqu'au milieu des années 1980, l'existence de certaines familles « à cancer du sein » était connue et intégrée par l'épidémiologie. Le statut de ces personnes et familles a commencé à changer durant la seconde moitié des années 1980 avec les projets génomes. En 1990, un groupe californien dirigé par la généticienne Mary-Claire King localisa un gène de prédisposition sur le chromosome 5. En 1994, ce *BR(east)CA(ncer) gene* 1 (BRCA) était breveté non pas par les universitaires californiens, mais par les chercheurs de Myriad Genetics. Cette firme avait été créée en 1987 par Mark Skolnick, un généticien des populations recruté par l'université de Salt Lake City afin de diriger l'informatisation et l'exploitation d'une banque de données rassemblant les arbres généalogiques recueillis par les Mormons. Myriad bénéficia de ce travail grâce à un contrat qui garantissait un accès privilégié aussi bien à cette banque de données généalogiques, qu'au registre des cancers de l'Utah. De son côté, la firme développa un corpus de savoir-faire liant l'exploitation informatique des données génétiques à l'automatisation des analyses d'ADN. Sur cette base, Myriad a construit un véritable monopole légal. Les brevets comme ceux qui protègent les droits de Myriad sur BRCA1 et BRCA2 portent sur la séquence elle-même. Ils couvrent l'ensemble des usages imaginables de ces molécules : depuis les kits de diagnostic jusqu'à la thérapie génique.

Myriad n'est pas qu'une *start-up* vendant de la connaissance. Il s'agit aussi d'une firme avancée dans la mise en vente de produits spécifiques de la génomique. Un premier partage des applications des gènes BRCA avait été mis au point au moment de la création de la firme par la signature d'un accord avec Eli Lilly qui réservait à la firme pharmaceutique tous les droits à l'innovation thérapeutique tandis que Myriad conservait la propriété des applications diagnostiques. En 1996, cette dernière s'est lancée dans la construction d'une plateforme de séquençage automatisée, destinée à effectuer, à Salt Lake City, le diagnostic commercial des mutations des gènes BRCA. Le choix d'un service marchand visant une population large, en accès quasi direct, sans lien nécessaire avec l'intervention d'oncologues ou de généticiens, obéit certes à une logique industrielle et commerciale, mais est aussi justifiée par une vision spécifique des rapports entre marché, autonomie des personnes et santé publique qui met en avant l'optimisation des techniques par le jeu de la libre concurrence, le droit d'accès à l'information, le libre choix des consommateurs de biens médicaux.

Cette articulation entre brevets de gènes et développement du marché du diagnostic génétique a provoqué de nombreuses réactions publiques. Celles-ci ont porté sur deux aspects : l'utilité clinique du dépistage et la brevetabilité. Le premier problème a été surtout discuté aux États-Unis, en lien avec les interventions des associations du mouvement pour la santé des femmes. L'autonomie du marché des tests ne fait que l'accentuer puisqu'il tient au fait que les seules interventions qui peuvent être proposées à une femme « à risque » sont la chirurgie préventive ou une surveillance accrue. Ces difficultés ont conduit à discuter d'un alignement des tests sur le médicament avec la proposition d'un système d'autorisation de mise sur le marché impliquant une évaluation préalable de l'efficacité et de l'utilité. La brevetabilité des gènes BRCA a d'abord été contestée en Europe à l'initiative d'une coalition regroupant spécialistes de génétique humaine, associations de malades et autorités sanitaires belges, hollandaises et autrichiennes. Arguant que les brevets Myriad contenaient de nombreuses erreurs qui n'ont été corrigées que lorsque les séquences des gènes BRCA ont été rendues publiques, l'Office Européen en a fortement limité la portée sans pour autant revenir sur les normes d'appropriation biotechnologiques. L'histoire n'est toutefois pas terminée puisqu'aux États-Unis, une coalition similaire menée par l'*American Civil Liberty Union* a obtenu en 2010 et en première instance l'annulation des brevets Myriad au titre de la « doctrine de la nature », autrement dit du fait que les séquences isolées et revendiquées par les brevets ne sont pas substantiellement différentes des gènes « naturels ».

Pour parler de cette nouvelle économie, les analystes ont finalement forgé le terme de biocapital. Celui-ci désigne ce secteur particulier de l'économie centré sur les technologies du vivant, un secteur qui présente de nombreuses parentés avec la nouvelle économie financière, mais renvoie aussi à l'idée que l'exploitation des capacités de re/production des entités biologiques (gènes, cellules, organismes) est en elle-même devenue une source – contestée – de valeur.

*(Jean-Paul Gaudillière)*

**Références :**

C. Bonah, A. Rasmussen (dir.), *Histoire et médicament aux XIXᵉ et XXᵉ siècles*, Strasbourg, Glyphe, 2005.

M. Cassier, M. Corrêa, « Brevets de médicament, luttes pour l'accès et intérêt public au Brésil et en Inde », *Innovation : Cahiers de l'Économie de l'Innovation*, 32, p. 109-127, 2010.

J-P Gaudillière (dir.), *How Pharmaceuticals became patentable in the 20th century?* Numéro spécial, *History and Technology*, 24, 2, 2008.

J. Greene, *Prescribing by Numbers. Drugs and the Definition of Diseases*, Johns Hopkins University Press, 2007.

K. S Rajan, *Biocapital. The Constitution of Postgenomic Life*, Durham, Duke University Press, 2006.

# Spectres du corps produit

## 91. Les enjeux scientifiques et éthiques du projet « Génome humain »

En 1990, aux États-Unis, les National Institutes of Health (NIH) lancent le « *Human Genome Project* » (Projet « Génome humain » ou PGH) afin d'identifier les 3 milliards de paires de bases qui contiennent le patrimoine génétique humain. Au-delà de la connaissance du génome humain, l'objectif principal du projet est de trouver les causes de maladies génétiques comme certains cancers, diabètes, la maladie d'Alzheimer, *etc.* et de mettre au point des traitements s'y rapportant. Dix ans plus tard, quelques mois avant l'achèvement du projet, les propos de Bill Clinton font écho à cette ambition première. Pour Clinton, le décodage du génome humain « révolutionnera le diagnostic, la prévention et le traitement de la plupart, sinon toutes, des maladies de l'homme »[1]. Plus de onze après cette annonce, force est de constater que le séquençage du génome n'a pas tenu toutes ses promesses : s'il a permis une connaissance approfondie des génomes eucaryotes, les bénéfices médicaux escomptés se font toujours attendre. Un retour sur l'histoire du PGH nous permettra de mettre en perspective de tels propos. Après avoir mis au jour les rhétoriques tant épistémologiques, socio-politiques que culturelles qui entourèrent le lancement du PGH, nou s chercherons à identifier les enjeux économiques, sociaux et éthiques de l'exploration du génome humain, en soulignant la question de l'appropriation du vivant et celle d'une discrimination sociale *via* la connaissance des génomes individuels.

### Le lancement du projet « Génome humain » : les rhétoriques

« Quand le génome humain sera entièrement séquencé », déclara James Watson, directeur du comité d'organisation du projet, « nous pourrons savoir, par exemple, l'identité du gène sur le chromosome 17 qui prédispose à l'heure actuelle une femme sur 200 au cancer du sein[2] ». Ainsi, à

---

1. B. Clinton (juin 2000), cité par F. Collins, « Has the revolution arrived ? », *Nature,* vol. 464, 2010, p. 674 (traduction personnelle).

2. J. Watson, « Looking forward », *Gene*, vol. 135, 1993, p. 313 (traduction personnelle).

peine né, le PGH associe son devenir à celui du concept de maladie génétique, un concept qui, au cours de l'épanouissement de la biologie moléculaire, après la Seconde Guerre mondiale, a considérablement évolué.

Si ce concept naît dans les années 1950 à la faveur de l'étude de la drépanocytose, c'est la naissance du génie génétique au début des années 1970 qui va permettre sa « matérialisation ». Grâce aux enzymes de restriction et la technique de l'ADN recombinant, les biologistes sont désormais capables d'identifier, d'isoler et de cloner des gènes, en un mot, de les manipuler. En 1983, à l'aide de ces nouvelles techniques, deux chercheurs américains, Gusella et Wexler, mettent en évidence le déterminisme génétique de la chorée de Huntington. Ils démontrent que cette maladie est monogénique (elle dépend d'un gène situé sur le chromosome 4) et allèle-dominante (elle est générée par la modification d'un seul des deux allèles de ce gène). Ces caractères en font une maladie modèle, puisque, de la connaissance de structure du gène découle directement celle de sa fonction (ici une pathologie) tout autant qu'ils ont des implications éthiques. Il est facile d'imaginer des tests permettant de prédire chez un individu adulte en bonne santé, et ceci avec une grande sûreté, la survenue dans les années futures de cette maladie particulièrement invalidante[3]. Forts de ce modèle, les initiateurs du PGH ont insisté sur la nécessité de cartographier le génome pour la connaissance et l'éradication de maladies génétiques et ils ont créé un climat dans lequel cette connaissance puisse apparaître comme souhaitable, voire inéluctable.

D'autres facteurs ont joué en faveur du projet. Inscrit dans le style « Big science »[4], dont le projet « Manhattan » est le plus emblématique, le PGH s'appuie sur le budget colossal de 3 milliards de dollars, des techniques et des instruments sophistiqués tout autant qu'il mobilise une force humaine importante (250 laboratoires travaillent dans le monde en lien avec le projet) et fait l'objet d'une couverture médiatique importante (publication des résultats dans *Nature* et *Science*). Par ailleurs, le PGH reflète les transformations qui ont affecté la biologie moléculaire entre les années 1970 et 1980. Jusqu'à cette période, cette discipline s'était développée dans un univers académique et était largement financée par l'État. Désormais, elle repose sur des interactions puissantes entre système de recherche universitaire et économie de marché avec un nouvel acteur : la *start-up* et un nouveau visage pour le scientifique : celui du « biotech-entrepreneur ». Cette dimension socio-économique de la science détermine de nouveaux modes d'appropriation des connaissances que nous détaillerons (notamment en examinant la question des brevets).

---

3. M. Morange, *La Part des gènes*, Paris, Odile Jacob, 1998, p. 67.

4. Le concept de « *Big science* » a été forgé par le physicien américain A. Weinberg et repris par des historiens des sciences, comme D. de Solla Price et J. Hughes pour décrire un projet scientifique qui mobilise cinq entités : « *Money* », « *Machines* », « *Man* », « *Media* » et « *Military* ».

Enfin, une dimension culturelle marque aussi le PGH. Dans les discours des initiateurs du projet, deux métaphores sont récurrentes : la colonisation et la conquête de l'espace. Walter Gilbert, par exemple, compare les scientifiques à des explorateurs capables de repousser les limites de la connaissance, à l'image des limites géographiques qui furent franchies lors de la conquête de l'Ouest américain ou de territoires coloniaux[5]. Cette comparaison n'est pas neutre dans les années qui suivent la décolonisation et la perte conséquente de territoires pour les Européens mais aussi pour les Américains (voir la guerre du Vietnam). D'une certaine façon, la cartographie du génome humain traduit le souhait de conquérir de nouveaux territoires, cette fois-ci à une échelle microscopique. Par ailleurs, les partisans du projet soutiennent que décrypter le génome humain « revient à s'atteler à la poursuite d'un effort comparable à celui qui a conduit à la conquête de l'espace », voire, est plus important que l'arrivée de l'homme sur la lune[6]. En faisant allusion aux tensions vécues avec le bloc soviétique lors de la conquête de l'infiniment grand, les Américains, dans la course à l'infiniment petit, cherchent à affirmer leur primauté face à un concurrent qui pourrait entrer dans la course au génome.

*Le projet « Génome humain » : mutations scientifiques et épistémologiques*
Achevé en février 2001, le PGH s'inscrit dans une longue série de découvertes liées à l'histoire de la génétique. Parmi cette chronologie impressionnante, l'établissement, en 1957, par Francis Crick du « Dogme central » de la biologie moléculaire est un événement marquant. Selon ce dogme, « l'ADN fabrique l'ARN, l'ARN fabrique des protéines, et les protéines nous fabriquent[7] ». Autrement dit, la connaissance de la séquence des nucléotides de l'ADN (ou sa structure) est suffisante pour connaître sa fonction. L'ADN est la « molécule maîtresse » du vivant car « non seulement elle recèle les secrets de la vie, mais aussi elle exécute ses propres inscriptions cryptées[8] ». De tels postulats renforcent aussi l'idée d'un déterminisme génétique qui consiste à affirmer que nos gènes dictent nos comportements, notre morphologie ou encore nos maladies.

Cependant, une succession de découvertes entre les années 1960 et 1980 vont venir fragiliser ce dogme. En 1959, les Français Jacob et Monod découvrent les « gènes régulateurs » qui modèrent l'expression des gènes structuraux et viennent donc brouiller la relation univoque entre ADN, ARN et protéines. En 1962, le chercheur américain Temin découvre la transcriptase inverse qui, chez les retrovirus notamment, permet la transformation

5. W. Gilbert cité par J. Van Dijck, *Imagenation, Popular Images of Genetics,* New York University Press, 1998, p. 119 & p. 128.
6. D. J. Kevles, « Out of eugenics : the historical politics of the Human Genome », D.J. Kevles et L. Hood (dir.), *The Code of Codes: Scientific and Social Issues in the Human Genome Project,* Cambridge - Mass., Harvard University Press, 1992, p. 22.
7. F. Crick cité par E. Fox Keller, *Le Siècle du gène*, Paris, Gallimard, 2003, p. 56.
8. E. Fox Keller, *op. cit.*, p. 55.

d'un ARN en un ADN. Cette découverte, qui ne sera reconnue qu'en 1975, remet donc en cause le passage univoque de l'ADN à l'ARN. À la fin des années 1970, les chercheurs américains Roberts et Sharp mettent en évidence la nature discontinue des gènes : ces derniers sont composés de segments non-codants (« introns ») et d'autres codants (« exons ») qui, combinés de plusieurs manières au moment de leur transcription en ARN, seront traduits en différentes protéines. Avec ces gènes mosaïques, il y a désormais une correspondance entre un gène et plusieurs protéines. Enfin, dans les années 1980, les expériences de « knock-out » ébrèchent de nouveau le « Dogme central ». Ces expériences qui consistent à remplacer la copie normale d'un gène par une copie anormale conduisent à des résultats variés : soit elles n'ont aucun effet, soit elles induisent une performance décuplée chez l'animal muté[9]. Elles suggèrent ainsi un lien, non pas entre un gène et une protéine, mais entre plusieurs gènes et une protéine. Ainsi, au moment où le projet de cartographier le génome humain se fait pressant, le gène a déjà perdu de sa toute-puissance. Ceci peut expliquer les critiques de la part de scientifiques comme le généticien américain Weinberg, qui affirme qu'il est vain de chercher à comprendre comment fonctionne un gène puisqu'« [il] apparaît tel un petit archipel d'informations dispersées au milieu d'une vaste mer de choses inutiles[10] ».

Malgré les controverses qui ont entouré le PGH, ce dernier a eu des retombées positives. Il a permis d'affiner la compréhension de la structure et de la fonction des génomes eucaryotes. On sait désormais que le génome humain comporte environ 21000 gènes et non 100 000 comme on l'avait soutenu dans les années 1980. Le PGH a aussi stimulé l'étude de génomes d'autres animaux (dont 14 de mammifères), ce qui a permis d'éclairer certains mécanismes de l'évolution et d'établir des filiations entre espèces. Ces études ont aussi apporté des éléments pour comprendre les prédispositions des espèces à certaines maladies. Par exemple, l'étude du génome du chimpanzé a révélé que l'homme avait perdu un gène protégeant les autres mammifères de la maladie d'Alzheimer. Le PGH a aussi motivé le séquençage intégral du génome de 13 individus (parmi eux, Craig Venter, James Watson et l'archevêque Desmond Tutu) et encouragé le séquençage comparé de 1000 individus dont les ancêtres viennent d'Europe, d'Asie et d'Afrique[11]. Enfin, et de manière paradoxale, en cherchant à révéler la simplicité des secrets de la vie, le PGH a, au contraire, mis au jour leur complexité[12]. « La séquence seule du gène ne peut permettre de prédire avec assurance

---

9. M. Morange, *op. cit.,* p. 75-77.

10. R. A. Weinberg, « The case against gene sequencing », *The Scientist*, 1987, vol. 1, pt 25, p. 11 (traduction personnelle).

11. F. Collins, *op. cit.,* p. 674.

12. Voir E. Fox Keller, *op. cit. ;* M. Morange, *op. cit.,* et plus récemment E. Check Hayden, « Life is complicated », *Nature,* vol. 464, 2010, p. 664-667.

les fonctions précises de la multitude des régions codantes, même dans un génome simple[13]. » L'élucidation de la fonction d'un gène nécessite non seulement la connaissance de la séquence proprement dite du gène, mais aussi celle de la structure chromosomique dans laquelle il est inséré et du contexte spécifique nucléaire et cytoplasmique, en un mot de la dynamique complexe de la cellule[14]. Ainsi, le PGH, en s'appuyant sur l'idée du « tout-génétique », en a permis sa révision : nous savons désormais que nos gènes sont une condition nécessaire mais non suffisante pour rendre compte de nos caractères biologiques[15].

### *Les enjeux économiques et éthiques du projet « Génome humain »*
#### *Un commerce des gènes ?*
Si pour les biologistes, la cartographie du génome humain, animal et végétal a ouvert la voie à une nouvelle connaissance du vivant, pour les médecins, les groupes pharmaceutiques et agro-alimentaires, cette cartographie a été fondamentalement au service d'intérêts thérapeutiques et commerciaux. La question se pose alors de savoir comment la connaissance sur les gènes qui constituent notre patrimoine vivant a pu devenir un objet de marchandise, comment les gènes ont pu devenir l'objet de brevets.

Pour comprendre la manière dont se sont opérés certains glissements en matière d'appropriation du vivant, il est nécessaire de remonter au début des années 1970, au moment où le génie génétique rend possible la manipulation des gènes. En 1972, la compagnie américaine General Electric dépose une demande de brevet pour une bactérie génétiquement modifiée, la « bactérie Chakrabarty » (du nom du chercheur qui l'avait « fabriquée ») auprès de l'Office américain des brevets et marques déposés (*Patent and Trademark Office* ou PTO). En 1980, après plusieurs années de polémique, la Cour Suprême américaine donne raison à General Electric. Désormais, pour statuer d'un brevet, les Américains ne feront plus passer la frontière entre êtres vivants et objets inanimés, mais entre les inventions humaines, incluant les êtres vivants, et les œuvres de la nature. Ainsi, un organisme vivant est devenu brevetable par la seule raison qu'on lui a apporté une modification génétique (ici permettant à la bactérie de dégrader des résidus de pétrole). Après le précédent de la « bactérie Chakrabarty », le domaine d'application des brevets s'ouvre aux organismes vivants et autres produits naturels modifiés par les techniques du génie génétique : parmi eux, « onco-mouse », la souris cancéreuse, la brebis Dolly, le tabac producteur d'insuline, *etc.* Basculant de la recherche fondamentale dans la recherche appliquée, la biologie moléculaire a donné naissance à toute une bio-industrie.

---

13. C. Stephens cité par E. Fox Keller, *op. cit.*, p. 9. Voir aussi M. Morange, *op. cit.*, p. 14.
14. E. Fox Keller, *op. cit.*, p. 72.
15. Voir M. Morange, *op. cit.*, p. 18.

La brèche dans la loi sur les brevets va se creuser davantage avec le PGH. Au début des années 1990, les NIH déposent la demande d'un brevet pour des centaines de séquences partielles d'ADNc. En juin 1991, c'est l'Américain Craig Venter, à l'époque biologiste aux NIH, qui fait soudain monter les enchères en proposant de faire breveter en masse des courts fragments d'ADNc humain. Ces courts fragments qui permettent en quelque sorte d'étiqueter un gène (sans en connaître la séquence intégrale et encore moins sa fonction) sont appelés « expressed sequence tag » (EST). Comme la « bactérie Chakrabarty », les EST soulèvent la question de la brevetabilité du vivant.

Sachant qu'aux États-Unis, une invention est éligible pour un brevet lorsqu'elle est « non évidente » et « utile », les EST furent rejetées dans la mesure où elles relevaient d'un aspect non innovant (« a monkey job » comme l'avait qualifié Watson) et que leur utilité était limitée car elles ne fournissaient aucune information, tant structurelle que fonctionnelle sur les gènes en question[16]. L'affaire prit une telle ampleur que Watson, fustigeant l'aspect mercantile du projet, démissionna en 1992. Au même moment, Venter quittait les NIH pour créer une start-up financée par un gigantesque capital-risque et la demande de brevets sur les EST fut annulée.

La concurrence internationale eut cependant raison des considérations visant à refuser des brevets sur des séquences de gène. En 1999, le PTO accordait les premiers brevets sur des séquences partielles de gène. En Europe, l'application de la législation américaine provoqua de sérieux remous. En particulier, l'article 5 de la Directive européenne n° 98/44 fut l'objet de débats envenimés[17]. En effet, les deux premiers alinéas de l'article 5 étaient en contradiction : le premier interdisait de breveter les gènes humains alors que le deuxième l'autorisait. Face à une telle incohérence, le Comité consultatif national d'éthique (CCNE) rejeta l'article 5 pour trois raisons : le principe de non commercialisation du corps humain, le principe du libre accès à la connaissance (ici celle du génome), la définition de l'UNESCO du génome humain comme « patrimoine de l'humanité »[18]. La loi française de bioéthique de 2004 a suivi cette riposte en excluant les

---

16. Voir G. Radick, « Discovering and Patenting Human Genes », *in* A. Baintham et *al.* (dir.), *Body Lore and Laws*, Oxford-Portland Oregon, Hart Publishing, 2002, p. 67-69.

17. Article 5 de la Directive européenne n° 98/44/CE du Parlement européen et du conseil du 6 juillet 1998 relative à la protection juridique des inventions biotechnologiques :Alinéa 1 : Le corps humain, aux différents stades de sa constitution et de son développement, ainsi que le simple découverte d'un de ses éléments, y compris la séquence ou la séquence partielle d'un gène, ne peuvent constituer des inventions brevetables. Alinéa 2 : Un élément isolé du corps humain ou autrement produit par un procédé technique, y compris la séquence ou la séquence partielle d'un gène, peut constituer une invention brevetable, même si la structure de cet élément est identique à celle d'un élément naturel.

18. Voir l'article premier de la *Déclaration universelle sur le génome humain et des droits de l'homme*, de l'UNESCO, en date du 11 novembre 1997.

séquences de gène des inventions brevetables[19]. Sa révision, en 2011, n'a apporté aucun changement sur ce point.

Entre le début des années 1970 et la fin des années 1980, la notion de brevet s'est infléchie et la frontière entre invention et découverte ainsi que celle entre artificiel et naturel est devenue floue. Après l'autorisation du dépôt de brevets sur des organismes génétiquement modifiés, le PGH a provoqué la rupture d'une deuxième barrière : l'information génétique est devenue un produit commercialisable et a permis la naissance de la génomique, une nouvelle branche de la bio-industrie.

### Vers le biopouvoir ?

Dès la naissance du PGH, la question des enjeux sociaux éthiques attachés à l'exploration du génome humain est posée. En 1989, Watson, fraîchement nommé directeur du HUGO (*Human Genome Organisation*), exige que 3 % du budget soit alloué à l'étude des implications sociales et éthiques du projet. Watson met en garde la communauté des biologistes sur les dérives possibles de leurs futurs travaux. Il rappelle l'usage pervers et terrifiant de l'eugénisme et pose la question du respect de l'ADN individuel. C'est une première : jamais un programme de recherche scientifique n'avait consacré une part de son financement à une réflexion bioéthique.

Le décryptage du génome humain permet en effet d'envisager que chaque individu se voit attribuer une carte génétique où figurerait notamment l'indication de maladies génétiques existantes ou à venir. Si cette carte génétique n'existe pas encore, la possibilité de détecter les personnes prédisposées à développer telle ou telle maladie est bien réelle. Elle correspond à l'apparition d'un nouveau type de médecine : la médecine prédictive dont l'outil fondamental est le test. La mise en place de tels tests risque d'entraîner des discriminations, par exemple dans le cadre d'une embauche. Citons le cas en Allemagne, en 2004, d'une jeune professeure qui s'est vu refuser une titularisation après qu'un examen clinique eut révélé qu'un de ses parents souffrait de la maladie de Huntington. Aujourd'hui, suivant l'avis du Groupe européen d'éthique des sciences et des nouvelles technologies, la plupart des pays interdisent l'utilisation de tests génétiques à l'embauche. Les échantillons d'ADN intéressent aussi les assurances et les organismes de prêts qui exigent de connaître les risques que leurs clients peuvent avoir de développer certaines maladies invalidantes ou mortelles au prix de leur refuser leurs services ou d'augmenter leurs tarifs. L'utilisation de l'ADN a déjà fait son entrée dans les cours de justice à des fins d'identification de personnes qui ont commis des actes délictueux ou criminels, depuis 1994, aux États-Unis, avec le CODIS (*Combined DNA Index System*), et depuis 1998,

---

19. Loi de bioéthique de 2004, Article L. 611-18 : « Le corps humain, aux différents stades de sa constitution et de son développement, ainsi que la simple découverte de l'un de ses éléments, y compris la séquence totale ou partielle d'un gène, ne peuvent constituer des inventions brevetables. »

en France, avec le Fichier national automatisé des empreintes génétiques. Comme dans le cas des tests, ces pratiques liées à l'identification du matériel génétique soulèvent d'importantes questions éthiques : comment et qui décide des personnes à ficher ? La vie privée des personnes n'est-elle pas menacée ? Quel usage fait-on et pourrait-on de cette information ?

L'établissement de fichiers et l'usage de tests génétiques apparaissent comme autant de moyens et de stratégies au service de l'identification de certains individus et se traduisent par un contrôle de leur vie. On peut parler ici de « biopouvoir » au sens où Michel Foucault (1926-1984) désignait par là l'emprise grandissante du pouvoir politique sur les phénomènes propres à un ensemble d'êtres vivants constitués en population (comme la santé, l'hygiène, la natalité, *etc.*) et, en particulier, la place croissante de la médecine dans la connaissance, la gestion et le contrôle des populations. Dans le cas des tests ADN, ce biopouvoir ne risque-t-il pas d'encourager l'exercice d'un regard normalisateur qui serait basé principalement sur les valeurs génétiques ? Ne risque-t-on pas de voir se mettre en place une société qui serait basée sur des classes à faible, moyen ou fort patrimoine génétique, et qui verrait l'affrontement entre un tiers-état et une aristocratie génétiques ? Ces questions, chaque société « biotechnologique » doit les prendre en compte et veiller à y apporter des réponses pour la sécurité et le bien-être des citoyens.

Qu'en est-il 10 ans après l'achèvement du PGH ? Un numéro de *Nature* y consacre un long dossier en avril 2010[20]. Comme au temps de la naissance du projet, les avis sont partagés mais sur fond de polémiques moins brûlantes. Venter déclare que la « révolution génomique vient tout juste de commencer »[21]. Weinberg, même s'il reconnaît que « les succès [du HGP] sont indiscutables », pointe du doigt le fait que l'argent et le temps investis dans la recherche contre le cancer n'ont pas donné de résultats fructueux et qu'une biologie « à petite échelle » est en train de pâtir de l'intérêt et de l'afflux de capitaux et de cerveaux vers la biologie « à grande échelle[22] ». On peut donc rester circonspect ou espérer que si les chercheurs continuent à cibler leurs efforts autour de l'application de leurs résultats à la santé, certaines maladies génétiques pourront être éradiquées.

(*Marion Thomas*)

---

20. Voir *Nature,* vol. 464, n° 7289, p. 649-679.

21. J. Craig Venter, « Multiple personal genomes await », *Nature,* vol. 464, 2010, p. 676-677 (traduction personnelle).

22. R. A. Weinberg, « Point : Hypotheses first », *Nature,* vol. 464, 2010, p. 678 (traduction personnelle).

## 92. « *Genetic Park* »[1] ou la transformation d'une île en laboratoire : l'Islande

En 1996, à un moment où le déchiffrement du génome humain bat son plein, un Islandais du nom de Kari Stefansson, fort d'une brillante carrière de neurobiologiste aux États-Unis, rentre au pays pour y créer l'entreprise de biotechnologie deCODE genetics. S'inscrivant dans la droite ligne du projet « Génome humain » de « diagnostiquer, traiter et prévenir des maladies humaines », l'entreprise deCODE se fixe l'objectif de traquer les gènes de maladies génétiques graves et répandues dans les pays industrialisés. À cette fin, Stefansson a prévu de créer une base de données réunissant les informations généalogiques, médicales et génétiques de la totalité de la population islandaise. Cette main mise sur un patrimoine vivant et individuel va soulever en Islande, mais aussi dans la communauté internationale, des questions éthiques relatives à la marchandisation du vivant, à la confidentialité de l'information médicale et au respect du consentement éclairé. Qu'en est-il plus de dix plus tard des objectifs ambitieux de Stefansson ? Le projet de la triple base de données islandaise va-t-il péricliter compte tenu, comme l'affirme l'historien des sciences Skuli Sigurdsson, de « la complexité de l'exploitation des données, [des] problèmes relatifs au respect de la vie privée, et [de] l'inertie des systèmes politiques de la santé » ?[2] Ou alors l'entreprise islandaise restera-t-elle dans l'histoire des biotechnologies comme la démarche pionnière qui aura, même en confondant la temporalité du monde des affaires et celle de la recherche et en faisant fi des principes éthiques fondamentaux, ouvert une voie fructueuse pour diagnostiquer et prévenir des maladies graves et invalidantes ?

### Présentation de la société deCODE genetics

En 1996, lorsque la société deCODE genetics s'implante en Islande, son objectif initial est d'identifier les gènes responsables d'une douzaine de maladies génétiques, parmi lesquelles les maladies cardio-vasculaires, le diabète, l'ostéoporose, ou encore la schizophrénie. Le groupe Roche, qui signe avec deCODE un contrat de 220 millions de dollars en février 1998, doit se charger de commercialiser les médicaments destinés à traiter ces maladies. Si Stefansson a tous les caractères du « biotech-entrepreneur » (la compétence scientifique, le sens des affaires et celui de la communication), il insiste aussi sur la vocation humanitaire de son entreprise. Utilisant son charisme, son intelligence, son sens de la formule, ou jouant sur l'image de l'enfant prodigue qui revient au pays pour sauver son peuple, Stefansson a promis

---

1. Nous empruntons ce titre à l'article de N. Levisalles, « En Islande : pionniers ou cobayes ? Genetic Park », *Libération*, 28 juin 2001.
2. Cité dans A. Abbott, « Icelandic Database Shelved as Court Judges Privacy in Peril », *Nature*, 2004, vol 429, p. 119.

aux Islandais la priorité et la gratuité des médicaments qui seront produits suite aux recherches sur leur génome.

### Pourquoi la population islandaise ?

Trois raisons principales expliquent le choix de la population islandaise comme support d'étude.

Tout d'abord, cette population est génétiquement stable : numériquement réduite (le pays compte aujourd'hui environ 300 000 habitants), géographiquement isolée, elle n'a connu que très peu d'immigrations. Ce faible brassage génétique favorise une stabilité génétique qui permet d'identifier plus facilement les individus porteurs d'une maladie génétique grave.

Un deuxième facteur est d'ordre culturel. Depuis la colonisation aux IXe et Xe siècles, les Islandais ont établi des arbres généalogiques des habitants de l'île qui ont été conservés méticuleusement par les religieux. Le soin accordé à l'établissement de généalogies est un élément central de la culture islandaise qui s'exprime à travers l'imaginaire des sagas. Récits des origines, s'appuyant sur des chroniques historiques et légendaires, les sagas alimentent le sentiment d'identité nationale en insistant sur les notions de lignage, de fratrie et de famille et en retraçant les histoires d'une famille sur plusieurs générations. Conscient de la richesse de ce patrimoine généalogique, Stefansson fit appel à cette fibre identitaire pour convaincre les Islandais de l'utilité de son projet. En l'espace de cinq ans, la société deCODE a ainsi réussi à saisir les données généalogiques de 600 000 habitants (sur les 800 000 que l'on estime avoir vécu sur l'île depuis la colonisation), soit l'équivalent de trente-cinq générations. S'ajouta à cette passion pour la généalogie l'excellent état des dossiers médicaux de la population depuis 1915.

Enfin, un facteur social rendit la population islandaise très favorable au projet : sa croyance au progrès scientifique et son engouement pour les objets associés à la modernité, dont les biotechnologies. L'Islande, à l'époque, c'est-à-dire avant la crise financière de 2008, était dotée d'une économie de marché libérale avec une forte dominante sociale et un niveau de vie parmi les plus élevés du monde : le revenu moyen islandais s'établissait au cinquième rang mondial et devançait de 60% celui des États-Unis[3]. Pour la majorité des Islandais, la science est synonyme de quête objective et désintéressée de la connaissance, et il leur est difficile de prendre conscience du fait que les sciences biomédicales, par le biais des médias, puissent jouer sur l'attrait de la santé et de l'argent. Cette absence d'esprit critique individuel s'accompagne d'une absence de contre-pouvoirs à l'échelle de la société. Là encore, nous pouvons apporter un bémol à cette

---

3. R. Wade et S. Sigurgeirsdottir, « Un laboratoire libéral dévasté par la crise. Quand le peuple islandais vote contre les banquiers », *Le Monde diplomatique*, Mai 2011, p. 18. La prospérité de l'Islande repose à l'époque sur la croissance accélérée de trois banques islandaises qui, en 1998, se hissent rapidement parmi les trois cents plus importantes banques du monde. En 2008, le tableau s'inverse : ces trois mêmes banques, désormais nationalisées, figurent au palmarès des onze catastrophes financières les plus spectaculaires de l'histoire.

affirmation. Si le peuple islandais est habituellement placide et peu enclin à la contestation, il n'est cependant pas resté indifférent face aux conséquences de la crise financière. D'importantes manifestations eurent lieu fin 2008 et début 2009 pour demander la démission du gouvernement qui exigeait de la population islandaise le remboursement de l'argent perdu par les Britanniques et les Néerlandais lors de l'achat de produits financiers islandais en 2006[4].

Respectueuse des traditions et éprise de modernité, la population islandaise a donc, à la fin des années 1990, constitué un public idéal pour la société deCODE. Une enquête menée en mars 2000 a montré que plus de 80% de la population lui accordait sa confiance.

### Manœuvres politiques

L'implication du gouvernement islandais dans le développement de l'entreprise deCODE genetics est l'un des facteurs qui a déclenché la polémique.

En février 1998, lors de la signature du contrat avec la société suisse pharmaceutique Hoffmann-La Roche, étaient présents Stefansson, un représentant du groupe Roche mais aussi, et de manière assez surprenante, le Premier ministre islandais David Oddsson. Le nom de Oddsson n'est pas neutre quand on connaît l'importance de son rôle tant sur la scène politique que financière en Islande. Conseiller municipal, maire puis Premier ministre pendant près de quatorze ans sous les couleurs du Parti de l'Indépendance (PI, de droite), Oddsson a présidé à la croissance extraordinaire du secteur financier avant de s'installer aux commandes de la Banque centrale en 2004.[5] Sous son administration, un Islandais pouvait emprunter jusqu'à 90% de la valeur d'un bien, ce qui poussa les banques tout juste privatisées (les trois qui firent faillite en 2008) à proposer des conditions encore plus attractives. Oddsson est actuellement l'objet de vives contestations de la part de la population islandaise pour avoir joué un double jeu entre politique et finance, avoir été proche de personnes coupables de délits d'initiés, être resté opaque sur certaines décisions, *etc.* Ironie du sort : loin de répondre de ses actes, Oddsson s'est vu offrir le poste de rédacteur en chef du principal quotidien de Reykjavik, *Morgunbladid*[6].

Mais revenons à l'année 1998. Ancien camarade d'école de Oddsson, Stefansson a profité de faveurs politiques pour créer son entreprise[7]. De l'alliance de deCODE avec le gouvernement islandais ont émané deux lois : la première intitulée « *Health Sector Database* » (HSD) de 1998, la deuxième « *Biobank* » promulguée en 2000. La loi HSD donne à une compagnie privée la possibilité d'avoir un accès libre et exclusif à la totalité des données

---

4. *Ibid.*, p. 19.
5. *Ibid.*, p. 18.
6. *Ibid.*, p. 19.
7. Pour d'autres faits, voir http://www.raunvis.hi.is/~steindor/jennifer.html, page consultée le 20 juin 2011.

médicales des Islandais pendant une durée de 12 ans. En janvier 2000, c'est la société deCODE qui obtient cette autorisation. Quant à la loi « *Biobank* », votée en avril 2000, elle donne la possibilité d'utiliser cellules, échantillons sanguins ou tissus de toute personne hospitalisée, sauf si celle-ci manifeste son refus. Elle repose donc sur un consentement présumé : toute personne est donc potentiellement donneuse, sauf si elle manifeste son refus. Avec la loi « *Biobank* », tout Islandais était potentiellement intégré au programme de recherche de Stefansson.

### *Réactions en Islande et dans la communauté internationale*
20 000 Islandais (un peu moins de 10% de la population) refusèrent de telles conditions de collaboration et interdirent l'accès à leurs données médicales. Par ailleurs, des associations se mobilisèrent contre la promulgation des deux lois. Parmi elles, *Mannvernd* (Association pour l'éthique scientifique et médicale), qui compte parmi ses membres des scientifiques, des médecins et des juristes, dénonça la violation du principe de confidentialité entre médecin et patient, un des principes du Serment d'Hippocrate. Cette association critiqua aussi le recours au consentement présumé qui permettait à deCODE de se passer de l'accord individuel des patients. Toujours en matière de respect des libertés individuelles, Ross Anderson, professeur en sécurité informatique à l'université de Cambridge et conseiller de l'Association médicale britannique (*British Medical Association*), émit des doutes sur la fiabilité du codage visant à protéger l'anonymat des données médicales.

Furent également dénoncés le danger qu'une seule société puisse utiliser la triple base de données (données généalogiques, médicales et génétiques) et le fait qu'une population entière devienne le champ d'expérience et la source de profit d'une seule entreprise. À l'instar de ceux qui avaient exploité le patrimoine génétique d'une population de Papouasie-Nouvelle Guinée,[8] on a pu qualifier de « pillage génétique » l'utilisation du génome islandais par la société deCODE, et revendiquer un principe de non commercialisation du corps humain[9].

### *DeCODE aujourd'hui*
Malgré ces critiques et les problèmes éthiques soulevés, force est de constater que la population islandaise a collaboré de manière active à l'établissement de la base de données génétiques. En 2004, l'entreprise affirmait avoir collecté l'ADN de 110 000 personnes adultes islandaises (soit plus d'un

---

8. Voir J. Rifkin, *Le Siècle biotech. Le commerce des gènes dans le meilleur des mondes*, Paris, La Découverte, 1998, p. 89.

9. Voir J.-P. Berlan, « From Agricultural Genetics to the Looting of the Icelandic Health System (http://web.archive.org/web/20080618054119/http://www.mannvernd.is/english/articles/jpb.looting.html, page consultée le 25 juin 2011).

tiers de la population islandaise)[10]. Elle a dû cependant céder sur des points fondamentaux et les résultats des cinq dernières années sont mitigés.

En novembre 2003, la société a été mise sur la sellette au sujet du respect de la vie privée lorsque la Cour Suprême islandaise s'est prononcée en faveur d'une étudiante de dix-huit ans qui refusait que le dossier médical de son père décédé soit intégré dans la base de données deCODE. Les juges ont fait valoir qu'il s'agissait d'une violation de sa vie privée : les données de son père pourraient montrer qu'elle serait susceptible d'avoir hérité d'une maladie repérée dans l'ADN de son père. Le croisement entre les données génétiques et généalogiques mettait en cause le respect de la vie privée. Ainsi, la loi HSD devenait anticonstitutionnelle dans la mesure où elle échouait à protéger la vie privée des citoyens[11]. Elle fut abrogée en 2003. DeCODE ne renonça cependant pas à constituer la banque de données génétiques, mais elle travaille depuis sur la base du consentement éclairé. C'est un point sur lequel Stefansson insiste avec force lorsqu'il s'agit de promouvoir en ligne sa compagnie[12]. C'est aussi un principe auquel se sont soumis, sans tergiverser, les promoteurs d'autres projets de banques d'ADN. Par exemple, l'Estonie qui, en 2001, a lancé le projet d'archiver un million d'échantillons d'ADN humain, a posé le consentement éclairé et le codage informatique des données comme principes éthiques fondamentaux[13]. Lancé en 2004, le projet britannique « *UK Biobank* », qui vise à identifier des maladies communes au vieillissement ainsi qu'à explorer les liens entre facteurs environnementaux, gènes et maladies, insiste lui aussi dans sa charte éthique sur la participation volontaire et le respect de l'anonymat du demi million de donneurs attendus[14].

Par ailleurs, l'état de santé financier de la société n'est plus ce qu'il était. Après avoir été créée en 1996 sur un capital-risque américain de 12 millions de dollars, être devenue la propriété d'actionnaires islandais en 2000, la compagnie a annoncé qu'elle avait enregistré 62,2 millions de dollars de perte en 2006, soit 20 millions de plus qu'en 2005[15]. Ayant fini par déclarer faillite en 2007, elle fut rachetée par des Américains et elle est désormais la propriété de Saga Investments LLC, un consortium qui inclut Polaris Venture

---

10. Donnée extraite de A. Abbott, *op. cit.*, p. 119.

11. *Ibid.*

12. « Kari Steffansson M.D., Dr. Med talks about deCODeme », vidéo datée du 17 novembre 2007. Voir http://www.youtube.com/watch?v=Jug8-ie095E.

13. Des points communs existent avec le cas islandais : la promesse faite aux volontaires de bénéficier, non pas de médicaments, mais d'une carte génétique personnalisée, le souhait de développer une plate-forme haute-technologie pour éviter la fuite des cerveaux et créer des emplois, tout en s'affirmant sur la scène internationale (l'Estonie est entrée dans l'Union européenne en mai 2004).

14. Données extraites de l'article de S. Cabut, « 500 000 Anglais en stock », *Libération*, 25-26 novembre 2006, p. 37-39.

15. Données extraites de l'article d'A.-F. Hivert, « Le Fiasco du pionnier islandais : deCODE, projet privé de collecte d'ADN a trébuché sur l'éthique », *Libération*, 25-26 novembre 2006, p. 39.

Partners et ARCH Venture Partners. Au passage, Stefansson a perdu son statut de PDG pour celui de Directeur scientifique. Sa notoriété a aussi souffert de ces bouleversements. Il n'est plus l'homme que l'on sollicitait dans les médias islandais pour savoir s'il fallait ou non continuer à enseigner la poésie à l'école.

Quant aux résultats du laboratoire, ils sont patents mais leur valorisation sous forme de médicaments ou de tests génétiques se fait toujours attendre. Les chercheurs de deCODE ont identifié plusieurs gènes qui expliquent la récurrence de certaines maladies courantes[16], des substances médicamenteuses ont été produites et ont déjà fait l'objet d'essais cliniques, mais aucune d'elles n'a atteint le stade de la commercialisation. Quant au marché des tests diagnostics, il consiste à la vente en ligne de quelques produits. Toute personne, moyennant 500 US$ par test et un frottis de sa muqueuse buccale, pourra connaître le risque génétique qu'elle a de développer une maladie cardio-vasculaire ou un cancer. Pour 2000 US$, elle pourra non seulement connaître son risque de développer cinquante maladies ou comportements pathologiques étudiés par deCODE, mais aussi remonter le fil de ses origines et découvrir qui sont ses ancêtres lointains[17]. Le site combine toutes les recettes marketing pour attirer le client potentiel. Des vidéos vantent les qualités des tests à partir des témoignages de personnes tout sourire, d'âges variés, des deux sexes, principalement de nationalité islandaise et américaine, inconnus (comme ce Texan de 55 ans qui, au hasard d'une enquête sur une maladie cardio-vasculaire, découvre un risque multiplié par 2 de développer un cancer de la prostate)[18] ou célèbres (comme la Première Dame d'Islande, Dorrit Mousaieff, au profil génétique « extraordinaire » et encore toute surprise d'apprendre qu'elle a du « sang » italien)[19]. Fort de ces interviews, Stefansson insiste sur la double valeur des tests : véritables pièces ouvrières de la médecine prédictive, ils permettent, à ses yeux, un dialogue entre médecin et malade, mais aussi de réduire le coût des maladies à l'échelle du système de santé général[20].

De telles affirmations, aussi bienveillantes soient-elles, posent cependant de sérieuses questions tant sur le plan scientifique que sur le plan éthique. Il est évident que tout le monde souhaite rester en bonne santé et se prémunir contre une maladie invalidante, voire mortelle. La question est alors de savoir dans quelle mesure les tests génétiques sont la solution pour satisfaire un tel souhait. Si les tests génétiques se veulent les pourvoyeurs

---

16. Par exemple, deCODE a démontré que la présence du gène BMP2 entraînait trois à cinq fois plus de risques d'ostéoporose. De même, elle a découvert un gène (Nengulin) qui multiplie par deux les risques d'apparition de schizophrénie.

17. Voir : http://www.decodeme.com/store, page consultée le 17 juin 2010.

18. Voir : http://www.decodeme.com/customer-stories/chuck-wallace-how-decodeme-helped-a-heart-patient-fight-prostate-cancer?autostart=true, page consultée le 20 juin 2011.

19. Voir : http://www.decodeme.com/customer-stories/dorrit-mousaieff-first-lady-of-iceland-boasts-amazing-genetic-profile?autostart=true, page consultée le 20 juin 2011.

20. « Kari Steffansson M.D., Dr. Med talks about genetics tests », vidéo datée du 18 août 2008. Voir http://www.youtube.com/watch?v=sYzWO37PjXM, consultée le 20 juin 2011.

d'une bonne santé, ils permettent aussi la vente de « sur-diagnostics » pour reprendre le terme employé par un groupe de médecins américains dans un ouvrage récent[21]. Les tests génétiques correspondent en effet à la forme première d'un diagnostic médical[22]. En mettant en évidence des facteurs de risques génétiques, ils sont sûrs d'atteindre leur cible car tout le monde est porteur de gènes à risques. Ainsi, pour les médecins cités plus haut, de tels tests reposent sur une « stratégie qui va littéralement nous rendre tous malades »[23]. Par ailleurs, une fois l'information connue, la question se pose de savoir ce que l'on en fait. Peut-on réellement l'ignorer ? Cela semble difficile car la pression pour se plier à une démarche active est souvent la plus forte. Comment alors choisir, si le choix se pose, parmi les interventions que le médecin préconise ? Prenons le cas d'une femme qui apprend qu'elle est porteuse du gène BRCA1, dont les mutations (révélées par des tests) sont associées à un risque accru de cancer du sein. Doit-elle accepter une intervention (mammectomie) ou se soumettre à un suivi gynécologique draconien et des mammographies très régulières et, dans ce cas, supporter de vivre avec une épée de Damoclès au-dessus de la tête ? Face à de tels dilemmes, on serait prêt à suivre l'idée quelque peu ironique selon laquelle les personnes les plus saines seraient celles qui ne sauraient rien au sujet de leur ADN[24].

À côté de ces considérations scientifiques, les tests génétiques soulèvent aussi des questions éthiques. Même si aucun de ces tests n'est obligatoire, la menace de leur usage au service d'une politique discriminatoire est toujours d'actualité. Le moyen de contrer de tels abus est de rester vigilant, de dénoncer les différentes formes de « biopouvoir » et de donner à tout citoyen les moyens de penser, de manière critique, les rapports entre science, politique, économie et société. C'est certainement ce que Stefansson a oublié de faire lorsqu'il a créé deCODE. Sa compagnie aura certes était pionnière dans l'histoire des biotechnologies, mais elle aura pâti de sa confusion de la temporalité du monde des affaires et celle de la recherche, ainsi que de sa négligence première de principes éthiques fondamentaux.

(*Steindor Erlingsson, Marion Thomas*)

---

21. Nous empruntons l'expression d'« *overdiagnosis* » développée par G. Welch, L. M. Schwartz et S. Woloshin dans *Overdiagnosed: Making People Sick in the Pursuit of Health*, Boston, Beacon Press, 2011. Voir en particulier p. 134 et 135.
22. *Ibid.*, p. 116-117.
23. *Ibid.*
24. *Ibid*, p. 134-135.

## 93. Le clonage reproductif humain

*Les arguments favorables au clonage reproductif humain*
La manière la plus habituelle de faire accepter l'idée du clonage reproductif humain (qu'il faut soigneusement distinguer du clonage dit thérapeutique, qui pose d'autres problèmes éthiques et que l'on n'abordera pas ici), consiste à le *banaliser par réduction* : on dira alors que le clonage *n'est que* ceci ou cela de déjà connu, et qu'en conséquence toute réaction de rejet ne peut être que l'expression d'une peur infondée, irrationnelle. Ainsi, nombre de défenseurs du clonage prétendent que celui-ci *n'est qu'*un moyen de reproduction artificielle comme un autre, qui devrait pouvoir s'imposer comme se sont finalement imposées toutes les méthodes de reproduction *in vitro*. D'autres affirment que le seul problème à prendre en compte est celui de la non-discrimination juridique : il faut veiller à assurer au futur clone une égalité juridique qui le garantisse contre toute discrimination, à l'instar de ce qu'accomplissent les lois contre le racisme ; et pour peu que cette condition soit satisfaite, le clonage ne posera plus aucun problème éthique spécifique. Qui plus est, l'interdiction du clonage serait elle-même immorale, car on priverait alors certains parents stériles du droit légitime d'avoir des enfants d'une façon qui serait techniquement possible. L'argumentation libérale centrée sur les droits individuels (les droits du clone qui le protègent contre toute discrimination, et les droits des parents à la reproduction qu'ils souhaitent) rejoint ici l'argumentation utilitariste par l'intermédiaire du *principe du tort* : à qui le clonage fait-il du tort, demande-t-on alors, et la réponse se mue souvent en réquisitoire : loin de faire du tort, c'est bien plutôt son interdiction qui en causerait, privant les parents d'un de leurs droits fondamentaux. D'autres philosophes traduisent cette même idée dans un vocabulaire plus métaphysique mais argumentativement équivalent, en déclarant qu'on priverait ainsi les gens d'une de leurs « fins essentielles » : engendrer. Enfin, une troisième stratégie réductionniste consiste à dire que la capacité technique offerte aujourd'hui par le génie génétique de contrôler la nature humaine est elle-même un produit naturel de la nature humaine. Pour le philosophe Peter Sloterdijk par exemple, les biotechnologies poursuivent à leur manière le projet huma-niste d'élevage de l'homme par l'homme, de sorte que, replacées dans le long terme de l'histoire de l' « anthropotechnologie », les manipulations génétiques apparaissent non seulement bien plus inoffensives qu'on ne le dit, mais encore foncièrement humaines parce que participant au projet général d'humanisation de l'humain.

*Les arguments défavorables*
Au réductionnisme *reproductif,* on peut objecter ceci : s'il y a bel et bien une différence entre le clonage et les techniques de reproduction artificielle « classiques », c'est que contrairement à celles-ci, le clonage ne respecte plus l'*aléatoire génétique,* puisque l'on sait quel patrimoine génétique nucléaire

on va dupliquer. Ceci a une conséquence directe : c'est que les parents ne désirent plus *un* enfant, mais *tel* enfant. D'indéterminé qu'il était, leur désir devient *déterminé*. On peut apprécier cette différence d'un point de vue psychologique, anthropologique, philosophique, peu importe, mais ignorer qu'il y ait là une différence qui fait vraiment une différence, du fait de son incidence morale (qui met en jeu notre conception de l'altérité d'autrui), est un aveuglement peu compréhensible.

Outre le fait que les réductionnismes *juridiques* reposent sur une notion extrêmement étroite de ce qu'est un *tort*, il y a quelque chose de peu convaincant dans cette attitude de banalisation. Lorsqu'au lendemain de Noël 2002, les Raéliens ont annoncé, de manière mensongère, la naissance du premier bébé cloné, la réaction spontanée n'a pas été de dire « C'est injuste ! », mais plutôt « Quelle horreur ! », ce qui indiquait que le problème s'engageait non sur le terrain du droit, mais sur celui de la morale. Certes, ces réactions de rejet ne valent pas véritablement *jugement* moral, et elles doivent être explicitées, le cas échéant critiquées, car il leur manque la réflexivité nécessaire à toute démarche éthique. Mais elles doivent être analysées, non méprisées. Elles témoignent suffisamment qu'il en va dans le clonage, au-delà d'un simple problème de droits accordés au clone ou aux parents, de la *compréhension* que nous avons de l'être humain, de ce qu'il doit être ou de ce que nous voulons qu'il soit.

Vu de la hauteur anthropotechnique, il n'y a plus de bioéthique, il n'y a que de la biotechnique. Mais ce point de vue est tellement général et abstrait qu'il interdit toute prise de position substantielle et concrète sur les techniques particulières : toute anthropotechnique est-elle également bonne pour l'humanisation de l'homme ? Comment choisir ? Selon quels critères ? Les considérations trop générales du réductionnisme anthropotechnique ne permettent pas de répondre à ces questions cruciales.

### *La question de l'expérience vécue du clone*

Telles sont donc trois stratégies d'argumentation répandues en faveur du clonage. Mais au-delà d'elles, d'une manière générale, on peut dire que la réflexion éthique sur le clonage, qu'elle soit pour ou contre, qu'elle soit réductionniste ou non, s'est attaquée à ce problème en partant de principes déjà connus : ainsi *l'utilitarisme* se soucie du bien-être produit par cette technique (pour le clone ou les parents), le *déontologisme* inspiré de Kant s'interroge sur la dignité humaine du clone, l'une ou l'autre forme *d'aristotélisme* sur la conformité du clonage avec des valeurs fondamentales référées à la nature humaine. Ces positions négligent le caractère fondamentalement inédit du clonage, qui pourrait avoir un impact sur la *perception* que le clone a de lui-même : à savoir le fait de créer intentionnellement quelqu'un génétiquement à l'identique de quelqu'un d'autre. Certes, le clonage ne crée pas *vraiment* de l'identique : le fait de reproduire un patrimoine génétique nucléaire n'implique pas que la personne ainsi créée soit identique à son modèle, comme le montre à l'évidence l'exemple des jumeaux monozygotes. Il faut tout de même s'interroger : qu'est-ce que cela peut faire au clone, c'est-à-dire à la perception qu'il a de lui-même, de se *savoir copié intentionnellement à l'identique de quelqu'un d'autre* ? Autrement dit, on ne peut pas exclure d'un revers de main que le tort causé au clone ne soit perceptible que par le clone lui-même, c'est-à-dire en première personne. Ni les raisonnements médicaux, qui veillent à l'intégrité physique du clone, ni les raisonnements juridiques, qui garantissent son égalité en droit, ne peuvent ultimement nous rassurer quant à l'innocuité du clonage. Cette technique inédite oblige la réflexion morale à se déplacer de la perspective traditionnelle où l'on tente d'évaluer objectivement, de l'extérieur, les torts que pourrait causer le clonage, vers la perspective de la première personne, inaccessible à l'objectivité scientifique, pour s'interroger sur le *vécu* du clone. Nous manquons certes de bases empiriques pour pouvoir être affirmatifs sur ces questions, mais la réflexion éthique ne peut faire l'économie de telles expériences de pensée. Le développement même des biotechnologies nous y oblige.

(*Mark Hunyadi*)

### 94. Humanité modifiée, anthropotechnie et « *human enhancement* »

La place d'un texte sur l'humanité augmentée dans cet ouvrage pourrait paraître décalée si le sujet n'interrogeait pas tout un pan de l'activité médicale. En 2010, le rapport préparatoire à la révision des lois de bioéthique a d'ailleurs fait deux recommandations sur la question (n°79 et n°80). Toute une série de pratiques effectuées ou accompagnées par des médecins (dopage, psychostimulants, chirurgie esthétique, modulation de l'humeur, contraception, *etc.*) visent des fins de performance, de liberté, de loisir, *etc.*, et non des indications médicales contre les maladies. De ce fait, elles posent trois problèmes : un problème conceptuel (où les situer, hors de la tension entre normal et pathologique ?), un problème éthique (sans bénéfice pour la santé, leur rapport bénéfice / risque n'est-il pas problématique ?), un problème métaphysique et politique (quelle société et quelle humanité souhaitons-nous ?).

Nous donnerons ici un aperçu de la question en Amérique du Nord et en Europe, puis discuterons du problème de la démarcation entre le médical et ce qu'on appelle *enhancement* en anglais et *anthropotechnie* en français, avant de proposer quelques éléments de réflexion.

*Une question émergente, aux enjeux multiples*

Le rapport parlementaire français s'est penché sur les techniques visant à améliorer les performances humaines en raison de ses enjeux majeurs. Il souligne quatre « grandes problématiques » : l'égalité, la liberté, l'intérêt individuel / général, et l'identité et la dignité de la personne[1].

De même, le Parlement Européen a produit en 2009 un rapport d'étude complet[2]. Exposant d'abord ce qu'il faut entendre par *human enhancement* (amélioration de l'humain), il se demande ensuite si nous allons vers une société de l'amélioration. Il poursuit avec la question de la gouvernance, avant de parler des options politiques de l'Union Européenne. Il recommande l'élaboration d'un cadre normatif européen et la mise en place d'un comité de travail.

Mais ce sont surtout deux rapports américains en 2002 et 2003 qui ont attiré l'attention. La National Science Foundation et le Department of Commerce publièrent un rapport prospectif qui fait la promotion des innovations améliorant la performance des agents économiques que sont les individus[3]. Pour garder son leadership, les États-Unis se doivent d'investir dans la recherche sur l'augmentation de l'humain (*human enhancement*).

Un an plus tard, l'équivalent américain de notre Comité Consultatif National d'Éthique publiait une volumineuse étude[4], *Beyond Therapy*, dont on peut traduire le titre complet ainsi : *Au-delà du thérapeutique : les biotechnologies et la recherche du bonheur*. L'ouvrage prend le parti de regrouper médecine et *enhancement* en un tout visant à produire davantage de bonheur humain. Il indique que pour penser ce nouveau domaine, on ne devrait plus raisonner par classes de pathologies, mais en s'appuyant sur les grands rêves de l'humanité : santé, beauté, force, intelligence, *etc.*

En réaction, le philosophe F. Fukuyama préfère sonner l'alerte : quand des individus changent leur nature, toute la structure sociale est modifiée. Par exemple, la procréation modifiée peut altérer la structure anthropologique de l'alliance (couple) et de la filiation (parent / enfant), assises fondamentales de la société.

Le monde industriel s'est aussi mobilisé pour créer ces nouveaux marchés. Le premier congrès « Augmented Human International Conference » (Megève, 2010) a affiché sur son site internet : « un marché estimé à 877 millions de dollars d'ici 2020 ». Le but du congrès est d'accélérer l'émergence des marchés et d'enclencher une dynamique mondiale d'influence.

---

1 Assemblée Nationale, *Rapport d'information n°2235 fait au nom de la mission d'information sur la révision des lois de bioéthique*, Partie IV, chap. 9, p. 465-472.

2. European Parliament, *Human Enhancement – Study* (dir. Coenen C.), 2009. Disponible sur le site : www.europarl.europa.eu/stoa/publications/studies/stoa2007-13_en.pdf.

3. National Science Foundation (NSF) & Department of Commerce (DOC), *Converging Technologies for Improving Human Performance – Nanotechnology, Biotechnology, Information Technology and Cognitive Science*, 2002.

4. L. Kass (dir.), *Beyond Therapy: Biotechnology and the Pursuit of Happiness*, New York, Dana Press, 2003. (Rapport disponible sur le site du President's Council on Bioethics.

Plus proche d'une démarche politique et philosophique, il convient d'indiquer le poids politique et médiatique non-négligeable de la World Transhumanist Association, organisation qui soutient « le développement et l'accès aux nouvelles technologies qui donnent à chacun le plaisir d'avoir de meilleurs esprits, de meilleurs corps et de meilleures vies. Autrement dit, nous voulons que les gens puissent être mieux que bien »[5].

### La question de la démarcation entre anthropotechnie et médecine

La première difficulté à laquelle se heurtent toutes les études est celle de la délimitation et de la définition des pratiques sur la sellette. Certains souhaitent distinguer *enhancement* et médecine. D'autres proposent une refonte englobant *enhancement* et médecine (*Beyond Therapy*). D'autres enfin, comme l'étude pour le Parlement Européen, font une distinction entre améliorations thérapeutiques et améliorations non-thérapeutiques.

Face à ces hésitations, nous allons ici rappeler notre propre analyse, dans *Naissance de l'anthropotechnie*[6]. Avant tout, il est utile de rappeler le cadre médical classique et ses trois piliers fondamentaux : 1° une image sociale (le médecin au chevet du malade), 2° un couple de concepts, le normal et le pathologique, et 3° au fondement de tout, un impératif éthique et anthropologique : le devoir d'aider autrui dans la souffrance et face à la mort.

Vis-à-vis de ce cadre médical, bien des pratiques évoquées paraissent décalées. En se dopant, le sportif ne cherche pas à lutter contre la pathologie mais à augmenter ses performances, y compris en risquant sa santé. En consommant des tranquillisants pour apaiser sa tristesse sociale (précarité, stress), il ne s'agit pas de réduire une dépression pathologique mais d'atténuer un problème social existentiel[7].

La distinction est donc nécessaire et elle n'est pas une vue de l'esprit. Par exemple, un ouvrage grand public de chirurgie esthétique affirme d'emblée : « La différence fondamentale est que nous n'avons pas affaire à des malades mais à des personnes saines »[8]. Autre exemple, un dictionnaire pratique de psychostimulants dit explicitement : « Il ne s'agit pas d'un ouvrage de médecine s'adressant à des personnes malades, mais bien d'un outil d'information destiné à toutes celles et tous ceux qui ressentent légitimement le désir d'améliorer leurs performances physiques et intellectuelles, de combattre la fatigue et les stress inhérents à la vie moderne »[9]. Ceci lui a d'ailleurs

---

5. Voir www.transhumanism.org
6. J. Goffette, *Naissance de l'anthropotechnie – De la biomédecine au modelage de l'humain*, Paris, Vrin, 2006.
7. É. Zarifian, *Des paradis plein la tête*, Paris, Odile Jacob, 1994, p. 196.
8. J.-C. Hagège, *Séduire ! – Chimères et réalités de la chirurgie esthétique*, Paris, Albin Michel, 1993, p. 13-14.
9. *300 médicaments pour se surpasser physiquement et intellectuellement*, Paris, Balland, 1988, p. 9.

valu deux prises de position indignées de l'Ordre National des Médecins[10] et l'éditeur l'a retiré de la vente malgré son succès commercial.

Nous ne sommes donc plus dans la distinction médicale du *normal* et du *pathologique*, mais dans une autre orientation, allant de l'*ordinaire* au *modifié*. À côté de la médecine émergerait un nouveau domaine, celui de l'*anthropotechnie*, défini comme « art ou technique de transformation extra-médicale de l'être humain par intervention sur son corps »[11].

Nous nous sommes prononcés en faveur d'une *démarcation forte* parce la confusion porte atteinte aux trois piliers de la médecine énoncés plus haut. Les pratiques anthropotechniques n'ont pas pour but d'aider autrui dans la souffrance. De ce fait, elles ne s'appuient pas sur l'éthique médicale d'obligation d'assistance. De plus, la problématique conceptuelle est différente. Il n'est pas question de restaurer un état normal de bonne santé, mais d'instaurer un état « méta-normal ». Enfin, leurs représentations sont très éloignées de l'image du médecin au chevet du patient. Pour le grand public comme pour les professionnels, il y a bien deux grandes orientations distinctes, même s'il existe des situations intermédiaires.

Cet état de fait conduit à adopter un néologisme pour désigner ce nouveau domaine : *anthropotechnie*, terme présent chez P. Sloterdijk[12] et G. Hottois[13] (le terme *enhancement* est quant à lui trop vague et polysémique).

### La distinction des consultations entre médecine et anthropotechnie

Dans la consultation d'anthropotechnie, le rôle de chacun est bien différent. En médecine, nous avons le médecin et le patient, ce dernier terme traduisant l'état de souffrance et indiquant un appel à l'aide. La situation, due à la pathologie, provoque un devoir d'action, d'où ce vocabulaire directif de la « prescription », de l'« ordonnance ». En anthropotechnie, la situation n'est pas soumise à cette impérieuse nécessité. On peut ne pas agir, ne pas modifier. Le client n'est pas un patient mais le porteur d'une demande propre, et le praticien n'a rien à « prescrire ».

Le schéma de consultation médicale a des phases bien connues : interrogation, auscultation, diagnostic, traitement et pronostic. En anthropotechnie, comme il n'y a pas de maladie à diagnostiquer, le schéma devrait être tout autre : demande du client, auscultation, propositions, délais de réflexion, choix du client et réalisation. Il n'y a plus un soignant qui prescrit, mais un prestataire qui propose. Il n'y a plus un patient qui souffre, mais un client qui demande.

---

10. Ordre National des Médecins, « Communiqué à la presse professionnelle et à la presse grand public du 26 août 1988 », *Bulletin de l'Ordre des Médecins*, n°11, déc. 1988, p. 273. Ordre National des Médecins, « A propos d'un ouvrage intitulé *300 médicaments pour se surpasser physiquement et intellectuellement* », *Lettre d'information de l'Ordre des Médecins*, n°10, nov. 1988, p. 3.

11. *Op. cit.*, p. 69.

12. P. Sloterdijk, *La domestication de l'Être*, Paris, Mille et Une Nuits, 2000.

13. G. Hottois, J.-N. Missa, *Species Technica*, Paris, Vrin, 2002.

*La distinction des déontologies entre médecine et anthropotechnie*

La distinction est aussi marquée en ce qui concerne la déontologie. La règle fondamentale de la médecine est la balance bénéfice - risque, l'obligation pour le praticien de choisir l'action ayant le meilleur rapport entre effets positifs et négatifs pour la santé. Appliquée au pied de la lettre, cette règle interdirait presque toutes les pratiques anthropotechniques car elles n'apportent pas de bénéfices de santé et font parfois prendre des risques.

Le choix de la distinction permet d'ouvrir la voie à une réflexion sur une déontologie propre à l'anthropotechnie. On peut en particulier penser à une forme nouvelle de déontologie de l'autonomie, au sens plus kantien que ce qu'on entend en général en médecine (éthique des principes[14]), par laquelle on distinguerait des pratiques qui humanisent et d'autres qui déshumanisent, des usages qui bénéficient à la liberté et d'autres qui l'aliènent. « Agis de telle sorte que tu traites l'humanité aussi bien dans ta personne que dans la personne de tout autre, toujours en même temps comme une fin et jamais simplement comme un moyen »[15] : cette formule d'E. Kant connaîtrait un nouveau domaine d'application.

*L'anthropotechnie et la question de ses légitimités*

Si nous regardons l'anthropotechnie avec un certain recul, l'embarras qui nous saisit est souvent lié à des questions de légitimité. Prenons quelques exemples pour indiquer la diversité des situations.

Comme une grossesse normale n'est pas une pathologie, la contraception est une des pratiques anthropotechniques les plus courantes. Une grande majorité reconnaît la valeur de la contraception, sa contribution à l'épanouissement personnel et aux relations humaines, d'où une forte légitimité sociale, qui repose sur la valeur de liberté. De plus, son rapport bénéfice risque pour la santé est à peu près neutre. Pas d'opposition avec la médecine, une forte légitimité sociale : la contraception est l'exemple d'une pratique anthropotechnique perçue comme déontologiquement légitime.

À l'inverse, l'exemple du dopage sportif par EPO, corticoïdes, amphétamines ou anabolisants suscite une vive réprobation du fait de l'infraction aux règles collectives et du risque pour la santé. De plus, si nous reprenons l'éthique kantienne, il est choquant de voir un individu transformé en instrument (moyen) de performance, et de voir qu'on « consomme » des personnes-produits. La pression professionnelle, si elle devenait une quasi-obligation à se faire modifier, serait un levier d'aliénation redoutable. P. Laure a ainsi proposé de parler de « conduites dopantes »[16] pour souligner un problème de santé publique, concernant les domaines professionnels et scolaires autant que celui du sport.

---

14. T. Beauchamp et J. Childress, *Les principes de l'éthique biomédicale* (5e édition), Paris, Belles Lettres, 2008.

15. E. Kant, *Fondements de la métaphysique des mœurs* (1785), tr. V. Delbos, Paris, Delagrave, 1986, p. 148-153.

16. P. Laure (dir.), *Dopage et société*, Paris, Ellipses, 2000.

La multiplication des exemples montreraient toutes les situations intermédiaires, avec des légitimités plus ou moins reconnues.

En guise de conclusion, il semble réjouissant de voir le législateur, qu'il soit français, européen ou nord-américain, s'emparer d'une question aux multiples enjeux. L'un de ceux-ci concerne la médecine elle-même, son maintien dans ses règles fondamentales à côté d'une autre activité avec d'autres règles, ou sa refonte dans un grand ensemble aux règles problématiques. Un autre concerne le choix des modifications anthropotechniques à promouvoir ou à bannir, et, sur un temps plus long, une interrogation sur les formes humaines. De nombreux auteurs ont souligné les liens entre ces modifications et les répercussions sur la culture et sur le vivre ensemble. Les positions sont diverses (voir les lectures en référence). P. Sloterdijk se réjouit de voir une grande phase de libération humaine. F. Fukuyama au contraire s'alarme des changements insidieux. G. Hottois se passionne pour l'exploration technique, couplée à l'exploration sociétale et à l'interrogation éthique. B. Andrieu se penche sur la plasticité accrue du corps et de l'humain, en déployant des figures de métamorphose et d'hybridité en tous genres, suscitant autant d'interrogations conceptuelles sur ce qu'est le corps et ce qu'est l'être humain.

Comme on peut en juger, l'heure est à la réflexion technique, épistémologique, éthique, et métaphysique – pour chacun de nous.

*(Jérôme Goffette)*

**Références :**

Assemblée Nationale, *Rapport d'information n°2235 sur la révision des lois de bioéthique*, Partie IV, chap. 9, C, 20 janvier 2010. Disponible sur le site de l'Assemblée Nationale.

F. Fukuyama, *La Fin de l'homme*, Paris, La Table Ronde, 2002.

J. Goffette, *Naissance de l'anthropotechnie*, Paris, Vrin, 2006.

G. Hottois et J.-N. Missa, *Species Technica*, Paris, Vrin, 2002.

P. Sloterdijk, *La domestication de l'Être*, Paris, Mille et Une Nuits, 2000.

## 95. Le transhumanisme

Le terme « trans-humanisme » a été inventé par le biologiste britannique Julian Huxley en 1957. Il était destiné, selon lui, à remplacer le terme « eugénisme », discrédité par les abominations du nazisme et par les pratiques condamnables de certains régimes démocratiques, lesquels ont mené sans vergogne un eugénisme d'État. Selon Julian Huxley, le transhumanisme consistait à affirmer la possibilité d'améliorer l'homme par l'application des sciences, surtout biologiques, et par de meilleures conditions de vie.

### Œuvrer à la post-humanité à l'aide des technosciences

Revendiqué par des artistes d'avant-garde, par des chercheurs dans le domaine des technologies de pointe ou par des futurologues, le terme en est venu à désigner l'ensemble des visions du monde qui estiment désirable de transcender, par la science et la technique, la condition humaine actuelle afin de frayer un accès vers un mode d'existence radicalement nouveau, à propos duquel on ne parlera plus d'humanité, mais de post-humanité. Dans une telle perspective, la condition humaine apparaît comme essentiellement transitoire – ce que signifie au demeurant le « trans » de « transhumanisme ». On attend des applications technologiques de la science (ou des technosciences) une refonte complète des capacités humaines qu'elles soient physiques, cognitives, émotionnelles ou relationnelles. L'idée essentielle est que l'être humain, sur lequel les technosciences auront exercé jusqu'au bout leur emprise, ne sera pas l'être humain pérenne, simplement amélioré et soulagé de quelques infirmités : cet être-là est voué à l'obsolescence. Plus radicalement, le post-humain est un être à venir, encore largement indéfini, modelé par une grande « nostalgie de l'avenir », pour reprendre une formule de FM-2030, pseudonyme de F. M. Esfandiary, un des premiers à avoir revendiqué ce nouveau sens du terme.

La thèse centrale des trans-humanistes est donc que la condition humaine que nous pensons être immémorialement et irrémédiablement la nôtre représente en fait une série de limitations et de contraintes que nous avons fini par ne plus percevoir à force de les éprouver comme naturelles, mais auxquelles il sera possible d'échapper par la technique. FM-2030 dans son *Upwingers : a Futurist Manifesto* (1973) se donnait déjà comme objectif d'orienter le génie créatif des hommes vers la lutte contre les deux tragédies suprêmes : le vieillissement et la mort. L'utopie qu'il prônait visait, avec l'immortalité, le loisir, l'abondance et l'universalisme comme abolition des frontières et des allégeances traditionnelles. Plus prudente et plus terre à terre, la WTA (*World Transhumanist Association*) identifie ces contraintes de la façon suivante : espérance de vie limitée, capacités intellectuelles fragiles, piètres fonctionnalités du corps, caractère incontrôlable de l'humeur et des dispositions. Une humanité « augmentée » irait au-delà de ces limites. En ce sens, les trans-humanistes considèrent la nature humaine comme une œuvre en cours : l'évolution biologique n'a encore produit qu'une ébauche : aux technosciences de prendre le relais ! Mais il serait inapproprié de dire : « aux technosciences de parachever cette ébauche ». En effet, cela implique qu'elles pourraient aboutir à une configuration stable de traits constituant la nature humaine. Ce serait encore faire preuve d'une illusion finaliste : pour les trans-humanistes de la WTA, le futur est réellement une page blanche. Mais l'utopie dégagée de toute culpabilité d'un FM-2030 leur semble irresponsable. Ils estiment que certaines conditions doivent être réunies pour que la relève de l'évolution naturelle par l'évolution technologique soit un succès : sécurité globale, contrôle du progrès technologique, accès du plus grand nombre aux effets bénéfiques de ce progrès.

En ce sens, il est intéressant de noter les transformations de la mouvance depuis son apparition : FM-2030 revendiquait un optimisme utopiste et innocent, au-delà de tout sentiment de honte, de tout abaissement de soi ; il se plaçait délibérément au-delà du jeu des partis politiques et de la conquête du pouvoir. Le philosophe Max More (*Principles of Extropy*, 1999) prétendait, pour sa part, réaliser une synthèse entre les principes d'une société ouverte à la Friedrich Hayek et les idéaux trans-humanistes. Friedrich Hayek, penseur néo-libéral, estime que le simple jeu des forces du marché réalise un ordre spontané qui dispense les gouvernements de se préoccuper d'instaurer administrativement une prétendue situation de justice sociale : cet ordre spontané est la justice sociale même. En opposition à cette posture libertarienne, la WTA et le philosophe Nick Bostrom, qui en est le membre le plus influent, représentent donc une version « centriste » ou « social-démocrate » du trans-humanisme.

### Un fondement matérialiste et réductionniste

Les trans-humanistes, se proposant de construire une humanité « augmentée » par l'effacement de ses limites physiques, intellectuelles et sensorielles, attendent beaucoup de la convergence NBIC (Nanotechnologies, Biotechnologies, Technologies de l'Information, Sciences Cognitives) ; cette convergence se fonde sur l'unité de la matière à l'échelle nanométrique (un milliardième de mètre) et sur l'intégration technologique à partir de cette échelle. À supposer qu'une telle intégration soit possible, la frontière entre l'organique et le non-organique sera transgressée : si les éléments sur lesquels opèrent les biotechnologies, les technologies de l'information et les neurosciences sont matériellement unifiés à l'échelle nanométrique, alors on peut les manipuler et les combiner au moyen de technologies agissant à cette échelle. Comme l'affirme un dicton des partisans des nanotechnologies : « Si les sciences cognitives peuvent le penser, les nanotechnologies peuvent le construire, les biotechnologies peuvent l'implanter et les technologies de la communication peuvent le surveiller ». Ainsi, des biocapteurs implantés dans le corps et couplés à des ordinateurs portables pourraient renseigner chacun sur son état de santé ; ainsi une connaissance plus fine et un contrôle plus précis des processus biochimiques à l'œuvre dans le corps humain permettraient à l'individu de mieux supporter le stress ou le manque de sommeil et de s'affranchir par là même de ces limitations. Plus prosaïquement, on sait bien que beaucoup de médicaments et de traitements permettant de soigner des maux identifiables et reconnus comme tels peuvent également être administrés à des individus qui ne sont aucunement victimes d'une maladie, dans le seul but d'augmenter les accomplissements dont ils sont capables. C'est le cas du donépézil, un inhibiteur de l'acétylcholinestérase, utilisé dans le traitement de la maladie d'Alzheimer et qui semble améliorer la mémoire des personnes non malades.

*L'idée de performance*

Ce débat sur la médecine dite d'augmentation (« *enhancing medicine* ») est souvent présenté comme s'il s'agissait d'augmenter les performances innées des humains (« *to augment [...] native capacities and performances* », *Beyond Therapy*, p. 16). Mais le sens du mot anglais « performance » ne recoupe que partiellement celui de son doublon français, lequel désigne une prouesse ou une série d'actions accomplie en un minimum de temps. En anglais, une « performance » est un accomplissement au sens où l'expression « *performing arts* » désigne les arts de la scène (comédie, mime, danse) : un objet détachable de l'action corporelle de l'artiste (l'œuvre) n'y subsiste pas une fois cette action accomplie. Aussi, lorsque les transhumanistes se saisissent de l'expression « performance », ils parlent bien d'accomplissements globaux et voient dans la médecine d'augmentation une sorte de « cheval de Troie » : cet usage, ou ce détournement, de l'actuelle pharmacopée pourrait être un premier pas vers cette humanité « augmentée » ou dépassée dont ils rêvent. L'idée est toujours la même : il ne s'agit pas simplement d'agrandir une nature humaine invariable, comme par un simple changement d'échelle, mais bel et bien d'initier une transformation radicale de celle-ci, sans idée définie à l'avance de ce à quoi mènera cette transformation.

*S'émanciper du corps*

Bien entendu, lorsque l'on entend parler du programme trans-humaniste, on ne peut manquer de se demander de quelles limitations il faut se déprendre : le vieillissement, la mort, la maladie sont souvent cités, on vient de le voir. Mais une réponse radicale consiste à dire que c'est du corps lui-même qu'il faut s'affranchir. Même les « modérés » de la WTA n'hésitent pas à décrire un post-humain comme une intelligence artificielle entièrement synthétique, téléchargée depuis son cerveau biologique jusqu'à un réseau d'ordinateurs où il circulerait à titre de flux informationnel, des copies de sauvegarde de lui-même permettant de le reconstituer en cas de panne ou de piratage : cela présuppose une conception très particulière de l'identité personnelle. En outre, comme J.-P. Dupuy l'a bien noté, c'est une forme de dualisme difficilement compatible avec le matérialisme qui sous-tend le programme NBIC (qui est, pour J.-P. Dupuy, un monisme matérialiste non-réductionniste)[1].

De telles considérations semblent purement et simplement délirantes, mais il serait naïf de les rejeter d'un simple haussement d'épaules : il suffit de constater à quel point elles structurent l'imaginaire d'une partie de la littérature utopiste et de la Science-Fiction pour comprendre qu'elles expriment ou flattent un immémorial désir d'aller au-delà de la condition humaine. Leur force est de présenter la réalisation de ce désir comme possible, voire comme imminente, en la faisant dépendre de toutes sortes de pratiques technologiques elles-mêmes effectives ou imminentes : clonage reproductif,

---

1. J.-P. Dupuy, « Le problème théologico-politique et la responsabilité de la science » sur http://formes-symboliques.org/article.php3?id_article=66#nb17.

nanotechnologies, développement exponentiel de la puissance des ordinateurs, suspension cryonique, intervention sur le génome humain, *etc.*

### Les critiques du trans-humanisme

Les critiques adressées à l'idéologie trans-humaniste sont nombreuses et
virulentes : de façon générale, elles sont fonction de la radicalité du projet.
Lorsque les trans-humanistes parlent « modestement » d'intervenir sur le
génome humain, ces critiques soulignent les troublantes ressemblances entre
un tel projet et l'eugénisme criminel des temps passés. Elles évoquent également le risque mis en évidence avec une certaine candeur par le professeur
de cybernétique britannique Kevin Warwick : « Ceux qui décideront de rester
humains et refuseront de s'améliorer auront un sérieux handicap, ils consti-
tueront une sous-espèce et formeront les chimpanzés du futur »[2]. D'autres
contestent le projet en son principe même, considérant qu'il est démesuré,
au sens ancien du terme : l'humanité n'a tout simplement pas les compétences nécessaires pour prendre en main sa propre évolution biologique par
des moyens technologiques et c'est usurper la place de Dieu ou de la Nature
que de prétendre agir de la sorte. D'autres encore (tel F. Fukuyama[3]) relèvent
le fait que c'est précisément l'existence de limites qui a contribué à structurer l'identité humaine au cours de l'histoire : l'expérience (littéraire, artistique, spirituelle) de l'humanité « ordinaire » deviendrait radicalement opaque
et inintelligible à une humanité « augmentée », coupée ainsi de sa propre
histoire. Certains (tel D. Lecourt[4]) insistent sur la connivence entre l'idéologie tran-humaniste et certaines interprétations religieuses du monde : pour
ces dernières, le but et l'intention de « toutes les études ou actions humaines que la sagesse gouverne » est de « restaurer l'intégrité de notre nature »
(Hugues de Saint-Victor, *Didascalicon*, I, 5, XIIᵉ siècle). Le post-humanisme
serait, au bout du compte, le dernier avatar en date d'une anthropologie
biblique archaïque fondée sur la distinction entre une nature d'avant et une
nature d'après la chute. Enfin, pour d'autres (le groupe d'activistes « Pièces
et main d'œuvre »), les post-humains ne sont que les « humains » parfaitement adaptés au néant d'un monde dévasté par l'invasion technologique au
sein des sociétés industrielles avancées ; et le trans-humanisme, l'absence de
pensée critique convenant à l'instauration d'un tel monde.

En définitive, on aurait tort de négliger ce mouvement et encore plus
tort de se priver d'un outil indispensable à sa compréhension, ce qui appelle
une philosophie de la technique plus lucide et plus informée que celle qui
prévaut actuellement dans les milieux intellectuels.

*(Jean-Yves Goffi)*

---

2. *Libération*, 11-12 mai 2002.
3. F. Fukuyama, *La Fin de l'homme*, La Table ronde, 2002.
4. D. Lecourt, *Humain post humain*, PUF, 2003.

# Spectres du corps produit

**Références :**

J.-Y. Goffi, *La Philosophie de la technique*, PUF, 1988.

*Beyond Therapy. Biotechnology and the Pursuit of Happiness*. A Report of the President's Council of Bioethics, Washington, D.C., Dana Press, 2005.

R. Sussan, *Les Utopies posthumaines. Contre-culture, cyberculture, culture du chaos*, Omniscience, 2005.

Upwingers Manifesto : http://fm2030.com/index2.cfm

Extropy Institute Mission : http://extropy.org/principles.htm

World Transhumanist Association : http://transhumanismorg/index.php/WTA/declaration/.

# Présentation des auteurs

AMIEL Philippe, sociologue, directeur de l'Unité de Recherche en Sciences Humaines et Sociales (URSHS) de l'Institut Gustave Roussy, Villejuif.
*Étude 78*

AMOUROUX Rémy, maître de conférences de psychologie, université de Bretagne Occidentale, Brest, faculté de médecine, membre de l'Équipe Éthique, Professionnalisme et Santé (JE 2535).
*Études 18 / 56*

BAERTSCHI Bernard, Professeur de philosophie, université de Genève, centre médical universitaire, membre de l'Institut d'Éthique Biomédicale.
*Étude 25*

BOARINI Serge, professeur de philosophie, lycée de l'Oiselet, Bourgoin Jallieu.
*Étude 40*

BONAH Christian, Professeur d'histoire des sciences, université de Strasbourg, faculté de médecine, directeur du département d'histoire des sciences de la vie et de la santé.
*Études 7 / 37 / 47 / 77 / 82 / 86*

BOUDIA Soraya, maître de conférences d'histoire des sciences, université de Strasbourg, responsable du master épistémologie et médiation scientifique.
*Études 71 / 72*

BRUNET René, ergonome, membre du Laboratoire d'Ergonomie et d'Épidémiologie en Santé au Travail (LEEST / EA 4336).
*Étude 68*

BUNGENER Martine, sociologue et économiste, directrice de recherche à l'INSERM et directrice adjointe du Centre de Recherche Médecine, Sciences, Santé et Société (CERMES / UMR 8211 / U 988).
*Étude 67*

CALVEZ Marcel, Professeur de sociologie, université de Rennes 2, UFR de sciences sociales, membre du laboratoire Espaces et Sociétés (ESO / UMR 6590).
*Étude 70*

CATHEBRAS Pascal, PU-PH, service de médecine interne, université et CHU de Saint-Etienne.
*Étude 81*

CHAUVEAU Sophie, Professeure d'histoire, université technologique de Belfort-Montbéliard, membre du laboratoire RECITS.
*Étude 89*

DANION-GRILLIAT Anne, Professeure de pédopsychiatrie, faculté de méde-
cine de Strasbourg, responsable du pôle psychiatrie du CHU de
Strasbourg, membre de l'Équipe Éthiques et Pratiques Médicales et
de l'Institut de Recherches Interdisciplinaires sur les Sciences et la
Technologie (IRIST / EA 3424).
*Étude 82*

DELMAS Philippe, professeur à la Haute École La Source, Lausanne, docteur
en sciences infirmières de l'université de Montréal.
*Étude 6*

DRAPERI Catherine, maître de conférences d'histoire des sciences, université d'Amiens, faculté de médecine, responsable du département de
sciences humaines, membre du Centre d'Histoire des Sociétés, des
Sciences et des Conflits (CHSSC / EA 4289).
*Études 3 / 16 / 57 / 59*

DUBAS Frédéric, PU-PH, CHU et faculté de médecine d'Angers, chef de service de neurologie, président du Collège national de neurologie.
*Études 21 / 23*

ERLINGSSON Steindor, biologiste, université d'Islande, chercheur indépendant,
docteur en histoire des sciences de l'université de Manchester.
*Étude 92*

FOURNIER Véronique, médecin de santé publique, fondatrice et directrice
du Centre d'éthique clinique de l'hôpital Cochin, Paris
*Étude 41*

GAILLE Marie, chargée de recherche en philosophie, CNRS, membre du
Centre de Recherche Sens Éthique et Société (CERSES).
*Études 33 / 34 / 87*

GAUDILLIÈRE Jean-Paul, directeur de recherche en histoire des sciences
à l'INSERM, directeur de recherche à l'EHESS, directeur du Centre
de Recherche, Médecine, Sciences, Santé, Santé mentale, Société
(CERMES3 / UMR 8211).
*Études 79 / 90*

GENEL Katia, maître de conférences de philosophie, université de Paris 1,
membre du Centre d'Histoire des Systèmes de Pensée Moderne (EA
1451).
*Étude 83*

GILLOT Pascale, agrégée et docteure de philosophie, professeur dans l'en-
seignement secondaire, membre de l'Institut d'Histoire de la Pensée
Classique (UMR 5037).
*Étude 24*

GIROUX Élodie, maître de conférences de philosophie, université de Lyon
3, membre de l'Institut de Recherches Philosophiques de Lyon.
*Étude 19*

GOFFETTE Jérôme, maître de conférences de philosophie, université de Lyon 1, responsable de l'axe transformation de la santé et du corps du Laboratoire Sciences, Société, Historicité, Éducation et Pratiques (S2HEP).
*Études 42 / 44 / 45 / 94*

GOFFI Jean-Yves, Professeur émérite de philosophie, université de Grenoble 2.
*Études 73 / 95*

GUIRLINGER Lucien, professeur de philosophie, président de la Société Angevine de Philosophie.
*Étude 62*

HAXAIRE Claudie, maître de conférences d'anthropologie, université de Bretagne Occidentale, Brest, faculté de médecine, membre de l'Atelier de Recherche Sociologique (ARS / EA 3149).
*Études 2 / 17 / 18 / 38*

HENRY Emmanuel, maître de conférences de sciences politiques, Institut d'Études Politiques de Strasbourg, membre du Groupe de Sociologie Politique Européenne (GSPE / PRISME / UMR 7012).
*Études 69 / 72*

HUNYADI Mark, Professeur de philosophie morale et politique, université catholique de Louvain, directeur du Centre de Philosophie Pratique Europé.
*Études 76 / 93*

JACQUES Béatrice, maître de conférences de sociologie, université de Bordeaux 2, membre du Centre Emile Durkheim (UMR 5116).
*Étude 11*

KESSEL Nils, doctorant en histoire, universités de Strasbourg et de Fribourg-en-Brisgau, membre du Collège Doctoral Européen.
*Étude 47*

LAJEUNESSE Yvette, médecin, Professeur agrégé de clinique, Institut Universitaire de Gériatrie de Montréal.
*Études 22 / 74*

LE COZ Pierre, maître de conférences de philosophie, université d'Aix-Marseille, faculté de médecine, directeur du département des sciences humaines et sociales, président du Comité de Déontologie et de Prévention des Conflits d'Intérêts, vice-président du Comité Consultatif National d'Éthique (CCNE).
*Étude 43*

LEFÈVE Céline, maître de conférences de philosophie, université de Paris Diderot, département d'histoire et de philosophie des sciences, membre de l'Unité Sciences, Philosophie, Histoire (SPHERE / UMR 7219) et du Centre Georges Canguilhem.
*Études 20 / 50*

LE GRAND-SÉBILLE Catherine, maître de conférences de socio-anthropologie de la santé, université de Lille 2, faculté de médecine, membre du Comité National d'Éthique du Funéraire et de la Société de Thanatologie.
*Études 12 / 13*

LEMOINE Maël, maître de conférences de philosophie, université de Tours, faculté de médecine.
*Études 4 / 19*

LEPLÈGE Alain, Professeur d'histoire et de philosophie des sciences, université de Paris Diderot, département d'histoire et de philosophie des sciences, membre de l'Unité Sciences, Philosophie, Histoire (SPHERE / UMR 7219).
*Études 32 / 35*

LOUIS-COURVOISIER Micheline, Professeur d'histoire, université de Genève, faculté de médecine, responsable du programme sciences humaines en médecine, membre de l'Unité d'Éthique Biomédicale.
*Étude 8*

MACÉ Éric, Professeur de sociologie, université de Bordeaux 2, directeur adjoint du Centre Émile Durkheim (UMR 5116).
*Étude 85*

MALZAC Perrine, PH, département de génétique médicale, hôpital de la Timone, Marseille, coordinatrice de l'Espace Éthique Méditerranéen.
*Études 36 / 42*

MOUILLIE Jean-Marc, maître de conférences de philosophie, université d'Angers, président du Collège des Enseignants de Sciences Humaines et Sociales en Médecine et Santé, membre du Centre d'Étude et de Recherche sur Imaginaire, Écritures et Cultures (CERIEC / EA 922).
*Études 1 / 15 / 27 / 28 / 29 / 30 / 31 / 60 / 64 / 75*

OLFF-NATHAN Josiane, ingénieur d'études retraitée, université de Strasbourg, membre associé de l'Institut de Recherches Interdisciplinaires sur les Sciences et la Technologie (IRIST / EA 3424).
*Étude 82*

PENCHAUD Anne-Laurence, maître de conférences de sociologie, université d'Angers, faculté de médecine, membre du Laboratoire d'Ergonomie et d'Épidémiologie en Santé au Travail (LEEST / EA 4336).
*Études 10 / 14 / 66*

PERROTIN Catherine, philosophe, directrice du Centre Interdisciplinaire d'Éthique de l'université catholique de Lyon.
*Étude 58*

PETIT-LE MANAC'H Audrey, rhumatologue, chef de clinique en service de médecine du travail, CHU d'Angers, membre du Laboratoire d'Ergonomie et d'Épidémiologie en Santé au Travail (LEEST / EA 4336).
*Étude 68*

PINELL Patrice, directeur de recherche à l'INSERM, membre du Centre de Sociologie Européenne (UMR 8035).
*Étude 52*

RAMEIX Suzanne, maître de conférences de philosophie, université de Paris 12, faculté de médecine.
*Études 63 / 65*

RASMUSSEN Anne, maître de conférences d'histoire des sciences, université de Strasbourg, responsable du parcours vie et santé du master épistémologie et médiation scientifique, membre de l'Institut de Recherches Interdisciplinaires sur les Sciences et la Technologie (IRIST / EA 3424).
*Études 5 / 77 / 86*

REACH Gérard, PU-PH, université de Paris 13, service d'endocrinologie-diabétologie-maladies métaboliques, hôpital Avicenne, membre du Laboratoire de Pédagogie de la Santé (EA 3412).
*Étude 39*

RICHARD Isabelle, Professeur de médecine physique et de réadaptation, doyen de la faculté de médecine, université d'Angers, membre du Laboratoire d'Ergonomie et d'Épidémiologie en Santé au Travail (LEEST / EA 4336).
*Étude 54*

ROQUELAURE Yves, PU-PH en médecine du travail, CHU d'Angers, responsable du Laboratoire d'Ergonomie et d'Épidémiologie en Santé au Travail (LEEST / EA 4336).
*Étude 68*

SCHAPPACHER Norbert, Professeur de mathématiques, université de Strasbourg, membre de l'Institut de Recherche Mathématique Avancée (IRMA / UMR 7501), directeur du Groupe de Recherche Histoire des Mathématiques (GDR 2298 / CNRS)
*Étude 82*

SOSOE Lukas, Professeur de philosophie, université du Luxembourg.
*Étude 22*

THOMAS Marion, maître de conférences d'histoire des sciences de la vie et de la santé, université de Strasbourg, faculté de médecine, membre de l'Institut de Recherches Interdisciplinaires sur les Sciences et la Technologie (IRIST / EA 3424).
*Études 91 / 92*

THOMAS-ANTÉRION Catherine, neurologue et docteur en neuropsychologie, PH au CHU de Saint-Etienne, responsable du Centre Mémoire Ressource Recherche.
*Études 15 / 26 / 60*

THOUVENIN Dominique, Professeure de droit, École des Hautes Études en Santé Publique (EHESP), Rennes, membre du Centre de Recherche Droit, Sciences et Techniques (CRDST / UMR 8103).
*Études 46 / 48 / 49 / 88*

VILLE Isabelle, sociologue, directrice de recherche à l'INSERM, membre du Centre de Recherche Médecine, Sciences, Santé et Société (CERMES).
*Étude 55*

VISIER Laurent, Professeur de sociologie, université de Montpellier, vice-président du Collège des Enseignants de Sciences Humaines et Sociales en Médecine et Santé.
*Études 9 / 37 / 51 / 53 / 66 / 80*

WENGER Alexandre, maître-assistant de littérature, université de Genève, membre de l'Institut d'Éthique Biomédicale.
*Étude 61*

ZERBIB Yves, maître de conférences associé de médecine générale, université de Lyon 1, coordinateur du DES de médecine générale, membre du laboratoire Sciences, Société, Historicité, Éducation et Pratiques (S2HEP / EA 4148).
*Étude 45*

ZIMMER Alexis, ATER en philosophie, université de Strasbourg, faculté de médecine, membre de l'Institut de Recherches Interdisciplinaires sur les Sciences et la Technologie (IRIST / EA 3424).
*Étude 79*

ZOÏA Geneviève, maître de conférences d'anthropologie, université de Montpellier 2.
*Étude 84*

# Index analytique

En caractères italiques apparaissent les renvois aux études lorsque la notion fait l'objet d'un traitement spécifique ; en caractères normaux apparaissent les renvois aux pages pour les mentions ponctuelles les plus significatives.

**accès au corps humain** (voir aussi **appropriation du vivant**) : *étude 77*
 éthique : *études 78, 87, 89, 91, 92*
 règles juridiques : *études 78, 88*

**accès aux soins** (voir aussi **Couverture Maladie Universelle**) : 68, 71, 363-364, 372-373, 395, 455, 476-477, 488-489, 493, 543, 592, 626

**accident médical** : *études 46, 48* ; 547, 565, 616, 625

**accident du travail** : 88, 397-398, 475, 510, 512, 520-521, 524, 526, 530

**affects** : *études 12, 13, 14, 15, 23* ; 11, 27, 33, 34, 102, 107-108, 111, 203, 208, 223, 228, 232, 234, 311, 405-406, 419, 423, 426, 434, 465-466, 470, 611
 affects et neutralité affective : 98, 102
 affects et vécu des soignants : 16, 22, 37
 désaffection : 10, 103
 expérience affective corrective : 27

**amélioration de l'espèce** : 265

**amélioration de l'humain** : *études 94, 95* ; 209

**amélioration du corps** (voir aussi **anthropotechnie, génétique, idéologie de la performance, transhumanisme**) : 25, 143, 151, 209

**anatomie** : 65-66, 81, 102, 122

**anthropotechnie** : *étude 94*

**appropriation du vivant** (voir aussi **accès au corps humain**) : *études 89, 90, 91, 92*
 arrêt « Chakrabarty » : 550, 659-660
 « commodification » : *étude 89*
 brevetage du vivant : *études 90, 91* ; 391, 550, 648

# Table des matières

# Table des matières

# Médecine & Sciences Humaines

*Médecine, santé et sciences humaines. Manuel.*
Collège des enseignants
de sciences humaines et sociales
en médecine et santé

Philippe Amiel
*Des cobayes et des hommes.*
*Expérimentation sur l'être humain et justice.*

Bernard Andrieu
*Toucher. Se soigner par le corps.*

Bernard Baertschi
*L'Éthique à l'écoute des neurosciences.*

Tom Beauchamp & James Childress
*Les Principes de l'éthique biomédicale.*

Christian Bonah
*Histoire de l'expérimentation humaine en France.*
*Discours et pratiques 1900-1940.*

Sophie Chauveau
*L'Affaire du sang contaminé (1983-2003).*

Claire Crignon-De Oliveira & Marie Gaille-Nikodimov
*À qui appartient le corps humain ?*
*Médecine, politique et droit.*

Marc-Olivier Déplaude
*La Hantise du nombre*

Frédéric Dubas
*La Médecine et la question du sujet.*
*Enjeux éthiques et économiques.*

Frédéric Dubas, Catherine Thomas-Antérion
*Le Sujet, son symptôme, son histoire.*

Ludwik Fleck
*Genèse et développement d'un fait scientifique.*

Hugo Tristram Engelhardt
*Les Fondements de la bioéthique*

Jean-Claude Fondras
*La Douleur. Expérience et médicalisation.*

Arnaud François
*Éléments pour une philosophie de la santé*

Hanan Frenk & Reuven Dar
*Dépendance à la nicotine. Critique d'une théorie.*

Ce volume,
le dix-septième
de la collection « Médecine & Sciences Humaines »
publié aux Éditions Les Belles Lettres,
a été achevé d'imprimer
en août 2019
sur les presses
de Normandie Roto Impression s.a.s.
61250 Lonrai, France

N° d'éditeur : 9389
N° d'imprimeur : 1904029
Dépôt légal : septembre 2019
Imprimé en France